I0035029

CONGRÈS NATIONAL PÉRIODIQUE

DE

GYNÉCOLOGIE, D'OBSTÉTRIQUE

ET

DE PÆDIATRIE

VIme SESSION. — TOULOUSE, SEPTEMBRE 1910.

MÉMOIRES ET DISCUSSIONS

PUBLIÉS PAR

J. AUDEBERT

Secrétaire général du Congrès.

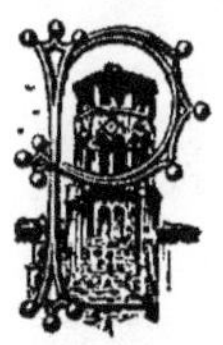

TOULOUSE

IMPRIMÆRIE ET LIBRAIRIE ÉDOUARD PRIVAT

Librairie de l'Université

14, RUE DES ARTS (SQUARE DU MUSÉE)

1912

CONGRÈS

DE

GYNÉCOLOGIE, D'OBSTÉTRIQUE

ET DE PÆDIATRIE

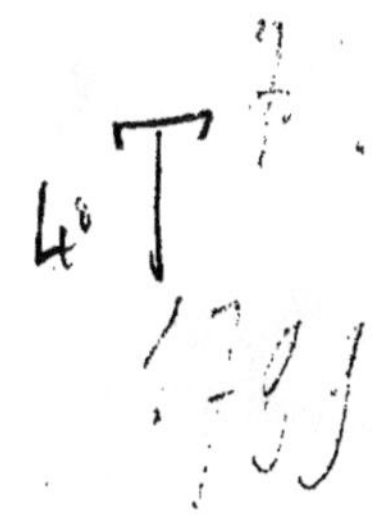

Le présent Compte rendu est divisé en trois parties :

1° **Rapports;**

2° **Discussions des Rapports;**

3° **Communications.**

CONGRÈS NATIONAL PÉRIODIQUE

DE

GYNÉCOLOGIE, D'OBSTÉTRIQUE

ET

DE PÆDIATRIE

VIme SESSION. — TOULOUSE, SEPTEMBRE 1910.

MÉMOIRES ET DISCUSSIONS

PUBLIÉS PAR

J. AUDEBERT

Secrétaire général du Congrès.

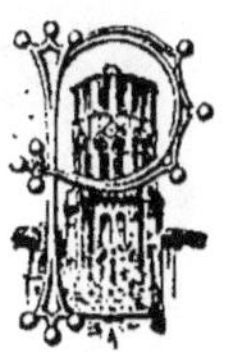

TOULOUSE

IMPRIMERIE ET LIBRAIRIE ÉDOUARD PRIVAT

Librairie de l'Université

14, RUE DES ARTS (SQUARE DU MUSÉE)

1912

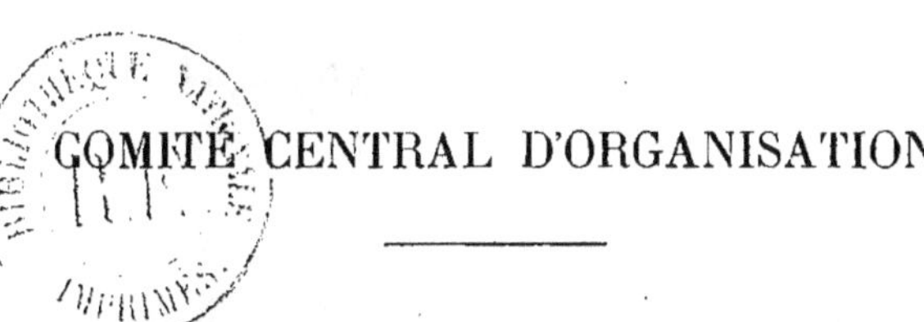

COMITÉ CENTRAL D'ORGANISATION

MM. Auguste Broca, professeur agrégé à la Faculté de médecine de Paris, chirurgien des hôpitaux, ancien président de la section de pædiatrie au Congrès de Marseille (1898), 5, rue de l'Université, Paris.

Guillemet, professeur de clinique obstétricale à l'École de médecine de Nantes, président de la section d'obstétrique au Congrès de Rouen (1904), 7, quai Brancas, Nantes.

Louis Guinon, médecin de l'hôpital Trousseau, président de la section de pædiatrie au Congrès d'Alger (1907), 22, rue de Madrid, Paris.

Kirmisson, professeur de clinique chirurgicale infantile à la Faculté de médecine de Paris, membre de l'Académie de médecine, président de la section de pædiatrie au Congrès de Rouen (1904), boulevard Saint-Germain, 250, à Paris.

Pinard, professeur de clinique obstétricale à la Faculté de médecine de Paris, membre de l'Académie de médecine, ancien président général du Congrès de Marseille (1898), 10, rue Cambacérès, Paris.

Samuel Pozzi, professeur de clinique gynécologique à la Faculté de médecine de Paris, membre de l'Académie de médecine, ancien président de la section de gynécologie au Congrès de Marseille (1898), 47, avenue d'Iéna, Paris.

L.-G. Richelot, professeur agrégé à la Faculté de médecine de Paris, chirurgien de l'hôpital Saint-Louis, membre de l'Académie de médecine, ancien président général du Congrès de Rouen (1904), 3, rue Rabelais, Paris.

Paul Segond, professeur à la Faculté de médecine de Paris, chirurgien à la Salpêtrière, ancien président de la section de gynécologie au Congrès de Nantes (1901), 11, quai d'Orsay, Paris.

Jules Rouvier, professeur de clinique obstétricale à la Faculté de médecine d'Alger, secrétaire général du Congrès d'Alger, 1, rue de Pierre.

J. Audebert, professeur de clinique obstétricale à la Faculté de médecine de Toulouse, secrétaire général du Congrès de Toulouse, 1, place Matabiau.

COMITÉ LOCAL D'ORGANISATION

MM. Jeannel, doyen de la Faculté de médecine de Toulouse, *président*.
Baylac, professeur agrégé à la Faculté de médecine de Toulouse, médecin des hôpitaux, adjoint au maire.
Bézy, professeur de clinique infantile à la Faculté de médecine de Toulouse.
Chamayou, chirurgien des hôpitaux.
Gilles, accoucheur des hôpitaux, *trésorier général du Congrès*.
Guénot, président du Syndicat d'Initiative de la Haute-Garonne.
Labat (Emmanuel), ancien professeur à l'École de médecine de Toulouse, à Laplume (Lot et-Garonne).
Labat, directeur de l'École nationale vétérinaire de Toulouse.
Maurel, professeur à la Faculté de médecine de Toulouse.
Mériel, professeur agrégé à la Faculté de médecine, chirurgien des hôpitaux.
Secheyron, chirurgien honoraire des hôpitaux.
Audebert, professeur de clinique obstétricale à la Faculté, *secrétaire général du Congrès*.

Président général du Congrès.

M. Kirmisson, professeur de clinique chirugicale infantile, membre de l'Académie de médecine.

Secrétaire général du Congrès.

M. Audebert, professeur de clinique obstétricale à la Faculté de médecine de Toulouse.

BUREAUX DES SECTIONS DU CONGRÈS

A. GYNÉCOLOGIE

Présidents d'honneur.

MM. BŒCKEL (le professeur), membre de l'Académie de médecine de Paris.

CHAVANNAZ, professeur de clinique gynécologique à la Faculté de médecine de Bordeaux.

Aug. POLLOSSON, professeur de clinique gynécologique à la Faculté de médecine de Lyon.

POUSSON, professeur à la Faculté de médecine de Bordeaux.

POZZI, professeur de clinique gynécologique à la Faculté de médecine de Paris.

SEGOND, professeur de clinique chirurgicale à la Faculté de médecine de Paris.

SIREDEY, médecin de l'hôpital Saint-Antoine, à Paris.

Président.

M. HARTMANN, professeur à la Faculté de médecine de Paris.

Vice-Présidents.

MM. BÉGOUIN, professeur agrégé à la Faculté de médecine de Bordeaux, chirurgien des hôpitaux.

FAURE (J.-L.), professeur agrégé à la Faculté de médecine de Paris, chirurgien des hôpitaux.

MÉRIEL, chargé de cours de clinique chirurgicale à la Faculté de médecine de Toulouse.

DE ROUVILLE, professeur adjoint de clinique gynécologique à la Faculté de médecine de Montpellier.

Secrétaires des séances.

MM. BAUDET, chirurgien des hôpitaux de Toulouse.

TOURNEUX, interne des hôpitaux de Toulouse.

TOURNIER, interne des hôpitaux de Toulouse.

B. OBSTÉTRIQUE

Présidents d'honneur.

MM. PINARD, professeur de clinique obstétricale à la Faculté de Paris, ancien président du Congrès de Marseille.

BAR, professeur de clinique obstétricale à la Faculté de Paris.

RIBEMONT-DESSAIGNE, professeur de clinique obstétricale à la Faculté de médecine de Paris.

BOSSI, directeur de l'Institut obstétrico-gynécologique de l'Université de Gênes.

Président.

M. ROUVIER, professeur de clinique obstétricale à la Faculté de médecine d'Alger.

Vice-Présidents.

MM. CHAMBRELENT, professeur agrégé à la Faculté de médecine de Bordeaux.

COMMANDEUR, professeur agrégé à la Faculté de médecine de Lyon.

FERRÉ, directeur de la Maternité de Pau.

NUBIOLA, professeur adjoint à l'Université de Barcelone.

OUI, professeur de clinique obstétricale à la Faculté de médecine de Lille.

PUECH, professeur adjoint à la Faculté de médecine de Montpellier.

WALLICH, professeur agrégé à la Faculté de médecine de Paris.

Secrétaires des séances.

MM. BAUX, interne des hôpitaux de Toulouse.

BILLON, ancien chef de clinique à l'École de médecine de Marseille.

FOURNIER, chef de clinique à la Faculté de médecine de Toulouse.

LAFFONT, interne des hôpitaux d'Alger.

TIMBAL, interne des hôpitaux de Toulouse.

C. PÆDIATRIE

Présidents d'honneur.

MM. GUINON, médecin de l'hôpital Trousseau, président de la section de pædiatrie du Congrès d'Alger.

MM. Marfan, professeur à la Faculté de médecine de Paris.
Denucé, professeur de clinique chirurgicale infantile à la Faculté de médecine de Bordeaux.

Président.

M. Kirmisson, professeur à la Faculté de médecine de Paris, *président général du Congrès.*

Vice-Présidents.

MM. Frœlich, professeur agrégé à la Faculté de médecine de Nancy, chargé de la clinique de chirurgie infantile.
Gaudier, professeur de clinique chirurgicale infantile à la Faculté de médecine de Lille.
Rocaz, médecin des hôpitaux de Bordeaux.

Secrétaires des séances.

Mlle Lévêque, interne des hôpitaux de Toulouse.
MM. Berny, chef de clinique obstétricale à la Faculté de médecine de Toulouse
Pujol, interne des hôpitaux de Toulouse.

LISTE DES MEMBRES DU CONGRÈS

ABOULKER (Henri), chef du service des maladies de la gorge, du nez et des oreilles à l'hôpital de Mustapha, 8, rue de la Liberté, Alger.

ABOULKER (Mme), 8, rue de la Liberté, Alger.

ACHARD (Prof. Ch.), 164, faubourg Saint-Honoré, Paris.

ANDÉRODIAS (Mme), 7 *bis*, rue Guillaume-Brochon, Bordeaux.

ANDÉRODIAS (J.), professeur agrégé, 7 *bis*, rue Guillaume-Brochon, Bordeaux.

AUDEBERT, professeur à la Faculté de médecine, 1, place Matabiau, Toulouse.

AUSSET (E.), professeur agrégé, 153, boulevard de la Liberté, Lille.

AVIRAGNET, médecin des hôpitaux, 1, rue de Courcelles, Paris (VIIIe).

AZÉMA (Louis), chef de la maison dépositaire des enfants assistés, Toulouse.

BARDIER (Émile), professeur agrégé à la Faculté de médecine, 10, rue Saint-Étienne, Toulouse.

BAR (Prof. Paul), 122, rue de la Boëtie, Paris.

BAUX (Georges), interne des hôpitaux, 4, rue Roquelaine, Toulouse.

BEGOUIN (Paul), agrégé, chirurgien des hôpitaux, 14, rue d'Aviau, Bordeaux.

BÉGOUIN (Mme Paul), 14, rue d'Aviau, Bordeaux.

BENHAMOU (Ed.), chef de clinique d'accouchements, 3, rue Dumont-d'Urville, Alger.

BENSON (Mme Claire), aux Vespins, propriété Benson, par Saint-Laurent-du-Var (banlieue de Nice).

BERGIS (Marcel), externe des hôpitaux, 24, rue Villebourbon, Montauban.

BERNY, ex-interne des hôpitaux, 24, rue de Metz, Toulouse.

BERTHOUMIEU (Mlle Rose), sage-femme en chef de la Maternité, à Toulouse.

BÉZY (Paul), professeur de clinique infantile, 12, rue Saint Antoine-du-T, Toulouse.

BIBENT fils, 6, rue Vélane, Toulouse.

BILLON (L.), ancien chef de clinique chirurgicale à l'École de médecine de Marseille, 128, cours Lieutaud, Marseille.

BILLON (Mme G.), 128, cours Lieutaud, Marseille.

BLOCH-VORMSER (Mme), 7, rue Cardinet, Paris.

BLOCH-VORMSER, ancien interne des hôpitaux de Paris, 7, rue Cardinet, Paris.

BOECKEL (Mlle), 2, quai Saint-Nicolas, Strasbourg.

BOECKEL (Mme), 2, quai Saint-Nicolas, Strasbourg.

BOECKEL (Prof.), membre de l'Académie de médecine, 2, quai Saint-Nicolas, Strasbourg.

BOQUEL (André), professeur de clinique obstétricale à l'École de médecine, rue Saint-Martin, 27, Angers.

BOSCHE (Charles), ancien moniteur à la clinique d'accouchements de la Faculté de Paris, 87, boulevard Voltaire, Paris.

BOSSI (Prof.), directeur de l'Institut obstétrico-gynéocologique, largo di via Roma, 35, Gênes (Italie).

Bossi (Mlle), largo di via Roma, 35, Gênes (Italie).
Bossi (Mme), largo di via Roma, 35, Gênes (Italie).
Bouan, 61, rue Alsace-Lorraine, Toulouse.
Breton, Angers.
Brindeau (Auguste), professeur agrégé, 71, rue de Grenelle, Paris.
Broussolle (Eugène), professeur à l'École de médecine, 109, rue J.-J.-Rousseau, Dijon.
Broussolle (Mme), 109, rue J.-J.-Rousseau, Dijon.
Bué (Vincent), professeur agrégé d'accouchements, 262, rue Solférino, Lille.
Bulit (Georges-Jean-Paul), étudiant en médecine, ex-interne du sanatorium de Bligny (Seine-et-Oise), 7, rue de Rémusat, Toulouse.
Bullinger-Muller, chef de clinique à la Faculté de médecine, 36, rue d'Isly, Alger.
Cadenaule, 34, rue Croix-de-Seguey, Bordeaux.
Cany, secrétaire général de la *Gazette des eaux*, La Bourboule.
Castaing, 2, rue du Poids-de-l'Huile, Toulouse.
Cathala, 2, quai de Gesvres, Paris.
Cazal, 14, rue Saint-Bernard, Toulouse.
Cazanove (Élie-Adolphe-Louis), docteur en médecine, Carcassonne.
Chamayou, chirurgien de l'Hôtel-Dieu, 2, place Saint-Sernin, Toulouse.
Chambrelent (Jules), professeur agrégé, 26, cours du Jardin-Public, Bordeaux.
Chatin, professeur agrégé à la Faculté de médecine, 33, place Bellecour, Lyon.
Chavannaz, professeur de clinique gynécologique, 5, rue Hustin, Bordeaux.
Codet-Boisse, chirurgien de l'hôpital suburbain des enfants, 7, place Fondaudège, Bordeaux.
Commandeur (Ferdinand), professeur agrégé, accoucheur des hôpitaux de Lyon, 12, rue Auguste-Comte, Lyon.
Commandeur (Mme Henriette), 12, rue Auguste-Comte, Lyon.
Cordes (Auguste), à Marnex, Coppet (Vaud).
Couvelaire (Alexandre), agrégé, accoucheur des hôpitaux de Paris, 29, rue Pierre-Charron, Paris.
Cumston (Charles-G.), ancien professeur de pathologie chirurgicale, 871, Beacon Street, Boston, Mass. E. U. A.
Dambrin, professeur agrégé, chirurgien des hôpitaux, 17, rue des Arts, Toulouse.
Daunic, médecin des hôpitaux, 37, rue Bayard, Toulouse.
Daverède, à Marseillan (Hautes-Pyrénées).
Delagenière, Le Mans.
Delanglade, professeur de clinique chirurgicale à l'École de médecine, 24, rue Nicolas, Marseille.
Delestre (Marcel), 89, avenue de Villiers, Paris.
Deletrez, 7, rue de la Charité, Bruxelles.
Demelin (Lucien-Alfred), professeur agrégé à la Faculté de Paris, accoucheur de l'hôpital Tenon, 19, avenue d'Eylau, Paris.
Denucé (Maurice), professeur à la Faculté de médecine, 50, cours du Jardin-Public, Bordeaux.
Dieulafé (Léon), professeur agrégé, 99, rue des Récollets, Toulouse.
Dubois (Maurice), 14, rue de la Commune, Liège (Belgique).
Duguing, interne des hôpitaux, 4, quai de Brienne, Toulouse.
Durante, 32, avenue Rapp, Paris.

Escat (Étienne), oto-rhino-laryngologiste des hôpitaux de Toulouse, 2, rue Cantegril.

Fabre (Jean), professeur de clinique obstétricale à l'Université de Lyon.

Faguet (Charles), ancien chef de clinique chirurgicale à l'Université de Bordeaux, chirurgien de l'hôpital à Périgueux, 9, rue Malleville.

Faguet (Mme Ch.), 9, rue Malleville, Périgueux.

Faivre, professeur de clinique médicale à l'École de médecine, directeur du *Journal de médecine de Poitiers*, Poitiers.

Farine (Mlle), sage-femme en chef de la clinique d'accouchements à l'hospice de la Grave, Toulouse.

Faure (J.-L.), chirurgien de l'hôpital Cochin, 10, rue de Seine, Paris.

Ferré, directeur de la Maternité de Pau, 25, rue du Lycée, Pau.

Feutelais (Pascal) assistant d'orthopédie et de clinique infantile, clinique Pasteur et hôpital suburbain de Bordeaux, 10, cours d'Aquitaine, Bordeaux.

Fieux (Georges), professeur agrégé à la Faculté de médecine de Bordeaux, accoucheur des hôpitaux, 15, rue Rolland, Bordeaux.

Fieux (Mme G.), 15, rue Rolland, Bordeaux.

Fontaubert (de), 18, avenue Carnot, Paris.

Fontaubert (Mme de), 18, avenue Carnot, Paris.

Forgues, professeur à la Faculté de médecine, 18, boulevard du Jeu-de-Paume, Montpellier.

Fournier (Dr), chef de clinique à la Faculté de médecine, 1, rue Philippe-Féral, Toulouse.

Fredet, chirurgien des hôpitaux, 182, rue de Rivoli, Paris.

Froelich (René), professeur agrégé à la Faculté de médecine, chargé de la clinique de chirurgie infantile à Nancy, 22, rue des Bégonias.

Froelich (Mme René), à Nancy.

Fruhinsholz (Albert), agrégé à la Faculté, 7, rue Victor-Hugo, Nancy.

Garipuy, 16, rue des Arts, Toulouse.

Garipuy, professeur agrégé, accoucheur des hôpitaux, 28, allées Alphonse-Peyrat, Toulouse.

Gaudier, professeur de clinique chirurgicale infantile à la Faculté de médecine de Lille, 175, rue Nationale, Lille.

Gaudier (Mme), 175, rue Nationale, Lille.

Gaujon (Victor), médecin en chef de la Maternité, à Carcassonne (Aude).

Gèhé, 5, rue Saint-Pantaléon, Toulouse.

Gilles, chirurgien de la Maternité à l'hospice de la Grave, 12, rue des Couteliers, Toulouse.

Godreau (Mlle), aide de clinique, 77, boulevard de Strasbourg, Toulouse.

Gourdon (Dr), directeur du service de massage et gymnastique orthopédique de l'hôpital des enfants de Bordeaux, démonstrateur technique d'orthopédie à la Faculté de médecine, 62, cours de l'Intendance, Bordeaux.

Granjux, 18, rue Bonaparte, Paris.

Grisel, chef de clinique, 11, rue Bonaparte, Paris.

Groc (Mlle), sage-femme de 1re classe, 5, rue Cany, Toulouse.

Guillemot, 215 *bis*, boulevard Saint-Germain, Paris.

Guinon, médecin des hôpitaux de Paris, 22, rue de Madrid, Paris.

Guyot (Jean-Joseph), professeur agrégé, chirurgien des hôpitaux, 21, rue Saint-Genès, Bordeaux.

Hartmann (le Prof. Henri), 4, place Malesherbes, Paris.

Herpin, boulevard Haussmann, Paris.

JEANNEL, doyen de la Faculté de médecine, 1, rue Ozenne, Toulouse.
KIRMISSON (Édouard), professeur à la Faculté de médecine de Paris, 250 *bis*, boulevard Saint-Germain, Paris.
LABAN (Édouard), 1, place Magenta, Nice.
LAFFONT (Amédée), Alger.
LAGRANGE (Prof.), 1, rue d'Enghien, Bordeaux.
LAUTRÉ, inspecteur de l'Assistance publique de la Haute-Garonne, 8, rue Bayard, Toulouse.
LAVAL, aide de clinique, 3, rue Saint-Étienne, Toulouse.
LE MASSON (C.), chef de clinique à la Faculté de médecine, 282, boulevard Saint-Germain, Paris.
LEPAGE, professeur agrégé, accoucheur de l'hôpital Boucicaut, 78, boulevard Malesherbes, Paris.
LÉVÊQUE (Mlle), interne à l'Hôtel-Dieu, 34, rue des Filatiers, Toulouse.
LIVON fils (Jean), ex-chef de clinique obstétricale, , 44, rue Saint-Jacques, Marseille.
LIVON (Mme Jean), 44, rue Saint-Jacques, Marseille.
LOP (P.-A.), 3, rue de la République, Marseille.
LOUBET, interne des hôpitaux, 14, rue Sainte-Anne, Toulouse.
MARFAN (Prof. Antoine-Bernard-Jean), 30, rue de la Boëtie, Paris.
MARTEL (Laurent), chirurgien des hôpitaux, à Saint-Étienne.
MARTIN (Albert), professeur à l'École de médecine, 6, place de la Cathédrale, Rouen.
MARTIN, professeur agrégé de la Faculté de Toulouse, place Saint-Sernin.
MAUREL, professeur à la Faculté de médecine, 10, boulevard Carnot, Toulouse.
MÉRIEL, professeur agrégé à la Faculté de médecine, chirurgien des hôpitaux, 18, rue Saint-Bernard, Toulouse.
MOUCHET, prosecteur à la Faculté de médecine, 11, rue Montoulieu-Vélane, Toulouse.
MOUCHET, chirurgien des hôpitaux de Paris, 12, rue Pelouze, Paris.
MOUCHET (Mme), 12, rue Pelouze, Paris.
NANTA, interne à la clinique d'accouchements, hospice de la Grave, 4, Jardin-Royal, Toulouse.
NOGUÈS, 8, rue Marbeuf, Paris.
NOVÉ-JOSSERAND, professeur agrégé, chirurgien de la Charité, à Lyon.
NOVÉ-JOSSERAND (Mme), 9, rue des Archers, Lyon.
NUBIOLA, professeur adjoint à l'Université, Lauria, 8, Barcelone.
OUI (Marcel), professeur de clinique obstétricale à l'Université de Lille, 201, rue Solférino, Lille.
PAPADOPOULOS (Jean), ex-interne des hôpitaux, 20, rue Denis-Papin, Angers.
PATEL (Mme), 32, quai Saint-Antoine, Lyon.
PATEL, professeur agrégé, 32, quai Saint-Antoine, Lyon.
PAUCOT (Mme Henri), 238, rue Solférino, Lille.
PAUCOT (Henri), chef de clinique, 238, rue Solférino, Lille.
PETIT DE LA VILLÉON (E.), chirurgien des enfants de la polyclinique de Bordeaux, ancien chef de clinique de la Faculté, 13, place Pey-Berland, Bordeaux.
PIERRA, ancien moniteur de la clinique d'accouchements et de gynécologie de la Faculté, directeur de la *Revue mensuelle de G. O. P.*, 182, boulevard Saint-Germain, Paris.
PINARD (Mme A.), 10, rue Cambacérès, Paris.
PINARD (A.), professeur de clinique d'accouchement et de gynécologie à la

Faculté de médecine de Paris, membre de l'Académie de médecine, 10, rue Cambacérès, Paris.

POLLOSSON (Auguste), professeur de clinique gynécologique, 8, rue du Plat, Lyon.

POTOCKI (Louis-Julien), professeur agrégé à la Faculté de médecine de Paris, accoucheur de la Pitié, 6, rue Volney, Paris.

POUSSON, professeur à la Faculté de médecine, 10, cours Tournon, Bordeaux.

POUX (Raymond), ex-chef de clinique, 4, rue Fourbastard, Toulouse.

POZZI (Prof.), professeur de clinique gynécologique, 48, avenue d'Iéna, Paris.

PUECH (Paul), professeur adjoint à la Faculté de médecine, Montpellier.

PUJOL, 57, allées Charles-de-Fitte, Toulouse.

PUNTOUS (Gabriel), médecin en chef honoraire des hôpitaux, ancien professeur à la Maternité, rue Peyras, Toulouse.

RAUDET (Mme Brigitte), aux Vespins, propriété Benson, par Saint-Laurent-du-Var (banlieue de Nice).

RECHAT, à Ménat (Puy-de-Dôme).

RÉMOND, professeur à la Faculté de médecine, 15, rue des Tourneurs, Toulouse.

RENALIER (Mlle), sage-femme de 1re classe, 32, rue de la Pomme, Toulouse.

REYMOND (Émile), chirurgien de l'hospice de Nanterre, 52, boulevard Malesherbes, Paris.

RIBEMONT-DESSAIGNES (Alban), professeur à la Faculté de Paris, membre de l'Académie de médecine, 9, place des Ternes, Paris.

RIGAUD (Mlle Françoise), sage-femme adjointe à la clinique d'accouchements, hospice de la Grave, Toulouse.

ROCAZ, médecin des hôpitaux, 19, rue Vital-Carles, Bordeaux.

RŒDERER, assistant d'orthopédie à Bretonneau, 11, rue Saint-Pétersbourg, Paris.

ROQUES (Étienne), interne des hôpitaux, 15, rue Benjamin-Constant, Toulouse.

ROULLAND (Henri), 26, rue Marbeuf, Paris.

ROUVIER, professeur à la clinique obstétricale, 1, rue de Pierre, Alger.

ROUVIER (Mlle H.), 1, rue de Pierre, Alger.

ROUVIER (Mme J.), 1, rue de Pierre, Alger.

ROUVILLE (DE), professeur agrégé, 12, rue Jacques-Cœur, Montpellier.

SECHEYRON, chirurgien des hôpitaux de Toulouse, rue des Bûchers.

SIREDEY, médecin de l'hôpital Saint-Antoine, 80, rue Taitbout, Paris.

SIREDEY (Mlle), 80, rue Taitbout, Paris.

SIREDEY (Mme), 80, rue Taitbout, Paris.

TAPIE, professeur à la Faculté de médecine, 11 *bis*, rue du Musée, Toulouse.

TÉMOIN, 6, place des Quatre-Piliers, Bourges.

TERSON père, 17, Grande-Allée, Toulouse.

THOYER-ROZAT (G.-J.), professeur agrégé, 19, rue Marbeuf, Paris.

TIMBAL, interne des hôpitaux, 32, rue des Paradoux, Toulouse.

TIXIER, 10, rue Edmond-Valentin, Paris.

TOMEY, interne à l'Hôtel-Dieu, 8, rue de Metz, Toulouse.

TOURNEUX, interne à l'Hôtel-Dieu, 14, rue Sainte-Philomène, Toulouse.

TOURNIER, interne des hôpitaux, à l'Hôtel-Dieu, Toulouse.

TRILLAT (Paul), chef de clinique d'accouchements à l'Université de Lyon, 4, rue du Plat.

TURO, San Jordi Desvalls, province de Gérone (Espagne).

TURO (Mme), San Jordi Desvalls, province de Gérone (Espagne).

VANVERTS (Julien), professeur agrégé à la Faculté de médecine de Lille, chirurgien des hôpitaux, membre correspondant de la Société de chirurgie, rue Solférino, 236, Lille.

Verdelet (Louis), chirurgien de l'hôpital des enfants, 24, rue Fondaudège, Bordeaux.

Vidal (Edmond), directeur des *Archives de thérapeutique, d'hygiène et d'assistance coloniales*, 3, rue Dumont d'Urville, Alger.

Violet (Henri), chef de clinique gynécologique, 36, rue Sainte-Hélène, Lyon.

Voivenel, chef de clinique à la Faculté de médecine, 21, rue de la Fonderie, Toulouse.

Vouaux (Mme Marie-Louise), étudiante en médecine, 7, boulevard Richard-Lenoir, Paris.

Wallich (Victor), professeur agrégé à la Faculté de médecine de Paris, 17, rue de Bourgogne, Paris.

Wallich (Mme Victor), 17, rue de Bourgogne, Paris.

COMPTE RENDU

DES SÉANCES DU CONGRÈS

Jeudi, 22 septembre 1910, à trois heures de l'après-midi.

A L'HOTEL D'ASSÉZAT ET DE CLÉMENCE-ISAURE

SÉANCE SOLENNELLE D'OUVERTURE

SOUS LA PRÉSIDENCE DE

M. LE PROFESSEUR KIRMISSON

Président général du Congrès.

L'ouverture solennelle du Congrès de gynécologie, obstétrique et pædiatrie a eu lieu le 22 septembre, dans la salle des fêtes de l'hôtel d'Assézat et de Clémence-Isaure, sous la présidence de M. le professeur Kirmisson, président général du Congrès.

Dans la salle, très coquettement ornée de drapeaux et de plantes vertes, belle par sa décoration propre, se pressaient, avec de nombreux congressistes, l'élite de la société toulousaine, les représentants des pouvoirs publics, etc.

Après avoir ouvert la séance, M. le président Kirmisson prononce le discours suivant :

Discours de M. le président KIRMISSON

MESDAMES ET MESSIEURS,

Mes premières paroles doivent être des paroles de remerciements pour toutes les personnes qui ont bien voulu préparer ce Congrès et qui nous font aujourd'hui un accueil si aimable. Que la municipalité, et à sa tête M. le Maire de la ville de Toulouse, M. Raymond Leygue, et son adjoint, le docteur Baylac, professeur agrégé à la Faculté de médecine, que M. le Doyen et les professeurs de la Faculté de médecine, que les membres du Comité local d'organisation et son sympathique secrétaire général, le docteur Audebert, reçoivent donc ici l'expression de notre sincère gratitude. C'est pour nous, Messieurs, un très grand honneur et un vif plaisir d'être reçus dans votre belle cité. Reine par les arts et par la beauté, Toulouse est en même temps un puissant foyer d'activité scientifique, et nulle autre grande ville n'était mieux désignée pour être le siège de cette assemblée.

Ce que nous sommes, Messieurs, vous le savez. Toutefois, bien que notre Congrès soit encore d'origine récente, quinze ans déjà se sont écoulés depuis sa fondation. Aussi ne paraîtra-t-il pas inutile de rappeler brièvement son histoire. Organisé par la Société de gynécologie, obstétrique et pædiatrie de Bordeaux, avec le concours de la Société philomatique, le premier Congrès de gynécologie, obstétrique et pædiatrie eut lieu à Bordeaux en août 1895, à l'occasion de la treizième exposition de cette ville, et fut présidé par un homme dont le nom reste un titre de gloire pour l'obstétrique française; j'ai nommé le professeur Tarnier. Sous la présidence d'hommes tels que le professeur Pinard, mon regretté ami Sevestre, Richelot, Queirel enfin, que la mort nous a ravi depuis notre dernière réunion, les sessions suivantes se sont poursuivies avec un succès soutenu. Grâce aux concours qui nous sont parvenus de toutes parts, la sixième session que nous ouvrons aujourd'hui n'aura, je l'espère, rien à envier à ses aînées.

Notre but, Messieurs, vous le connaissez : réunis pour étudier en commun les questions scientifiques qui nous intéressent, nous nous transportons successivement dans chacun des grands centres de notre pays pour nous mettre en relations avec ceux de nos collègues cultivant les mêmes branches que nous, relations doublement précieuses au point de vue des échanges scientifiques et du charme de l'amitié. Venant chez vous, Messieurs, nous y visiterons vos institutions; nous serons heureux d'applaudir à tout ce que vous nous montrerez de bien ; vous nous présenterez vos desiderata, et nous nous ferons un devoir de les soutenir et de vous aider à en obtenir la réalisation.

On l'a dit bien souvent, la spécialisation, rendue nécessaire par les limites restreintes, hélas! de notre intelligence, est pleine d'inconvénients et de dangers. Si nous nous y confinons de façon trop exclusive et trop étroite, nous bornons trop notre horizon, et, faute de voir ce qui passe au delà, nous pouvons aboutir à des conclusions erronées. Quelle branche des sciences médicales que nous cultivions, nous ne devons cesser d'avoir l'œil ouvert sur le champ cultivé par nos voisins. Nulle part cette nécessité n'apparaît plus pressante que quand il s'agit des trois branches des sciences médicales que nous représentons ici, la gynécologie, l'obstétrique et la pædiatrie. La plus courte réflexion suffit à démontrer l'importance des liens qui les unissent. Bon nombre de vices de conformation qu'étudie la chirurgie infantile ne remontent-ils pas aux accidents de la grossesse et de l'accouchement; et, par un retour fâcheux. bon nombre de ces malformations et des difformités acquises ne vont-elles pas préparer pour l'avenir des cas de dystocie? Combien n'est-il pas de questions communes aux gynécologistes et aux accoucheurs? Enfin, qui que nous soyons, médecins ou chirurgiens d'enfants, accoucheurs, n'avons-nous pas tous à compter avec ces affections si fréquentes chez les enfants, angines, fièvres éruptives, diphthérie, etc.? N'avons-nous pas à nous préoccuper des questions d'hygiène et d'alimentation dans la première enfance? La chose est évidente; il paraîtrait puéril d'y insister; à quelque point de vue que nous l'envisagions, il est bien certain que cette collaboration doit avoir, au point de vue scientifique, les plus heureux résultats; elle ne sera pas moins féconde au point de vue social.

Il est, hélas! en ce moment une question qui préoccupe en France tous les esprits réfléchis, tous les cœurs généreux, question grave et difficile entre toutes, celle de la dépopulation; chacun l'envisage sous un angle différent; chacun propose son remède sans que personne puisse se vanter de fournir de façon certaine la solution de la question. Soyez tranquilles, Messieurs, je ne chercherai pas même à effleurer un problème aussi complexe, mais s'il est particulièrement difficile d'enrayer le mouvement de dépopulation et de rechercher à encourager la natalité, du moins devons-nous faire tous nos efforts pour conserver à la vie et à la santé le plus grand nombre possible de nos enfants. Il est là devant nous cet être si frêle; son gracieux sourire nous charme, sa confiance ingénue nous touche, et si nous lisons sur ses traits l'expression de la souffrance, nos cœurs s'émeuvent de pitié; il n'est rien que nous ne fassions pour mettre un terme à sa douleur. Et ne croyez pas, Messieurs, que ces mots soient dans ma bouche l'expression d'une rhétorique vaine; rien ne saurait être plus loin de moi.

Ce que je voudrais, c'est profiter de cette réunion pour faire un pas en avant dans l'œuvre commune tendant à la protection et à la culture de l'enfance. Je voudrais que l'aide réciproque que nous devons nous prêter, médecins et chirurgiens d'enfants, accoucheurs, gynécologues, se traduisît par un résultat palpable. Ce que je demande, c'est la création d'un livret médical sur lequel serait relatée toute l'histoire du développement physiologique, toute l'histoire pathologique de la mère et de l'enfant depuis le moment de la naissance et de l'accouchement. Combien de fois ne regrettons-nous pas de ne pas connaître, à propos d'un enfant atteint d'un vice de conformation, quelles ont été les particularités de la grossesse et de l'accouchement? De quel aide ne serait pas souvent pour l'accoucheur l'histoire des opérations gynécologiques antérieurement subies par la femme en travail? Enfin, n'avons-nous pas tous le plus grand intérêt à posséder des renseignements exacts sur les diverses lésions pathologiques qu'a présentées un enfant, sur la façon dont se sont déroulées les différentes phases de son développement?

A chaque femme accouchant avec le secours de l'Assistance publique, soit à l'hôpital, soit chez une sage-femme, serait remis un livret semblable relatant les diverses particularités de la grossesse et de l'accouchement, le poids du fœtus et du placenta, les caractères pathologiques présentés par l'enfant. Plus tard viendraient s'y inscrire la vaccination, le mode d'alimentation, l'époque de la marche, les diverses lésions traumatiques ou pathologiques. Ce serait là pour tous, médecins, chirurgiens et accoucheurs, une source de renseignements présentant, au double point de vue scientifique et pratique, le plus haut intérêt. Pour ma part, je ne vois aucune objection sérieuse à la création d'un semblable livret. La dépense sera minime; nul doute qu'éclairée par vous, l'Administration ne consente à en faire les frais. Quant au léger surcroît de travail qui en résultera pour les médecins et accoucheurs chargés de tenir au courant semblables livrets, je n'en parle pas; nous pouvons compter sur le dévouement de tous nos confrères dès qu'il est une tâche utile à remplir. Beaucoup de parents négligents, me dira-t-on, ne prendront pas soin de conserver semblables livrets; peut-être même quelques-uns des médecins et sages-femmes chargés de les tenir au courant oublieront-ils de s'acquitter de leur mission. Mais qu'importe; les imperfections de l'application d'une mesure ou d'une loi suffisent-elles à lui enlever son caractère d'utilité? Et, d'ailleurs, soyez bien persuadés que ces imperfections se produiront surtout au début. Plus tard, dès que, dans une circonstance grave, une famille aura pu juger de l'importance d'un semblable livret, dès que les médecins auront pu apprécier sa valeur au double point de vue scientifique et pratique, parents et médecins seront d'accord pour les conserver et les tenir soigneusement au courant. Je compte donc, dans une de nos séances générales, devant toutes les sections du Congrès réunies, reprendre cette proposition, et j'espère que vous voudrez bien l'accueillir favorablement.

Je vous demande pardon, Messieurs, d'avoir trop longtemps retenu votre attention; je me suis laissé entraîner par l'attrait du sujet et l'ardeur de mes convictions. Et maintenant, mettons-nous au travail, en prenant pour devise : Par la science et pour la patrie.

Discours de M. le Docteur BAYLAC

Adjoint à l'Instruction publique.

MESDAMES,
MESSIEURS,

En l'absence de M. le sénateur R. Leygue, maire de Toulouse, empêché, à son très vif regret, d'assister à la séance d'ouverture du Congrès de gynécologie, d'obstétrique et de pædiatrie, j'ai le très grand honneur de vous accueillir dans notre cité et de vous souhaiter, au nom du Conseil municipal et de la ville de Toulouse, la plus cordiale bienvenue.

Nous nous réjouissons de votre visite, Messieurs, parce que vous représentez la science et que vous poursuivez le bien de l'humanité, et nous vous remercions d'avoir choisi notre ville pour y tenir votre sixième Congrès national.

Fidèle à ses glorieuses traditions, Toulouse est toujours heureuse de contribuer au développement des lettres, des sciences et des arts, de favoriser le progrès social, et d'offrir la plus large hospitalité à toutes les Associations et à tous les Congrès.

En 1910, notre ville a été particulièrement favorisée : le 2 août dernier, elle recevait l'Association française pour l'avancement des sciences qui, après vingt-trois années d'absence, l'honorait d'une deuxième visite ; presque en même temps, avait lieu le Congrès des Conseils départementaux du travail et, il y a quelques jours à peine, se réunissait à Toulouse le Congrès de l'Union provinciale des arts décoratifs.

La population tout entière a suivi avec le plus vif intérêt les importants travaux de ces divers Congrès et elle s'est efforcée de réserver aux congressistes l'accueil le plus chaleureux.

Me sera-t-il permis de dire qu'elle suivra peut-être avec plus d'intérêt encore les travaux du Congrès de gynécologie, d'obstétrique et de pædiatrie ? L'objet de vos études passionne même les plus humbles : nul ne demeure indifférent à ce qui touche à la vie de l'enfant, essence même de la famille et objet de nos constantes préoccupations.

Conserver et améliorer la santé de la femme, de la mère et de l'enfant ; surveiller l'enfant « avant, pendant et après » sa naissance ; préserver la femme des suites trop souvent fâcheuses de l'accouchement, n'est-ce pas là la tâche que vous poursuivez ? Il n'en est pas de plus noble et de plus nécessaire. La dépopulation menace l'avenir de notre pays. Tandis que les puissances voisines voient leur population s'accroître sans cesse, la France reste à peu près stationnaire. Or, si l'on veut que notre pays puisse travailler à son développement et à sa prospérité et poursuivre son rôle social dans le monde, il importe de faire disparaître cette cause de faiblesse, d'accroître sa natalité et de diminuer sa mortalité.

Nous attendons avec confiance les résultats de vos travaux et de vos délibérations. Le maître éminent et universellement honoré qui préside votre Congrès, j'ai nommé M. le professeur Kirmisson; les nombreux savants étrangers et français qui ont répondu à l'appel du Comité d'organisation, présidé par M. le professeur Jeannel, le sympathique doyen de notre Faculté de médecine, enfin le nombre et l'importance des communications déjà inscrites à l'ordre du jour de vos séances, tout nous permet d'affirmer que ce Congrès marquera une nouvelle victoire de la science et donnera une impulsion nouvelle à cette lutte de préservation et de défense sociales.

A Toulouse, nous nous efforcerons de profiter de votre expérience et de vos conseils éclairés pour améliorer nos œuvres d'assistance et pour en créer de nouvelles. Dans notre ville de généreuses initiatives privées rivalisent de zèle avec les pouvoirs publics (administrations municipale, départementale, hospices, bureau de bienfaisance) pour assurer la protection de l'enfant et de la jeune mère. Chaque année voit s'accroître le nombre des Ligues, des Associations et des Œuvres diverses destinées à lutter contre la mortalité infantile.

Je regrette de ne pouvoir passer en revue toutes ces œuvres intéressantes et de ne pouvoir montrer la large part qui revient à l'initiative privée; je me bornerai à vous faire connaître rapidement les plus importantes.

Qu'il me soit permis, auparavant, de témoigner publiquement à tous ceux qui se sont dévoués et qui se dévouent journellement à ces œuvres, l'expression de la sincère admiration et de la profonde gratitude de leurs concitoyens.

Dans nos hôpitaux vous pourrez, Messieurs, visiter la clinique d'accouchement et la Maternité installées à l'hospice de la Grave. A l'Hôtel-Dieu, vous verrez le service de la clinique médicale infantile. Toulouse ne possède pas encore de clinique gynécologique ni de clinique chirurgicale infantile : elles trouveront peut-être place dans le nouvel hôpital suburbain que la ville va construire demain dans un site remarquable.

Nous devons à la généreuse initiative du Conseil général de la Haute-Garonne la création récente d'un *établissement départemental dépositaire* où sont reçus les pupilles de l'Assistance publique, en attendant leur placement à la campagne. A cet établissement, dirigé par M. le docteur Lautré, le distingué directeur de l'Assistance publique de la Haute-Garonne, sont annexés une crèche, un orphelinat de filles et un bureau d'abandon ouvert jour et nuit.

Des *crèches* sont encore annexées à la Manufacture des tabacs, à l'Arsenal, à la Cartoucherie. Une crèche municipale a été installée, en 1909, dans le quartier Saint-Michel et une nouvelle crèche, aménagée par les soins du Bureau de bienfaisance, va être sous peu ouverte dans la rue du Taur. Toulouse possède plusieurs *consultations de nourrissons :* je signalerai la consultation des *enfants assistés*, la consultation de M. le docteur Audebert, le distingué professeur de clinique obstétricale à qui revient en grande partie le mérite de la bonne organisation de ce Congrès, et la consultation de M. le professeur Bézy qui, depuis de longues années, poursuit avec une ardeur inlassable la lutte contre la mortalité infantile. Chargé de la clinique infantile de l'Hôtel-Dieu, M. Bézy dirige en même temps le *Dispensaire pour enfants malades* fondé en 1887 par le Bureau de bienfaisance.

En 1899, le Conseil général a fondé à Salies-du-Salat un *Sanatorium pour enfants malades*, destiné suivant une heureuse expression de M. le professeur Landouzy, « à tous les méritants de la scrofule et du lymphatisme, déshérités à la fois de la fortune et de la santé ».

Un deuxième sanatorium a été plus récemment organisé à la montagne sous le nom de : *Maison de Saint-Bertrand de Comminges*, grâce à l'initiative et à l'activité d'une femme de cœur dont la bonté et le dévouement sont acquis à toutes les œuvres d'assistance et de prévoyance : j'ai nommé Mme Paul Viguié. Installée dans d'excellentes conditions d'hygiène, la Maison de Saint-Bertrand de Comminges est destinée aux enfants atteints des premières manifestations de la tuberculose pulmonaire. L'action de ce sanatorium est complétée à Toulouse par un *Dispensaire* dirigé avec une sollicitude toute maternelle par Mme Viguié, assistée de M. le docteur Lautré et de plusieurs médecins de la ville.

C'est encore au concours de Mme Viguié et au dévouement de M. le professeur Vidal et de M. Gillard que l'on doit le succès et l'extension chaque année plus grande de l'œuvre des *Petits Toulousains aux Pyrénées*, qui envoie annuellement trois cents petits citadins étiolés dans les villages de nos montagnes.

Imitant cet exemple, des œuvres privées envoient aussi leurs petits protégés à la campagne ou dans des stations thermales.

Enfin, nous devrons bientôt à l'initiative de Mme Viguié la création d'une *Goutte de lait* que le Conseil municipal, toujours généreux pour les œuvres d'assistance et de prévoyance, a eu à cœur de subventionner.

Comme vous le voyez, Messieurs, Toulouse s'est efforcée d'entrer dans la voie de l'hygiène sociale pratique. Sans doute, ses œuvres d'assistance et de prévoyance n'ont pas atteint le développement de celles que vous avez pu admirer dans d'autres villes.

Mais Toulouse est loin d'avoir les ressources et la richesse des grands centres industriels et commerçants de Lyon, Marseille, Bordeaux, Lille. Nos œuvres méritent cependant de retenir votre attention. Puissiez-vous les juger favorablement !

En terminant, je souhaite que le souvenir que vous garderez d'elles ne soit pas trop complètement effacé par les impressions certainement plus fortes et plus durables que vous laissera la visite de notre ville, de ses maisons aux briques roses, de ses églises, de ses musées, de ses élégants hôtels, purs joyaux de la Renaissance, dont le plus beau peut-être est celui où se tient aujourd'hui cette réunion : enfin, de tous ses monuments qui évoquent et expriment si harmonieusement l'histoire et le passé artistique de Toulouse à travers les siècles.

Discours de M. le professeur JEANNEL,

Doyen de la Faculté de médecine de Toulouse,
Président du Comité d'organisation.

MESDAMES,
MESSIEURS,

C'est jour de fête, c'est jour d'honneur pour le Corps médical toulousain ! Pour la première fois, à ma connaissance au moins, un Congrès purement médical vient, en effet, lui demander asile.

Les praticiens de la ville, dont un si grand nombre sait trouver dans la science des compensations aux soucis de la clientèle ; la vieille Société de médecine, cette centenaire qui concentrait jadis toute l'activité médicale ; la Société d'anatomie, la Société d'obstétrique et de gynécologie, ces deux jeunes émules jalouses de raviver en notre ville et parmi nos étudiants l'amour sacré de notre art ; la Faculté de médecine, tout le monde médical toulousain, en un mot, fête cette journée qui lui apporte tant d'honneur, et se sent, pour ainsi dire, élevé à une nouvelle et plus haute dignité scientifique.

MONSIEUR LE PRÉSIDENT,

Le Comité d'organisation du 6e Congrès de gynécologie, d'obstétrique et de pædiatrie vous remet aujourd'hui son œuvre. Il a fait de son mieux, il caresse l'espérance d'avoir abouti à bien faire.

Je suis fier d'être son interprète pour adresser à tous ceux qui l'ont si puissamment et si obligemment aidé dans l'accomplissement de sa tâche les remerciements les plus cordiaux et pour souhaiter la bienvenue à tous les savants confrères qui ont répondu à son appel

M. le Maire de Toulouse et son adjoint dévoué, notre collègue M. Baylac, qui, toujours jaloux de parer d'un nouveau fleuron la couronne scientifique de la ville, n'ont cessé de nous prêter le plus efficace concours; le Conseil municipal, qui a bien voulu nous accorder une subvention, méritent la première expression de notre gratitude. Il y a des hospitalités qui honorent; vous avez compris, Monsieur le Maire, qu'en recevant le Congrès, Toulouse inscrivait dans ses annales une nouvelle date mémorable, et vous avez fait le possible pour nous faciliter une besogne quelquefois ingrate.

L'organisation des réunions scientifiques du Congrès était faite; l'une de nos missions principales était de nous occuper, Messieurs, de vos distractions. Or, pour des médecins, et surtout pour nous qui sommes assez inexpérimentés en tourisme, ce n'était pas chose facile que de combiner, régler, diriger des excursions soit dans Toulouse, soit aux alentours, de telle sorte que nos richesses et nos beautés vous soient sûrement et facilement montrées. Mais Toulouse a la bonne fortune de posséder un Syndicat d'initiative à la tête duquel est un président précieux, un président sans pareil. Il sait son Toulouse, son Sud-Ouest, ses Pyrénées comme personne; il connaît les ressources de toutes nos villes et des moindres coins de nos montagnes! Et il joint à sa connaissance si approfondie de son cher pays une obligeance sans bornes; en vérité, il semble remercier ceux qui lui demandent un renseignement. Ce président parfait, c'est M. Guénot; vous serez, je n'en doute pas, unanimes pour lui adresser avec nous les plus chaleureux et reconnaissants remerciements.

Votre première excursion vous mènera à Carcassonne! Plus heureux que le bon paysan de Nadau, vous aurez vu Carcassonne; et plus heureux que la plupart des touristes, vous verrez cette incomparable Cité sous la direction et le patronage du Syndicat d'initiative de la ville elle-même. C'est vous dire qu'aucun de ses trésors, aucune de ses curiosités archéologiques ne restera pour vous inaperçu. Puisse le soleil, cette année si pauvre et si voilé, prêter son lumineux et chaleureux concours au Comité d'initiative carcassonnais; mais, en tout cas, celui-ci n'en aura pas moins mérité que nous disions bien haut combien sa collaboration nous a été précieuse.

L'excursion finale, la grande excursion, vous conduira, en automobile, à Luz-Saint-Sauveur et à Bagnères-de-Bigorre, à travers une route merveilleuse. A Luchon, grâce à la municipalité, à son maire M. Bonnemaison et aux médecins de la ville, en particulier M. le Dr Ferras; à Luz-Saint-Sauveur, grâce à la municipalité, aux confrères de la ville, et en particulier au sympathique Dr Sabail; enfin, à Bagnères-de-Bigorre, grâce encore à la municipalité, aux confrères de la ville, et en particulier M. le Dr Gandy, vous serez reçus à bras ouverts, car tous se sont montrés jaloux de mieux faire et de nous faciliter l'organisation de votre voyage; tous ont également droit à nos remerciements les plus cordiaux.

Quant à vous, Messieurs et chers Collègues, qui êtes venus de Paris et de la province, et même de l'étranger, pour prendre part aux travaux scientifiques du Congrès, et aussi pour voir notre Toulouse, au nom de mes collègues et au mien, je vous salue.

Vous d'abord, Monsieur le Président du Congrès et de la section de pædiatrie, Monsieur le professeur Kirmisson, dont la seule présence proclame ici si utilement la nécessité d'un enseignement de la chirurgie infantile, dont vous êtes le porte-drapeau universellement honoré et respecté.

Vous ensuite, Monsieur le professeur Hartmann, président de la section de gynécologie, incomparable artiste en chirurgie, dont le bistouri, aussi aiguisé que le sens critique, rend séduisante la médecine opératoire en attendant qu'il illustre la clinique chirurgicale.

Vous encore, Monsieur le professeur Rouvier, président de la section d'obstétrique, qui portez si haut et si ferme en Algérie le drapeau de l'obstétrique française.

Je vous salue aussi, Messieurs et chers Collègues, professeurs de Facultés ou d'Écoles, chirurgiens et médecins des hôpitaux, praticiens habiles et dévoués, qui êtes venus sacrifier ici à la déesse de la Science et honorer notre ville et nous-mêmes de votre inoubliable visite.

A vous enfin, Messieurs les Étrangers, qui êtes venus à nous, sachant bien que Clémence Isaure recevait avec joie et glorifiait ceux qui aimaient les arts et la science, j'adresse nos souhaits de bienvenue.

Clémence Isaure! Que n'ai-je eu l'éloquence et le langage fleuri de ceux qu'elle inspire et qu'elle couronne en ses jeux pour vous dire, mes chers Collègues, combien notre École toulousaine se sent grandie et réjouie de votre présence! Mais je ne suis pas maître ès jeux et, simple chirurgien, parlant sec comme on tranche, je vous dis *cito* et *tuto* : Merci, regrettant de ne savoir vous le dire : *jucunde*.

Messieurs, en commençant cette allocution, je vous disais que j'étais fier de l'honneur qui m'était échu d'être auprès de vous l'interprète du Comité d'organisation du Congrès. Eh bien, je dois vous le confesser, rien n'est plus immérité pour moi que cet honneur, car, suivant la vieille formule, je n'ai point du tout été à la peine. Celui qui a tout organisé dans le Congrès, partie scientifique, comme partie non scientifique, c'est votre secrétaire général, c'est M. le professeur Audebert; lui seul a droit au maximum de votre reconnaissance, car il a été l'ouvrier assidu et dévoué de toutes les heures, n'ayant pas un instant eu l'idée de faire grève, même pendant les vacances.

La justice eût voulu qu'il prît ici la parole à ma place; l'usage ne l'a point permis, et, à tout prendre, je ne le regrette pas, puisque je puis ainsi vous demander de lui voter les unanimes et chaleureux remerciements qu'il a si complètement et si justement mérités.

Allocution du Dr Jules BOECKEL,

De Strasbourg.

MESDAMES,
MESSIEURS,

Les discours m'inspirent une sainte horreur, lorsque ma personne est en jeu. J'y suis peu habitué, moins encore préparé; aujourd'hui moins que jamais, venant en effet de parcourir vos belles Pyrénées, dont les sites enchanteurs m'ont à chaque pas émerveillé, je suis plus porté à la rêverie qu'à la rhétorique.

Cependant, je croirais faillir au devoir le plus élémentaire, le plus doux aussi, si je ne vous disais le bonheur intense que j'éprouve à me retrouver au milieu de vous, sur votre — sur notre — belle terre de France; car si une frontière apparente nous sépare, je sais que vous n'avez cessé de nous considérer comme vos frères.

Sachez donc, mes chers Collègues, que nous aussi nous cultivons là-bas la fleur du souvenir et dites-vous bien que nos cœurs battent toujours à l'unisson des vôtres.

Aussi grande est ma joie de pouvoir vivre ces quelques jours de votre vie; de me réchauffer à votre foyer si lumineux, de participer aux travaux auxquels vous avez bien voulu m'associer.

Croyez bien que de telles marques de sympathie ne me laissent pas indifférent. Elles sont pour moi, je vous l'assure, d'un précieux réconfort : elles m'encourageront à persévérer dans la voie que je suis depuis quarante ans pour maintenir dans notre malheureux pays les traditions de notre regrettée Faculté de médecine, dont le passé peut, à juste titre, nous inspirer à tous une légitime fierté. Aussi mes efforts tendront-ils plus que jamais à tenir haut et ferme, dans notre antique cité, le drapeau de cette chirurgie française, dont je m'honore d'être en Alsace un des derniers représentants.

Discours de M. le Dr GRANJUX,

Secrétaire général de l'Association de la « Presse médicale ».

MESDAMES,
MESSIEURS,

Il y a quelques jours, en revenant du Congrès international des maladies professionnelles, tenu à Bruxelles, j'ai trouvé une lettre de notre aimable secrétaire général me demandant de prendre, dans la séance d'inauguration, la parole au nom de la presse.

Mon premier mouvement — mouvement instinctif, mouvement de défense psychique — a été de décliner cette invitation, et vous le comprendrez, car si j'ai un peu l'habitude de la plume, je n'ai point celle de la parole, et il s'agissait de parler ici, à Toulouse, où l'on naît orateur.

Mais rapidement je me suis souvenu que le secrétaire général de l'Association de la Presse médicale avait le devoir de répondre à l'honneur fait à cette Association, et je viens remercier publiquement votre bureau d'avoir — pour la première fois, si je ne me trompe — associé la presse à l'inauguration d'une de nos grandes assises scientifiques.

Il me semble, Messieurs, que, par cette initiative, votre bureau a montré qu'il avait, mieux que tous les autres, une connaissance exacte de la nécessité de la collaboration active et dévouée de la presse, non seulement pour préparer la réussite matérielle et scientifique du Congrès, mais aussi pour assurer ultérieurement la diffusion — *urbi et orbi* — des travaux communiqués et des discussions qui portent la lumière sur les problèmes les plus controversés ou les moins connus.

La réussite du sixième Congrès de gynécologie, d'obstétrique et de pædiatrie est un fait accompli, prouvé par la nombreuse assistance qui nous entoure.

Son succès est non moins certain. La présence de la presse en est un sûr garant, car les journaux n'envoient pas au loin des représentants là où ils ne peuvent que glaner, mais là où la récolte, riche et bien à point, assure une abondante moisson.

Et il en fut toujours ainsi dans nos précédentes réunions.

Je dis nos, — car, en qualité d'ancien secrétaire général de l'Œuvre de Préservation de l'enfance contre la tuberculose, de l'Œuvre Grancher, comme nous l'appelons en souvenir du maître regretté, — je crois pouvoir prétendre à une petite place dans les rangs des pædiatres.

Ce succès constant de nos Congrès tient, il me semble, à deux causes principales que la presse, dans son indiscrétion coutumière, a le droit de dévoiler, et que, pour ma part, je compte exposer ainsi à nos lecteurs :

La première de ces raisons, leur dirai je, est la constante présence des maîtres de la gynécologie, de l'obstétrique, de la pædiatrie, fusionnés avec les praticiens, pour former, dans une intimité confraternelle, une réunion tout à la fois scientifique et professionnelle. Je ne veux pas prononcer de noms. Ils sont sur toutes les lèvres. Mais ce que je tiens à rappeler, — surtout à l'heure présente, — c'est que ces professeurs sont de ceux qui n'estiment pas leur tâche terminée quand ont pris fin la dernière leçon, le dernier cours de l'année scolaire. Ils estiment que leur mission est aussi de porter dans toutes les réunions médicales, nationales ou internationales, la science française qui, grâce à eux, rayonne au delà de nos frontières.

Enfin, l'intérêt de ce Congrès, qui montre une fois de plus les relations étroites de la médecine avec les grands problèmes sociaux, provient de l'objet de ses préoccupations : la femme et l'enfant. Vos efforts pour conserver à la femme sa puissance de procréation, pour faciliter la maternité et la garantir du danger, pour édifier sur des bases solides la puériculture, ne sont-ils pas, en somme, le meilleur moyen — pour ne pas dire le seul — qu'on ait de lutter contre les conséquences désastreuses de la diminution de la natalité, qui menace notre race et l'alarme?

J'en ai fini, Messieurs, mais je tiens à rappeler — ne point le faire serait une ingratitude — en quels termes, au Congrès de Nancy, le professeur Pitres a présenté les rapports de la presse et du Congrès : « La presse, a-t-il dit, est l'âme des Congrès. »

Nous nous efforcerons, Messieurs, de vous le prouver.

Discours de M. le professeur AUDEBERT,

Secrétaire général du Congrès..

Mesdames,
Messieurs,

Après les éloquentes paroles que vous venez d'entendre et d'applaudir, un nouveau discours serait vraiment de trop. Aussi bien le rôle du secrétaire général est moins de parler que d'agir. Vous me pardonnerez cependant si, malgré tant de raisons de garder le silence, je me risque à retenir quelques instants votre attention.

Mais je ne puis vraiment ne pas unir ma voix à celle de notre éminent président du Comité d'organisation, M. le professeur Jeannel, pour remercier tous ceux qui, en si grand nombre, ont répondu à notre appel et sont venus, de près ou de loin, nous apporter le précieux encouragement de leur adhésion et de leur présence.

Nul n'ignore qu'en ce moment même un Congrès international rassemble les gynécologues et les obstétriciens à l'autre bout de l'Europe. Malgré nos droits de priorité indiscutables, comment ne pas redouter une telle diversion, et, passez-moi le mot,... une telle concurrence !

Certes, Toulouse, avec ses vieux hôtels Renaissance, ses antiques couvents, ses innombrables églises, ses pierres vénérables et la magnifique floraison de ses chefs-d'œuvre modernes, mérite mieux qu'une visite de quelques heures.

Certes, les Pyrénées étalent toujours à nos portes le charme pénétrant de leurs fraîches vallées et les splendeurs incomparables de leurs glaciers inviolés. Mais Saint-Pétersbourg, c'est la clef des trésors légendaires des Tsars ! C'est la porte ouverte sur Moscou la Sainte, sur l'Orient fabuleux et inaccessible ! C'est l'attrait mystérieux du lointain et de l'inconnu ! Pourrait-on résister à de si puissantes séductions ?

Par bonheur, des voix autorisées se sont élevées et ont protesté énergiquement contre ce défaut d'entente internationale. Les deux maîtres éminents de l'obstétricie française, MM. les professeurs Pinard et Bar, que je tiens à remercier ici, ont proclamé résolument notre primauté de rang et de date, et montré à nos compatriotes que la présence à Toulouse était un devoir national. Et dès lors, la cause était gagnée ; c'est à peine si nous avons à regretter aujourd'hui quelques rares défections, à peine pouvons-nous compter quelques vides dans nos rangs.

Et ce nous est une raison de plus pour vous adresser, Messieurs, nos meilleurs remerciements, et pour saluer en toute cordialité et en toute reconnaissance nos distingués collègues de l'étranger, d'Espagne, de Belgique, de Roumanie, d'Italie ou d'Amérique, qui n'ont pas hésité à franchir les frontières et les monts, voire même les océans, pour joindre fraternellement leurs travaux aux nôtres et porter ainsi à la science française le témoignage de leur sympathie voulue, réfléchie et agissante.

Je parlais tout à l'heure de vides... Il en est un, Messieurs, que nous ne pourrons jamais combler : celui qu'a créé parmi nous la disparition de M. Queirel. Je n'ai pas à préciser ici ce qu'il fut comme professeur, comme gynécologue, comme accoucheur. D'autres plus qualifiés que moi l'ont dit et le rediront ; mais il m'appartient peut-être de remémorer les liens qui l'attachaient à notre Congrès. C'est une pieuse obligation pour moi de déclarer qu'à deux reprises il fut l'âme de nos réunions, et qu'à son dévouement, à son talent d'organisateur, le Congrès français de gynécologie, d'obstétrique et de pædiatrie dut, en grande partie, son succès.

Est-il nécessaire de rappeler ce que fut le Congrès de Marseille en 1898, et tout récemment celui d'Alger, où, avec l'intelligente et zélée collaboration de M. le professeur Rouvier, M. Queirel fit défiler sous nos yeux des merveilles dignes des *Mille et une Nuits*, et termina sa présidence dans une apothéose inoubliable ?

Et s'il m'était permis d'évoquer un souvenir personnel, je dirais que je me souviendrai toujours — et avec quelle émotion ! — de l'accueil qu'il fit quelque temps après à votre secrétaire général récemment élu ; avec une bienveillance vraiment paternelle, il voulut bien me prodiguer les conseils les plus sages et les plus éclairés, et, Messieurs, en me guidant au milieu des difficultés du début, en me faisant ainsi bénéficier de son savoir et de son expérience, c'est lui qui, cette fois encore, a présidé à l'organisation du Congrès actuel.

Messieurs, M. le Préfet de la Haute-Garonne, M. le Général en chef, M. le Recteur, M. le médecin inspecteur Landriau m'ont prié de vous transmettre leurs vifs regrets de ne pouvoir assister à la séance d'ouverture.

Je suis chargé, en outre, de vous présenter les excuses de plusieurs congressistes qui, retenus par des deuils de famille, le devoir professionnel ou la maladie, ne pourront assister à nos séances.

Ce sont : MM. le professeur Ribemont-Dessaignes, le professeur Bossi (de Gênes), le professeur Nubiola (Barcelone), le professeur Fabre, Greene Cumston, Délétrez, Lepage; les professeurs Jonnesco, Cantacuzène, Constantin Daniel, Potocki; le professeur Oui, Brindeau, Bardier.

Tous ceux qui connaissent les impitoyables exigences de la profession et qui savent combien la clientèle est « sans pitié », tous ceux aussi qui compatissent aux misères d'autrui, s'uniront à moi pour adresser à nos collègues absents l'expression sincère de notre sympathie et de nos regrets.

Tous ces discours, et particulièrement celui de M. Bœckel, ont été accueillis par les applaudissements unanimes de l'assistance.

PREMIÈRE PARTIE

RAPPORTS

MEGACÔLON

Par M. Maurice PATEL,
Professeur agrégé à la Faculté de médecine de Lyon.

Sous le nom de mégacôlon, il faut entendre toute dilatation permanente du gros intestin, localisée ou généralisée, existant seule, pour son propre compte. Sont donc exclues, par définition, toutes les ectasies coliques, beaucoup plus fréquentes, sans doute, symptomatiques d'un obstacle anatomique, quel qu'il soit, primitivement apporté au cours des matières.

Pour désigner le même état pathologique, on utilise les termes : *dilatation idiopathique du gros intestin* (auteurs anglais et américains); *mégacôlon congénital* (Mya); *maladie de Hirschprung* (auteurs allemands).

A toutes ces appellations, nous préférons celle beaucoup plus simple de *mégacôlon*, du reste déjà usitée par Formad, Ossler (*giant colon*); par Mya (*ectocôlon*); par Concetti (*mégalocolie*); par Giordano (*colonectasie*). Elle ne préjuge ni de l'origine si controversée, ni des caractères si variables de cette affection; mais surtout, elle permet d'élargir le cadre du syndrôme, si bien tracé par Hirschprung chez le jeune enfant; elle donne la latitude d'expliquer ou de discuter les connexions nombreuses avec des états pathologiques similaires, observés principalement chez l'adulte, et qui ont donné lieu à de multiples confusions, encore imparfaitement éclaircies.

HISTORIQUE.

Trois périodes sont à distinguer dans l'histoire du mégacôlon.

1re Période : **Avant Hirschprung; observations isolées.**

Au dix-septième siècle, l'anatomiste Ruysch, ainsi que Jayle le rappelait récemment, décrivant l'autopsie d'une fillette de cinq ans, rapporte (*mirum dictu*) qu'à l'ouverture du cadavre, l'énorme dilatation du côlon cachait tous les autres viscères; il ne saurait y avoir de doute, d'après ces lignes, au sujet d'une maladie de Hirschprung des plus caractérisées.

En 1818, Monterossi (de Vérone), cité par Giordano, distingue déjà *l'ampleur anormale du côlon* des variétés d'ectasies, décrites jusque là, secondaires à des maladies lentes, chroniques, désorganisant les parois intestinales. Il se prend à espérer qu'un traitement médical rigoureux, institué dès la naissance (purgatifs, massages abdominaux, titillations du rectum et lavements) peut ramener à leurs dimensions normales le gros intestin et ses ligaments.

En 1825, Parry rapportait une dilatation énorme du côlon, chez un adulte, sans rétrécissement. En 1829, Billard fait les mêmes constatations sur un enfant de six jours. Jacobi (1842), Oulmont (1843), Banks et Favalli (1846), Peacock (1871), Chapmann (1878), Gee (1884), Bristowe (1885), Gaume, Futterer et Middeldorpf, Cheadle (1886), Hughes (1887), etc., rapportent des faits à peu près semblables.

Les précurseurs d'Hirschprung sont nombreux, on le voit; on en trouverait encore, en consultant les protocoles d'autopsie.

2e Période : **Hirschprung et ses contemporains.**

En 1888, paraît le mémoire inaugural d'Hirschprung; c'est là, quoi qu'on dise, que l'on trouve la première vue d'ensemble de l'affection. Sans se borner au récit d'un fait, Hirschprung reconnait qu'il existe chez le jeune enfant une dilatation, souvent totale, du gros intestin, sans cause apparente, d'origine congénitale, se présentant avec des caractères cliniques bien particuliers. Aucun terme ne fait défaut dans la magistrale description de ce syndrome, et il n'est que justice de conserver le nom de *maladie de Hirschprung* qui répond à un tout anatomo-clinique, et pathogénique aussi, pourrait-on dire, réellement existant.

Des mémoires ultérieurs, publiés en 1896, en 1898, en 1906 (*Traité des maladies de l'enfance*), sous la signature du professeur danois, vinrent encore confirmer l'existence de la maladie.

Peu après Hirschprung, parurent de remarquables travaux : citons seulement Ossler (1893), Mya, Genersich (1894), Trèves (1898), Griffith (1899), Concetti (1899), Fenwick (1900).

En 1904, une lumineuse étude de Duval nous les fait connaître en France.

C'est la période des descriptions cliniques fouillées, des hypothèses pathogéniques touffues; on en rapproche des faits semblables observés chez l'adulte; quelques rares tentatives chirurgicales sont entreprises.

3e Période : Période actuelle.

Au cours de ces cinq ou six dernières années, les documents, anatomiques, cliniques, mais surtout opératoires, se sont accumulés; la question est maintes fois envisagée sous toutes ses faces; aux relations anciennes, immuables, viennent s'ajouter des fait nouveaux, suggérant de nouvelles réflexions.

De très nombreux mémoires ont paru dans toutes les langues; citons parmi eux :

En langue italienne : Giordano (1904), Rossi (1909).

En langue anglaise : Hall (1904), Brook (1905), Hawkins (1907), Feldmann, Finney (1908), Wilkie (1909).

En langue allemande : Perthes (1905), Roth (1906), Ito et Soyesima (1907), Danziger (1907), Sezas (1908), Schmidt (1909), Versé (1909), Zœpfel (1909).

La littérature française est particulièrement riche. Marfan, Gaujoux (1908), Okinzcyc (1909), ont discuté et émis des hypothèses pathogéniques. Tuffier (1907), Blanc et Charlot, Cerné et Delaforge, Fabre de Parrel (1908), Guinard (1908), Duval (1909), Morestin (1910) ont surtout envisagé le traitement chirurgical. L'article de Guinard (*Traité de chirurgie*, Le Dentu et Delbet), la thèse de Chassagnard (1909), élève de Villar, celle de Culan (1910), élève de Guinard, constituent des monographies très complètes sur la question [1].

ÉTIOLOGIE.

1° Fréquence. — De très nombreuses confusions existent dans la littérature, qui rendent difficile l'appréciation exacte de la fréquence du mégacôlon. On trouve, décrits sous ce nom, chez l'enfant, des disten-

1. *J'adresse tous mes remerciements à mes maîtres lyonnais : les professeurs Fabre, Jaboulay, Poncet, A. Pollosson, Weill. MM. Cade, Chatin, Commandeur, Gayet, Molin, Nové-Josseraud, Péhu, Plauchu, Voron, qui ont bien voulu me communiquer leurs observations et leurs idées. MM. Arbuthnot Lane, Bar, Blanc, Cerné, Chassagnard, Chevassu, Culan, Pierre Delbet, Duval, Fabre de Parrel, Finney, Giordano, Gaujoux, Guinard, Guinon, Kummer, A. Lane, Morestin, Okinczyc, Riche, Léon Tixier m'ont adressé leurs documents et leurs mémoires. Les professeurs Hartmann et Kirmisson, qui m'ont fait l'honneur de me charger de ce rapport, m'en ont tracé les grandes lignes; je leur en suis particulièrement reconnaissant.*

sions simples du gros intestin, sans rapport aucun avec la maladie de Hirschprung, des constipations chroniques, des invaginations intestinales, des volvulus, voire même des péritonites tuberculeuses (1). — Chez l'adulte, même confusion : des volvulus, des occlusions intestinales aiguës dont la cause première échappe, des obstructions chroniques du gros intestin par coudure du côlon, notamment de l'angle colique gauche, sont étiquetées mégacôlon. J'ai dû, au cours de mes recherches, passer au crible toutes ces observations suspectes et n'accepter que les cas suffisamment explicites.

Malgré toutes ces réserves, on ne peut pas dire aujourd'hui que le mégacôlon soit une rareté. Aux 48 observations, recueillies par Duval (1903), nous pouvons ajouter 175 nouvelles observations. Elles se décomposent ainsi :

Enfants (0 à 15 ans)		150 cas
Opérés	80	
Autopsiés	49	
Non autopsiés	21	
Adultes (au-delà de 15 ans)		73 cas.
Opérés	44	
Autopsiés	27	
Non autopsiés	2	

Sur ces 223 cas, nous avons 124 opérations et 76 autopsies, soit 200 faits, vraiment constatés ; c'est dire que les documents anatomiques, cliniques et surtout opératoires sont aujourd'hui très nombreux.

En fait, cependant, le mégacôlon est rare. L'enquête que nous avons entreprise auprès de nos maîtres à Lyon nous a donné les résultats suivants.

Le professeur Fabre, sur 6.000 nouveau-nés et 2.500 enfants de 0 à 2 ans, qu'il a observés depuis 6 ans, à la clinique obstétricale et aux consultations de la Goutte-de-Lait, n'a pas eu l'occasion de poser une fois le diagnostic de mégacôlon ; il l'attribue à ce qu'il purge systématiquement et très souvent tous les nouveau-nés.

L'opinion du professeur Weill est la même, après une longue pratique de clinique infantile ; celles de MM. Commandeur et Plauchu ne diffèrent pas. M. Nové Josserand n'en possède qu'une observation. M. Chatin en a observé deux cas très nets qui ont été mis à ma disposition avec une grande obligeance.

Pour l'adulte, nous avons trouvé deux observations auprès des professeurs Jaboulay et A. Pollosson.

2° **Age.** — Sur 223 observations, nous relevons :

Enfants		150 cas.
Jusqu'à 1 an	38	
De 1 à 2 ans	20	
De 2 à 5 ans	39	
De 5 à 10 ans	24	
De 10 à 15 ans	29	
Adultes		73 cas.
De 15 à 25 ans	29	
De 25 à 50 ans	27	
Au-delà de 50	17	

A signaler de suite la fréquence plus grande chez l'enfant.

Quelques observations anciennes (Ammon, Futterer, Hobbs et de Richemond) mentionnent l'ectasie colique comme existant avant la naissance ; les observations récentes ne signalent nullement ce fait de la plus haute importance. Sur un nombre considérable d'enfants prématurés que nous avons autopsiés, nous n'avons jamais pu voir un mégacôlon ; même remarque nous a été faite par notre ami Latarjet, agrégé, chef des travaux anatomiques, qui a étudié particulièrement la circulation intestinale et qui a eu sous les yeux de nombreux intestins de fœtus et d'enfants. La première manifestation clinique et anatomique du mégacôlon n'apparaît que chez les enfants dont le méconium a été expulsé. Parfois, le début semble retardé, dans la première enfance ou même à l'âge adulte. Les âges extrêmes relevés sont : 70 ans (Herringham et Clarke); 75 ans (Versé); 76 ans (Rampold); 86 ans (Little et Gallaway).

3° **Sexe.** — Le sexe masculin est incomparablement plus atteint que le sexe féminin.

Pour le jeune enfant, dont le sexe n'est pas toujours mentionné dans l'observation, la proportion est approximativement de 20 enfants mâles pour 3 enfants femelles.

Chez l'adulte, nous relevons les chiffres suivants :

Adultes (à partir de 15 ans)			73 cas.
De 15 à 25 ans...	11 femmes.	18 hommes.	
De 25 à 50 ans...	5 —	23 —	
Au-delà de 50 ans.	4 —	12 —	
	20 femmes.	53 hommes.	

Il semble que la fréquence tende à s'égaliser de 15 à 25 ans; ce qu'il y a de curieux, c'est que, dans presque tous ces cas, il s'agit de tumeurs stercorales. Puis, au-delà de 25 ans, la différence entre les deux sexes s'accentue à nouveau.

4° **Autres conditions étiologiques.** — Les malformations congénitales concomitantes n'existent pas; l'histoire familiale ne révèle rien, sauf pour un malade de Hirschprung, dont le frère souffrait également de distension abdominale.

L'alimentation développe et accentue la maladie de Hirschprung; ce qui n'est pas douteux surtout chez l'adulte. Mais sa qualité ou sa précocité sont sans influence, au moins chez l'enfant : les uns ont été allaités au sein ou artificiellement; les autres ont été nourris très tôt ou très tard.

ANATOMIE PATHOLOGIQUE.

Il faut envisager successivement :

1° Les types anatomiques du mégacôlon.
2° Les lésions macroscopiques.
3° Les lésions microscopiques.

I. — TYPES ANATOMIQUES DE MÉGACÔLON.

C'est le gros intestin qui est le siège exclusif de l'ectasie; les cas où l'on a vu y participer le petit intestin, l'estomac (Gourevitch), l'œsophage (Bergmann), sont très contestables; ce sont des distensions secondaires dues à la difficulté de la circulation des matières.

La dilatation peut affecter différents types :

a) *Dilatation totale*, dans laquelle le gros intestin, sauf le rectum, est intéressé sur toute son étendue.
b) *Dilatation unisegmentaire.*
c) *Dilatation polysegmentaire.*
d) *Dilatation diverticulaire.*

L'S iliaque tient de beaucoup la première place dans les formes uni- ou polysegmentaires.

Les tableaux suivants donneront une idée plus exacte de la participation de chacun des segments intestinaux. Le siège de la dilatation est indiqué d'une façon précise dans 173 cas, qui se répartissent ainsi :

	ENFANTS OPÉRÉS 60	ENFANTS AUTOPSIÉS 47	ADULTES OPÉRÉS 39	ADULTES AUTOPSIÉS 26	TOTAL ENFANTS 107	TOTAL ADULTES 66	TOTAL GÉNÉRAL 173
Dilatation totale....	9	11	1	5	20	6	26
Dilatation totale avec prédominance de l'S iliaque.......	1	6	»	5	7	5	12
Côlon transverse....	3	3	2	1	6	3	9
Côlon descendant...	»	2	»	»	2	»	2
Côlon pelvien.......	33	11	33	14	44	47	91
Côlons ascendant et transverse.......	2	1	1	»	3	1	4
Côlons ascendant et pelvien..........	1	»	»	»	1	»	1
Côlons transverse et pelvien..........	1	5	2	1	6	3	9
Côlons transverse et descendant......	»	1	»	»	1	»	1
Côlons descendant et pelvien..........	6	3	»	»	9	»	9
Côlons ascendant, transverse et descendant.........	»	2	»	»	2	»	2
Côlon gauche.......	3	1	»	»	4	»	4
Diverticules........	1	1	»	»	2	»	2

Tableau synthétique.

	ENFANTS 107 cas.	ADULTES 66 cas.	TOTAL 173.
1° Dilatations totales...........	26, soit 24 %.	11, soit 17,7 %.	37, soit 21,5 %.
2° Dilatations unisegmentaires..	53, soit 47 %.	51, soit 76 %.	104, soit 58 %.
S iliaque.....................	45, soit 40 %.	48, soit 71 %.	93. soit 54 %.
3° Dilatations polysegmentaires.	26, soit 23 %.	4, soit 6 %.	30, soit 17 %.
4° Diverticules.................	2, soit 1.6 %.	»	2, soit 1,1 %.

II. — LÉSIONS MACROSCOPIQUES.

1° Aspect général du mégacolon. — A l'ouverture de l'abdomen chez l'enfant ou chez l'adulte, c'est le gros intestin que l'on voit, en premier lieu, placé au-devant des autres viscères et au-dessous de la paroi abdominale, distendue et amincie.

Il se présente avec des parois épaisses, d'aspect puissant, fortement

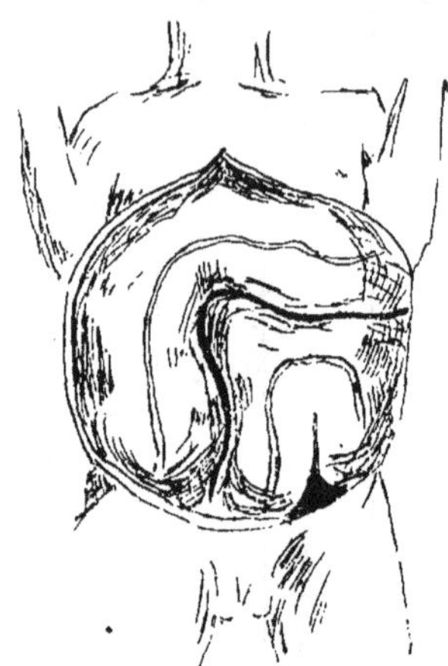

Fig. 1. — Mégacôlon total (Finney).

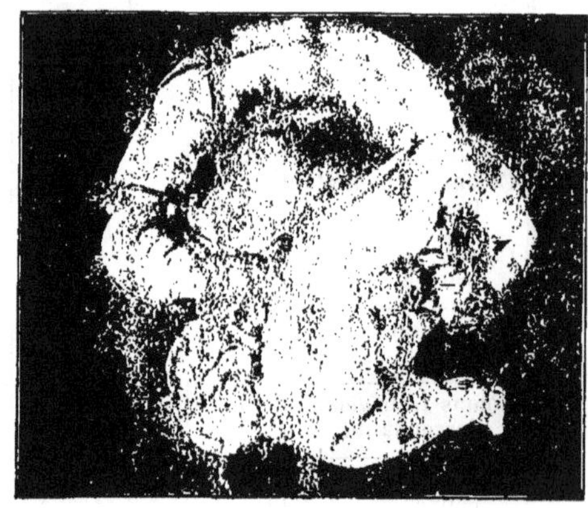

Fig. 2. — Mégacôlon total (Nové-Josserand et Molin).

vascularisées; les bandes longitudinales sont à peine visibles; les bosselures ont disparu; la séreuse péritonéale est tomenteuse, irrégulière, blanchâtre, avec quelques brides qui modifient la direction du tube intestinal. L'insufflation ou l'occlusion de l'intestin ne donnent pas un résultat comparable. Les expressions les plus diverses : « *intestin de bœuf, de cheval* », « *cuisse d'adulte* », « *gros estomac* », reviennent à tout instant dans les descriptions. L'S iliaque atteint des dimensions prodigieuses : « on dirait deux sacs verticaux, parallèles », « une jambe fléchie sur la cuisse » (Walker); « c'est une boucle volumineuse allant d'une fosse iliaque à l'autre en passant par le thorax » (Wilkie).

a) Dans les *ectasies généralisées*, le gros intestin dilaté masque tous les viscères abdominaux; ceux-ci sont refoulés contre la colonne vertébrale ou bien au-dessous du diaphragme remonté dans la cavité thoracique (*fig. 1* et *2*). Le cæcum, l'S iliaque sont les plus volumineux; viennent ensuite le côlon transverse, puis le côlon ascendant et le côlon descendant. Tous ces segments sont reconnaissables, quoique très modifiés.

b) Dans les *ectasies segmentaires*, l'*S iliaque* arrive à remplir la cavité abdominale (*fig. 3*); parfois moins volumineuse, elle ne dépasse pas l'ombilic, mais sa situation extra-pelvienne demeure la règle. Dans le cas de Bar, l'ectasie était limitée à une portion de l'S iliaque; il existait un sac véritable mesurant 6 centimètres de diamètre et 6 centimètres de hauteur (*fig. 4*). — Le *cæcum* pivote par sa base comme s'il était insufflé. — Le *côlon transverse* ne gagne pas le thorax; sa portion gauche, plus

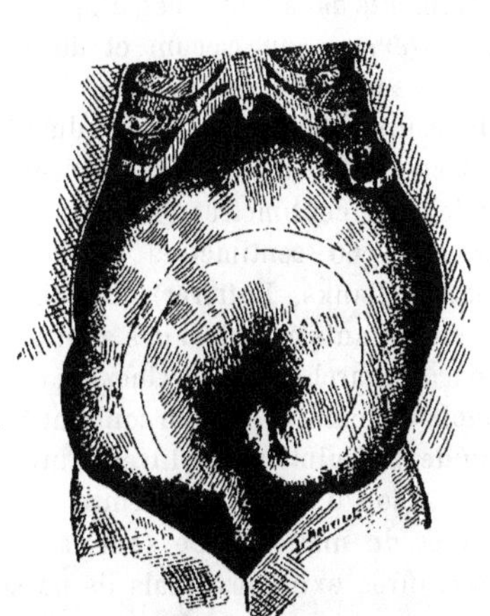

Fig. 3. — Dilatation de l'S iliaque (Jaboulay).

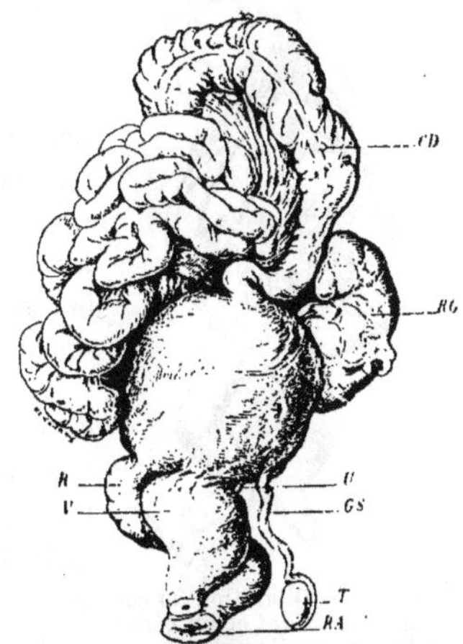

Fig. 4. — Dilatation localisée de l'S iliaque (Bar).

Légende : *CD*, côlon descendant; *RG*, rein gauche; *U*, uretère; *R*, rectum; *V*, vessie; *CS*, cordon spermatique; *T*, testicule; *RA*, anus.

mobile, devient abdominale et même pelvienne (*fig. 5*). — Le *côlon descendant*, rarement dilaté seul, se continue par l'S iliaque plus volumineuse et prend un aspect fusiforme (Morestin). — Toutes ces ectasies localisées, quand elles sont peu marquées, n'influent pas sur la situation des autres viscères abdominaux; le reste du côlon est absolument normal comme aspect et comme dimensions.

c) Les *ectasies diverticulaires* rappellent l'aspect des anévrysmes sacciformes (Futterer). De l'avis de Wilkie, et nous l'approuvons, ces faits rentrent dans la pathologie des diverticules intestinaux.

Quelles que soient les dimensions de l'ectasie, en aucun cas elle ne présente à son extrémité inférieure un rétrécissement; elle se continue librement avec l'intestin sous-jacent par une sorte d'entonnoir (Hawkins). On a signalé un véritable état spasmodique de l'anus et du rectum (Trèves); parfois, ce dernier est plutôt élargi et semble participer à l'ectasie (Morestin). Perthes a cru sentir, par un orifice de colostomie, à l'union de l'S iliaque et du rectum, une valvule qu'il essaya de sectionner, du reste en vain. Ce sont là des contingences et des formations secondaires consécutives aux coudures d'une S iliaque dont le méso ne permet pas une ampliation régulière. *L'absence de sténose vraie est la caractéristique essentielle du mégacôlon*, tel que nous le comprenons.

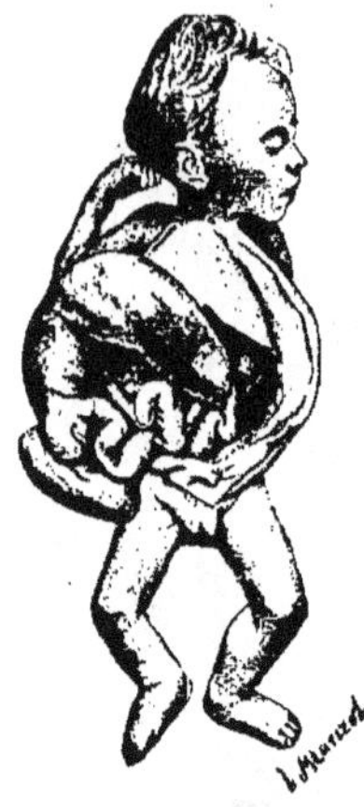

Fig. 5. — Dilatation du côlon ascendant et du côlon transverse (Danziger).

2° Dimensions. — L'intestin est considérablement augmenté dans toutes ses dimensions.

La *circonférence* du cæcum et du côlon transverse mesurait 24 centimètres (Hirschprung), 16 centimètres (Mya); celle du côlon pelvien, 31 centimètres (Fenwick), 35 centimètres (Wilkie), 50 centimètres (Trêves, Hawkins, Formad), 60 centimètres (Jaboulay), 66 centimètres (Banks, Futterer). Ces chiffres ont trait à des enfants comme à des adultes.

La *capacité* marche de pair. Chez un enfant de trois mois et demi, l'S iliaque contient 17 litres de liquide (Sternimann), 16 litres (Futterer, Peacock); le côlon d'adulte de Formad renfermait 47 livres de matières. Ce sont là, sans doute, des chiffres extrêmes; mais ils ne sont point rares.

La *longueur* de l'intestin ectasié est augmentée également, mais dans de moins fortes proportions. Zoepfel (1909) soutient que dans le mégacôlon, le gros intestin a sa longueur normale; s'il est allongé, on se trouve en présence d'un pseudo-mégacôlon. Les faits donnent à cette conception un démenti formel.

Dans des recherches que nous avons entreprises sur la configuration extérieure du gros intestin de l'enfant, nous avons trouvé comme longueur totale, chez le nouveau-né, des chiffres variant entre 43 centimètres et 80 centimètres.

Dans les cas de mégacôlon total, on trouve 1m02 (Concetti, Schmidt), 1m30 (Brentano). Dans les ectasies segmentaires, les dimensions sont relativement plus fortes; chez un nouveau-né, l'S iliaque mesurait 32 centimètres (Schmidt), 55 centimètres (Le Roy des Barres). Fait surprenant : seul, le côlon transverse dilaté ne semble pas plus long que normalement.

Cet allongement, ainsi que le fait remarquer Duval, tient à deux causes : la dilatation elle-même et l'allongement des mésos.

3° Les mésos coliques. — A ce point de vue, il est regrettable que les observations ne soient pas toujours complètes, car ce document aurait une énorme valeur.

Cependant, à côté de cas très rares et discutables où l'on mentionne un méso rétracté, il semble que la *persistance* ou l'*allongement* soit presque la règle. Même non dilatés, les côlons ascendant et descendant possèdent un méso long de 10 centimètres (Walker). Aux segments dilatés correspondent des attaches encore plus longues; c'est le côlon gauche qui l'emporte. Dans l'observation de Berti (obs. II), le côlon descendant ne s'est pas accolé à la paroi; il conserve une disposition flexueuse que l'S iliaque exagère encore; le méso est bien allongé.

Le méso iliaque est aussi « démesurément allongé » (Giordano), « considérable » (Bayer, Chiari), « très large et très long » (Haushalter); il peut atteindre 20 centimètres à sa partie moyenne.

En dehors de ces modifications de longueur, le méso en présente d'autres; sa consistance est changée : il est épais, chargé de ganglions lymphatiques (Walker), d'artères dilatées (Trèves). Finney le considère comme atteint d'une véritable lymphangiectasie.

4° La paroi intestinale. — La paroi de l'intestin ectasié est toujours très épaissie, dure, cartonneuse et ne possède plus son habituelle souplesse : ces caractères avaient frappé nombre d'auteurs qui avaient fait de l'hypertrophie pariétale la condition *sine qua non* de la maladie de Hirschprung. Nous verrons plus loin ce qu'il faut en penser au point de vue pathogénique; mais, quoi qu'il en soit, cette lésion anatomique est constante, et pour Zoepfel elle serait caractéristique des vrais mégacôlons.

A en juger par les chiffres, cette hypertrophie est considérable. En voici quelques-uns :

Bar (enfant)............................	2mm 5
Mya (enfant)............................	2 69
Concetti (enfant)........................	2 52
Finney (adulte)..........................	3 55
Riche et Chevassu (adulte).................	7mm 5 à 9 mm
Hellwig (adulte).........................	15 »

Or, l'épaisseur normale du côlon est évaluée à 1mm 2 chez l'enfant et 1mm 5 chez l'adulte.

La *surface extérieure* de l'intestin n'est pas très altérée ; la séreuse péritonéale peut être épaissie (Mya, Futterer), blanchâtre (Morestin); nacrée, ressemblant en tous points à la paroi d'un kyste de l'ovaire (Tuffier). Si les lésions muqueuses sont accusées, il en résulte des manifestaions de péritonite (brides, adhérences) chez l'adulte et aussi chez l'enfant (Bar).

La *surface muqueuse* est toujours profondément modifiée ; ses plis sont effacés ; elle est rouge, vascularisée, ecchymotique, œdématiée ; elle présente des érosions nombreuses ; l'ulcération vraie n'est pas rare : tantôt elle ne dépasse pas la muqueuse ; mais on la voit atteindre le muscle (Fenwick) et même devenir perforante. Ces pertes de substance sont parfois si rapprochées que la paroi semble « rongée aux vers » (Fenwick).

5° Le contenu intestinal. — Les matières contenues dans le gros intestin sont en partie liquides, en partie solides, formées de masses dures, noirâtres ; elles sont très fétides ; des gaz viennent encore distendre le tube intestinal.

Les *calculs stercoraux* ne sont point rares ; on les trouve mentionnés principalement dans les ectasies segmentaires de l'S iliaque, et presque toutes les observations ont trait à des adultes de quinze à vingt-cinq ans ; ils pesaient 350 gr (Blanc), 600 gr (Brook), 700 gr (Pozzi), 1.450 gr (Tuffier). Ils sont durs, formés de débris alimentaires, fibres végétales (Brook) ; dans le cas de Tuffier, on le trouvait formé de couches concentriques contenant des grains, des matières stercorales desséchées, le tout s'emboîtant en couches successives, comme dans un calcul vésical.

III. — LÉSIONS MICROSCOPIQUES.

Les examens histologiques de la paroi intestinale, dans le mégacôlon, sont aujourd'hui très nombreux ; Concetti, Mya, Finney, Schmidt, Pétrivalsky sont particulièrement précis. Je dois à l'obligeance extrême du professeur Bar et de mon ami Chevassu d'avoir eu sous les yeux de magnifiques préparations ; l'une, d'un jeune enfant ; l'autre, d'un adulte.

Voici les lésions que l'on relève.

1° Muqueuse. — Elle est rarement normale, presque toujours très épaisse ; on y a vu des taches de pigment noir (Finney).

L'*épithélium* est détruit au niveau des ulcérations ; ailleurs, les cellules cylindriques sont conservées ; ailleurs, elles deviennent cubiques.

Les *glandes* sont plus larges, aussi bien les canaux excréteurs que les culs-de-sac glandulaires (Bar).

La *muscularis mucosæ* est très modifiée ; elle mesure 100 μ (Chevassu), au lieu 17 μ.

On la dit hypertrophiée ; les fibres circulaires surtout sont plus larges ; on a signalé, mais pas toujours, une abondante infiltration de tissu conjonctif ou de leucocytes.

La *couche sous-muqueuse* est signalée toujours comme étant de beaucoup la plus épaisse; 1m5 (Chevassu), 1m39 (Concetti), au lieu de 0m32; elle est formée par un feutrage de fibres conjonctives; les vaisseaux sont nombreux, à parois épaissies; quelques-uns renferment des globules sanguins; d'autres sont oblitérés depuis longtemps.

L'infiltration leucocytaire est des plus marquées : les fibres élastiques sont particulièrement nombreuses, et bien colorées par l'orcéine (Chevassu).

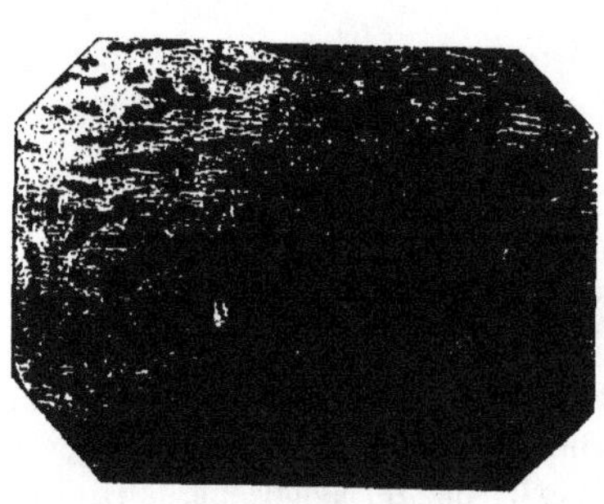

Fig. 6. — Tunique musculeuse (mégacôlon de l'enfant) ; infiltration très marquée (Bar).

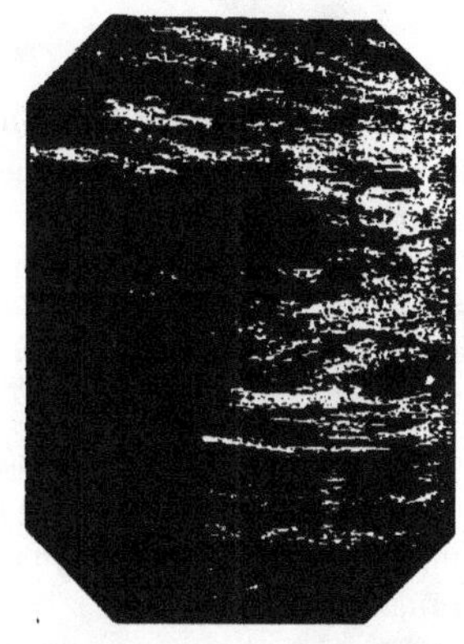

Fig. 7. — Tunique musculeuse (mégacôlon de l'adulte); fibres élastiques (Chevassu).

(Photographies microscopiques, dues à l'obligeance de M. Alamartine)

2° Couche musculeuse. — La couche musculeuse est très épaissie (0m894 au lieu de 0m220; Concetti). Les fibres musculaires (couches circulaire et longitudinale) sont régulières, à noyaux nets; quelques fibres sont plus épaisses. Leur nombre est certainement accru, mais moins qu'on ne semble le dire et qu'on ne le croirait à un premier examen.

Si l'on examine à un fort grossissement, on remarque qu'elles ne forment pas une agglomération parfaite; elles sont disjointes par une infiltration leucocytaire nette, bien signalée par Concetti et que nous avons retrouvée sur les préparations de Bar (*fig.* 6); elle est moins forte sur celles de Chevassu mais elle existe; elle est surtout très abondante du côté de la sous-muqueuse.

On relève aussi de nombreuses fibres élastiques bien mises en évidence par l'orcéine (*fig.* 7).

3° Tunique séreuse. — La couche sous-péritonéale est infiltrée, épaissie, gorgée de vaisseaux élargis, sanguins et lymphatiques.

En somme, on observe l'épaississement total de toutes les couches;

une infiltration diffuse inflammatoire de la sous-muqueuse et de la couche musculaire; l'hypertrophie certaine du muscle.

Je signalerai particulièrement la présence de fibres élastiques dans la sous-muqueuse et le muscle; elles avaient été niées par Pétrivalsky.

PATHOGÉNIE.

Pour faciliter l'exposition et surtout la discussion ultérieure des innombrables théories pathogéniques, émises au sujet du mégacôlon, je les grouperai en trois catégories :

1° Les uns admettent une *malformation congénitale* du gros intestin.

2° Les autres invoquent l'*altération primitive de ses parois* ou de leurs éléments constituants.

3° D'autres font du mégacôlon la *manifestation secondaire* d'un état pathologique ou physiologique, primitif; c'est dans ce groupe que se rangent ceux qui vont jusqu'à nier l'existence du syndrôme de Hirschprung.

I. — Théories de la malformation congénitale du gros intestin.

Hirschprung le premier l'a formulée. Après avoir bien montré que la dilatation colique était primitive et bien différente de celle qui se produit au-dessus d'un obstacle, il ajoute : « Selon moi, rien n'indique qu'il y ait eu, dès le commencement, des difficultés péristaltiques, qui aient causé l'affection. Cela me paraît contredit par la forme ondulante de l'intestin, avec ses parties alternativement dilatées et étroites, toutes participant à l'hypertrophie, et aussi par l'absence de rétrécissement ou d'adhérences. C'est pourquoi je considère la déformation en question comme le résultat d'un défaut dans la première disposition intra-utérine. » La forme est concise, mais l'opinion est nette.

Mya (1893) admet aussi que c'est par une anomalie dans son évolution que le côlon prend un calibre énorme. Secondairement à la stase fécale, se développent une hyperplasie conjonctive et une hypertrophie musculaire qui épaississent la paroi; par cette dernière explication, la théorie de Hirschprung était complétée.

Genersisch (1893), partisan de l'anomalie de développement, compare l'ectasie colique aux diverticules œsophagiens, ce qui n'est pas exact. Mais le point intéressant de la théorie, c'est qu'il se demande pourquoi le gros intestin est le siège exclusif de la dilatation. Il en trouve la raison dans ce fait : à partir du deuxième mois, le gros intestin croît plus vite que l'intestin grêle, et, une exagération de son évolution ne peut-elle pas amener une exagération de son calibre? Quant à l'hypertrophie, il la considère comme primitive, mais il a soin d'ajouter que la stase fécale l'exagère.

Concetti (1898), éclectique il est vrai, reconnaît comme exacte, pour l'une de ses observations, la proposition du développement anormal. Quant à l'hypertrophie pariétale, il l'explique par une prolifération conjonctive qui annihile les éléments musculaires.

Duval (1903), après une critique très serrée et très judicieuse des opinions émises jusqu'à lui, se range du côté de la malformation congénitale. Ses recherches sur l'évolution morphogénétique du gros intestin y trouvent une heureuse application : pour lui, l'ectasie colique n'est qu'un terme de toute une série de malformations. Microcôlon, macrocolie, positions vicieuses ne sont pas des lésions identiques, mais simplement de même ordre.

Neugebauer, Sternimann (1905), ne diffèrent des auteurs précédents qu'en admettant comme primitive la seule dilatation de l'S iliaque; celle du côlon sus-jacent serait secondaire.

Okinczyc (1909) pousse plus loin l'analyse du mécanisme et formule une hypothèse des plus ingénieuses : « Le volvulus fœtal incomplet, dit-il, est à l'origine des malformations coliques. S'il se produit d'une façon précoce, avant la torsion intestinale, il en résulte le microcôlon; se réalise-t-il tardivement, à l'époque où l'intestin, normalement développé, laisse circuler du méconium, on a le mégacôlon (dilatation avec hypertrophie compensatrice secondaire). » Pour la première fois, à côté de la notion du développement du gros intestin, on voit apparaître celle de son fonctionnement.

II. — Théories de l'altération pariétale primitive.

Sous cette dénomination, sont rangées des théories, assurément fort disparates, mais qui sont reliées par une idée commune : l'*altération pariétale*, que celle-ci soit temporaire ou définitive, congénitale ou acquise.

Walker et Griffith (1893) font de la *colite chronique* le facteur essentiel; les modifications imprimées à la composition des matières aussi bien qu'à leur circulation réaliseraient la distension avec hypertrophie.

Concetti (1898), pour l'un de ses cas, invoque comme cause première l'*aplasie du muscle intestinal*, au-dessus du rectum; il en résulterait, dans le segment sus-jacent, une distension, s'accompagnant d'un effort musculaire constant, créant l'hypertrophie.

Levi (1903) incrimine aussi l'aplasie musculaire, qui provoquerait un véritable *diastasis des fibres longitudinales*.

Pétrivalsky (1908) admet une *aplasie congénitale du tissu élastique*, lequel ferait défaut non seulement dans le gros intestin, mais encore sur tout le tube digestif et dans les autres viscères (foie et rate).

Hawkins (1907) propose le terme de *dilatation neuropathique et hypertrophique du côlon*, invoquant ainsi une faiblesse particulière du système nerveux, localisée sur un segment intestinal; il en résulterait une hypertrophie fonctionnelle dans le segment sus-jacent.

Cette théorie avait été soulevée déjà par Formad (1892), Fitz (1899), Lennander (1900), Richardson (1901) et Pennato (1902). Bing (1907) localisait plus spécialement la lésion sur le système sympathique.

III. — Théories de la dilatation symptomatique.

Ce groupe de théories est caractérisé par ce fait que la dilatation n'est pas considérée comme idiopathique et qu'elle ne saurait exister sans un obstacle, au cours des matières; cet obstacle est variable et surtout diversement interprété par les auteurs.

Fenwick (1900) s'est institué le champion de l'influence manifeste de la contracture du sphincter anal ou du côlon pelvien, du reste constatée dans certains cas; cette cause lui paraissant trop fragile, parce que trop éphémère, il invoque aussi la coudure de l'S iliaque.

Cette idée, déjà émise par Gee (1884), par Hichins (1898), fut reprise par Wilms (1905) et par Schreiber (1907).

Trèves (1902) est des plus catégoriques; il rejette entièrement la dilatation idiopathique; l'hypertrophie pariétale ne peut s'expliquer que par les efforts répétés de l'intestin pour franchir l'obstacle; elle est inadmissible avec la conception de l'idiopathie. Quel est l'obstacle? Chez l'adulte et chez l'enfant, ce sont des sténoses incomplètes, parfois congénitales, accentuées encore par les coudures.

Avec Perthes (1905), la conception des ectasies symptomatiques s'étend; une valvule existe à l'union de la portion dilatée et de la portion normale, ainsi que l'avait supposé Roser en 1875. Comme preuve de l'existence de cet obstacle, Perthes invoque les constatations directes qu'il put faire par le toucher dans un orifice de colostomie; de plus, une injection poussée de bas en haut, dans l'intestin, ne passait pas; si elle était dirigée par l'anus, elle ressortait par l'orifice artificiel; il s'agissait donc d'un clapet véritable, obstruant le gros intestin.

Marfan, dès 1895, sans nier l'existence du syndrôme de Hirschprung, le considère toujours comme secondaire à la constipation congénitale. Se basant sur les recherches déjà anciennes de Huguier et Bourcart, et celles plus récentes de Jonnesco, Juvara, Jacobi, il explique, par l'exagération des inflexions de l'S iliaque, la constipation congénitale ; cette constipation existant, il se développe une dilatation du gros intestin sus-jacent, et les contractions continues du muscle intestinal aboutiraient à son hypertrophie.

Johanessen (1900), Gourevitch (1904), Neter (1907) développent l'idée ; Gaujoux (1908), dans une judicieuse étude critique, se demande s'il existe vraiment une maladie de Hirschprung ; poursuivant l'idée de Marfan, il conclut par la négative pour la majorité des cas ; il admet cependant, pour quelques faits exceptionnels, la dilatation idiopathique, et pour d'autres, la prolongation d'un état qui aurait pu guérir par une rigoureuse hygiène et l'involution naturelle d'une S iliaque trop longue. Récemment encore (1910), Baumel admettait cette opinion.

Le tableau suivant résume ces différentes théories :

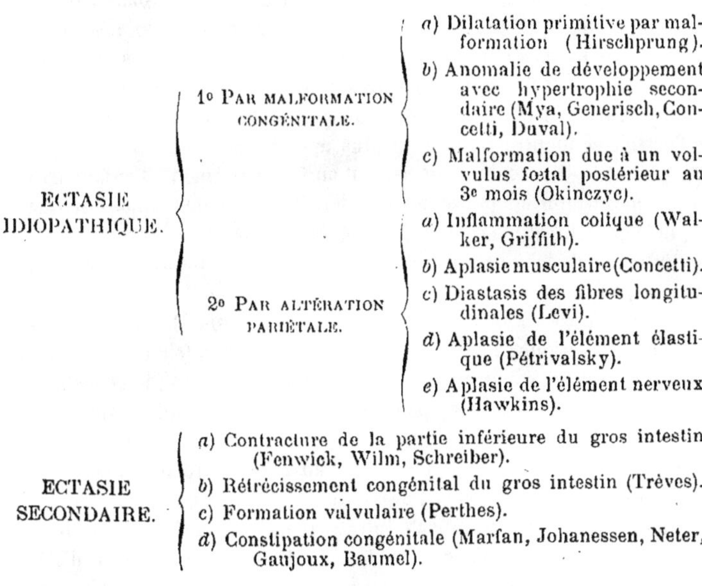

- **ECTASIE IDIOPATHIQUE.**
  - 1° Par malformation congénitale.
    - a) Dilatation primitive par malformation (Hirschprung).
    - b) Anomalie de développement avec hypertrophie secondaire (Mya, Generisch, Concetti, Duval).
    - c) Malformation due à un volvulus fœtal postérieur au 3e mois (Okinczyc).
  - 2° Par altération pariétale.
    - a) Inflammation colique (Walker, Griffith).
    - b) Aplasie musculaire (Concetti).
    - c) Diastasis des fibres longitudinales (Levi).
    - d) Aplasie de l'élément élastique (Pétrivalsky).
    - e) Aplasie de l'élément nerveux (Hawkins).
- **ECTASIE SECONDAIRE.**
  - a) Contracture de la partie inférieure du gros intestin (Fenwick, Wilm, Schreiber).
  - b) Rétrécissement congénital du gros intestin (Trèves).
  - c) Formation valvulaire (Perthes).
  - d) Constipation congénitale (Marfan, Johanessen, Neter, Gaujoux, Baumel).

L'accord est loin d'être réalisé, on le voit, sur la pathogénie du mégacôlon ; les différences ne portent pas, en effet, sur des points de détail, mais sur des questions de doctrine.

Dire que l'ectasie est secondaire à un obstacle quelconque, sous-jacent, c'est nier l'essence même de la maladie de Hirschprung; c'est lui refuser une existence propre et lui accorder tout au plus le rang d'un symptôme. Sans doute, sous ce nom, il s'est introduit dans la littérature des faits, observés superficiellement, de volvulus, de sténoses par coudure ou par lésion pariétale, toutes ectacolies qui ne répondent en rien au déterminisme anatomique, posé si clairement par Hirschprung; ce sont là, si l'on veut, des mégacôlons symptomatiques, distinction qu'il faut réserver pour le chapitre du diagnostic, mais qu'il ne faut pas conserver au point de vue pathologique pur, sous peine de confusion; ils n'ont rien à voir avec le mégacôlon, tel qu'il a été défini.

Ceci étant bien établi, on peut dire que l'ectasie secondaire n'existe pas. Au demeurant, les arguments des auteurs qui l'admettent se réduisent à trois :

1° L'apparition de l'affection après la naissance.

2° L'existence d'une hypertrophie musculaire, dite compensatrice.

3° La présence d'un obstacle anatomique.

Quelle est leur valeur.

1° *Le mégacôlon apparait après la naissance.* — La base semble sérieuse, puisque quelques cas très rares, même douteux, de mégacôlon apparu à la naissance ont été signalés; on reconnaît là, le laps de temps nécessaire à l'obstacle, pour produire son œuvre. Cette constatation n'a pas de valeur, et il suffit seulement de s'entendre sur les mots. Le fait que l'ectasie se montre un mois et plus après la naissance n'exclut pas la congénitalité. Du reste, il ne saurait en être autrement; l'enfant naît avec un mégacôlon en puissance; ce dernier ne devient apparent que lorsque le gros intestin a rempli son rôle, qui est de retenir les matières; cette influence de la fonction est primordiale pour déterminer l'ectasie, mais non pour la créer.

2° *Il existe une hypertrophie musculaire compensatrice.* — Cet argument anatomique, dont l'explication a été maintes fois tentée et différemment résolue, constitue une preuve de premier ordre, pour les partisans de l'obstacle primitif; pour eux, l'exagération anatomique du muscle serait le témoin de l'exagération fonctionnelle; l'intestin lutte, pour vaincre l'obstacle; il s'hypertrophie au même titre que le cœur, la vessie devant un rétrécissement organique.

On ne peut nier que le muscle intestinal ne soit modifié; ses fibres musculaires sont plus trapues; elles donnent l'impression, non pas d'éléments dégénérés comme celles d'un myome, mais au contraire d'éléments pleins de vigueur. Leur nombre est-il augmenté? Le fait est probable, mais non prouvé. En tous cas, cette hypertrophie est plus apparente que réelle; les fibres musculaires sont dissociées, séparées par des traînées conjonctives inflammatoires, avec infiltration leucocytaire très abondante; comme Mya l'a fait remarquer depuis longtemps, il s'adjoint très rapidement un processus de colite interstitielle, qui accroît l'épaississement de toutes les tuniques; récemment encore, Rossi écrivait que l'hypertrophie musculaire n'était nullement compensatrice. Nous n'avons pas retrouvé ici, comme dans les segments intestinaux sus-jacents aux sténoses tuberculeuses[1], les lésions qui nous permettent d'affirmer que l'hypertrophie musculaire vraie n'existe pas. Celles de la tunique musculaire du mégacôlon sont mixtes; les unes sont inflammatoires, les autres sont constituées par l'augmentation de volume et de nombre des fibres musculaires; souvent, les premières l'emportent.

Aussi bien, l'accroissement musculaire n'implique-t-il pas, d'une façon absolue, l'idée d'un obstacle primitif. Il peut tout d'abord exister primitivement du fait de la malformation, et, de plus, une fois le mégacôlon constitué, l'obstacle est là, formé par les matières; l'intestin se contracte énergiquement et régulièrement sur lui et au-dessus de lui; d'où l'augmentation des dimensions et peut-être du nombre des cellules musculaires, non seulement au niveau du segment dilaté, mais encore dans le segment sus-jacent; les préparations de Bar sont des plus démonstratives.

3° *L'obstacle mécanique existe-t-il vraiment?* — Cet argument, s'il était irréfutable, suffirait à faire admettre la théorie; l'est-il vraiment?

Trèves invoque le rétrécissement congénital du gros intestin, s'appuyant sur les cas de Dodd et Atkin, où, chez deux enfants qui vécurent quelques jours, on rencontra des rétrécissements congénitaux du gros intestin; si leur vie avait été plus longue, dit-il, ceux-là auraient réalisé un mégacôlon. Les rétrécissements congénitaux du gros intestin sont l'exception; Kirmisson ne les signale qu'à la partie inférieure du gros intestin; ils déterminent des phénomènes d'occlusion, mais non le mégacôlon. Or, le rectum est presque toujours signalé comme étant vide et même élargi! De plus, Trèves, dans son observation, trouve le rectum gros comme un index, sur une longueur de 18 à 20 centimètres, et une sonde le traversait facilement; sont-ce bien là les caractères d'un rétrécissement congénital, ordinairement valvulaire, et ne s'agit-il pas plutôt, comme le dit Duval, d'un spasme, si fréquemment observé sur le gros intestin?

Que dire de la *contracture de la partie inférieure du gros intestin*, invoquée par Fenwick? Elle est inconstante; qu'elle aggrave la constipation congénitale ou qu'elle soit une des causes de sa persistance,

1. Voir : PATEL, *Revue de Chirurgie*, 10 mars 1902, p. 331. Etude du segment sus-jacent à une sténose intestinale.

c'est exact; la dilatation digitale, comme l'a montré Weill, suffit à la faire disparaître. Jamais une fissure anale ne peut amener la production d'un mégacôlon.

Que dire de la *valvule* de Perthes, obstacle incomplet? C'est là une formation secondaire déterminée par les circonvolutions d'un intestin dilaté, ce n'est point une formation première.

Du reste, l'absence d'un obstacle anatomique, dûment constaté, est parfaitement reconnue; il n'y a aucun doute possible à cet égard; ce qui ne revient pas à nier entièrement l'influence d'une coudure ou d'une torsion passagère, et aussi celle de la stase fécale.

C'est par ce point que la théorie de Marfan serait séduisante; elle ne peut cependant s'admettre sans réserves. Tout d'abord, les observations de mégacôlon ne comportent pas toujours la présence d'une S iliaque anormalement développée. De plus, rien n'est moins démontré que la constipation congénitale, même poussée à ses extrêmes limites, puisse amener une dilatation permanente. Que, cliniquement, la succession des accidents soit telle, qu'elle détermine un faux mégacôlon, c'est possible; anatomiquement, le fait ne peut être prouvé, bien loin de là. La tendance actuelle pour certains auteurs est de chercher à établir une distinction entre les vrais et les pseudo-mégacôlons qualifiés aussi de mégacôlons symptomatiques. Que l'on dise « il y a de faux mégacôlons », comme il y a de fausses appendicites, cliniquement l'idée est soutenable, à condition, nous le répétons, de se rendre compte que l'on commet une erreur au strict point de vue anatomique et pathologique. La longueur exagérée du méso amenant le volvulus, les inflexions nombreuses de l'S iliaque créant une constipation opiniâtre, l'obstacle créant au-dessus de lui une dilatation colique; c'est là chose bien différente de la dilatation idiopathique.

Un occlus ou un constipé ne saurait jamais réaliser un mégacôlon. La constipation congénitale est passagère; le mégacôlon est permanent; l'une disparaît par le traitement et surtout avec l'accroissement, au cours duquel le gros intestin voit se modifier son trajet et son calibre; l'autre n'est pas modifié par la thérapeutique et demeure presque stable; l'une est banale, l'autre est l'exception. Dire que le second dérive de la première, c'est prendre l'effet pour la cause; la constipation, phénomène initial du mégacôlon, l'accentue mais ne peut provoquer ces distensions formidables, véritables dystrophies.

Telles sont les raisons qui nous font rejeter la théorie de l'ectasie secondaire et dire que le mégacôlon est primitif et dû à une malformation vraiment congénitale. Nous n'admettons pas, avec Walker et Griffith, l'influence de l'*inflammation colique;* c'est là une lésion secondaire, dont vient facilement rendre compte la stase fécale; jamais la colite ne s'accompagne de distension semblable de l'intestin. Nous n'admettons pas plus l'*aplasie musculaire* de Concetti, le *diastasis des fibres longitudinales* de Lévi ou l'*aplasie des fibres élastiques* de Pétrivalsky, ou l'*aplasie de l'élément nerveux* de Hawkins. On ne s'expliquerait pas cette malformation ou cette maladie élective; de plus, les faits viennent affirmer le contraire, puisque le muscle est plutôt hypertrophié et que l'élément élastique n'a pas disparu.

Nous pensons qu'il s'agit d'une *malformation congénitale* telle que l'a conçue Hirschprung, telle que l'ont envisagée Mya, Concetti et surtout Duval. On pourrait dire plus exactement qu'elle est d'*origine congénitale*, pour employer une expression favorite de Kirmisson; tels les kystes dermoïdes, les hernies inguinales, qui sont congénitaux par leur origine, mais non par l'époque de leur apparition.

Assurément, comme pour toute malformation congénitale, la cause première échappe; mais nous pouvons dire que deux facteurs doivent entrer en ligne de compte :

a) Une *dilatation initiale*, *indispensable pourrait-on dire*, que l'on observe avec prédilection sur le gros intestin, car ce segment du tube digestif, dont la morphogénèse est à peine achevée, présente des anomalies réversives nombreuses et variées;

b) La *fonction même du gros intestin*, facteur sur lequel l'attention n'a pas été attirée suffisamment. La stase normale des matières, surtout au niveau de l'S iliaque, le « réservoir naturel » (Mayor), vient accentuer l'ectasie; c'est pourquoi on ne peut nier l'influence de la constipation, d'une coudure ou d'une torsion passagères, celle d'un volvulus, même fœtal (Okinczyc); mais il ne convient d'attribuer à toutes ces causes qu'un rôle secondaire.

Cette double considération nous explique les variations du mégacôlon dans son mode d'apparition, la constitution progressive des lésions d'inflammation et de compensation; elle nous permet de suivre l'enchaînement des faits.

Nous croyons pouvoir résumer l'idée que nous nous sommes faite de la pathogénie du mégacôlon, en disant : *Le mégacôlon est dû à une malformation d'origine congénitale que viennent révéler la mise en fonction et le fonctionnement du gros intestin.*

ÉTUDE CLINIQUE.

De la lecture des observations, il est possible de dégager plusieurs types cliniques très nets de mégacôlon dont la distinction mérite d'être établie chez l'enfant et chez l'adulte.

I. — MÉGACOLON DE L'ENFANT (SYNDROME TYPIQUE DE HIRSPRUNG).

Dans sa forme caractéristique, l'affection se révèle peu de temps après la naissance, dans les premiers jours ou dans les premiers mois (voir *Etiologie*) et chez des garçons de préférence. Voici comment s'exprime Hirschprung :

« Un enfant naît absolument sain en apparence; on le met à la mamelle ; il prend le sein et garde ce qu'il a reçu. Au bout d'un jour, on s'inquiète de ne pas voir sortir le méconium, et pourtant l'enfant a déjà eu un ou plusieurs purgatifs ordinaires. Le médecin qui l'examine trouve l'anus perméable ; le doigt est introduit sans difficulté dans le rectum et ramène du méconium. Les lavements agissent un peu, mais insuffisamment. Peu à peu, l'abdomen devient volumineux, distendu, la constipation s'accuse. » Le syndrôme est ainsi constitué.

« Constipation et distension abdominale, voilà ce qui domine la symptomatologie du mégacôlon » (Duval).

Etudions séparément chacun des symptômes observés.

1° Modification des selles. — La *constipation* se montre en premier lieu ; c'est le signe constant par excellence. Chez le nouveau-né, le méconium n'est rendu que tardivement : au troisième jour (Berti, Hirschprung); au quatrième ou cinquième jour (Concetti). On la voit aussi apparaître plus tard : au premier mois (Fenwick); au deuxième mois (Rolleston); au troisième mois (Gee) ; au cinquième mois (Chatin).

Elle présente *d'emblée* des caractères graves et se différencie ainsi très nettement de toutes les autres variétés si nombreuses de constipation congénitale. On voit les petits malades demeurer quatre, cinq ou même dix jours et plus (six semaines, Hartmann) sans aller à la selle. Les purgatifs, même l'huile de ricin, semblent produire, au début, quelque effet ; mais ils deviennent rapidement inactifs. Seuls, les lavements donnés avec une longue canule (Trèves) amènent l'évacuation nécessaire, en provoquant des débâcles souvent extraordinaires. Un malade de Hirschprung remplissait trois vases de nuit; un autre de Concetti rendit 10 kilogrammes de matières en cinq jours.

Chez les jeunes enfants, les selles sont presque solides, très foncées, mélangées à un liquide noirâtre d'une fétidité repoussante ; plus tard, on a des scybales dures, véritables calculs stercoraux évacués avec la plus grande peine.

La rétention ne semble pas exister pour les gaz ; ceux-ci s'échappent facilement et abondamment, en dégageant une odeur infecte, à l'occasion d'un lavement ou d'une exploration rectale. Chez le jeune enfant de Walker, « les vents s'échappaient de l'anus avec un bruit semblable à un rugissement ».

M. Poncet nous a dit avoir observé un jeune crétin d'origiue thyroïdienne, qui était connu dans la région du Jura pour la bruyance de ses émissions gazeuses; la distension abdominale qui existait chez ce malade a fait porter le diagnostic rétrospectif de mégacôlon.

La *diarrhée* n'est point exceptionnelle ; elle alterne souvent avec la

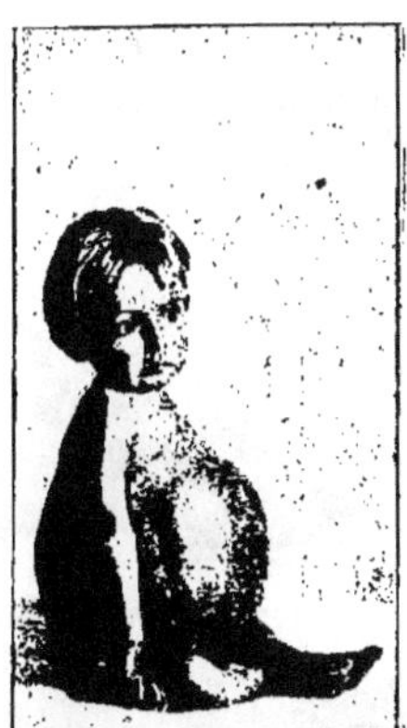

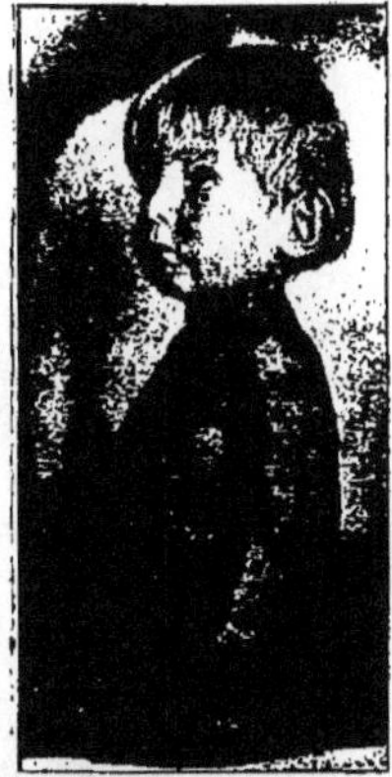

Fig. 8. — Maladie de Hirschprung (Escherich), enfant de 3 ans 1/2; avant et après l'évacuation de l'intestin (D'après le traité de Pfaundler et Schlossmann).

constipation, et ce symptôme, paradoxal en apparence, fait parfois méconnaître la rétention ; c'est une véritable *défécation par regorgement*, analogue aux classiques mictions par regorgement des rétentionnistes. Chez un nourrisson de dix mois, Gaujoux et Bosc signalent des selles diarrhéiques répétées huit à dix fois par jour, et cependant le météorisme devenait de plus en plus considérable ; l'autopsie montra un mégacôlon indiscutable. Il en était de même dans l'observation de Bar et chez un enfant de trois ans (Allaria). Ainsi, la diarrhée peut être considérée comme un symptôme de premier ordre, témoin d'un obstacle à l'évacuation intestinale, fait du reste bien connu dans les cancers de l'intestin et bien mis en évidence par Mathieu dans les sténoses incomplètes de l'intestin.

2° Distension abdominale. — L'aspect de l'abdomen est des plus caractéristiques ; il est surdistendu, ballonné et occupe à lui seul la moitié de la hauteur du sujet. On est frappé de suite par le contraste existant entre le volume du ventre et l'amaigrissement du corps (*fig. 8* et *9*).

Lorsqu'elle est *généralisée*, cette distension est plus accentuée dans toute la zone sus-ombilicale ; le thorax est évasé à sa partie inférieure comme une terrine à pâté (Griffith) [*fig. 10*]; les fausses côtes sont éversées ; à chaque inspiration, on voit *se luxer positivement* de la cage thoracique une anse intestinale distendue, le côlon transverse, qui y est refoulée à chaque expiration.

Voici quelques chiffres qui peuvent donner une idée des dimensions de l'abdomen : la circonférence périombilicale mesurait 75 centimètres

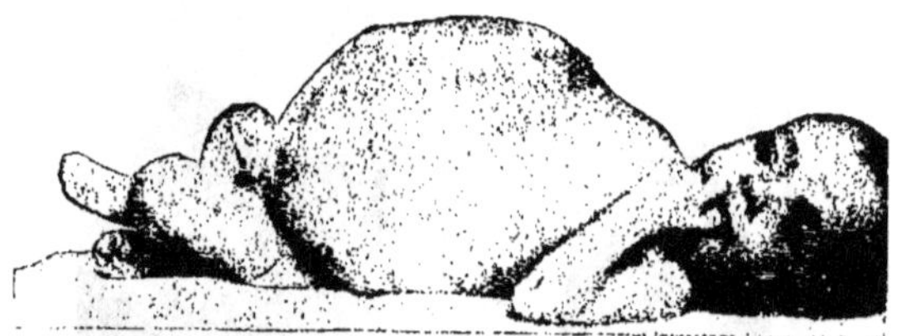

Fig. 9. — Maladie de Hirschprung (Nové-Josserand et Molin).

(Concetti, enfant de huit ans), 72 centimètres (Hirschprung), 77 centimètres (Fitz).

Chez le malade de M. Chatin (enfant de cinq ans), les dimensions étaient les suivantes :

Circonférence axillaire	55mm
Circonférence de la base du thorax	67
Circonférence ombilicale	63

Dans les *dilatations segmentaires*, la distension abdominale est plus accusée du côté de l'anse intestinale envahie.

Le volume de l'abdomen est relativement peu influencé par les débâcles de matières ; seule, la tension diminue.

3° Examen physique de l'abdomen. — La paroi de l'abdomen est amincie, distendue ; la peau est luisante, sillonnée de veines superficielles (Futterer, Genersich, Wilkie), parfois œdématiée (Hirschprung).

Le *péristaltisme intestinal* ne manque pas ; il est plus marqué si l'abdomen est en tension ; on le réveille toujours par des excitations extérieures (chocs sur la paroi) ou par l'ingestion de liquides froids.

C'est un péristaltisme discret, large, bien différent du péristaltisme violent et étroit de l'intestin grêle ; il occupe toutes les régions de l'abdomen lorsque le gros intestin le remplit entièrement ; il suit de très loin la direction du gros intestin. Parfois, cependant, il est possible de déceler le segment qui augmente de volume. Fenwick, Chatin avaient ainsi la vision nette de deux anses accolées.

La *palpation* permet de constater la résistance de la paroi et la présence, parfois, de matières dures à l'intérieur de l'intestin. En laissant

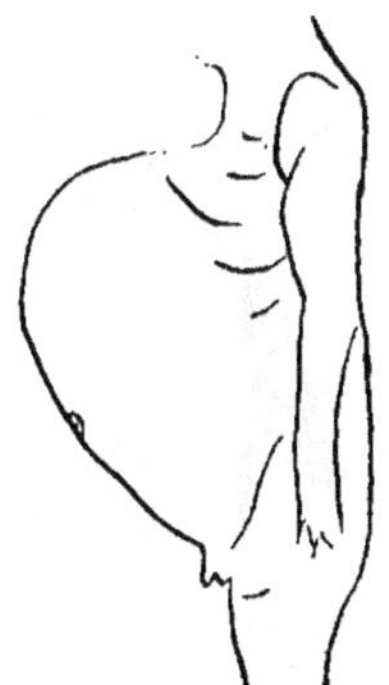

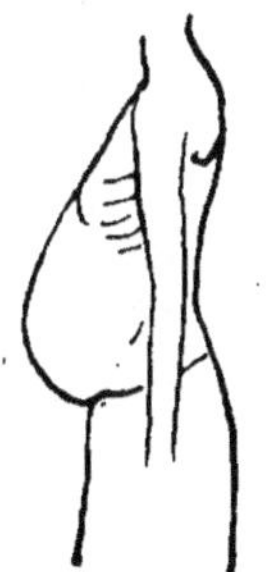

FIG. 10. — Types de distension abdominale. *a*) cas de Griffith ; *b*) cas de Delaforge.

la main reposée sur l'abdomen, nous avons pu percevoir sur le malade de M. Chatin un véritable soulèvement de la paroi, indice de l'entrée en tension d'un segment intestinal ; ce signe se montrait alors que le péristaltisme faisait défaut. C'est une véritable *tension intermittente du gros intestin*, analogue à la tension intermittente de l'estomac signalée par Bouveret dans les sténoses larges du pylore.

La *percussion* révèle des zônes de matité alternant avec des zônes de sonorité soumises à la présence ou à l'absence de masses stercorales sous-jacentes. La sonorité remonte jusque dans le thorax ; le foie ne se décèle souvent point ; la matité précordiale est élevée et très réduite.

Ce qui nous a semblé constant (cas de Chatin), c'est l'apparition de zônes fixes de matité, suivant les positions du malade. Le sujet étant horizontal, l'abdomen est sonore sur toute son étendue, sauf le long de deux bandes latérales situées dans les flancs (*fig. 11* a). Si on le fait asseoir, la matité existe seulement au point déclive dans les deux fosses iliaques (*fig. 11* b). Si on l'incline latéralement, on voit la bande de matité située sur le côté devenu supérieur se rapprocher de l'ombilic (*fig. 11* c). Ces différences s'expliquent par le déplacement que subit le liquide dans les deux énormes tubes que forment les côlons ascendant et descendant. On explique aussi par cette même disposition les *signes d'ascite* observés (sensation de fluctuation, flot lombo-adominal) [Futterer, Allaria]; le *clapotage* obtenu dans les parties déclives de l'intestin.

L'*auscultation* de l'abdomen permet d'entendre des borborygmes, se produisant au moment des contractions intestinales, des bruits de glou-glou (Trèves). Les bruits respiratoires se perçoivent aussi, sous

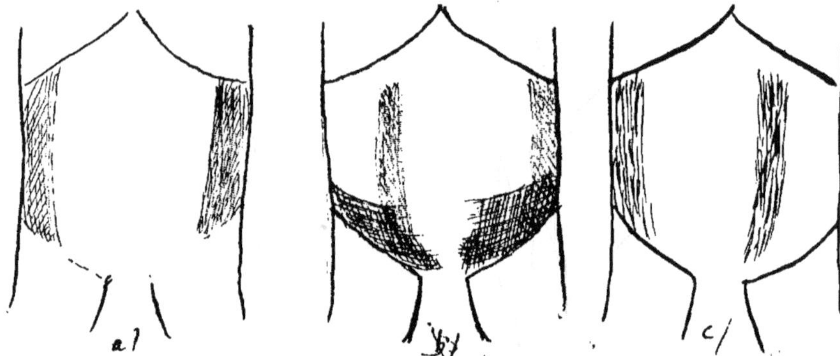

Fig. 11. — Zones de matité (mégacôlon total.

a) sujet horizontal; b) sujet assis; c) sujet incliné à droite.

forme d'un violent *souffle amphorique*. On a signalé aussi le *tintement métallique*, le *bruit d'airain*, la *succussion hippocratique* (Chatin).

Cet examen abdominal est si frappant et ressemble tellement à celui d'une cavité pleurale dans laquelle existe un pyopneumothorax que M. Chatin a proposé la dénomination d'*hydropneumocôlon*, qui nous semble tout à fait juste.

Cet ensemble de signes s'atténue après les fortes débâcles; mais il ne disparaît jamais en entier, et ces périodes de rémission sont toujours brèves, au moins dans les formes avancées.

4° Symptômes généraux. — La distension de l'abdomen refoule et comprime les organes voisins.

Les *poumons*, ne pouvant se développer, sont congestionnés : d'où des crises dyspnéiques, de la cyanose généralisée. Le *cœur*, dévié, est gêné dans son fonctionnement. Les *uretères* sont comprimés; on voit parfois se développer une double hydronéphrose (Gee).

On conçoit que l'état général du sujet soit profondément modifié;

instinctivement, il restreint son alimentation, pour éviter les vomissements et les crises douloureuses; l'amaigrissement est souvent extrême. La stase intestinale détermine une intoxication générale véritable. On a signalé l'albuminurie (Concetti), l'hématurie (Fenwick), l'indicanurie.

Chez le malade de Guinard, l'intoxication chronique se manifestait par des traits de caractère, très particuliers; l'enfant était sombre, triste, c'était une véritable dyspepsie stercorale; l'intervention fit cesser cet état.

Les *crises de tétanie*, analogues à celles que l'on rencontre dans les dilatations stomacales avec rétention, ont été trouvées chez l'enfant (Langmead, sept cas). Guinard a observé huit accès dans la même journée. Le *délire* a été également signalé (Morestin).

5° Complications. — Les accès douloureux ne peuvent pas être considérés comme de véritables complications; il est à remarquer cependant que lorsqu'ils se répètent, celles-ci ne tardent pas à apparaître.

La *colite aiguë* est la plus fréquente (Hirschprung. Gaujoux, Bosc, Berti, etc.); la stase fécale l'explique aisément; anatomiquement, on en reconnaît toujours les lésions; la diarrhée se montre alors, incoercible, souvent sanguinolente, avec ténesme. Les observations ne sont pas toujours très explicites au sujet de la localisation des lésions; certaines d'entre elles permettent de dire qu'il y a de véritables poussées de typhlite et de sigmoïdite.

L'obstruction intestinale aiguë est également fréquente; son mécanisme, bien étudié par Guinard, reconnaît trois causes : *a*) la production d'une valvule à l'union de la partie saine et de la partie dilatée; *b*) la coudure qui détermine une véritable occlusion essentielle, analogue à celle de l'angle colique gauche (Pfisterer); *c*) la torsion qui se réalise par la longueur et la disposition anormales des mésos. Tel le fait suggestif, de Guinard, dans lequel le cæcum était entièrement tordu, par le passage de tout l'intestin grêle en dehors de lui. Dans d'autres cas, il s'agit de torsions du gros intestin lui-même, la stase fécale en est la cause première.

6° Terminaison. — Le mégacôlon de l'enfant, généralisé et se manifestant de bonne heure par l'ensemble des signes que nous venons d'indiquer, se termine le plus souvent par la mort; la proportion est de 3/4, disent les auteurs; elle nous paraît trop élevée. Néanmoins, le pronostic demeure extrêmement grave, et si des soins journaliers ne sont pas donnés à l'enfant, la mort est la règle.

Sur 48 cas (autopsiés), elle est survenue :

Dans les premiers jours..................	7 fois.
Dans les six premiers mois................	8 —
De 6 mois à 1 un an.......................	9 —
De 1 an à 5 ans...........................	15 —
De 8 à 15 ans.............................	10 —

On voit donc que la terminaison fatale se produit surtout dans la première année.

Les *causes* de la mort relèvent de complications locales (colite ulcéreuse) et de complications générales (intoxication). Elles sont ainsi mentionnés par les auteurs : colite ulcéreuse (Hirschprung, Hughes, Mya, Genersich); perforation intestinale et péritonite (Barth, Concetti); occlusion (Bristowe, Le Roy-des-Barres, Sternimann); diarrhée profuse (Gaujoux); cachexie (Adden); pneumonie (Berti, Dittel); tétanie (Langmead); tuberculose (Haushalter); indicanurie, ictère (Malberger); asphyxie (Walker, Griffith).

FORMES CLINIQUES

On pourrait distinguer, dans l'étude clinique, du mégacôlon de l'enfant, de très nombreuses variétés, suivant la prédominance de tel ou tel symptôme (colite, typhlite, sigmoïdite, occlusion). Deux formes seulement nous paraissent devoir être signalées :

1° La *forme localisée,* qui correspond à une lésion limitée sur un segment de l'intestin. Un exemple typique nous est fourni par l'intéressante observation de Bar : un enfant de quatre mois et demi se présentait avec une *tumeur* volumineuse à la partie inférieure et gauche de l'abdomen; tumeur mamelonnée, douloureuse, dure, donnant l'impression d'une tumeur maligne ou d'un phlegmon ligneux; le cordon spermatique, du même côté, était œdématié; l'enfant avait un assez bon état général et une diarrhée profuse. A l'autopsie, on trouva une dilatation localisée de l' S iliaque.

2° La *forme retardée.* On peut la distinguer ainsi de la forme précoce (maladie typique de Hirschprung). Ce sont des enfants qui ont été constipés pendant leur enfance, et chez lesquels les signes physiques du mégacôlon apparaissent seulement vers la quatrième ou la cinquième année et quelquefois plus tard.

L'examen local donne les mêmes renseignements que dans la forme précoce; la dilatation est très marquée, mais proportionnellement moins.

que chez les jeunes; chez eux, la présence de tumeurs fécales, le clapotage, les signes d'hydropneumocôlon sont très facilement perçus.

L'état général est relativement peu atteint; on note de l'infantilisme (Guinard); la malade de Fitz « va régulièrement à l'école et paraît aussi fort que les autres enfants ». La distension abdominale est bien tolérée; les poussées de colite sont plus rares; les phénomènes d'intoxication sont moins sérieux; c'est dans ces cas que la tétanie, le délire ont été notés Ce sont ces formes qui ont fourni les plus beaux succès au traitement chirurgical.

II. — MÉGACÔLON DE L'ADULTE.

Trois types doivent être établis :

1° Forme généralisée. — Le mégacôlon total est rare chez l'adulte; son existence est cependant indiscutable, l'observation de Formad vient le démontrer.

Dans son ensemble, rien ne le différencie du mégacôlon de l'enfant, surtout de la forme retardée. L'abdomen est énorme; le malade de Formad (*fig. 12*) était connu sous le nom d'« homme ballon » ou de « sac plein d'air ». Le syndrôme de l'hydropneumocôlon est au complet : des masses fécales sont perçues en grand nombre. L'état général se modifie lentement, on voit survenir progressivement des œdèmes, des congestions pulmonaires, des cardiopathies, de l'albuminurie.

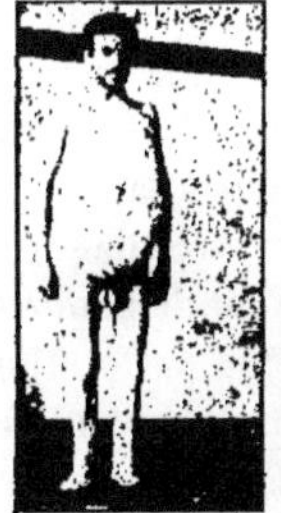
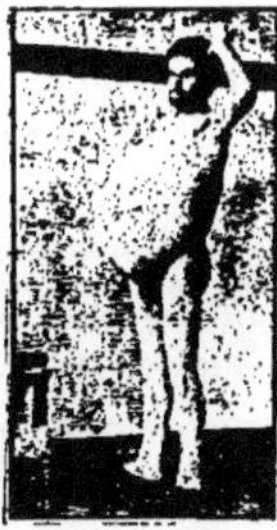

Fig. 12. — Mégacôlon total de l'adulte (cas de Formad).

A côté de cette forme « visible », il en est d'autres qui sont pour ainsi dire latentes, tant elles sont bien tolérées, et qui ne sont révélées que par l'examen approfondi d'un ventre modérément distendu ou bien par l'apparition d'une complication.

2° Forme tumeur stercorale. — C'est là une variété clinique tout à fait spéciale et qui semble s'observer surtout chez le jeune adulte, avec une fréquence plus grande chez la femme, entre quinze et vingt-cinq ans; les observations de Pollosson, Pozzi, Tuffier, etc., sont à ce point de vue des plus démonstratives. Le passé pathologique est tout entier d'ordre digestif; on relève une constipation opiniâtre, datant de l'enfance, avec grandes débâcles fécales et crises douloureuses intermittentes. Au moment où le sujet se présente, l'abdomen est très volumineux; le syndrôme d'hydropneumocôlon est moins complet : on ne trouve que des contractions intermittentes, souvent faibles, et l'attention est attirée de suite par la présence d'une *tumeur*.

Cette tumeur occupe, dans la zône sous-ombilicale, des sièges variables : tantôt elle plonge dans le pelvis où le toucher permet de la reconnaître, tantôt elle reste au-dessus du détroit supérieur. Elles est mobile, ou fixe, douloureuse ou non. Sa consistance est ferme, mais parfois elle est *dépressible*, signe de la plus haute valeur; les doigts entrent à son intérieur « comme dans du beurre » (Delbet). Lorsqu'elles ne sont pas très volumineuses, ces tumeurs disparaissent (*tumeurs fantômes :* Demons, Fitz).

L'état général est bon; peu ou pas de signes d'intoxication; la malade de Tuffier avait de l'indicanurie; seuls, les signes d'occlusion intestinale (Fabre de Parrel) viennent assombrir le pronostic.

3° Forme avec occlusion. — Nous individualisons cette forme chez l'adulte, bien qu'il ne s'agisse en réalité que d'une complication, car le mégacôlon peut être si bien toléré que l'occlusion semble en être le premier symptôme; on la trouve surtout dans l'âge avancé.

C'est l'occlusion intestinale, subaiguë ou aiguë, avec tous ses symptômes; elle est due à la stase intestinale, ou à une coudure, ou bien à un volvulus (cæcum ou S iliaque : Hawkins, Tuffier); les vomissements fécaloïdes apparaissent de bonne heure en raison de stase fécale, antérieurement existante : la perforation intestinale paraît plus fréquente et plus précoce que dans les autres occlusions.

DIAGNOSTIC.

I. — CHEZ L'ENFANT.

A priori, le diagnostic de mégacôlon semble facile; les médecins allemands ou américains ont l'air de le poser avec certitude; en réalité, comme le dit Guinard, il faut y songer; en présence d'un enfant constipé, avec gros ventre, pensez à la maladie de Hirschprung.

Nous n'insisterons pas sur la différenciation de toutes les *constipations congénitales;* celles-ci sont multiples. Si, pour les uns, le mégacôlon n'en est qu'un aboutissant, pour la plupart, elles en sont essentiellement différentes; ce que l'on peut dire, c'est que si le symptôme fonctionnel constipation existe, il est bien amélioré par le traitement; de plus, les signes physiques (distension abdominale, hydropneumo-côlon), font entièrement défaut.

La *péritonite tuberculeuse*, avec sa distension de l'abdomen, les gâteaux péritonéaux, l'ascite, la diarrhée, la cachexie, peut être confondue (Léon Tixier); les signes d'infection tuberculeuse ne manquent presque jamais; la tuberculose péritonéale, affectant principalement chez le nourrisson le type ulcéro-caséeux (Weill, Péhu).

La confusion avec le *gros ventre des rachitiques* (Genersich), s'explique par la distension abdominale et la dilatation des veines sous-cutanées, la présence de zones de matité; cependant la constipation n'est pas opiniâtre et le péristaltisme fait défaut.

Le *syndrôme pseudo-ascitique* (Allaria), que l'on trouve dans les entéroptoses avec exagération de longueur du mésentère, ne saurait être longtemps confondu.

Quant à *l'appendicite*, la *sigmoïdite*, seules, les crises aiguës peuvent donner le change.

Dans les formes localisées, le diagnostic est presque impossible; la présence d'une tumeur permet toutes les erreurs (cancer intestinal, kyste dermoïde, phlegmon ligneux).

En cas d'occlusion, l'invagination, les brides, les coudures, les volvulus sont difficiles à reconnaître, si l'on n'a pas de renseignements sur le passé pathologique.

II. — CHEZ L'ADULTE.

Le diagnostic est très rarement posé chez l'adulte, et, même au cours d'une intervention, l'ectasie colique fait plutôt songer à un rétrécissement sous-jacent. Là encore, il faut y penser.

Dans la *forme tumeur*, le diagnostic doit être fait avec toutes les tumeurs abdominales; la situation pelvienne, la mobilité, les troubles intestinaux ont fait souvent croire à une « tumeur solide de l'ovaire » (Brook, Pozzi); il n'est pas jusqu'à la consistance pâteuse de la masse stercorale qui n'ait pu induire en erreur; Tuffier avait songé à un kyste dermoïde.

La *forme généralisée*, très rare du reste, est reconnaissable, toujours si l'on y songe, par la dilatation de l'abdomen, l'ancienneté de la lésion, les signes physiques et fonctionnels portés à leur maximum.

Avec l'*occlusion intestinale* comme complication, le diagnostic clinique du mégacôlon est impossible; on se bornera, dans ces cas, à poser l'indication opératoire.

III. — DIAGNOSTIC PHYSIQUE DU MÉGACÔLON.

Pour affirmer et préciser le diagnostic, il faut recourir à tous les procédés d'exploration intra-abdominale. Nous rangeons parmi eux les *manœuvres combinées*, bien exposées par Hartmann et Okinczyc : le toucher rectal et palper combinés, le bassin étant en position haute; la

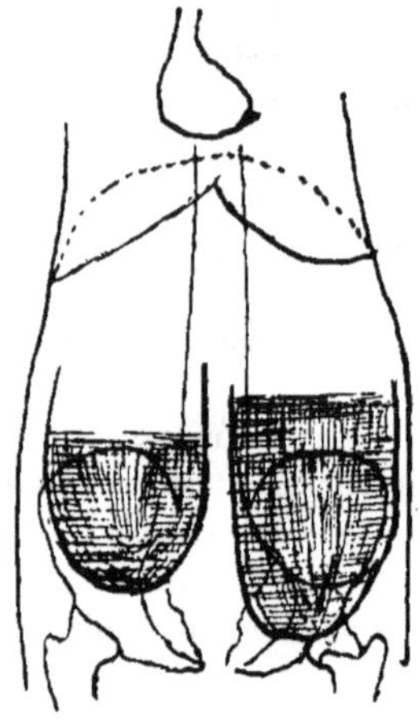

Fig. 13. — Radioscopie d'un mégacôlon total (Chatin); lavement bismuthé.

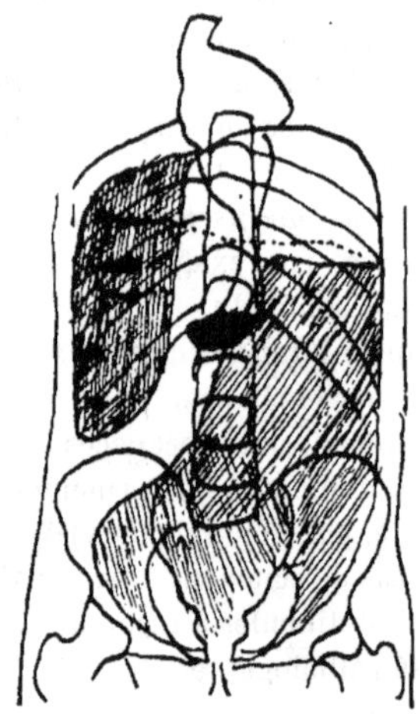

Fig. 14. — Radioscopie d'un mégacôlon polysegmentaire (côlon descendant et pelvien). Femme de 21 ans; ingestion de bismuth par voie gastrique (Cerné et Delaforge).

percussion après insufflation. On peut ainsi obtenir un graphique, parfois très net, et qui peut renseigner exactement sur la situation et la conformation des viscères.

La *proctoscopie haute* pourra servir à reconnaître une ectasie de l'S iliaque ou un fécalome bas situé.

La *diaphanoscopie* a permis à Schreiber de se convaincre que la tumeur, chez une jeune fille de vingt ans, se composait de deux parties au lieu d'une seule, comme l'indiquait la radioscopie. En introduisant dans l'intestin, à l'aide d'un rectoscope, une sonde de Nélaton, munie d'une lampe électrique, on peut se rendre compte *de visu* de la dilatation, de son siège (Tuffier).

La *radioscopie* a été plus souvent utilisée. Elle exige toute une technique particulière qu'il faut suivre rigoureusement (Voir Okinczyc). On a essayé de placer des mandrins métalliques (Schreiber, Neugebauer) à l'intérieur de l'intestin pour repérer sa situation.

On préfère, en général, le lavement huileux bismuthé, injecté avec une sonde longue, placée de préférence avec le rectoscope ; étant donné le calibre du gros intestin, la quantité injectée sera rigoureusement contrôlée. D'autres auteurs (Cerné, Delaforge) ont fait ingérer directement le bismuth par la bouche; le procédé paraît plus dangereux.

Quoi qu'il en soit, l'essentiel est de bien interpréter la radioscopie ; dans les observations de Chatin, de Guinon, de Cerné, les résultats sont des plus remarquables par leur netteté. Un examen rapide est insuffisant ; il faut suivre le trajet du bismuth, voir où il stagne et repérer en même temps les viscères abdominaux (*fig. 13* et *14*).

Il est certain que la radioscopie peut induire en erreur ; chez l'adulte, les ectasies coliques, liées à la parésie intestinale, à des constipations chroniques, à des ptoses stomacales, etc., sont légion ; là, comme partout, cette méthode ne peut être qu'un complément de l'examen clinique.

TRAITEMENT.

Le traitement du mégacôlon doit être divisé en traitement médical et traitement chirurgical.

I. — TRAITEMENT MÉDICAL.

Le traitement médical consiste dans l'emploi des agents thérapeutiques utilisés pour les constipations chroniques.

Les *purgatifs* répétés, quels qu'ils soient, ont, en général, un mauvais effet : ils augmentent le ballonnement, exagèrent la sécrétion intestinale et ne sont pas à employer couramment.

Le *lavage intestinal* avec une sonde longue de 20 à 25 centimètres est des plus efficaces ; il permet d'abord l'évacuation des gaz, délaie la masse intestinale et facilite son expulsion. Nombre de malades peuvent être ainsi *entretenus* (Hirschprung, Schreiber, Cheadle); celui de Chatin doit, tous les trois jours, avoir son lavage, sans quoi la distension survient ; néanmoins, son état général est bon. On a préconisé aussi le massage, l'électricité, les toniques, la régularisation du régime.

II. — TRAITEMENT CHIRURGICAL.

En réalité, le traitement chirurgical tend à prendre une place prépondérante, puisque nous avons rassemblé 114 interventions, dont 73 chez l'enfant et 41 chez l'adulte.

Nous ne faisons pas entrer en ligne de compte les *ponctions intestinales* employées par Hirschprung, Martin, Hobbs, Skelding, Feldmann. Outre les morts, directement imputables à la méthode, nous considérons cette pratique comme devant être entièrement délaissée aujourd'hui.

Nous mettons également à part l'*évacuation* simple par le rectum de masses stercorales ; il s'agit d'un traitement non sanglant qui, cependant, compte des succès. Demons (1891) chez un enfant de huit ans, Khien (1904), Saint-Martin chez un adulte, Pollosson (1905) chez une jeune fille de seize ans, ont obtenu de bons résultats ; dans ce dernier cas, Pollosson put extraire, par fragmentation, 3 kil. 500 de matières avec résultat maintenu excellent.

Les interventions sanglantes faites dans les cas de mégacôlon se répartissent ainsi :

1° Laparotomies simples ;
2° Colopexies ;
3° Coloplicatures ;
4° Colotomies ;
5° Colostomies ;
6° Anastomose intestinales ;
7° Résections [1].

1° Laparotomies simples.

Enfants......	16 cas :	10 morts,	soit 62,5 0/0 ;	6 guérisons	= 17,5 0/0.
Adultes......	3 —	2	— 66 0/0,	1	— 33 0/0.

Aucune intervention complémentaire n'a été pratiquée ; mais on a dû exécuter des manœuvres laborieuses, ce qui explique le taux élevé de la mortalité.

Causes de la mort. — La mort a été rapide : le jour de l'opération (Roth) ; deux jours après (Hawkins, Wilkie) ; au troisième jour (Haw-

1. Les opérations multiples, maintes fois pratiquées, ne figurent qu'une fois au cours de cet exposé.

kins); au cinquième jour (Futterer); Bruning, quelques mois après, perd son malade d'iléus aigu.

Elle a été due au choc, à la péritonite, broncho-pneumonie, cachexie. A signaler quatre cas opérés en occlusion.

Ont eu une influence :

L'AGE. — Sur huit enfants âgés de moins de cinq ans, on a six morts ; aucun enfant de moins de deux ans n'a guéri.

L'ÉTENDUE DE LA DILATATION. — Cinq enfants opérés avec des dilatations généralisées sont morts.

GUÉRISON. — La guérison est signalée chez des enfants vigoureux, avec dilatations localisées.

Kredel, Guinard, qui ont corrigé en même temps un vice de position de l'intestin, ont des succès complets. Kummel, Lennander attribuent leur bon résultat au massage pratiqué pendant et après l'intervention.

Souvent, cependant, la laparotomie est inefficace. On a dû pratiquer comme intervention complémentaire :

Une colostomie, trois ans après, chez un enfant (Brentano, Wilkie); une colopexie (Delkescamps); une anastomose intestinale (Hellwig); deux résections (Richardson, Frommer). [Voir *Colostomies*, *Colopexies*. *Anastomoses*, *Résections*.]

2° Colopexies.

Chez l'enfant...............	3 fois avec 3 guérisons.
Chez l'adulte...............	4 — 4 —

On a pratiqué la *colopexie basse* ou fixation de l'S iliaque et la *colopexie haute* ou fixation du côlon transverse.

Les résultats sont bons. Les enfants de Frommer, de Friedheim, de Bertelsmann, âgés de sept, huit ans, neuf ans, demeurent guéris plusieurs années après ; il en est de même des adultes de Woolmer, de Roux de Brignolles et de Delkescamps. Il est vrai que Woolmer dut pratiquer une colostomie temporaire quelques jours après et que Delkescamps détordit en même temps un volvulus de l'S iliaque ; son malade est toujours constipé.

INTERVENTIONS COMPLÉMENTAIRES. — La colopexie n'a pas toujours donné le résultat attendu ; Trèves fit une colostomie au septième jour ; Richardson, une colectomie ; Franke, une anastomose.

Il est vrai que Hawkins, après une anastomose et une colectomie chez une femme adulte, eut recours à la colopexie, qui eut un plein succès.

3° Coloplicatures.

Chez l'enfant................	2 cas avec 2 guérisons.
Chez l'adulte................	3 — 3 —

La *coloplicature isolée* a été pratiquée une seule fois par Friemann, qui obtient sur un enfant un résultat « raisonnable ».

Plus souvent, la coloplicature a été précédée d'une autre intervention : Schwartz y associa la colopexie ; Bastianelli, Brook, Pozzi firent une colotomie préalable pour extraire un calcul stercoral ; le malade de Bastianelli a des selles spontanées au quarantième jour ; Brook, Pozzi, sur de jeunes adultes, doivent avoir recours aux purgatifs et aux massages.

Tuffier, après une intervention semblable, est conduit à une anastomose.

4° Colotomies.

Enfants.....	4 cas : 1 mort,	soit 25 0/0 ;	3 guérisons	=	75 0/0.
Adultes.....	3 cas : 2 —	66 0/0 ;	1 —		33 0/0.

Cette intervention a toujours eu pour but d'enlever un calcul stercoral.

La mort est survenue chez un enfant de quinze mois (Gourewitch) et chez deux adultes (Riche et X.) par péritonite.

Le résultat définitif ne paraît pas satisfaisant : la tumeur enlevée ne se reproduit pas, mais la fonction intestinale n'est pas parfaite ; les malades de Frommer (enfant de 12 ans), de Blanc (femme de 25 ans), demeurent toujours constipées

Bastianelli, Brook, Pozzi ont eu recours, en même temps, à une coloplicature.

Tuffier dut recourir à une anastomose intestinale.

5° Colostomies.

Enfants....	13 cas : 11 morts,	= 83 0/0 ;	2 guérisons	=	17 0/0.
Adultes....	9 cas : 8 —	88 0/0 ;	1 —		12 0/0.

On a pratiqué la colostomie cæcale (Griffith) et, dans les autres cas, la colostomie iliaque.

La mort est rapide, par péritonite ou infection générale ou continuation de la rétention stercorale, car l'intestin, véritable tube rapide, ne se vide pas. Dans trois cas, elle s'est produite à la fermeture de l'anus (Thompson, chez un enfant de cinq ans; Schmieden, Jaboulay pour des adultes).

Le seul résultat vraiment bon de l'anus contre nature est celui de Wilkie, qui a trait à un enfant de cinq ans et demi ; la colostomie fut exécutée le 28 janvier 1902, quatre jours après une laparotomie médiane qui avait montré un mégacôlon généralisé. Une nouvelle laparotomie fut faite en 1908 ; on dut laisser la colostomie. En 1909, ainsi qu'en témoignent de belles photographies publiées par l'auteur, l'état est excellent, mais l'infirmité persiste.

Nous ne faisons pas entrer ici en ligne de compte les colostomies qui ont été pratiquées comme premier temps d'interventions plus complexes ; le taux de la mortalité serait bien moins élevé.

6° Anastomoses intestinales.

Enfants....	16 cas :	5 morts	= 31 %;	11 guérisons	= 69 %.
Adultes....	6 cas :	1 —	= 16 %;	5 —	= 84 %.

Causes de la mort. — Un fait est important dans l'étude de la cause de mort : les 5 morts sont survenues chez des enfants, âgés de moins de 5 ans (Graanboom, 4 mois; Franke, 2 mois; Giordano, 3 ans; Braun et Pétrivalsky, 5 ans), par péritonite ou gangrène colique, dont l'une par bouton anastomotique. L'adulte de Bogoljubow mourut de péritonite purulente.

Types d'anastomoses. — On a pratiqué :

a) *L'anastomose iléo-sigmoïdienne*, 9 fois (8 fois chez l'enfant; 1 fois chez l'adulte).

b) *L'anastomose cæco-sigmoïdienne*, 1 fois (Giordano).

c) *L'anastomose colo-iliaque*, 10 fois (5 fois chez l'enfant; 5 fois chez l'adulte).

d) *L'exclusion unilatérale*, avec abouchement terminal de l'iléon dans l'S iliaque. 2 fois chez des enfants (Ito et Soyesima, Morestin).

Des *interventions antérieures* ont été pratiquées dans 3 cas : colopexie (Franke); laparotomie (Ito et Soyesima); colotomie (Tuffier).

Resultats. — Les résultats éloignés sont très encourageants. Les opérés de Giordano vont bien; l'un (iléo-sigmoïdostomie) a vu son ventre diminuer de 10 centimètres; l'autre (cæco-sigmoïdostomie) a deux selles par jour. L'opéré de Hawkins (enfant de 7 ans) va bien ; mais une colopexie a été faite ultérieurement pour prévenir le volvulus de l'anse dilatée; celui de Wilkie (enfant de 6 ans) va bien un an après; celui de Germer a une diminution de 10 centimètres du tour de son abdomen; Neugebauer a un résultat de plus d'un an.

Chez l'adulte, Tuffier a eu un excellent résultat; mais il l'attribue à l'exclusion partielle qu'il a faite de l'anse malade; de fait, c'est là une pratique très séduisante, utilisée par Morestin et qui semble devoir donner le maximum.

Cependant, des interventions complémentaires ont dû être exécutées; Finney, Hawkins (8 cas) pratiquèrent une résection ultérieure.

7° Résections.

Enfants....	20 cas :	6 morts = 30 %;	14 guérisons = 60 %.
Adultes....	13 cas :	5 — = 38 %;	8 — = 62 %.

A) Résections chez l'enfant.

La colectomie a été pratiquée suivant deux types :

1° *Colectomies en un temps :* 11 fois avec 6 morts (*la totalité des morts ; elles concernent des enfants de moins de deux ans*).

2° *Colectomies en deux temps :* 9 fois avec 9 guérisons; ces dernières interventions méritent d'être signalées :

Trèves (1898, enfant de 5 ans) fait une colopexie, puis une colostomie, et enfin une large colectomie, après laquelle il doit abaisser l'angle splénique au rectum.

Borélius (1905), (enfant de 4 ans), après une anastomose sigmoïdo-sigmoïdienne, résèque l'S iliaque.

Perthes (1905), après une colostomie, fait quatre anastomoses et résections (jeune homme de 15 ans).

Schnitzler (1907), (enfant de 3 mois), fait une résection en deux temps, après anus temporaire.

Finney (1908), (enfant de 9 ans), fait successivement une colostomie, une anastomose colo-iliaque, une résection avec fermeture de l'anus.

Bessel-Hagen (1908), (enfant de 6 ans), Villard (1909), Sommer (1909), extériorisent l'anse malade et la résèquent ensuite.

Le cas de Bjoerksten (1902), (enfant de 3 ans et 1/2), terminé par la mort, ne vient pas porter atteinte à la méthode; on fit successivement un anus, une colo-rectostomie, une colectomie et une fermeture de la fistule; l'enfant mourut 3 mois après.

Etendue de la résection. — La résection a porté 15 fois sur l'S iliaque; Bossowski a réséqué 50 centimètres; il y a eu 3 morts.

Cinq fois, la résection a été plus étendue :

Radecki von Bergmann, Trèves ont réséqué le côlon gauche et l'S iliaque. Wagner a réséqué tout le gros intestin, moins le rectum. Schmidt (Enderlen) a réséqué 45 centimètres et 54 centimètres de gros intestin.

Résultats. — Ils sont signalés comme bons, dans la plupart des observations; les fonctions intestinales se rétablissent; l'abdomen diminue de volume; l'état général s'améliore; il semble que les guérisons les plus complètes doivent rentrer dans ce groupe.

B). Résections chez l'adulte.

Les deux types de colectomie ont été pratiqués :

1° *Colectomies en un temps*, 8 fois avec 5 morts (*ce sont presque les seules*). La mort est due à une péritonite (Harrington, Clutton); à une pneumonie (Kummer). Le cas de Pluyette, du reste fort douteux, a été opéré en occlusion.

2° *Colectomies en plusieurs temps*, 6 fois avec 5 guérisons.

Richardson (1901), après une colectomie large, et une laparotomie pour libérer des adhérences, fait une colopexie, puis une nouvelle colectomie, car la dilatation avait gagné le reste du gros intestin.

Roth (1906) fait une résection de l' S iliaque, après extériorisation et anastomose.

Hawkins [Makins], (1907) fait d'abord une anastomose colo-iliaque, puis une résection; la guérison n'était pas complète puisque, trois mois après, un volvulus se produisit, qui fut guéri par une colopexie.

Duval (1909) fait l'opération idéale; sur une femme de 45 ans, après fistulisation du cæcum, il résèque, dans un second temps, 31 centimètres d'S iliaque, et, dans un 3e temps, ferme l'anus contre nature.

Wilkie (1909) fait en 1906 un anus cæcal, chez un homme de 60 ans; quelques mois après, une laparotomie médiane ne fait découvrir aucun obstacle : la colostomie se ferme. En 1907, les accidents reparaissant, le côlon pelvien est réséqué; mais on dut établir peu après un anus et l'état devient, de nouveau, excellent.

Gayet (1910) fait dans un premier temps un anus cæcal; devant la persistance des phénomènes d'occlusion, il pratique la résection; la mort, tout accidentelle, est due à une hémorragie.

Étendue de la résection. — La résection a porté 11 fois sur l'S iliaque; Pluyette a réséqué 45 centimètres; Clutton, 25 centimètres; Frey, 15 centimètres; Duval, 31 centimètres.

Gayet a réséqué le côlon descendant et l'S iliaque; Kummer, les côlons transverse et descendant.

Résultats. — La guérison est souvent complète; mais on a noté la réapparition des accidents intestinaux (Richardson); Wilkie dut rétablir l'anus artificiel,

III. — RÉSULTATS GÉNÉRAUX.

Les tableaux suivants donnent le résultat des interventions.

1° Chez l'enfant.

		Morts.	Guérisons.
1° Laparotomies simples	16 cas.	10	6
2° Colopexies	3 —		3
3° Coloplicatures	2 —		2
4° Colotomies	4 —	1	3
5° Colostomies	13 —	10	2
6° Anastomoses	16 —	5	11
7° Résections	20 —	6	14
Total...	74 cas.	32 = 43 %	41 = 57 %.

2° Chez l'adulte.

		Morts.	Guérisons.
1° Laparotomies	3 cas.	2	1
2° Colopexies	4 —		4
3° Coloplicatures	3 —		3
4° Colotomies	3 —	2	1
5° Colostomies	9 —	8	1
6° Anastomoses	6 —	1	5
7° Résections	13 —	5	8
Total...	41 cas.	18 = 43 %	23 = 57 %.

Si maintenant on dresse le tableau des interventions d'après l'âge, on obtient le résultat suivant :

	Morts.	Guérisons.
1° Jusqu'à 2 ans	12	»
2° De 2 à 5 ans	10	14
3° De 5 à 10 ans	4	13
4° De 10 à 15 ans	6	14
5° De 15 à 25 ans	7	13
6° De 25 à 50 ans	1	9
7° Au-delà de 50 ans	10	1

IV. — VALEUR DES INTERVENTIONS.

Parmi les opérations pratiquées, les unes sont palliatives (laparotomies, colostomies); les autres sont orthopédiques (colopexies, coloplicatures); les dernières sont dites curatives (colotomies, anastomoses, résections).

Opérations palliatives. — Il est bien acquis que la *laparotomie exploratrice* est d'un effet thérapeutique nul; son action antispasmodique est moins que prouvée dans ce cas. Elle peut permettre parfois de corriger un vice de position de l'intestin; c'est ainsi que Guinard a eu un succès; mais le plus souvent on est conduit à des interventions secondaires. Sans compter qu'elle est loin d'être inoffensive, il est inutile de l entreprendre si l'on a la certitude de ne pouvoir faire plus.

Les résultats de la *colostomie* sont lamentables; la mortalité est énorme; pratiquée au niveau d'une paroi intestinale malade, on s'explique les nombreuses morts par péritonite, surtout à la cure radicale. Même avec une longue survie et une amélioration de l'état général, semblables à celles qu'a obtenues Wilkie, le résultat, s'il est définitif, est loin d'être l'idéal. Au demeurant, ne s'agit-il bien ici que d'une intervention palliative, la seule qui soit de mise, en cas d'occlusion, ou à titre d'opération préliminaire. Elle permet de faire céder les phénomènes d'intoxication intestinale; elle doit être temporaire et faite seulement pour agir ultérieurement avec plus de sécurité.

Quant à l'*appendicostomie* qui a été utilisée dans le traitement des colites, elle semble, dans le mégacôlon, ne présenter aucun avantage sérieux (Lockard Mummery).

Opérations orthopédiques. — La *coloplicature* est séduisante en principe, mais, de même que pour la gastroplicature, nous ne pouvons croire à son efficacité; les parois intestinales se froncent mal et la récidive est fatale, si on n'y associe une autre intervention.

Il en est de même pour la *colopexie*; sa statistique vierge ne la défend pas d'un avenir douteux; en dehors de son efficacité, bien précaire, elle laisse dans l'abdomen un sac septique. Elle doit trouver son indication, en qualité d'intervention complémentaire, lorsqu'on se propose d'éviter la récidive d'un volvulus ou d'une coudure reposés.

Opérations curatives. — *a)* La *colotomie simple* ne peut pas être considérée comme absolument curative; elle ne s'adresse qu'au fécalome, mais elle ne corrige pas la cause et ne prévient pas la réapparition de la tumeur, pour laquelle elle a été pratiquée. Même associée à la coloplicature ou à la colopexie, elle se montre inefficace; il faut faire plus; les malades de Blanc et de Tuffier ont dû ainsi être réopérées.

b) L'*entéro-anastomose* se propose de détourner le cours des matières, de s'opposer à la rétention stercorale et, par là même, de combattre l'ectasie. Son but est excellent. Elle est bénigne, puisque, si l'on excepte les cinq morts survenues chez des enfants âgés de moins de cinq ans, et une mort chez l'adulte, par péritonite, on n'enregistre que des succès.

L'*iléo-sigmoïdostomie* a été le plus souvent pratiquée, puisque le segment pelvien est le plus fréquemment dilaté; elle nous apparaît meilleure et plus logique que la cæco- ou la colo-sigmoïdostomie; elle est meilleure, parce qu'elle est plus facile; elle est plus logique, parce qu'elle décharge la totalité du gros intestin. On peut se demander s'il faut aboucher l'iléon au-dessus ou au-dessous de la portion dilatée. Théoriquement, l'abouchement dans la portion initiale de l'S iliaque est mieux; car on évite, avec quelques précautions alimentaires, la diarrhée ultérieure; de plus, puisque toute sténose fait défaut, il n'y a pas d'intérêt à l'aboucher au-dessous. Aussi l'anastomose au niveau du rectum sacré (Rotter) est un pis-aller.

Parmi les anastomoses intestinales, l'*exclusion unilatérale* mérite toute l'attention; Tuffier avait déjà attribué son succès à l'exclusion partielle de la portion dilatée. Pratiquée avec toute sa rigueur, comme l'a fait Morestin (section de l'iléon au voisinage de la valvule de Bauhin et abouchement dans l'S iliaque), elle exclut vraiment le gros intestin, ce que ne réalise jamais l'anastomose simple. On a objecté l'antipéristaltisme du côlon qui pourrait amener une stase fécale dans le segment exclu; il n'existe pas. On a objecté aussi la diarrhée incoercible; si l'on fait l'anastomose dans la partie supérieure de l'S iliaque, elle n'est pas à craindre; si elle persiste, c'est qu'il y a de la colite concomitante.

Il serait du plus haut intérêt de savoir ce que devient un mégacôlon exclu; il est probable, sinon certain, qu'il s'atrophie, puisque l'anastomose simple iléo-sigmoïdienne a réduit le diamètre de l'intestin de 12 centimètres à 4 centimètres (Bjoerksten); dans ce cas, le résultat serait parfait. A ce point de vue, quoique réduit à des hypothèses, il est rationnel de fonder sur cette opération les plus légitimes espérances.

c) La *colectomie* apparaît, de prime abord, comme devant assurer la guérison complète. Les six cas de morts, observés chez l'enfant, ont trait à des *sujets de moins de deux ans;* la colectomie avait été faite *en un temps*. Pour l'adulte, on a eu cinq morts, toujours avec la colectomie en un temps.

De fait, cette dernière technique, appliquée au côlon gauche, est des plus meurtrières; on doit adopter ici les règles actuelles de la chirurgie intestinale, et faire l'opération préliminaire qui diminue beaucoup la mortalité. Nous donnerions la préférence à l'anus cæcal plutôt qu'à l'anus iliaque et à l'extériorisation. La méthode suivie par Wilkie et Duval paraît actuellement parfaite.

Les résultats de la colectomie sont bons, surtout s'il s'agit d'ectasies, localisées à l'S iliaque; si la dilatation est plus étendue, outre que l'opération est infiniment plus grave, on a des récidives, et même, en leur absence, les fonctions intestinales demeurent souvent troublées. Le résultat obtenu est-il supérieur à celui d'une anastomose? il ne nous est pas encore permis de nous prononcer.

V. — INDICATIONS OPÉRATOIRES.

De l'ensemble des faits que nous avons aujourd'hui à notre disposition, est-il possible de dégager quelques idées au sujet des indications opératoires en général?

Il faudrait d'abord être exactement fixé sur la valeur du traitement médical; avec les statistiques, on arrive à démontrer qu'il est égal, supérieur ou inférieur au traitement chirurgical. En réalité, ces deux méthodes ne s'opposent pas; elles se complètent et ont leurs indications particulières.

C'est l'âge du sujet et la nature des accidents qui doivent décider de l'utilisation ou non de la chirurgie; c'est la disposition de la lésion qui doit faire choisir telle ou telle opération.

Chez le très jeune enfant, le traitement médical doit seul être usité. Que l'on consulte le tableau de la mortalité suivant les âges! il est éloquent. Jusqu'à deux ans, on a eu treize morts sur treize opérations, et, parmi elles, il y a plusieurs simples laparotomies. De deux à cinq ans, il y a eu dix morts sur quatorze, et, dans le nombre, six laparotomies. Sans doute, il s'agissait presque toujours d'ectasies totales, de formes graves, mais il y avait aussi des dilatations localisées. Il semble donc que, jusqu'à l'âge de deux ans, le traitement chirurgical ne soit pas de mise; jusqu'à cinq ans, il doit être exceptionnel; l'état général du sujet est trop précaire; le péritoine se défend mal; la maladie semble être actuellement au-dessus de nos ressources. En tous cas, le traitement médical doit toujours être utilisé et pendant longtemps, et c'est seulement si l'état général se remonte, que l'on pourra peut-être intervenir.

Chez l'enfant de cinq a quinze ans. les conditions changent. Sans doute, toujours le traitement médical sera utilisé; mais s'il échoue ou s'il ne fait qu'entretenir la lésion, sans la guérir, l'indication chirurgicale se pose; l'intervention est bien supportée et elle peut être suivie du meilleur effet.

Une fois la laparotomie faite, en position légèrement inversée, on explore la lésion.

Si l'ectasie est généralisée, ou polysegmentaire, la résection apparaît trop grave, même avec intervention préliminaire, et peut-être inutile; l'anastomose est préférable aux vastes colectomies de Wagner et de Trêves; ici, nous utiliserions l'exclusion unilatérale, à la façon de Morestin

S'il s'agit d'ectasies bien localisées à l'S iliaque, si l'anse est volumineuse, à parois altérées, la résection paraît meilleure, à condition que le sujet soit dans un état très satisfaisant; l'anus préalable sera fait. Et peut-être encore l'exclusion unilatérale, avec colopexie iliaque pour éviter la torsion secondaire, serait-elle préférable.

Nous faisons, on le voit, une large part à l'exclusion, et nous considérons la colopexie ou la coloplicature comme insuffisantes. En tous cas, une laparotomie doit toujours être suivie au moins d'une anastomose, opération de beaucoup la moins dangereuse.

S'il existe des accidents aigus d'occlusion ou d'infection, de péritonite par perforation, l'indication se pose naturellement d'urgence; on pratiquera la colostomie, ou bien l'incision de collections suppurées, quels que soient l'âge ou l'état du sujet.

Chez l'adulte, l'indication relève de la constatation d'une tumeur, d'accidents aigus ou rarement chroniques.

En cas de tumeur stercorale, la décision est nette. Si on peut l'atteindre et la fragmenter par le rectum, on fait, à peu de frais, une intervention souvent efficace. Si la tumeur est abdominale, il faut reconnaître son siège par la laparotomie, puis l'extirper. C'est le point peut-être le mieux éclairci du traitement du mégacôlon. La colotomie simple ou suivie de coloplicature est inefficace. Il faut faire en plus une anastomose et, là encore, l'exclusion unilatérale doit rallier tous les suffrages.

En cas *d'accidents aigus*, c'est la colostomie que l'on doit utiliser s'il y a de la dilatation du cæcum. Il existe à ce sujet des causes d'erreur, car l'S iliaque distendue peut remplir les deux fosses iliaques, et l'on a vu pratiquer des anus droits sur l'S iliaque, alors que l'on croyait avoir le cæcum sous la main. Il est certain que si l'état général du sujet le permet, la laparotomie médiane, qui permettra de reconnaître la lésion et sa disposition, sera préférable; on a pu faire ainsi la détorsion d'un volvulus, le redressement d'une coudure, quitte à pratiquer ultérieurement des opérations complémentaires.

En cas d'accidents chroniques (obstruction le plus souvent), le problème doit se résoudre comme chez l'enfant, avec quelques différences cependant.

Si l'ectasie est généralisée ou polysegmentaire, la résection même en plusieurs temps ne possède que des indications limitées; elle est dangereuse; l'hémorragie est facile sur les tranches mésentériques, épaissies et chroniquement enflammées; mieux vaut, semble-t-il, une simple dérivation des matières; ici encore, nous admettons volontiers l'exclusion unilatérale.

Si l'ectasie est localisée à l'S iliaque, la résection est mieux, si l'état général le permet, mais à condition d'utiliser la technique actuelle : anus préliminaire, résection et cure radicale de l'anus.

TABLEAU DES INTERVENTIONS PRATIQUÉES

LAPAROTOMIES SIMPLES.

1° Enfants.

1. Futterer et Middeldorpf (*Virchow's Archiv*, 1886, p. 555).	H. 14 ans.	Mort au 5e jour (opéré en occlusion).
2. Duhamel [Madelung] (*in* Thèse Strasbourg, 1899).	6 ans.	Mort.
3. Kummel (*Deutscher Naturf. u. Aertze*, Hambourg, 1901).	10 ans.	Mort (opéré en occlusion).
4. Kummel (*l. c.*).	5 ans.	Guérison (électricité).
5. Lennander (*Nord med. Archiv.*, 1901, t. II).	4 ans.	Guérison.
6. Bruning (*Deutsche med. Woch.*, 1905, p. 408).	1 an.	Mort après quelque temps (en ileus).
7. Bruning (*l. c.*).	1 an.	Mort (opéré en occlusion).
8. Kredel (*Zeit. f. Klin. medic.*, 1904, t. LIII, p. 9).	10 ans.	Guérison (repose un volvulus).
9. Rehn (*in* Perthes, *Arch. f. Klin. chir.*, 1905, t. LXXVII).	Enfant.	Guérison (?).
10. Roth (*Arch. f. Klin. chir.*, 1906. t. LXXXI).	3 ans.	Mort.
11. Hue (*Normandie médicale*, 1907, p. 130.	5 ans.	Mort.
12. Flechter et Robinson (*British med. journal*, 1907, p. 370).	12 ans.	Mort peu après.
13. Hawkins [Makins] (*British med. journal*, 1907, t. I, p. 482).	3 semaines.	Mort par bronchopneumonie.
14. Hawkins [Makins]. Id.	5 ans.	Guérison.
15. Wilkie (*Edinburg med. journal*, septembre 1909, p, 213, obs. 2).	2 ans.	Mort.
16. Guinard (*in* Thèse Culan, Paris, 1909-1910, p. 103).	15 ans.	Guérison (mise en place de l'intestin).

2° Adultes.

1. Herringham et Clarke (*British med. journal*, 1894, p. 1240).	H. 70 ans.	Mort (péritonite par perforation.)
2. Kredel (*l. c.*).	H. 21 ans.	Guérison (vu deux ans après).
3. Pluyette [?] (*Marseille médical*, 1905).	H. 67 ans.	Mort (cas douteux).

COLOPEXIES.

1° Enfants.

1. Frommer [Tzerbicki] (*Arch. f. Klin. chir.*, 1902, t. LXVII).	8 ans.	S iliaque. Guérison.
2. Friedheim (*Deutsch. Med. Woch.*, 1904, p. 1305).	7 ans.	Fixation angles hépatique et splénique. Guérison.
3. Bertelsmann (*Vehrand. d. d. Ges. f. Chir.*, 1905, p. 165).	9 ans.	Côlon transverse. Guérison.

2° Adultes.

1. Woolmer (*British med. journal*, 1899, p. 1330).	H. 28 ans.	S iliaque. Guérison.
2. Woolmer (*l. c.*).	H. 42 ans.	Colotomie temporaire. Côlon tr. Guérison.
3. Roux de Brignolles (*Gazette des hôpitaux*, 1903, p. 325).	F. 50 ans.	S iliaque. Guérison.
4. Delkescamps (*Munch. med. Woch.*, 1906, n° 4).	H. 28 ans.	Laparotomie antérieure. Détorsion volvulus, fixation S iliaque. Guérison.

COLOPLICATURES.

1° Enfants.

1. Bastianelli (*in* Pétrivalsky, *l. c.*).	14 ans.	Colotomie préalable. Coloplicature. Guérison.
2. Freemann (*Journal of the american surg. assoc.*, 4 mai 1908).	Enfant.	Côlon transverse. Guérison.

2° Adultes.

1. Brook (*British med. journal*, 1905, t. I, p. 1035).	F. 21 ans.	Colotomie préalable. Guérison.
2. Pozzi (*Congrès chirurgie*, 1905, p. 782)).	H. 17 ans.	Colotomie préalable. Guérison.
3. Schwartz (*Soc. de chirurgie*, Paris, 1907, p. 1176).	H. 39 ans.	Fixation et coloplicature. Guérison.

COLOTOMIES.

1° Enfants.

1. Dubourg (*Société méd. et chirurgie*, Bordeaux, 1898, p. 171).	15 ans.	Stercorome 720 gr. Guérison.
2. Frommer [Tzerbicky] (*Archiv. f. Klin. chir.*, 1902, t. LXVII, 1).	12 ans.	Stercorome. Guérison.
3. Gourewitch (*Prager Med. Wochens.*, 1904, p. 607).	15 mois	Mort.
4. Schmieden (*Centralbl. f. chir.*, 1908, p. 124).	Enfant très jeune.	Guérison.

2° Adultes.

1. Riché et Chevassu [Inédit].	H. 23 ans.	Mort 3 semaines après.
2. Blanc (*Loire médicale*, 1907, p. 324.	F. 25 ans.	Guérison.
3. ? (rapporté par Hue. *Normandie médicale*, 1907, p. 233).	H. 16 ans.	Mort.

COLOSTOMIES.

1° Enfants.

1. Jacobi (*American Journal of Obstetrics*, 1869).	Enfant.	Mort.
2. Ossler (*Archiv of Pediatrics*, Londres, 1893, p. 113).	10 ans.	?
3. White (*John Hopkins Hosp. reports*, 1895).	10 ans.	Mort.
4. Griffiths (*The American Journal of the medic. Sciences*, sept. 1899).	3 ans.	Mort.
5. Chas Cole (*John Hopkins Hosp. reports*, 1900).	12 ans.	Mort.
6. Chiari [Bayer] (*Vehrandl. der Deutsch. path.*, Breslau, 1904).	1 an 1/2.	Mort.
7. Brentano [Letter] (*32e Congrès*, Berlin, 1904).	14 ans.	Laparatomie antérieure. Mort.
8. Endrew (*John Hopkins Hosp. reports*, 1906).	13 ans.	Mort.
9. Pfisterer (*in* Thèse Bâle, 1906).	5 semaines.	Mort.
10. Hawkins [Makins] (*l. c.*).	12 mois.	Mort.
11. Thompson (*Lancet*, 25 mai 1907).	5 ans.	Mort (à la fermeture de l'anus).
12. Wilkie (*l. c.*)	5 ans.	Guérison.
13. Nové-Josserand-Molin (inédit).	Enfant quelq. mois.	Mort.

2° Adultes.

1. ROTHMANN [Korte] (*Berliner Klin. Woch.*, 1893, n° 6).	F. 22 ans.	Mort.
2. LUNN (*The Lancet*, 1899, t. I, p. 690).	F. 66 ans.	Mort.
3. SYERS (*The Lancet*, 1902, t. I, p. 21).	H. 59 ans.	Mort.
4. SCHLANGE (*Vehrdl. d. d. Ges. f. Chir.*, 1905, p. 165).	H. 20 ans.	Guérison relative.
5. TUFFIER (*Soc. Chirurgie*, Paris, 1907, p. 1077).	H. 58 ans.	Mort.
6. SHUKMANN (*Deutsche med. Woch.*, 1907) ?	H. 68 ans.	Mort.
7. SCHMIEDEN (*l. c.*).	H. 22 ans.	Mort (à la cure radicale).
8. CERNÉ-DELAFORGE (*Normandie médicale*, 1er mars 1909).	F. 21 ans.	Mort.
9. JABOULAY (inédit).	H. 60 ans.	Mort (à la cure radicale).

ANASTOMOSES INTESTINALES.

1° Enfants.

1. POLIS et ROERSH (*Jahrb. f. d. Jahr. 1902 der chirurg. Klinik z. Luttreh.*).	7 ans.	A. colo-rectale. Guérison.
2. BOSSOWSKI (*Klin. therap. Woch.*, 1899, n° 49).	2 ans.	Iléorectostomie. Guérison.
3. GIORDANO (*Archiv. internat. de chirurgie*, 1903, p. 95).	10 ans.	Iléorectostomie. Guérison.
4. FRANKE (*Vehrdl. d. Ges. f. Chir.*, 1905, p. 165).	Jeune enfant	Colopexie antérieure. A. colo-rectale. Mort.
5. GRAANBOOM (in *Jahresberitch Hildebrandts*, 1905).	4 mois.	Iléosigmoïdienne. Mort.
6. BRAUN (*Deutsche Z. f. Chir.*, 1905, n° 76, p. 540).	5 ans.	Colo-iliaque. Mort.
7. NEUGEBAUER (*Archiv. f. Klin. Chir.*, t. LXXXII, p. 503).	12 ans.	Colo-rectale. Guérison.
8. GIORDANO (*Rivista Veneta di Scienze Med.*, nov. 1908).	3 ans.	A. cæcosigmoïdienne. Guérison.
9. PETRIVALSKY (*Archiv. f. Klin. Chir.*, 1908, p. 318).	5 ans.	Iléosigmoïdostomie. Mort.
10. HAWKINS [Makins] (*l. c.*).	7 ans.	Iléosigmoïdostomie. Mort.
11. GERMER (*Deutsche f. Chir.*, 1907, p. 385).	4 ans 1/2.	Iléosigmoïdostomie. Guérison.
12. ITO-SOYESIMA *Deutsche Z. f. Chir.*, 1907, p. 459).	14 ans.	Exclusion unilatérale (iléosigmoïdienne). Guérison.
13. SCHMIEDEN (*l. c.*).	Jeune enfant	A. sigmoïdo-sigmoïdienne. Guérison.

14. WILKIE (*l. c.*).	6 ans.	Iléosigmoïdoctomie. Guérison.
15. HARTMANN [*in* Okinczyc] (*Revue Chirurgie*, décembre 1909), p. 867.	5 ans.	Iléosigmoïdoctomie. Guérison.
16. MORESTIN (*Soc. de Chirurgie*, Paris, 1910, p. 362.)	15 ans.	Exclusion unilatérale (iléosigmoïdienne). Guérison.

2° Adultes.

1. TUFFIER (*Soc. de Chirurgie*), Paris, 1907, p. 1068).	F. 20 ans.	A. colo-rectale. Guérison.
2. BUREAU (*Gaz. méd. de. Nantes*), 1908, p. 301).	H. 19 ans.	A. colo-rectale. Guérison.
3. FROMMER (*l. c.*).	H. 19 ans.	Laparotomie antérieure. A. iléo-sigmoïdienne. Guérison.
4. SCHMIEDEN (*l. c.*).	H. 20 ans.	A. sigmoïdo-sigmoïd. Guérison.
5. HELLWIG (*Munch. med. Wochenschrift*, 1908).	F. 21 ans.	Laparotomie antérieure. A. colo-iliaque. Guérison.
6. BOGOLJUBOW (*Russ. Arch. f. Klin. Chir.*, 1908).	H. 23 ans.	A. colo-iliaque. Mort.

RÉSECTIONS.

1° Enfants.

1. RADECKI v. BERGMANN (Thèse, Berlin, 1896).	3 ans.	Mort.
2. TRÈVES (*The Lancet*, 1898, t. I, p. 276).	5 ans.	3 temps. Colopexie antérieure. Guérison.
3. BOSSOWSKI (*Klin Ther. Woch.*, 1899, n° 42).	7 ans.	Mort.
4. BOSSOWSKI (*l. c.*).	7 ans.	Guérison.
5. FROMMER (*l. c.*).	11 ans.	Guérison.
6. BJOERKSTEN (*Jahrb. d. Kinderheilunde*, 1902, t. LV, p. 714).	3 ans.	4 temps. Mort.
7. MURRAY (*Annals of Surgery*, 1903).	4 ans.	Guérison.
8. BORELLUS (*Vehrdlg. d. d. Ges. f. Chir.*, 1905, p. 162).	4 ans.	2 temps. Guérison (rechûte).
9. PERTHES (*Archiv. f. Klin. Chir.*, 1905, p. 1).	15 ans.	4 temps. Guérison.
10. BRAUN (*l. c.*).	2 ans 1/2.	Mort.
11. SCHNITZLER (*Soc. Méd. de Vienne*, 14 juin 1907).	3 ans.	3 temps. Guérison.
12. WAGNER (*Surgery Gyn. and Obst.*, 1908, janvier, p. 44).	Jeune enfant	Mort.
13. FINNEY (*Surgery Gyn. and Obstetrics*, juin 1908, p. 624).	9 ans.	3 temps. Guérison.

14. BESSEL HAGEN (*Centralbl. f. Chir.*, 4 juillet 1908, p. 835).	6 ans.	3 temps. Guérison.
15. SCHMIDT [Enderlen] (*Beitrag. Z. Klin. Chir.*, 1909, t. LXI, p. 707).	4 ans.	3 temps. Guérison.
16. VILLARD (*in* Thèse Chassagnard, Bordeaux, 1909).	15 ans.	2 temps. Guérison.
17. LANGMEAD (*Proceed of the royal Soc. of Med.*, juin 1909).	3 ans.	Mort.
18. SCHMIDT (*l. c.*).	4 ans.	Guérison.
19. SOMMER (*Deutsche med. Woch.*, 1909, n° 31, p. 1347).	13 ans.	3 temps. Guérison.
20. ZOEPFEL [Bœckel] (*Virchow's Archiv*, 1909, t CIX, p. 118).	2 ans 1/2.	Guérison.

2° Adultes.

1. PLUYETTE (*Marseille méd.*, 1905, p. 241).	F. 19 ans.	Mort.
2. HARRINGTON (*Chicago med. journ.*, 1878, p. 400).	H. 40 ans.	Mort.
3. FREY (*Beitrage f. Klin. Chir.*, t. XVII, 1896, p. 123).	H. 20 ans.	Guérison.
4. CLUTTON (*Trans. of the clin. Soc. of London*, 1897).	H. 50 ans.	Mort.
5. RICHARDSON (*Boston med. and surg. journ.*, 1901).	Femme adulte.	Laparotomie Colopexie antérieure. 4 temps. Pas de résultat.
6. FITZ (*American journ. of the med. Sciences*, août 1899).	F. 37 ans.	Guérison.
7. ROTH (*Arch. f. Klin. Chir.*, 1906, t. II, p. 125).	H. 17 ans.	2 temps. Guérison.
8. HAWKINS (*l. c.*).	F. 46 ans.	3 temps. Guérison.
9. FABRE DE PARREL (*Normandie médicale*, 1908, p. 173).	H. 26 ans.	Guérison (résultat éloigné).
10. DUVAL (*Revue Chirurgie*, 1909, t. II, p. 513).	F. 45 ans.	3 temps. Guérison.
11. WILKIE (*l. c.*).	H. 60 ans.	3 temps. Anus nécessaire. Guérison.
12. GAYET *Soc. de chirurgie*. Lyon, juin 1910.	H. 50 ans.	2 temps.
13. KUMMER (*Revue Suisse romande*, 1910, p. 67).	F. 62 ans,	Mort.

CONCLUSIONS

I. Le mégacôlon est une dilatation permanente du gros intestin, existant indépendamment de tout obstacle mécanique primitivement apporté au cours des matières. Nous avons rassemblé 223 observations, dont 124 opérations et 76 autopsies. Sur ce nombre, 80 ont trait à des enfants (jusqu'à 15 ans), et 73 à des adultes (au delà de 15 ans); le sexe masculin est particulièrement frappé.

II. Le gros intestin peut être envahi sur tout ou partie de son trajet (dilatation totale, dilatation uni ou polysegmentaire); quelle que soit la variété anatomomique, l'S iliaque est principalement intéressée. Les dimensions de l'intestin dilaté peuvent être considérables; le méso est allongé, la paroi épaissie, la muqueuse ulcérée; souvent, à son intérieur, sont contenus des calculs stercoraux. Les lésions histologiques consistent en un épaississement de toutes les couches, une infiltration diffuse inflammatoire de la sous-muqueuse et de la musculeuse; l'hypertrophie du muscle est certaine.

III. Pour expliquer le mégacôlon, l'altération pariétale primitive est inacceptable; on ne peut admettre que l'on ait affaire à des mégacôlons secondaires. L'influence d'une malformation d'origine congénitale est certaine; la mise en fonction du gros intestin vient mettre la lésion en évidence.

IV. Chez l'enfant, la maladie de Hirschprung se traduit par une constipation opiniâtre, avec des débâcles diarrhéiques et de la distension abdominale. L'examen de l'abdomen permet de constater le péristaltisme et la tension intermittente du gros intestin, des zones de matité variables suivant les positions, du souffle amphorique, du bruit d'airain, de la succussion hippocratique (hydropneumocôlon). L'état général s'altère rapidement; des complications (colite, obstruction intestinale) viennent hâter la terminaison. On peut observer des formes cliniques différentes (forme localisée, forme retardée).

Chez l'adulte, la forme généralisée est rare; la forme tumeur stercorale se rencontre de 15 à 30 ans; la forme occlusive est l'apanage des gens âgés.

V. Le diagnostic se fera surtout par l'interprétation exacte des symptômes, la diaphanoscopie, la radioscopie surtout.

VI. Le traitement médical, seul longtemps utilisé, doit être réservé aux très jeunes enfants, en l'absence d'accidents qui forcent la main. Le traitement chirurgical sera le plus souvent de mise, à partir de l'âge de cinq ans; on peut espérer la cure radicale de l'affection. La laparotomie simple, la colopexie, la coloplicature, la colotomie sont des interventions incomplètes et inefficaces. La colostomie sera réservée aux accidents aigus ou comme premier temps d'une opération plus complexe.

Les anastomoses intestinales colo-iliaques ou iléo-iliaques ne donnent pas d'excellents résultats; l'exclusion unilatérale avec abouchement termino-latéral iléo-iliaque convient à beaucoup de cas; elle s'accompagne d'une atrophie du segment exclu et devient à ce titre vraiment radicale.

Les résections sont graves chez l'enfant et chez l'adulte; elles ne doivent s'appliquer qu'aux formes bien limitées (S iliaque) en ayant soin de les faire précéder d'une colostomie temporaire.

BIBLIOGRAPHIE[1]

ALLARIA, *Syndrôme pseudo-ascitique chez l'enfant* (Archives de méd. des enfants, septembre 1908).

BAR, *Un cas de mégacôlon chez un enfant de cinq mois* (Société d'obstétrique, 21 avril 1910).

BAUMEL, *Mégacôlon chez un enfant atteint de paralysie infantile* (Journal des praticiens, 25 juin 1910).

BING, *Etiologie de la maladie de Hirschprung* (Archiv. f. Kinderheilkunde, 1906).

CHASSAGNARD, *Etude sur le mégacôlon* (Thèse de Bordeaux, 1909).

CHATIN. *Hydropneumocôlon* (maladie de Hirschprung) [*Livre jubilaire du professeur Teissier*, 1910].

CONCETTI, Archiv. für Kinderheilkunde, 1899, t. XXVII, p. 319.

CULAN, *Mégacôlon congénital* (Bibliographie complète) [Thèse de Paris, 1909-1910].

DANZIGER, Thèse de Gottingen, 1907.

DEMONS, *Stercorome infantile* (Congrès de chirurgie, 1896).

DUVAL, *De la dilatation dite idiopathique du gros intestin* (Revue de chirurgie, 1909, p. 332).

— *Les résultats opératoires dans le traitement du mégacôlon. Etude critique* (Revue de chirurgie, 1909, t. II, p. 506).

FINNEY, *Maladie de Hirschprung* (Surgery, Gynecology and Obstetric, 1908, p. 624).

FITZ, *Dilatation idiopathique et tumeur fantôme* (American journal med. Sciences, 1899, t. LXVIII, p. 125).

FORMAD, Univ. med. mag. Philadelphia, 1892, t. IV, p. 625, et American journal of med. Sciences, 1893.

GAUJOUX, *Existe-t-il une maladie de Hirschprung?* (Archives de méd. des enfants, novembre 1908).

GENERSICH, Jahrb. für Kinderheilkunde, 1893, t. XXXVII, p. 91.

GUINARD, *Affections chirurgicales de l'abdomen* (*in* Traité de chirurgie LE DENTU et DELBET).

HAUSHALTER, *Dilatation du côlon transverse* (Revue médicale de l'Est, 1904, p. 276).

HAWKINS, *Remarques sur la dilatation congénitale du côlon* (Brit. med. journal, 1907, p. 482).

HIRSCHPRUNG, Jahrbuch f. Kinderheilkunde, 1888, t. XXVII.

— *Traité des maladies de l'enfance* (Grancher et Comby, t. II).

1. Nous ne comprenons dans la bibliographie que les ouvrages importants et récents ayant trait à la pathogénie ou envisageant le sujet dans son ensemble.

HOBBS et DE RICHEMOND, *La médecine moderne*, 1898, p. 652.

IBRAHIM, Deutsche med. Woch. Leipzig, 1905, p. 905.

LANGMEAD, Proceedings of the royal Soc. of med., juin, 1909.

LENNANDER, *Dilatation et hypertrophie de l'S iliaque chez l'enfant* (Nord med. Archiv., 1900, t. II).

LEVI, *Dilatation congénitale du côlon* (Annals gynecol. and pediatr. Boston, 1904, t. XVII, p. 40).

MARFAN, *in* Traité Grancher et Comby, t. II, article *Constipation*.

MÉRY, GUILLEMOT, CHENEVRIER, *in* Pratique des maladies de l'enfance, t. II.

MYA, Lo Sperimentale, 1894, p. 215.

MULBERGER, Zeitsch. f. Klin. med. Berlin, 1905, p. 374.

NETER, *Pathogénie de la maladie de Hirschprung* (Munch. med. Woch., 1907, p. 1817).

NEUGEBAUER, *Diagnostic et traitement de la maladie de Hirschprung* (Archiv. f. Klin. Chir., t. LXXXII, p. 503).

OKINCZYC, *Atrésie congénitale du côlon; ses relations avec la maladie de Hirchsprung* (Revue de chirurgie, 10 décembre 1909, p. 867).

POLLOSSON (A.), Lyon médical, 1905, t. I, p. 578.

PENNATO, *Dilatation idiopathique du côlon* (La Clinica medica, 1902, p. 13).

PETRIVALSKY, *Sur la maladie de Hirschprung* (Archiv. f. Klin. Chir., 1908, p. 318).

ROSSI, *Pathogénie de la maladie de Hirschprung* (Gazetta degli osped. delle cliniche, 30 mai 1909, n° 64, p. 676).

SCHMIDT, *Traitement chirurgical du mégacôlon* (Beitrage. z. Klin. Chir., 1909, t. LXI, p. 682).

SCHREIBER, *Sur la dilatation idiopathique des côlons* (Deutsche med. Woch, 1906, n° 30).

SCHWARTZ, *Mégacôlon observé à l'occasion d'un traumatisme* (Presse médicale. Paris, 1907, p. 781).

STERNIMANN, *Maladie de Hirschprung* (Correspond. Blatt. f. Scheveizer. Aertze. Bâle, 1905, t. XXXV, p. 569.

TERRIEN, *Constipation congénitale et maladie de Hirschprung* (Journal de médecine interne, 10 février 1909, p. 31).

TIXIER (Léon), *Péritonite tuberc. et mégacôlon* (Soc. de Pediatrie, 1909).

TUFFIER, *Etude d'ensemble* (Soc. de chirurgie. Paris, 1907, p. 1068).

VERSÉ, *Dilatation chronique du gros intestin* (Munch. med. Woch., 1909, 30 mars, p. 654).

WALKER et GRIFFITH, British med. journal, 1893, t. II, p. 930).

WILMS, *Iléus et maladie de Hirschprung* (Deutsche med. Woch., 1905, n° 40, et Deutsche Chirurgie, 1906).

WILKIE, *Maladie de Hirschprung* (Edinburg med. journal, septembre 1909, p. 203).

ZESAS, *Revue générale* (Bibliographie complète) (Centralbl. f. Grenzgebiete der med. et chir., 8 et 22 mars 1909).

LES TUMEURS SOLIDES DE L'OVAIRE

Par E. MÉRIEL (de Toulouse),

Professeur agrégé, chargé de cours à la Faculté de médecine, chirurgien des hôpitaux.

Que doit-on entendre par les mots *Tumeurs solides de l'ovaire ?* Définir la chose ou le mot est particulièrement malaisé à l'heure actuelle, tant est grande la confusion des types anatomiques (macroscopiques et microscopiques), tant il y a d'analogie symptomatique dans des formes cliniques différentes.

A prendre en effet dans leur sens littéral ces termes de tumeur solide, ils devraient désigner étroitement les tumeurs uniquement constituées par une masse solide dont le type serait le fibrome. Or, cette consistance ferme, uniforme, est assez rare dans l'espèce, si bien qu'on ne rencontre guère de ces tumeurs à types essentiellement solides où on ne puisse trouver à l'aspect macroscopique, soit des vacuoles, des géodes, de véritables cavités kystiques. Le cancer de l'ovaire (épithélioma, sarcome, endothéliome) n'est jamais non plus une tumeur uniquement solide : il est creusé en plusieurs points de cavités remplies de liquide, c'est vraiment alors une tumeur à consistance mixte. Il n'est pas jusqu'aux embryomes qui ne participent de cette constitution hybride.

Inversement, il n'est pas de kyste de l'ovaire — tumeur liquide par excellence — qui ne contienne des parties solides en un ou plusieurs points[1].

Que deviennent dès lors ces cadres étroits de tumeurs liquides et de tumeurs solides où la tradition prétend enfermer les variétés, infiniment complexes par leur nature, des tumeurs ovariennes? Ils sont

1. Papin et Sabareanu ont rapporté un cas curieux de kyste mucoïde de l'ovaire avec fibrome intra-kystique, véritable fibrome du kyste (*Soc. anat.*, 1904, p. 531).

brisés par l'anatomie pathologique qui révèle, en outre de cette hybridité de consistance, l'analogie ou les affinités de structure histologique et qui, par l'histogénèse, établira des liens de parenté méconnue entre des productions néoplasiques qu'on avait l'habitude de considérer comme bien éloignées. Aussi faut-il considérer aujourd'hui ces termes de tumeur solide de l'ovaire comme vains et faux surtout, puisqu'en définitive, — à de très rares exceptions près, — il n'existe pas de tumeur solide, toutes celles-ci pouvant être à la fois solides et liquides.

Ceci admis, — sans contestation, je pense, — j'estime qu'à titre purement conventionnel on peut conserver cette expression commode pour désigner tout ce qui n'est pas franchement kystique, au sens où l'on entend le kyste banal de l'ovaire, c'est-à-dire le fibrome, le sarcome, l'épithélioma, les tumeurs mixtes et les embryomes. Je laisserai de côté le papillome, dont l'étude est maintenant faite et qui me paraît ici sans intérêt, en comparaison des grandes questions soulevées par les autres tumeurs moins connues.

Une classification clinique en tumeurs bénignes et malignes ne serait pas davantage à l'abri de la critique, étant donné que le kyste de l'ovaire banal peut se compliquer de dégénérescences malignes par des transitions insensibles et que des sarcomes, par exemple, évoluent avec lenteur et ne récidivent pas comme certains épithéliomas après leur ablation. Je pourrais également rappeler l'évolution maligne de certains fibromes sans dégénérescence (Demons, Codet-Boisse), ainsi que la marche rapide de tels embryomes kystiques (kystes dermoïdes) qu'on croyait de nature toujours bénigne naguère encore. Ces exemples montrent suffisamment, je pense, qu'il n'est pas de cadre clinique parfait où l'on puisse enfermer ces divers néoplasmes dits solides. La clinique, pas plus que l'anatomie macroscopique grossière, ne peuvent nous servir pour définir et classer. Au demeurant, la chose est d'intérêt secondaire si l'on convient de n'accorder aux termes de tumeur solide que le sens grossier de tumeur constituée en majeure partie par des masses dures ou charnues, avec des combinaisons kystiques, sans préjuger de leur nature histologique, de leur origine, de leur évolution clinique.

Tel est le plan, encore bien grand, que je me suis tracé dans le vaste domaine des tumeurs ovariennes. Avant de les présenter au point de vue clinique et thérapeutique, — en insistant sur les points litigieux, mal connus ou nouveaux, — il me paraît indispensable de consacrer la première partie de ce rapport à une étude anatomo-pathologique un peu ardue, mais qui a bien son intérêt, car on y verra soulever des problèmes d'origine, de nature histologique, dont la solution n'est pas encore venue et pour laquelle il est nécessaire de se dégager des conceptions du passé et de chercher une orientation nouvelle.

I

PARTIE ANATOMIQUE

PREMIÈRE PARTIE.

PARTIE ANATOMIQUE.

CHAPITRE PREMIER.

I. — **Classification.**

Pour l'ovaire, ainsi que l'a fait CHEVASSU pour le testicule, il est logique, pour classer les tumeurs, de partir de l'anatomie normale de l'organe. Les tumeurs n'étant qu'un mode de l'évolution anormale de cellules normales, il semble qu'on doive trouver dans celle-ci l'origine de ces proliférations désordonnées et monstrueuses qui constitueront le type dominant du néoplasme.

L'ovaire possédant des éléments variés, l'étude de son anatomie normale va permettre de jalonner l'évolution ultérieure de ces éléments vers la néoplasie. Chacun de ces éléments donnera-t-il son néoplasme propre, c'est ce qu'il faudra vérifier. D'autre part, l'ovaire, au cours de sa migration comme de sa formation, se trouvant dans le voisinage de certains éléments ou organes (corps de WOLFF), pourra, de ce fait, englober certaines parcelles de ces éléments, lesquels viendront s'adjoindre aux éléments propres de l'ovaire et donner une tumeur d'une complexité parfois très grande.

L'anatomie de l'ovaire adulte comprend des éléments spéciaux à l'organe et des éléments communs à tous les parenchymes.

L'élément spécial est le follicule ou ovisac d'où dérivera le corps jaune.

Ces follicules sont coulés dans une gangue formée de cellules fusiformes groupées en fascicules et sont situés dans la zone corticale. Plus profondément, le tissu conjonctif de l'ovaire se continue avec le hile; les cellules fixes y sont rares; les fibres conjonctives, élastiques et musculaires lisses, s'y observent en abondance, le tout formant tissu de remplissage et escortant les organes vasculo-nerveux.

Ce stroma ovarien est revêtu d'un épithélium particulier formé de cellules polyédriques et qui cesse brusquement au niveau du hile. Les éléments propres à l'ovaire doivent vraisemblablement donner des tumeurs propres à l'ovaire; les autres éléments donneront à leur tour des fibromes, des sarcomes, des épithéliomes. Il faut noter en passant que l'ovule n'a jamais été rencontré dans une tumeur.

De même que CHEVASSU l'a établi pour le testicule, il est possible de décrire des *tumeurs spéciales* à l'ovaire développées aux dépens des follicules ou du corps jaune, et des *tumeurs banales* formées aux dépens du tissu conjonctif fibreux ou lâche. Celles-ci sont les mieux connues sous les dénominations de fibromes, fibro-sarcomes, épithéliomes, sarcomes, endothéliomes, périthéliomes. Les folliculomes et les tumeurs du corps jaune, les vraies tumeurs ovariennes en somme, sont encore de notion récente, et l'on possède trop peu de faits pour en présenter une étude suffisante. Je montrerai où en est cette question à l'heure actuelle pour servir à de nouvelles recherches.

Ce préambule m'amène à proposer la classification suivante, calquée à peu de chose près — je dois le dire et à dessein, car elle est bonne — sur la classification de CHEVASSU pour les tumeurs du testicule.

Je les divise d'abord en deux grands gronpes : les *tumeurs homotopiques* et les *tumeurs hétérotopiques*.

A) TUMEURS HOMOTOPIQUES.

I. — Tumeurs histioïdes propres à l'ovaire :

a) *Néoplasmes des follicules* (folliculome)?
b) — *de l'épithélium* de revêtement (epithelioma).

Cet épithélium de revêtement étant le tissu d'origine des cordons de V. PFLÜGER qui se segmentent plus tard en follicules, il a paru légitime de grouper les épithéliomes dérivés de cette couche de revêtement et les folliculomes qui semblent procéder de la même origine. Cette division est faite pour une dénomination commode et facile à comprendre; en réalité, l'origine est tout autre, comme j'essaierai de le montrer.

II. — Tumeurs histioïdes banales.

Comme terme de transition, je place ici les *Endothéliomes*, les *Périthéliomes*, chers aux auteurs allemands. A l'heure actuelle, on les considère comme des épithéliomes très atypiques infiltrant le tissu conjonctif. A côté de ces tumeurs, je crois juste de classer les *Formations chorio-épithéliomateuses.*

Viendra ensuite la grande classe des tumeurs du tissu conjonctif.

- Tissu conjonctif.
  - fibreux.
    - fibrome.
    - fibro-myome.
  - lâche.
    - sarcome.
    - myxome.
    - carcinome.

B) Tumeurs hétérotopiques.

Elles sont dues à l'inclusion de tissus n'ayant aucun rapport avec celui de l'ovaire.

Hypernéphromes ovariens.
Tératomes thyroïdiens (*strumæ ovarii*).

- Tumeurs mixtes.
  - tumeurs mixtes simples (ostéomes, chondromes, etc.).
  - embryomes.
    - kystiques (k. dermoïdes).
    - solides.
  - tératomes.
    - organomes (tissus embryonnaires).
    - tératomes (tissus adultes) proprement dits.

Tumeurs métastatiques, secondaires à des cancers d'autres organes (estomac, intestin, sein, utérus), tumeurs bilatérales toujours et connues encore sous le nom de *Cancer de Krukenberg.*

Je dis tout de suite qu'étant donné l'extrême complexité des formes histologiques sur les coupes examinées, la combinaison souvent inexplicable de types cellulaires différents, et les erreurs d'interprétations consacrées par l'usage, cette classification pathogénique n'est probablement que temporaire et sujette à revision. Une orientation nouvelle permet d'entrevoir dans un jour peut-être prochain des conceptions plus exactes sur la pathogénie de ces tumeurs. C'est ainsi, pour prendre un exemple, que le cancer épithélial est le plus souvent, comme je l'indiquerai, une tumeur formée aux dépens d'éléments d'origine wolffienne, partant une tumeur d'origine embryonnaire, tout comme le kyste banal de l'ovaire (épithélioma mucoïde de MALASSEZ) n'est peut-être qu'une sorte d'embryome kystique. L'influence renaissante de la théorie de CONHEIM orientera sans doute les conceptions pathogéniques de demain vers l'origine embryonnaire, ainsi qu'elle a rénové les conceptions d'autres tumeurs de l'organisme. Ce point de vue spécial appelle de nouvelles recherches pour en fixer définitivement la valeur, et j'ai voulu seulement dans ce rapport indiquer la voie nouvelle dans laquelle il faut s'engager pour sortir du chaos histologique que représentent actuellement les tumeurs solides de l'ovaire. La classification précédente n'a donc pu viser qu'à mettre un peu d'ordre, sans pouvoir encore fixer définitivement la place qui revient à chaque variété de tumeur, car il faut avouer que presque tout est à refaire dans cette question.

II. — **Histologie et Histogénèse des tumeurs de l'ovaire**[1].

A) TUMEURS HOMOTOPIQUES.

a) *Les Epithéliomas ovariens.*

Il n'est guère actuellement, en gynécologie, de question plus confuse que celle de l'origine de ces tumeurs épithéliales. La grande complexité des types cellulaires observés dans les préparations a suscité la plus grande variété d'explications pathogéniques, et la vérité n'en est point sortie. On sent, en effet, combien tout cela est fragile et quelles réserves il faut faire dans l'interprétation des coupes.

Je vais rapidement montrer ce que nous a légué le passé et indiquer ensuite quelle serait l'opinion, en l'appuyant sur de plus nombreuses preuves, qui s'accorderait le mieux avec l'interpétation histologique de la majorité des préparations.

Les cancers solides de l'ovaire n'ont pas une histoire pathogénique bien ancienne. Ils furent longtemps méconnus parce que inopérés, et quand, à la suite d'autopsies, ils étaient livrés à l'histologiste, ce dernier les assimilait, avec raison d'ailleurs, aux diverses variétés de kystes ovariques et leurs assignait une même origine. C'est donc à l'histogénèse du kyste ovarique qu'il faut remonter — très brièvement

1. Il est bien entendu que je n'ai en vue ici que les tumeurs *primitives*, les seules intéressantes pour leur histogénèse.

s'entend — pour les besoins du raisonnement. Cette assimilation se retrouve parmi les modernes (Mac Ilroy, Massabuau[1]) qui font dériver kystes et tumeurs solides de l'adénome, lequel constituerait le stade initial et passager de la prolifération épithéliale. Cet adénome peut, dans certains cas, évoluer vers la transformation kystique mucoïde, et on peut trouver toutes les formes de transition entre les kysto-adénomes simples, les épithéliomes kystiques et les kystes en dégénérescence carcinomateuse vraie.

L'adénome peut aboutir à la formation d'une tumeur papillaire, laquelle peut subir la dégénérescence maligne et devenir des adéno-carcinomes ou des carcinomes papillaires.

Enfin l'adénome peut évoluer vers la formation d'un cancer massif non papillaire.

Ceci dit, passons à l'exposé des diverses opinions.

Waldeyer en 1870, dans son histogénèse de l'ovaire, montrant que les tubes de Pflüger sont l'origine du follicule, concluait que les kystes proviennent du développement anormal des tubes de Pflüger ou de leur persistance après le développement de l'ovaire.

Malassez et de Sinéty attribuent l'origine des kystes ou des carcinomes à la prolifération de l'épithélium de surface sous forme de tubes ou de cordons qui pénètrent dans le stroma.

Von Kalden, Pilliet et Delaunay, Pfannenstiel, Voigt, Orthmann, Massabuau publient des observations de tumeurs où l'examen histologique plaide en faveur de cette origine (3 cas sur 20, d'après Massabuau).

En plusieurs observations, on a pu surprendre le bourgeonnement de l'épithélium de surface, soit sous forme de cordons pleins (Orthmann), soit sous forme d'invaginations tubulaires (Glockner) qui s'enfoncent dans la profondeur et deviennent épithéliomateuses, puis carcinomateuses.

Bien plus souvent, par contre, on n'a pu surprendre cette transition (Pick).

Dans un cas de Santi, il a été possible de constater une certaine identité entre les cellules qui tapissent les tubes adénomateux — stade initial du carcinome — et l'épithélium de revêtement.

On en a conclu que les épithéliomes tiraient leur origine de cet épithélium de revêtement[2]. Mais quels épithéliomes? M. Lecène m'écrit

1. Massabuau, *Cancer épithélial de l'ovaire*, thèse de Montpellier, 1906, travail remarquable au point de vue histologique et clinique, et qui sera une date dans l'histoire du cancer de l'ovaire.

2. Dreyfus. *Les tumeurs malignes primitives de l'ovaire*, thèse de Paris, 1907.

qu'il y a une exagération manifeste à voir dans cet épithélium germinatif de recouvrement — tissu spécial par son origine embryonnaire, sa morphologie normale très constante, sa grande résistance même à l'inflammation — le générateur des kystes simples, mucoïdes de l'ovaire. On ne peut considérer comme des dérivés néoplasiques de cet épithélium germinatif que de rares variétés de kystomes à contenu séreux, et peut-être quelques kystes racémeux.

« En effet, dit encore LECÈNE dans les *Tumeurs* du *Précis de Pathologie chirurgicale*, t. I, les épithéliomes kystiques mucoïdes de MALASSEZ — les kystes de l'ovaire classiques — ne peuvent être vraisemblablement rattachés à aucune des formations épithéliales de l'ovaire normal : les cellules qui tapissent les cavités kystiques sont du type cylindrique haut. La plupart sécrètent du mucus et présentent l'aspect caliciforme, et parfois aussi elles sont ciliées. Il faut bien admettre que ces cellules épithéliales proviennent d'un débris épithélial intra-ovarien dont l'inclusion remonterait à la période intra-embryonnaire. C'est une inclusion wolffienne, car on retrouve dans certaines tumeurs d'origine wolffienne des formations épithéliales analogues. La théorie qui faisait des épithéliomes kystiques des dérivés pflügériens n'est plus soutenable, car les cellules des tubes de Pflüger de l'ovaire ne ressemblent pas du tout aux cellules muqueuses des épithéliomas kystiques. En définitive, les kystes de l'ovaire, de par leur morphologie histologique, paraissent bien être des tumeurs dérivées de débris aberrants wolffiens ; peut-être sont-elles des embryomes kystiques. C'est grâce à une *inclusion de quelques éléments de la masse protovertébrale, toute proche de l'éminence génitale, qu'on peut expliquer, comme pour les embryomes kystiques, l'inclusion intra-ovarienne du corps de* WOLFF *qui donnera plus tard un épithélioma kystique ou infiltré de l'ovaire.* »

On ne peut pas plus, en effet, rattacher aux cellules épithéliales du follicule de *de Graaf* les épithéliomas infiltrés que les épithéliomas kystiques mucoïdes et les épithéliomas papillaires : la morphologie cellulaire en est toute différente et la conception d'une inclusion épithéliale embryonnaire intra-ovarienne, d'origine wolffienne probablement, satisfait davantage l'esprit.

Nous voici loin de l'opinion classique et univoque de l'origine aux dépens de l'épithélium germinatif; c'est vers un ordre d'idées, basé sur la morphologie histologique, qu'avec LECÈNE, par exemple, il faudra évoluer.

En même temps que l'on faisait remonter l'origine des épithéliomas à l'épithélium germinatif, on créait une classe de tumeurs nées de l'épithélium folliculaire. L'épithélium du follicule est, en effet, proche parent de l'épithélium germinatif; l'assimilation pathogénique devait se faire naturellement. Mais ici tout se complique. L'épithélium de la thèque interne, dérivé vraisemblable de l'épithélium germinatif, a la même structure que lui sur les follicules jeunes ; plus tard il subit des évolutions variées pour aboutir aux cellules à lutéine du corps jaune. Or FOULIS et WENDELER avaient soutenu que la couche des cellules granuleuses du follicule résultait d'une transformation des cellules conjonctives; *il ne peut donc y avoir d'épithélium d'origine folliculaire, car ce seraient des sarcomes.* Il faudrait admettre alors, si la chose était prouvée, une véritable transformation des cellules conjonctives en cellules épithéliales !

Une autre hypothèse est celle de DELÉPINE et de GOTTSCHALCK, qui pensent que le follicule serait capable de donner naissance à des productions semblables à lui-même dont la paroi serait composée de petits follicules, et ainsi de suite. Cette tumeur dont ils décrivent chacun un exemple, ils l'appellent *folliculome*. Cette origine folliculaire, pas plus que la formation de nouveaux follicules dans la paroi d'un ovisac, n'est absolument démontrée. L'argument tiré de la présence d'un ovule dans une des cavités (MASSABUAU) n'est pas probant. En effet, la granuleuse ne sécrète pas l'ovule et, d'autre part, la communauté d'origine de la cellule ovulaire et de la granuleuse est au moins fort douteuse (DREYFUS). Du reste, MASSABUAU, avec circonspection, n'attribue qu'une origine « vraisemblablement » folliculaire à ces tumeurs[1]. Serait-elle exacte même, cette théorie n'expliquerait que des cas très rares, ce qui justifie en somme son abandon. LECÈNE n'a vu qu'une fois une tumeur qui lui parait être un folliculome partiellement kystique. Les cellules ressemblaient tout à fait à celles du follicule en évolution vers les cellules à lutéine[2]. Ces cellules renfermaient une grande quantité d'éléments solubles dans le xylol, qui donnent à la tumeur fraîche l'aspect soufré si spécial au corps jaune. Quant à l'ovule, LECÈNE ne l'a jamais rencontré comme partie intégrante authentique d'un néoplasme de l'ovaire.

En résumé, un premier argument me semble être la rareté; d'autre part, l'épithélium du follicule peut-il donner naissance à un épithéliome atypique ? C'est possible, mais nullement démontré jusqu'à présent ; il est à croire, en se basant sur la morphologie et les réactions des cellules, que les épithéliomas infiltrés de l'ovaire ne peuvent pas être de

1. 8 cas sur 20 (MASSABUAU).
2. CHRISTIAN. *Un cas d'épithéliome à granulations de lutéine, d'origine probablement ovarienne* (Soc. anat., 17 juin 1910, p. 639).

légitimes dérivés de l'épithélium germinatif ou de l'épithélium des follicules, proches parents.

Théorie mullérienne. — Jusqu'ici nous étions dans le domaine de l'origine histologique ; avec MARCHAND, l'hypothèse histogénique fait un emprunt à l'embryologie, et nous inaugurons une série de conceptions qui ne doit pas finir. Ce sera ici un débris de l'épithélium mullérien égaré au niveau du pôle tubaire de la surface ovarienne, par suite d'une anomalie fœtale. L'épithélium mullérien de la trompe et l'épithélium de recouvrement de l'ovaire, au lieu d'être séparés normalement à la « fimbria ovarica » sont, par une disposition anormale, en contact sur une certaine étendue, d'où possibilité de pénétration de débris qui, s'éveillant ultérieurement, donneront des tumeurs à type cylindrique cilié. Cette hypothèse, pas plus que celle de WILLIAMS, à propos d'une adhérence d'une frange tubaire à la surface ovarienne, pour expliquer les formations tubulaires tapissées d'épithélium cylindrique cilié, n'a pu être vérifiée et n'est plus aujourd'hui qu'un souvenir.

La tendance à invoquer des débris embryonnaires d'origine diverse s'accentue avec WALTHARD. Dans son mémoire (*Zür Ætiologie der ovarialadénome*), WALTHARD pense que les cellules qui constituent la membrane granuleuse du follicule ne viennent ni de l'épithélium germinatif ni des résidus du corps de Wolff dans l'ovaire. Ces cellules folliculaires sont disposées en foyers cellulaires ou en tubes disposés çà et là dans le stroma, et se trouvent en rapport avec un follicule primaire. Cette formation épithéliale, s'accroissant parallèlement au follicule, peut ne pas entrer tout entière dans la formation du follicule ; il reste alors des tubes plus ou moins développés et des amas cellulaires qui donneront plus tard des formations adénomateuses évoluant soit vers le kyste, soit vers l'épithélioma infiltré.

De plus, WALTHARD décrit dans l'épithélium superficiel de l'ovaire des foyers pluristratifiés de cellules plates, ou cubiques, ou cylindriques, avec ou sans cils, enfin des cellules caliciformes. Ce sont, dit-il, des amas de cellules congénitalement égarées dans les tissus normaux.

Ces *amas cellulaires* donnent des tubes adénomateux à revêtement variable, comme leur nature, d'où dériveront des kystes, des papillomes, des épithéliomas infiltrés. C'est dans ces débris embryonnaires qu'il faudrait voir l'origine des épithéliomas ovariens, si divers parfois de structure histologique. On trouvera peut-être là l'interprétation de certains néoplasmes à structure bizarre, comme ceux de SHATOCK et de LOCKYER. WALTHARD avait, dans ses deux hypothèses, éliminé soigneusement tout débris du corps de Wolff. Or, OLSHAUSEN, DORAN, HOWEL avaient depuis 1889 fait appel à cette origine wolffienne des tumeurs de l'ovaire.

Il est facile de voir, en étudiant l'embryologie de l'ovaire, combien cet organe est entouré de débris wolffiens. Sur une coupe d'embryons figurée dans le mémoire de Lecène sur les anénomyomes de l'utérus[1], on voit, tout au contact de la glande génitale, en dehors d'elle, des débris wolffiens. En les étudiant à un fort grossissement, on en retrouve certains qui sont formés de tubes tapissés d'un haut épithélium cylindrique ou de cellules caliciformes indiscutables. Lecène verrait volontiers dans ces débris wolffiens juxta ou intra-ovariens (ils persistent normalement dans le *rete ovarii* d'un certain nombre d'animaux, et il serait bon de les rechercher sur les ovaires d'enfants) l'origine de la majorité des kystes dits mucoïdes et d'un grand nombre de tumeurs épithéliales malignes, à grands kystes ou microkystiques de l'ovaire. Il a vu un certain nombre de fois des cancers demi-solides, demi-kystiques de l'ovaire — comme ils le sont si souvent — qui étaient tout à fait rattachables à ces débris wolffiens.

Cette opinion intéressante mérite toute l'attention des histologistes et appelle de nouvelles recherches pour l'admettre définitivement.

Quoi qu'il en soit, à l'heure actuelle, voulant simplement mettre la question au point pour le passé et pour l'orientation nouvelle, je dirai que ces épithéliomas infiltrés de l'ovaire ne peuvent — pas plus que les épithéliomas kystiques mucoïdes ou les papillaires — dériver des cellules épithéliales du follicule; ils n'en rappellent pas la morphologie cellulaire, et il faut chercher ailleurs, vers une inclusion épithéliale intra-ovarienne (débris wolffiens), les raisons de leur origine et les rapprocher des tumeurs mixtes du testicule (Lecène).

Il s'ensuit que les épithéliomas de l'ovaire — mucoïdes, papillaires, infiltrés —, parce que leur structure ne permet pas de les rattacher à l'épithélium de l'ovaire normal, doivent être rangés dans une classe à part des épithéliomas, à côté des épithéliomas adamantins et des cylindromes, parce qu'ils sont tous également développés aux dépens de débris épithéliaux aberrants (Lecène).

b) *Endothéliomes et périthéliomes.*

Ces deux mots, dont on a fait en Allemagne un étrange abus, désignent des néoplasmes développés aux dépens des cellules endothéliales de la tunique interne des vaisseaux (endothéliomes) ou de la gaine conjonctive périvasculaire (périthéliomes).

Cette définition semble devoir classer ces néoplasmes dans la série conjonctive, et telle fut, en effet, la signification histogénique qu'on leur

1. Lecène, *Annales de gynécologie*, 1909.

donna pendant longtemps. Une réaction s'opère actuellement qui change leur provenance et menace même leur existence, comme c'est le cas pour le périthéliome. De plus en plus on tend à ranger les endothéliomes ovariens parmi les épithéliomas dégénérés, et c'est la raison qui me les a fait placer ici comme un terme de transition entre les tumeurs de la série épithéliale et celles de la série conjonctive.

Pick, qui est avec Apelt, Barbour, Brouha, Brucker et Amann *junior* un de ceux qui ont le plus écrit sur cet endothéliome ovarien, en décrit les dispositions cellulaires suivantes :

1° Des chaînes de cellules d'aspect épithélial disposées parallèlement à la direction des fibres conjonctives du stroma dans les fentes dépourvues de revêtement endothélial, mais très nettement limitées par une ligne sombre ; à un examen attentif, ces chaînes cellulaires ne sont autre chose que des tubes remplis de lymphe ou de globules sanguins et sont formées par l'endothélium proliférant ;

2° Des formations cellulaires rappelant des glandes tubulées avec lumière distincte, difficiles à distinguer d'un adénome ou d'un adénocarcinome ;

3° Des points sarcomateux avec arrangement alvéolaire.

Ces trois dispositions peuvent coexister (un cas de Pick) ou exister séparément.

A cette disposition histologique, Amann ajoute les classifications histogénétiques suivantes :

a) Le périthéliome, naissant des gaines lymphatiques, voire même de la face externe du vaisseau sanguin lui-même ;

b) L'endothéliome intra-vasculaire, provenant de l'endothélium des vaisseaux sanguins ;

c) L'endothélium lymphatique.

D'après Procopio (de Naples), on ne saurait admettre sans réserve cette classification, parce que les rapports entre les capillaires sanguins et les capillaires lymphatiques dans le tissu ovarien n'ont pas encore été suffisamment élucidés.

L'origine endothéliale aurait été prouvée par la transformation prise sur le fait des cellules de l'endothélium lymphatique en cellules épithélioïdes, qui prolifèrent, remplissent les vaisseaux ou les fentes lymphatiques qui leur ont donné naissance, les brisent pour se ruer dans le stroma.

Cette origine endothéliale est l'objet de nombreuses controverses (Eckhardt, Voigt, Brouha). L'existence même de ces endothéliomes n'est rien moins que prouvée dans certaines observations (Olshausen, Amann *junior*, Eckhardt).

L'endothéliome, en définitive, quand il existe réellement (on en a rapporté sept cas), est-il un sarcome (MARCHAND, LÉOPOLD, AMANN), un carcinome (KLAATSCH) ou un lymphangio-carcino-sacrome (PICK)? Vient-il même du follicule (WENDELER)? Est-il distinct de l'épithéliome (BROUHA)?

En France, CORNIL et LETULLE semblent mettre en doute l'existence de l'endothélium vasculaire; ils se basent sur la facilité avec laquelle la cellule endothéliale réagit à l'irritation causée par les prolifications néoplasiques, en empruntant la forme même de la cellule néoplasique. D'autre part, existe-t-il dans l'ovaire des éléments susceptibles de donner naissance à des tumeurs méritant cette épithète? C'est ce qu'en l'état actuel de la question il est bien difficile d'affirmer.

CARL ne nie pas l'existence de l'endothéliome; il se rattache à ceux qui disent que c'est une variété bien caractérisée. « En anatomie normale, la conception d'endothélium est toujours flottante, et les cellules de couverture des grandes séreuses qui ont d'abord amené HIS à créer ce nom en 1865 cessent maintenant — depuis que la théorie du cœlome se répand de plus en plus — d'être considérées comme endothéliales. Les observations isolées, comme le prouve l'existence des cellules vibratiles sur les cellules qui tapissent la cavité pleuro-péritonéale (VON BRUN), ont ensuite apporté un appui à l'opinion de la nature épithéliale de ces cellules. »

Le revêtement péritonéal de l'ovaire occupe encore une place à part dans la séreuse péritonéale en ce que, par l'invagination, il donne naissance aux ovules dont personne ne niera la nature épithéliale.

WALDEYER avait caractérisé cette situation à part du péritoine ovarien par le nom d'épithélium germinatif.

A l'heure actuelle, on ne considère pas l'endothélium comme autrefois, c'est-à-dire comme formé par les fentes des vaisseaux et des lymphatiques. On sait aujourd'hui que du véritable endothélium on n'en trouve qu'à la partie postérieure de la cornée et de quelques fentes lymphatiques qui recouvrent les vaisseaux. Ce qui recouvre les séreuses, ce n'est pas un vrai endothélium bien démontré, c'est plutôt un épithélium.

D'autre part, ajoute CARL, c'est par déduction qu'on a attribué l'origine endothéliale à ces tumeurs; mais on ne peut faire une déduction sur des parties vieilles et dégénérées, il faudrait faire des examens sur des parties jeunes et éloignées pour saisir l'origine, et ce sera après avoir éliminé le carcinome et le sarcome qu'on pourra parler d'endothéliome.

A part cette question d'origine, de nombreuses causes d'erreurs empêchent une mise au point des endothéliomes ovariens. En outre des formes de transition entre les cellules endothéliales et les cellules épithélioïdes de l'endothéliome, des doutes peuvent naître de la présence dans ces tumeurs de productions pseudo-glandulaires signalées par beaucoup d'auteurs. Enfin, avant de porter le diagnostic d'endothéliome, il faudrait rechercher s'il n'existe pas de néoplasme primitif de tout autre organe (GLOCKNER).

Ces cellules épithélioïdes rendent souvent bien difficile la distinction entre l'endothéliome et l'épithéliome ; cependant les cellules endothéliales, même très hypertrophiées, n'atteignent presque jamais les dimensions des éléments épithéliaux, leur corps protoplasmique est moins nettement dessiné. Malgré tout, la confusion peut se faire encore, et l'on ne devra affirmer l'existence d'un endothéliome que lorsqu'on aura rencontré sur les coupes des vestiges reconnaissables des parois vasculaires. « On retrouvera souvent en ces points des figures de transition entre les cellules endothéliales normales, aplaties, et les formes cubiques, polyédriques, *pseudo-épithéliales, qu'elles affectent lorsqu'elles sont dégénérées.* » (POZZI, *Gynécologie*, p. 1025).

Cet aspect épithélioïde rappelle les tumeurs de l'ovaire décrites par KLEBS (adéno-sarcomes) et KRUKENBERG (fibro-sarcoma mucocellulare carcinomatodes), tumeur d'une malignité extrême.

Ce n'est pas tout : la tumeur peut revêtir aussi l'aspect du sarcome diffus, quand les cellules endothéliales dépassent les limites du vaisseau lymphatique, et envahir d'une manière désordonnée le stroma.

Tous ces aspects variés ont rendu confuse la physionomie exacte de l'endothéliome et autorisé toutes les interprétations. Il semble qu'on pourrait réduire cette diversité à de plus étroites proportions par la signification de dégénérescence à attribuer à ces éléments épithéliaux.

S'il est ainsi difficile de distinguer une tumeur endothéliale d'une néoformation épithéliale ou conjonctive, les difficultés doivent être encore plus grandes s'il faut faire le diagnostic entre une tumeur née de l'endothélium même et une néoplasie secondaire, née sur cet épithélium aux dépens d'éléments hétérogènes apportés par le sang ou la lymphe.

En voilà suffisamment pour montrer qu'en l'état actuel, il n'est guère de question plus obscure et plus difficile à traiter. Après les excès qui ont suivi les travaux de RECKLINGHAUSEN et de RINDFLEISCH, le domaine des endothéliomes pour d'autres organes (plèvres, méninges, péritoine) tend à se rétrécir. RIBBERT, en 1904, l'a réduit déjà à de plus justes proportions, et *l'on tend aujourd'hui à considérer ces soi-disants endothéliomes comme des épithéliomes ou des tumeurs mixtes* (A. MALHERBE, LECÈNE). Ce seraient des néoplasmes mixtes, participant à la fois des épithéliomes et des sarcomes. Il est bon de faire remarquer, dit MALHERBE[1], que plusieurs tumeurs données comme des endothélio-

1. A. MALHERBE. *Recherches sur le sarcome*, 1904.

mes de l'ovaire étaient liées à la présence de kystes dermoïdes : le fait est intéressant, car on sait qu'on peut trouver dans les dermoïdes toutes sortes de tumeurs associées, et que ces tumeurs fœtales ont une évolution tout à fait distincte de celle des tumeurs développées aux dépens de l'organisme adulte. Ces figures de tumeurs ne ressemblent pas aux espèces connues sous le nom d'endothéliome du cerveau, par exemple, dont les cellules sont lamelleuses. Il faut, par suite, réserver une place à part à ces tumeurs ; s'il était bien prouvé qu'elles procèdent de kystes dermoïdes ; il faudrait les constituer en groupe distinct, les cancers d'un kyste, les *fœtomes malins* (MALHERBE).

Si, d'autre part, on préfère les considérer comme des épithéliomes, il s'agit alors d'épithéliomes très atypiques infiltrant le tissu conjonctif.

En définitive, on tend actuellement à interpréter mieux, sinon plus clairement, la diversité des formes histologiques des endothéliomes et à les envisager soit comme des *tumeurs mixtes*, soit comme des *épithéliomas atypiques*.

Quant aux périthéliomes, leur existence est de plus en plus contestée, et l'on peut penser que les périthéliomes d'Eberth doivent être regardés comme des *sarcomes à disposition péri-vasculaire particulièrement marquée* (LECÈNE).

c) *Tumeurs chorio épithéliomateuses.*

L'existence en des points très divers de l'économie de tumeurs reproduisant exactement les formes histologiques des chorio-épithéliomes utérins est un fait démontré par les travaux de ces dernières années. Le mémoire de PICK [1], celui de YWASE [2] (de Tokio), l'article de FORGUE et MASSABUAU [3] sont les meilleures études de cette délicate question ; je leur ferai de larges emprunts.

Tout d'abord ces tumeurs sont rares puisque YWASE ne connaît d'authentique, que le cas de KLEINHAUS et deux cas observés par lui à la clinique de DÖDERLEIN ; FORGUE et MASSABUAU en citent également deux cas, mais il est à croire que le nombre s'accroisse à mesure qu'on y songera davantage.

Il y a des tumeurs chorio-épithéliales développées chez des femmes dans divers organes, mais en relation plus nette avec une grossesse, un accouchement ou un avortement. On a pensé qu'il s'agissait soit d'une

1. PICK. *Berliner Klin. Woch*, 1904, n° 7.
2. YWASE. *Arch. f. gyn.*, 1908, p. 414.
3. FORGUE et MASSABUAU. *Rev. de Gyn.*, 1908.

métastase d'une tumeur utérine passée inaperçue (Kossmann), soit d'une tumeur développée par une embolie syncytiale à point de départ utérin (Pick).

On les a rencontrées dans le testicule; Pick les a étudiées dans l'ovaire à propos de six observations.

Elles se présentent :

a) Tantôt comme des embryomes avec proliférations du tissu chorio-épithélial;

b) Comme des tumeurs chorio-épithéliales pures, dans lesquelles on ne trouve que des amas de cellules claires, type Langhans, et des formations syncytiales.

Les tumeurs du *type embryome* s'expliquent en disant que dans un embryome, qui renferme des dérivés des trois feuillets du blastoderme, l'ectoderme peut donner naissance aussi bien à du tissu chorio-épithélial — puisque Marchand, Duval, Siegenbeck, Van Hakeulom admettent que les éléments épithéliaux du chorion dérivent de l'ectoderme fœtal — qu'à du tissu nerveux ou à de l'épiderme.

Pick a étendu cette hypothèse pathogénique au deuxième groupe, celui des tumeurs chorio-épithéliomateuses pures; il pense qu'il faut les considérer aussi comme des embryomes, des *embryomes simplifiés*, dans lesquels les dérivés de l'ectoderme seul se sont développés sous la forme de tissu chorio-épithélial néoplasique.

Forgue et Massabuau ne partagent pas cette manière de voir, parce que, d'une part, l'aspect morphologique et la disposition des éléments constitutifs de ces néoformations ne sont pas caractéristiques du chorio-épithéliome vrai, et, d'autre part, des formations giganto-cellulaires peuvent se voir dans diverses tumeurs conjonctives ou épithéliales.

Les cancers épithéliaux à formations plasmodiales sont connus par les articles de Glockner, Pfannenstiel et Forgue.

En outre, la présence de cellules claires, à gros noyau, renfermant du glycogène, n'est pas davantage caractéristique d'une origine choriale.

Une autre raison, qui éloigne Forgue et Massabuau de l'opinion de Pick, c'est qu'il existe des tumeurs épithéliales ou conjonctives dans lesquelles on saisit la transformation des éléments cellulaires néoplasiques en formation de type chorio-épithéliomateux complet (cas de Michel, Schmaus, Sternberg, Marx, Djetimski, Forgue et Massabuau).

Dans toutes ces tumeurs, on trouve la série des termes de passage entre les alvéoles carcinomateuses, les amas cellulaires avec volumineux plasmodes et les foyers hémorragiques revêtus de bandes protoplasmiques de type syncytial.

Dès lors — laissant de côté pour l'instant les chorio-épithéliomes dans les embryomes — on peut considérer bien des tumeurs chorio-épithéliales pures ou placentomes rapportées dans la littérature comme *des épithéliomas dont les cellules subissent au contact des vaisseaux une transformation spéciale du type chorio-épithéliomateux* (chorio-épithéliomartig), mais ne représentent pas le chorio-épithéliome vrai, au sens de MARCHAND.

d) *Fibromes.*

Les seuls points que je veuille exposer ici sont le type histologique et les caractères anatomiques de l'évolution maligne. Pour ce qui est de l'anatomie macroscopique (nombre, volume, siège, consistance, etc.), tout cela est connu, se trouve partout et m'a paru de ce fait moins intéressant à exposer dans ce rapport que les points spéciaux que j'ai signalés.

En dépit des doutes émis, le fibrome pur, sans mélange à un degré quelconque de fibres musculaires, ce fibrome, dis-je, existe, mais il est encore assez rare, et on est à compter les cas. Le fibro-myome, dans lequel les éléments musculaires lisses se combinent dans des proportions variables avec les fibres conjonctives, serait plus fréquent, mais ses caractères histologiques sont bien connus, et, par suite, il me paraît inutile d'en parler ici[1].

Le fibrome pur est plutôt rare, puisque, sur un total de cent quatre-vingt-douze kystes ovariques, traités par VAUTRIN en dix ans, il a observé seulement cinq cas de fibromes. D'après d'autres, MARTIN, PFANNENSTIEL, DARTIGUES, on peut arriver à la proportion de 2 à 3 p. 100. Parmi les tumeurs de l'ovaire, le fibrome est encore le plus fréquent, puisque BRIGGS établit que sur quarante-neuf tumeurs solides, trente et une étaient des fibromes. J'ai eu moi-même la bonne fortune d'en opérer deux, chez deux sœurs, à quelques mois d'intervalle.

Le fibrome ovarien, au début, n'est pas, comme un fibrome utérin, un corps fibreux isolé dans le tissu de l'organe; c'est une lésion diffuse à laquelle l'organe participe tout entier. A son stade de début, on trouve une hypertrophie uniforme, portant inégalement sur divers points.

La forme de la tumeur rappelle parfois grossièrement celle de l'organe; dans les deux cas que j'ai opérés, il s'agissait d'une tumeur régulièrement arrondie, comme un fibrome utérin sous-péritonéal.

1. Ce que je dis ici pour le fibro-myome, je pourrais le redire pour d'autres parties de cette vaste question des tumeurs de l'ovaire. Ne devant pas être une étude complète de la question, mon rapport, pour rester dans l'esprit et le cadre habituel des travaux identiques, a dû se borner à exposer et mettre au point, d'une façon personnelle et nouvelle si possible, les points mal connus ou discutés de ce sujet. Le reste se trouve fait et bien fait partout, et j'ai reculé devant d'inutiles redites ou une banale copie.

La surface est tantôt lisse et tendue (deux cas personnels), tantôt bosselée en lobules. Ces bosselures épaisses, séparées par des sillons, indiquent l'inégalité de développement, plus active en certains points.

C'est, ai-je dit, une hypertrophie néoplasique massive intéressant tout l'organe. Ce qui le prouve, c'est la constatation de follicules de de Graaf, plus ou moins dilatés, plus ou moins atrésiés, sur toute la périphérie de la tumeur. La conséquence, disent Vatlrin et Hoche[1], c'est l'intégrité de l'épithélium germinatif superficiel et, par suite, l'absence d'adhérences. Les fibromes de l'ovaire restent, en effet, généralement mobiles et libres de toute adhérence, sauf dans les cas où il y a eu pelvi-péritonite ou quand la tumeur devenue volumineuse s'est enclavée. De même, chez les femmes âgées où l'épithélium germinatif est moins vivace et disparaît parfois (Léopold), les fibromes volumineux contractent des adhérences.

Au point de vue histologique, la tumeur est purement fibreuse; néanmoins, certains auteurs pensent que celle-ci ne saurait constituer une classe à part, étant donné qu'on peut voir dans les fibromes les plus purs quelques fibres musculaires lisses. A cela je répondrai qu'il y a des cas non moins nombreux où des coupes portant sur divers points de la tumeur n'ont pu montrer des éléments musculaires; la tumeur doit bien être regardée comme une variété à part du fibrome, un fibrome pur. A n'en pas douter, le fibrome pur n'est pas une exagération histologique, il existe réellement, mais en somme assez rare, et, pour lui donner ce qualificatif, des coupes en divers points devront être rigoureusement pratiquées.

Un fait histologique intéressant à noter aussi, c'est que le tissu ovarien lui-même a presque entièrement disparu de ces tumeurs. Ce n'est plus guère que dans la couche corticale qu'on peut rencontrer encore des vestiges des follicules de de Graaf, soit kystiques, soit hypertrophiés, soit encore atrophiés, comprimés par le tissu fibreux (Bantock).

Ceci admis, que devient ce fibrome? Il a une certaine propension à dégénérer en tumeur maligne. Or, cette marche vers la malignisation pourrait déjà être soupçonnée, du fait de la bilatéralité de la lésion (Vautrin et Hoche). Ce qui, d'autre part, prouverait que ce fibrome est doué de malignité, c'est qu'il s'observe surtout chez des femmes d'un certain âge. Cette dégénérescence fibromateuse de l'ovaire se produirait ainsi aux mêmes âges que la dégénérescence kystique, et cette coïncidence n'est peut-être pas sans valeur. « Que l'ovaire pathologique subisse les effets de la prolifération conjonctive ou de la prolifération épithéliale, il y a dans l'une et dans l'autre déviation morbide un danger pour l'orga-

1. Vautrin et Hoche, *Les fibromes de l'ovaire*, Rev. de Gyn., 1900.

nisme et une propension à une dégénération métatypique, puis atypique, suivie plus ou moins rapidement d'une généralisation fatale. Tel est le rapprochement que la comparaison des tumeurs kystiques et des fibromes de l'ovaire suggère à un chirurgien attentif, et si la notion de bénignité des fibromes s'est implantée dans l'opinion générale, cela tient à la pénurie des observations ou à leur rareté, et aussi à ce que l'on néglige souvent de rapprocher des fibromes certaines tumeurs solides et malignes de l'ovaire qui n'ont en réalité cessé d'être des fibromes purs que le jour où le sarcome et le cancer les ont envahis. » (VAUTRIN et HOCHE).

La dégénérescence du fibrome en sarcome n'imprime à la tumeur aucune modification extérieurement appréciable. Seule la consistance se modifie; de dur qu'il était à la coupe, il devient mou, dépressible, se laisse effriter par l'ongle et présente au toucher des foyers de ramollissement. A l'intérieur du tissu fibromateux pénètrent les prolongements du sarcome, sous forme d'éléments cellulaires arrondis ou irréguliers, disposés en groupes. La tumeur devient un fibro-sarcome sur lequel je ne vois rien à ajoûter de particulier.

Mais le fibrome n'existe pas toujours ainsi à l'état de pureté, et l'on trouve très souvent des fibro-myomes. HOMANS, BAGOT, KLEBS, TUCKE, TERRIER et HARTMANN ont cité de ces fibromes très riches en fibres musculaires lisses. Ils dégénéraient plus spécialement en sarcomes. Cette *transformation maligne des fibro-myomes* est encore un sujet de controverses : pour certains (PILLIET), le sarcome se développerait aux dépens du tissu conjonctif interstitiel de la tumeur, de celui spécialement qui entoure les petits vaisseaux ce serait un *sarcome surajouté au fibromyome*. D'autres pensent, au contraire, que dans ces cas ce sont les cellules musculaires lisses qui donnent naissance aux cellules fusiformes sarcomateuses. Ce point appelle de nouvelles recherches. Pour LECÈNE, en particulier, le sarcome proviendrait du tissu conjonctif et non des fibres lisses.

Enfin les tumeurs fibreuses sont pauvres en vaisseaux; il se peut, néanmoins que l'hypergénèse de l'élément vasculaire conduise à ces formes kystiques que SPIEGELBERG a dénommées *fibromes caverneux*.

e) *Les Sarcomes.*

Parmi les tumeurs malignes de l'ovaire, le sarcome est de beaucoup la plus fréquente. Il affecte indifféremment les nullipares et les multipares, et semble avoir son maximum de fréquence à deux périodes de l'existence; chez l'enfant au-dessous de 15 ans, et chez l'adulte entre 25 et 45 ans. Il est généralement bilatéral chez l'enfant et unilatéral chez l'adulte.

Son volume est très variable, depuis celui d'une bille à jouer jusqu'à remplir tout l'abdomen. Dans un cas de LOCKART, la tumeur mesurait 70 centimètres de circonférence et pesait 5.140 grammes; elle pesait 7 kilogrammes dans le cas de VILLARET.

La surface extérieure en est luisante, plus régulière que celle des fibromes, la forme lobulée, la consistance irrégulière. La paroi est très friable et sa rupture donne issue à des matières demi-solides rappelant la matière cérébrale.

Sur les coupes histologiques, on reconnaît que le sarcome pur est très rare; le plus souvent on a des formes mixtes associées (fibro sarcome, myxo-sarcome).

Les éléments sarcomateux eux-mêmes sont le plus souvent fuso-cellulaires (5 sur 7 cas de LOCKART); la variété globo-cellulaire est moins fréquente; le mélanique est exceptionnel, on n'en connaît que 6 cas (AMANN, RUSSEL, ANDREW, WESTENHOFFER, von LEYDEN, WINTERNITZ, BASSO, auquel il faut ajouter un septième, dû à SOUBEYRAND[1]).

Les sarcomes de l'ovaire affectent des aspects multiples; on y a rencontré divers éléments, et, somme toute, l'interprétation des coupes est aussi confuse et discutable que celle des tumeurs de la série épithéliale.

En voici quelques exemples.

A côté de l'observation de sarcome à myéloplaxes de SOULIGOUX, — tumeur originaire du tissu conjonctivo-vasculaire — en particulier du tissu vaso-formateur, avec cellules à noyaux multiples en rapport avec les vaisseaux sanguins, — voici celle de FABRIS qui est un lympho-sarcome, voici encore le rhabdomyome de VIGNARD dans lequel toute trace d'ovaire avait disparu. A cela ajoutons les sarcomes à cellules géantes, los oophoromes de BLAND SUTTON décrits tantôt comme sarcomes, tantôt comme carcinomes, et l'on aura une idée de la confusion qui persiste malgré tout dans les sarcomes de l'ovaire.

VIRCHOW signalait déjà ces difficultés à se prononcer entre le sarcome et l'épithéliome ovariens. GIBBON (1905) présentait une tumeur qu'il nommait fibro-sarcome, alors que pour LONGCOPE il devait s'agir plus probablement d'un endothéliome ou d'un carcinome. CURTIS fait le diagnostic d'une variété rare de sarcome à grosses cellules et ne peut préciser ni la nature ni l'origine de la tumeur. Une pièce de PHOCAS est diagnostiquée sarcome bien que le microscope ait montré une région où le stroma était rempli de grosses cellules d'aspect épithélioïde. DONHAUSER fut fort embarrassé pour donner un nom à une tumeur dont le

1. Présenté en juillet 1910 à la *Soc. de chir.*, mais non encore rapporté.

stroma ressemblait tantôt à celui de l'ovaire normal, tantôt avait l'aspect sarcomateux, tandis que çà et là on voyait des agglomérations cellulaires ayant l'aspect de l'adéno-carcinome.

Je pourrais citer encore d'autres exemples pour montrer qu'il est certaines tumeurs dans lesquelles il est fort difficile de différencier les cellules épithéliales des cellules conjonctives; mais c'est inutile, tous les histologistes connaissent ces difficultés, non surprenantes en somme si l'on sait que sur une des formations normales de l'ovaire règne la même incertitude, puisque on attribue à la granuleuse une origine conjonctive malgré l'aspect épithélial des cellules qui la composent (Dreyfus).

On a trouvé également des *cellules géantes* dans le sarcome de l'ovaire, voisinant, comme dans le cas de Pucher, avec des amas de cellules rondes, des cellules fusiformes. Il est vrai d'ajouter qu'il y avait aussi un kyste papillaire et dès lors la pensée d'une tumeur mixte (adéno-cystome papillaire et sarcome à cellules géantes) s'impose à l'esprit, et j'en reparlerai à propos des tumeurs mixtes.

Très rare également est le *Sarcome mélanique* qui montre à la coupe de larges cellules fusiformes, groupées comme dans le périthéliome et contenant de grosses granulations de pigment, lequel est surtout extracellulaire dans les zones dégénérées.

Sans doute, il y a beaucoup d'exactitude dans les descriptions histologiques de ces divers sarcomes, mais l'explication de cette grande variabilité de formes résiderait probablement dans les dégénérescences des éléments dont il faudrait trouver les figures de transition. Pour cela, il faudrait centraliser des pièces, les étudier en divers points, presque en série; alors seulement, avec des matériaux d'étude suffisamment nombreux, on pourra tenter une indiscutable description des sarcomes ovariens.

Quant à la provenance des sarcomes, on peut dire qu'ils prennent naissance aux dépens du stroma même de l'organe. On a invoqué un vice de développement ou une hyperplasie de tout le stroma; d'autres fois, enfin, c'est le tissu conjonctif de l'ovaire qui prend le caractère sarcomateux. Il est bien d'autres formations conjonctives dans l'ovaire qui doivent bien, d'après Dreyfus, donner également des sarcomes : ce sont les thèques, enveloppes conjonctives des follicules où le stroma prend une structure et une disposition différentes de celles qu'il affecte dans le reste de l'organe. De cette espèce était la tumeur observée par Russel et Schenck (1902), née vraisemblablement de la thèque folliculaire.

Avec les classiques, je nommerai ici *la tumeur née aux dépens du corps jaune*, bien que les modernes tendent à les ranger avec les déciduomes dans la série épithéliale. Je citerai après DE BOVIS les cas de SANTI, DE VOIGT, SCHALLER et PFÖRRINGER, MICHELAZZI, GROUZDEW et DE KIME.

Tout récemment un cas de SMALWOOD et SAVAGE[1] est venu s'ajouter à ceux-ci; il s'agit d'une tumeur maligne double issue du corps jaune, parce que la section montrait un tissu jaunâtre assez semblable au tissu du corps jaune; les cellules constituantes, bourrées de protoplasma, avaient une ressemblance très grande avec les cellules du corps jaune au dernier stade de leur développement; elles subissent comme elles une dégénérescence vésiculeuse. La transformation dernière de la tumeur était la nécrose par extravasation sanguine et infiltration œdémateuse.

Ces cas trouveraient, semble-t-il, leur explication dans les anomalies de formation et de développement du corps jaune.

Le *myxome* pur n'a jamais été observé; on trouve seulement de nombreux cas de dégénérescence myxomateuse dans les kystadénomes, sarcomes, endothéliomes. Dans le fibrome il est confondu avec le tissu fibreux, par torsion du pédicule.

WALTHER (de Manchester) rapporte l'observation d'un myxosarcome familial (trois sœurs de la même famille).

Les *hémangiomes* sont, en fait, des tumeurs très rares. On les a presque toujours confondues avec la congestion, la dilatation artérielle, capillaire ou veineuse qui se produit sous l'influence de la torsion pédiculaire. L'hémangiome vrai se voit en dehors de ces troubles circulatoires grossiers, comme un tubercule isolé, circonscrit dans un ovaire par ailleurs sain ou atrophié.

Pour les *lymphangiomes*, même confusion entre le lymphangiome vrai et les lymphangiectasies dans les fibromes ou les sarcomes. Ils sont semblables aux fibromes, gros comme un pois, une cerise ou le poing, de couleur gris-blanc, mais moins friables que le sarcome. La tumeur est-elle bénigne? PFANNENSTIEL en doute, ayant vu des îlots angiomateux envahir un follicule; la structure histologique répondait à la définition de RIBBERT : « c'est un fibro-endothéliome ». Ces lymphangiomes sont de simples curiosités histologiques, mais d'intérêt relatif puisqu'ils n'ont pas d'histoire clinique.

Le *rahbdomyome*, très exceptionnel (VIRCHOW, VIGNARD), formé aux dépens du tissu musculaire, est composé d'éléments musculaires lisses

1. SMALWOOD et SAVAGE, *Brit. med. Journ.*, 9 oct. 1909, p. 1032.

embryonnaires et de cellules carcinomateuses ou myxomateuses, lesquelles ne sont probablement que des cellules sarcomateuses ou musculaires à l'état embryonnaire. Le fait de constater des éléments musculaires striés dans un organe qui, normalement, à l'état adulte, ne doit pas en contenir, indique que le néoplasme a pris naissance dans des débris embryonnaires de muscle strié (fragments de myotomes entraînés par le corps de Wollf).

Après l'étude de ces diverses formes de sarcome, sera-t-il utile de parler maintenant du *carcinome?* Les anatomo-pathologistes modernes répondraient par la négative. « Inutile d'insister — écrit CHEVASSU pour les tumeurs analogues du testicule — sur la valeur toute fictive que présente cette disposition en alvéoles; les dispositions réciproques des cellules néoplasiques et du tissu conjonctif dépendent uniquement de la rapidité avec laquelle se développe le cancer; s'il se développe lentement, le tissu conjonctif a le temps de réagir; il dresse des barrières : on a l'aspect du carcinome. L'infiltration est-elle, au contraire, plus rapide, les cellules épithéliales se glissent au milieu du tissu conjonctif de l'organe qui reste stupéfié, présentant un minimum de réactions, ne montrant bientôt plus, submergé qu'il est par le flot envahisseur, que les pièces essentielles de son squelette, en particulier ses vaisseaux » (page 23).

J'ai reproduit volontiers cette façon originale de voir et d'exposer les choses; en tout cas, la disposition aréolaire du carcinome se voit quand l'infiltration s'est faite de telle sorte que les cellules néoplasiques se trouvent enserrées dans des loges fibreuses; je ne crois donc pas utile d'insister davantage sur les données connues de ces dispositions carcinomateuses. Elles n'ont, en effet, rien de particulier à l'ovaire.

B) TUMEURS HÉTÉROTOPIQUES.

C'est ici la grande classe des néoplasmes où se rencontrent en majeure partie des éléments étrangers à l'ovaire (corps thyroïde, capsule surrénale, os, cartilage, testicule); c'est également dans ce chapitre qu'il conviendra de parler des embryomes intra-ovariens, tératomes, tumeurs mixtes. Dans cette grande famille, je ne m'attacherai qu'aux figures anatomiques les plus fréquentes et les plus intéressantes au point de vue clinique; le reste n'étant que trouvailles histologiques, curieuses par leur aspect inattendu, j'en dirai quelques mots seulement au début de ce chapitre.

1° Tératome thyroïdien (struma ovarii, goître ovarien)[1].

Cette variété de tumeurs malignes de l'ovaire, contenant du tissu thyroïdien, a été signalée par GOTTSCHALK (1900) et KRETSCHMANN (1901), et on en compte actuellement vingt-cinq cas publiés. GOTTSCHALK l'appelait « folliculome malin ». L'identité entre ce tératome et l'adénome du corps thyroïde a été établie par KRETSCHMANN et PICK. Plusieurs théories ont été proposées pour expliquer l'origine de ces tératomes : KRETSCHMANN pense qu'il s'agit d'une métastase de la glande thyroïde, mais on peut s'en étonner, car c'est en général dans les os que se font ces métastases.

D'autre part, des greffes d'un goitre simple ou de la glande normale ne peuvent davantage être invoquées, car la nature histologique de ces tumeurs s'oppose à cette conception.

PICK attribue le goitre ovarien à un tératome de l'ovaire avec production excessive de la partie thyroïde, sorte de tumeur monodermique au lieu d'être tridermique comme le sont les tératomes, par définition histologique actuelle (WILMS). PFANNENSTIEL estime invraisembla-

1. Voici la bibliographie complète de cette question nouvelle et qui pourrait intéresser quelques personnes qui voudraient se faire une opinion plus complète :

1. GOTTSCHALK, *Arch. f. Gyn.*, 1899, p. 676.
2. KATSURADA. *Zieglir's beitr.*, 1901, p. 179.
3. PICK, *Berl. Klin. Woch.*, n° 19, p. 442.
4. GLOCKNER, *Zentr. f. Gyn.*, 1907.
5. MEYER, *Virchow's arch.*, 1909, p. 538.
6. WALTHARD, *Zeitsch.*, *f. geb. u. gyn.*, 1909, p. 567.
7. LANG, *Corresp. f. Schweiz. aerzte*, 1900, Bd XVIII.
8. KRETSCHMANN, *Monatsch. f. geb. u. gyn.*, 1904, p. 339.
9. LECÈNE, *Ann. de Gyn.*, 1904, p. 14 (Sur la présence de tissu thyroïdien dans la paroi des kystes de l'ovaire).
10. POLANO, *Zeitsch. f. geb. u. gyn.*, 1904, p. 1.
11. RIBBERT, *Geschwoulstlehere*, 1904, p. 651.
12. EVERSMANN, *Arch. f. gyn.*, 1905.
13. ULESCO-STROVANOVA, *Monats. f. geb. u. gyn.*, 1905, p. 503.
14. H. BELL, *Brit. Journ. of obst. and gyn.*, 1905.
15. SWANTON, *Brit. Gyn. Journ.*, 1907, p. 244.
16. ANSPACH, *Un. of penna. med. bull.*, 1909, p. 337.
17. SCHRŒDER, *Arch. f. Gyn.* Bd LXI, tab. 8.
18. VAGEDES, *Monat. f. geb. u. gyn.*, 1907.
19. FRANK, *The Amer. Journ. of Obst.*, sept. 1909 (à l'un des pôles de la tumeur on trouva un noyau osseux normal avec des canaux de Havers).
20. NORRIS, *Ibid.*, déc. 1909, p. 985.
21. PROESCHER et RODDY, *Ibid.*, avril 1910, p. 619.

ble que dans un tératome un feuillet ou mieux, un tissu hautement différencié puisse primer ainsi tout le reste de l'organe et l'étouffer. PICK étaya la théorie en disant que le tissu thyroïdien est très fréquent dans les dermoïdes.

Enfin, on a voulu voir là une dégénérescence colloïde d'un adénome banal de l'ovaire.

PROESCHER et RODDY penchent plutôt vers l'origine embryonnaire (déplacement d'un blastomère aberrant) que vers l'origine métastatique (embolie d'une thyroïde normale ou d'une hypertrophie thyroïdienne ou goitre colloïde).

Ces tumeurs atteignent le volume du poing, comme dans les cas de SWANTON, de WERDER-PROESCHER-RODDY et de WEISS-PROESCHER-RODDY, et les figures qui accompagnent leurs deux observations sont des plus positives, tant à ce point de vue que pour la structure microscopique.

De telles tumeurs à tissu thyroïdien prédominant, véritables thyroïdes aberrantes, ont-elles une fonction comme la glande thyroïde? On l'ignore.

2° Hypernéphrome ovarien.

C'est une tumeur encore plus rare que la précédente. On ne connaît, en effet, que cinq cas de cette néoplasie singulière, formée aux dépens de débris aberrants de la surrénale, débris siégeant dans le ligament large. Au sujet d'une belle observation de GAUDIER, le professeur HARTMAMN fit à la Société de chirurgie (27 mai 1908, p. 709) un exposé très clair du sujet, et auquel nous renvoyons.

GRAWITZ d'abord, LECÈNE ensuite ont montré l'importance des débris aberrants de capsules surrénales en prouvant que la majeure partie des tumeurs malignes du rein étaient des hypernéphromes. On a trouvé des débris surrénaux dans le ligament large (4 cas dont le dernier est celui de LECÈNE) et jusque dans le parenchyme ovarien (5 cas avec celui de GAUDIER). Dans ce dernier, il s'agissait d'une fillette de quatre ans, dont l'ovaire gauche était le siège d'une tumeur grosse comme une orange. L'examen microscopique permit d'éliminer le diagnostic de sarcome, de corps jaune hypertrophié, par la disposition radiée des cellules bordant des cavités vasculaires et qui reproduisent tout à fait l'image de la zone corticale de la surrénale. Il y avait, en outre, des cordons épithéliaux creux rappelant l'aspect des tubes urinifères, disposition décrite par GRAWITZ dans les tumeurs hypernéphroïdes d'autres organes.

PICK avait, dans son article de 1901, réuni quatre observations analogues.

Au point de vue de la genèse de ces tumeurs, Pick considère que certaines tumeurs génitales ne seraient autre chose que des capsules surrénales aberrantes entraînées par la glande au cours de sa migration. Cette explication est applicable *à fortiori* aux cas cités plus haut qui sont de véritables hypernéphromes ovariens.

3° **Adénome ovotesticulaire** (Pfannenstiel).

Pick et Schickele, dans deux cas, ont trouvé des ovaires porteurs de tumeurs bilatérales, grosses comme des mandarines et ovalaires, en partie solides et kystiques, formées de tubes épithéliaux à une seule assise de cellules hautes. Elles ressemblent à l'adénome du testicule et nullement aux tumeurs décrites jusqu'ici dans l'ovaire. Pfannenstiel, qui est bien que je sache le premier à les étudier, leur a donné le nom d'adénomes ovotesticulaires.

D'après Pick, il s'agissait d'un hermaphrodite vrai dont la glande mixte portait une tumeur grosse comme un œuf de poule. Krœmer a vu dans le testicule d'un pseudo-hermaphrodite masculin un noyau opaque, de couleur jaune, analogue à l'ovotestis de Pick et Schickele[1].

Ces curiosités ne pourraient-elles trouver une explication dans le fait embryologique, bien démontré par le professeur Tourneux, de l'hermaphroditisme primitif et temporaire de la glande génitale : des éléments mâles pourraient persister après ce stade sexuel indifférent et proliférer, ainsi qu'il arrive pour d'autres débris embryonnaires.

4° **Les tumeurs mixtes.**

Sous cette rubrique, on comprend actuellement les néoplasmes formés par plusieurs tissus différents qui se développent indépendamment les uns des autres et sans présenter de connexions qui rappellent une disposition anatomique normale (Lecène).

A ces tumeurs on reconnaît trois variétés :

Les tumeurs mixtes simples,
Les tumeurs mixtes tératoïdes ou embryomes,
Les tératomes.

A cette division, maintenant classique, il faut apporter, chemin faisant, quelques modifications ou subdivisions pour lui permettre de grouper

1. Gerbis, *Les formations hermaphrodites chez l'homme*, thèse de Giessen, 1907.

selon des conceptions nouvelles des tumeurs d'une plus ou moins grande complexité.

C'est ainsi que le groupe des tumeurs mixtes simples n'a pas de représentant dans la série des tumeurs ovariennes; l'ostéome, le chondrosarcome, qu'on a pu parfois appeler des tumeurs mixtes, sont au fond des embryomes particuliers, simples ou dégénérés et, comme tels, s'expliquent pathogéniquement par des inclusions blastomériques de la masse protovertébrale et non par dérivation d'un seul feuillet du blastoderme, sorte de tumeur monodermique, comme le pense PICK.

a) *Tumeurs mixtes tératoïdes* (*embryomes*).

Tantôt sous la forme de kystes volumineux, décrits jadis sous le nom de kystes dermoïdes, et plus récemment d'embryomes kystiques (WILMS), tantôt sous forme de tumeur solide en grande partie avec de petits kystes, sous le nom d'embryomes, ces tumeurs sont caractérisées par ce fait commun de renfermer les trois éléments du blastoderme. Pour cette raison, le nom de *tridermomes* qui leur a été donné par WILMS est parfaitement justifié.

Ces *embryomes kystiques* sont formés d'une paroi épaisse dont la face interne est revêtue d'une membrane qui a les caractères de la peau, dont les dépendances (cheveux, poils, dents) avaient seules retenu l'attention des observateurs qui avaient pour cela appelé la tumeur kyste dermoïde. Or, des études histologiques plus complètes ont révélé, dans cette paroi kystique et en certains points, des tissus qu'on ne s'attendait guère à y rencontrer. On y a vu du cartilage, de l'os, du tissu musculaire lisse ou strié, de la substance cérébrale, des ganglions nerveux, du corps thyroïde. L'épithélium de cette paroi peut renfermer, à côté des éléments cutanés des éléments épithéliaux ciliés, cylindriques, caliciformes comme dans l'intestin, pavimenteux strafié avec formations adénoïdes sous-jacentes, rappelant la structure de l'amygdale. Tous les feuillets du blastoderme y sont donc représentés par leurs dérivés, et l'on peut considérer ces tumeurs non plus comme des kystes dermoïdes, mais comme des tumeurs contenant tous les feuillets embryonnaires à un stade plus ou moins avancé, et, pour cela, on les désignera comme tumeurs embryoïdes ou embryomes kystiques.

Dans l'EMBRYOME KYSTIQUE OU SOLIDE, *ces dérivés des feuillets embryonnaires sont reconnaissables seulement au microscope*, ce sont des caractères histologiques de la paroi; au contraire, le TÉRATOME sera *cette tumeur solide ou liquide contenant des organes embryonnaires* (mâchoire, os, etc.) *parfaitement reconnaissables à l'œil nu.* Je tiens dès maintenant à rappeler cette distinction pour mettre en garde contre l'emploi impropre autant qu'abusif qu'on fait du mot tératome pour désigner toute tumeur mixte de l'ovaire.

Les *embryomes solides*, complètement solides ou microkystiques, comme les précédents, dérivent des trois feuillets du blastoderme et sont souvent disposés en ébauches d'organes, tels ces kystes à contenu visqueux, colloïde, dont la paroi renferme de hautes cellules cylindriques représentant les tissus dérivés de l'ébauche digestive. Les dérivés ectodermiques seront ces cellules épithéliales pavimenteuses disposées en amas dont le centre contient une ébauche de globe corné. Les dérivés mésodermiques y sont représentés par des fibres lisses, du cartilage, des fibres striées, etc., et selon qu'un de ces éléments prédominera, on aura l'enchondrome, l'ostéome, le myxome, etc. *L'os vrai*, par exemple, avec périoste, ostéoblastes et moelle, ne se rencontre dans l'ovaire que dans les dermoïdes et les tératomes, ce qu'on voit plutôt c'est le fibrome ostéoïde ou fibrome sclérosé, infiltré de chaux. Ce ne sont donc pas des tumeurs osseuses primitives, mais des modifications de tumeurs préexistantes. Le dépôt calcaire peut se faire par infiltration diffuse, comme dans le fibrome, ou par dépôt circonscrit d'une *pierre ovarienne* (ovarialsteine). Le processus calcaire est un processus de dégénérescence qui se rencontre surtout chez les femmes âgées.

Chondrome. — Kiwisch a décrit des formations de cartilage dans la couche externe d'un fibrome de l'ovaire bilatéral, et Buet dépeint l'ossification, dans son cas de fibrome, comme un stade cartilagineux. On aurait alors un fibro-enchondrome.

Ce processus n'a aucun rapport avec le chondrome vrai, appelé enchondrome de l'ovaire, analogue aux tumeurs mixtes de la parotide, du sein, des reins, du testicule. Hors des formations cartilagineuses des dermoïdes et des tératomes, le chondrome vrai est très rare dans l'ovaire; les cas de Reis, Jung se rapportent à des variétés de tératomes. En fait, si le chondrome vrai existe, il a une grande tendance à la malignité et aux métastases, il devient alors un chondro-sarcome.

Toutes ces notions sont connues et acquises, je n'aurai point la naïveté de les vouloir décrire; il me paraît moins banal de s'arrêter un peu à la question des embryomes dégénérés.

Embryomes dégénérés. — « L'embryome, dit Chevassu, est un organisme d'une classe très rudimentaire, mais qui vit en parasite sur l'organe qui en est porteur. » Comme tout être vivant, il est susceptible de maladies et, dans l'espèce, de dégénérescences malignes des éléments qui le constituent. Il semble même que l'embryome soit prédisposé à cette évolution maligne et qu'il ne puisse manquer à cette obligation.

Chacun des tissus multiples qui composent la tumeur pourra évoluer isolément vers la malignité, et il serait possible que l'enchondrome, le myxome et l'ostéome ne soient que le résultat d'une évolution désordonnée vers une néoplasie, bénigne dans l'enchondrome et l'ostéome, maligne dans le myxome.

Par contre, quand c'est le tissu épithélial qui prolifère activement, l'embryome dégénère en tumeur maligne. Or, le tissu épithélial existant sous des formes diverses (pavimenteux, cylindrique, etc.), on observera comme types dégénérés l'épitélioma pavimenteux, l'épithélioma cylindrique, etc. C'est surtout l'épithélium cylindrique qui dégénère : la paroi de ces kystes végète, les cellules s'accroissent, les noyaux se gonflent et montrent des figures de karyokinèse. Les cellules se multiplient, tendent à combler la lumière de la cavité kystique, pendant que, en dehors du kyste, les cellules s'infiltrent dans le tissu conjonctif, déterminant tantôt de nouveaux kystes, tantôt, par infiltration dans les travées conjonctives, des formations carcinomateuses. BUKOJEMSKY[1], dans une tumeur solide bidermique (endoderme et mésoderme), a pu déceler en plusieurs points l'existence d'une dégénérescence cancéreuse de l'épithélium cylindrique et de ses glandes et une infiltration sarcomateuse du tissu conjonctif. En effet, en même temps que prolifère l'élément épithélial, le tissu conjonctif s'infiltre de cellules rondes embryonnaires et donne naissance, comme dans l'observation précédente, à une dégénérescence sarcomateuse[2].

A ce processus de dégénérescence se rattachent certaines *tumeurs à formation chorio-épithéliomateuse* décrites par FORGUE et MASSABUAU. Ces auteurs pensent, comme CHEVASSU, qu'il y a un rapport intime entre la dégénérescence épithéliomateuse des embryomes et leur dégénérescence placentaire laquelle est peut-être due à ce que la prolifération épithéliomateuse très maligne s'attaque aux vaisseaux jusqu'à les ouvrir et se transforme au contact du sang circulant en revêtement de type syncytial plus ou moins précis.

Sans doute, ce n'est encore qu'une hypothèse, faute de pièces démonstratives, mais elle s'appuie sur les observations publiées d'HANSEMANN et de CHEVASSU, et d'autre part « rapprochant ces faits de l'existence indéniable de formations chorio-épithéliales pures dues à une dégénérescence spéciale des carcinomes ou des endothéliomes, étant donné la

1. BUKOJEMSKY, *Arch. f. Gyn.*, 1908, p. 142.

2. Dans un cas récent de Nadal et Lacoutnre (*Soc. anat.*, juin 1910), on a pu constater sur les préparations l'origine de la tumeur maligne *aux dépens d'un seul des tissus constitutifs du néoplasme*. C'est là le prototype de la dégénérescence des tumeurs à tissus complexes *aux dépens d'un seul élément*, aboutissant à la constitution d'une tumeur.

fréquence de la dégénérescence maligne des embryomes et des tumeurs mixtes, on peut être en droit de formuler d'une façon ferme l'opinion que les productions chorio-épithéliomateuses dans les tératomes sont probablement liées d'une façon intime à la dégénérescence maligne de certaines de leurs formations épithéliales. » Telle est la signification de ces productions que MASSABUAU, à l'encontre de PICK, a séparé des chorio-épithéliomes vrais. Il y a donc une tendance très marquée à voir des rapports intimes entre la dégénérescence épithéliomateuse des embryomes et leur dégénérescence placentaire. CHEVASSU en arrive même à se demander « si l'aspect placentaire n'est pas dû à ce fait que la dégénérescence épithéliomateuse extrêmement maligne s'attaquait aux vaisseaux jusqu'à les ouvrir : le contact du sang circulant et des cellules épithéliomateuses aurait transformé la ou les couches les plus superficielles des cellules épithéliales en un véritable syncytium. » CHEVASSU ne veut cependant voir là encore qu'une spécificité cellulaire : il y aurait d'abord un kyste dérivé de l'ectoderme chorial de l'embryome (choriome) qui pourra secondairement, en détruisant les vaisseaux, devenir un placentome, tout comme, à l'état normal, le syncytium du placenta n'est qu'une formation secondaire, apparaissant quand le chorion primitif se trouve au contact du sang maternel. Celui-ci s'est écoulé des vaisseaux parce que les vrilles choriales en ont perforé les parois.

L'analogie est telle entre les embryomes testiculaires et ovariens qu'il est permis de faire le même raisonnement pour les deux. FORGUE et MASSABUAU ont d'ailleurs appliqué déjà ces analogies dans leur travail déjà cité.

La présence des cellules géantes dans la paroi d'un dermoïde a provoqué d'autres explications. Dans la partie de la paroi kystique qui regardait l'embryome, le professeur TAPIE[1] constatait que le revêtement épidermique cessait brusquement et se trouvait remplacé par une épaisse couche d'éléments cellulaires où abondaient d'énormes cellules géantes.

Ces dernières présentaient tous les intermédiaires entre des éléments arrondis à un ou plusieurs noyaux et les énormes plaques plasmodiales renfermant trente à quarante noyaux. Quelques vaisseaux à parois embryonnaires se voyaient au milieu de ces éléments multinucléés. Cette lame cellulaire multinucléée dépassait, en épaisseur, l'épiderme, ne reposait pas sur une basale, mais bien directement sur le tissu conjonctif de la paroi qui apparaît assez pauvre en vaisseaux. Cette cloison ne présente aucune trace de réaction inflammatoire. Était-ce un tissu de granulation? était-ce une transformation *in situ* de l'épithélium? Ces éléments giganto-cellulaires ont-ils, en d'autres termes, une origine épi-

1. TAPIE. La *Province médicale*, 23 juillet 1910.

théliale ou une origine conjonctive? Le professeur TAPIE incline vers l'origine conjonctive parce qu'au point où l'épiderme cesse brusquement, il n'a pu voir aucune forme de transition, on dirait que l'épiderme soulevé tombe en masse et disparaît. La lame plasmodiale ne repose sur aucune basale; elle ressemble à un tissu de granulation avec cellules jeunes et vaisseaux à parois embryonnaires, parmi d'innombrables éléments multinucléés. La lame connective sous-jacente n'offrant aucune trace de réaction inflammatoire, on peut penser que beaucoup d'éléments arrondis sont des leucocytes diapédésés qui concourent par la multiplication de leurs noyaux non suivie de la division du protoplasma à la formation d'éléments multinucléés. Ces cellules géantes n'auraient donc pas une origine épithéliale, mais seraient d'énormes phagocytes, véritables *cellules géantes à corps étrangers* qui s'incorporent les éléments anatomiques nécrosés et dégénérés. C'est l'explication donnée par KŒNIG et GOLDMANN pour des cellules géantes rencontrées dans des kystes dermoïdes de la peau, avec cette différence que GOLDMANN pense que la coalescence des éléments épithéliaux peut réaliser ces formes plasmodiales multinucléées, tandis que KŒNIG soutient qu'ils proviennent des éléments conjonctifs de la paroi.

Cette phagocytose contre les corps étrangers réalisée par le parenchyme de l'ovaire a été étudiée récemment par OULESKO-ORGANOFF[1]. Sous l'influence des diverses substances (sang, graisse, cheveux, poils), contenues dans les kystes dermoïdes, le parenchyme ovarien, ou ce qui en reste, se transforme en tissu phagocytaire, constitué par une infiltration de cellules rondes avec cellules épithélioïdes et cellules géantes. Dans les cellules phagocytes peuvent se trouver des granulations et des amas jaunes qui offrent des ressemblances avec la lutéine du corps jaune.

Par résorption de la graisse des dermoïdes, il se forme dans le parenchyme un tissu spécial, vacuolaire, aux dépens des lymphatiques, de leurs cellules endothéliales et des cellules migratrices; les vacuoles sont remplies de graisse. Il se pourrait, en définitive, que ces cellules géantes soient un mode de réaction de défense du parenchyme ovarien contre les corps étrangers des dermoïdes.

La question très intéressante des cellules géantes se présente donc avec cette double hypothèse de l'origine épithéliale et de la provenance conjonctive, sans qu'il soit encore possible de donner une solution absolument satisfaisante; je me suis borné a exposer — un peu longuement, mais à dessein — l'état de la question.

1. ROUSSKI. VRATCH, 1907, 17 novembre, p. 1612.

Une autre particularité à rappeler — car ce n'est plus une rareté — c'est la *combinaison d'un embryome et d'un cystome*. J'en trouve un exemple dans une observation du professeur TAPIE. Les auteurs ont pensé que la présence d'un kyste dermoïde dans l'ovaire est susceptible de provoquer dans cet organe des modifications de structure qui sont de nature à exciter la prolifération néoplasique. Or, on peut ne trouver dans l'étude de la cloison mitoyenne aucune trace de fusion des deux parois distinctes, et la question peut se poser de l'existence d'un seul et même kyste. Les kystes dermoïdes se distinguent du néoplasme ordinaire par l'absence de tendance à l'envahissement et parce que les tissus qui les constituent sont normaux dans leur évolution et dans leur agencement. Mais nous savons fort bien que les néoplasies malignes peuvent se développer sur ces tissus en ectopie congénitale, à un âge variable de la vie, comme sur des tissus normaux. Pourquoi se refuserait-on à admettre que les néoplasies bénignes peuvent aussi pousser sur le même terrain? Ne peut-on pas penser qu'à un moment donné un îlot endodermique (l'endoderme était largement représenté dans l'observation du professeur TAPIE) a pu évoluer dans le sens néoplasique? Il s'agit donc vraisemblablement de « formations d'origine congénitale, aussi bien pour l'embryome que pour le cystome, en réalité d'une formation unique dont les deux parties constituantes ont évolué à des âges différents. » *(Loc. cit.*, p. 321.)

b) *Les Tératomes.*

Selon la définition déjà donnée, il s'agit ici de tumeurs formées par des tissus multiples, à l'état d'organes *visibles à l'œil nu* (os, mâchoires, dents, etc.), l'embryome et la tumeur mixte renfermant des tissus multiples, visibles seulement au microscope; la distinction est importante, en raison de l'emploi indifférent qu'on fait des mots tératome et embryome.

Mais dans ces tissus reconnaissables macroscopiquement, il faudrait faire, d'après DAELS[1], une distinction importante. La tumeur enlevée par son maître BENDA, formée des dérivés des trois feuillets, était constituée par des tissus à l'état jeune, en voie de développement, le tissu adulte n'y figurant qu'en très petite quantité. Il s'agissait d'un tératome embryonnaire en voie de prolifération; aussi préfère-t-il avec Askanazy faire une distinction dans les tératomes et donner le nom d'*organomes* à ces tumeurs pourvues de tissus en voie de développement, tandis que les tératomes représenteraient les tumeurs mixtes constituées par des tissus adultes.

1. DAELS. *Arch. f. Gyn.*, 1908, p. 276.

Cette distinction admise, il me paraît qu'on peut ranger parmi les organomes le cas fort curieux de ZÉRENINE[1] (Moscou) relatif à un embryome ovarien de la cavité abdominale. Cette tumeur (3 kilos), accompagnée d'ascite, occupait toute la moitié droite de l'abdomen, du rebord costal à l'épine iliaque antéro-supérieure, sans rapport avec le foie et les organes génitaux et était accompagnée de deux autres tumeurs comme le poing semblables à la première et insérées sur le mésentère par un pédicule. Au microscope, il y avait une infiltration énorme de cellules petites donnant au premier abord l'aspect du sarcome. En réalité, ce sont les *éléments du tissu ovarien embryonnaire*, sans caractères de malignité (tubes de Pflüger, vésicules de de Graaf, cellules à lutéine), et ZÉRENINE pense qu'il s'agissait là d'un embryome développé aux dépens du tissu ovarien resté à la région lombaire au cours du développement de l'ovaire.

Le tératome proprement dit sera kystique ou solide. Kystique, c'est l'ancien kyste dermoïde avec des *tissus adultes*, organisés (mâchoires), et pour lequel on peut encore se reporter à la description que CHEVASSU consacre à la tumeur semblable dans le testicule. Il montre que *l'épithélium interne de ce kyste dermoïde n'est autre que l'épithélium amniotique*, ce qui implique l'origine amniotique des kystes dermoïdes, opinion approuvée par CORNIL.

D'autre part, tandis que, dans le testicule, les tératomes sont bridés par une albuginée résistante, dans l'ovaire ils peuvent se développer plus librement et s'extérioriser vers la cavité abdominale, tout comme les follicules de de Graaf, à mesure de leur maturation. Ainsi s'explique le volume considérable du contenant (le kyste) par rapport au contenu (l'embryome), si bien que ce dernier peut passer inaperçu si on ne le cherche pas bien sur la paroi du kyste (CHEVASSU).

Un autre point de vue à examiner est la *bilatéralité* des tératomes ovariens et son explication. Cette bilatéralité est assez fréquente, vingt fois sur dix-sept cas d'après PAULY, soit 17,09 p. 100. Pour BAUDOIN, il s'agit d'un tératome, c'est-à-dire d'un embryon endocymien avorté. En effet, « l'inclusion se faisant à une époque où les ovaires ne sont pas différenciés encore et l'adhérence avec la partie antérieure du cœlome pouvant s'étendre sur une assez vaste largeur, on peut concevoir très bien que *l'embryon soit plus ou moins transversalement placé dans l'abdomen*, et *avoir*, par exemple, *son crâne correspondant à l'endroit où apparaîtra l'ovaire droit, tandis que sa face se trouvera au niveau du point de développement de l'ovaire gauche*. Dans ces conditions,

1 ZÉRENINE. *Chirourgia*, 1909.

ces deux organes, en se développant isolément l'un de l'autre et en s'écartant après avoir englobé les restes de l'embryon d'origine (tératome) pour ainsi dire scindé en deux parties, pourront très bien présenter ultérieurement deux kystes dermoïdes d'apparence distincte, alors qu'en réalité ils proviennent tous deux d'un seul et même sujet endocymien avorté[1] ».

Dans le cas de VIGNARD (de Nantes) où il y eut évolution successive des deux tératomes, nécessitant deux laparotomies itératives, BAUDOIN pense qu'il s'agissait *d'un seul et unique sujet coupé en deux par l'évolution des ovaires* et non pas de deux sujets distincts, inclus. On trouva, en effet, dans le tératome droit, des poils, de la peau, un rudiment d'œil — ce qui semble être le crâne du sujet inclus ; dans le tératome gauche, il y avait de rares poils, des gencives, une dent de première dentition — ce qui indique un reste du crâne et un reste de la mâchoire inférieure. C'est la situation transversale de l'embryon, crâne à droite, face et mâchoire à gauche, qui permet d'expliquer ingénieusement ce double tératome. C'est le premier fait clinique auquel on peut appliquer cette nouvelle théorie.

Si l'on envisage maintenant les embryomes à ce point de vue pathogénique général, la théorie blastomérique étant admise, on se demande la *raison de cette prédominance des embryomes dans les glandes génitales*, mâle et femelle. BONNET explique le fait par l'étendue considérable qu'occupe chez l'embryon l'éminence génitale, future glande sexuelle. Or, les embryomes peuvent se rencontrer partout, mais surtout dans la région prévertébrale-lombaire, et l'embryome inclus dans la région prévertébrale aurait de grandes chances d'être inclus dans la glande génitale.

Cette prédominance pourrait s'expliquer mieux en considérant les blastomères inclus comme des éléments fragiles dont beaucoup n'arrivent pas à la phase d'embryon perceptible et s'atrophient après les premiers stades de développement. Ceux qui sont inclus dans l'éminence génitale se trouvent placés (CHEVASSU) dans un milieu favorable et peuvent continuer leur développement qu'ils n'auraient pu continuer ailleurs. Ces conditions favorables au développement, TRAINA les a démontrées expérimentalement, et par suite l'hypothèse précédente est admissible *à priori*.

1. *Arch. prov. de chir.*, 1909. Cette explication tératologique n'entraîne-t-elle pas *la conception du kyste dermoïde comme une manière de grossesse ovarienne avortée et fruste?* C'est la conclusion que j'en déduirais volontiers, et qui s'accorde avec la nature amniotique de l'épithélium interne. (Voir plus loin à ce sujet l'étude clinique des kystes dermoïdes et grossesse.)

Dans les diverses tumeurs primitives que je viens de passer en revue, la morphologie cellulaire a souvent dérouté les classificateurs et l'on a bien des fois cherché sans résultat les causes de certaines formations déconcertantes. Il en ressort que c'est surtout dans la voie des inclusions embryonnaires qu'il faudra engager de nouvelles recherches et dans des conditions techniques différentes de celles du passé. Du chaînon néoplasique terminal il faudrait remonter par des figures de transition encore mal connues jusqu'au chaînon embryonnaire primitif, ce sera la tâche de demain. Ne pourrait-on pas demander à l'embryologie des tout premiers stades évolutifs certains de ces éclaircissements? Pourquoi dans les tumeurs d'origine mésodermique, voit-on apparaître des types anatomiques analogues aux néoplasmes dérivés des feuillets blastodermiques primitifs, ectoderme et endoderme? C'est en remontant à un stade très jeune du développement, au stade *blastula*, qu'on peut, semble-t-il, en trouver l'explication. Chez les vertébrés inférieurs et les invertébrés, on voit, à ce stade, les bords du blastopore occupés par des cellules volumineuses à granulations brillantes : ce sont les *cellules initiales* du mésoderme. A leurs dépens, se formeront *tous* les tissus mésodermiques et mésenchymateux ; *les débris embryonnaires (wolffiens, mulleriens pflügeriens) qui nous intéressent dans cette étude en proviennent évidemment.* Cet cellules initiales, à leur stade de début, appartiennent aux éléments blastomériques fondamentaux. *Par retour à leur état primitif, ces éléments sont capables d'édifier des néoplasmes identiques à ceux que donnent l'ectoderme et le mésoderme.*

C) Tumeurs secondaires.

Le Cancer secondaire de l'ovaire.

L'ovaire peut-être assez souvent le siège de tumeurs malignes secondaires à un cancer de l'utérus, de l'estomac, du foie, des voies biliaires et même du sein. Bien qu'on ait signalé jadis l'existence de noyaux indurés de l'ovaire dans les autopsies du cancer du tube digestif, l'étude de cette catégorie de cancers ovariens est de date assez récente. C'est en Allemagne surtout et depuis 1901 que des travaux ont été consacrés à cette question jusque-là négligée. Dartigues, dans son substantiel mémoire, en 1899, parlait bien des cas où des formations sarcomateuses analogues existaient ailleurs qu'à l'ovaire, et l'on est alors en droit de se demander si la sarcomatose de l'ovaire, au lieu d'être primitive, n'est pas au contraire secondaire à une production sarcomateuse située dans un autre organe.

Vers la même époque (1899), KRUKENBERG décrivait sous le nom de fibro-sarcome muco-cellulaire une série de tumeurs presque toujours secondaires, et qu'il caractérisait ainsi : « la tumeur est *toujours bilatérale*, se produit aussi bien chez des femmes jeunes que chez des femmes plus âgées et semble avoir une croissance lente. Tout l'ovaire est atteint, sa forme à peu près conservée, bien que sa surface soit plus ou moins bosselée. Il s'agit de tumeurs en grande partie solides, bien qu'elles puissent renfermer de gros kystes, dus au ramollissement progressif du tissu myxomateux ou de petits kystes d'origine folliculaire ».

Au point de vue histologique, ces tumeurs sont constituées par d'abondantes travées conjonctives, dans lesquelles il y a des cellules grosses, rondes, vésiculeuses ou des cellules rondes; plus petites, avec de nombreuses figures de transition. Il admet que les grandes cellules, épithélioïdes en certains points, proviennent des petites par transformation muqueuse. Ailleurs, KRUKENBERG identifie le fibro-sarcome riche en cellules aux endothéliomes de l'ovaire.

Je vais montrer, par l'exposé des diverses opinions, combien la question est délicate et presque insoluble.

a) KRAUS admet que ces tumeurs de Krukenberg sont des cancers squirrheux de l'ovaire; l'aspect un peu spécial des cellules tient à la dégénérescence muqueuse des cellules épithéliales, et ce qui rappelle le squirrhe c'est l'abondance du tissu conjonctif.

C'est spécialement avec le cancer squirrheux du pylore — quelquefois latent — qu'on les voit apparaître. Pour KRAUS, cette abondance de tissu conjonctif explique aussi la dénomination de fibro-sarcome, de sarcome muco-cellulaire carcinomateux.

SCHLAGENHAUFER (8 cas personnels) conclut que ces tumeurs sont des carcinomes, et des carcinomes secondaires. Le *caractère histologique n'est pas toujours identique*, ce qui tient aux différentes modalités du cancer primitif.

Dans l'observation 1 de GOULLIOUD[1] (ovariotomie 14 mois après l'ablation d'un cancer sténosant de l'S iliaque), l'examen histologique conduit à une tumeur épithéliale ovarienne et sans rapport cependant avec la tumeur intestinale antérieure.

J'ai enlevé il y a deux ans, chez une malade de 45 ans, une tumeur bilatérale, d'aspect fibro kystique, qui présentait, sur les préparations faites par le professeur HERRMANN, la structure du cysto-adénome pa-

1. GOULLIOUD, *Rev. de Gyn.*, 1907. Cancer secondaire de l'ovaire consécutif aux cancers de l'estomac et des voies biliaires.

pillifère, aspect bien spécial à l'ovaire. Or, la malade avait eu autrefois, semble-t-il, des accidents de tuberculose péritonéale dont elle avait guéri et des *symptômes gastralgiques* mal élucidés. Elle mourut six mois après l'opération, de récidive ou de généralisation péritonéale, l'autopsie ne put être faite.

De telles différences de structure sont le fait de la pluralité des néoplasmes chez une même malade, comme dans le cas du professeur HARTMANN (cancer de l'estomac, et trois ans après, ablation de kystes bilatéraux des ovaires et de fibrome utérin).

Dans l'observation III de GOULLIOUD (ablation simultanée d'une tumeur ovarienne et d'un cancer sténosant de l'S iliaque), CADE conclut qu'il s'agit de la même tumeur, que cette tumeur est un épithélioma, et qu'on est en présence non pas d'une tumeur de l'intestin, mais d'une tumeur de l'ovaire généralisée.

Ainsi *des tumeurs secondaires de l'ovaire peuvent ne pas avoir le même type que la tumeur viscérale qui semble les avoir précédées.*

C'est alors la confusion des types cellulaires dans des tumeurs qui paraissent cliniquement dépendantes. D'où peut venir cette diversité? M. TOLOT écrivait à M. Goullioud : « Je crois le problème insoluble par l'histologie. En effet, la constitution de la tumeur me paraît pouvoir appartenir aussi bien à un néoplasme primitif de l'intestin généralisé à l'ovaire qu'à un néoplasme primitif de l'ovaire. Ce sont les mêmes tubes glandulaires, ici très réguliers, là passant au métatypisme, plongés dans un stroma fibro-conjonctif. Même les produits amorphes qui remplissent en certains points les cavités de la tumeur peuvent aussi bien être le fait d'une sécrétion des glandes intestinales que des néo-productions ovariennes. » Selon les idées de TRIPIER sur la généralisation des tumeurs (impression des cellules de l'organe par le liquide plasmatique issu de la tumeur primitive), qui permet de concevoir qu'il puisse y avoir aussi bien identité d'aspect avec la tumeur primitive que de notables différences entre les deux, on en vient à conclure que la constitution histologique de cette tumeur ovarienne a été influencée plus ou moins par les produits virulents issus de la tumeur intestinale et lancés par elle dans la circulation. Cela étant admis, on pourra expliquer toutes les transitions entre la simultanéité des deux tumeurs et la soi-disant métastase de l'une par l'autre.

Le lien pathogénique serait ainsi établi entre deux cancers évoluant presque en même temps dans la cavité péritonéale (GOULLIOUD).

La théorie est séduisante, mais elle manque de critérium scientifique, et pour cela n'a pas eu la fortune qu'on escomptait. Sans doute, cette coexistence de deux cancers, ovarien et gastrique, si souvent observée (quatre fois par TEMESWARY, six fois par KATZENSTEIN), laisse prévoir un lien de parenté que le microscope ne confirme pas toujours. Ici encore, il y a beaucoup à faire avant de pencher vers la métastase (identité de tumeurs) ou vers la coexistence et l'indépendance des types cellulaires.

En attendant, au point de vue macroscopique et au point de vue clinique, il semble bien qu'il s'agisse de tumeurs métastatiques. C'est ainsi que WAGNER[1], RÖMER, GLOCKNER, SCHLAGENHAUFER, BODE interprètent les cas de leurs malades. LECÈNE a vu récemment une tumeur double de l'ovaire, solide, chez une femme, porteur d'un petit cancer de l'estomac méconnu. Le cancer gastrique ne fut pas enlevé, mais la tumeur ovarienne bilatérale était certainement une métastase d'épithélioma cylindrique, très atypique, infiltré dans tout l'ovaire avec une réaction scléreuse extrêmement marquée, qui fit porter par certains histologistes le diagnostic de sarcome avec réserves pour l'endothéliome! (*Communication écrite.*)

b) Je n'ai eu en vue ici qu'une première variété de néoplasmes ovariens secondaires, ceux qui avaient un rapport de coexistence ou de métastase avec des cancers du tractus intestinal. Or, JAYLE et PAPIN[2], en 1904, ont étudié une autre variété, la *dégénérescence néoplasique des ovaires dans le cancer de l'utérus.*

Dans le cancer de l'utérus, les ovaires restent sains ou présentent des lésions inflammatoires légères, parfois aussi de véritables néoplasies (15 °/₀, d'après LITTAUER). Celles-ci proviennent de l'utérus cancéreux, soit par propagation directe, soit par métastase.

De plus, sans être atteints de noyaux secondaires provenant de l'utérus, les ovaires peuvent être eux-mêmes le siège d'un autre néoplasme, indépendant du premier.

C'est en effet une propriété curieuse de l'ovaire que cette tendance à évoluer vers la néoplasie, bénigne ou maligne. Au point de vue chirurgical, l'existence ou la possibilité de la dégénérescence des ovaires en fibromes est une indication à leur ablation au cours de l'hystérectomie pour épithélioma utérin, aussi bien que la possibilité de leur dégénérescence en carcinome.

De plus, on peut se demander si la tumeur bénigne ne serait pas un point d'appel pour un noyau métastatique. Dans un cas de JAYLE et PAPIN (obs. XX), un fibro-myome de l'ovaire coexistait avec un cancer de l'utérus et présentait, en effet, des nodules cancéreux secondaires.

On estime rare cette dégénérescence des ovaires accompagnant le cancer de l'utérus; opinion excessive si l'on songe que des ovaires peu-

1. WAGNER, *Wien. Klin. Woch.*, 1902, p. 329; FLAISSIER, *thèse* de Lyon, 1909.
2. JAYLE et PAPIN, *Revue de Gyn.*, 1904.

vent paraître sains et ne pas l'être en réalité, parce que leur dégénérescence débutante ne se révèle par aucune lésion macroscopique. L'ablation systématique des ovaires dans les opérations pour le cancer utérin sera donc une mesure de prudence.

Les cancers secondaires de l'ovaire s'observent :

1° Par propagation directe ;

2° Par métastase (généralement par infection lymphatique).

On a vu deux cas de cancers primitifs de l'ovaire coexistant avec un cancer primitif de l'utérus.

Enfin l'ovaire peut présenter un papillome et un fibrome pur ou déjà envahi par les éléments épithéliaux utérins. Ces deux dernières variétés sont plus rares que les précédentes.

Godart a observé récemment la propagation d'un carcinome utérin à l'ovaire sous forme de kyste végétant, de la grosseur d'une tête d'adulte. Steinhaus, à ce propos, croit que la tumeur utérine est primitive et celle de l'ovaire secondaire, parce que le cancer primitif du corps utérin a de la tendance à l'envahissement de toute la surface interne et s'arrête généralement à l'isthme ; ce n'est que très tard que le muscle est envahi et que le col est pris à son tour. Dans le cas de Godart on voit l'arrêt à l'isthme et la limite très nette et régulière entre le myomètre normal et la muqueuse carcinomateuse. (*La Policlinique*, t. XIX, n° 15, 1er août 1910, p. 232).

Artz[1] établit à son tour une relation importante entre le carcinome papillaire de l'ovaire et le cancer de l'utérus. Il a examiné le fait décrit paa Kreimer comme métastases rétrogrades des « cancers glandulaires » de l'ovaire dans l'utérus ; et ni l'un ni l'autre de ces auteurs ne pensent qu'il faille admettre ce « transport glandulaire », mais plutôt la voie veineuse par voie directe ou par voie rétrograde.

Cette propagation par voie veineuse demande à être appuyée sur des arguments probants, et jusqu'alors je crois qu'il faut pencher vers la transmission par voie lymphatique.

Quoi qu'il en soit, les faits importants à retenir sont la provenance généralement métastatique de ces tumeurs malignes bilatérales (Goullioud) et la prééminence qu'elles acquièrent vite, tant aux points de vue anatomique que clinique, sur la tumeur (gastrique, biliaire, mammaire, etc.), qui leurs a donné naissance, au point d'accaparer toute l'attention pour elles. Leur volume dépasse, en effet, de beaucoup celui de la tumeur primitive et leur symptomatologie fait méconnaître le néoplasme qui leur a donné naissance.

1. Arzt, *Zeitsch. f. Geb. u. Gyn.*, Bd. LXV, Hft. 1, 1910.

CHAPITRE II.

L'ovaire dans les tumeurs solides de l'ovaire.

Les tumeurs kystiques ou solides qui se développent dans l'ovaire, à moins d'être surprises dans leur stade de début, envahissent l'organe tout entier et sont par suite rarement encapsulées dans le parenchyme lui-même. C'est dans les tumeurs malignes surtout que cet envahissement est manifeste, si bien qu'on ne peut que très exceptionnellement retrouver des traces de tissu ovarien. La tumeur ovarienne est toujours d'un volume notable au moment où on en fait l'ablation, et à ce moment *les éléments ovariens ont disparu*, d'abord repoussés et atrophiés, et finalement envahis par la néoplasie maligne[1].

Dans les *embryomes kystiques* (kystes dermoïdes), on peut encore retrouver en état de conservation une portion plus ou moins limitée d'ovaire. C'est, en effet, généralement *dans le hile de l'organe* que se développent d'abord les embryomes; partis de là, ils s'étendent librement vers l'extérieur et ne gagnent l'intérieur de l'organe que tardivement. Cette disposition était constante dans les embryomes kystiques que j'ai vus, et l'ovaire — en assez grande partie — était comme accolé à la tumeur, étalé sur elle, reconnaissable à première vue. A la coupe macroscopique, on y pouvait voir des corps jaunes bien conservés. Cette conservation de l'ovaire plaiderait assez en faveur de la nature bénigne de ces embryomes kystiques; plus tard, la malignisation changera tout cela, et c'en sera fait de la conservation plus ou moins complète de la glande.

Le *processus malin envahit en effet l'organe et fait disparaître en totalité les moindres traces de tissu ovarien*. C'est ce qu'on voit dans les *sarcomes*, les *épithéliomes;* j'en déduirai plus loin une conception particulière de leur développement.

1. Je rappellerai cette particularité très importante de la disparition des éléments ovariens quand je traiterai plus loin de l'évolution clinique des cancers ovariens.

Dans le *fibrome pur*, l'ovaire tout entier est occupé par le processus fibreux, et ce qui prouve bien cet envahissement total, c'est la constatation de follicules de de Graaf plus ou moins dilatés ou atrésiés sur toute la périphérie de la tumeur. Il y a donc ici aussi envahissement de l'organe, mais il diffère en ce que l'on peut encore reconnaître à la périphérie des vestiges de tissu ovarien simplement refoulés; dans le cancer, ces vestiges sont envahis et disparaissent totalement; on n'en trouve plus trace.

Une conséquence importante de ce que l'hypertrophie réside tout entière dans la masse même de l'ovaire, c'est l'*intégrité de l'épithélium germinatif* superficiel, d'où l'absence d'adhérences (VAUTRIN et HOCHE). J'ai déjà signalé cette particularité. LÉOPOLD a remarqué aussi que chez les femmes âgées, où l'épithélium est moins vivace et disparaît même, la tumeur contracte alors des adhérences.

Sur les préparations, on voit que le tissu a presque entièrement disparu, sauf au niveau de la couche corticale où l'on trouve assez nettement des follicules de de Graaf, kystiques, hypertrophiés ou atrésiés, comprimés par le tissu fibreux de l'ovaire (BANTOCK)[1].

Il y a donc, en résumé, atrophie par compression, mais pas envahissement et disparition totale comme dans le cancer.

Le fibrome ovarien, à l'encontre du fibrome utérin, ne possède *pas de capsule lâche dont on puisse l'énucléer*. De plus, sur les coupes, ses fibres n'affectent pas, sauf dans les cas de VEYSSIÈRE et de BAGOT, la disposition en tourbillons, habituelle dans les fibromes de l'utérus. Aussi les éléments de l'ovaire sont-ils plus vite atrophiés, par refoulement.

LA TROMPE DANS LES TUMEURS SOLIDES DE L'OVAIRE.

Cette recherche n'a pas dû apparemment préoccuper les anatomistes, car on trouve bien peu de renseignements à ce sujet dans les observations. Il est dès lors bien difficile de se faire une idée exacte de l'extension à l'oviducte du processus cancéreux qui occupe l'ovaire. Le rap-

1. Dans une tumeur examinée par HOCHE, tumeur volumineuse où ne persistait plus pour ainsi dire d'attribut de l'organe ovarien, il y avait des *follicules de de Graaf, caractérisés par leur épithélium et leur situation périphérique.* Les couches de la tumeur, au voisinage de ces restes épithéliaux, paraissaient plus vivaces, plus congestionnées et étaient comme des centres de formation de tissu fibreux de la tumeur. A côté de ces kystes folliculaires, on en rencontrait d'autres, remplis par un réseau fibro-plastique, qu'il était possible de considérer comme des follicules dépouillés de leur épithélium ou comme des dilatations lymphatiques (*Rev. de gyn.*, loc. cit., 1909).

port de contiguïté entre les deux organes semblerait disposer la trompe à participer plus ou moins tard au processus malin de voisinage. Les métastases, les propagations devraient s'y observer avec une certaine fréquence. La lecture des observations montre qu'il n'en est rien, tant que la tumeur reste enclose dans l'enveloppe ovarienne. Plus tard, quand cette enveloppe est brisée, ou encore dans le cas de tumeur végétante, la propagation peut se faire, mais nous manquons de renseignements précis.

La plupart des observations mentionne que la trompe est saine et étalée sur la tumeur; si elle est trouvée « *grosse, indurée* » — uniques renseignements. — c'est qu'elle est le *siège d'une généralisation métastatique* (Thiéry, fibro-sarcome des deux ovaires simulant une grossesse; Croom, sarcome de l'ovaire).

Tels aussi les cas de Winter où la trompe était *perforée* et *envahie* secondairement par un cancer né dans l'ovaire et simulant un hydrosalpinx, et de Glockner où la trompe fut envahie par un carcinome ovarien à cellules géantes.

En dépit de la pénurie de renseignements, il faut penser que l'extension du processus à la trompe relève de la généralisation métastatique au même titre que les autres organes du petit bassin (ligament large, utérus et même os du bassin, comme dans le cas classique de Tillaux).

Dans le *fibrome*, on rencontre la trompe soit hypertrophiée, allongée, étirée avec la tumeur, soit quelquefois indemne de toute altération appréciable.

L'EXTENSION LYMPHATIQUE ET LA GÉNÉRALISATION DANS LES TUMEURS MALIGNES DE L'OVAIRE.

La voie lymphatique est la grande route pour l'extension des tumeurs cancéreuses de l'ovaire.

Les lymphatiques forment dans l'ovaire des réseaux très serrés à la limite des zones corticale et médullaire. Dans cette dernière se collectent six à huit troncs (Bruhns) allant vers le hile. Du hile, ces vaisseaux, en direction ascendante, accompagnent les vaisseaux spermatiques internes, cheminent avec eux sous le péritoine, croisent l'uretère et vont se terminer dans les ganglions lombo-aortiques.

Ces ganglions terminaux ont une disposition identique à celle des ganglions qui reçoivent les lymphatiques du testicule, c'est-à-dire que la terminaison se trouve dans les ganglions latéro-aortiques du côté correspondant.

Dans le trajet ascendant, les lymphatiques de l'ovaire s'unissent aux lymphatiques de la trompe et de l'utérus au niveau de la cinquième lombaire. D'après MARCILLE, on observe également un vaisseau lymphatique qui part de l'ovaire et se porte en bas et un peu en dehors, dans la partie supérieure du ligament large, pour aller se jeter dans un des ganglions de la chaîne moyenne du groupe iliaque interne (BUDIN, 1875).

D'après SAPPEY et POIRIER, les ganglions lombaires terminaux seraient à gauche, au-devant de l'aorte, un peu au-dessous du hile rénal, et à droite dans un groupe ganglionnaire contre le tronc de la veine cave.

L'anatomie pathologique nous a donné la preuve de ces constatations d'injections au mercure. Dans une observation de DEFONTAINE, on pouvait constater une masse ganglionnaire au niveau du hile du rein gauche qui comprimait l'uretère correspondant; il s'agissait d'un carcinome de l'ovaire gauche.

Enfin, on peut avoir des extensions lymphatiques rétrogrades, parce que les lymphatiques sont pauvres en valvules.

Les cancers de l'ovaire se généraliseront donc par voie lymphatique aux ganglions lombaires. Mais quels cancers? La question peut paraître inutile tout d'abord, mais on va voir qu'elle a son intérêt. On dit, en général, que les épithéliomas envahissent le système lymphatique et que le sarcome progresse plutôt dans le système sanguin. Or, je crois avoir montré que les formes histologiques des sarcomes ovariens sont quelque peu battues en brèche et que le domaine sarcomateux se démembre ici journellement au profit de l'épithélioma. Par suite, bien des anciens sarcomes, aujourd'hui reconnus épithéliomas, se généraliseront comme tels par la voie lymphatique. On ne peut expliquer autrement des faits comme celui de FRIEDLANDER où un *sarcome ovarien* avec métastases dans le péritoine *se généralisa dans les ganglions* rétro-péritonéaux, bronchiques et le foie, et celui de BAILY et LEARCH où les ganglions sacrés et lombaires étaient pris, la tumeur étant aussi sarcomateuse. CHEVASSU, d'ailleurs, avait déjà osé, pour les tumeurs du testicule, identifier la généralisation de l'épithélioma et du carcinome. « On ne saurait plus, dit-il, donner, comme exemple de la dualité de généralisation, le fait de l'ostéosarcome. Les ostéosarcomes sont des tumeurs à part, qui diffèrent presque autant par leur structure des sarcomes que des épithéliomas. »

Ne pourrait-on pas raisonner pour l'ovaire comme pour le testicule et dire que toutes les tumeurs malignes de l'ovaire envahissent le système lymphatique? Toutes, en effet, ne resteront pas cantonnées à ce système lymphatique; elles envahiront la circulation sanguine générale, soit après avoir franchi le relai ganglionnaire des lombes par irruption dans le canal thoracique, d'où déversement dans la circulation, soit par envahissement lymphatique direct des troncs veineux (veines ovariennes, rénale, cave).

Le premier mode (généralisation par le canal thoracique) est habituel; le deuxième mode, en revanche, est un peu exceptionnel et propre aux tumeurs à envahissement vasculaire spécial, tels certains embryomes à formations chorio-épithéliales qui ont une tendance invincible à la perforation des vaisseaux.

Une fois la voie sanguine envahie par les processus décrits plus haut, le premier viscère atteint est le cœur droit, et cependant je ne connais que le cas de Bucquoy qui en soit la preuve; l'arrêt dans le cœur droit est donc exceptionnel.

Quand les embolies néoplasiques ont franchi l'étape pulmonaire, on peut les rencontrer un peu partout, au hasard de leurs capricieuses migrations, dans le foie, l'estomac, etc.

Pour ce qui concerne la généralisation des embryomes malins, les faits ne sont pas assez précis pour me permettre de formuler des propositions, comme on l'a fait pour le testicule. Il y a là encore, comme sur bien des points de la généralisation lymphatique des tumeurs ovariques, d'intéressantes recherches à poursuivre.

En résumé, dans toute cette étude anatomique, j'ai montré combien il y avait, à l'heure actuelle, de confusion et d'obscurité. Elles persisteront tant qu'on n'aura pas orienté, comme je l'ai indiqué, de patientes recherches dans la voie nouvelle de l'origine embryonnaire. On possédera alors des données plus exactes qui apporteront l'ordre et la clarté dans les descriptions anciennes : avec de nouvelles classifications, l'interprétation en sera plus facile. Les tumeurs solides ovariques apparaîtront sous un nouveau jour, plus intéressant parce que plus clair et plus précis, ainsi qu'il est advenu pour les tumeurs de la parotide et du testicule. Pour l'instant, tout ou presque tout est à faire dans cette voie, il faut avoir le courage de le reconnaître et de le dire.

II

PARTIE CLINIQUE

DEUXIÈME PARTIE.

PARTIE CLINIQUE.

De même qu'il a fallu se limiter, dans un aussi vaste sujet, à certains points de l'étude anatomique, il conviendra de ne point traiter avec un égal développement toutes les faces d'une étude clinique complète. Pour rester dans les limites et l'esprit d'un rapport, je négligerai de parti pris ou je passerai brièvement sur les données connues et si bien décrites ailleurs pour n'envisager que les faits récemment acquis ou encore mal interprétés. Il y a en effet des travaux excellents, tels que le mémoire de DARTIGUES[1], qui laissent peu à glaner dans le champ clinique, si ce n'est les altérations apportées par l'expérience à certains traits de ce tableau clinique. De même, l'étude thérapeutique est entièrement à faire avec les résultats obtenus depuis 1900, date de l'article de ESTOR et PUECH. Je compte en tirer des conclusions importantes pour le pronostic et le traitement, peu connu, si controversé, des cancers de l'ovaire, et finalement pour l'évolution générale des tumeurs ovariennes, qui constituent un chapitre nouveau et plein d'intérêt. Au point de vue pratique, en définitive, ce sera la conclusion à retenir de cette longue étude.

Autant pour éviter la banalité que pour répondre aux devoirs du clinicien, il m'a semblé qu'il fallait envisager pratiquement l'étude clinique sous deux faces :

1° Y a-t-il tumeur de l'ovaire?

2° Celle-ci reconnue, quelle est sa nature, bénigne ou maligne, seule précision que puisse tenter la clinique. La connaissance de la variété histologique d'une tumeur ovarique est introuvable, je n'insiste pas.

1. DARTIGUES, *Revue de Gyn.*, 1899.

Pour répondre à ces deux questions, le clinicien devra examiner :

a) Les *symptômes communs à toute tumeur ovarienne.*

b) Les *symptômes propres à chaque variété clinique* pour faire, autant que possible, un diagnostic de bénignité ou de malignité, afin de fixer la conduite thérapeutique. Je vais montrer l'état actuel de la question sur ces divers points.

CHAPITRE III.

Les symptômes communs aux tumeurs solides de l'ovaire.

Profondément cachées dans l'excavation pelvienne, longtemps incluses dans le parenchyme de l'organe, les tumeurs solides de l'ovaire demeurent latentes et silencieuses pendant de longs mois, quelques-unes même toute une vie, et ne sont plus que des trouvailles d'autopsie. Il faut donc le hasard d'une exploration gynécologique méthodique ou d'une opération pour affection utérine (fibrome) par exemple, pour amener le chirurgien à reconnaître une tumeur ovarienne à son début ou même modérément développée. A ce stade initial, le fibrome, pas plus que le sarcome, ne s'accompagnent d'aucun trouble appréciable pendant longtemps, si bien qu'il n'y a, à cet égard, aucune différence entre un fibrome, un cancer ou un petit kyste de l'ovaire. Cette période de latence peut durer un temps variable, en rapport avec l'irrégularité d'accroissement du néoplasme.

Les signes de début.

A) Le début peut être révélé par de l'*ascite*, mais non d'une façon constante. Le fibrome, par exemple, s'accompagne parfois d'ascite, mais celle-ci ne peut être un symptôme initial. Elle peut être en trop minime quantité pour être perceptible. Des cas comme celui de Gripat, où elle était si considérable qu'elle fit penser à un kyste de l'ovaire, sont tout à fait exceptionnels, il n'y faut pas compter.

Pour ma part, dans les deux fibromes que j'ai opérés, l'ascite était en quantité notable, un litre environ, et ce fut l'augmentation de volume du ventre et les troubles dyspeptiques qui en résultaient qui amenèrent les malades chez leur médecin pour se faire guérir de leur soi-disant dyspepsie.

Pour le sarcome, le début peut être également révélé à la malade par de l'ascite ; c'est, en effet, le plus apparent pour elle, mais, comme plus haut, il n'y faut pas voir un phénomène constant ; on ne doit même pas l'attendre, car bien des sarcomes évoluent à sec. Par contre, l'ascite est fréquente à la période terminale.

De même, l'ascite est parfois absente dans le cancer non végétant (LEGUEU[1]) ; quand elle existe, elle est si peu considérable (200 grammes dans un cas de POZZI) qu'elle n'avait même pas été soupçonnée (POLAILLON).

Elle est rare aussi dans les embryomes, et seules enfin les tumeurs végétantes s'accompagnent d'un épanchement ascitique assez abondant. Ici l'ascite a une valeur diagnostique précoce, toutes les fois — cela s'entend — qu'une maladie de la glande hépatique n'est pas en cause.

B) Par contre, des *phénomènes douloureux* variés s'observent souvent assez tôt.

Dans le **fibrome**, des *douleurs plus ou moins vagues dans le bas-ventre* ou localisées *dans les régions annexielles* attireront l'attention de la malade vers ces régions et lui feront remarquer une augmentation du volume du ventre. Une malade de SEGOND souffrait ainsi périodiquement à l'époque menstruelle.

Plus accusées en général sont les douleurs dans le **sarcome**. Continues ou intermittentes, siégeant dans la *région hypogastrique*, sans localisation bien nette, elles s'irradient au périnée, quelquefois à la vessie. Elles apparaissent souvent sous forme de coliques, brusquement, en pleine santé ; dans d'autres cas, elles vont en s'accroissant graduellement. Elles précèdent souvent l'apparition d'une tumeur perceptible et s'exaspèrent à chaque période menstruelle.

Dans l'**épithélioma proprement dit**, les douleurs sont moins vives, mais elles existent, et l'on peut dire que ces douleurs du début de l'évolution néoplasique, avec leurs modes variés, manquent rarement dans le cancer. La douleur est aussi plus vive que dans les tumeurs bénignes.

C) Avec la douleur, les *troubles menstruels* attirent les premiers l'attention de la malade.

Ils sont moins manifestes dans le **fibrome** que dans le cancer. Ce sont tantôt des *métrorragies* accompagnées de coliques vives, de véritables douleurs expulsives (PICQUÉ, DELEGRANGE), tantôt il y a *absence de menstruation* pendant plusieurs mois (DUBAR, VEYSSIÈRE). Les **sarcomes** se signalent, au contraire, par des *métrorragies répétées*, profuses, inquiétantes même. Ces formes hémorragiques se verront également

1. *In* DARTIGUES, *loc. cit.*

dans l'**épithélioma**, dont elles pourront être l'unique symptôme initial, chez les femmes en pleine activité génitale.

En somme, les douleurs, les troubles menstruels et parfois l'ascite marquent les débuts cliniques appréciables d'une tumeur ovarienne solide. Il se passera quelques mois encore avant que le volume du ventre ait augmenté et qu'une tumeur puisse être facilement perçue. Malgré ces symptômes un peu imprécis, le clinicien averti songera à une néoplasie ovarienne maligne quand il verra sa malade maigrir rapidement.

D) Cet *amaigrissement précoce*, venant s'ajouter aux signes précédents leur donne une signification de probable malignité. Qu'il dépende des hémorragies, des douleurs ou des troubles dyspeptiques, cet amaigrissement précoce a une grande valeur, aussi bien dans les *fibromes* que dans les tumeurs malignes. Demons et Codet-Boisse, Bégouin, Guelliot ont récemment signalé cet amaigrissement dans les fibromes et qui rappelle cette cachexie des fibromateuses utérines avec dégénérescence kystique de leur tumeur. Sous l'influence d'un traitement approprié contre les hémorragies, la douleur, les cancéreuses voient cet amaigrissement disparaître et reprennent jusqu'à une période plus avancée les attributs d'une bonne santé.

CHAPITRE IV.

Les Symptômes physiques et fonctionnels.

(*Symptômes propres à chaque variété*).

L'*exploration physique* va-t-elle nous apporter dans ce stade initial plus de certitudes? Va-t-elle nous permettre de distinguer chaque variété de tumeurs?

Il semble bien qu'on devrait trouver déjà dans le petit bassin une petite tumeur dure, mobile, située à côté de l'utérus ou prolabée dans le Douglas, de consistance dure pour le fibrome, ferme et présentant des bosselures irrégulières dans le sarcome.

Il n'en est rien, et cette description — bien que soigneusement reproduite dans nos classiques — est purement schématique. Par cette exploration physique, on n'a reconnu *aucun* fibrome à l'origine, c'est-à-dire tant qu'il n'a pas acquis le volume d'un poing. Ce n'est qu'un peu plus tard, un peu plus loin par suite de ce début que l'on voudrait tant pouvoir reconnaître — que Chaput et Morély, Segond, Bagot et Mundé ont pu faire un diagnostic,

Les signes de tumeur plus ou moins volumineuse, reproduisant la forme de l'ovaire hypertrophié, mobile, latéro ou retro-utérine, non douloureuse et ferme au toucher sont, au fond, les mêmes pour toute tumeur solide de l'ovaire.

Période d'état.

A. — *Symptômes fonctionnels.*

Mais la tumeur a progressé et s'est rendue plus cliniquement appréciable, et la symptomatologie vraie d'une tumeur utérine se détache un peu plus nettement de la confusion du début. La malade elle-même perçoit déjà l'existence d'une « *grosseur* » à la région hypogastrique, au-dessus du pubis, et cette grosseur, sensible au moindre choc, avec les douleurs et les écoulements utérins, devient un sujet de pénibles préoccupations.

A) Les *pertes séreuses* ou *blanches* doivent être rares ou sans importance comme sans signification, puisque les observations n'en parlent pas.

B) Par contre, les *troubles menstruels* se voient avec une plus grande fréquence, sauf au début des sarcomes et des fibromes où la menstruation peut pendant longtemps rester normale. Elle peut même demeurer normale pendant toute l'évolution de la tumeur (sept cas de fibrome, un cas de sarcome).

Les *ménorragies* n'ont été signalées que deux fois dans les fibromes (PICQUÉ, MUNDÉ).

Les *métrorragies* sont moins rares, sans être toutefois constantes.

Dans le fibrome et dans le sarcome, elles semblent tenir au volume de la tumeur, amenant une congestion passive de l'utérus, aussi bien qu'aux lésions annexielles et concomitantes (*hématosalpinx*).

La métrorragie semble bien, dans ces deux variétés de tumeurs, être en rapport avec leur développement, puisque l'hémorragie et la tumeur ont fait simultanément leur apparition. Il peut même arriver que ces tumeurs (cancer surtout) aient une histoire symptomatique totalement hémorragique.

Ces métrorragies sont parfois profuses, parfois aussi procèdent par intermittences, qui sembleraient coïncider avec un accroissement de la tumeur.

On connaît enfin des cas où les règles se sont trouvées supprimées du fait du développement d'un fibrome de l'ovaire, soit en même temps que la tumeur a apparu, soit longtemps après.

Cette suppression n'est nullement en rapport avec la ménopause ; le gros volume de la tumeur semble avoir une certaine influence sur l'apparition de cette ménopause anticipée. Celle-ci, détail curieux, se développerait de préférence chez des femmes n'ayant jamais été enceintes.

Les mêmes remarques sont à faire en ce qui concerne la suppression des règles dans les sarcomes [1]. Elle s'observe dans les deux tiers des cas et ne remonte guère au-delà de cinq à six mois avant l'intervention. Mais ici, les malades sont jeunes (vingt-deux à quarante ans) et toutes ont eu des grossesses antérieures. Leur tumeur était grosse et souvent bilatérale.

1. La disparition progressive des éléments propres de l'ovaire (follicules) que nous avons déjà signalée au chapitre anatomique (l'ovaire dans les tumeurs de l'ovaire) permet d'expliquer cette aménorrhée. J'aurai plus loin l'occasion de retenir ce symptôme : aménorrhée, pour appuyer la conception que je propose pour le développement et l'évolution des tumeurs ovariennes. Il me paraît y avoir un rapport intime entre la persistance des éléments propres de l'ovaire, du corps jaune et le développement particulier des cancers de l'ovaire.

C) L'accroissement de la tumeur détermine des *phénomènes de compression* sur les nerfs, les vaisseaux et les viscères voisins.

La douleur, traduisant la compression des nerfs, n'est pas plus constante que les symptômes précédents — et c'est une indécision nosologique qu'on a déjà aperçue ; elle se confirmera dans la suite ; il ne faudra donc pas compter sur elle pour se faire une opinion.

Terrillon, Dufour, Liegeois, Grippat, Homans ont relaté des cas de fibromes dépourvus de toute manifestation douloureuse.

Il est d'autres cas où il y a eu douleurs au début, mais elles se sont ensuite à peu près apaisées (Picqué, Delegrange).

Les sarcomateuses se plaignent de pesanteur abdominale, de gêne, de lourdeur au périnée. Parfois même, elles ne souffrent pas, comme dans le cas de Segond et Pinard (hydramnios et volumineux sarcome ovarien).

Pratiquement, on peut conclure que, dans le sarcome, les douleurs vives s'observent plus souvent au début que dans la période d'état, où elles n'ont aucun caractère intéressant, car elles se retrouvent dans toutes les tumeurs pelviennes.

Dans l'épithélioma, mêmes irrégularités d'apparition, d'intensité, d'irradiations abdominale ou lombaire; on connaît des cas où tout cela a fait défaut.

Aussi peut-on dire que, dans toutes ces tumeurs ovariennes, il ne saurait y avoir un rapport de causalité entre l'évolution de la tumeur et les douleurs.

D) Les vaisseaux comprimés par cette tumeur vont déterminer de l'*œdème* des membres inférieurs. Peu fréquent dans le fibrome et le sarcome, à moins qu'il ne coïncide avec l'ascite, auquel cas il s'étend à la région hypogastrique et à la vulve. Cet œdème est en général tardif; sa précocité ferait porter un pronostic sérieux de malignité.

E) Ni le rectum ni la vessie ne subissent, à cette période, de *compression manifeste* pour se traduire cliniquement *par rétention* des excreta. La tumeur, encore essentiellement mobile (fibrome ou sarcome), ne peut amener ces troubles propres aux volumineuses tumeurs enclavées. C'est à peine si les malades se plaignent de quelques *troubles dyspeptiques* ou *dysuriques*.

Ces troubles de compression n'ont pas, dans cette période d'état, de fréquence et de gravité plus grande que dans les fibromes. Les sarcomes ont sans doute une allure plus bruyante que les fibromes ; on y rencontre des hémorragies plus abondantes, une aménorrhée plus fréquente et des douleurs plus vives. Mais tout cela n'est qu'une question de degrés, de nuances, et rien en somme n'est caractéristique pour faire penser au sarcome plutôt qu'au fibrome si l'on s'en tient seulement à ces signes fonctionnels. C'est tout au plus si leur précocité et leur accentuation fera penser plus spécialement au sarcome.

F) Du côté des *symptômes généraux*, il en est (*anorexie*, *anasarque*) qui sont plus particuliers aux sarcomes; mais l'atteinte à l'état général est cependant bien plus précoce dans les cancers ovariens à forme épithéliale. Dans l'épithéliome, en effet, l'anorexie est presque absolue, l'amaigrissement est rapide, et le teint prend vite une couleur pâle et terreuse qui n'est pas la teinte jaune paille qu'on attribue généralement aux cancéreux.

B. — Les *signes physiques* seront de meilleurs éléments de diagnostic, permettant d'affirmer non seulement l'existence de la tumeur mais aussi sa nature.

Nous entrons ainsi, avec ces signes physiques qui sont des guides sûrs, dans la recherche du diagnostic différentiel; nous pourrons y parvenir peut-être par l'examen des signes particuliers à chaque variété de tumeur dite solide de l'ovaire.

Nous savons donc maintenant qu'il existe une tumeur de l'ovaire. Quelle est sa nature? C'est ce que nous allons demander aux symptômes particuliers à chaque variété de tumeurs.

Fibromes.

L'*inspection* seule ou combinée à la palpation montre un abdomen généralement augmenté de volume. Cette augmentation ne dépend pas uniquement de la tumeur mais aussi de la présence de l'ascite.

Tumeur et ascite peuvent donner au ventre d'énormes dimensions : dans un cas de Spiegelberg, le ventre mesurait **1** m. 55 au niveau de l'ombilic.

A part l'ascite — dont je parlerai — l'abdomen, par le seul développement du fibrome, est saillant, dans le sens occupé par la tumeur. Mais encore ici il y a des exceptions à la règle puisque, dans une observation de Picqué, une tumeur considérable s'élevait jusque dans l'hypochondre droit sans que le ventre fut augmenté dans de notables proportions, ce qui était dû, sans doute, à la situation surtout transversale du néoplasme. A moins d'une grosse saillie, nettement latérale, faite par la tumeur, surtout après évacuation de l'ascite, l'inspection seule ne peut donner d'utilisables éléments de diagnostic.

En revanche, la **palpation bimanuelle** montre l'existence d'une tumeur mobile ou non, dure ou molle, pseudo-fluctuante parfois (Dubar), à contours et à lobulation bien appréciables, douloureuse dans certains cas (Mundé), soit pour elle-même, soit par ses adhérences. Mais cette palpation donnera les meilleurs renseignements si elle est combinée au toucher vaginal.

Ce **toucher bimanuel** permet de se rendre compte d'abord de la *position de l'utérus*, notion importante pour établir ses rapports avec la tumeur, sa solidarité dans les divers mouvements imprimés, et l'existence d'un sillon de démarcation entre le corps utérin et la tumeur. Étant donnée la consistance ferme montrée par le palper, la tumeur est-elle dans l'utérus ou à côté, est-ce un fibrome utérin ou annexiel, ovaire ou trompe? Cette *indépendance réelle de l'utérus et de la tumeur pelvienne* est le point capital pour le diagnostic.

Cette indépendance est parfois très délicate à apprécier : la tumeur peut être un fibrome pédiculé de l'utérus — erreur fréquente — ou être incluse dans le ligament large et se solidariser avec l'utérus.

L'utérus lui-même peut être volumineux, du fait des corps fibreux interstitiels ou d'une métrite concomitante, et peut ainsi participer à l'enclavement total de la masse néoplasique ovarienne, existant pourtant, et garder pour lui-même toute l'attention du clinicien.

L'erreur inverse s'est produite récemment. P. Bonnet[1] parle d'un utérus fibromateux avec fibrome sous-péritonéal gros, bosselé, enclavé de tous côtés dans des adhérences et qu'on avait, pour ces raisons, pris pour une tumeur ovarienne.

En résumé, c'est avec le fibrome utérin et ses variétés ou avec un kyste ovarien tendu (à cause de la fluctuation), avec un kyste dermoïde (par la consistance pâteuse et la douleur), qu'on a le plus facilement, par le palper combiné, confondu un fibrome de l'ovaire. Bien rarement le diagnostic précis en a été fait, par le palper, ce qui tient à l'absence de signe pathognomonique : la consistance, la configuration, la situation même sont des signes infidèles. L'*indépendance réelle* serait encore, en l'appréciant bien, le signe physique le moins trompeur.

On ne doit pas négliger l'*examen des culs-de-sac vaginaux :* ils sont effacés du côté où siège la tumeur; c'est surtout le Douglas qui en est le siège, l'utérus est alors repoussé vers le pubis. Cette exploration des culs-de-sac est négative quand la tumeur a quitté l'enceinte pelvienne pour devenir abdominale.

L'*agrandissement de la cavité utérine*, constaté par l'hystéromètre, est un bon signe de fibrome utérin; il semble qu'il doive garder ici une valeur diagnostique importante. En effet, l'hystéromètre, fixant les

1. Bonnet. *Soc. des Sc. méd. de Lyon*, 1er juin 1910.

dimensions de la cavité utérine, le siège, la direction de l'utérus, vient au secours du palper abdominal, en établissant, par les deux explorations combinées, l'absence de solidarité entre la tumeur et l'utérus. Il faut se rappeler cependant que l'élongation de l'utérus par l'ascension de la tumeur ovarienne dans sa progression abdominale, l'étirement d'une corne utérine ou même l'existence d'un fibrome utérin concomitant peuvent déterminer cet allongement de la cavité utérine et faire durer ainsi les hésitations.

Le fibrome ovarien peut rester *inclus dans le ligament large;* ce sont des fibro-myomes nés du hile de l'ovaire; ils grossissent d'abord sur place en dédoublant peu à peu les feuillets du mésovarium et progressent en suivant les vaisseaux sur les espaces pelviens sous-séreux. Cette évolution intra-ligamentaire, en outre des phénomènes de *compression viscérale* (rectum, vessie, uretère) nerveuse ou vasculaire plus accusés que dans les fibromes intra-péritonéaux, se caractérise par la situation latéro-utérine, elle se bloque entre l'utérus et les parois pelviennes. On peut la soupçonner en trouvant les culs-de sac latéraux et postérieur effacés, occupés par une masse dure ou fibro-kystique, peu mobile et distincte à peine de l'utérus par un sillon de démarcation.

Par la *percussion* enfin, on perçoit un signe qui se voit assez fréquemment dans le fibrome (40 %), l'*ascite;* on la rencontre surtout dans le cas de tumeur pédiculée et mobile dans l'abdomen, mais parfois aussi dans les cas de fibrome sessile. Cette ascite est toujours abondante (1 à 2 litres dans mes deux cas personnels) et la ponction — dans les cas douteux — la montre souvent *sanguinolente*; c'est qu'alors le fibrome s'est transformé en sarcome ou en carcinome, et surtout parce que les végétations malignes dont sa surface s'est recouverte sont très friables. Cette ascite sanguinolente s'est vue dans la proportion de 60 % des fibromes dégénérés.

Sarcomes.

Il y a identité avec le fibrome dans les signes physiques fournis par l'inspection, le palper et la percussion. Parfois, l'abdomen est tellement tendu et rempli qu'il est impossible de faire une palpation utile. Un cas complexe comme celui de Pinard et Segond (utérus gravide avec hydramnios, sarcome ovarien, hernie ombilicale et ascite) est tout à fait exceptionnel. Le plus ordinairement, on peut constater par le palper l'existence d'une tumeur dans la fosse iliaque. A part sa surface lisse, elle est, pour sa mobilité dans le sens transversal, son indolence et sa consistance, en tout semblable au fibrome ovarien. Il est entendu que cette consistance est très variable et qu'on pourra trouver tous les degrés entre l'uniforme dureté et la mollesse, la fluctuation due aux formations kystiques si fréquentes de ces soi-disant tumeurs solides.

Par le *toucher bimanuel*, on reconnaît qu'il s'agit d'une tumeur dite solide, mais on ne peut guère en dire davantage. Il faut avoir éprouvé ces hésitations à distinguer parfois une tumeur ovarienne pour reconnaître que cette notion, en apparence toute simple, n'est pas si facile à acquérir avec certitude. L'utérus peut ne pas être toujours distinct de la tumeur ovarienne, et c'est toujours cette fusion des perceptions cliniques pour deux organes qui rend incertain tout diagnostic de tumeur ou de variété de tumeur ovarienne. On a publié des cas de fusion en quelque sorte de la tumeur ovarienne avec l'utérus jusqu'à en imposer pour l'utérus lui-même : à l'opération, on vit qu'il s'était creusé un lit dans la tumeur (Dreyfus). Une telle disposition rend le diagnostic impossible, et elle n'est pas si rare. J'ai observé personnellement, avec le Dr Poux, un cas d'utérus gravide qui s'était absolument engainé dans un kyste de l'ovaire, ce qui avait fait méconnaître l'existence du kyste.

Monprofit a publié un cas de sarcome inclus à gauche dans le ligament large, coexistant avec un sarcome droit pédiculé, dans lequel il était bien difficile d'exclure l'idée d'une tumeur utérine.

Le *toucher rectal* vient confirmer le toucher bimanuel et peut probablement délimiter mieux par ses contours le corps utérin; mais quoi qu'on fasse, la liste sera longue toujours des cas où le diagnostic de variété — ou même de tumeur nettement ovarienne — aura été d'une insurmontable difficulté.

Epithéliomes.

Comme pour les autres tumeurs étudiées jusqu'ici, il faut avouer la pauvreté de données sérieuses fournies par l'inspection, le palper ou la percussion.

La tuméfaction du ventre n'a aucune valeur, car on a pu trouver des épithéliomes de certaines dimensions et *à fortiori* des tumeurs pelviennes sous des parois abdominales nullement distendues.

Le *palper* révélera mieux l'existence de ces tumeurs à surface tantôt irrégulière et bosselée comme dans le fibrome, tantot lisse et unie comme dans le kyste. Ligneuse ou bien molle, presque fluctuante, la consistance n'apprend rien de particulier à cet épithéliome. A cause de cela, tous les diagnostics ont également été faits ici (kyste ovarique, fibrome utérin, tumeur ovarienne), et le plus souvent il n'en pouvait être autrement. C'est une des particularités frappantes de ces tumeurs ovariques que d'être un des plus délicats, voire des plus insolubles problèmes de diagnostic.

Dartigues fait remarquer, en outre, que la plupart du temps ces cancers de l'ovaire sont doués d'une assez grande *mobilité* dans le sens transversal, en dépit des adhérences. Celles-ci peuvent être lâches, la partie supérieure peut basculer, alors que la base est complètement enclavée dans le bassin, « mais il faut savoir que l'enclavement n'entraîne pas la fixation absolue toujours, une tumeur pelvienne est susceptible de mouvements dans le pelvis dont elle ne peut se dégager, comme levier d'articulation folle dans son moyeu d'attache » (*loc. cit.*, p. 844).

Les signes physiques que je viens de rappeler ne seront en général rendus bien nets et utilisables qu'après ponction. L'*ascite* retirée est rouge ou franchement hématique, indice certain de malignité.

Par le *toucher vaginal*, on n'obtient guère de signes propres à la différenciation clinique de l'épithélioma. Consistance, régularité, indépendance de la tumeur se voient ici comme dans toute tumeur ovarienne dite solide. La distinction d'avec l'utérus est toujours entourée des mêmes difficultés; on pensa dans un cas de Pozzi à un fibrome utérin à prolongements sous-péritonéaux, alors qu'il s'agissait d'une tumeur ovarienne bilatérale, difficile à reconnaître, même le ventre ouvert.

L'hystérométrie montrera que la cavité utérine n'est pas en général agrandie, mais il est des cas d'étirement artificiel de l'utérus par le pédicule d'une tumeur à développement abdominal où l'on a trouvé à cette cavité 8 et 9 centimètres de profondeur (Golay). On pencherait alors vers l'hypothèse de tumeur utérine; encore une cause d'erreur à laquelle il faudra penser.

Cette période d'état de toutes ces tumeurs solides est marquée par *l'altération graduelle de l'état général. L'anorexie* est absolue (dégoût pour la viande surtout), l'amaigrissement progressif s'ensuit naturellement, le teint prend la couleur pâle et terreuse bien connue.

Pour servir un diagnostic toujours hésitant ou critiquable, pour aider à l'appréciation de la nature bénigne ou maligne de la tumeur, autant que pour mesurer l'atteinte à l'état général, les *recherches hématologiques* s'imposent actuellement. On n'a pas suffisamment poussé ces recherches, car bien des observations récentes sont muettes sur ce point. Il y a là cependant des données importantes qu'on a tort de négliger, lorsque la clinique seule est si souvent impuissante ici à nous satisfaire. A part quelques rares examens, on ne sait presque rien de l'hématologie des tumeurs solides ovariennes. Il ne serait pas indifférent pourtant de savoir si la tumeur est un fibrome ou un cancer, un kyste dermoïde bénin ou déjà en voie de dégénérescence. Les résultats de ces recherches, dans d'autres affections, ont souvent servi à décider du moment favorable pour une intervention. Voici les quelques renseignements que j'ai pu recueillir :

MASSABUAU, dans un cas de *tumeur épithéliale*, a trouvé :

Nombre total de globules blancs	7.200 par mm³
Polynucléaires	78 °/₀
Mononucléaires	15 °/₀
Lymphocytes	7 °/₀
Eosinophiles	5 °/₀

Pour un cas de sarcome, LESIEUR (1906) a obtenu :

Leucocytes	14.000 par mm³
Polynucléaires	88 °/₀
Mononucléaires	12 °/₀
Globules rouges	2.500.000 par mm³

Il y avait chez cette malade une anémie très marquée.

L'examen hématologique a très utilement servi VIGNARD (de Lyon)[1] dans un cas d'énorme cancer de l'ovaire chez une fillette de huit ans pris pour une péritonite tuberculeuse. La numération leucocytaire donna 20.700.

Dans un deuxième cas, on hésitait entre un plastron inflammatoire et une tumeur disséminée dans le péritoine. Chez cette malade, la leucocytose ne dépassait pas 21.000 globules, alors qu'elle atteignait 30.000 chez une autre où il y avait une tumeur ovarienne, mais sans plastron. *C'est un point à rechercher quand on hésite entre le diagnostic de tumeur et celui de plastron inflammatoire.* TUFFIER et MILIAN avaient insisté sur la fréquence de l'*hyperleucocytose dans les sarcomes.*

BENDER[2] avait déjà vu également, dans son étude hématologique des kystes de l'ovaire, que la diminution du nombre des globules rouges coïncidant avec une leucocytose assez marquée était un signe de dégénérescence maligne.

La constatation d'une leucocytose coïncidant avec une proportion normale de globules rouges ne permet pas d'affirmer la nature maligne d'une tumeur. MILIAN a constaté dans le sarcome en général un nombre de globules rouges normal et même une hyperglobulie.

Pour reconnaître encore la nature maligne de la tumeur, ne pour-

1. VIGNARD, *Soc. de chir. de Lyon*, 3 février 1910.
2. BENDER, *Rev. de Gyn.*, 1901.

rait-on pas utiliser la *réaction hémolytique* de Crile?[1] Celui-ci conclut de nombreuses recherches que l'action hémolytique tient à une hémolysine particulière dont l'existence est liée à la présence de la tumeur et qui disparaît avec son ablation complète. Cela est surtout vrai dans les premiers stades du cancer; plus tard il devient plus rare de rencontrer la réaction hémolytique.

Tout ceci montre qu'il y a encore à glaner de ce côté, pour approcher autant que possible d'une connaissance exacte de la tumeur.

C'est à cette période d'état que le diagnostic peut et doit être posé. Il *peut* l'être, si les symptômes physiques — surtout — et fonctionnels — quelquefois — sont suffisants, si enfin on ne néglige aucune recherche auxiliaire telle que l'hématologie; il *doit* l'être, en prévision éveillée des complications et des dégénérescences qui précipiteront une intervention en des moments moins favorables.

En résumé, avec les éléments de diagnostic relevés plus haut, il faudra distinguer les tumeurs solides de l'ovaire:

A la période de début, d'avec une métrite hémorragique et gros utérus, un gros ovaire scléro-kystique, une annexite simple et tuberculeuse, car il n'y a comme symptômes que les troubles menstruels, les écoulements, la douleur;

A la période d'état, d'avec le fibrome utérin, sous-péritonéal (pédiculé ou sessile), intra-ligamentaire, le kyste de l'ovaire, la grossesse (utérine ou extra-utérine), voire même l'hématocèle, le phlegmon du ligament large, la pelvi-péritonite, étant donné les signes communs à ces diverses tumeurs et au fibrome ou au cancer de l'ovaire. Le kyste dermoïde se reconnaîtra parfois à son rapport avec la paroi abdominale, à la consistance pâteuse, et enfin à la douleur, à la palpation dont L. Tait avait fait un bon signe pathognomonique. J'ai pu récemment établir par ce dernier signe la certitude — qui s'est confirmée — d'un embryome kystique.

Les affections que je viens d'énumérer sont les plus fréquemment sujettes à être confondues avec les tumeurs solides de l'ovaire; il en est d'autres dont je veux dire un mot. Dans un cas d'épithélioma kystique rapporté par Lejars[2], il y eut des vomissements, du hoquet, du ballonnement du ventre qui avaient fait penser à une appendicite pelvienne. Dans un autre cas, les symptômes furent ceux d'une appendicite avec douleur très nette au point de Mac Burney; il y eut ensuite de l'ictère,

1. Crile (de Cleveland), *The Amer. Journ. of. obst.*, 1908, nº 6, p. 933.
2. Lejars. *Les Epithéliomas kystiques de l'ovaire* (Sem. méd., 1908).

et la laparotomie montra un épithélioma kystique de l'ovaire droit, à pédicule tordu avec noyaux secondaires dans l'épiploon.

Une fois acquise la certitude d'une tumeur solide de l'ovaire, pouvons-nous, avec les signes examinés plus haut pour chaque variété, *conclure à sa nature bénigne ou maligne?* C'est le problème que s'est posé DARTIGUES, après tous les classiques, et il ressort de sa discussion que le doute persistera toujours. J'ai déjà souligné au passage le grand nombre de signes communs aux tumeurs des deux natures, aussi bien que l'altération parfois aussi précoce de l'état général dans les deux hypothèses. Ce qui semblerait militer le plus en faveur d'une tumeur maligne (sarcome surtout) serait *l'accroissement rapide*, par à-coups, et *la bilatéralité*. Mais ici encore il faut distinguer. Lorsque cette tumeur s'accroît rapidement, avec accompagnement de douleurs vives, d'infiltration des tissus voisins (culs-de-sac), d'œdème, le diagnostic a moins et peut-être même plus du tout d'intérêt. On est alors rapidement fixé sur la nature maligne. C'est en effet la période d'extension, de généralisation peut être, et l'intervention, même sans délai, sera à ce moment bien aléatoire. Ce signe d'accroissement rapide est donc trop tardif à se montrer; je dirai plus loin combien lentement évoluent, pendant des mois ou des années, les « cancers fermés » de l'ovaire; combien ils restent silencieux parce qu'enfermés, et ce n'est que plus tard — trop tard souvent — qu'ils prennent une marche plus rapide et plus appréciable à nos imparfaits moyens de diagnostic. Cette période, assez longue, de cancer latent de l'ovaire nous échappe, et voilà pourquoi je faisais plus haut un appel pressant à l'hématologie, à la réaction hémolytique, qui pourrait nous donner en temps opportun, c'est-à-dire de bonne heure, la clef du diagnostic.

Plus tard, l'examen du liquide ascitique retiré par ponction confirmera un diagnostic de malignité, par ailleurs évident.

Enfin, la bilatéralité, rare dans les fibromes et les embryomes, fera — sans certitude toutefois — penser à la tumeur maligne; et spécialement à une métastase d'un néoplasme méconnu de l'estomac ou de l'intestin. Aussi la constatation d'une tumeur ovarienne bilatérale avec ascite fera-t-elle soupçonner et rechercher un cancer gastro-intestinal passé inaperçu.

Au demeurant, peu de signes peuvent nous éclairer sur la nature bénigne ou non de la tumeur solide, et il est piquant de constater qu'on n'est guère plus avancé pour l'étude clinique que pour l'étude histologique de ces tumeurs. Et d'ailleurs, devant cette faillite de la clinique, il sera prudent de ne plus s'attarder à des distinctions impossibles et d'intervenir très tôt, dès le diagnostic posé, quelle que puisse être la nature de la tumeur, puisque le fibrome, le kyste dermoïde, le tératome peuvent, à notre insu, à un moment quelconque, devenir d'une grande malignité. La malignité primitive et longtemps méconnue ou bien secondairement acquise sont des propriétés dominantes de toute tumeur solide de l'ovaire qui me semblent assez démontrées pour rendre sans intérêt pratique des distinctions de bénignité aussi subtiles que dangereuses.

CHAPITRE V.

Complications[1].

L'une de premières à étudier, en raison de sa fréquence et de sa précocité parfois, serait l'ascite, mais comme elle a des rapports étroits avec la torsion du pédicule, je l'étudierai plus utilement après celle-ci.

1° TORSION DU PÉDICULE.

Bien connue et bien étudiée en ce qui concerne les tumeurs kystiques de l'ovaire ou du parovaire (VANVERTS), la torsion pédiculaire des tumeurs dites solides a un historique moins chargé et plus récent.

Nos classiques anciens en parlent peu ou pas, DARTIGUES lui consacre quelques lignes, et il faut venir aux mémoires originaux de COIGNERAI et surtout de JAYLE et BENDER[2] en 1904, de BASTIAN[3] en 1908 et de GUIBÉ[4] en 1909 pour être complètement fixé sur la question. D'après ce dernier, on connait actuellement 47 cas de torsion pédiculaire; les documents inédits qui m'ont été communiqués me permettent de porter à 51 le nombre de cas de torsion venus à ma connaissance.

Les tumeurs solides de l'ovaire (fibromes surtout, voire même les sarcomes) auraient, dans la proportion de 1 à 2 p. 100 (COIGNÈRAI), de 9 p. 100 (STORER) ou de 40 p. 100 (MARTIN), tendance à se tordre sur leur pédicule. Par quel mécanisme, quelle influence, on ne sait rien de précis à cet égard. Les explications de FREUND et de JOLLY ne sont que des considérations schématiques.

1. J'ai donné relativement plus d'extension à l'étude des complications qu'à celle des symptômes, parce qu'elle mérite d'être mise au point et qu'elle est moins décevante que la précédente où il y a bien peu de choses utiles à retenir.

2. JAYLE et BENDER, *Rev. de Gyn.*, 1904.

3. BASTIAN (de Genève), *Rev. méd. de la Suisse romande*, 1908.

4. GUIBÉ, *Rev. de Gyn.*, 1909.

Nous connaissons mieux, par exemple, *le sens de la torsion*. C'est ainsi qu'on a vu que les tumeurs droites se tordaient de droite à gauche (sens inverse des aiguilles d'une montre) et que les tumeurs gauches s'enroulaient de gauche à droite (sens direct des aiguilles d'une montre), et l'on a donné à cette constatation invariable le nom de *loi de Kuster-Cario*.

Le nombre de tours a été apprécié assez exactement en *tours* et en *degrés*. En degrés, GUIBÉ a trouvé : 2 fois 180°, 1 fois 270°, 3 fois 180° = 540 degrés ou un tour et demi. En tours : 2 fois un demi tour, 7 fois un tour, 5 fois un tour et demi, 3 fois deux tours et demi, 1 fois trois tours, 2 fois plusieurs tours.

Les caractères physiques de la tumeur ont-ils une influence sur la torsion? Non quant à la forme et au volume, oui pour le poids. Les grosses tumeurs pesantes et mobiles — cela se conçoit — se tordent plus facilement. L'*ascite* qui accompagne fréquemment les tumeurs malignes leur donne une grande mobilité, s'oppose ou retarde l'édification des adhérences et, par suite, les prédispose à la torsion. Ce n'est pas une condition *sine qua non*, puisque POZZI et BEAUSSENAT, BASTIAN relatent des cas où il n'y avait pas d'ascite et où, néanmoins, la torsion exista.

La *longueur* et la *minceur du pédicule* ne sont pas davantage des raisons nécessaires et suffisantes, puisqu'on a vu des pédicules larges et courts exécuter des tours de spire comme les pédicules grêles.

Faute de raisons directes suffisantes, on a attribué à la grossesse, qui affaiblit et relâche la paroi abdominale, un rôle prédisposant indirect; l'idée serait acceptable si l'on ne trouvait des tumeurs tordues chez les multipares, les vierges et même chez les enfants, qui présentent, on le sait, des cas assez nombreux de sarcomes ovariens.

La bilatéralité des tumeurs pédiculées peut, par le choc perpétuel d'une tumeur sur l'autre, favoriser la tension.

Toutes les tumeurs de l'ovaire peuvent subir la torsion de leur pédicule, mais c'est le fibrome qui la présente le plus souvent (22 fibromes, 15 sarcomes, 10 épithéliomes d'après GUIBÉ).

Celle-ci s'est produite souvent à la suite d'une chute (chute d'un train, POMORSKY), d'un effort un peu violent (lavage d'une lessive, DANNIEN), en somme, tout mouvement tant soit peu brusque (contraction musculaire, inspiration profonde).

En somme, l'effort sous toutes ses modalités, et dans les circonstances favorables de tumeur pesante, libre et flottante dans du liquide ascitique, résume toute l'étiologie admissible de la torsion pédiculaire.

A la suite de cet effort, de ce mouvement, de cette contraction musculaire, brusquement le syndrome péritonéal éclate et prend le caractère d'extrême gravité : douleurs vives dans le bas-ventre, ballonnement, vomissements, fréquence du pouls et fièvre. On pense tout de suite à une occlusion intestinale (Léopold), à une appendicite (Nadler, Rudolf), à une hémorragie interne (Dannien).

Ces symptôme alarmants peuvent persister et s'aggraver au point d'emporter les malades par péritonite (Van Buren et Nelson), ce qui est assez exceptionnel toutefois, puisqu'on n'en connaît que deux cas sur trente et un.

D'ordinaire, après les températures de 38° et 39° du début, l'orage s'apaise, le ventre s'assouplit, les vomissements diminuent, etc. Tout semble rentrer dans le calme jusqu'à nouvel ordre, car les récidives sont à craindre, les torsions ne se faisant jamais complètes en une seule fois et procédant par crises (Coignerai).

Il est juste de dire que cette torsion n'a pas toujours l'allure inquiétante que je viens de montrer. Chez mes deux fibromateuses, par exemple, — et le fait s'est vu pour les sarcomes, etc., — il n'y eut aucun signe de syndrome péritonéal (vomissements, météorisme, fièvre, etc.) et la torsion fut une trouvaille opératoire. Tout se borne alors à une douleur brusque dans le bas-ventre, mais celle-ci étant un symptôme fréquemment observé dans les affections abdominales, on n'en peut tirer ici d'utiles indications. Ce qui revient à dire qu'il y a deux sortes de torsions : torsion brusque, torsion lente.

Pour expliquer ces différences dans la physionomie clinique, Bastian a tenté d'établir un rapport entre les lésions anatomiques dans la tumeur et le pédicule et les symptomes qui les traduisent.

La tumeur ovarique tordue présente à l'ouverture du ventre des modifications typiques. L'enveloppe est d'une coloration bleu foncé, ou brunâtre, ou feuille morte; elle est œdématiée et sphacélée par places; ce n'est pas cependant un signe parfait puisque Proust et Maurer[1] ont présenté une tumeur solide ovarienne non tordue qui avait à sa surface des foyers hémorragiques en voie de nécrose.

Cet œdème est la conséquence de la torsion par diminution de l'apport artériel et par stase veineuse.

Quand la torsion se complète, on voit se produire par places une nécrose interstitielle, une sorte de liquéfaction qui crée dans le tissu des lacunes remplies de tissu granulo-graisseux, parfois putride (Dannien).

Ce ne sont pas des kystes puisqu'il n'y a pas de membrane limitante, mais des alvéoles creusées dans le tissu conjonctif et situées dans les parties les plus éloignées du hile, donnant en somme l'aspect du kyste

1. Proust et Maurer, *Soc. anat.*, 17 juin 1910.

multiloculaire. Cette cavité peut être centrale, du volume d'une orange (DELEGRANGE), d'une tête d'enfant (BENDER et HEITZ). J'ai relevé les mêmes lésions sur la tumeur de ma première opérée. VAUTRIN et HOCHE de même. En somme, il se produit dans la tumeur soit un *œdème interstitiel*, soit un *véritable ramollissement avec nécrobiose* de certaines parties qui aboutit à sa transformation fibro-kystique.

Mais toutes ces descriptions manquent de rigueur, car il y a des torsions sans sphacèle ni nécrose à un degré quelconque à l'extérieur (POZZI et BEAUSSENAT) ou à l'intérieur (POZZI et DARTIGUES).

Ces lésions, connues maintenant, peuvent-elles faire pressentir les phénomènes cliniques et inversement, comme le pense BASTIAN?

Rien n'est fixe, invariable sous ce rapport; il peut n'y avoir aucune relation entre la fièvre, les phénomènes péritonéaux et la nécrose de la tumeur (cas de DELEGRANGE).

Ce qui est plus certain, c'est la gravité de cette torsion pédiculaire quand les tours de spire, superposés brusquement, interrompent la circulation dans la tumeur, avant qu'elle n'ait contracté des adhérences vasculaires avec les organes voisins. Rien ne préserve alors le néoplasme de *la gangrène* avec ses conséquences péritonitiques fatales. On a signalé également des *suppurations intra-néoplasiques*, conséquences d'un infarctus ou d'une *fibromite* (VAUTRIN et HOCHE) de la masse néoplasique. Dans ce dernier cas, il faut admettre une infection circulante qui vient se fixer sur des tissus altérés par le sphacèle commençant.

Pratiquement, on doit donc considérer deux formes à la torsion :

a) *La forme aiguë*, ressemblant à la torsion brusque des kystes ovariques ou de certains viscères;

b) *La forme chronique*, qui s'opère sans grand tapage et ne se reconnaît souvent qu'à l'ouverture du ventre.

La forme aiguë a fait et fait encore penser, si la tumeur a été reconnue auparavant, à la torsion d'un kyste ovarique, ou bien encore à l'appendicite, à l'occlusion intestinale, si la tumeur a été méconnue et que l'occlusion soit le premier symptôme abdominal, sans préjuger du reste. On devra alors faire un toucher vaginal, un toucher rectal, pour rechercher l'existence d'une tumeur expliquant ce syndrome de l'occlusion. L'étude des antécédents fera écarter le soupçon d'une grossesse tubaire rompue.

L'appendicite sera l'erreur inévitable (RUDOLF et RANSI), et il sera bien malaisé de se prononcer à cause des difficultés d'examen. L'hématologie sera peut-être ici de quelque secours.

Mais, en vérité, cette recherche du diagnostic « quand même » ne devra pas être poussée trop loin, sous peine de perdre un temps précieux, car occlusion, torsion ou appendicite, peu importe, réclament toujours une intervention sans délai. On évite ainsi les complications toujours possibles d'une torsion, et l'opération soulage toujours rapidement la malade.

Cette intervention consiste dans une ovariotomie, une annexectomie ou même une castration totale. Dans le cas de fibrome unilatéral, l'ovariotomie simple me paraît suffisante; si la tumeur est bilatérale, une annexectomie double, et une subtotale complètent logiquement l'intervention, si l'état général le permet, dans les cas de tumeur sarcomateuse.

L'intervention précoce a donné des résultats satisfaisants :

Cas aigus : 15 guérisons, 5 morts.

Cas chroniques : 11 guérisons, 3 morts (GUIBÉ).

ÉPANCHEMENTS : *a*) ASCITIQUE, *b*) HÉMORRAGIQUE (HÉMATOCÈLE).

Fréquente dans les tumeurs de l'ovaire — où elle ne manquerait que quatre fois sur trente-six cas —, elle s'observe surtout dans les diverses variétés de cancers et moins fréquemment cependant dans le fibrome (CORNIL, PICQUÉ), l'*ascite* constitue suivant les cas et selon sa composition un symptôme ou une complication. C'est un symptôme, quand elle traduit l'irritation péritonéale par un fibrome ou un sarcome pédiculé, à la période d'état. C'est alors un liquide citrin, transparent, en quantité assez notable et qui répond à la formule suivante :

Lymphocytes... } ââ 45 %.
Mononucléaires. }
Polynucléaires.. 10 — (MASSABUAU).

Mais l'ascite s'élève au rang de complication quand, en dehors de son volume considérable et de la gêne qu'elle cause dans les divers appareils, sa composition surtout change de caractère. Elle devient un exsudat gluant, filant, colloïde, qui n'imbibe pas les compresses. Ce n'est plus l'exsudat irritatif, c'est une *véritable sécrétion* de la tumeur, produite par les végétations papillaires de celle-ci ou par la rupture d'une poche kystique dans le péritoine.

Elle est *surtout* une complication quand, de couleur citrine qu'elle avait lors de la première ponction, elle devient rosée, puis franchement hématique. Cette gamme ascendante des couleurs, je l'ai pu observer deux fois chez des malades inopérables, dans l'espace de deux mois.

L'ascite hématique serait fréquente dans les tumeurs malignes dont elle serait un bon signe diagnostique. Ces faits sont connus, et je rappelle les travaux de QUÉNU et de SÉBILEAU sur cette question des ascites dans les tumeurs de l'abdomen, et dans les tumeurs solides spécialement (QUÉNU).

Cette ascite hématique peut manquer totalement dans le sarcome; elle semble donc dépendre des végétations extérieures de la tumeur plutôt que de la nature même de celle-ci. Aussi sera-t-on assuré de trouver dans le liquide retiré des éléments néoplasiques dont le microscope établira la nature.

Un autre de ses caractères bien connus est sa récidive après les ponctions.

En se répandant dans la cavité abdominale, le liquide ascitique greffe un peu partout, au hasard des contacts, la cellule épithéliale qui emporte de son foyer d'origine la curieuse propriété de reproduire ailleurs une tumeur semblable à celle dont elle provient. C'est pour ces tumeurs un mode de propagation spécial qui en fait une catégorie à part (LEGUEU, *Clin. chir.*, p. 417).

C'est surtout aux cancers végétants que je fais allusion. Quand l'ascite manque dans ces cas, les végétations s'effritent au contact des intestins et saignent librement dans le péritoine; le sang se collecte dans le Douglas, c'est une véritable *hématocèle* intra-péritonéale. Cette *hématocèle néoplasique* est un petit point particulier qui a son intérêt et dont je dirai quelques mots. J'ai observé, une seule fois seulement, que cette hématocèle avait coïncidé avec une ancienne époque menstruelle, chez une dame ménopausée cependant depuis six ans. A la suite d'une purgation, elle fut brusquement prise, dans la nuit, d'un ictus péritonéal tout à fait typique, et le médecin qui l'examina quelques jours après eut, au toucher vaginal, des sensations identiques à celles d'une hématocèle pelvienne. L'âge de la malade s'opposant à l'hypothèse d'une grossesse tubaire rompue, on pensa à une salpingite tordue. Ce n'est que quelques mois plus tard que mon trocart retira une ascite sanguinolente, coexistant avec un épithélioma ovarien perceptible alors au palper.

VANVERTS me communique une observation d'épithélioma de l'ovaire où se produisit cette hématocèle pelvienne, que l'on mit à tort sur le compte d'une rupture de kyste et qui était, en réalité, due au saignement des végétations néoplasiques développées sur le péritoine pelvien. On extirpa la tumeur, l'hémorragie se reproduisit, et la mort survint quelques jours après, par cachexie rapide.

Cette hémorragie interne peut provenir de la ponction d'une tumeur ovarienne maligne. GOTH[1] (de Kolozsvar) a retiré ainsi douze litres d'un liquide séro-hématique; la tumeur examinée était un périthéliome caractéristique. L'hémorragie paraît ici due au trocart, puisque l'on a vu une déchirure à la surface de la tumeur.

1. GOTH, *Zeitsch. f. Geb. u. Gyn.*, 1908, t. LXII, fasc. 1, juin, p. 24.

Dans les tumeurs non végétantes, on a prétendu, à tort, que l'ascite était en date le premier symptôme clinique perceptible. Je pourrais citer des exemples très positifs de son absence pendant une grande partie de l'évolution de la tumeur. Tels les cas de Danlos (cachexie cancéreuse sans ascite), de Legueu (pas d'ascite dans un cancer en évolution depuis trois ans), ceux enfin de Pozzi et de Polaillon-Dartigues (200 grammes à peine).

Il ne faut donner à l'ascite toute sa valeur diagnostique que *si elle est jointe à d'autres symptômes;* alors seulement elle devient un bon signe. Ainsi, dans un cas de Lejars, des métrorragies abondantes après la ménopause s'accompagnaient d'ascite. La ponction laissa percevoir une grosse tumeur bosselée, bilatérale, et permit de porter le diagnostic de tumeur kystique épithéliomateuse des deux ovaires, vérifié à l'autopsie.

Quand, par suite, chez une femme âgée, l'ascite est volumineuse au point d'empêcher l'examen du ventre, en mettant à part les ascites médicales, on doit penser à l'épithélioma kystique des ovaires.

De l'ascite dans le fibrome. — Elle est moins rare qu'on ne l'a écrit jusqu'à ces derniers temps; Dartigues puis Vautrin ont redressé cette erreur classique. La cause de cet épanchement ne peut être rapportée à l'existence de végétations à la surface de la tumeur. Il faudrait plutôt penser à une sorte d'irritation provoquée par la présence de la tumeur sur le péritoine, sorte de péritonite chronique avec congestion et épaississement de la séreuse. Pourquoi cette ascite fréquente, habituelle même dans le fibrome ovarien déjà ancien, est-elle si exceptionnelle dans le fibrome utérin? Vautrin et Hoche invoquent une influence obscure tenant à la nature du néoplasme lui-même, une sorte de cachexie qui peut tenir à la désintégration cellulaire interstitielle, à des poisons cellulaires imprégnant l'organisme. Ces poisons sont le résultat d'une nutrition insuffisante au sein de la tumeur, par péri-vascularite fibreuse. Celle-ci voue à la nécrose des éléments constituants du fibrome, lesquels, lancés dans l'économie l'intoxiquent, et donnent le phénomène de la cachexie précoce signalée dans le fibrome.

Mais il n'y a rien là, en somme, de particulier à l'ovaire, et l'utérus pourrait aussi bien en être le siège, et toutes ces hypothèses ne nous expliquent pas la prédilection de l'ascite pour le fibrome ovarien. Je me demande si l'on ne pourrait pas incriminer la torsion pédiculaire lente, inaperçue cliniquement, qui déterminerait, dans la périphérie de la tumeur, par un mécanisme à fixer, des phénomènes de transsudation séreuse, lesquels amorceraient la sécrétion péritonéale ascitique.

L'évolution des tumeurs solides peut être traversée encore par des complications diverses, mortelles parfois.

Rokitansky a vu un exemple de *suppuration* de fibro-myome ovarique, à la suite d'un accouchement. La pathogénie de cet accident est claire aujourd'hui par ce que nous savons de la suppuration des kystes ovariques dans les suites de couches.

On a signalé des *lésions annexielles suppurées*, mais surtout dans les fibromes. Veyssière cite un cas de fibrome compliqué de *pyosalpinx* qui se rompit dans le ventre et détermina une péritonite mortelle.

Terrillon a observé la coexistence d'un *hématosalpinx* double. La *péritonite tuberculeuse* accompagnait un cas de Ziembicki.

Je n'insisterai pas sur les poussées de *pelvi-péritonite* qui se voient ici comme dans toutes les tumeurs pelviennes.

Homans a constaté un *prolapsus* total de l'utérus en même temps qu'un fibrome de l'ovaire, accident connu dans les kystes ovariques et qui s'explique par l'action mécanique de l'utérus tombant dans la première phase de son évolution vers les parties déclives. Plus tard, la tumeur devenant abdominale, la matrice est entraînée dans le mouvement d'ascension. Le même mécanisme peut s'appliquer aux tumeurs solides.

En outre, les tumeurs ovariennes à grand développement abdominal impriment à l'utérus un allongement hypertrophique de sa masse, comme dans un fibrome utérin, ce qui est une cause d'erreur pour l'hystérométrie.

Il n'est pas rare, enfin, de voir la physionomie clinique se charger et s'assombrir des accidents de l'*occlusion intestinale*. Fibromes, sarcomes, épithéliomes, embryomes[1] sont égaux devant cette redoutable complication. Elle peut même, ai-je déjà dit, être le premier signal d'alarme d'une tumeur de l'ovaire, comme dans le cas de Danlos, où il y avait un cancer des deux ovaires qui avait évolué sans bruit pendant un an et détermina seulement les phénomènes occlusifs en question.

L'occlusion peut être complète ou incomplète et résulte soit de l'obstruction mécanique de l'intestin par le poids de la tumeur, soit de l'étranglement par brides ou adhérences qu'a laissées un processus récent de torsion pédiculaire.

Les embryomes kystiques (kystes dermoïdes) sont sujets à divers accidents (inflammation, suppuration, rupture) desquels je ne dirai rien, en raison des nombreuses et bonnes descriptions qui se trouvent partout.

1. Clermont (de Toulouse) a présenté à la *Société anatomo-clinique* un cas de kyste dermoïde anciennement tordu et dont les adhérences avaient déterminé les phénomènes de l'occlusion.

Œdèmes.

L'infiltration œdémateuse des tissus, que l'on observe si souvent dans les tumeurs solides, ne peut s'expliquer cependant d'une manière absolument satisfaisante. C'est un œdème mou, dépressible, ne disparaissant pas par le repos horizontal. Il débute aux jambes, gagne les cuisses et monte à la fin sur la paroi abdominale et les lombes. Dans le fibrome, aucun trouble cardio-rénal ou hépatique ne peut en être la cause ; la compression sur les veines intra-abdominales n'est pas davantage en cause, en raison de la mobilité de la tumeur qui, souvent de petit volume, flotte dans une ascite abondante et ne peut causer de stase veineuse.

Cet œdème, comme l'ascite, serait de nature cachectique, par intoxication lente de l'économie. Ce seraient encore les produits de désintégration cellulaire au sein du néoplasme qui, selon M. Vautrin, en seraient cause. Ainsi envisagés, ces œdèmes auraient une valeur pronostique capitale et devraient commander une opération.

Par là le fibrome, même sans transformation maligne, se rapprocherait de l'évolution inquiétante des cancers. C'est en effet à leur période cachectique que les cancéreuses de l'ovaire présentent cette ascite et ces œdèmes. Après une évolution lente de quelques mois, le sarcome jetterait bas son masque de bénignité et se montrerait sous son véritable aspect. Rapidement alors, l'anorexie, l'amaigrissement, les œdèmes, l'ascite, la pleurésie passent au premier plan des symptômes, et la situation apparaît avec tous ses dangers.

Les complications phlébitiques, l'embolie, les accidents rénaux, l'albuminurie, dus soit à la compression d'une tumeur enclavée et volumineuse, soit au processus malin d'intoxication, accidents terminés par la rétention ou plus gravement par l'anurie[1], sont des terminaisons trop connues aujourd'hui pour qu'on fasse autre chose que de les signaler ici.

COEXISTENCE D'AUTRES AFFECTIONS GÉNITALES.

Il n'est pas rare d'observer la *coïncidence du fibrome utérin avec le fibrome de l'ovaire* (Bérard), et j'ai dit que certains (Sp. Wells, Wendeler) voulaient y voir un rapport de parenté étroite, une filiation directe. Une telle coïncidence de deux tumeurs semblables et à peu près

1. Uteau, *L'anurie dans les néoplasmes pelviens*. Thèse de Paris, 1904.

au même endroit est délicate à reconnaître en clinique; étant donné la bilatéralité fréquente des tumeurs ovariennes de même nature ou non, c'est à celle-ci qu'on pensera volontiers si on a fait d'abord le diagnostic de tumeur ovarienne. Les caractères physiques de la tumeur, les métrorragies, l'agrandissement de la cavité utérine n'ont plus, dans l'espèce, une valeur pathognomonique, puisqu'on les trouve aussi dans certains fibromes ovariens à développement abdominal. Cette distinction serait, en vérité, un peu subtile, car pratiquement elle importe peu, la laparotomie étant à faire dans les deux cas.

On signale aussi la coexistence du fibrome *avec un kyste dermoïde* (Duroux), *avec une ovarite chronique* (Heller).

A citer également la coïncidence d'un *sarcome de l'ovaire d'un côté avec un fibrome ovarien de l'autre* (Lejars, Norris).

Les *anomalies du système génital* féminin prédisposent l'ovaire à devenir le siège de tumeurs malignes, comme nous l'enseigne la pathologie générale. Croom, qui a réuni un certain nombre de cas de menstruation précoce, signale deux faits de développement prématuré coïncidant avec des néoplasmes malins de l'ovaire.

La malade de Danel présentait une atrophie complète de l'appareil génital, en même temps qu'un cancer du seul ovaire restant.

Mais une coïncidence plus typique encore, c'est le cancer de l'ovaire accompagnant le *pseudo-hermaphroditisme* dont j'ai pu relever sept cas (Krug, Haller, Unterberger, Walther, Redlich, Chauvel, Bégouin). Dans le cas de Bégouin [1], un extérieur masculin correspondait à un sexe réellement féminin, avec ovaires dans le ventre, l'un d'eux étant atteint de sarcome (endothélio-fibro-myxosarcome).

L'année précédente, Chauvel [2] (Quimper) adressait à la Société de Chirurgie une observation de sarcome kystique de l'ovaire chez un hermaphrodite d'aspect masculin, pour lequel on fit l'ablation. Survie de cinq mois et demi, récidive.

D'après Dreyfus, trois fois sur quarante sarcomes ovariens il y avait des anomalies génitales. Ces coïncidences d'affections assez rares n'autorisent-elles pas à soulever la question d'une prédisposition au sarcome dépendant de l'anomalie génitale?

De plus, le développement ultra-rapide de la tumeur semblait en rapport avec le début de l'ovulation (15 ans), et les trois poussées doulou reuses avaient eu lieu à un mois d'intervalle, ce qui est une coïncidence intéressante à relever (Hartmann).

1. Bégouin, *Soc. de Chir.*, 1909.
2. Chauvel, *Soc. de Chir.*, 1908, professeur Hartmann, rapporteur.

TUMEURS SOLIDES ET GROSSESSE [1].

La question a été bien traitée dans la thèse de Coudert (Paris, 1904), et depuis lors aucun travail d'ensemble, que je sache, n'a été publié. C'est donc d'après la thèse de Coudert et les seuls faits cliniques glanés dans les journaux d'obstétrique ou dans une enquête personnelle que j'ai pu écrire ces propositions générales sur cette complication des tumeurs solides.

Les tumeurs solides se révèlent ici par leurs symptômes propres et par des symptômes de compression organique.

La grossesse détermine une *augmentation du volume des tumeurs solides : elle accélère leur marche*, surtout dans le cas de tumeur maligne. *Elle donne au sarcome un coup de fouet*. Münchmeyer cite un cas où il dut faire la crâniotomie. Segond dut faire un Porro, suivi d'un excellent résultat.

Inversement, les tumeurs solides *modifient la situation de l'utérus gravide* et provoquent, quand elles sont volumineuses, l'accouchement prématuré.

Elles sont sans influence sur la présentation. A cela il y a des exceptions, tel le cas de Kelly (femme enceinte de trois mois et demi et porteur d'un kyste dermoïde avec accidents de torsion pédiculaire). On opéra, et la femme guérit sans interruption de la grossesse.

Ce sont les kystes dermoïdes que l'on trouve le plus souvent coïncidant avec la grossesse[2]; avec les idées actuelles sur les tératomes (Baudoin) que j'ai exposées plus haut et sur la nature amniotique de la couche interne de ces kystes, il y a peut-être dans ces faits plus qu'une coïncidence, et on peut se demander si le kyste dermoïde — avec ses débris fœtaux variés et sa structure amniotique — ne serait pas parfois en lui-même quelque chose comme le vestige d'une sorte de *grossesse ovarienne avortée, fruste*, et, s'il coïncide avec la grossesse, une manière de *superfœtation*.

Le petit volume du dermoïde, son accroissement lent le font rester méconnu jusqu'au jour où la grossesse, le chassant peu à peu devant elle, vient le mettre en évidence (Led).

1. On ne doit s'attendre à trouver ici qu'un résumé des choses acquises sur ce point. Pour discuter certaines opinions, il faudrait une compétence spéciale en obstétrique qui me fait défaut; en outre, des documents plus nombreux que ceux qui sont connus, et que je crois avoir à peu près relatés en totalité, seraient nécessaires.

2. En raison de la conservation du corps jaune et de sa fonction, ce qui n'a pas lieu dans les tumeurs malignes, au moins à une période avancée.

LEPAGE[1] rapporte une observation montrant combien est difficile le diagnostic entre un fibrome et un kyste de l'ovaire chez la femme enceinte; le kyste avait été pris pour un fibrome, et il s'agissait d'un kyste dermoïde. Après le kyste dermoïde, c'est le fibrome qu'on observerait coexistant avec une grossesse (2 cas de BRINDEAU, 1 de COUVELAIRE).

L'influence de la tumeur sur le travail varie selon la situation de celle-ci :

Abdominale, elle influence peu le travail;

Pelvienne, elle est au contraire une cause de dystocie grave. Dans un cas de tumeur dermoïde fixée en partie dans le pelvis, JARDINE dut l'enlever par laparotomie et terminer par une application de forceps; la femme guérit sans incident.

Le travail peut à son tour amener des modifications dans les éléments anatomiques de la tumeur (voir thèse de COUDERT).

Pour le *diagnostic* des deux processus associés (tumeur et grossesse), nous retrouvons les mêmes difficultés que dans le cas de tumeur isolée. Tantôt la tumeur est prise pour une grossesse, tantôt la tumeur fait méconnaître la grossesse — erreur fréquente; — enfin, la tumeur ovarienne est confondue avec les tumeurs utérines ou les tumeurs liquides de l'ovaire (cas de LEPAGE). On est même allé jusqu'à confondre la tumeur avec une grossesse extra-utérine morte ou en évolution. Le *diagnostic est rendu encore plus difficile par le travail*. COUDERT conseille en pareil cas de faire une ponction exploratrice par le vagin pour s'assurer de la nature solide ou liquide de la tumeur. J'avoue que cette exploration est sans intérêt, puisqu'une tumeur quelle qu'elle soit, compliquant le travail, doit être enlevée sans délai; d'autre part, je n'ai pas à démontrer longuement les dangers d'une pareille exploration à travers un cul-de-sac vaginal. Cette exploration inutile, dangereuse, et peut-être aveugle, n'est donc pas à conseiller. Mieux vaut recourir d'emblée à la laparotomie, dont je n'ai pas à vanter la sécurité et les avantages.

Le *pronostic* des tumeurs solides compliquant une grossesse est très grave pour la mère et pour l'enfant (COUDERT). La mortalité maternelle est de 61,11 °/o; la mortalité infantile de 70 °/o, ce qui tient vraisemblablement à l'insuffisance du diagnostic et à une intervention souvent tardive, faite par suite dans des conditions défectueuses. Je reparlerai, du reste, de cette partie importante de la question au chapitre du traitement avec de plus récentes statistiques.

1. LEPAGE, *Soc. Obst. de France*, 1909. — GUÉNIOT et LOEWY, *Étude sur les kystes dermoïdes bilatéraux des ovaires* (Rev. de Gyn., 1902).

CHAPITRE VII.

Evolution

DÉGÉNÉRESCENCES, GÉNÉRALISATION, MÉTASTASES, GREFFES.

A) Dégénérescence maligne des tumeurs solides de l'ovaire.

1° **Fibromes.** — La transformation maligne des fibromes en général (fibrome pur, fibro-myome) s'observe ici comme dans toutes les tumeurs anciennes ; c'est vers le sarcome qu'ils évoluent le plus ordinairement. Il en résulte une augmentation rapide de volume, une vascularisation plus intense, un épanchement ascitique, ainsi qu'une tendance très marquée à faire des adhérences. Ce processus anatomique est assez connu pour me dispenser de le développer.

Mais le moment où cette transformation commence nous échappe absolument. Rien dans la symptomatologie ne permet de la soupçonner (BEUZART), et c'est un pur hasard que de surprendre à son stade initial cette tumeur en voie d'évolution (1 cas dans la thèse de BOURGOIN).

Une observation de VAUTRIN et HOCHE montre que la malignisation peut se voir assez tôt, à un âge assez jeune (23 ans), en pleine activité génitale et en parfaite santé, et peut frapper des tumeurs récentes et petites aussi bien que les vieilles et volumineuses.

Un autre point intéressant est l'absence de récidive de ces tumeurs fibro-sarcomateuses après leur ablation (MARTIN, DEMONS, POSTEMSKI), si bien que le pronostic semble ici plus favorable que dans les kystes ovariques dégénérés. Il résulterait aussi de cette gravité atténuée que le degré d'opérabilité est reculé jusqu'à des limites plus éloignées (VAUTRIN).

2° **Tératomes.** — On discute encore sur la nature bénigne ou maligne des tératomes. Bénigne pour WILMS, MARTIN, HICKS, KAUFMANN, tant qu'elle n'a pas subi la dégénérescence sarcomateuse ou carcinomateuse de ses éléments, la tumeur serait, au contraire, maligne par elle-même, au dire de PFANNENSTIEL, GEBHARD, FLEISCHMANN, WILLIAMSON, NEÜHAUSER, SANGER et SCHWALBE.

En pratique, si la tumeur présente des sortes de poussées dans son développement — comme il arrive dans les cancers — il est possible qu'on puisse y voir l'indice de sa nature devenue maligne, et l'on ne doit plus retarder une intervention; tout le monde est d'accord sur ce point. Il s'ensuit qu'en présence d'une tumeur à accroissement rapide dans la région ovarique, chez une fillette à l'âge de la puberté, on doit penser au tératome ovarique dégénéré.

Les *tératomes thyroïdiens* ont une évolution clinique assez rapide. Il existe souvent de l'ascite, l'augmentation de volume est rapide et l'on a alors le tableau clinique d'une tumeur maligne. La douleur due aux adhérences et quelques irrégularités menstruelles sont les symptômes habituels, mais sans rien de spécial. La nature néoplasique ne se voit bien qu'au microscope. Toutes ces tumeurs ressemblent au tissu thyroïdien normal, montrant une simple couche de cellules épithéliales dans les vésicules, c'est le type bénin; la malignité sera caractérisée par la multiplication des cellules épithéliales irrégulières avec des figures mitosiques ou des aréoles identiques à celles de l'adéno-carcinome.

Pour les *embryomes kystiques*, plus fréquents, partant plus utiles à connaître en clinique, la dégénérescence maligne se fait d'abord à l'intérieur du kyste; il arrive un moment où les cellules cancéreuses se font un chemin à travers la paroi, et forment à la surface externe de véritables végétations en chou-fleur. Dès ce moment, la généralisation va pouvoir s'effectuer, de proche en proche. On a cité quelques cas de généralisation à distance par la voie lymphatique (DEBUCHY).

Cette dégénérescence comprend trois types : épithélial, sarcomateux, et la dégénérescence spéciale des endothéliums vasculaires (FLAISCLHEN, FAGUET).

Dès que la dégénérescence se produit, le kyste perd le caractère torpide qu'il avait jusque-là. Il se manifeste par des douleurs irradiées se propageant parfois dans la jambe correspondante de l'ovaire (12 fois, d'après DEBUCHY).

Un autre mode de propagation assez rare a été rapporté récemment par UNTERBERGER[1] (rejet par l'anus d'une tumeur grosse comme un œuf de pigeon, dans laquelle l'histologie montra un tératome ovarien en dégénérescence maligne)[2].

Un autre signe est la constatation de *frottements perçus par le palper* et, d'autre part, l'*immobilisation progressive de la tumeur*, ce qui

1. UNTERBERGER, *Zentr. f. Gyn.*, 2 mai 1908, p. 386.

2. Le kyste dermoïde peut aussi, par le mécanisme de la suppuration, s'ouvrir dans la vessie, *in* GERMAIN, thèse de Lyon 1908-1909.

tient à la production d'adhérences par évasion du néoplasme hors de sa capsule. Enfin l'apparition d'une ascite plus ou moins considérable vient compléter le tableau de la malignité.

GÉNÉRALISATION, MÉTASTASES, GREFFES[1].

La généralisation des tumeurs malignes non papillaires ne doit être ni très fréquente ni très précoce, car bien des observations de malades mortes de cachexie ne mentionnent pas cette généralisation.

Quand elle s'observe, les métastases se font dans les organes voisins : les plus fréquentes et les premières se font dans le tissu sous-péritonéal, peut-être même à l'utérus[2] et à la trompe par l'intermédiaire des petits ganglions sous-séreux (DREYFUS).

Cette généralisation se porte sur l'estomac, sur le poumon, les ganglions bronchiques et le foie ; on l'a vue à la fois dans l'ovaire, le sein et la cuisse avec fracture spontanée du fémur (DELBARIE).

De la lecture des observations, on peut tirer cette remarque importante que la généralisation des néoplasmes malins est tardive parce que la tumeur demeure longtemps enclose dans sa capsule.

Les tumeurs papillaires, végétantes, sont le plus souvent bénignes ; c'est du moins ainsi qu'on les considère aujourd'hui. On les considérait malignes, il y a encore quelques années, à cause de l'envahissement du péritoine pelvien et des adhérences avec l'utérus et les organes voisins. Par esprit de réaction, SEMB a prétendu que les papillomes étaient toujours bénins, n'entraînaient pas la cachexie et ne récidivaient pas après ablation. Il y a là exagération, et le professeur POZZI a ramené les choses à de plus justes proportions en disant qu'ils sont en général bénins, mais quelquefois très malins, comme le pensent A. DORAN et TAUFFER, et comme le montre une observation de DE ROUVILLE et STOLTZ[3].

1. Une distinction importante est à faire entre les tumeurs malignes non papillaires et les cancers végétants, l'évolution étant tout autre dans les deux variétés.

2. Le cancer primitif du corps de l'utérus donne fréquemment des métastases ovariennes ; au contraire, *les cancers de l'ovaire ne sont que très rarement le point de départ de métastases utérines*, qui, en outre, ne présentent pas de diffusion sur toute la surface interne, mais forment des noyaux néoplasiques aussi bien dans la muqueuse que dans les différentes parties du myomètre. Enfin, les caractères microscopiques de la tumeur plaident aussi en faveur de la nature métastatique : les alvéoles carcinomateuses sont longues et étroites, forment des traînées, particularité signalée par GEBHARD.

3. DE ROUVILLE et STOLTZ. *Ann. de Gyn.*, 1908.

La proportion est de 13 variétés malignes pour 100 tumeurs bénignes (Estor). La conclusion est qu'il faut les opérer quand même parce qu'il y a des guérisons durables, inespérées parfois, et qu'on ne sait jamais quel sort attendra l'opérée (J.-L. Faure).

Les *greffes* péritonéales, viscérales, seront évidemment fréquentes s'il s'agit d'un sarcome à végétations extérieures aussi bien que d'une tumeur papillaire. L'ascite qui les accompagne transporte des parcelles néoplasiques en tous les points de la cavité abdominale. Mais on observe aussi des greffes inattendues sur la paroi abdominale avec des tumeurs sans végétations. Le professeur Tapie m'a montré une pièce de sarcome volumineux de l'ovaire nettement encapsulé, lisse à sa surface et qui, pendant l'extraction, dut greffer au passage les lèvres de l'incision : quelques semaines après, une tumeur dure, tout comme la tumeur primitive, se manifestait à la partie supérieure de la cicatrice. Un cas analogue a été publié par Schauta à la Société d'obstétrique de Vienne (1903), mais il s'agissait, il est vrai, de tumeur végétante et la greffe enlevée était un adéno-carcinome. Est-ce bien, dans ces cas-là, la greffe rapide pendant la traversée abdominale, ou bien la greffe par les instruments ayant déjà servi à l'attaque et au détachement de la tumeur, ou bien encore par les mains, qu'il faut invoquer ici ? Ce dernier mode d'inoculation (mains et instrument) valable pour l'extirpation du sein cancéreux aurait mes préférences.

Greffes, métastases, généralisations glanglionnaires ou viscérales vont propager le cancer et les malades succombent dans le marasme, comme dans toute vieille affection cancéreuse; il n'y a rien de spécial ici, pour la rapidité d'évolution. Cette cachexie est écourtée par les diverses complications que j'ai signalées (pneumonie, péritonite, embolie, anurie, etc.)

Ce qui, par contre, semble plus spécial aux cancers ovariens, c'est la *lenteur d'évolution*. Cette particularité n'avait pas échappé à Bourgoin et à Dartigues, et tout ce que j'ai pu lire à ce sujet ou voir par moi-même confirme cette importante remarque.

Par ceci, les cancers de l'ovaire contrastent singulièrement avec le cancer du col utérin, ou le cancer de la trompe, si voisins cependant et dont l'évolution est si rapide. Faut-il attribuer cette marche lente à ce que bien des sarcomes sont d'anciens fibromes dégénérés, par suite bénins et longtemps tolérés : cela peut être exact pour certaines tumeurs, mais il faut se garder de généraliser. Je propose une autre explication.

Il faut se rappeler, en effet, que les épithéliomes surtout sont —

nous l'avons vu — des tumeurs formées aux dépens de débris embryonnaires (débris wolffiens); or, ces tumeurs d'origine congénitale ont d'ordinaire un accroissement rapide. L'évolution généralement lente de ces tumeurs, contraire à ce qui se voit d'habitude, ne pourrait-elle pas s'expliquer d'abord parce que le cancer est inclus dans une coque épaisse, et qu'il est ainsi sans communication avec l'extérieur, qu'il est en d'autres termes un *cancer fermé?* Ce n'est qu'une hypothèse, je le veux bien, mais en comparant d'une part ce cancer avec ceux de la trompe et de l'utérus, en rapport tous deux plus ou moins directement avec l'extérieur, et d'autre part avec ceux du corps thyroïde, ou de la rate, soustraits comme celui de l'ovaire aux multiples causes infectieuses venues du dehors et qui peuvent agir pour accélérer la marche d'un néoplasme ulcéré, il me paraît que cette hypothèse en vaut une autre. Dans l'ignorance où nous sommes de tout ce qui commande la naissance et le développement du cancer, cette opinion peut suffisamment se soutenir.

Il semble bien, en effet, que les cancers des organes en communication plus ou moins directe avec l'extérieur (langue, rectum, larynx, utérus, trompes, intestin, estomac, etc.), d'où leur viennent des infections variées, reçoivent de celles-ci un coup de fouet lorsque leurs végétations absorbantes ont apparu, et qu'il en résulte une marche sensiblement plus rapide que celle des cancers dans les organes soustraits au milieu infectant extérieur (thyroïde, surrénales, rate). Jusqu'à preuve du contraire, voici, à mon avis, une des raisons de l'évolution lente des cancers ovariens. Mais cette raison n'est qu'accessoire, il en est une autre, principale comme importance et surtout antérieure comme date.

Je viens de nommer comme localisation de cancers fermés des organes à sécrétion interne (thyroïde, surrénale, rate); l'ovaire est aussi une glande à sécrétion interne et cette particularité vient encore confirmer l'assimilation que je faisais précédemment.

Cette sécrétion concourt à la défense naturelle de l'organisme, et elle joue vis-à-vis des embolies cancéreuses un rôle qui commence à être connu. On a observé que les métastases cancéreuses se faisaient rarement ou très tard dans les organes à sécrétion interne; Offergeld (de Francfort[1]), sur plus de 1.200 autopsies, n'a pu réunir que 6 cas de métastases cancéreuses pour le corps thyroïde, 11 pour les surrénales, 31 pour le rein. Envisageant spécialement le cancer de l'utérus, Offergeld pense que les métastases ne peuvent se produire dans les organes à sécrétion interne que le jour où les fonctions antitoxiques de la sécrétion ont disparu. En d'autres termes, il faut que la défense de l'orga-

1. Offergeld, *Arch f. Gyn.*, 1909, t. LXXVII, fasc. I. p. 144.

nisme, dévolue à ces glandes spéciales contre la toxine cancéreuse, ait cessé pour qu'elles deviennent le siège d'un cancer. Pendant un temps fort long, l'organisme, en effet, se défendra contre ces embolies cancéreuses, surtout aux points où des lésions cellulaires antérieures (inflammations, malformations congénitales, cicatrices) ont préparé le terrain, et les produits de ces glandes à sécrétion interne amènent la destruction au fur et à mesure des embolies néoplasiques assaillantes.

Or l'ovaire, par son corps jaune (Villemin, Ancel et Bouin), est une de ces glandes à sécrétion interne qui ne se laissera pas envahir par des métastases de cancers du foie, de l'estomac ou de l'utérus tant que fonctionnera normalement sa sécrétion interne. Viennent la ménopause ou des lésions locales qui atrophient l'organe ou paralysent sa sécrétion interne, le cancer métastatique a beau jeu et s'installe.

Dans le cancer primitif, le corps jaune doit lutter aussi contre le développement du néoplasme dans l'ovaire. Cette lutte obscure, intestine en quelque sorte, au sein du parenchyme ovarien, doit durer de longs mois, tant que persiste la sécrétion interne avec son plein effet; et il faudra longtemps avant que les débris wolffiens qui vont constituer le néoplame épithélial adulte aient peu à peu refoulé, atrophié et détruit les corps jaunes.

Chez l'enfant, la marche du sarcome est plus rapide, parce que la sécrétion interne du corps jaune n'existe pas encore, et l'ovaire infantile est ainsi livré sans défense aux proliférations cellulaires néoplasiques.

Cette conception que je propose pour expliquer la marche lente des cancers ovariens s'appuie sur quelques données expérimentales. En effet, les cellules cancéreuses sont le siège d'échanges nutritifs importants et produisent des substances qui vont bientôt paralyser les effets de la défense de l'organisme. Pour prendre un exemple montrant que l'extrait de cancer est antagoniste des produits de sécrétion des glandes vasculaires sanguines, Girard-Mangin et Roger ont montré que l'extrait de cancer est hypotonique, alors que l'adrénaline est hypertonique. Von Leyden et Bergell ont aussi montré que le foie sécrète un ferment qui possède une action spécifique sur les protéines du cancer.

Dès lors, raisonnant par analogie —, car des recherches intéressantes seraient à faire à ce sujet, — on peut penser que le cancer ne s'installe en maître dans l'ovaire — primitivement ou secondairement par métastase — que le jour où sera épuisée ou considérablement amoindrie, du fait de l'âge ou d'atrophie glandulaire plus ou moins étendue, la puissance défensive du corps jaune dans sa lutte contre la toxine cancéreuse. Les cellules néoplasiques alors proliféreront à l'aise et repousseront, puis feront totalement disparaître les corps jaunes, comme le montrent les coupes histologiques des cancers (sarcomes ou épithéliomes).

J'ai montré plus haut (l'*ovaire dans les tumeurs de l'ovaire*) la disparition constante des éléments propres de l'ovaire dans les cancers avancés; dans le fibrome et le kyste dermoïde, au contraire, on les a trouvés plus ou moins refoulés et comprimés, mais *intacts*. Cette constatation anatomique vient à l'appui de l'opinion que j'émets sur le rôle du corps jaune dans le cancer ovarien[1].

Cette lutte, qui se termine par la victoire de la néoplasie, a duré de longs mois, et ce n'est qu'après toute défense détruite que la tumeur s'accroîtra au point d'être cliniquement appréciable. Mais cette croissance même restera longtemps encore cachée, silencieuse, parce que le milieu extérieur ne viendra pas donner à ce cancer fermé les coups de fouet de l'infection, comme il arrive dans les cancers ouverts, et finalement l'évolution sera lente. Ces considérations me paraissent explicables cette longue durée des cancers de l'ovaire, leur latence, leur généralisation lente et même rare. Ils sont un exemple de la lenteur d'évolution des cancers dans les organes à sécrétion interne, pour ces raisons qui me paraissent accorder assez bien les données positives de la clinique et les recherches nouvelles, pleines d'intérêt, de la pathologie générale.

1. Je montre également plus loin (p. 152) que la coexistence de la grossesse et d'une tumeur solide n'est possible que dans les cas où la tumeur a respecté suffisamment les corps jaunes, si utiles dans la gestation. C'est le cas du fibrome et de l'embyome kystique. Dans les cas de cancers bilatéraux, au contraire, à une période où le corps jaune, vaincu dans sa lutte contre les éléments néoplasiques, a disparu, la grossesse n'est plus possible.

CHAPITRE VIII.

Traitement.

« Toute tumeur de l'ovaire doit être opérée. »

L. Tait.

Toute tumeur solide de l'ovaire diagnostiquée et reconnue mobilisable par le palper doit être opérée, et opérée sans retard. Cette formule impérative, que je place au seuil de ce chapitre, découle de tout ce qui précède. En l'absence d'un signe pathognomonique dénotant la nature bénigne ou maligne d'une tumeur pour permettre de temporiser sans regret et de choisir son heure pour opérer, l'intervention précoce devient une nécessité. Le fibrome et le kyste dermoïde avec ou sans complications et dégénérescences, les divers cancers, avant leurs métastases, sont justiciables d'une ablation précoce. Je dirai quelles sont les exceptions à cette règle, uniquement tirées de l'état de la malade et d'une évolution trop avancée pour autoriser toute tentative. Cette inopérabilité peut avoir des limites plus reculées qu'on ne l'aurait pensé avant l'intervention, et c'est *la main dans le ventre* (Segond) qu'on jugera en dernier ressort s'il faut continuer l'opération ou y renoncer. Une laparotomie qui ne devait être qu'exploratrice s'est changée en extirpation très heureuse dès qu'on a eu les lésions sous les yeux et dans la main pour décider de leur sort. « On compte, dit à ce propos Spencer Wells, tellement de guérisons à la suite de ce qu'on avait considéré comme un cancer qu'il faut une certitude absolue sur la nature maligne de la tumeur pour renoncer à l'opération. » Ces lignes étaient écrites à une époque où la laparotomie n'avait pas la sécurité très grande qu'elle possède actuellement; on ne peut qu'accentuer cette tendance, et Segond dit après Hégar et Kaltenbach que, même dans les cas où le diagnostic semble indiscutable, il faut néanmoins opérer tant que la tumeur a conservé sa mobilité. Il ajoute que cette mobilité, nous ne pouvons en avoir la perception nette qu'après avoir ouvert le ventre; *la mobilité clinique* n'est pas *la mobilité opératoire*, la seule qui compte en dernier lieu.

J'espère montrer par les chiffres des plus récentes statistiques combien est favorable le pronostic de la plupart de ces interventions, même pour les cancers, qui restent sans récidive dans des proportions inconnues pour d'autres viscères. Bénignité et efficacité dans l'intervention, tels sont donc les caractères du traitement chirurgical qui sait être précoce et large dans ses exérèses.

A) **Fibromes.** — L'ascite, les œdèmes, les épanchements pleuraux ne sont pas des contre-indications, car il est prouvé que ces complications cessent après l'ablation de la tumeur. Celle-ci consistera dans la section du pédicule, pure et simple, et en une énucléation s'il est inclus entre les feuillets du ligament large. Quand on trouvera soit des adhérences, soit une salpingite coexistante, il faudra faire la castration utéro-annexielle. Le drainage abdominal sera de règle après les extirpations laborieuses, surtout après les énucléations des fibromes intra-ligamentaires. Parfois aussi la question d'un drainage abdomino vaginal se posera, ou même d'une hystérectomie totale, qui a mes préférences parce qu'elle réalise au mieux le drainage du tout-au-vagin.

Il va sans dire que, dans le cas de fibrome double, c'est une double annexectomie qu'il faut faire, car la conservation d'un ovaire plus ou moins atteint de dégénérescence fibreuse serait une mesure imprudente et fâcheuse. J'en dirai autant pour le fibrome unilatéral dégénéré; le processus malin commande par prudence l'ablation de l'autre ovaire dont on n'est jamais bien sûr. De toute manière, je me déclare partisan de l'ovariectomie double dans ces divers cas et de l'hystérectomie subtotale ou totale qui en est le complément logique.

Le pronostic opératoire est très bon par lui-même; il peut s'assombrir du fait des complications de salpingite ou d'adhérences, ce qui n'a rien de particulier à la tumeur en question et ne change pas la ligne de conduite pour les cas à venir. Les cas récents et inédits qui m'ont été communiqués par MM. J Bœckel (3), Pauchet (5), Deletrez (3), Ferré (1), mes 3 cas personnels (dont un intra-ligamentaire) [1], ceux enfin que j'ai vus opérés à Toulouse dans les services de mes maîtres, les professeurs Cestan et Jeannel, ont guéri sans incidents notables.

B) **Les cancers** (sarcomes et épithéliomes). — Bien autrement intéressante est l'évolution du traitement des divers cancers de l'ovaire.

L'époque n'est pas lointaine où l'on ne voyait des cancers de l'ovaire que sur la table d'autopsie; dès qu'on soupçonnait la malignité d'une tumeur ovarienne (marche rapide, immobilisation, altération de l'état

1. In *Documents gynécologiques.*

général), on abandonnait toute idée d'ablation, et l'on se contentait d'évacuer l'ascite par des ponctions répétées, de calmer les douleurs et de soutenir les forces. Sans doute, quand la généralisation fait de rapides progrès et que l'état général est mauvais, ce sont là encore aujourd'hui les mêmes indications à remplir.

Schrœder et Olshausen, ne croyant pas à la guérison durable, craignant l'opération et ses dangers, plaidaient en faveur de l'abstention. Les deux noms que je viens de citer ne sont pas bien anciens, ce qui démontre qu'il n'y a pas bien longtemps encore les cancers de l'ovaire, à moins d'être dans de très favorables conditions d'exérèse, échappaient à la chirurgie.

Une réaction désirable s'est faite avec Thomas, Ruge, Martin, Hégar, Sp. Wells, Segond, Dartigues. J.-L. Faure, Legueu, qui ont préconisé l'intervention, même s'il persistait un doute sur l'opérabilité matérielle de ces tumeurs. « Le fait pour les chirurgiens de s'être trompés dans leur diagnostic peut être considéré comme ayant été un grand bonheur pour des malades que l'on aurait délaissées dans la croyance d'une tumeur maligne inopérable[1]. » Donc, dans le doute, il ne faut pas s'abstenir, mais agir par une incision exploratrice, sans danger toujours, et utile souvent pour évacuer une ascite considérable.

L'intervention décidée sera une castration avec hystérectomie. Certains, comme Hofmeier, sont encore partisans de la castration unilatérale ou ne font pas d'hystérectomie; leurs statistiques sont satisfaisantes, il est vrai, mais je crois qu'en fait de cancer on ne saurait être taxé d'excès de prudence, et que le plus prudent et le plus conservateur est encore celui qui enlève le plus.

Depuis le moment où l'on a commencé à faire des opérations précoces et larges, on a suffisamment opéré pour que l'heure actuelle semble favorable à l'examen des résultats obtenus et des effets durables d'une thérapeutique qu'on a pu critiquer et qui veut s'imposer.

En 1900 a paru un premier travail sur ce sujet, dû à Estor et Puech; je lui emprunterai les données utiles pour servir ma comparaison entre les opérations antérieures à 1900 et que je qualifierai d'anciennes, et les opérations récentes, dans le décade qui a suivi. Les chiffres nouveaux accentueront encore le progrès indiqué par Estor et Puech. (*Revue de Gynécologie*, 1900.)

1° *Résultats immédiats. — Mortalité opératoire.*

Sur 372 observations relevées par Estor et Puech (de 1881 à 1900), on note 265 guérisons et 107 morts opératoires.

1. Dartigues, *loc. cit.*, p. 103.

Ces 107 morts sont réparties par décades où l'on voit le pronostic s'améliorer depuis 1881, puisque de 52 p. 100 la mortalité s'abaisse à 26 p. 100 de 1881 à 1890, et descend encore à 21 p. 100 de 1891 à 1900.

Dans 186 cas, il y avait des adhérences et on a eu 54 morts, soit 34 p. 100; dans 75 cas, sans adhérences, il y a eu 8 morts, soit 10 p. 100.

Depuis 1900, j'ai recueilli quelques chiffres dans les statistiques des auteurs étrangers; en France et dans les pays de langue française, j'ai pu obtenir à grand'peine quelques chiffres, et cela est regrettable, car tous les dix ans une question de traitement a besoin d'être revue et tenue au courant, et depuis 1900 il eût été intéressant de connaître plus complètement les progrès de la chirurgie française sur ce point.

Voici quelques chiffres qui m'ont été donnés en réponse à mon *referendum :*

DELETREZ : 17 sarcomes, 5 morts opératoires.

PAUCHET[1] : 63 tumeurs solides dont 5 fibromes et 58 cancers : 2 morts post-opératoires, l'une par phlébite et embolie, l'autre par péritonite.

KALLIONTZIS (d'Athènes) : 21 cas de tumeurs solides, parmi lesquelles 4 tumeurs végétantes (nature?) avec ascite et pour lesquelles il a fait la castration utéro-annexielle avec 9 morts opératoires.

VANVERTS : 4 épithéliomas, 1 sarcome, extirpation avec 0 mort opératoire.

J. BŒCKEL ; 2 cancers, 1 mort au bout de cinq jours (cancer adhérent).

MOULONGUET et DE BEULE ne me signalent pas de morts opératoires dans leurs observations dont ils n'ont pas donné le chiffre.

SCHMIDLECHNER[2] (clinique de TAUFFER, 1908) : 122 cas, 34 carcinomes, 27 sarcomes pour lesquels TAUFFER a fait l'ovariotomie bilatérale 26 fois et l'unilatérale 9 fois; dans les autres cas, hystérectomie totale ou subtotale ; 3 malades furent drainées.

Morts opératoires : 6 sur 122 cas opérés, soit 17,14 p. 100.

PFANNESTIEL (1909), *in* thèse de Wedekind (Kiel, 1909) : De 1902 à 1907, 122 cas de tumeurs solides. Les cancers qui, d'après ses chiffres,

1. Chez cinq de ces malades, PAUCHET a trouvé des tumeurs greffées sur le péritoine ; il a excisé les plus gros noyaux et brûlé les autres au thermo. Dans un cas, il a fait la fulguration. Chez 12 malades, il a dû réséquer une partie du gros intestin ; chez 2, il a réséqué de l'intestin grêle et chez 2 autres il a sectionné l'uretère avec une fois suture bout à bout et une fois réimplantation dans la vessie. (*Communication écrite.*)

2. SCHMIDLECHNER (Budapest), *Monatsch. f. geb. u. Gyn.*, 1908, fasc. 1, 1er juillet, p. 1.

seraient de 7,5 p. 100 dans ces tumeurs, siégeaient 90 fois sur 100 dans les deux ovaires et 10 fois sur 100 dans l'ovaire gauche. Il les a vus intra ligamentaires dans la proportion de 18 p. 100 (avec torsion 18 p. 100, avec adhérences 54 p. 100).

L'ovariotomie fut toujours abdominale; dans 63 p. 100 des cas elle dut être abandonnée; dans 61 p. 100, l'utérus fut extirpé.

La mortalité opératoire est de 3 cas : 11,1 p. 100.

HOFMEIER[1] (1909) : 30 opérées de cancers. La mortalité opératoire n'est pas notée.

Nous retrouverons plus loin cette importante statistique pour ce qui concerne les résultats éloignés.

Sur un total général de 298 observations que j'ai pu rassembler, la mortalité opératoire, de 1900 à 1910, a diminué dans de très grandes proportions, malgré des opérations étendues et parfois difficiles qu'on ne faisait pas naguère. ESTOR et PUECH, dans un espace de dix-neuf ans, voyaient la mortalité opératoire passer de 52 p. 100 à 21 p. 100; de 1900 à 1910, sur les 298 cas que j'ai pu colliger dans la littérature étrangère ou française et d'après les documents inédits qui m'ont été obligeamment fournis, je ne trouve plus que 17 morts opératoires, ce qui donne une proportion de 4 a 4 1/2 p. 100 environ. Sans doute, ce chiffre de 298 cas est inférieur à ce qui en réalité a été opéré en France et à l'étranger depuis dix ans et n'a pas été publiè, probablement la mortalité ne doit pas dépasser le chiffre auquel je suis arrivé. Cela prouve qu'avec la technique moderne, sûre, précise et rapide, le pronostic opératoire pour les opérations de fibromes, cancers, kystes dermoïdes, tératomes est actuellement devenu très favorable.

C) **Résultats éloignés**. — Sur 265 observations relatées par ESTOR et PUECH, 176 seulement mentionnent les résultats éloignés pour cancers; on y trouve 104 récidives, soit 59 p. 100.

De ces récidives, 49 se sont produites avant 2 mois,

36	—	de 3 mois à 1 an.
11	—	de 1 an à 3 ans.
4	—	après 3 ans.

Cela donne au total 15 p. 100 de survie sans récidive dans les trois ans après l'opération. Ce serait, au dire d'ESTOR et PUECH, le carcinome qui récidiverait plus vite que le sarcome.

1. HOFMEIER, *Surg. Gyn. and Obst.*, oct. 1909 p. 38.

Ces récidives sont plus nombreuses évidemment si on a trop tardé à intervenir. Il y a 100 p. 100 de récidives en moins d'un an pour les sarcomes opérés de 6 à 12 mois après l'apparition des premiers symptômes.

Voici quelques chiffres plus récents tirés des 298 cas de ma statistique :

SCHMIDLECHNER. — Sur 71 opérées (carcinome et sarcome); 19 ont succombé à la récidive;
13 dans la première année,
5 dans le courant de la deuxième,
1 — de la quatrième,
1 morte d'affection pulmonaire (gangrène),
1 — — accidentelle.
1 récidive après 3 ans,
1 — — 4 ans.

En somme, 2 guérisons durables sur 61 opérées, soit 14,2 %.

D'après PFANNENSTIEL, les résultats seraient plus brillants, puisque lui-même, sur 27 ovariectomies, a eu :

3 morts par récidive : une après 1 an, une après 2 ans, une après 4 ans.
1 mort par maladie intercurrente.

Au total, 17 opérées paraissent définitivement guéries, et, d'après son élève WEDEKIND, le pourcentage de la guérison réelle serait pour les auteurs suivants :

TAUFFER	85 %
ZWEIFFEL	60 —
PFANNENSTIEL	58 —
VELITZ	71 —
OLSHAUSEN	75 —[1].

HOFMEIER a aussi une très bonne statistique.

Sur 30 opérées qui ont été suivies, 16 moururent de récidive, dont 10 après 1 an, 1 après 2 ans, 2 après 3 ans, 1 après 4 ans, 1 après 8 ans, 1 après 11 ans (cancer de l'intestin).

1. J'ai été surpris de la discordance entre ces chiffres donnés par WEDEKIND, élève de PFANNENSTIEL, et ceux de SCHMIDLECHNER, qui donne pour les mêmes chirurgiens : ZWEIFFEL, 29 %; PFANNENSTIEL, 14 %; VELIZ, 12,5 % ! L'écart est considérable. De quel côté est la vérité? Il m'est bien difficile de trancher la question; je signale le fait étrange.

Restaient bien guéries, 19, dont : 10 après 7 ans, 2 après 8 ans, 5 après 9 ans, 1 après 11 ans, 1 après 19 ans (dans tous ces cas, l'examen histologique a été fait).

Soit 73 °/₀ environ, belle et encourageante statistique. Les auteurs allemands posent en principe que toute cancéreuse de l'ovaire, qui a passé cinq ans sans récidive, peut être considérée comme guérie.

Dans les quelques documents inédits qui m'ont été donnés, je relève que la récidive s'est produite :

Avant 3 mois...........	1 fois.
De 3 mois à 1 an........	4 —
De 1 an à 3 ans.........	3 —
Après 3 ans............	1 fois (Deletrez, après 10 ans).

Sont restées sans récidive :

4 ans..................	1 fois.
2 ans..................	1 —
2 à 10 ans.............	28 — (Pauchet).
18 ans.................	1 — (Moulonguet).

D'après la statistique de Deletrez, la mortalité éloignée serait de douze cas.

Les malades ont survécu dans la proportion suivante :

20 mois..........................	1 cas.
16 —	2 —
8 —	1 —
6 —	2 —
4 —	2 —
3 —	1 —
1 —	1 —

Ces quelques chiffres montrent qu'en fin de compte la proportion favorable des statistiques allemandes se retrouve chez nous, et que nous pouvons, avec Pauchet et Moulonguet, citer vingt-neuf guérisons durables de deux à dix-huit ans.

Un autre point qui a été l'objet de controverses doit être examiné en ce moment. Certains chirurgiens, Hofmeier entre autres, ne sont pas partisans de la castration double de parti pris, et ils préconisent, avec de bons résultats à l'appui, la *castration unilatérale*. Les partisans prétendent, en effet, qu'elle est moins grave et qu'elle suffit. C'est cette réputation de gravité qu'on fait volontiers à la castration double et à l'hystérectomie complémentaire que je veux examiner ici, chiffres en main.

Des chiffres de DREYFUS, de PFANNENSTIEL, il résulte que *la mortalité opératoire n'est guère plus élevée par la castration double ou l'hystérectomie complémentaire*. Il n'est plus formellement indiqué de laisser un ovaire en place. VELITZ, trouvant le pronostic du sarcome ovarien meilleur que celui de l'épithélioma, et pensant que le sarcome attaque rarement les deux ovaires, propose de faire l'ovariectomie unilatérale. Cette distinction entre le sarcome et le carcinome me semble bien difficile à faire au moment de l'opération, et je crois qu'on se réserverait des mécomptes à vouloir être conservateur quand même. »

Dans le cas de carcinome, VELITZ enlève les deux ovaires. Mais pourquoi ne point faire l'hystérectomie complémentaire? En vérité, puisque la mortalité n'est guère plus élevée, je ne vois plus quelle raison décisive on pourra donner pour cette conservation. A part VELITZ et HOFMEIER, la majorité des chirurgiens actuels est pour une intervention large, et l'on peut redire avec QUÉNU et LONGUET — pour les tumeurs de la trompe — que « la castration complémentaire de l'ovariectomie est parfaitement bénigne et parfaitement légitime.

Bénigne, c'est ce qui ressort des statistiques les plus récentes; légitime, à cause des atteintes inaperçues de l'utérus et de l'autre ovaire. L'autre ovaire peut, même dans les tumeurs primitives de son congénère, être plus ou moins touché déjà par le processus, et il faut plutôt faire cette hypothèse que celle d'une immunité trop aléatoire. S'il est atteint, sa fonction ovarienne va disparaître, annihilée par la néoplasie progressante, et là les craintes d'une ménopause anticipée par l'ablation double seront alors bien illusoires en regard du danger qu'il y aura à laisser une œuvre thérapeutique inachevée.

Sans doute, il serait désirable de pouvoir, chez une femme jeune, conserver les fonctions ovarienne et utérine, car on a observé après une ovariectomie unilatérale des règles normales et des grossesses venues à terme (ESTOR, PFANNENSTIEL); cette particularité de la grossesse, survenant après l'ovariectomie unilatérale pour cancer, plaiderait sérieusement en faveur de l'unilatéralité de la néoplasie. Si l'ovaire restant avait été atteint, il n'aurait pu y avoir grossesse et grossesse à terme, puisque le cancer détruit le corps jaune et que celui-ci est nécessaire, selon les recherches récentes, à la nidation de l'œuf, par exemple[1]. Si

1. J'appelle à nouveau ici l'attention sur le rapport intime qui me paraît exister entre le développement du cancer et la conservation ou non de la fonction de sécrétion interne du corps jaune. L'intégrité anatomique et physiologique de ce corps jaune permettra la grossesse, malgré la présence d'une tumeur solide (voir note page 138).

ponc la grossesse a été possible, c'est une preuve que l'ovaire laissé n'était pas ou très peu atteint. Dans ce cas, les partisans de l'ovariectomie simple triompheraient. Mais il faut de plus nombreuses statistiques pour juger cet important point de pratique, et nous manquons encore de ces données. Jusqu'à nouvel ordre, on devra se conduire comme dans l'hypothèse la moins favorable, sacrifier la fonction ovarienne et être, dans l'exérèse, excessif par crainte d'être insuffisant.

De cette étude statistique du traitement des cancers de l'ovaire, on peut tirer cette notion importante que les *résultats sont relativement bons, meilleurs même pour la durée de la guérison ou l'éloignement des récidives que dans les divers cancers génitaux et même d'autres organes de l'économie*. Ce pronostic, favorable aussi bien pour les résultats opératoires que pour les résultats éloignés, est un encouragement *à intervenir le plus possible*, dans tous les cas à mobilité clinique et surtout opératoire suffisantes, et à n'enlever, par suite, aux chances très grandes de guérisons que des cas absolument défavorables.

TUMEURS MIXTES, EMBRYOMES, TÉRATOMES.

En présence d'un kyste dermoïde reconnu — et il peut l'être — et à cause des dégénérescences toujours possibles, le chirurgien doit imposer une intervention hâtive et radicale.

Il faut craindre ici, en effet, des généralisations malignes plutôt que de véritables récidives, comme on l'a dit. On cite partout les deux cas d'HOFMEIER où les malades succombèrent rapidement, l'une dix-sept jours, l'autre vingt-cinq jours après l'ovariotomie. Cette généralisation ultra-rapide est l'exception, mais elle montre quel danger recèlent toujours ces tumeurs dont la nature maligne est difficilement reconnue.

VON VELITZ[1] pense, en effet, que le tératome — à cause des récidives reproduisant la structure de la tumeur primitive — est capable de jouir par lui-même de la faculté de se reproduire et d'exercer sur l'organisme son influence pernicieuse. *Il faut donc le considérer cliniquement comme une tumeur maligne et peut être serait-il prudent d'enlever les deux ovaires, même en cas de lésion unilatérale.*

Dans l'extirpation des tératomes, la présence de granulations péritonéales ne doit pas arrêter l'intervention du chirurgien. On rencontre, en effet, des *pseudo-métastases*, de nature purement inflammatoire, qui, en général, régressent et se résorbent après l'opération, résorption qui

1. VON VELITZ, *Arch. f. Gyn.*, 1906.

est d'autant plus grande que les granulations sont de moindre volume[1].

Le résultat de ces ovariotomies serait le suivant :

Embryomes kystiques.	Guérison complète....	87 °/₀
	— incomplète.	6 —
	Morts...............	6 —
Tumeurs mixtes et tératomes.	Guérisons...........	89 —
	Morts...............	16 —

(PFANNENSTIEL).

Un mot en ce qui concerne les *strumes ovariennes*. On peut dire qu'en dépit de la malignité de ces tumeurs, le *pourcentage des récidives est bien moins grand que dans les carcinomes de l'ovaire*. Ainsi sur 13 cas on relève :

1 mort par récidive, 2 ans après l'opération.
8 cas sans résultat ultérieurement mentionné.
4 cas de guérisons, 2 ans et plus après l'opération.

En général, la récidive est locale, reproduit les caractères de la tumeur primitive et a lieu en moins de deux ans.

PROESCHER (1910), raisonnant sur 22 cas, — éliminant ceux de KATSUDARA, PICK et LECÈNE, parce qu'ils contenaient trop peu de tissu tyroïdien, — et sur ces 22 cas, 17 seulement étant connus pour leurs suites éloignées, arrive aux chiffres suivants :

1 mort, 1 an après l'opération.
2 morts en moins de 2 ans après l'opération (dont 1 cas où la mort fut due à une affection cardiaque [KRESTSCHMANN]). Sauf ce cas, la mortalité est de 10 à 13,5 p. 100.

TUMEURS SOLIDES ET GROSSESSE.

Me bornant à de pratiques propositions, je dirai qu'*au début de la grossesse*, il faut faire l'ovariotomie le plus tôt possible. LÖWENSTEIN (de Schöneberg)[2] pense que l'utérus gravide conserve sa faculté de gestation jusqu'au bout, malgré l'ablation d'un ou même de deux ovaires, tout au moins lorsque l'ablation de l'ovaire a lieu après le quatorzième jour de la grossesse. On peut donc opérer sans danger dans la première moitié de la grossesse.

1. A. DUSE, *Ann. di Ostet. et Gin.*, 1909.
2. LÖWENSTEIN, *Med. Klin.*, 13 mars 1910, n° 11; *Zentr. f. Gyn.*, 23 juillet 1910.

1° Quand la tumeur ovarique est opérée *pendant la grossesse*, l'ovariotomie implique à peine plus de risques qu'en dehors de la gestation (LED).

LEPAGE, en 1904, a fait avec succès l'ablation du kyste dermoïde tordu chez une femme enceinte de trois mois et demi.

BRINDEAU a fait également l'ablation d'un fibrome tordu, au quatrième mois; accouchement à terme.

Je pourrais multiplier ainsi les exemples favorables à l'ovariotomie pendant la grossesse, c'est un fait connu.

Les *ovariotomies doubles* pendant la grossesse n'interrompent pas la marche de la gestation, ainsi que le montre une observation de LÖWENSTEIN, et les faits relatés dans ces dernières années par KORMINSKI, SUBLOTIÉ, SELHORST[1].

2° *A la fin de la grossesse*. — Si la tumeur est abdominale[2], et qu'il n'y ait pas d'accidents, ne pas intervenir et attendre le travail pour agir selon les circonstances. La tumeur à développement abdominal, longuement pédiculée, peut, comme toute tumeur annexée à l'utérus, se tordre et nécessiter alors une intervention d'urgence. Si donc des accidents se produisent, il ne faut pas provoquer l'accouchement, mais agir sur la tumeur par l'ovariotomie ou bien faire une césarienne. C'est un Porro que fit SEGOND dans la tumeur solide compliquée de grossesse (avec hernie ombilicale et albuminurie).

Si la tumeur est pelvienne et qu'il n'y ait pas d'accidents, attendre le travail; s'il y a des accidents, refouler la tumeur au-dessus du détroit supérieur. Si ce refoulement n'est pas possible (tumeur adhérente) et si les manœuvres peuvent être dangereuses (obs. de BOISSARD : mort), il faudra recourir au traitement chirurgical de la dystocie.

3° *Pendant le travail*. — *a*) Si la tumeur est abdominale et que le travail traîne en longueur, on fera une application de forceps.

b) Dans le cas de tumeur pelvienne, le refoulement de la tumeur, si possible, et la version sont indiqués. En présence de l'impossibilité de ces manœuvres, on aura recours à la césarienne.

BRINDEAU fit une césarienne pour un fibrome comme une grosse orange — diagnostiqué fibrome utérin ; — l'extirpation de l'ovaire fut facilitée par la minceur du pédicule.

COUVELAIRE a fait une césarienne dans un cas de tumeur solide (fibro-

1. KORMINSKI, *Zentr. f. Gyn.*. 1906, n° 14; *Zentr. f. Gyn.*, 1909, nos 19 et 35.

2. COUVELAIRE a l'obligeance de me communiquer une observation inédite où une énorme tumeur solide de l'ovaire latéro-utérine, trop grosse pour tomber dans le Douglas permit sans incidents l'accouchement spontané. Ultérieurement, elle fut enlevée par SEGOND.

myome) implantée sur la frange de RICHARD, obstruant le pelvis che une femme en travail depuis deux jours. Cette césarienne fut complétée par l'hystérectomie subtotale et l'ablation de la tumeur[1].

Dans un autre cas de tumeur solide obstruant le pelvis, SEGOND fit la césarienne conservatrice et l'ablation de la tumeur[2].

Enfin, dans une quatrième observation, COUVELAIRE fit d'emblée un Porro avec ablation de la tumeur[3].

Dans le même ordre d'idées, SÖDNBERG[4] a observé une rupture utérine pendant le travail, provoquée par un kyste dermoïde; à la suite de violentes douleurs, le travail s'arrêta; on explora l'utérus qui se trouvait refoulé très à gauche dans l'abdomen et qu'on trouva vide. Par contre, il y avait une collection dans le Douglas qu'on incisa; il s'en écoula un pus fétide mêlé à des os et des dents : guérison.

Ainsi, même avec des interventions graves et compliquées, le pronostic opératoire reste favorable; toutes les opérées ont guéri.

L'ablation du seul ovaire malade n'a nullement compromis *l'avenir obstétrical des opérées*[5], qui reste bon comme dans les cas de kyste ovarique simple et grossesse.

4° *Pendant le puerpérium*, la présence d'une tumeur ovarique comporte de grands risques[6], la mortalité *post partum*, sans opération, s'élève à 28 p. 100 (Mc. KERRON). De petites tumeurs intra-pelviennes, sont aussi dangereuses que des tumeurs plus grosses, parce qu'elles restent inaperçues. Si donc on a reconnu une tumeur et s'il n'y a aucun accident, il sera sage d'attendre deux à trois jours avant d'intervenir, mais pas davantage, sous peine de voir survenir des complications qui exigeraient une intervention immédiate et dans de moins favorables conditions. Si des symptômes aigus se produisent, il n'y a plus d'hésitation à avoir, il faut enlever la tumeur par le ventre ou le vagin, selon la façon dont elle se présente, et peut-être aussi selon les préférences personnelles de l'opérateur.

En manière de conclusion sur cette question, je vais relater l'opinion récente d'un chirurgien anglais qui possède la statistique la plus importante sur l'ovariotomie dans la grossesse.

1. COUVELAIRE, *Société d'Obstétrique, de Gynécologie et de Pédiatrie*, juin 1910.
2. COUVELAIRE, Observation rapportée dans son rapport sur la *Technique de la Césarienne*, 1909.
3. COUVELAIRE, Obs. publiée dans la *Rev. prat. d'Obst. et de Péd.*, 1903 (*Avenir obstétrical des femmes ayant guéri d'une rupture de l'utérus*).
4. SÖDNBERG, *Hospitalstidende*, 1908, p. 412.
5. GUÉNIOT, *Soc. obst. de Paris*, 20 février 1908.
6. D'après LED, *Ann. de Gyn.*, trad. LABUSQUIÈRE, 1905.

R. SPENCER (Londres) compte 41 interventions faites par lui au cours de la grossesse, pendant le travail ou les suites de couches.

Dans le nombre, il y a 27 cas de kystes ovariques multiloculaires, dont je ne ferai pas état ici; les dermoïdes, par contre, figurent pour 12 cas, et les fibro-myomes pour 2 cas[1].

Il y a eu neuf fois torsion pédiculaire. Dans ces cas de torsion, la mort est survenue une fois par occlusion intestinale post-opératoire (adhérence d'une anse grêle au pédicule); il n'y eut que deux avortements post-opératoires; dans trois cas, il y avait eu ablation des deux ovaires.

SPENCER *n'a pas remarqué que la grossesse imprimât une accélération à l'évolution des tumeurs ovariennes.*

Il conclut que **pendant la première moitié de la grossesse**, toutes les tumeurs ovariennes reconnues doivent être opérées (sauf pour certaines tumeurs *supposées malignes*). Sur cette restriction, je ne suis pas de son avis, car il ne m'est pas prouvé que l'ablation d'un sarcome complique différemment le pronostic obstétrical — le seul qui soit en cause ici, puisque nous avons montré ailleurs le favorable pronostic chirurgical, — que l'ablation d'un dermoïde (souvent malin) ou d'un fibromyome.

Pendant la deuxième moitié, *toutes les grosses tumeurs* ovariennes, et surtout compliquées de torsion ou d'inflammation, doivent être enlevées. Les *petites tumeurs bien mobiles et à évolution abdominale pourraient être respectées* pendant la gestation.

Les *petites* tumeurs ovariennes, *enclavées* dans le pelvis, ne doivent être opérées que *tout à fait à la fin de la grossesse ou même pendant le travail.* Si ces tumeurs sont trop adhérentes, il faudra faire la *césarienne*.

Dans toutes les ovariotomies faites pendant la grossesse, il faudra — c'est presque une banale recommandation — donner de la morphine pendant les trois jours qui suivront[2].

1. A cette occasion, je rappelle que *les seules tumeurs solides qu'on ait rencontrées, coïncidant avec la grossesse, sont les fibro-myomes et les kystes dermoïdes.* J'ai déjà dit ce que je pensais à propos des dermoïdes accompagnant la grossesse. Je veux seulement ici signaler *l'absence ou tout au moins la très grande rareté de tumeurs malignes.* Les tumeurs malignes, souvent bilatérales, détruisent les corps jaunes, envahissent totalement l'ovaire, et pour ces diverses raisons anatomiques et pathologiques (sécrétion interne utile dans les premiers temps de la gestation) la grossesse ne peut avoir lieu. Les dermoïdes sont parfois aussi des tumeurs malignes, mais ils se développent au hile de l'ovaire et pendant longtemps respectent les éléments normaux et par suite la physiologie de l'organe ovarien, d'où grossesse possible. Les cancers *tout au début* — ce qui suppose la conservation de quelques corps jaunes — peuvent coexister avec une grossesse.

2. R. SPENCER, *Surg Gyn., Obst.*, mai 1909, n° 5, p. 461.

A la lumière de tous les faits rapportés dans ce chapitre, le moment est venu de conclure pratiquement, c'est-à-dire de fixer les limites de notre action chirurgicale dans l'entreprise ou l'abandon d'une intervention projetée d'une tumeur solide de l'ovaire (tumeur maligne surtout) cliniquement reconnue, afin d'en dégager la leçon du passé et le conseil du lendemain.

Les **limites de l'opérabilité** sont évidemment les mêmes que pour toutes les tumeurs malignes (métastases ou propagation aux organes voisins). Polano, récemment encore, excluait de l'opération tout cancer double de l'ovaire, sous prétexte qu'il représentait une métastase ; mais Pfannenstiel a démontré par quatre observations que le pronostic, pour si sévère qu'il ait pu être, n'était pas dans ces cas absolument défavorable (Glockner, Heinricius, Hofmeier, Tauffer).

A l'ouverture du ventre, si l'on trouve des noyaux disséminés et de l'ascite, l'abstention est permise. Toutefois, Freund et Fehling conseillent dans ces cas d'enlever la tumeur primitive, ce qui prolonge déjà quelque peu la vie de la malade. Ils ont même enlevé des métastases dans le Douglas, à l'ombilic, à l'appendice, à l'épiploon. Olshausen, Billroth, Fritsch, Pauchet ont ainsi enlevé tout ou partie de la vessie ou de l'intestin quand ils y ont rencontré des noyaux bien localisés.

Mais il arrive aussi que de simples ponctions sont tout aussi efficaces, et que d'autre part on risque de provoquer une carcinose miliaire aiguë, même après simple laparotomie exploratrice (Pfannenstiel). Pozzi et Dartigues sont partisans, cependant, de cette exploratrice qui a procuré souvent à leurs malades une diminution considérable de l'ascite pendant plusieurs mois.

Parfois, la tumeur est « encapsulée » dans les organes voisins ; il faudra distinguer cet état d'avec les simples adhérences, juger « la main dans le ventre » de la mobilité réelle et favorable à l'extirpation, reconnaître à la vascularisation exagérée et à la présence de petits noyaux cancéreux autour de la tumeur principale qu'il s'agit de propagation. On a quelquefois à tort refermé des ventres, rien qu'à la vue d'adhérences protectrices qui auraient, au contraire, facilité l'extirpation (Pfannenstiel). On a reculé devant un kystome avec implantation, pris pour un carcinome ; de même on a abandonné l'extirpation d'un pseudo-myxome du péritoine qu'on peut enlever à la main. Il serait désirable qu'on pût dans certains services chirurgicaux — ainsi que chez les frères Mayo dont nous a parlé le professeur Pozzi — faire exécuter un diagnostic histologique rapide, mais suffisant et précieux en cas de doute sur la nature de la tumeur ou de la biopsie enlevée.

Cela nous enseigne en somme que nous pouvons, avec la technique moderne, *reculer les limites de l'opération* au-delà de ce qui était la règle jusqu'à ces dernières années; les cas inopérables réellement se font plus rares maintenant. Ils le deviendront plus encore si l'on s'attache à faire des diagnostics précoces, diagnostics de tumeur, sans chercher la variété maligne ou non de celle-ci. A ces distinctions subtiles, on perdra un temps précieux, car l'intervention s'impose dans tous les cas. Le favorable pronostic thérapeutique, que nous montrent les récentes statistiques, nous permet plus d'initiative que par le passé et nous donnera finalement vis-à-vis de nos malades, plus souvent que pour d'autres cancers génitaux, la sécurité de réussir.

PŒDIATRIE

L'OSTÉOMYÉLITE VERTÉBRALE

Par le Dr P. GRISEL.

L'ostéomyélite vertébrale est une de ces affections dont la rareté, les symptômes graves et caractérisés, invitent à la publication de tous les cas observés, qu'ils soient terminés par la guérison ou par la mort.

Cependant, les observations connues à ce jour, plus de trente années après le travail initial du professeur Lannelongue, ne sont au nombre que de quatre-vingt-cinq. C'est dire que notre rapport ne saurait présenter ce caractère général qui fait le mérite de ceux appuyés sur les innombrables observations d'une maladie commune. Comme tous les auteurs qui ont avant et après nous[1] étudié l'ostéomyélite vertébrale, nous avons, par des statistiques multipliées, obtenu une réponse précise à toutes les questions étiologiques, anatomiques, cliniques. Mais cette précision n'est qu'apparente et les résultats que cette méthode nous donnait en 1903 avec cinquante-six cas, ne sont plus ceux d'aujourd'hui avec quatre-vingt-quatre cas. Nous ne donnerons que les chiffres d'une éloquence indiscutable.

Nous avons écarté toutes les observations qui ne se rapportent pas à l'ostéomyélite vertébrale aiguë suppurée de la période de croissance, mettant de côté, par exemple, un certain nombre de cas d'ostéites chroniques suppurées de la colonne cervicale de l'adulte.

∴

La première relation clinique et anatomique se trouve dans les leçons sur l'ostéomyélite du professeur Lannelongue[2]; puis Cadeilhan donne

1. P. Grisel, *Ostéomyélite vertébrale* (Revue d'orthopédie, 1903, septembre et novembre). — Ce mémoire étant encore le plus récent de ceux publiés en langue française, peut servir de point de comparaison.

2. Lannelongue, *De l'ostéomyélite aiguë*, Paris, 1879.

dans son excellente thèse[1] plusieurs autres cas du service du même maître. Poirier[2] rapporte ensuite un autre fait avec autopsie.

Dix ans après, Tournadour[3] publie l'observation d'un malade opéré et guéri par Chipault. A l'étranger, les observations et les revues d'ensemble se succèdent : Thèse inaugurale de Joël[4], observations de Morian, enfin, en 1895 paraît le premier mémoire de Hahn[5] qui rassemble les observations connues au nombre de douze.

Makins et Abbott[6] donnent dans leur mémoire plusieurs observations nouvelles. M. Chipault publie, en 1896, un article dans la *Gazette des hôpitaux*, puis un autre en 1897 dans la *Revue de neurologie chirurgicale*. Enfin, un deuxième mémoire de Hahn[7] porte à quarante et un le nombre des cas publiés.

Après les thèses de Suttel[8], de Duprat[9], de Daverne[10], le mémoire de Chipault[11], notre mémoire de 1903, parurent quelques observations isolées dont on trouvera l'indication à la bibliographie et des mémoires d'ensemble dont le plus récent et le plus étudié est celui de Donati[12].

Les auteurs ont tous suivi le même plan descriptif dont la caractéristique principale est la division en ostéomyélite du corps vertébral et ostéomyélite de l'arc postérieur. Mais les travaux récents tendent à morceler l'étude de ces faits pourtant peu nombreux et à décrire, à l'aide de quelques observations, à côté de l'ostéomyélite du corps et de l'arc postérieur, une ostéomyélite des apophyses épineuses. On pourrait multiplier encore les divisions et ajouter une étude de l'ostéomyélite des apophyses transverses, des pédicules; mais ce serait une œuvre vaine, et la lecture de toutes les observations montre, au contraire, qu'il est cliniquement à peu près impossible de diagnostiquer le siège exact et l'étendue de la lésion.

C'est la gravité de l'infection, sa marche suraiguë, aiguë, subaiguë, chronique, qui détermine pour la colonne vertébrale, comme pour toutes les autres parties du squelette, l'aspect clinique de l'ostéomyélite. Les distinctions légitimes que nous essaierons d'établir entre les diverses

1. Cadeilhan, Thèse Paris, 1880.
2. Poirier, *Progrès médical*, 1880.
3. Tournadour, Thèse Paris, 1890.
4. Joël, *Dissertat. Kiel*, 1892.
5. Hahn, *Beiträge zur Klin. Chirurgie*, 1895.
6. Makins et Abbott., *Annals of Surgery*, 1896, p. 510.
7. Hahn, *Beiträge zur Klinischen Chirurgie*, 1899.
8. Suttel, Thèse de Lyon, 1899.
9. Duprat, Thèse Bordeaux, 1901.
10. Daverne, Thèse Paris, 1903.
11. Chipault, *Neurologie chirurgicale*, 1900.
12. Donati, *Archiv. f. Klin. Chirurgie*, 1906, vol. LXXIX, p. 1116.

formes, ne peuvent être que le complément d'une étude plus générale de l'ostéomyélite vertébrale aiguë, avec ses symptômes, son évolution, ses complications, qui sont toujours semblables, quelle que soit la partie atteinte de la vertèbre.

Enfin, d'après Gross[1] suivi par Donati, il faut mettre à part l'ostéomyélite du sacrum qui est un os plat, dont les lésions doivent être étudiées avec celles du bassin. Nous donnerons au chapitre que nous consacrons à l'ostéomyélite du sacrum les raisons pour lesquelles nous ne nous rangeons pas à l'opinion de ces auteurs. Qu'il suffise ici de dire que la distinction nous semble cliniquement impossible et qu'il y aurait plutôt intérêt à décrire une forme lombo-sacrée, qu'à écarter complètement l'étude des lésions ostéomyélitiques du sacrum.

CARACTÈRES GÉNÉRAUX DE L'OSTÉOMYÉLITE VERTÉBRALE

Etiologie.

Sexe. — Sur soixante-seize cas dont le sexe est indiqué, nous trouvons :

Garçons	53
Filles	23

Les garçons fournissent donc plus des deux tiers des cas.

Age. — Nous avons éliminé quelques observations d'ostéite vertébrale chez des malades âgés de quarante à soixante ans, pour ne conserver que celles d'ostéomyélite de la période de croissance, qui se poursuit jusque vers trente ans à la colonne vertébrale. Le plus jeune de nos malades à dix-sept jours (Demme) et le plus âgé est une femme de trente ans (Dehler).

De 0 à 5 ans	11 cas.
De 6 à 10 ans	16 —
De 11 à 15 ans	24 —
De 16 à 20 ans	11 —
De 21 à 25 ans	6 —
De 26 à 30 ans	9 —
Age inconnu	7 —

Ainsi, sur soixante-dix-sept cas dont l'âge est connu, cinquante et un appartiennent à ces malades âgés de un à quinze ans, qui sont admis dans

1. Gross, *Zeitsch. f. Chirurgie*, vol. LXVIII, p. 95.

les services de chirurgie infantile, avec une fréquence maximale entre douze à quinze ans.

Traumatisme. — L'influence déterminante bien connue du traumatisme sur l'infection ostéomyélitique est notée dans un quart des cas. C'est un jeune homme qui se livre à un travail violent et prolongé (Overduyn), qui fait effort pour soulever un fardeau (Joël, Cadeilhan) ou un mouvement brusque. Le plus souvent, c'est un coup, une chute parfois violente, qui provoque et localise l'infection.

Porte d'entrée du germe infectieux. — Le point de départ de l'infection est variable. C'est le plus souvent une petite plaie suppurée, un furoncle. Plus rarement, c'est une angine, une infection buccale ou encore l'infection puerpérale qui infecte le rachis soit de la mère (Poncet), soit de l'enfant (Chipault).

Nous conserverons pour leur intérêt et pour ne pas diminuer un matériel déjà pauvre, quelques observations (Gross, Wiesinger, Guyot) d'ostéomyélite vertébrale secondaire ou associée à d'autres manifestations ostéomyélitiques des membres. Nous n'éliminerons pas non plus, comme le demande Donati, les observations de Chipault, Riese, Hunt, sous prétexte que leurs lésions lombaires sont secondaires à des lésions primitives du sacrum et qu'elles doivent êtres comptées comme ostéomyélites du sacrum.

Nature du germe infectieux. — Trente-cinq examens bactériologiques ont donné le résultat suivant qui met en évidence le rôle prépondérant du staphylocoque doré :

Staphylocoque doré	25
Staphylocoque blanc	4
Streptocoque	2
Associations microbiennes	4

Anatomie pathologique.

Les lésions ostéomyélitiques des vertèbres sont identiques à celles des autres segments du squelette, et nous possédons dans nos quatre-vingt-cinq observations des exemples nets des cinq variétés cliniques décrites par Gosselin[1].

L'ostéopériostite plastique, se terminant par hyperostose sans suppuration, a été observée par Tubby (I et II), Magniaux, Guyot, pour ne tenir compte que des cas observés pendant la période de croissance. La terminaison se fait par guérison avec retour de la mobilité du rachis et

1 Gosselin, article Ostéomyélite (Dictionnaire Jaccoud).

même, disparition de l'empâtement, comme dans les spondylites typhiques qui sont anatomiquement semblables. Nous écartons ces observations d'ostéite vertébrale de croissance, que leur rareté, l'absence de tout contrôle opératoire ou nécropsique, la difficulté de la localisation des lésions, rendent difficilement utilisables. Notre étude est limitée aux formes aiguës suppurées de l'ostéomyélite vertébrale.

La périostite phlegmoneuse, l'abcès sous-périostique avec lésions osseuses superficielles, comprend un bon nombre des observations où la guérison survient après incision d'un abcès au fond duquel on sent une lame, une apophyse épineuse ou transverse, ou la partie latérale du corps d'une vertèbre.

A la troisième variété, à la périostite externe, où la suppuration se produit à la face externe du périoste, entre lui et la couche musculaire, sans que le doigt ou le stylet puissent trouver de dénudation, correspond un nombre d'observations de plus en plus grand. Ces cas, toujours terminés par la guérison après incision large, s'observent surtout à l'arc postérieur des vertèbres dorsales, ce qui explique la faible mortalité (2 morts, 14 guéris) de cette localisation.

L'ostéomyélite épiphysaire et juxta-épiphysaire comprend presque tous les cas graves d'ostéomyélite des apophyses, des lames et du corps vertébral. Si la lésion porte sur le corps vertébral, elle est mortelle ; si elle envahit une portion ou la totalité de l'arc, elle peut guérir après élimination du séquestre. L'envahissement des articulations voisines, qui caractérise, pour Gosselin, cette variété de la suppuration aiguë spontanée ostéopériostique, est représenté au rachis par la fonte purulente du disque intervertébral (Brietze), l'arthrite suppurée des articulations costo-vertébrales (Morian), occipito atloïdiennes (Ballance) ou sacro-iliaques (Valleix, Gross, Jeanne).

Enfin, le décollement aigu des épiphyses de Klöse, avec dénudation périostique étendue, s'observe au niveau du corps vertébral dont le point osseux primitif central se sépare de ses plaques épiphysaires supérieure et inférieure (Lannelongue). La présence des ligaments communs longitudinaux antérieur et postérieur et surtout la mort rapide du malade n'ont pas permis d'observer la luxation et l'élimination d'un de ces points osseux primitifs centraux.

⁂

Le caractère dominant des lésions ostéomyélitiques vertébrales est leur diffusion. C'est en tenant compte surtout de quelques cas typiques et du siège des lésions osseuses les plus profondes qu'on distingue l'ostéomyélite du corps et celle de l'arc. Mais les deux segments sont souvent touchés ensemble avec une intensité égale, et, au point de vue anatomique, on pourrait, avec Donati, créer un troisième groupe pour les ostéomyélites vertébrales diffuses. Cette nouvelle division n'est d'ailleurs pas cliniquement justifiée, et l'ostéomyélite diffuse n'est pas à séparer de l'ostéomyélite du corps dont elle partage le sombre pronostic.

Cette diffusion ne porte pas seulement sur la vertèbre, mais elle détermine encore l'envahissement simultané de plusieurs vertèbres voisines, comme nous le notons dix-huit fois sur soixante-sept observations d'ostéomyélites cervicales, dorsales et lombaires. A la région sacrée elle est encore plus grande, et le sacrum tout entier peut être transformé en une éponge purulente.

La gravité d'une ostéomyélite vertébrale, comme celle d'une ostéomyélite des membres, est liée, avant tout, à la profondeur des lésions. Une périostite suppurée du corps vertébral guérira, tandis que la nécrose massive d'une apophyse épineuse peut entraîner la mort du malade.

Ces observations faites, nous donnons quelques chiffres qui justifient la distinction, observée par tous et que nous conservons, entre l'ostéomyélite du corps et celle de l'arc.

Région	Cas	Siège	Issue	Nombre
Région cervicale	8 cas.	Corps 7	Morts	2
			Guéris	5
		Arc 1	Morts	0
			Guéris	1
Région dorsale	21 cas.	Corps 5	Morts	3
			Guéris	2
		Arc 16	Morts	2
			Guéris	14
Région lombaire	33 cas.	Corps 13	Morts	10
			Guéris	3
		Arc 20	Morts	7
			Guéris	13

Les cas d'ostéomyélite sous-occipitale et sacrée sont écartés.

Les conclusions légitimes de ce tableau sont les suivantes :

1° La région lombaire est le siège le plus habituel de l'ostéomyélite vertébrale (53 p. 100) ;

2° L'ostéomyélite de l'arc (36 cas) est plus fréquente que celle du corps vertébral (25 cas). Cette prédominance s'accuse de plus en plus, comme le prouve la comparaison des chiffres actuels avec ceux de notre Mémoire de 1903, qui indiquait 19 ostéomyélites du corps et 24 ostéomyélites de l'arc ;

3° A la région cervicale, la proportion est inversée, et il n'y a qu'un cas d'ostéomyélite postérieure contre 7 antérieures ;

4° L'ostéomyélite de l'arc est beaucoup moins grave (36 cas, 27 guérisons) que celle du corps (25 cas, 15 morts), surtout à la région dorsale (2 morts, 14 guérisons).

* * *

OSTÉOMYÉLITE DU CORPS VERTÉBRAL.

Nous ne pouvons mieux faire que de rappeler la description de ces lésions donnée par le professeur Lannelongue dans son livre sur l'ostéomyélite, illustrée par deux planches en couleurs.

Sur la face antérieure de la vertèbre atteinte, il y a une dénudation au niveau de laquelle l'os présente une teinte ardoisée, noirâtre, avec des orifices vasculaires agrandis d'où s'écoule une sanie brune. Cétte dénudation est limitée, en avant par le grand surtout ligamenteux antérieur confondu avec le périoste, latéralement par un pont périostique épaissi qui embrasse l'apophyse transverse, et en haut et en bas par les disques intervertébraux. Sur une coupe antéro-postérieure, on voit que le tissu osseux est partiellement séparé des deux disques intervertébraux voisins. Dans le tissu spongieux infiltré de pus, on voit une tache noire, placée à la face postérieure du corps vertébral, formée par une zone où le tissu spongieux a disparu au niveau du confluent veineux. Les vaisseaux eux-mêmes sont détruits, et il ne reste plus que du sang diffluent mêlé de pus. Les lésions sont en résumé : le décollement périostique, la disjonction épiphysaire, l'ostéite raréfiante et la destruction du réseau vasculaire.

Ces lésions sont celles rencontrées à l'autopsie ; elles ne nous renseignent donc pas sur l'évolution ultérieure de l'ostéite aiguë du tissu spongieux du corps vertébral. Nous reportant aux observations, nous voyons que dans vingt-cinq cas d'ostéomyélite antérieure (cervicale, dorsale, lombaire), il y a eu dix guérisons et quinze morts sans aucun fait d'élimination de séquestre. Nous ne croyons pas pouvoir conclure qu'il ne peut pas y avoir de séquestre dans un corps vertébral atteint d'ostéomyélite, malgré ce qui a été observé jusqu'ici et quoique la formation plus rare soit notée dans l'ostéomyélite des os courts ; nous pensons plutôt que les cas qui ont guéri étaient des cas d'ostéomyélite superficielle sous-périostique, et que la mort est venue, dans les cas graves, arrêter trop tôt la séparation du tissu osseux nécrosé.

OSTÉOMYÉLITE DE L'ARC POSTÉRIEUR.

L'arc postérieur peut être frappé en totalité, mais le plus souvent c'est une de ses parties qui, seule, est atteinte. Les diverses apophyses, avec leur point épiphysaire complémentaire, constituent autant de points d'appel pour l'ostéomyélite.

Le degré des lésions est variable, allant de la simple périostite externe à l'abcès sous-périosté, et enfin à la nécrose osseuse. L'évolution, habituellement subaiguë de l'infection, permet alors l'élimination de séquestres qui, le plus souvent, sont enlevés au moment même de l'incision de l'abcès.

Mais cette élimination est d'abord rare (Morian, Duprat, Hahn, Riese, Weber) et ensuite elle est suivie de guérison rapide sans formation de ces fistules intarissables si communes, au contraire, à l'ostéomyélite des membres.

Ziegra[1] a fait l'étude des lésions limitées aux apophyses épineuses; nous en trouvons 13 cas dont 7 caractérisés par la nécrose et l'élimination spontanée de la totalité ou d'une partie de l'apophyse à l'ouverture de l'abcès.

Les apophyses transverses, souvent atteintes lorsque les lésions sont diffuses, ont été sept fois le siège exclusif de l'infection. Les altérations osseuses constatées allaient de la simple dénudation à l'infiltration purulente et à la nécrose avec élimination de séquestres. (Hahn I et II, Kirmisson, Latouche, Andrieu, Vincent, Makins et Abbott.)

La lame vertébrale est cependant le siège le plus habituel du foyer ostéomyélitique et l'envahissement de la face interne explique la fréquence de l'abcès intra-rachidien. A cette lésion de la lame sont associées des altérations soit de l'apophyse épineuse, soit de l'apophyse transverse.

DÉFORMATION VERTÉBRALE.

Autant la gibbosité est de règle dans l'ostéite tuberculeuse, autant elle est rare comme suite de l'ostéomyélite aiguë des vertèbres.

La déformation n'existe qu'à la période aiguë de l'affection, produite par la contracture musculaire qui raidit et immobilise la région vertébrale atteinte dans une attitude de cypho-scoliose dont la convexité est dirigée du côté opposé à la lésion (Hahn). Localement, on peut sentir un empâtement qui disparaît avec le temps et doit être rapportée surtout à l'infiltration des parties molles voisines (Hahn). La gibbosité n'est demeurée permanente que dans le cas d'Israël, où, à la suite d'un abcès péripleural venu du corps de la neuvième dorsale, on avait pratiqué la résection des neuvième et dixième côtes et où il se produisit une fistule persistante.

La thèse de Cadeilhan avait été écrite pour établir l'existence de gib-

1. Ziegra, *Dissertation inaugurale*, Rostock, 1904.

bosités analogues à celle du mal de Pott, causées en réalité par l'ostéomyélite. On a étudié depuis bien des spondylites infectieuses, et en particulier après Quincke, la spondylite typhique, et leur étude a démontré l'extrême rareté des déformations gibbeuses consécutives. Pour ce qui est des ostéomyélites vertébrales aiguës suppurées qui nous occupent ici, nous concluons à l'absence de ces difformités secondaires. La cause en est à la terminaison rapide par la mort des cas d'ostéomyélite profonde des corps vertébraux, qui seuls pourraient provoquer dans la suite l'affaissement nécessaire à l'apparition d'une gibbosité.

LÉSIONS VASCULAIRES.

M. Lannelongue a montré le premier l'importance des lésions vasculaires dans l'ostéomyélite vertébrale. Son observation et celles publiées dans la thèse de Cadeilhan décrivent le réseau veineux sous-cutané qui se dessine dans toute la hauteur de la région atteinte, et ce symptôme a été signalé par beaucoup d'autres observateurs. Ce développement de la circulation veineuse superficielle est déterminé par la gêne circulatoire veineuse profonde, et les autopsies de M. Lannelongue et de Poirier viennent donner la preuve anatomique de cette explication. Sur une coupe antéro-postérieure du corps vertébral atteint, M. Lannelongue montre la destruction, la thrombose des veines intra-rachidiennes au niveau du confluent postérieur. Ces lésions veineuses s'étendent aux veines qui sortent sur la face antérieure et surtout sur la face postérieure de la vertèbre. Il y a thrombose avec formation de foyers purulents, des plexus veineux rachidiens. Ces lésions se propagent par les veines extra-rachidiennes jusqu'à la veine cave qui est thrombosée. Dans le cas de M. Poirier, le malade avait présenté une circulation veineuse étendue à toute une moitié de la paroi abdominale ; à l'autopsie, on trouva un thrombus de la veine cave inférieure se prolongeant dans les veines iliaques. La lésion portait sur les arcs postérieurs des vertèbres lombaires. La même lésion a donc été rencontrée dans deux cas différents, quant au siège de l'ostéomyélite, et quoique la thrombose des veines soit plus probable dans l'ostéomyélite du corps vertébral, on peut admettre qu'elle est surtout en rapport avec l'intensité de l'infection.

L'ABCÈS OSTÉOMYÉLITIQUE.

Quel que soit son siège, mais plus certainement lorsqu'elle est postérieure, l'ostéomyélite vertébrale donne lieu à l'apparition d'un abcès dans la région rachidienne. Il y a d'abord de la douleur, du gonflement, puis une circulation veineuse sous-cutanée anormalement développée (Lannelongue), et, c'est habituellement huit à dix jours après le début, que l'abcès se présente avec ses caractères de collection fluctuante profonde, d'étendue variable, entourée d'un empâtement périphérique en bourrelet.

M. le professeur Kirmisson, à propos des quatre cas de son service (Kirmisson, Grisel, Latouche, Kirmisson), a appelé l'attention sur la longueur et l'aspect fusiforme à grand axe vertical de ces abcès qui soulèvent ou dissocient les muscles de la masse sacro-lombaire.

A l'incision, on reconnaît les caractères habituels de tout abcès ostéomyélitique dont les tendances à l'envahissement, à la diffusion sont portées ici au plus haut degré.

Dans l'*ostéomyélite postérieure*, l'abcès né de la totalité ou d'une partie de l'arc, dissocie ou détruit les muscles de la gouttière vertébrale. L'aponévrose dorso-lombaire est perforée et le pus vient s'étaler dans le tissu cellulaire sous-cutané ; sa longueur dépasse parfois 20 centimètres. Le plus souvent unilatéral, il peut être médian ou bilatéral, suivant les lésions osseuses qui lui donnent naissance. Il est presque toujours unique, avec parfois des prolongements inférieurs qui recouvrent la région sacro-iliaque. Rarement (Poirier) il existe des abcès multiples disséminés le long de la gouttière vertébrale, au contact des apophyses et de l'angle postérieur des côtes.

Les abcès nés de l'apophyse transverse, à la faveur des rapports anatomiques de ces saillies latérales, peuvent se porter, soit en avant vers la plèvre ou la gaine du psoas, soit en arrière dans la gouttière vertébrale, soit en dedans vers le canal rachidien. Makins et Abbott (obs. VI) ont publié un cas où un même abcès, né de la cinquième apophyse transverse gauche, envoyait un prolongement dans les trois directions.

Cet abcès postérieur peut enfin passer entre deux apophyses transverses, vers les parties latérales du corps vertébral, ou, plus souvent, envahir le canal rachidien.

Dans l'*ostéomyélite antérieure*, l'abcès peut rester sous-périostique et être limité à une portion de la surface antérieure du corps vertébral (Joël). Il se forme parfois à sa face postérieure, soulevant la dure-mère et exerçant une compression grave sur la moelle ; mais, le plus souvent, il se porte en arrière, franchit l'espace intertransversaire et vient constituer cette collection fusiforme allongée que nous avons décrite comme caractéristique.

Lorsqu'il reste antérieur, il peut n'être reconnu qu'à l'autopsie (Joël) ou trahir son existence en envahissant quelque organe voisin.

A la région cervicale, on a pu sentir l'abcès par le toucher pharyngien ; une fois, il a fusé en dehors et s'est ouvert dans le creux sus-claviculaire (Cadeilhan).

A la région dorsale, il décolle la plèvre pariétale et forme un abcès sous-pleural qui peut n'être découvert qu'à l'autopsie (Makins et Abbott) ou passer entre deux apophyses transverses et envahir la gouttière vertébrale. Au fond de l'abcès postérieur incisé, on voit alors dans l'espace intertransversaire un petit orifice d'où sort du pus à chaque inspiration (Heidenhain). Enfin, la plèvre pariétale soulevée peut se rompre et le pus envahit la grande cavité pleurale (Morian).

A la région lombaire, le chemin suivi le plus habituellement par le pus né de la surface du corps vertébral, est la gaine du psoas; il en résulte une psoïtis parfois cliniquement évidente, parfois méconnue. Deux fois, l'abcès a pénétré dans le petit bassin et fait issue par l'échancrure sciatique pour se collecter sous les muscles de la fesse (Weber, Makins et Abbott). Dans le cas de Makins et Abbott, l'abcès fessier incisé, on provoquait l'écoulement du pus par la pression de la fosse iliaque.

ABCÈS DU CANAL RACHIDIEN.

L'abcès vient menacer la moelle et ses enveloppes et compliquer l'évolution de l'ostéomyélite vertébrale dans 31 de nos 85 observations. Il naît presque toujours d'un point de la paroi osseuse antérieure ou postérieure du canal; sa pénétration secondaire par un trou de conjugaison ou par la brèche d'un disque intervertébral détruit est exceptionnelle (Brietze).

Le tableau des 31 cas de notre statistique peut se résumer ainsi :

Le canal a été envahi 31 fois; 21 malades sont morts, 10 sont guéris. C'est une lésion mortelle 2 fois sur 3.

La lésion osseuse primitive siégeait 12 fois dans le corps vertébral, suivie 11 fois de mort et 1 fois de guérison; 19 fois sur l'arc vertébral, suivie 10 fois de mort et 9 fois de guérison. La suppuration du canal rachidien n'est donc pas fatale par elle-même, puisqu'elle guérit dans la moitié des cas d'ostéomyélite postérieure; sa gravité est liée à celle du processus infectieux qui lui a donné naissance. Une ostéomyélite subaiguë, fréquente à l'arc postérieur, donne un abcès intrarachidien limité, qui comprime la moelle et guérit par incision simple; une ostéomyélite suraiguë, fréquente au corps vertébral, donne une suppuration étendue ou diffuse de l'espace périduremérien, suivie de meningo-myélite mortelle.

L'envahissement du canal rachidien se produit, dans un bon tiers des cas, à la région lombaire et à la région dorsale. Cette fréquence augmente encore à la région cervicale, où elle est de près de 50 p. 100; elle est, au contraire, beaucoup moindre à la région sacrée. Mais ces variations régionales tiennent peut-être au faible nombre des observations et l'on peut admettre que l'abcès sous-duremérien complique le tiers des cas d'ostéomyélite vertébrale.

Les opérations et les autopsies nous apprennent que l'abcès est rarement annulaire et qu'il reste, au contraire, soit antérieur au sac duremérien si le foyer osseux siège sur le corps vertébral, soit postérieur si la lésion osseuse siège sur l'arc.

Dans quelques cas (Totherick, Makins et Abbott, Poirier) où la lésion osseuse est profonde, l'infection générale grave, cet abcès est diffus et constitue une périméningite suppurée qui peut avoir pour limites la 3e cervicale en haut et la 3e lombaire en bas (Morian).

Dans la règle, c'est un abcès limité, appliqué par une de ses faces sur la paroi osseuse du corps ou de l'arc et sur les ligaments d'union, dont l'autre face répond à la dure-mère qu'elle soulève. Il menace donc la moelle et ses enveloppes du double danger de la compression et de l'infection.

Antérieur (Lannelongue, Ferrio) ou postérieur (Lecène et Lippmann, Poirier), l'abcès sous-duremérien peut rester isolé, méconnu, découvert seulement à l'autopsie. Le plus souvent, après incision de la vaste poche purulente de la gouttière vertébrale, le chirurgien voit sourdre le pus intra-rachidien soit par un trou de conjugaison, soit entre deux lames vertébrales, au travers des ligaments jaunes dissociés ou désinsérés par le soulèvement périostique de la lésion ostéomyélitique. La laminectomie permet d'explorer la dure-mère toujours résistante et dont la face externe seule s'est recouverte de bourgeons charnus purulents qui forment la paroi de l'abcès. Le ramollissement, la perforation de la dure-mère sont exceptionnels et nous les étudierons avec les lésions méningées et nerveuses qu'ils déterminent.

LÉSIONS MÉNINGÉES ET NERVEUSES.

Dans toute ostéomyélite vertébrale aiguë, même sans envahissement du canal rachidien, il existe une réaction méningée trahie par des symptômes d'intensité variable. Ces lésions congestives disparaissent dès l'ouverture large du foyer.

La dure-mère, dans plus du tiers des cas (31 sur 85), entre en contact avec le pus à qui elle oppose une barrière le plus souvent infranchissable.

Les seules observations de ramollissement et de perforation de la dure-mère sont celles de Schönwerth, de Müller, de Rebizzi et de Lucas; encore sa déchirure fut-elle opératoire (Rebizzi) ou favorisée par son adhérence connue à l'arc postérieur de l'atlas (Lucas).

Une perte de substance nécrotique médullaire répondait, dans les deux premiers cas, à la destruction de l'enveloppe (Schönwerth, Müller).

Dans ceux de Rebizzi et Lucas, où la déchirure de la dure-mère fut accidentelle, déterminée par l'enlèvement d'un séquestre, la moelle est intacte. Après la perforation, le liquide céphalo-rachidien suinte par la plaie pendant quelques heures sans changement de l'état du malade, mais les germes infectieux envahissent les espaces sous-arachnoïdiens et les symptômes méningitiques apparaissent avec l'hyperthermie. A l'autopsie, on note l'hyperhémie diffuse de la pie-mère, une méningite suppurée étendue à la base du crâne jusqu'au chiasma et même du liquide ventriculaire purulent (Lucas).

Mais le ramollissement et la perforation de la dure-mère ne sont pas nécessaires à l'infection de sa cavité.

L'abcès extradural limité, que guérit l'incision simple, détermine déjà de l'hyperhémie piemérienne et sans doute de l'hypertension du liquide céphalo-rachidien. La seule ponction lombaire qui ait été faite (Donati) fut suivie de l'écoulement de 10 centimètres cubes de liquide clair et stérile, malgré l'existence d'un abcès avec paraplégie spasmodique par compression (Donati). Nous ne connaissons rien des lésions médullaires engendrées par la compression faible mais rapide exercée par l'abcès.

Lorsque les lésions suppurées intrarachidiennes sont plus étendues et surtout plus diffuses (de la 3e cervicale à la 3e lombaire, Morian), l'infection méningée est de règle, malgré l'intégrité apparente de la dure-mère. La méningite avec infiltration séro-purulente sous-arachnoïdienne et vaso dilatation du réseau piemérien, peut rester limitée à la région spinale, avec un maximun d'intensité au niveau même du foyer d'ostéomyélite (Morian); mais elle peut s'étendre aussi aux méninges craniennes (Makins et Abbott).

Enfin, la méningite peut se produire, non plus par propagation directe, mais par le chemin détourné de la pyohémie, comme le prouve le fait vérifié à l'autopsie, d'une méningite purulente de la base, sans relation apparente avec un foyer ostéomyélitique du corps de la 5e lombaire (Joël).

∴

Les lésions de l'axe nerveux cérébro-spinal peuvent être des foyers pyohémiques apparaissant loin de la lésion osseuse vertébrale. Le malade de Schulte, mort de septicémie consécutive à l'ostéomyélite d'une apophyse épineuse lombaire, présentait à la surface du cervelet une perte de substance superficielle de la dimension d'un pfennig, avec de petits foyers purulents microscopiques. De même, un malade de Makins et Abbott, dont la lésion était aussi épineuse lombaire, mourut d'un ramollissement du lobe pariéto-occipital gauche, sans lésion médullaire.

Presque toujours, c'est au niveau même du foyer et de son prolongement intra-canaliculaire que les altérations de la substance nerveuse se produisent. L'hyperhémie, l'œdème, l'infiltration sont les lésions probables de tous les cas suivis de guérison; ce sont aussi celles rencontrées à l'autopsie de presque tous les malades ayant succombé avec de l'infection méningée.

Il existe cependant quelques observations de paraplégie flasque, avec escarres, troubles sphinctériens et infection urinaire, expliquée à l'autopsie par une véritable liquéfaction de la moelle. Schönwerth signale ainsi une destruction de la moelle au niveau de la 1re lombaire; Müller trouve la dure-mère et la moelle en bouillie au niveau de la 2e dorsale; mais c'est à Ferrio que nous devons le plus bel et le plus complet exemple de cette myélite nécrosante. A l'autopsie de son malade, mort d'une paraplégie totale remontant jusqu'à la base du cou sans lésion vertébrale apparente, il trouve une ostéomyélite du corps de la 7e cervicale et de la 1re dorsale, du pus dans la partie antérieure correspondante du canal rachidien, une dure-mère intacte et enfin une moelle transformée dans ses portions cervicale inférieure et dorsale en une bouillie crémeuse qui s'écoulait de la pie-mère incisée.

Après fixation, on ne put examiner que la partie supérieure sous-bulbaire. Jusqu'à l'émergence de la 3e paire, il n'y avait qu'une dégénérescence commençante des cordons postérieurs. Plus bas apparaît le point le plus élevé du foyer myélitique sous forme d'une zone granuleuse, amorphe, triangulaire, occupant la base de la corne postérieure. Vers la 4e paire, ce foyer a envahi les cordons postérieurs, et il diffuse un peu plus bas pour détruire enfin complètement toute la moelle cervico-dorsale. La dure-mère était microscopiquement intacte.

Beaucoup de lésions dont l'existence est démontrée par l'examen clinique ou rendue inévitable par la disposition anatomique des parties, comme la compression ou l'infiltration des racines, comme les lésions du grand sympathique, ne sont pas mentionnées dans les relations d'autopsie publiées.

Les rapports anatomiques particuliers des vertèbres, des méninges, des racines nerveuses et du cône terminal de la moelle à la région lombaire expliquent les lésions spéciales rencontrées à l'autopsie. M. Lannelongue a vu l'abcès appliqué sur le corps de la 3e lombaire soulever la dure-mère à plus de 2 centimètres au-dessous de la moelle qui échappait ainsi à la compression. On a noté l'infiltration septique des racines nerveuses des plexus lombaire et sacré. Enfin, le contenu du cul-de-sac duremérien a pu s'infecter isolément, et Riese, voyant après laminectomie le sac méningé œdémateux et sans battements, incise la dure-mère et ouvre ainsi une poche suppurée enkystée dont l'évacuation entraîna la guérison.

LÉSIONS PLEURO PULMONAIRES.

Les lésions de la plèvre et du poumon reconnaissent une double origine.

Les unes, les plus rares, sont dues à l'infection directe par le foyer ostéomyélitique d'une vertèbre dorsale, et nous avons montré comment l'abcès de cette région décolle la plèvre pariétale et s'évacue soit en arrière dans la gouttière vertébrale, soit en avant en perforant la plèvre et en déterminant une pleurésie purulente mortelle.

Les autres lésions pleuro-pulmonaires, plus fréquentes, apparaissent dans tous les cas graves comme la preuve la plus apparente de l'infection pyohémique. Leur degré est variable.

Dans quelques cas, il semble que l'état des poumons soit analogue à celui observé dans la fièvre typhoïde, et Müller, Poirier, Cœurderoy, dont les malades ont succombé, notent seulement des signes de congestion pulmonaire.

Plus souvent l'examen clinique, puis l'examen anatomique démontrent l'existence d'une pneumonie (Wiesinger, Hahn, Thornburn, Andrieu et Lemarchal). Elle apparut, dès le début, chez le malade de Hahn, qui fut soigné dans un service de médecine, par suite de l'erreur de diagnostic presque inévitable, commise. Dans le cas de Wiesinger, suivi de guérison d'ailleurs comme le précédent, la pneumonie n'apparut qu'au septième jour.

L'abcès est la manifestation pulmonaire la plus fréquente. Lorsqu'il est central, il peut guérir par vomique, comme chez un malade du professeur Lannelongue (Cadeilhan II) qui eut un mois et demi après les symptômes typhiques du début, de la matité, de l'absence de murmure vésiculaire à la base gauche et des crachats purulents.

Ces abcès du poumon sont habituellement sous-pleuraux, comme celui dont Lannelongue a donné la description anatomique. La cavité était grosse comme un œuf, siégeait à la partie moyenne du lobe supérieur gauche, était limitée par la plèvre épaissie et renfermait une grosse bronche disséquée.

La plèvre réagit à leur contact, et Israël a noté des frottements de pleurésie sèche au niveau d'un infarctus avec expectoration d'abord sanglante, puis purulente, qui guérit. Dans les cas de Totherick, de Joël, de Körte, d'Andrieu et Lemarchal, à ces lésions septiques du poumon répondaient des lésions suppurées de la plèvre, vérifiées à l'autopsie.

Etude clinique.

L'ostéomyélite vertébrale présente, au point de vue clinique comme au point de vue anatomique, les mêmes variétés que celles des autres parties du squelette.

La gravité de son évolution est surtout en rapport avec celle des lésions, et l'on ne peut déterminer bien exactement pour chaque cas quelle fut l'influence de la variété microbienne, de l'âge et de la résistance particulière du malade.

Le facteur de gravité le plus apparent est le siège anatomique des lésions, puisque l'ostéomyélite du corps entraîne une mortalité de 60 p. 100, tandis que celle de l'arc postérieur de la vertèbre n'est plus que de 25 p. 100. Ce n'est là qu'une moyenne, et ces deux groupes d'observations offrent des exemples des variétés cliniques dont nous avons, d'après Gosselin, rappelé les lésions anatomiques.

Ostéite de croissance. — Les observations de Tubby, Magniaux, Guyot (non comprises dans nos 85 observations d'ostéomyélite aiguë suppurée) prouvent l'existence d'une ostéopériostite plastique vertébrale, avec douleurs violentes spontanées et provoquées, hyperthermie prolongée, accroissement exagéré de la taille (Magniaux), se terminant par la résorption progressive de l'empâtement et de la raideur du rachis.

Forme suraiguë. — L'infection brutale du malade est le plus souvent en rapport avec une lésion massive du corps vertébral. L'état typhique, les douleurs violentes thoraciques ou abdominales, les complications précoces soit pulmonaires, soit méningo-médullaires, peuvent tromper le chirurgien sur la nature de l'affection dont le siège vertébral est cependant indiqué par la douleur à la pression et surtout par la raideur au moins partielle du rachis. Le diagnostic précis ne se fait parfois que sur la table d'autopsie.

Forme subaiguë. — En opposition avec l'idée que l'on se fait *à priori* de l'ostéomyélite vertébrale, il existe un nombre de plus en plus grand d'observations (Donati, Gross, Warren, Ziegra I et II, Poncet, Eichel, Labeyrie, Hahn, Rebizzi) qui montrent la lenteur extrême de la formation de l'abcès et l'absence presque complète de phénomènes réactionnels. Pas de fièvre au moment de l'examen, presque pas de douleur, évolution sourde depuis un an ou plus, tels sont les symptômes des malades de Gross et de Rebizzi. Le malade de Labeyrie avait un abcès cervico-dorsal gros comme le poing, contenant la septième apophyse épineuse nécrosée et du pus à staphylocoques, et cependant il souffrait à peine et n'avait pas de température.

Dans beaucoup de ces cas, la lésion siège au niveau de l'arc; mais dans ceux de Donati et de Rebbizi le corps vertébral était intéressé. Il est vrai que l'existence de suppurations anciennes au maxillaire inférieur (Donati), au pied (Rebizzi), à l'aisselle (Gross), permet de considérer certaines de ces ostéomyélites comme des manifestations secondaires qui ont justement pour caractère de déterminer un minimum de réaction générale et locale.

Les quatre cas recueillis dans le service du professeur Kirmisson, que nous avons pu examiner, offraient, quoique légèrement hyperthermiques, des syptômes généraux si discrets que l'erreur de diagnostic avec le mal de Pott n'était pas impossible.

Forme aiguë. — Le plus souvent, l'ostéomyélite vertébrale présente une évolution assez lente, qui permet aux symptômes locaux de prendre leur aspect le plus caractéristique. Grâce à eux et aux signes de l'infection générale, le diagnostic exact devient facile, alors même que le chirurgien est pour la première fois en présence de cette rare affection.

Le malade est le plus souvent un garçon de douze à treize ans, soumis à un travail trop rude pour son âge, qui éprouve à la suite d'un effort, d'un coup, une douleur le plus souvent lombaire, dont la violence augmente progressivement. Cette douleur s'accompagne bientot de raideur rachidienne et l'enfant, incapable de se tenir debout, fiévreux, parfois frissonnant, est obligé de se mettre au lit. Les jours suivants l'aspect est typhique, les douleurs vertébrales s'accompagnent d'irradiations à la poitrine, ou plus souvent à l'abdomen et nécessitent l'entrée à l'hôpital avec un diagnostic incertain de fièvre typhoïde, de pneumonie, de pleurésie, de péritonite.

Cependant, la lésion vertébrale attire l'attention par la constance et l'accentuation de ses symptômes. La raideur du segment vertébral atteint impose une attitude fixe au malade dont les douleurs sont augmentées par toute tentative de mobilisation. La région douloureuse, enraidie, est aussi empâtée et très sensible au palper qui ne révèle pas encore de fluctuation. Peu à peu la tuméfaction augmente, la peau est œdemateuse et sillonnée par un réseau veineux dont l'importance a été signalée par M. Lannelongue.

Enfin, vers le dixième jour, souvent plus tard, le chirurgien se trouve en présence d'un malade infecté, avec une température entre 38° et 39°, qui présente une vaste collection allongée, fusiforme, soulevant les muscles de la gouttière vertébrale; tandis que les complications pleuropulmonaires, les paraplégies par compression ou par myélite, associent souvent leurs symptômes à ceux du foyer ostéomyélitique.

L'intervention chirurgicale est jugée nécessaire et l'on incise le foyer purulent sans limites précises, dissociant les aponévroses et les muscles, au fond duquel on trouve une vertèbre dénudée, quelquefois plusieurs. Entre deux apophyses transverses ou deux lames vertébrales voisines, un orifice d'où s'écoule encore du pus décèle l'existence d'un prolongement de l'abcès sur le corps vertébral, sous la plèvre, dans le canal rachidien et une résection plus ou moins étendue de l'arc postérieur et de ses apophyses est nécessaire pour ouvrir largement cet abcès diverticulaire.

L'évolution dépend désormais de la gravité de l'infection générale ou des complications et souvent le malade succombe. Mais, dans les cas où la température baisse, où l'état général s'améliore, on voit les lésions locales guérir très rapidement. La large plaie se couvre de bourgeons charnus, l'élimination d'un séquestre est rare, les fistules consécutives sont exceptionnelles. L'attitude vicieuse imposée pendant la période aiguë par la contracture musculaire s'efface peu à peu et le malade reprend ses occupations avec une colonne vertébrale souple et sans difformité.

*
* *

Les rapports anatomiques des vertèbres atteintes, la gravité de l'infection générale et des lésions locales, la présence ou l'absence de complications pleuro-pulmonaires méningées ou nerveuses apportent pour chaque cas bien des changements au tableau clinique incomplet que nous venons d'esquisser. L'influence régionale, cervicale, dorsale, lombaire sacrée, apparaîtra nettement lors de l'étude particulière de l'ostéomyélite de chacun des segments du rachis. La description des complications pulmonaires et nerveuses, communes à tous les cas, quel que soit le siège, antérieur ou postérieur, cervical ou lombaire de la lésion, nous semble appartenir au contraire à cette partie générale de notre étude.

COMPLICATIONS PLEURO-PULMONAIRES.

On peut affirmer que dans toute ostéomyélite suraiguë ou aiguë, terminée par la mort, il existe des foyers pleuro-pulmonaires que la difficulté de l'examen, les souffrances ou la prostration du malade, n'ont pas permis de reconnaître. Mais les cas les plus intéressants sont ceux où la lésion se révèle par un ensemble caractéristique de symptômes et détourne un instant l'attention des signes encore légers de l'ostéomyélite rachidienne. C'est alors un foyer de pneumonie (Hahn, Wiesinger) qui se résorbe et guérit, ou un infarctus avec crachats sanglants, puis purulents (Cadeilhan, Israël), se terminant aussi par la guérison.

Les abcès du poumon, les abcès sous-pleuraux à la période terminale de l'affection infectent la cavité pleurale par voisinage on par perforation, et c'est toujours à l'autopsie que le siège, l'étendue, les causes de ces pleurésies purulentes fatales ont été reconnues.

L'infection pleurale ou pulmonaire est donc, selon la règle, la localisation viscérale la plus habituelle de l'infection pyohémique, et l'examen quotidien du thorax est nécessaire chez tout malade atteint d'ostéomyélite vertébrale.

COMPLICATIONS NERVEUSES.

Le voisinage immédiat et dangereux de la moelle et de ses enveloppes explique la fréquence et la variété des symptômes nerveux qui donnent à l'ostéomyélite vertébrale un intérêt clinique et une gravité tout particuliers. Ils ont été observés 24 fois dans les 67 cas à localisation cervicale, dorsale et lombaire, que nous avons rassemblés.

Les lésions meningées et nerveuses qui les engendrent et qui font pressentir leur gravité nous sont connues. Mais il est digne de remarque que des altérations grossières des méninges (Schulte, Riese), ou de la moelle ((Schönwerth), que la présence d'un abcès extra-duremésien (Lecène et Lippmann, Lannelongue, Totherick), aient été notées plusieurs fois à l'autopsie, sans qu'elles se fussent révélées chez le malade par quelque symptôme apparent.

Les manifestations nerveuses les plus intéressantes sont celles qui apparaissent dès les premiers jours, parfois dès les premières heures de la maladie, alors que la lésion osseuse profonde vertébrale est encore latente ou tout au moins facilement méconnue. Elles trahissent, soit l'excitation méningée, soit la compression médullaire, soit la coexistence des deux lésions.

Il existe sans doute des signes légers d'excitation spinale chez tous les malades, et leur recherche systématique serait fructueuse. Mais ces symptômes acquièrent parfois une intensité telle, que la raideur vertébrale diffuse, l'exagération des réflexes, l'hyperthermie font songer à la méningite cérébro-spinale (Hüe).

Un autre syndrôme nerveux, d'apparition précoce, est celui de la compression de la moelle. Il est surtout très net, dans les cas d'ostéomyélite subaiguë, souvent secondaires à une autre lésion suppurée chronique (Donati, Wiesinger), et c'est alors une démarche spasmodique, une pointe du pied traînante, qui peuvent être les premiers symptômes du mal (Donati).

Enfin, à cette paraplégie peuvent s'associer des symptômes méningitiques, tels que le renversement de la nuque et l'inégalité pupillaire. Nous ne voulons ici parler que de lésions méningées réactionnelles, suivies de guérison (Hunt) et non de véritables méningites suppurées qui sont fatalement suivies de mort.

Qu'ils aient un moment égaré le diagnostic par leur apparition précoce, ou qu'ils surviennent alors que la lésion vertébrale s'est affirmée, ces symptômes nerveux sont ceux de la compression de la moelle et de ses racines, de la myélite, de la méningite spinale ou diffuse et souvent de la méningo-myélite septique.

Compression de la moelle. —. La compression de la moelle se rencontre surtout dans les cas où la lésion siège à la région cervico-dorsale (Donati, Wiesinger I, II, III, Thornburn, Overduyn), ou dorsale supérieure (Riese, Hunt).

Souvent associée à l'envahissement du canal rachidien par un foyer ostéomyélitique à évolution subaiguë, elle guérit après l'ouverture large de l'abcès (7 guérisons, 1 mort).

Le lieu élevé de la compression explique la variété des types cliniques observés, parmi lesquels la paraplégie spasmodique ou flasque, limitée aux membres inférieurs ou étendue aux quatre membres et l'hémiplégie (Riese, Overduyn, Donati).

La guérison est habituellement rapide (Donati, Wiesinger), mais elle peut aussi rester incomplète et la régression se prolonge au delà d'une année (Hunt).

A la région lombaire inférieure, la compression porte sur les nerfs de la queue de cheval et la parésie inégale des membres inférieurs, la perte des réflexes rotuliens, la rétention d'urine sont suivis d'atrophies musculaires partielles avec réaction de dégénérescence. Dans le cas de Hunt qui nous sert d'exemple, ces lésions ont regressé peu à peu et le malade a repris ses fonctions d'infirmier.

Myélite. — Si dans quelques cas les symptômes de compression sont bien nets et disparaissent dès l'ouverture de l'abcès, il en est d'autres où leur association a des symptômes méningitiques et aux phénomènes septicémiques généraux rend le diagnostic des lésions plus difficile. Cette difficulté est portée au plus haut point pour certains cas qui guérissent, après avoir présenté tous les symptômes signalés dans les observations de myélite vérifiée à l'autopsie. C'est ainsi qu'un garçon de cinq ans, observé par Hunt, finit par guérir d'une paraplégie spasmodique des membres inférieurs après avoir présenté une paraplégie flasque motrice et sensitive remontant jusqu'à la 6e côte, avec bande d'hyperesthésie supérieure, priapisme, rétention d'urine, céphalées, prostration et raideur de la nuque.

Les observations dont les symptômes myélitiques ont été vérifiés à l'autopsie sont celles de Müller et de Ferrio. On assiste à l'ascension progressive et dramatique de la paraplégie totale, remontant jusqu'à la base du cou. Avec des signes locaux si discrets que la lésion vertébrale, quoique recherchée, passe inaperçue, la paralysie et l'anesthésie envahissent les membres inférieurs, le tronc, les membres supérieurs. Les réflexes disparaissent, il y a de la rétention d'urine, des selles involontaires, des escarres sacrées, des lésions trophiques nécrosantes sur les membres inférieurs inertes. Le malade est assez conscient pour que l'examen des diverses fonctions nerveuses soit possible. Enfin, la mort survient un mois après le début, avec de la gêne de la déglutition, de la mydriase et de l'infection intestinale et urinaire (Ferrio).

Méningite. — L'infection méningée résulte, soit du contact direct avec le foyer ostéomyélitique, malgré la protection souvent efficace de la dure-mère, soit de la perforation accidentelle ou spontanée de la dure-mère par un séquestre, soit d'une embolie septique ayant déterminé une lésion suppurée du cerveau ou du cervelet.

Comme la méningite est presque toujours associée à des signes de compression ou d'inflammation aiguë de la moelle, la raideur de la nuque, l'inégalité pupillaire, la petitesse et l'irrégularité du pouls, s'ajoutent à la paraplégie, aux troubles sphinctériens et aux escarres.

Habituellement le maximum des lésions méningées est spinal et le malade, quoique présentant les symptômes nerveux que nous venons d'énumérer, semble succomber à l'ensemble des manifestations septicémiques dont les plus habituelles sont pleuro-pulmonaires. Mais dans les cas de Rebizzi et Lucas, par suite d'une déchirure de la dure-mère, et dans celui de Joël, par infection pyohémique, il y eut tous les signes d'une méningite suppurée de la base, vérifiée d'ailleurs à l'autopsie.

En résumé, les complications nerveuses dues à l'action mécanique compressive de l'abcès et à une inflammation réactionnelle légère des méninges, sont le plus habituellement suivies de guérison. Elles apparaissent assez rapidement comme preuve de l'envahissement limité du canal rachidien par un foyer ostéomyélitique à évolution subaiguë plus souvent localisé à l'arc postérieur qu'au corps vertébral.

Les infections méningo-myélitiques graves sont au contraire toujours mortelles, et sont la conséquence de l'évolution suraiguë, avec lésions périméningées diffuses, d'un foyer ostéomyélitique parfois postérieur, mais le plus souvent né du corps vertébral.

On a rattaché aux lésions du grand sympathique, qui n'ont d'ailleurs jamais été directement constatées, certains symptômes douloureux et surtout le météorisme abdominal qui est très fréquemment noté et de règle dans tous les cas d'ostéomyélite du corps vertébral, surtout lombaire. Mais comme le malade est toujours dans un état septicémique grave, il est difficile de dire si la parésie et la distension intestinales sont le résultat d'une action directe du foyer ostéomyélitique plutôt qu'un symptôme d'infection généralisée ou même péritonitique.

ÉVOLUTION ET PRONOSTIC.

L'ostéomyélite vertébrale est une affection dont la gravité première, due à l'infiltration purulente de la vertèbre, est augmentée par celle des lésions méningées et nerveuses consécutives à l'envahissement du canal rachidien. Sa mortalité, qui est de 46 p. 100 (39 morts, 46 guérisons), est cependant en décroissance par rapport à celle de 56 p. 100 que donnait antérieurement un nombre moins élevé d'observations. Ce résultat est dû à ce que l'ostéomyélite de l'arc postérieur, dont la mortalité moindre, est de 25 p. 100, a fourni presque tous les nouveaux cas.

La mort est la conséquence de l'infection générale pyohémique, dont les localisations les plus habituelles sont pulmonaires ou pleuro-pulmonaires, ou de l'envahissement direct par le pus de la cavité pleurale ou du canal rachidien.

La guérison (54 p. 100) favorisée par la nature superficielle des lésions et leur siège à l'arc postérieur des vertèbres, facilement accessible au chirurgien, est presque toujours rapide. La large plaie nécessitée par le débridement de l'abcès postérieur se couvre de bourgeons charnus et se ferme, tandis que le rachis, recouvrant sa mobilité et sa direction normales, ne conserve aucune trace de la scoliose passagère par contraction musculaire qu'il avait présentée au début. Il y a bien quelques exemples de formation d'un abcès sous la cicatrice, nécessitant une nouvelle opération, mais la guérison définitive est alors obtenue et les observations de Riese et d'Israël sont les seules où l'existence d'une fistule persistante ait été signalée. Il en est de même comme nous l'a montré l'étude anatomo-pathologique, pour la difformité vertébrale consécutive, qui suivrait sans doute les ostéomyélites profondes du corps vertébral si les malades n'étaient emportés par la septicémie et la méningomyélite.

DIAGNOSTIC.

Les difficultés du diagnostic varient pour chaque cas, suivant la prédominance de l'infection généralisée, des lésions locales, des complications pulmonaires, pleurales, méningées, médullaires mécaniques ou infectieuses.

Sauf dans quelques cas exceptionnels comme celui de Ferrio, où la lésion du corps vertébral est demeurée latente, masquée par les signes d'une myélite très étendue, l'ostéomyélite vertébrale a toujours été reconnue grâce à l'apparition presque constante d'un abcès postérieur et à la fixité de la douleur et de la raideur localisée du rachis.

Au début, les erreurs de diagnostic passagères avec la fièvre typhoïde, la péritonite, la pneumonie, la pleurésie, la méningite cérébro-spinale, la méningite tuberculeuse, la paralysie de Landry, se sont produites dans les cas à marche suraiguë ou aiguë.

Il n'y a de meilleur signe distinctif entre toutes ces affections et l'ostéomyélite vertébrale, que l'existence constante d'une douleur violente et d'une raideur invincible du rachis dans sa portion atteinte, qui est immobilisée par la contracture musculaire.

Il en est de même lorsque les signes de compression de la moelle prédominent; et l'examen du rachis, qui s'impose, joint aux signes généraux de la suppuration, a permis à tous les observateurs de reconnaître la cause du mal.

L'existence d'une cyphose dorso-lombaire, d'une douleur spontanée et provoquée au niveau d'une ou de plusieurs vertèbres semblerait justifier l'erreur de diagnostic avec le mal de Pott, surtout dans ces cas d'ostéomyélite postérieure subaiguë où les signes d'infection sont légers.

Elle semble avoir été commise parfois, et c'est l'examen du pus retiré par ponction de l'abcès postérieur qui a rectifié le diagnostic. Cette erreur semblera cependant facile à éviter si l'on veut bien se rappeler l'extrême rareté de l'abcès postérieur et l'existence de la gibbosité dans le mal de Pott, tout différentes de l'évolution fébrile et rapide de la vaste et longue collection sacro-lombaire et de l'absence de gibbosité vraie, de l'ostéomyélite vertébrale.

Les difficultés du diagnostic varient encore avec la région où siège l'ostéomyélite, et il peut être très difficile ou impossible de localiser le foyer osseux à la région sous-occipitale ou à la région lombo sacrée. On trouvera les éléments de ce diagnostic régional dans la description que nous donnons de l'ostéomyélite des différents segments du rachis.

FORMES RÉGIONALES DE L'OSTÉOMYÉLITE VERTÉBRALE

OSTÉOMYÉLITE DE L'ARC POSTÉRIEUR.

Cette localisation comprend 37 observations sur 62 d'ostéomyélite cervicale, dorsale, lombaire. Elle est rare à la région cervicale (1 cas), habituelle aux régions dorsale et lombaire.

Ses lésions anatomiques, ses types cliniques habituels, ses complications par pyohémie ou par infection directe de la cavité pleurale ou rachidienne nous sont connus. Nous rappellerons seulement que son évolution est le plus habituellement subaiguë et que le foyer osseux primitif souvent diffus, superficiel, donne naissance à une vaste poche allongée, fusiforme, dont l'aspect caractéristique a été retrouvé par le professeur Kirmisson dans les quatre faits de son service et se trouve décrit dans les observations de Cadeilhan, Lamy et Olivier, Hue, Ziégra.

Plus du tiers des cas d'ostéomyélite de l'arc sont compliqués de suppuration du canal rachidien (14 sur 37) qui se termine par la mort 7 fois sur 14 (50 p. 100). Comme les 37 cas ne se sont terminés que 9 fois par la mort on en peut conclure que le foyer infectieux localisé à l'arc postérieur ne s'accompagne pas le plus souvent de phénomènes septicémiques diffus mortels et que l'envahissement du canal rachidien, constitue la plus fréquente et la plus grave de ses complications.

OSTÉOMYÉLITE DES APOPHYSES ÉPINEUSES.

L'apophyse épineuse est le siège assez fréquent du foyer ostéomyélitique postérieur. L'étude de cette localisation spéciale a été faite par Ziégra. Nous trouvons 7 cas où la lésion épineuse était bien localisée (Schulte, Poncet, Chipault, Labeyrie, Gross, Ziegra I, II, Müller) et 6 autres où elle prédominait sur d'autres lésions plus superficielles des lames vertébrales voisines (Overduyn, Hahn, Wiesinger, Lecène et Lippmann, Makins et Abbott, Morian. Les lésions habituelles sont celles, massives, de l'ostéomyélite vraie avec nécrose de la plus grande partie de l'apophyse. L'abcès postérieur est bilatéral avec une dépression médiane, ou franchement médian et lorsqu'il est incisé on trouve le plus souvent un séquestre mobile formé par l'apophyse nécrosée. Sur 7 observations, 4 appartiennent à des apophyses épineuses lombaires, 2 à des apophyses dorsales, 1 à la 7e cervicale. L'infiltration purulente et la nécrose massives des apophyses épineuses lombaires constituent un foyer d'infection généralisée grave, puisque les trois cas mortels des sept observations sont tous lombaires. La mort n'est pas expliquée dans le cas de Chipault qui est la description de l'autopsie d'une ostéomyélite à foyers multiples. Dans ceux de Schulte et de Ziégra elle fut le résultat d'une infection pyohémique; avec nécrose superficielle du cervelet, périméningite suppurée, abcès multiples dans le premier; et pleurésie purulente avec abcès sous-phrénique dans le second.

OSTÉOMYÉLITE DU CORPS VERTÉBRAL.

Cette localisation de l'ostéomyélite est grave et cela d'autant plus que le corps vertébral envahi siège plus bas. Nous avons appelé l'attention sur sa rareté et sur ce fait que les observations récentes appartiennent presque toutes à l'ostéomyélite de l'arc postérieur, beaucoup moins grave. Les régions cervicale, dorsale et lombaire, nous en fournissent vingt cinq cas, alors que nous en comptions déjà vingt-deux en 1903.

La mortalité très élevée, de 60 p. 100, est le fait de la septico-pyohémie et de l'infection méningo-myélitique.

Les rapports anatomiques différents que présentent les corps vertébraux des diverses régions du rachis, entraînent une variété de symptômes telle, que nous devons étudier successivement l'ostéomyélite cervicale, dorsale et lombaire. Nous terminerons ces études régionales par celles de l'ostéomyélite sous-occipitale et sacrée.

OSTÉOMYÉLITE DU CORPS DES VERTÈBRES CERVICALES.

Nous limitons cette étude à l'ostéomyélite du corps des cinq dernières cervicales puisque nous avons rassemblé sous le nom d'ostéomyélite sous-occipitale celle qui atteint l'Atlas et l'Axis. Contrairement à ce que nous constaterons aux régions dorsale et lombaire, le corps de la vertèbre est bien plus souvent atteint (7 cas) que son arc postérieur (1 cas). On sait, d'ailleurs, que la colonne cervicale est le lieu d'élection de périostites et d'ostéites chroniques, suppurées ou non, primitives ou secondaires, mais nous ne conservons ici que les observations de malades jeunes, chez qui le diagnostic d'ostéomyélite aiguë suppurée est indiscutable.

Parmi les sept observations recueillies, il en est une de Wiesinger dont la lésion vertébrale est secondaire à une ostéomyélite du tibia; nous la conserverons cependant pour ne pas diminuer le nombre déjà très faible de nos observations et surtout parce que son évolution ne fait que confirmer ce que nous apprennent les cas où la lésion est nettement primitive.

Toutes les vertèbres ont été touchées. Le foyer occupe le plus souvent un seul corps vertébral, parfois deux (Wiesinger, Warren) ou même trois (Cadeilhan). Le siège exact n'est pas toujours absolument précisé et la localisation au corps vertébral est proposée par les observateurs soit d'après l'examen radiographique (Warren), soit par la palpation, soit enfin d'après l'évacuation d'un abcès intra-rachidien dont on ne voit pas l'origine au niveau de l'arc postérieur (Wiesinger).

Si l'on tient cependant pour justifiées, ces 7 observations, on doit reconnaître à l'ostéomyélite du corps vertébral cervical, une gravité bien moindre que celle des autres régions, puisqu'elle compte 5 guérisons pour 2 morts. Ces 2 morts sont dues à des complications nerveuses : myélite totale (Ferrio) et méningite suppurée consécutive à une déchirure de la dure-mère par un séquestre (Rebizzi). Les guérisons s'expliquent aussi par le peu de virulence de l'infection qui permet la localisation nette et l'évolution lente du foyer ostéomyélitique. Le cas mortel de Rebizzi est lui-même à marche très lente et la complication fatale ne s'est produite qu'après une année, par la déchirure opératoire accidentelle de la dure-mère.

Quoique dans l'unique cas de Ferrio, le malade soit mort sans autre signe local que la raideur de la nuque, dans la règle, l'ostéomyélite cervicale présente tous les signes d'un torticolis osseux. L'attitude vicieuse peut être très accentuée, la tête s'inclinant jusqu'à toucher l'épaule; mais il y a toujours de la raideur avec flexion, inclinaison latérale et rotation.

L'abcès se collecte et fuse vers une région qui varie avec les relations anatomiques de son lieu d'origine. Une fois rétropharyngien (Riese), une fois sus claviculaire (Cadeilhan), deux fois postérieur grâce à la participation de l'arc postérieur aux lésions osseuses (Rebizzi, Warren), il pénètre 5 fois dans le canal rachidien.

Cet envahissement habituel de la cavité rachidienne par le pus explique la fréquence des lésions nerveuses dans l'ostéomyélite cervicale.

L'abcès peut refouler simplement la dure-mère, comprimer la moelle ou les racines nerveuses et donner lieu à des paraplégies avec troubles sphinctériens, limitées aux membres inférieurs ou étendues aux membres supérieurs (Wiesinger), à des hémiplégies (Riese) qui guérissent après l'incision de l'abcès (Wiesinger I et II, Riese).

L'infiltration purulente intra-rachidienne chronique, de virulence faible, détermine seulement une pachyméningite externe latente. Mais l'extraction d'un séquestre provoque la déchirure de la méninge épaisse et adhérente, le liquide céphalo rachidien s'écoule par la plaie et l'infection méningée secondaire provoque la mort du malade (Rebizzi).

Enfin, l'infection ostéomyélitique est intense, la moelle est détruite dans sa presque totalité et le malade succombe avec une paralysie motrice et sensorielle totale, remontant jusqu'à la base du cou. (Ferrio).

Les traits caractéristiques de l'ostéomyélite cervicale sont donc : l'attitude vicieuse; l'abcès que la facilité d'exploration de la région permettra de trouver soit dans le pharynx, soit sur les parties latérales, soit à la nuque; les complications nerveuses avec toutes leurs modalités dues à la compression simple, à l'infection méningée, à la myélite.

OSTÉOMYÉLITE DU CORPS DES VERTÈBRES DORSALES.

Les cinq observations d'ostéomyélite du corps des vertèbres dorsales sont celles de notre mémoire de 1903. C'est une localisation rare dont il n'a pas été publié depuis d'exemple nouveau; c'est aussi une localisation grave. Il y a, en effet, trois morts, et sur les deux cas de guérison, un fut suivi de la production d'une gibbosité avec fistule (Israël) et chez l'autre cette guérison fut troublée par l'apparition d'une myélite dont la terminaison ne nous est pas signalée. Dans les trois cas où elle survint, la mort fut le résultat d'une infection suraiguë et de complications nerveuses et pleuro-pulmonaires trahissant toute l'intensité du processus infectieux (Morian, Makins et Abbott, Thornburn).

Avec tous les signes de l'infection aiguë à forme typhoïde, apparaît une douleur et une raideur de la région dorsale, étendue parfois à la région lombaire. Puis l'empâtement, la dilatation du réseau veineux sous-cutané trahissent l'apparition de l'abcès dans la région rachidienne dorsale postérieure, soit à droite, soit à gauche, et aussi, d'abord à droite, puis à gauche (Israël). Le pus collecté à la face antérieure de la vertèbre, ou des vertèbres, s'est porté en arrière entre les apophyses transverses et envahit la gouttière rachidienne postérieure dissociant les muscles qui la remplissent, et quatre fois cet abcès postérieur fut ouvert par l'opérateur. La disposition anatomique de la région fait pressentir la complication qui caractérise l'ostéomyélite du corps des vertèbres dorsales et qui est l'abcès sous-pleural, suivi parfois lui-même de perforation de la plèvre et de pleurésie purulente (Morian). Cet abcès sous-pleural fut reconnu et évacué par la résection des neuvième et dixième côtes dans le cas d'Israël qui se termina par la guérison, tandis qu'il fut seulement trouvé à l'autopsie dans le cas de Makins et Abbott. Abcès sous-pleural et pleurésie purulente sont des complications par propagation, mais le poumon lui-même peut être le siège d'une inflammation suraiguë : le malade de Thornburn succomba à une pneumonie infectieuse provoquée par l'infection consécutive à l'ostéomyélite qui avait frappé les troisième et quatrième vertèbres dorsales.

Les complications nerveuses fréquentes témoignent encore de l'intensité du processus infectieux général et aussi de l'envahissement du canal rachidien par l'abcès né de la face postérieure du corps vertébral. Il n'y avait peut-être que de la compression de la moelle dans le cas de Thornburn où l'on évacua un abcès intra-rachidien ayant laissé la dure-mère intacte et provoqué une paraplégie sensitive et motrice. Dans les cas de Morian, de Makins et Abbott, de König, il y eut au contraire des signes de méningo-myélite avec raideur de tout le rachis, dilatation pupillaire et escarres.

Lorsque le malade a échappé aux dangers de la septicémie, de l'infection pleurale ou médullaire, on voit, d'après le seul cas d'Israel, que la destruction du corps vértébral dorsal est suivie de la fòrmation d'un trajet fistuleux et de l'apparition d'une gibbosité, il y a ostéomyélite chronique du corps vertébral avec poussées inflammatoires aiguës.

L'ostéomyélite dorsale est donc très grave, entraînant la mort dans trois cas sur cinq et ne donnant pas de guérison complète puisqu'il y eut dans un cas une fistule, et dans l'autre une myélite (König). La gravité est due à l'infection générale et à l'importance des organes atteints par l'abcès.

OSTÉOMYÉLITE DU CORPS VERTÉBRAL LOMBAIRE.

La région lombaire est le siège le plus habituel de l'ostéomyélite vertébrale antérieure comme de la postérieure. Nous avons recueilli treize cas où la lésion portait sur le corps de l'une ou de plusieurs de ces cinq vertèbres ; tous d'ailleurs sont anciens et antérieurs à notre mémoire de 1903. C'est donc une localisation heureusement rare dont nous ne connaissons pas de nouvel exemple publié dans ces dix dernières années.

Son extrême gravité est prouvée par ce fait qu'elle compte trois guérisons et dix morts. La mort est due à la septicémie suraiguë et aux complications médullaires. Encore, ces trois observations de guérisons sont-elles discutables. Dans celle de Cadeilhan, l'abcès lombaire est incisé presque un an après le début de l'infection et il n'y a pas de renseignements sur le siège de la lésion osseuse ; dans celles de Ziekewicz et de Riese il est noté simplement une dénudation latérale et la guérison suit rapidement l'incision simple de l'abcès, sans élimination de séquestre.

La véritable ostéomyélite du corps des vertèbres lombaires est donc une affection presque fatalement mortelle.

La lésion porte tantôt sur une seule vertèbre, tantôt sur plusieurs.

Plusieurs vertèbres... { Premières (Demme). Dernières (Joël).

Une seule vertèbre.... { Première (Thotherick, Makins et Abbott, Körte, Brietze, Riese, Schönwerth.) Troisième (Lannelongue). Cinquième (Cœurderoy).

Tous ces cas où le siège exact a été indiqué montrent que ce sont les vertèbres lombaires supérieures, et surtout la première, qui sont le plus souvent frappées.

Le malade est rapidement dans un état typhoïde très grave et présente des symptômes douloureux dont l'origine est difficile à préciser et qui sont rapportés soit à une pneumonie, soit plus souvent encore à une péritonite de nature indéterminée. C'est que, d'une part, l'infection généralisée détermine rapidement l'apparition de complications pulmonaires, qui sont prises pour la lésion primitive lorsque celle ci reste cachée, et que, d'autre part, les douleurs abdominales, le tympanisme sont le résultat soit de la présence de l'abcès lombaire ostéomyélitique antérieur, soit de l'irritation de la chaîne du grand sympathique qui est au contact du foyer purulent. La lésion vertébrale se trahit cependant par la raideur de la région lombaire et par la douleur provoquée par la pression des apophyses épineuses et surtout des corps vertébraux eux-mêmes, accessibles par le palper profond de l'abdomen.

Il est des cas à marche foudroyante où la mort survient avant l'apparition des signes révélateurs de l'abcès formé au niveau du corps vertébral (Dopfer, Brietze, Joël, Schönwerth). Il y a du délire, de l'inégalité pupillaire, des troubles respiratoires; enfin la mort succède au coma avec hyperthermie progressive. A l'autopsie, on trouve un foyer d'ostéomyélite vertébrale avec envahissement de la gaine de l'un ou des deux muscles psoas; des infarctus pulmonaires, de la pleurésie séro-purulente et de la méningite suppurée. En outre, il existe de nombreux abcès métastatiques dans les reins, la prostate, etc.

Plus souvent la lésion vertébrale lombaire peut être reconnue grâce à l'existence de l'abcès. Né à la face antérieure ou sur les parties latérales de la vertèbre, il se trouve aussitôt en rapport avec les insertions du psoas. Ce muscle est envahi et il se produit une psoïtis. Cette psoïtis uni ou bilatérale s'est produite 5 fois sur les 13 cas. Elle fut seulement reconnue à l'autopsie 2 fois, les malades ayant succombé rapidement à la septicémie suraiguë. Le plus souvent, elle se trahit par l'attitude spéciale du membre qui se met en flexion plus ou moins marquée sur le bassin, et qui surtout ne peut plus être complètement étendu. Le palper décèle en outre un point extrêmement douloureux sur les parties latérales de la région lombaire antérieure. Tous ces abcès du psoas, sauf celui de Cœurderoy incisé à la racine de la cuisse, ont été ouverts seulement au cours de l'autopsie et l'on a pu voir que les uns se substituaient au psoas détruit, tandis que d'autres fusaient dans la gaine, en arrière du muscle, descendant ensuite dans le petit bassin pour apparaître à l'échancrure fessière (Makins et Abbott). La psoïtis est donc une complication fréquente et caractéristique de l'ostéomyélite lombaire, due aux connexions anatomiques de la région, qui aggrave le pronostic en créant un foyer purulent profond difficilement accessible.

Dans 5 cas, l'abcès né de la face antérieure ou des parties latérales de la vertèbre a franchi les espaces intertransversaires et donné lieu à la présence d'un empâtement lombaire, fluctuant, profondément ou non, avec douleur extrême, œdème, induration périphérique et circulation veineuse sous-cutanée très développée (Riese, Schönwert, Cœurderoy, Cadeilhan, Korte, Lannelongue). La présence de cet abcès et d'une douleur spontanée et provoquée avec raideur et immobilisation du segment lombaire de la colonne vertébrale permet le diagnostic de l'ostéomyélite. Mais même dans ces cas, lorsque l'incision est venue donner issue au pus et permettre le drainage du foyer, le pronostic reste toujours très grave puisqu'il n'y a qu'un seul cas de guérison bien constaté (Riese), encore s'agissait-il d'un abcès sous-périostique.

A propos des lésions nerveuses et pleuro-pulmonaires dont il nous reste à signaler la fréquence, il nous est difficile de dire s'il s'agit de complications dont la présence a déterminé seule l'issue fatale, ou si ce ne sont pas seulement de simples témoins de l'intensité de l'infection suraiguë produite par l'envahissement du tissu spongieux du corps volumineux des vertèbres lombaires. Dans les six observations où l'existence de symptômes nerveux est signalée, la mort survint et l'autopsie permit de noter l'envahissement du canal rachidien par le pus (Brietze, Lannelongue, Makins et Abbott, Riese, Schönwerth, Totherick). Les symptômes nerveux observés sont d'ailleurs peu caractéristiques; ce sont la raideur du rachis, l'inégalité pupillaire, la rétention d'urine. L'état général est si grave que les symptômes nerveux disparaissent ou sont d'une recherche plus difficile, et d'ailleurs la mort survient rapidement dans le coma. A l'autopsie, il y a des abcès extraduraux avec intégrité des enveloppes (Lannelongue) ou bien de la périméningite suppurée (Makins et Abbott, Totherick, Riese), ou enfin des lésions d'arachnoïdite (Makins et Abbott), ou de myélite (Schönwerth). La mort est survenue dans tous les cas.

Pendant l'évolution de l'ostéomyélite antérieure lombaire, il se produit très fréquemment des complications pleurales ou pulmonaires qui témoignent de l'infection générale suraiguë à laquelle le malade va succomber. Ces complications sont souvent précoces, révélées par les symptômes fonctionnels et physiques, alors que la lésion vertébrale est latente, et le malade est admis à l'hôpital, dans un service de médecine, avec le diagnostic de pneumonie ou de pleurésie. Nous ne décrirons pas à nouveau les lésions pleurales et pulmonaires observées. Ce sont des lésions à distance, des lésions métastatiques dues à l'infection générale. Dans trois cas le poumon fut particulièrement touché, et suivant des modes différents : il y avait de la simple congestion pulmonaire dans le cas de Schönwerth, il y avait des abcès métastatiques avec cavernes dans le cas de Lannelongue, tandis que dans le cas de Cadeilhan il y eut des lésions de contiguïté avec évacuation par expectoration, d'un abcès du poumon. Dans les cas de Körte, de Joël, de Thotherick où la mort survint après peu de jours, la pleurésie purulente fut constatée à l'autopsie et n'était que la localisation pleurale d'une septicémie à foyers multiples. Sauf dans le cas de Cadeilhan où la lésion vertébrale ne fut pas trouvée au moment de l'opération et qui guérit, dans tous les cas de lésion pleuro-pulmonaire le malade mourut. Ces lésions étaient d'ailleurs associées aux abcès du psoas et du canal rachidien.

L'ostéomyélite du corps des vertèbres lombaires est donc une affection qui a pu guérir dans un nombre très limité de cas. La guérison est due alors à la variété anatomique de la lésion qui est une périostite phlegmoneuse (Gosselin) avec existence d'un abcès sous-périostique sans lésions graves de l'os sous-jacent et qui guérit par simple incision. Dans la règle, lorsque la masse du tissu spongieux est infiltrée de pus, c'est une affection mortelle, la mort étant due en première ligne à l'infection suraiguë générale et secondairement à l'envahissement par le pus des masses musculaires sacro-lombaires et lombo-iliaques, et du canal rachidien.

OSTÉOMYÉLITE SOUS-OCCIPITALE.

Il existe cinq observations d'ostéomyélite de l'atlas et de l'axis. Les quatre premières se trouvent déjà réunies dans le second mémoire de Hahn, la cinquième a été publiée par Eichel dans une étude d'ensemble de l'ostéomyélite de l'atlas. Dans notre mémoire de 1903, nous avons décrit d'après elles une *forme sous-occipitale* de l'ostéomyélite vertébrale, dont il n'a d'ailleurs pas été publié de nouvel exemple. Donati rejette cette dénomination et range ces observations avec celles d'ostéomyélite cervicale. Nous pensons toujours, au contraire, qu'elles doivent en être séparées et que l'ostéomyélite sous-occipitale est bien caractérisée par ses lésions, par ses signes cliniques, ses complications et son extrême gravité. C'est une localisation dangereuse, comptant quatre morts pour une guérison due à la forme très atténuée de l'infection et à la limitation des lésions à une partie de l'arc postérieur.

L'atlas est touché dans tous les cas ; deux fois, c'est peut-être secondairement à une lésion de l'axis (Minin, Makins et Abbott), trois fois la lésion est primitive. Lorsque le foyer apparaît sur l'arc antérieur ou sur les masses latérales, il peut se produire une arthrite purulente des articulations occipito-atloïdiennes et atloïdo-axoïdiennes, avec infiltration de l'apophyse odontoïde elle-même (Ballance).

L'arc postérieur a été trois fois le siège de lésions d'intensité variable, allant de la simple dénudation (Minin) à l'érosion avec petits séquestres corticaux (Eichel), et plus encore à la nécrose totale avec fissure entraînant la perforation de la dure-mère et l'écoulement du liquide céphalo-rachidien par la plaie (Lucas).

L'axis est deux fois atteint. Dans le cas de Makins et Abbott, l'infiltration purulente est totale, tandis qu'elle est limitée au corps dans celui de Minin.

L'ostéomyélite sous-occipitale est caractérisée dès le début par les signes du torticolis osseux et de violentes douleurs névralgiques. En même temps qu'il existe un état général dont le caractère typhique grave se caractérise de jour en jour, le malade, comme dans le mal sous-occipital tuberculeux, présente une attitude permanente de la tête qui est inclinée en avant, en rotation légère, avec inclinaison latérale. Tout mouvement de rotation est impossible et le malade se tourne tout d'une pièce, soutenant sa tête avec les mains lorsqu'il veut se coucher ou lorsqu'étant couché il veut s'asseoir.

La pression au niveau des apophyses épineuses des premières vertèbres cervicales et des apophyses transverses de l'atlas détermine une douleur violente, de même qu'une pression même légère sur le sommet de la tête.

Les douleurs névralgiques spontanées dues à l'irritation des troncs nerveux si nombreux qui traversent la région atteinte ont été observées à la nuque, entre les épaules, dans les régions temporales et à la région sus-orbitaire (Eichel).

Dans tous les cas, il se forme au bout de quelques jours un gonflement œdémateux ou un empâtement de la partie supérieure de la nuque qui vient compléter le tableau clinique de l'ostéomyélite sous-occipitale. Ce gonflement est souvent étendu à la nuque tout entière, et c'est par le palper qui révèle l'existence d'une zone plus douloureuse dans la partie sous-occipitale et par l'attitude caractéristique de la tête, que le diagnostic peut être fait. La tuméfaction est d'autres fois plus circonscrite et plus inflammatoire. Dans le cas d'Eichel il y avait un empâtement limité au côté droit, s'étendant du bord postérieur du sterno-mastoïdien à la ligne médiane et de la partie inférieure de l'apophyse mastoïde à la partie moyenne du cou. La partie centrale de cet empâtement était rouge, chaude et fluctuante.

L'exploration du pharynx n'a encore donné lieu à aucune constatation. On n'a jamais trouvé d'abcès, et la seule altération notée est de la rougeur du pharynx avec raucité de la voix (Makins et Abbott) Cependant, à l'autopsie de ce malade, on trouva une ostéomyélite totale de l'axis, une dénudation de l'arc antérieur de l'atlas et une infiltration de pus sanieux sur toute la hauteur des cinq premières vertèbres cervicales, entre la paroi du pharynx et le ligament vertébral commun antérieur.

En présence des symptômes observés, l'existence d'un abcès profond de la nuque ne fait pas de doute et l'incision est faite soit sur la ligne médiane, soit plutôt sur les parties latérales au point le plus douloureux ou fluctuant. Sur quatre cas, il n'y eut que deux fois écoulement de pus, et dans ces deux cas, l'abcès était évident par sa fluctuation; il s'agissait d'une ostéomyélite de l'arc postérieur de l'atlas (Eichel, Lucas).

Dans les deux autres cas, l'incision de l'empâtement œdémateux de la nuque fut suivi de l'écoulement d'une abondante sérosité, et c'est seulement à l'autopsie que l'on put trouver l'abcès qui siégeait entre le pharynx et la colonne cervicale et dans les capsules articulaires occipito-atloïdiennes. Dans ces deux cas, où l'abcès ne put être évacué par l'incision, il y avait des lésions du corps de l'atlas ou de l'axis.

Dans le seul cas de guérison observée (Eichel), tous les phénomènes disparurent après l'incision de l'abcès et le malade conserva une mobilité entière des articulations de la tête et du cou.

Dans les quatre autres observations dont trois seulement comprennent une description clinique, on voit, malgré l'incision, l'état général s'aggraver et le malade succomber à la septicémie à foyers multiples revélés par l'autopsie.

Les complications nerveuses méningo-myélitiques par infection de voisinage n'ont été signalées que dans le cas de Lucas. L'arc postérieur de l'atlas était entièrement nécrosé et rompu en son milieu ; la dure-mère, sans doute à cause de son adhérence normale assez marquée à ce niveau, avait été envahie par l'infiltration purulente et présentait une perforation spontanée dont l'existence s'était manifestée du vivant du malade par un écoulement de liquide clair se faisant par le drain placé dans la cavité d'un abcès de la nuque. Le liquide céphalo-rachidien s'écoulait par saccades synchrones aux battements du pouls. Il est presque inutile de dire qu'il existait une méningite suppurée de la base et qu'il y avait du pus dans les cavités du cerveau. La mort était survenue le vingt-huitième jour de la maladie avec une agitation extrême, du délire et un peu de raideur du bras droit. — Il est certain que si les observations se multiplient, on trouvera très souvent notées ces mêmes méningites suppurées par propagation, que les rapports anatomiques des parties font prévoir et redouter. D'ailleurs dans le cas de Minin, simple relation d'autopsie, on voit un abcès extradural dépendant d'une ostéomyélite du corps de l'axis.

Le diagnostic de lésion suppurée profonde de la région sous-occipitale a été assez facilement posé dans les quatre observations où l'histoire clinique est rapportée; mais on conçoit la difficulté de localiser la lésion soit à l'atlas, soit à l'axis, soit même à la face inférieure de l'occipital qui est parfois atteinte d'ostéomyélite (Eichel).

En somme, la localisation sous-occipitale est caractérisée par ses signes cliniques, sa gravité très grande, ses complications méningo-encéphaliques.

Lorsque la lésion porte sur le corps de l'atlas ou de l'axis, l'abcès reste inaccessible, et la mort est le fait de l'infection généralisée. Lorsque l'arc postérieur est envahi, l'abcès peut être évacué, et la guérison est possible, surtout s'il n'existe que des lésions superficielles de périostite phlegmoneuse.

OSTÉOMYÉLITE DU SACRUM.

Les anciennes descriptions de l'ostéomyélite vertébrale (Hahn, Chipault, Grisel), comprenaient celle du sacrum, dont Dehler[1] fit, en 1898, une étude particulière. Depuis, Gross[2] et à sa suite Donati ont confondu l'ostéomyélite sacrée avec celle du bassin et l'ont séparée de l'ostéomyélite vertébrale.

Pour eux, le foyer apparaît toujours dans la masse latérale, qui est en réalité un os plat d'origine costale et non vertébrale. Cet aileron sacré est un centre d'ossification important, surtout lorsque, vers dix-huit ou vingt ans, apparaît la plaque épiphysaire marginale, dont la face interne active sert à son développement, et la face externe regarde l'articulation sacro-iliaque.

Le foyer ostéomyélitique, toujours primitivement situé dans l'aileron, peut envahir secondairement les parties vertébrales du sacrum, surtout lorsqu'après la quinzième année elles sont soudées entre elles. Mais, chez l'adolescent, la plaque épiphysaire marginale forme latéralement une barrière contre l'envahissement infectieux de l'articulation sacro-iliaque, qui peut être atteinte, au contraire, chez le jeune enfant (Valleix).

Il est bien certain que par sa rareté, sa gravité, par les difficultés de l'examen et du diagnostic, l'ostéomyélite du sacrum mérite une étude toute spéciale ; mais nous ne croyons point cependant que nous devions l'écarter complètement de notre sujet.

On pourrait tout d'abord faire remarquer que les vertèbres cervicales et lombaires possèdent, comme le sacrum, une portion embryologiquement costale qui n'échappe pas à l'infection, et aussi que les autopsies n'établissent pas que la masse latérale sacrée soit toujours le lieu primitif de la lésion osseuse.

Mais c'est surtout pour des raisons cliniques que nous conserverons ici la description de l'ostéomyélite sacrée. Elle est en effet très difficile à distinguer de l'ostéomyélite lombaire, dont elle partage et l'extrême gravité de l'infection générale, et les abcès postérieurs recouvrant toute la région lombo-sacrée, et les abcès antérieurs fusant dans la gaine du psoas.

Il existe d'ailleurs tout un groupe d'observations qui démontrent l'existence de lésions simultanées du sacrum et des vertèbres lombaires

1. Dehler, *Beiträge zür Klinischen Chirurgie*, 1898, vol. XXII.
2. Gross, *Deutsche Zeitschrift für Chirurgie*, 1903, vol. LXVIII, p. 95.

(Körte, Chipault, Hunt, Commichau, Morestin), et cette ostéomyélite lombo-sacrée sert de trait d'union aux deux autres.

Les dix-sept observations que nous avons recueillies accusent une mortalité de 64 p. 100 (11 morts, 6 guérisons). La gravité de cette localisation apparaît plus forte encore si l'on tient compte de ce que, sur les six observations suivies de guérison, il en est cinq qui appartiennent au même observateur et se rapportent à des cas déjà anciens, dont l'évolution chronique, la coexistence d'autres lésions osseuses anciennes, l'absence de vérification bactériologique rendent la discussion possible (Gross).

L'étude anatomo pathologique montre, comme l'avaient indiqué Hahn et Dehler, le foyer primitif dans le tissu spongieux de l'un des ailerons du sacrum. La lésion peut rester superficielle, et l'incision simple de l'abcès entraînera la guérison (Chipault); mais le plus souvent elle est profonde.

Si le foyer ostéomyélitique est peu étendu, on trouve une petite cavité pouvant contenir un séquestre (Gross, III); mais habituellement la lésion est massive, et toute la partie latérale spongieuse du sacrum est ramollie, infiltrée et creusée de vacuoles purulentes (Milchner, Jeanne, Lannelongue et Achard). Les articulations lombo sacrée et sacro iliaques peuvent être envahies (Valleix, Jeanne), comme le prouve surtout le cas de Valleix qui à l'autopsie d'un enfant nouveau-né, put constater, outre l'infiltration purulente des deux articulations, l'existence d'un décollement en masse de toute l'éminence épiphysaire latérale gauche de la première vertèbre sacrée.

Mais les autres parties du sacrum peuvent être le siège primitif du foyer ostéomyélitique, et en particulier la face antérieure du corps des vertèbres sacrées (Gross, IV), le pourtour d'un trou sacré antérieur (Spiess). La face postérieure était atteinte dans les cas de Dehler, de Gross, de Spiess, de Chipault, de Commichau.

Enfin, dans quelques cas, le sacrum a été frappé en totalité par l'infiltration purulente, comme l'ont observé Pilzer et Dehler.

Le canal sacré peut être envahi aussi, suivant le siège et la diffusion du foyer primitif (Commichau, Spiess, Dehler, II), et le sac duremérien, les racines nerveuses du plexus sacré sont au contact direct du pus.

Dans le cas de Commichau, le canal médullaire était rempli de pus jusqu'à la sixième dorsale, et dans ceux de Dehler et de Jeanne on a vu, à l'autopsie, l'infiltration et la dissociation des troncs nerveux du plexus sacré.

En résumé, les lésions présentent, au niveau du sacrum, leurs variétés habituelles, depuis la périostite externe sans dénudation osseuse vraie, jusqu'à l'ostéomyélite massive. Elles conservent aussi, comme aux autres portions du rachis, une tendance très marquée à la diffusion, qui explique mieux la multiplicité et l'étendue des altérations osseuses qu'une prétendue dénudation osseuse secondaire à un foyer ostéomyélitique toujours localisé à l'aileron sacré.

L'abcès ostéomyélitique présente là aussi ses caractères habituels de gravité et de diffusion. Qu'il soit né d'une lésion osseuse de la face dorsale du sacrum ou qu'il ait gagné la région lombo-sacrée en passant entre la base du sacrum et l'apophyse transverse de la cinquième lombaire, il atteint presque toujours la face postérieure. Il recouvre alors ou la région sacro-iliaque, ou la région sacrée, ou la région sacro-lombaire, et peut s'étendre, comme dans le cas de Chipault, de la douzième côte au pli fessier. Même dans les cas de lésion localisée de la face antérieure, il existe de la douleur et de l'empâtement postérieurs.

L'infiltration purulente, partie de l'aileron ou de la face antérieure du sacrum, vient former parfois en arrière du rectum un abcès sans limites précises, soit franchement médian, soit latéral, situé entre le rectum et le sacrum, et accompagnant en dehors le pyramidal (Commichau, Milchner, Dehler, Spiess, Valleix, Jeanne). Elle franchit quelquefois l'échancrure sciatique et vient constituer un abcès rétro-trochantérien (Gross) ou largement fessier (Commichau, Chipault, Gross). Enfin, le voisinage de l'aileron sacré et du psoas iliaque explique l'envahissement de la gaine et du muscle par le pus qui peut s'avancer jusqu'à l'arcade crurale (Commichau) et s'ouvrir au pli de l'aîne avec fistule consécutive (Gross).

Les symptômes varient comme l'étendue des lésions et la virulence du foyer osseux qui les conditionnent. Ce sont presque toujours ceux de la pyohémie mortelle. Le malade éprouve dans la région sacro-iliaque ou lombaire une douleur vive qui gêne la marche, puis survient un frisson avec hyperthermie, et le malade prend très rapidement un aspect typhique. Les douleurs spontanées sont violentes, irradiées aux membres inférieurs, et les mouvements de la cuisse sur le bassin sont limités par la douleur, quoique l'articulation soit libre. La palpation de la région sacro-iliaque et la pression latérale du bassin sont douloureuses. Bientôt apparaissent les signes généraux et locaux d'une lésion suppurée dont l'origine osseuse probable est difficile à préciser. Les régions lombo-iliaque ou sacro-iliaque s'empâtent, la peau rougit ou prend une coloration bronzée, et un abcès fluctuant se forme au niveau de l'épine iliaque postérieure. La palpation de la fosse iliaque profonde est pénible ; le toucher rectal, douloureux, n'a jamais permis jusqu'ici de reconnaître la présence de l'abcès présacré, sans doute à cause de sa diffusion. On incise l'abcès sacré, et le caractère diffus des lésions apparaît. On gratte quelques points osseux dénudés, puis on tamponne la plaie.

Malgré cette première intervention, la température reste élevée, le malade s'agite, il a des vomissements, de la rétention d'urine, et l'on décide une intervention plus large, capable d'ouvrir un abcès profond méconnu.

Cette fois, toute la paroi postérieure du sacrum est enlevée et la curette tranchante évide un aileron sacré, ou le sacrum entier infiltré et creusé de petites cavités purulentes ; mais ces larges brèches ne modifient en rien la marche fatale de l'affection et le malade meurt de septicopyohémie, avec abcès viscéraux et foyers secondaires des différentes parties du squelette.

Les complications nerveuses sont rares et n'ont guère été signalées, sous forme de douleurs et d'hypéresthésie des membres inférieurs que par Dehler. Chez le malade de Commichau, qui en avait présenté aussi, l'autopsie montra une périméningite très étendue, mais il y avait en même temps qu'une lésion sacrée, un autre foyer dans le corps de la 5e lombaire.

Les difficultés du diagnostic restent encore grandes lorsqu'après avoir écarté toutes les affections septicémiques, on recherche le siège exact de la lésion ostéomyélitique soupçonnée. Exception faite des cas à marche subaiguë rapportés par Gross, où le malade présente un orifice fistuleux de l'aine ou du sacrum et pourrait être soumis à une exploration complète avec radiographie, il est à peu près impossible de dire si la lésion est lombaire, sacrée, ou simultanément sacrée et lombaire. Les rapports anatomiques semblables expliquent la possibilité dans les deux cas des mêmes abcès lombo-sacrés, iliaques ou fessiers et c'est l'opération, ou plus souvent encore l'autopsie, qui permettront seules un diagnostic anatomique précis.

TRAITEMENT

Le traitement de l'ostéomyélite vertébrale ne saurait être autre que l'incision large du foyer ostéomyélitique. Il est d'une exécution facile lorsque, comme il est de règle, l'abcès vient se collecter en un point de la région vertébrale postérieure. Dans le cas, au contraire, où le chirurgien diagnostique l'existence d'un foyer prévertébral, le problème thérapeutique est plus difficile à résoudre et la recherche systématique d'un foyer antérieur, sans abcès postérieur, n'a pas encore été tentée. La cause de cette abstention est double : c'est, d'une part, la difficulté extrême du diagnostic dans ces cas exceptionnels où le foyer n'envahit pas les gouttières vertébrales postérieures et, d'autre part, l'état septicémique, les complications pleurales ou méningées qui rendent illusoire une intervention qui n'est pas elle-même sans gravité.

Après l'incision large de la longue collection purulente infiltrée sacro-lombaire, lorsqu'apparaissent les dénudations vertébrales ou costales et que le diagnostic d'ostéomyélite vertébrale est confirmée, quelle conduite tenir ?

Pour toute autre localisation ostéomyélitique, la réponse commune est connue et l'os malade est soumis aussitôt à l'attaque vigoureuse de la curette, du ciseau ou du trépan. Mais, à la région vertébrale, influencés sans doute par la crainte d'ouvrir et d'infecter le canal médullaire, les chirurgiens se sont très généralement abstenus et ont limité leur intervention à l'incision large et au drainage de l'abcès. L'existence d'un abcès sous-pleural, ou sous-duremérien, a seule motivé, soit une laminectomie, soit une résection costo-transversaire.

L'examen des observations nous montrera les résultats obtenus, mais nous pouvons dire dès maintenant que l'abstention n'a pas nui aux malades et qu'il apparaît que, sous le nom d'ostéomyélite, nous réunissons toute une variété de lésions ostéo-périostiques de gravités différentes, allant de la périostite externe au décollement aigu des épiphyses, dont le traitement ne saurait être uniformément, la trépanation et la résection.

Nous relevons 9 observations de malades morts sans qu'aucune intervention ait tenté de les sauver. Ce sont des observations déjà anciennes, presque sans détails cliniques, se rapportant presque toutes à des ostéomyélites du corps vertébral qui déterminèrent rapidement la mort par pyhoémie.

Incision simple. — Sur 53 observations d'ostéomyélites cervicales, dorsales, lombaires, donnant des renseignements sur l'opération et ses suites, il en est 40 où cette opération fut l'incision simple.

Sur ces 40 cas, nous comptons seulement 12 morts et 28 guérisons, c'est-à-dire 70 p. 100 de guérisons. L'influence curatrice suffisante de l'incision large apparaît encore mieux si l'on observe que ces 40 observations comprennent 25 ostéomyélites de l'arc postérieur avec 21 guérisons et 4 morts; et 15 ostéomyélites du corps vertébral, avec 7 guérisons et 8 morts. Ainsi une lésion superficielle du corps vertébral peut guérir par l'incision simple qui suffit presque toujours à assurer la guérison d'une ostéomyélite de l'arc postérieur.

Résections. — Il n'y a que 13 observations de résections osseuses volontairement exécutées pour enlever une apophyse infiltrée, libérer un abcès sous-pleural, ouvrir un abcès du canal rachidien. Le résultat obtenu, de 11 guérisons pour 2 morts, prouve que les résections d'apophyses, les laminectomies, les costotomies, loin d'aggraver le pronostic, peuvent sauver le malade et qu'il ne faut pas hésiter à les pratiquer lorsqu'elles sont indiquées.

Les laminectomies de Hunt, Wiesinger (I et II), Donati, Morian, Riese, ont préservé ou délivré les malades des dangers d'une compression médullaire, particulièrement grave dans le cas de Hunt.

Les résections costo-transversaires de Heidenhain, d'Israël, ont largement ouvert et guéri des abcès sous-pleuraux dépendant d'un foyer purulent prévertébral ou latéral.

Les évidements à la curette (Riese), la section d'une apophyse transverse (Overduyn), ont peut-être contribué à la guérison de deux malades.

Nous croyons pouvoir dire que les résections sont le complément indispensable de l'ouverture large du foyer, lorsque les signes cliniques révélateurs, la présence d'un trajet fistuleux suppurant, établissent l'existence d'un abcès soit périvertébral, soit sous-pleural, soit sous-dure-mérien. Elles ont d'autant moins de gravité qu'elles sont plus justifiées et sont nécessaires à la guérison du malade.

Il semble, par contre, que les résections étendues restent impuissantes à enrayer l'infection pyohémique des cas graves. Elles constituent une tentative thérapeutique des plus légitimes, mais malheureusement inefficace.

Traitement des complications nerveuses. — Il y a 13 observations de malades ayant présenté les symptômes variables d'une lésion méningée ou nerveuse et opérés. On conçoit que le succès dépende avant tout de l'état général et de la nature de la complication nerveuse, car la compression simple et la méningo-myélite ont des pronostics bien différents.

L'incision simple du foyer principal, dans lequel s'évacue, ou non, le diverticule intra-canaliculaire, a été pratiquée 7 fois et suivie 5 fois de mort et 2 fois de guérison. Ces cas de guérison sont ceux de Wiesinger et d'Overduyn dont les malades présentaient des signes légers de paraplégie et d'hémiplégie.

Les 5 cas mortels sont ceux de Makins et Abbott, Poirier, Andrieu et Lemarchal, Müller, Morian. Il est bien probable que la laminectomie n'a pas été faite par ces chirurgiens, malgré la présence des signes d'envahissement du canal médullaire, parce que l'état septicémique grave du malade les détournait d'une opération dangereuse et prolongée.

La laminectomie a été pratiquée 6 fois et suivie 5 fois de guérison et une fois de mort. Le cas de mort est celui de Thornburn dont le malade succomba rapidement à une pneumonie par septicémie. Les autres cas, tous heureux, de Morian, Hunt, Wiesinger (I et II), Riese, sont ceux d'ostéomyélites vertébrales à marche subaiguë, où la compression de la moelle fournissait une indication opératoire bien nette. Le malade de

Hunt présentait les signes les plus alarmants de paraplégie totale, analogue à ceux des cas mortels de Ferrio et de Müller, et il fut certainement sauvé par la laminectomie.

La conclusion bien nette est que dans tout cas d'ostéomyélite antérieure ou postérieure compliquée de symptômes nerveux, il faut joindre la laminectomie à l'incision large du foyer superficiel. L'existence autour de l'abcès, d'un épaississement protecteur des couches superficielles de la dure-mère, empêche la laminectomie de propager l'infection au tissu péridureméríen, et la guérison se produit.

L'intervention ne saurait être rendue responsable de l'insuccès qui la suivra dans les cas de lésions diffuses toujours associées aux signes généraux graves de pyohémie.

SUITES OPÉRATOIRES.

Les suites opératoires sont simples, car les cas d'ostéomyélite profonde du corps, qui en comporteraient de graves, sont presque fatalement mortels. Les cas favorables sont au contraire ceux dont les lésions superficielles du corps ou variables de l'arc vertébral, permettent une guérison complète sans déformation et sans fistule consécutives.

Sur les 67 cas d'ostéomyélite lombaire, dorsale, cervicale, il en est 9 non opérés dont les lésions n'ont été bien connues qu'à l'autopsie. Les 58 observations restantes de malades opérés, mentionnent 13 fois l'élimination de séquestres, constitués presque toujours par une apophyse épineuse, l'arc postérieur de l'atlas (Eichel, Lucas), un fragment d'apophyse transverse, qui se trouvent libres dans la cavité de l'abcès.

Cette élimination de séquestres est habituellement suivie d'une guérison rapide. Pour prouver la rareté des faits d'ostéomyélite prolongée, il suffit de rappeler qu'il n'y a que 4 cas (Guyot, Overduyn, Hahn, Rebizzi) d'abcès se développant secondairement dans un ancien foyer cicatriciel, qui guérirent d'ailleurs rapidement, après l'élimination de quelques parcelles osseuses.

Les seuls cas, sur un ensemble de 45 guérisons, suivis de fistules persistantes, sont ceux de Riese, Wiesinger, Warren dont les deux premiers sont ceux de malades ayant subi la laminectomie pour compression médullaire.

Les arguments qui expliquent l'absence très générale de toute difformité vertébrale consécutive sont les mêmes que ceux donnés pour expliquer la guérison par simple incision, l'absence de lésions d'ostémyélite prolongée et de fistule. Il y a 2 cas de difformité vertébrale.

Hahn, chez un malade, observe un peu de limitation des mouvements de la région lombaire et la seule gibbosité définitive constatée fut celle du malade d'Israël consécutive à une lésion dorsale inférieure avec abcès sous-pleuraux bilatéraux, traités par résection costale bilatérale.

Nous pouvons, croyons-nous, résumer ainsi les enseignements thérapeutiques des observations recueillies :

L'incision simple suffit à la guérison des cas dont la lésion est superficielle, périostique, si elle siège sur le corps vertébral, et de ceux à lésions quelconques localisés à l'arc postérieur.

L'enlèvement des parties évidemment nécrosées, le nettoyage du foyer est naturellement indiqué ; mais les résections osseuses étendues systématiques semblent incapables de lutter contre la septicémie. Elles n'ont d'ailleurs été, pour ainsi dire, jamais pratiquées.

Les résections partielles sont indiquées et donnent les meilleurs résultats lorsqu'il existe un prolongement latéro-vertébral, sous-pleural, extra-duremérien, du foyer ostéomyélitique.

BIBLIOGRAPHIE

ANDRIEU et LEMARCHAL. — *Revue d'Orthopédie*, 1er juillet 1907, p. 389.
BALLANCE. — *The Lancet*, 17 mai 1884, vol. I, p. 888.
BRIETZCKE. — *The Lancet*, 9 nov. 1872, vol. II, p. 668.
BRUNS. — Voir HAHN.
CADEILHAN. — Thèse, Paris, 1880.
CHIPAULT. — *Gazette des Hôpitaux*, 12 déc. 1896; *Neurologie chirurgicale*, avril-juillet 1900; Thèse Duprat.
DAVERNE. — Thèse, Paris, 1903.
DEMME. — *Jahrbuch. für Kinderheilkunde*, n° 2, 1874.
DEHLER. — *Beiträge z. Klin. Chirurgie*, vol. 22, 1898.
DONATI. — *Archiv f. Klin. Chirurgie*, 1906, vol. 79, p. 1116.
DOPFER. — *Münchner Med. Wochenschrift*, n° 37, 1888, p. 620.
DUPRAT. — Thèse, Bordeaux, 1901.
EICHEL. — *Münchner Med. Wochenschrift*, n° 35, 1900, p. 1201.
FERRIO. — *Gazetta medica di Torino*, n° 49, 7 déc. 1899, p. 961.
GRISEL. — *Revue d'Orthopédie*, nos 5, 6, 1903.
GROSS. — *Zeitsch. f. Chirurgie*, vol. 68, 1903, p. 95.
GUYOT. — *Association française pour l'avancement des sciences*, Angers, 1903.
HAHN. — *Beiträge z. Klin. Chirurgie*, Bd XXV, 1899.
HEIDENHAIN. — Voir HAHN.
HÜE. — *Normandie médicale*, 1909, p. 471.
HUNT. — *Medical Record*, vol. 65, n° 17, 1904, p. 641.
ISRAEL. — *Supplément* 34, *Deutschen Med. Wochenschrift*, 1898, p. 251.
JEANNE. — *Normandie médicale*, 1910, p. 158.
JOEL. — *Dissertation*, Kiel, 1892.
KIRMISSON. — *Presse médicale*, 12 mai 1909; Mémoire Grisel.
KOENIG. — *Lehrbuch der Speciellen Chirurgie*, 8e édit., vol. VIII, 1905, p. 113.
KÖRTE. — *Supplément* 34, *Deutschen Med. Wochenschrift*, 1898, p. 251.
LABEYRIE. — *Gazette des Hôpitaux*, 1905, pp. 96-99.
LAMY et OLIVIER. — *Revue d'Orthopédie*, 1er janvier 1910, p. 75.
LANNELONGUE. — *De l'ostéomyélite aiguë*, Paris, 1879, et *Bulletin Soc. Biologie*, 1890, p. 299.
LATOUCHE. — *Revue d'Orthopédie*, 1906, p. 177.
LECÈNE et LIPPMANN. — *Bull. Soc. anatomique*, 6e série, t. III, 1901, p. 321.

LUCAS. — *The Lancet*, vol. I, 4 mai 1889, p. 883.
MAGNIAUX. — *Normandie médicale*, déc. 1909, p. 467.
MAKINS et ABBOTT. — *Annals of Surgery*, vol. 31, 1896, p. 510.
MININ. — *Wratsch*, 1882, et *Centralb. f. Chir.*, 1883, p. 246.
MORESTIN. — *Bulletin Société anatomique*, 1910.
MORIAN. — *Deutsche Med. Wochenschrift*, 1893, p. 1258.
MÜLLER. — *Deutsch. Zeitschr. f. Chirurgie*, vol. 41, p. 445.
NŒSKE. — Thèse Greifswald, juillet 1909.
OVERDUYN. — *Dissert.*, Kiel, 1905.
POIRIER. — *Progrès médical*, 1880.
PONCET. — Voir Thèse Suttel.
REBIZZI. — *Rivista di Clinica Pediatrica*, vol. VII, 1909.
RIESE. — *Supplément* 34, *Deutschen Med. Wochenschrift*, 1898, p. 251.
SCHMIDT MEINHARD. — *Deutsch. Zeits. f. Chirurgie*, vol. 58, 1901, p. 566.
SCHÖNWERTH. — *Münchner Med. Wochensch.*, 1902, p. 269.
SCHULTE. — *Deutsche militärärztliche Zeitschrift*, 1902, nº 9.
SUTTEL. — Thèse, Lyon, 1899.
THORNBURN. — Voir MÜLLER.
TOTHERIK. — *The Lancet*, vol. II, 1885, p. 7.
TOURNADOUR. — Thèse, Paris, 1890.
TUBBY. — *The British medical Journal*, 30 sept. 1905.
VALLEIX. — *Archives générales de Médecine*, 1835.
WARREN. — *Boston medical and Surgical Journal*, vol. 148, p. 503.
WEBER. — *Deutschen Med. Wochenschrift*, nº 19, 1903, p. 333.
WIESINGER. — *Supplément* à la *Deutschen Med. Wochenschrift*, nº 5, 1901, p. 38, et même journal, nº 50, 1902, p. 362.
ZIEGRA. — *Inaugural-Dissertation*, Rostock, 1904.

FORMES CURABLES DE LA TUBERCULOSE AIGUË

CHEZ L'ENFANT

Par MM. E.-C. AVIRAGNET
Médecin de l'Hôpital des Enfants-Malades,

Et TIXIER
Chef de laboratoire à la Clinique des Maladies de l'enfance.

Les aspects cliniques de la tuberculose sont encore plus nombreux chez l'enfant que chez l'adulte. Ils semblent conditionnés par différents facteurs dont les principaux sont le degré de virulence du bacille de Koch, l'âge et l'état de résistance de chaque sujet.

La notion de curabilité occupe, en matière de tuberculose infantile, une place prépondérante. Son importance est telle, qu'elle légitime la distinction en *formes rapidement mortelles* et *formes curables*. Nous nous attacherons surtout dans ce rapport à préciser les éléments de diagnostic qui permettent, en présence d'un état aigu, de rapporter les accidents à l'une ou à l'autre de ces deux modalités évolutives.

A) Les **FORMES RAPIDEMENT MORTELLES** sont d'autant plus rares qu'on s'éloigne des premières années de la vie. Deux variétés sont d'observation courante :

a) La *forme disséminée* (granulie).

b) La *forme disséminée avec prédominance symptomatique* au niveau des méninges, de la plèvre, du péritoine, etc.

Il nous semble inutile d'insister sur les symptômes classiques de ces formes très graves de la tuberculose aiguë. On note l'altération rapide et profonde de l'état général, l'amaigrissement prend des proportions considérables en l'espace de quelques jours, la dyspnée est très vive, les extrémités ne tardent pas à se cyanoser. L'examen dénote la participation de la plupart des viscères; on entend des râles muqueux et une respiration souffrante dans tout ou partie de la poitrine, le ventre est légèrement ballonné, la rate est tuméfiée, le foie est augmenté de volume, la palpation de cet organe, même pratiquée doucement, réveille une douleur assez vive; enfin, la contraction modérée de certains groupes musculaires révèle l'atteinte des méninges. L'hyperthermie et une tachycardie importante sont de règle.

L'association de tels symptômes permet de porter un pronostic des plus sombres. Il est rare que dans ces conditions la survie excède une, deux ou trois semaines.

Par opposition à ces formes de tuberculose disséminée, on peut citer deux variétés moins communes : *c*) Des formes à évolution subaiguë avec prédominance pulmonaire[1], et *d*) Des formes suraiguës.

c) Les *formes pulmonaires subaiguës,* assez rares chez les nourrissons, s'observent dans la seconde enfance. On assiste à l'évolution d'une pneumonie caséeuse unilatérale ou d'une broncho-pneumonie aiguë bilatérale. Dans les deux cas, le début assez brusque a pu en imposer pendant quelques jours pour une affection aiguë non spécifique; cependant, la défervescence ne s'effectue pas comme s'il s'agissait d'une pneumonie ou d'une broncho-pneumonie. Les symptômes généraux s'accusent, au contraire, avec une rapidité et une intensité particulières. L'examen journalier du poumon permet de constater l'extension du processus ulcéro-caséeux et la mort survient après une évolution dont la durée n'excède pas, en général, quatre à six semaines.

d) Les *formes suraiguës*, qui entraînent la mort en l'espace de quelques jours, sont fort rares. Dans ces conditions, il est difficile de ne pas faire intervenir la virulence du germe ou le défaut de résistance de l'organisme. En tous cas, l'évolution de cette septicémie tuberculeuse a été trop courte pour que des granulomes aient eu le temps de se constituer.

Les observations en sont rares, cela ne saurait étonner, si l'on songe à la rapidité avec laquelle peut s'édifier le tubercule après inoculation du bacille de Koch aux animaux. On peut toutefois citer les faits d'infection tuberculeuse suraiguë rapportés par Landouzy et Queyrat[2], par Aviragnet dans sa thèse[3].

B) **FORMES CURABLES.** — On observe tous les intermédiaires comme bénignité ou comme gravité initiale ou évolutive, que l'on envisage l'un

1. Dans d'autres circonstances, la prédominance symptomatique peut être méningée, péricardique, pleurale, monoviscérale ou pluriviscérale.
2. Landouzy et Queyrat. Note sur la tuberculose infantile. *Soc. médicale des hôpitaux de Paris*, 1886.
3. Aviragnet, *De la Tuberculose chez les enfants*. Thèse de Paris, 1892.

des trois groupes suivants : *a*) les *formes localisées; b*) les *formes à déterminations multiples; c*) les *formes sans localisation apparente.*

a) **Formes localisées.**

Parmi celles ci, un certain nombre sont admises par tous ; d'autres, moins nettement individualisées, sont mises en doute par quelques auteurs. Il n'y a cependant aucune raison pour que le bacille de Koch ne puisse coloniser aussi bien au niveau du péricarde et des articulations que sur la plèvre ou le péritoine. Sans doute, il est beaucoup plus fréquent de voir guérir une pleurésie ou une péritonite tuberculeuse qu'une méningite ou une péricardite de même nature. Rien ne peut empêcher, pourtant, la stérilisation spontanée ou provoquée du bacille de Koch de s'effectuer dans les différents points de l'organisme.

Il est presque impossible de nier maintenant, depuis les progrès de la technique expérimentale, l'existence des localisations du bacille de Koch sur les différentes séreuses et la plupart des viscères. C'est ce que nous essaierons de démontrer. Par contre, un fait clinique semble indéniable, c'est que la tuberculose aiguë est curable à des degrés divers selon qu'elle atteint telle ou telle séreuse, tel ou tel viscère.

Le début de ces différentes formes de tuberculose est variable suivant les cas; tantôt les symptômes cliniques surviennent d'emblée, sans qu'aucune manifestation antérieure ait pu faire prévoir l'apparition des accidents, soit chez un sujet dont les antécédents sont entachés de tuberculose, soit enfin à la suite d'une période plus ou moins longue de typho bacillose. Nous nous réservons d'insister d'une façon particulière sur cette dernière éventualité.

Il est assez rare que les accidents de tuberculose surviennent en dehors de toute manifestation prodromique. Le bacille de Koch peut assurément passer à travers une muqueuse saine sans y déterminer de lésions, comme l'ont démontré des expériences demeurées célèbres, puis venir, par l'intermédiaire de la voie sanguine ou lymphatique, se fixer dans les différents territoires de l'économie. En pratique, ces faits ne doivent pas être fréquents, car il est exceptionnel de ne pas trouver dans les antécédents du petit malade une des manifestations de tuberculose latente, dont la plus commune est l'adénopathie médiastine.

I. La *tuberculose des séreuses* est une des formes les plus curables, notamment en ce qui concerne la plèvre et le péritoine. La guérison en sera sans doute encore plus rapide lorsque seront précisées les indications de l'autosérothérapie. Cette méthode semble donner les meilleurs résultats lorsque l'inoculation du liquide est pratiquée quand l'épanchement séro-fibrineux est demeuré stationnaire (Weill et Mouriquand, Courmont, etc.)

Une question plus controversée est l'existence d'une *tuberculose curable des méninges.* Il ne s'agit pas ici des tubercules méningés qui peuvent disparaître par substitution de tissu fibreux au tissu caséeux, ces faits sont essentiellement chroniques. Nous aurons seulement en vue le cas de ces enfants qui se présentent avec tous les symptômes d'une méningite tuberculeuse. Le liquide céphalo-rachidien contient des lymphocytes, une assez forte proportion d'albumine; il est bacillifère puisqu'il tuberculise le cobaye dans les délais habituels, et cependant la guérison est possible. Les faits de ce genre sont rares, leur existence est pourtant indéniale, en dehors des faits de tubercules méningés et de rémissions plus ou moins longues de méningite tuberculeuse. Le petit malade que l'un de nous eut l'occasion de suivre en 1907 dans le service du professeur Hutinel, en est un bel exemple.

C'était un enfant de cinq ans qui présenta, au début de février 1907, les symptômes classiques d'une méningite : raideur de la nuque, signe de Kernig, abattement, photophobie, amaigrissement, élévation de la température, pouls et respiration inégaux. Il y avait, en outre, des symptômes d'adénopathie trachéo-bronchique de nature vraisemblablement tuberculeuse. Le liquide céphalo-rachidien contenait beaucoup de lymphocytes et tuberculisa le cobaye. L'état de l'enfant s'améliora néanmoins progressivement. Cinq semaines après son entrée, il quittait l'hospice des Enfants-Assistés, ne conservant plus qu'une légère réaction cellulaire du liquide céphalo-rachidien. L'enfant fut examiné de nouveau dans le courant d'octobre; son état était aussi satisfaisant que possible, bien que l'on puisse encore constater des symptômes témoignant d'une compression des bronches par des ganglions médiastinaux.

De même, la notion des *arthropathies aiguës tuberculeuses* est de date assez récente. Ces manifestations n'ont aucun caractère commun avec la coxalgie, les tumeurs blanches du genou, le mal de Pott qui constituent autant de modalités d'ostéo-arthrites tuberculeuses chroniques. M. A. Broca[1] écrivait récemment à ce propos : « Tous les chirurgiens d'enfants partent de cette idée que l'hydarthrose du genou est, au-dessous de quinze ans, presque toujours tuberculeuse, et si la preuve en est faite depuis longtemps quand, après ce début, évolue une vraie tumeur blanche, elle a été faite plus récemment par les investigations de la cytologie et de la bactériologie pour les cas à lésions synoviales superficielles, guérissant vite et bien par évolution vers la sclérose. Nous connaissons mal ou pas du tout les arthrites tuberculeuses autres

1. A. Broca, *La tuberculose inflammatoire.* Lettres au professeur Poncet (*Tribune médicale,* 1908).

que les tumeurs blanches... Elles peuvent revêtir tous les aspects cliniques et même anatomiques du rhumatisme aigu, subaigu ou chronique, et de cela M. Poncet en donne parfois la démonstration par le bacille, comme l'ont fait récemment MM. Delbet et Cartier. »

Toutes les arthropathies aiguës tuberculeuses ne sont pas également curables. Le sont surtout celles qui revêtent le masque du rhumatisme articulaire aigu ou subaigu, indépendamment de toute lésion tuberculeuse viscérale importante. On peut toutefois ranger dans ce groupe la forme arthralgique, n'occasionnant aucune altération physique ou fonctionnelle ultérieure de l'article, et que M. Barbier[1] considère comme un signe révélateur d'une tuberculose au début.

Par contre, les arthralgies des phtisiques décrites par Beau, les arthrites éphémères et fébriles multiples, les arthrites plus accentuées avec gonflement, douleur à la pression, épanchement même, qui surviennent au cours de l'évolution d'une tuberculose chirurgicale ou médicale, si elles présentent un intérêt doctrinal considérable, ne peuvent figurer dans le cadre général des tuberculoses curables puisqu'elles surviennent au cours d'un état grave presque toujours mortel à plus ou moins longue échéance. La nature de ces dernières arthropathies est d'ailleurs discutable; on peut se demander si elles sont spécifiques, d'origine microbienne ou toxinaire, ou non spécifique, conséquences d'infections secondaires.

II. Les *formes curables de la tuberculose aiguë viscérale* sont, de toutes les localisations, les moins connues et les moins bien étendues. En effet, autant il est aisé de faire la preuve de la nature tuberculeuse de l'atteinte d'une séreuse par l'inoculation au cobaye du liquide épanché, autant il est difficile de prouver la participation du bacille de Koch lorsqu'il s'agit de la lésion d'un viscère profondément situé, inaccessible le plus souvent à l'exploration directe ou indirecte. L'on mesurera d'autant plus l'étendue de la difficulté si l'on songe aux incertitudes d'interprétation des endocardites constatées chez les tuberculeux sur la table d'autopsie, ou même sous l'objectif du microscope.

Pour certains viscères, comme le *cœur* et en particulier l'*endocarde*, la preuve bactériologique indirecte est fournie par la constatation du bacille de Koch dans le sang, car il est rare que l'endocardite tuberculeuse n'ait pas été précédée d'une période de bacillénie tuberculeuse. Dans ces conditions, l'inoculation du sang au cobaye peut autoriser à porter le diagnostic d'endocardite bacillaire. Ces lésions tuberculeuses de l'endocarde sont graves, mais elles sont susceptibles de guérison relative avec un reliquat d'endocardite chronique.

1. Barbier, *Le Bulletin médical*, 1903, p. 265.

MM. Landouzy et Gougerot[1] se basent sur les cas assez nombreux d'endocardite bacillaire chez l'adulte avec vérification bactériologique, et surtout sur l'existence chez le nourrisson d'endocardite primitive ou secondaire due au bacille de Koch pour émettre l'hypothèse suivante : « Les endocardites bacillaires du nourrisson servent à éclairer la pathogénie de certaines cardiopathies datant de l'enfance. En effet, à côté des endocardites aiguës arrêtées dans leur évolution par une bacillose rapidement mortelle, il en est d'autres qui ont le temps de devenir chroniques, lorsque s'apaise la poussée bacillémique qui les avait provoquées. Ces endocardites bacillaires aiguës semblent être à l'origine de maintes lésions valvulaires chroniques; les dépôts fibrineux de la mitralite marginale du nourrisson s'organisent, les bords de la valvule se sclérosent et les angles valvulaires se soudent, l'orifice devient étroit, inextensible, un rétrécissement mitral se constitue qui pourra ne se révéler que de longues années plus tard, lorsque l'orifice sera devenu trop étroit pour le ventricule qui s'accroît. Souvent, la poussée aiguë qui l'a provoqué est depuis longtemps oubliée; aussi admet-on la sténose mitrale héréditaire ou congénitale et on donne comme argument que la cardiopathie remonte aux premiers mois de la vie. D'autres fois, on se souvient d'une maladie aiguë pulmonaire grave de la première enfance, mais cette infection est restée mal déterminée ; on a cru à une gastro-entérite, on n'a pas pensé à la bacillose, tant on est peu habitué à reconnaître dans ces poussées aiguës chez le nourrisson une bacillose septicémique; après guérison on y songe encore moins, tant paraîtrait invraisemblable une bacillose aiguë qui guérit. Aussi, chez certains de ces bébés, l'origine bacillaire du rétrécissement mitral, séquelle d'endocardite aiguë guérie, reste-t-elle méconnue. En réalité, maintes endocardites datant de la première enfance ou paraissant congénitales semblent être le reliquat de valvulites bacillaires oubliées ou méconnues. » M. Barbier[2] soutient une opinion analogue : ses constatations anatomiques et cliniques le portent à penser que le rétrécissement mitral, dit congénital, est dû probablement à une endocardite tuberculeuse atténuée très précoce.

Nous souscrivons volontiers à cette conception des endocardites aiguës curables de l'enfance, car aucune objection sérieuse ne peut lui être adressée. Et cependant, la preuve bactériologique en est bien difficile à fournir. Nous avons souligné les difficultés d'interprétation des lésions valvulaires *post mortem*. L'embarras est, on le conçoit, beau-

1. Landouzy et Gougerot, *Endocardites bacillaires infantiles, endocardites secondaires, endocardites primitives septicémiques non folliculaires* (La Presse médicale, p. 713, 7 novembre 1908).

2. Barbier, *Soc. d'études scientifiques sur la tuberculose*, 14 février 1907.

coup plus grand lorsque le malade guérit. Deux conditions seraient indispensables pour être en mesure d'affirmer l'existence des endocardites tuberculeuses curables : d'une part, la constatation de lésions valvulaires chez un sujet dont les bruits du cœur étaient normaux quelques semaines auparavant; d'autre part, la tuberculisation du cobaye après inoculation de quelques centimètres cubes de sang. Ces deux preuves d'ordre clinique et d'ordre bactériologique ne sont pas toujours faciles à fournir, chez le nourrisson notamment. La prise d'une quantité suffisante de sang dans de bonnes conditions n'est pas réalisable dans tous les cas; en outre, les endocardites aiguës ou subaiguës ne s'accompagnent pas toujours des signes physiques habituels. Tout récemment, nous avons pu faire l'autopsie d'une fillette qui succomba aux progrès d'une tuberculose pulmonaire chronique. L'autopsie nous montrait des végétations endocardiques récentes sur tout le pourtour de la face auriculaire des valvules mitrale et tricuspide. L'auscultation, faite plusieurs jours consécutifs avant la mort, ne permit d'entendre aucune modification notable des bruits valvulaires.

Enfin, sans nier l'existence des endocardites aiguës tuberculeuses du nourrisson, nous ne croyons pas qu'elles soient aussi fréquentes que ne le pensent MM. Landouzy et Gougerot. Depuis quelques années, nous avons autopsié un grand nombre de nourrissons tuberculeux présentant les formes les plus diverses de tuberculose; nous n'avons noté la localisation cardiaque qu'à titre tout à fait exceptionnel.

Les déductions prophylactiques du professeur Landouzy n'en demeurent pas moins intactes. « Il appartient, en effet, à l'hygiène d'empêcher bon nombre de cardiopathies évitables, puisque sont évitables les maladies dont elles ne sont que des localisations. »

Les lésions de l'endocarde occasionnées par le bacille de Koch ne sont pas toutes de même nature. — Il s'agit, tantôt de réaction inflammatoire spécifique aboutissant à l'édification du tubercule, faits connus depuis fort longtemps, tantôt de réaction inflammatoire banale, sans signature histologique précise, faits surtout mis en lumière par les travaux récents de l'école du professeur Landouzy.

Le problème devient presque insoluble si l'on veut établir la réalité des *tuberculoses aiguës curables du foie, de la rate, des poumons, des reins*. Et cependant, quoi de plus naturel qu'une lésion curable de tel ou tel parenchyme. Le fait a été démontré pour le *rein* par MM. Bernard et Salomon. Cet organe est peut-être plus souvent touché puisque la bacillémie a presque toujours pour corollaire la bacillurie. Ces lésions rénales, qui ne sont presque jamais spécifiques, se traduisent cliniquement par des modifications quantitatives dans l'élimination des urines (polyurie) et par une albuminurie légère et transitoire. C'est à ces symptômes atténués que doivent correspondre des lésions minimes et non spécifiques du rein, lésions éminemment curables, mais de nature tuberculeuse, comme le montrent les inoculations au cobaye.

Les lésions tuberculeuses aiguës et curables du *foie*, de la *rate*, des *poumons* et de la plupart des viscères sont d'une démonstration encore plus difficile puisque leur exploration indirecte est presque impossible. Leur existence nous semble toutefois hors de conteste. L'un de nous[1] a pu mettre en évidence chez des enfants ne présentant que des lésions minimes de tuberculose pulmonaire des foyers assez étendus de pneumonie épithéliale à différents stades d'évolution. L'examen histologique seul serait demeuré incapable de fournir la preuve de la nature tuberculeuse des lésions; mais l'absence de tout microorganisme d'infection secondaire contrastant avec la présence de bacilles de Koch assez nombreux permettait de mettre les lésions sur le compte de la tuberculose. En certains points, où on pouvait encore déceler quelques rares bacilles de Koch, les lésions étaient en voie de réparation, l'alvéole n'était plus bourré de cellules épithéliales, sa lumière contenait seulement deux ou trois macrophages et l'on voyait se reconstituer au niveau des cloisons l'endothélium alvéolaire.

Ces faits ne sont que la confirmation des recherches expérimentales de Thaon[2] sur les pneumonies tuberculeuses (1885). A cette époque, il était déjà question des lésions non histologiquement spécifiques de nature tuberculeuse.

Il existe d'ailleurs un certain nombre d'observations de pneumopathies tuberculeuses aiguës terminées par la guérison.

Tout récemment M. Devé[3] eût l'occasion d'observer un adolescent qui fut pris d'un violent point de côté suivi de toux, d'oppression et de fièvre. Trois jours après le début des accidents, la température était de 39°, la toux et la dyspnée étaient intenses; il y avait, en outre, une grosse matité à la base du poumon gauche. M. Devé, en raison de l'amaigrissement notable, de l'anémie, de la persistance d'une langue humide et d'urines claires et l'absence d'expectoration rouillée, en raison également des antécédents tuberculeux, n'hésita pas à porter le diagnostic de pneumonie caséeuse. L'examen des crachats gris verdâtres, pratiqué le septième jour de la maladie, révélait une quantité prodigieuse de bacilles de Koch. Beaucoup d'entre eux se montraient sur les préparations réunis en amas, en touffes serrées, à l'intérieur même des leucocytes bien conservés (surtout polynucléaires).

Pendant un mois, la température se maintint au-dessus de la normale, le

1. Tixier, Cours inédit fait à l'amphithéâtre d'anatomie des hôpitaux en 1908, sur l'anatomie pathologique des voies respiratoires.

2. Thaon (L.), *Bullet. de la Société de Biologie de Paris, 1885*, p. 582.

3. Devé, *Un cas de pneumonie tuberculeuse aiguë non caséeuse terminée par la guérison* (La Normandie médicale, 1er mars 1910).

malade s'amaigrit de 7 kilos. Au niveau du foyer initial de pneumonie, on entendait des bouffées de râles crépitants et des frottements. Les signes d'hépatisation et de congestion envahissaient le poumon droit, ils apparurent à la base puis s'entendirent au sommet où il se fixèrent.

Malgré ces symptômes alarmants, la convalescence s'effectua régulièrement; six mois après le début des accidents, la respiration était parfaite, l'appétit excellent, le malade avait engraissé de 10 kilos.

Bien qu'on ne puisse évidemment parler de guérison définitive, il s'agit d'une guérison relative, inespérée, qui s'est effectuée pendant le séjour du malade à l'hôpital et qui se consoliderait certainement encore davantage s'il était placé dans d'excellentes conditions d'hygiène et d'aération.

M. Devé estime que ce malade n'a pas été atteint d'une hépatisation caséeuse massive d'un ou plusieurs lobes, mais d'une alvéolite catarrhale aiguë tuberculeuse. Il croit, au surplus, que certaines splénopneumonies et manifestations congestives du poumon traduisent des lésions inflammatoires d'alvéolite tuberculeuse curable. Cette hypothèse nous semble légitimée par les travaux de ces dernières années sur les tuberculoses aiguës curables.

Dans les différentes formes localisées de tuberculose aiguë succeptibles d'évoluer vers la guérison, on observe tous les intermédiaires au point de vue de la gravité. Si nous prenons comme exemple la pleurésie, qui est de toutes les tuberculoses aiguës localisées la plus fréquente et la plus typique, nous trouvons une gamme de modalités cliniques qui peuvent se ramener à trois types principaux :

1° *Des formes atténuées ;*
2° *Des formes d'intensité moyenne ;*
3° *Des formes graves.*

1° *Les formes atténuées* sont constituées par un épanchement de liquide séro-fibrineux minime. C'est une simple lame interposée entre la paroi thoracique et le poumon qui donne lieu à un souffle très léger au niveau de la base. Les signes fonctionnels sont réduits au minimum : la toux sèche et quinteuse s'accompagne de gêne et de pesanteur unilatérale plutôt que d'un véritable point de côté. La réaction générale est modérée, c'est tout au plus si le thermomètre atteint 38°. Il suffit de laisser les malades au repos et de provoquer la diurèse pour voir l'épanchement se résorber en l'espace de quelques jours.

2° *Les formes d'intensité moyenne* répondent au type classique de la pleurésie en apparence primitive, véritable pleurésie tuberculeuse comme l'a montré il y a longtemps le professeur Landouzy par les seules données de la clinique, opinion confirmée en tous points par la bactériologie, la cytologie et l'anatomie pathologique. Les signes fonctionnels sont en rapport avec l'existence d'un épanchement pleural généralement abondant. La température s'élève de 38,5 à 39°, l'amaigrissement s'accuse assez vite. La résorption de l'épanchement est tantôt spontanée, tantôt son abondance ou sa reproduction nécessitent une ou deux thoracentèses. La convalescence est elle-même plus longue que dans le cas précédent.

3° *Les formes graves* se signalent par l'intensité des phénomènes généraux, l'hyperthermie se maintient pendant deux à trois semaines, quelquefois même davantage ; l'amaigrissement est considérable. L'épanchement se reproduit très vite après l'évacuation, et d'ailleurs le thoracentèse est dans ces conditions souvent inutile, parfois nuisible. La convalescence demeure incertaine pendant longtemps, en dehors de toute localisation pulmonaire surajoutée. L'apyrexie n'est ni complète, ni franche ; à la moindre fatigue, le thermomètre atteint ou dépasse 38°. Ces formes sont graves, car la fréquence des rechutes fait redouter une détermination pulmonaire du bacille de Koch qui n'est pas sans assombrir le pronostic. Cette modalité de la tuberculose pleurale est toutefois susceptible de guérison, mais elle nécessite souvent plusieurs mois ou plusieurs années d'interruption de la vie active.

On retrouve ces différents aspects cliniques non seulement dans les formes localisées de la tuberculose aiguë curable, mais encore dans les formes à détermination multiples et dans la forme sans détermination apparente qui nous restent à étudier.

b) **Formes à déterminations multiples.**

Cette modalité de la tuberculose aiguë établit un lien entre les formes localisées et la typho-bacillose sans localisations apparentes que nous étudierons au chapitre suivant[1]. On y retrouve, en effet, les signes généraux de la septicémie tuberculeuse ainsi que les déterminations concomitantes séreuses ou viscérales. MM. Landouzy et Lœderich[2] ont récemment attiré l'attention sur une forme subaiguë de septicémie tuber-

1. Il faut reconnaître que cette distinction entre la typho-bacillose et la forme subaiguë de septicémie tuberculeuse avec déterminations multiples est assez conventionnelle. En effet, dans de nombreux cas de typho-bacillose, l'évolution en deux temps est seulement ébauchée, car les localisations secondaires sont très précoces. C'est comme si l'on voulait établir une barrière infranchissable entre les infections puerpérales qui tuent par toxémie sans localisations précises et celles qui s'accompagnent de péricardite ou de pleurésie purulente.

2. L. Landouzy et L. Lœderich, *La Presse médicale*, 29 juillet 1908, p. 481.

culeuse avec déterminations pulmonaires et pleurales, cutanées (érythème polymorphe, noueux), périostées (nodosités sur le crâne et les coudes), articulaires et périarticulaires, endo et péricardiaques.

Il s'agissait d'un jeune homme de seize ans dont les accidents débutèrent, en juillet 1907, par des douleurs articulaires et une élévation de la température oscillant irrégulièrement entre 38° et 39°5. L'examen du cœur révéla un assourdissement et une prolongation du premier bruit à la pointe, une légère ondulation de la paroi thoracique avec névralgie phrénique gauche. Malgré l'administration du salicylate, les articulations du genou et du poignet restèrent tuméfiées et douloureuses, la température demeura très élevée, puis les lésions cardiaques se précisèrent : signes d'insuffisance mitrale et de symphyse péricardique. — En août, des signes de pleurésie double apparurent ; ils s'atténuèrent pour reparaître plus manifestes dans le courant du mois d'octobre 1907. La température se maintint toujours entre 38° et 39°5, l'amaigrissement fit de rapides progrès, le teint devint blafard et le malade succomba dans le courant de novembre 1907, cinq mois après son entrée à l'hôpital. L'autopsie confirmait le diagnostic clinique de tuberculose subaiguë.

Cette infection tuberculeuse a donc pris l'allure d'une septicémie subaiguë, tant au sens clinique où l'on entendait ce mot avant l'ère bactériologique qu'au sens plus récent d'infection microbienne du sang. La toxi-infection a évolué par poussées successives, dont chacune déterminait des réactions locales à siège et à type variable. « Ce type de septicémie tuberculeuse, ajoute le Pr Landouzy, doit être séparé de la typhobacillose, en raison de la longueur de l'évolution, plus encore en raison de la multiplicité des localisations anatomo-cliniques observées. »

Cette observation est particulièrement instructive, à cause de la précision des détails qu'elle renferme. Elle semblerait ne pas devoir figurer dans ce rapport, puisque le malade succomba, et cependant MM. Nobécourt et Darré[1] viennent d'observer un cas à peu près analogue qui se termina par guérison. Voici le résumé de cette très intéressante observation dont nous avons pu suivre les différentes phases :

Une jeune fille de quatorze ans entrait, le 18 mars 1910, dans le service du professeur Hutinel, suppléé par le Dr Nobécourt. Elle se plaignait de violentes douleurs au niveau des grosses et des petites jointures. Il y avait en même temps de l'angoisse précordiale. On trouvait à l'auscultation du cœur un souffle systolique de la pointe et un assourdissement du deuxième bruit aortique. Ces localisations articulaires et cardiaques firent penser tout d'abord au rhumatisme articulaire aigu, d'autant plus que l'on notait des antécédents personnels rhumatismaux (quatre crises antérieures, dont une compliquée de lésion cardiaque).

Cependant, le salicylate de soude, donné aux doses de 4 à 5 grammes,

1. Nobécourt et Darré, *Revue de la Tuberculose*, 1910.

demeura sans effets. L'amaigrissement s'accusa d'une façon rapide ; une dyspnée intense s'accompagna de toux, et on trouvait bientôt tous les signes cliniques d'une adénopathie médiastine, d'une congestion pleuro-pulmonaire de la base gauche et d'une péricardite sèche. La constatation de ces symptômes, ainsi que les antécédents héréditaires et collatéraux tuberculeux de la petite malade (mère, frère et sœur morts de tuberculose pulmonaire et méningée) firent émettre l'hypothèse d'une septicémie bacillaire à déterminations multiples. Quelques centimètres cubes de sang veineux, recueillis aseptiquement, furent alors inoculés dans le péritoine de deux cobayes. La tuberculisation des animaux dans les délais habituels permit de changer en certitude l'hypothèse de septicémie tuberculeuse.

La convalescence s'effectua d'une façon lente, mais progressive. Deux mois et demi après le début des accidents, l'état général est aussi satisfaisant que possible ; le poids est en augmentation de 5 kilos, et la guérison pourrait être considérée comme complète si l'on ne trouvait encore une adénopathie médiastine.

c) **Formes sans localisation apparente.**

Ces formes, rangées sous le nom de *typho-bacillose*, répondent à un type clinique bien défini. Elles sont moins bien connues que les formes localisées ; leur existence est cependant indéniable et repose maintenant sur un assez grand nombre d'observations.

« Cette tuberculose à forme typhoïde, dont le nom est relativement nouveau, n'a pas absolument échappé aux cliniciens du siècle dernier, écrit le professeur Hutinel. En 1873, un médecin de Toulouse, Bonnemaison, parlant « de ces phtisies à début larvé qu'il importe de reconnaître sous leur masque d'emprunt », citait des observations curieuses, entre autres celles d'un malade qui, « atteint une première fois de ce qu'on a appelé une fièvre catarrhale ou muqueuse, ce bouc émissaire de beaucoup d'erreurs pathologiques, revenait à l'hôpital avec une fièvre dont les allures, d'apparence typhoïde, avaient quelque chose de peu rassurant », et il disait, à ce propos : « Une tuberculose pulmonaire germe sous cette fièvre d'emprunt ; bientôt elle éclatera. » Il citait des faits pareils observés par Leudet, Hérard et Cornil, Pidoux, et connus, disait-il, de tous les cliniciens. Rilliet et Barthez étaient des observateurs trop clairvoyants pour méconnaître ces faits. « Le début de la tuberculisation, disaient-ils, peut être fébrile simple ou fébrile typhoïde, et dans ce cas il n'annonce pas toujours que la tuberculisation devra être généralisée » (Hutinel[1]).

Empis signale, dans son livre, la tuberculose aiguë généralisée à forme typhoïde, mais c'est au professeur Landouzy que revient l'incon-

1. Hutinel, *Typho-bacillose et adénopathie médiastine* (Revue de la tuberculose, 1910, 2e série, t. VII).

testable mérite d'avoir groupé ces faits, dès 1882[1], sous une dénomination qui rend à merveille l'allure clinique de la maladie.

La description donnée par le Pr Landouzy fut confirmée par les travaux de Kiener et Jeannel (1888), de Leloir et Lespinne (1891), d'Aviragnet[2] (1892). Parallèlement, Yersin reproduisait en clinique expérimentale la typho-bacillose (1888). Ce savant montrait qu'à côté de la tuberculose banale du lapin, avec tubercules et granulations, il existait une bacillose expérimentale, comparable à la typho-bacillose de l'homme, obtenue par l'injection intra-veineuse de bacilles aviaires.

Depuis une vingtaine d'années, cette forme un peu spéciale de tuberculose aiguë a fait l'objet de nombreuses publications, et cependant, pour qui n'est pas familiarisé avec la clinique infantile, les erreurs de diagnostic sont difficiles à éviter. L'embarras dans lequel le médecin se trouve est parfois très légitime, et cela pour deux raisons : parce qu'aucun signe de localisation ne vient mettre sur la voie du diagnostic, parce que les modalités de la typho-bacillose sont fort nombreuses.

En effet, dans la *forme habituelle* d'intensité moyenne, « un enfant a de la fièvre ; cette fièvre est survenue sans cause ou sous une influence banale, elle est assez forte, elle a une marche continue avec des intermittences marquées et des exacerbations vespérales ; elle s'accompagne d'une accélération notable du pouls, de quelques troubles digestifs ou respiratoires, mais elle n'est justifiée par aucune lésion organique. L'examen le plus attentif ne décèle aucun foyer inflammatoire dans les différents appareils, et l'on est conduit, faute de mieux, à penser à une fièvre typhoïde, dont cet état, dans beaucoup de cas, reproduit assez exactement les principaux traits. Cependant, les jours passent et la dothiénenterie ne se caractérise pas, son tableau symptomatique restant fruste, incomplet ; le doute s'éveille peu à peu, et on fait appel aux méthodes de laboratoire, à la séro-réaction, à l'examen du sang, à celui des selles, sans qu'aucune décèle l'existence d'une infection éberthienne » (Hutinel[3]).

Dans les *formes atténuées*, la typho-bacillose revêt le masque de l'embarras gastrique fébrile. Les symptômes généraux sont modérés, l'enfant n'est nullement abattu, la température est irrégulière, entre 38° et 38°5. On pense, au début, à une infection intestinale légère, et cependant l'intestin fonctionne en apparence normalement ; les purgatifs légers ne sont pas suivis d'émissions fétides, ils n'ont d'ailleurs aucune influence sur la marche irrégulière de la température. La durée est plus

1. Landouzy, date citée dans la leçon de la *Semaine médicale*, 1891, p. 225.
2. Aviragnet, *loc. cit.*
3. Hutinel, *loc. cit.*

longue que celle de l'embarras gastro-intestinal, dont les symptômes cèdent presque toujours très vite à la médication symptomatique.

M. Jousset[1] publia, il y a quelques années, un exemple remarquable de typho-bacillose atténuée :

Une jeune fille, jusque-là indemne de toute maladie, entre à l'hôpital Beaujon, se plaignant de malaises, de courbatures, de céphalée, d'anoxerie. On lui trouve la langue sale, l'haleine fétide et une température de 39°. Son pouls est à 110. Le ventre est sensible à la pression, surtout au niveau de l'hypochondre gauche; il y a de la constipation. Cet état dure une huitaine de jours pendant lesquels, songeant à une affection éberthienne atténuée, on pratique par deux fois et inutilement le séro-diagnostic. Au sixième jour, l'inoscopie du sang démontre la présence de rares unités bacillaires; mais, à cause de l'aspect un peu anormal des bacilles, on inocule un cobaye sous la peau de l'aine avec 18 grammes de sang recueillis par ponction veineuse. Entre temps, la malade ayant guéri a quitté l'hôpital On ne songeait plus à elle ni à l'animal en expérience, lorsque l'apparition, chez ce dernier, d'un chancre d'inoculation et d'une grosse adénopathie inguinale caséeuse vint démontrer qu'il s'était agi d'une infection tuberculeuse.

Dans les *formes graves*, le tableau clinique est, à peu de chose près, celui des pyrexies graves avec symptômes ataxo-adynamiques. Les malades sont prostrés pendant le jour, ils ont de la carphologie; la nuit, le délire est plus ou moins violent. La température, très élevée, peut se maintenir pendant plusieurs jours au-dessus de 40°. Le pouls est extrêmement rapide, la langue est sèche, rôtie. La confusion est d'autant plus permise avec la dothiénentérie que l'on observe assez souvent dans ces formes graves de typho-bacillose des épistaxis, des râles de bronchite disséminés dans toute la hauteur des deux poumons, ainsi que des selles diarrhéiques. La typho-bacillose se comporte d'ailleurs en cela comme la plupart des maladies infectieuses.

Malgré ces symptômes alarmants, ces formes graves ne sont pas incurables; elles ne sauraient toutefois comporter la même bénignité relative que les formes habituelles ou les formes atténuées.

Cette modalité assez curieuse de la tuberculose aiguë est intéressante à plus d'un titre. La connaissance exacte des signes cliniques permet bien souvent de porter un diagnostic précoce. En outre, à cette question se rattache un des problèmes pathogéniques les plus importants que soulève la tuberculose infantile. Ce sont ces deux points que nous développerons dans ce rapport.

1. Jousset, *La bacillémie tuberculeuse* (Semaine médicale, 14 sept. 1904, p. 291).

Etude analytique des signes cliniques.

« Le début est rarement brusque; il est précédé de quelques prodromes qui accompagnent habituellement les infections : malaise général, courbatures, douleurs musculaires, torticolis, céphalalgie, parfois frissons répétés. La fièvre s'établit très rapidement, et déjà le troisième ou le quatrième jour elle atteint et dépasse 39°. Il y a là une différence notable avec ce qu'on observe habituellement dans la dothiénentérie » (Aviragnet). Les symptômes généraux occupent une place prépondérante. La fièvre sans cause appréciable, ou sous l'influence d'une cause insignifiante, atteint ou dépasse 40°. L'ensemble de la courbe thermique montre au début une fièvre continue avec exacerbation vespérale; le thermomètre marque, par exemple, 38°5 le matin et 40° le soir. La deuxième ou la troisième semaine la courbe devient capricieuse, irrégulière ; enfin, quand la maladie se prolonge au delà de trois ou quatre semaines, on voit se succéder des ondes qui éveillent plutôt l'idée de poussées successives que celle d'une maladie à rechutes. D'une façon générale, les oscillations sont plus grandes et plus irrégulières que dans la fièvre typhoïde.

Le pouls est accéléré, parfois dicrote, surtout quand la tension artérielle est nettement inférieure à la normale. Il n'est pas toujours en rapport avec la température; souvent il est proportionnellement plus rapide : à une température de 38°5, on voit correspondre un pouls battant cent vingt fois par minute. Il est surtout d'une grande instabilité, non seulement d'un jour à l'autre, mais d'un instant à l'autre; il est encore plus influencé que de coutume par toutes les causes habituelles d'émotivité. Il est fréquent de trouver le soir un pouls plus rapide que le matin, sans que l'on puisse incriminer, chez certains enfants maintenus au lit, l'influence de la fatigue de la journée.

L'amaigrissement s'accuse d'une façon rapide en l'espace de quelques semaines, il devient considérable : les joues se creusent, les pommettes deviennent saillantes; l'amaigrissement porte aussi bien sur le pannicule adipeux que sur les masses musculaires.

Les foyers congestifs en quelque point du poumon ne sont pas exceptionnels à la période d'état de la maladie.

La plupart des autres symptômes sont inconstants, variables d'un sujet à l'autre, de telle sorte qu'ils sont considérés comme importants par quelques auteurs, alors que d'autres leur refusent la moindre valeur

1. Aviragnet, *loc. cit.*

séméiologique. C'est ainsi que l'albuminurie est différemment appréciée. Le professeur Landouzy la considère comme un symptôme assez rare. M. Jousset lui attribue, au contraire, une signification de premier ordre. Cet auteur rattache sa présence « au mode d'auto-purification du sang bacillifère qui consiste en décharges s'effectuant au niveau du filtre rénal. Ces décharges correspondraient à un arrêt définitif ou temporaire des bacilles dans le parenchyme rénal. » Quelle que soit la nature des lésions qu'ils y déterminent, un seul fait intéresse le clinicien, c'est la production d'albuminurie. « Dans la bacillémie, suivie ou non de formations granuliques, ajoute M. Jousset, on peut considérer l'albuminurie comme la règle et son absence comme l'exception. »

Ce n'est d'ailleurs pas sur la constatation de symptômes de cet ordre que le diagnostic peut être établi. Aussi, n'insisterons-nous pas davantage sur la toux, la dyspnée, les vomissements, les troubles intestinaux, l'épistaxis, qui sont loin d'être constants.

L'examen du petit malade permet de constater une certaine hyperesthésie cutanée; le ventre est un peu météorisé, parfois le foie déborde de un ou deux travers de doigts le rebord des fausses côtes, il est sensible. La rate est appréciable à la palpation dans le tout jeune âge, à la percussion dans la seconde enfance.

Notons comme symptômes négatifs dont la valeur séméiologique est importante, l'absence de stupeur, la conservation de l'intelligence et de l'appétit, même lorsque la température atteint 39 ou 40°. L'intégrité presque constante des fonctions digestives au cours de la typho-bacillose est un fait assez spécial; nous avons pu voir à différentes reprises des enfants s'alimenter d'une façon plus substantielle que de coutume en pleine hyperpyrexie, ils avaient une langue humide et rosée, des digestions normales et des évacuations intestinales régulières.

La *durée* de la typho-bacillose est assez différente, suivant les cas. Tantôt la décroissance est progressive et la guérison apparente est obtenue après quatre ou cinq semaines d'évolution; tantôt la durée est beaucoup plus longue, entrecoupée de périodes d'élévations thermométriques. presque aussi accentuées qu'à la période de début, coïncidant avec une recrudescence des phénomènes généraux. Chez certains mlades, on a vu les accès fébriles persister pendant plus de trois mois.

L'*évolution* est rarement mortelle pendant la période fébrile aiguë. Presque toujours les accidents se calment; mais, même dans les cas qui semblent guéris complètement, la convalescence n'est pas franche, pendant longtemps les malades conservent un pouls rapide, une respiration courte et une légère hyperthermie dès qu'ils sont soumis à la moindre fatigue. L'augmentation du poids est fort lente. On doit d'ailleurs toujours réserver le pronostic ultérieur, puisque ces sujets, en apparence guéris, demeurent exposés à un retour offensif du bacille de Koch. Dans ces conditions, la tuberculose pulmonaire chronique aux environs de la puberté est plus fréquente qu'une récidive de typho-bacillose.

L'évolution habituelle de cette affection se fait en deux temps. Le premier stade de bacillose semble guérir; les accidents alarmants du début se sont apaisés. Et cependant, malgré l'apyrexie absolue ou relative, l'appétit, bien que conservé, n'est pas celui d'un convalescent d'une maladie aiguë, la pâleur persiste et le poids demeure stationnaire; c'est qu'une localisation se prépare. Elle se manifeste un temps plus ou moins long après la disparition des accidents aigus; elle est tantôt précoce, tantôt plus ou moins tardive.

En ce qui concerne la gravité du pronostic de ces localisations ultérieures, certaines sont d'une gravité exceptionnelle, tandis que d'autres sont compatibles avec une longue survie ou même avec la guérison définitive.

C'est ainsi que les manifestations méningées sont presque toujours mortelles, alors que les déterminations pulmonaires, pleurales, péritonéales sont curables dans une certaine mesure. Nous ne parlons pas de la localisation aux ganglions du médiastin, tellement l'adénopathie trachéo bronchique est fréquente avant même le début de la typho-bacillose. Nous reviendrons d'ailleurs sur cette importante question dans la seconde partie de ce rapport.

C'est cette évolution en deux temps qui « avait frappé le professeur Landouzy et lui avait révélé le véritable caractère de la maladie » (Grandchamp)[1]. MM. Weill et Mouriquand[2] ont insisté à nouveau dans un travail récent sur ces localisations tardives de l'infection tuberculeuse aiguë.

D'une façon générale, le pronostic de la typho-bacillose est en partie subordonné à l'âge des sujets. Les enfants de un à trois ans succombent presque infailliblement, tandis que les chances de guérison s'accroissent à mesure que l'on approche de l'adolescence.

Eléments du diagnostic. — Les difficultés sont parfois considérables à la période d'état de la typho-bacillose si l'on se borne au seul examen clinique. Des nuances imperceptibles différencient les signes de la tuberculose aiguë de ceux de la dothiénentérie. Les allures atypiques de la fièvre typhoïde de l'enfant compliquent singulièrement le problème.

1. Grandchamp, *La typho-bacillose de Landouzy* (thèse Paris, 1908).
2. Weill et Mouriquand, *La Presse médicale*, 27 novembre 1909.

M. Babonneix[1] attirait récemment l'attention sur ces faits, et il suffit d'examiner les courbes techniques qu'il donne à l'appui de son travail pour voir combien la confusion est facile avec les formes atténuées de la typho-bacillose.

D'autre part, la tuberculose aiguë n'atteint pas exclusivement les sujets malingres nés de parents tuberculeux ou porteurs de stigmates suspects; les beaux enfants, ayant les apparences d'une santé parfaite, ne sont pas toujours épargnés.

En présence de telles difficultés, on doit envisager deux groupes de faits, les uns d'ordre négatif, les autres d'ordre positif. De leur absence ou de leur présence, on est en droit de tirer des conclusions d'une réelle valeur diagnostique.

a) *Faits d'ordre négatif.* — Nous n'insisterons pas sur les troubles intestinaux et sur l'abattement, car ces symptômes peuvent faire défaut au cours de la fièvre typhoïde. L'absence de taches rosées lenticulaires à la fin du premier septenaire de la maladie a beaucoup plus d'importance pour le diagnostic de typho-bacillose. De même, le séro-diagnostic répété à quelques jours d'intervalle demeure constamment négatif[2]. L'ensemencement du sang sur les milieux habituels demeure stérile si l'enfant est atteint de tuberculose aiguë, alors qu'il se montre rapidement positif si la dothiénentérie est en cause.

On peut d'ailleurs conclure de ces différents examens négatifs en appliquant à la typho-bacillose l'idée si juste exprimée, il y a déjà longtemps par le professeur Landouzy, à propos de la pleurésie : « Tout état typhoïde ou paratyphoïde plus ou moins caractérisé qui ne fait pas sa preuve doit être fortement suspecté de tuberculose. »

b) *Faits d'ordre positif.* — La splénomégalie et l'augmentation notable du volume du foie un peu douloureux à la palpation (Hutinel) sont des constatations importantes, mais elles sont loin d'avoir la valeur séméiologique de l'adénopathie médiastine.

Le professeur Hutinel estime qu'à côté des localisations méningées, pleurales, pulmonaires ou péritonéales, il en est une qui est plus précoce et plus commune que les autres, c'est la tuberculisation des ganglions du médiastin. En effet, il est exceptionnel qu'au cours d'une typho-bacillose régulièrement suivie on ne constate au début, dans le cours ou dans la convalescence, des signes atténués, évidents ou très caractérisés d'adénopathie trachéo-bronchique. Cette constatation a même pu permettre, dans un certain nombre de cas, de redouter l'évolution ultérieure

1. Babonneix, *Sur quelques cas de fièvre typhoïde infantile* (Gazette des hôpitaux, 1910).

2. On ne doit pas tenir compte des agglutinations au dixième et même au vingtième qui sont insuffisantes pour entraîner le diagnostic de fièvre typhoïde.

des accidents. Nous étudierons dans la seconde partie de ce rapport les meilleurs indices de cette manifestation tuberculeuse.

A l'âge adulte, où le rôle du ganglion est secondaire, ce symptôme fait parfois défaut et la typho-bacillose peut se manifester pendant longtemps sans aucune détermination précise. Chez l'enfant, au contraire, le rôle des ganglions du médiastin est prépondérant; c'est toujours là où se trouve « la signature du mal » (Hutinel).

Mais il faut le reconnaître, cette localisation est loin d'être évidente, ce qui justifie le classement de cette forme de tuberculose aiguë dans le groupe des tuberculoses curables sans localisation *apparente*.

Quelle valeur doit-on accorder aux *différentes épreuves à la tuberculine?* La constatation d'une réaction positive n'a pas grand intérêt et cela pour deux raisons. La première est la grande fréquence des réactions positives, à mesure que l'on se rapproche de la puberté. Cela signifie peut-être que le sujet est tuberculeux, mais nullement que l'épisode pathologique incriminé est de nature bacillaire. La seconde raison est plus grave. L'un de nous[1] eut, en effet, l'occasion d'observer dans le service de la clinique infantile deux typhiques chez lesquels l'intradermo-réaction se montra positive dès les premiers jours de la maladie et franchement négative pendant la convalescence. Le fait est loin d'être constant; cependant, il faut bien savoir que l'intradermo-réaction à la tuberculine peut devenir une cause d'erreur puisque, en dehors de tout épisode tuberculeux, la réaction est susceptible de se montrer positive pendant les premiers jours de la maladie. Ces constatations touchent à la question encore discutée de la spécificité des réactions à la tuberculine; ils montrent les modifications que provoquent les toxines éberthiennes dans les modalités de réaction de l'organisme à l'égard de la tuberculine; ils confirment d'ailleurs les résultats expérimentaux obtenus par F. Arloing[2] en 1908. Cet auteur obtint des oculo-réactions positives à la tuberculine chez des animaux intoxiqués avec des toxines éberthiennes, diphtériques et staphylococciques.

Si le malade ne réagit pas à la tuberculine, cette constatation a-t-elle plus de valeur et autorise-t-elle à éliminer la tuberculose si le clinicien hésite entre le diagnostic de dothiénentérie ou celui de typho-bacillose? Nous ne le croyons pas, car nous avons, à différentes reprises, constaté l'absence de réaction à la tuberculine chez des enfants présentant les formes les plus diverses de tuberculose aiguë ou chronique. En outre, à l'inverse de ce qui peut se passer pour la fièvre typhoïde, certains états aigus, comme la rougeole, la pneumonie et peut être d'autres affections

1. G. Paisseau et L. Tixier, *L'intradermo-réaction dans la fièvre typhoïde* (Soc. de Biologie de Paris, 29 mai 1909).
2. F. Arloing. *Lyon médical*, 1908.

encore indéterminées, ont chez des tuberculeux avérés une action suspensive ou empêchante à l'égard de la tuberculine.

En résumé, les différentes épreuves à la tuberculine n'ont de valeur qu'à condition d'être interprétées et de connaître les causes d'erreur et les conditions qui, d'une façon temporaire, empêchent ou au contraire favorisent l'apparition de la réaction dite spécifique.

Pathogénie de la Typho-Bacillose.

Nous envisagerons successivement :

1° *Les preuves de l'intervention du bacille de Koch;*
2° *Les voies d'infections;*
3° *Le mécanisme des accidents.*

1° Preuves de l'intervention du bacille de Koch. — Indépendamment des particularités cliniques de la maladie que nous avons signalées, la participation du bacille de Koch nous est prouvée par trois ordres de faits.

Du vivant des malades, la mise en évidence du micro-organisme soit dans le sang, soit dans les urines, a d'autant plus de valeur que les ensemencements et les divers examens demeurent négatifs en ce qui concerne le bacille d'Éberth, les paratyphiques et toutes les autres variétés de germes. Sans doute, l'inoculation du sang ou des urines aux animaux ne donne pas toujours des résultats positifs; il faut tenir compte de ce que les bacilles de Koch ne séjournent pas longtemps dans le sang circulant, et qu'ils doivent y parvenir sous formes de véritables décharges. Aussi, est-il indispensable de multiplier les examens et dans tous les cas de suivre une technique aussi rigoureuse que possible.

Voici les conseils que donne M. Jousset[1] à cet égard :

> La recherche de bacilles de Koch exige l'emploi d'une quantité de sang aussi considérable que possible. Elle doit s'effectuer, qu'il s'agisse d'inoscopie ou d'inoculation, uniquement dans le caillot fibrineux spécialement expurgé; l'inoculation sous-cutanée de ce coagulum au cobaye, suivie de l'apparition d'une adénite spécifique en l'absence même de toute généralisation, offre seule les garanties de certitude et de sensibilité nécessaires.

MM. Nobécourt et Darré[2] préfèrent l'inoculation intra-péritonéale, car, dans certains cas, l'inoculation sous-cutanée d'une quantité im-

1. Jousset, *Loc. cit.*
2. Nobécourt et Darré. Communication orale.

portante de sang détermine des accidents locaux (escarre) qui troublent les résultats de l'expérience. L'inoculation intra-péritonéale n'est pas elle-même à l'abri de critiques ; en suivant cette technique, on ne peut inoculer qu'une faible quantité de sang, sinon l'on risque de déterminer la mort rapide de l'animal précédée d'une grosse réaction péritonéale.

Si l'on a suffisamment d'animaux, le mieux est de combiner la voie sous-cutanée et la voie intra-péritonéale en inoculant de 5 à 10 c. c. suivant la grosseur du cobaye.

Chez les malades qui succombent au cours ou au déclin de la typho-bacillose, il n'est pas toujours facile de trouver la signature anatomique de la maladie, car les lésions sont généralement discrètes. Dans certains cas, il faut le reconnaître bien exceptionnels, on ne trouve que des lésions congestives ou dégénératives non histologiquement spécifiques, dont l'inoculation tuberculise le cobaye. Presque toujours, on trouve en un point quelconque de l'organisme de minuscules granulations « non confluentes, bien différentes de la granulie d'Empis », comme l'a écrit le professeur Landouzy. Mais il n'est pas rare de constater en même temps des lésions anciennes. C'est un foyer de tuberculose pulmonaire caséeux ou crétacé entouré de tissu fibreux chez l'adulte ; ce sont des ganglions tuberculeux du médiastin aux différents stades d'évolution, mais non ramollis cependant, chez l'enfant. Ces dernières lésions ne constituent qu'une présomption en faveur de la nature des lésions aiguës. Leur fréquence est telle à l'autopsie des sujets ayant succombé dans une grande ville comme Paris, en dehors de toute épisode aigu de typho-bacillose, que l'on ne saurait en tirer des conclusions précises à l'égard de cette affection. Aux lésions anciennes se rattache l'importante question de l'origine des lésions et de la dissémination du bacille de Koch.

En ce qui concerne d'une façon plus spéciale la nature tuberculeuse de la typho-bacillose, la constatation de granulations discrètes dans la majorité des observations et l'inoculation positive au cobaye des lésions congestives dans les cas douteux suffit à entraîner la conviction.

Enfin, *l'expérimentation* a pu réaliser le syndrome clinique et anatomique de cette forme de tuberculose aiguë. Yersin[1], en 1888, inocula au lapin une culture de bacilles tuberculeux aviaires ; les animaux succombèrent en douze à vingt-sept jours après l'inoculation, ayant présenté tous les symptômes d'une affection aiguë : fièvre, abattement, amaigrissement. L'autopsie ne put mettre en évidence ni tubercule, ni granulation macroscopique ; il n'y avait que des lésions congestives et dégénératives. Des résultats analogues furent obtenus par Straus et Gamaleïa, par Pilliet chez le cobaye et chez le lapin.

1. Yersin, *Etude sur le tubercule expérimental*, Annales de l'Institut Pasteur, 1888.

Plus récemment, Gougerot[1] a reproduit le tableau anatomo-clinique et évolutif de la typho bacillose. Il lui fut possible de déterminer non seulement la forme rapidement mortelle ne s'accompagnant que de lésions minimes (granulations discrètes et rares), mais encore la forme habituelle évoluant en deux temps : première phase d'état typhoïde qui semble guérir, puis deuxième phase de localisation secondaire survenant après une rémission de durée variable.

Ces expériences, en réalisant les diverses modalités évolutives de la typho-bacillose, « ont fourni des exemples remarquables de la succession, sur un même animal, de types différents d'infections à bacilles de Koch. Après une période de typho-bacillose avec lésions du type Yersin (c'est-à-dire sans productions folliculaires), ces animaux sont morts tuberculeux avec lésions du type Villemin (c'est-à-dire avec productions folliculaires) » (Landouzy). Gougerot a même pu constater chez un animal la phase aiguë de typho-bacillose suivie de guérison sans reliquat ultérieur.

2° **Voies d'infection.** — Chez l'adulte, lorsqu'il existe une lésion tuberculeuse ancienne, pulmonaire le plus souvent, il est logique de penser que la dissémination bacillaire a eu pour point de départ ce foyer antérieur, bien que l'on puisse admettre dans une certaine mesure l'existence d'une superinfection (Carnot) qui a une évolution d'emblée fort grave. S'il est impossible de mettre en évidence un foyer tuberculeux, la dissémination a dû emprunter la voie sanguine ou lymphatique et, dans ces conditions, c'est vraisemblablement au niveau du tractus gastro-intestinal que le passage a dû s'effectuer : véritable hétéro-infection, accidentelle ou alimentaire.

Chez l'enfant, il semble que la schématisation des modes d'infection de l'organisme ne soit pas aussi simple que chez l'adulte. Ce fait ne trouve-t-il pas sa justification dans les conditions d'alimentation différente, dans les propriétés spéciales à chaque âge du tissu lymphoïde du naso-pharynx, enfin dans les réactions des ganglions qui ne sont pas les mêmes à l'âge adulte et dans les premières années de la vie? C'est sans doute la raison pour laquelle la porte d'entrée du bacille de Koch ne s'effectue pas seulement par l'intermédiaire des bronches ou de l'intestin, mais encore par l'intermédiaire des amygdales pharyngées ou palatine et des ganglions cervicaux.

Quelle que soit d'ailleurs la porte d'entrée du bacille de Koch, il est impossible de méconnaître en pathologie infantile la fréquence et l'importance de la tuberculose latente des ganglions du médiastin. C'est

1. Gougerot, *La typho-bacillose de Landouzy. Diagnostic bactériologique à la période d'état* (La Presse médicale, août 1908 et Revue de médecine 1908).

presque toujours aux dépens de cette réserve de bacilles de Koch que s'effectue la dissémination bacillaire.

Comme le dit d'ailleurs le professeur Hutinel, il n'est pas toujours facile de savoir si le micro-organisme a pénétré par le poumon, par la muqueuse buccale, par les amygdales ou par les intestins, puisque « dans certains tissus il existe souvent peu de traces de cette pénétration ; mais ces bacilles charriés par la lymphe ou le sang n'ont pas tardé à rencontrer des organes d'arrêt et à s'y fixer. Or, les connexions des ganglions du médiastin avec les autres points de l'appareil lymphatique sont tels qu'en fin de compte c'est presque toujours sur eux que l'infection est venue se localiser[1] ».

L'ulcération d'un petit vaisseau à l'intérieur ou au pourtour du ganglion tuberculeux explique le passage des bacilles dans la circulation sanguine[2]. Le fait a été prouvé depuis longtemps par Dittrich pour la granulie. L'un de nous[3] a pu, à différentes reprises, en vérifier l'exactitude. Le mécanisme est sans doute le même au début de la tuberculose aiguë sans localisations apparentes.

Il nous reste maintenant à montrer pourquoi des causes anatomiques semblables entraînent tantôt le tableau de la granulie, tantôt celui de la typho-bacillose.

3° **Mécanisme des accidents**. — Cette question est loin d'être élucidée, malgré le nombre et la qualité des travaux qu'elle a suscités. Deux faits sont d'une explication particulièrement délicate : d'une part, les allures cliniques de la maladie, et en particulier la fièvre qui en est la manifestation la plus typique; d'autre part, les lésions anatomiques aussi spéciales par leur discrétion que par leur absence fréquente de spécificité.

On a incriminé pour rendre compte de *l'état fébrile* la *bacillémie*, et on a donné comme preuve la constatation fréquente du bacille de Koch

1. Les recherches expérimentales de Couvreur (Th. de Paris 1892), de R. Petit (Th. de Paris, 1897) ont prouvé que les ganglions cervicaux superficiels et profonds communiquent avec les groupes ganglionnaires trachéo-bronchiques par l'intermédiaire des ganglions sus-caviculaires intra-thoraciques. Duprat, dans sa thèse (Genève, 1906), donne un excellent résumé des différentes voies d'infection des ganglions du médiastin par le bacille de Koch, d'après le rapport classique du professeur Marfan.

2. Chez les sujets porteurs d'une tuberculose ouverte, fait rare avant l'apparition de la typho-bacillose, la dissémination par voie sanguine peut reconnaître un autre mécanisme : les bacilles de Koch ingérés passent dans les chylifères intestinaux, puis dans le canal thoracique, et de là dans la circulation sanguine, comme l'ont prouvé les recherches de Nicolas et Descos, de F. Arloing, etc.

3. L. Tixier, cité par Hutinel, *Leçons cliniques des Enfants Malades*, 1908.

dans le sang et dans les urines des malades. La chose est possible, mais n'est toutefois pas indispensable. Les constatations de M. Jousset[1] viennent appuyer cette objection. « La fièvre des tuberculeux, dit cet auteur, reconnaît des origines complexes où figurent beaucoup plus l'élément individuel, la susceptibilité du sujet, la forme et l'étendue de ses lésions que le bacille lui-même. Il suffirait d'ailleurs pour ruiner cette doctrine de rappeler les cas de bacillémie chez des tuberculeux apyrétiques; chez ces malades, la température suivie pendant deux et trois mois n'a jamais excédé 38° ».

Il est au surplus facile de prouver par une série d'arguments que la bacillémie n'est pas indispensable pour expliquer l'hyperexie de la tuberculose aiguë. Une pleurésie tuberculeuse donne souvent lieu à une température de 39° ou de 40°, sans qu'il soit possible de mettre en évidence de bacilles de Koch par l'examen et l'inoculation du sang. Et pourtant, il serait facile de superposer les graphiques de température des formes atténuées, moyennes ou graves de pleuro-tuberculose et de typho-bacillose. Bien plus, l'injection dans le tissu cellulaire sous-cutané d'une certaine quantité de tuberculine est susceptible de déterminer chez des sujets en puissance de tuberculose des réactions thermiques importantes, mais indépendantes de toute bacillémie.

En résumé, le syndrome clinique qui répond à la typho-bacillose de Landouzy n'a donc pas forcément pour corollaire une dissémination tuberculeuse. Ce peut être aussi bien une tuberculose localisée mais non apparente, une tuberculose des ganglions médiastinaux qui ne devient appréciable le plus souvent qu'après une évolution fébrile de deux ou trois semaines. Et d'ailleurs, il est impossible, dans l'état actuel de nos connaissances de dire si l'élévation thermométrique traduit l'existence dans l'organisme d'un produit dérivé du bacille de Koch, ou si elle mesure la réaction de défense vis-à-vis de ce bacille. Telles sont les raisons pour lesquelles la toxémie tuberculeuse a peut-être au moins autant d'importance que la septicémie[2].

Il est encore beaucoup plus difficile d'expliquer le *mécanisme des lésions non spécifiques* de cette forme de tuberculose aiguë, puisque l'on sait que l'inoculation au cobaye de produits tuberculeux s'accompagne rapidement de la formation de granulations typiques. Nous en sommes réduits à des hypothèses, il semble néanmoins permis, en se basant sur des recherches récentes, de faire intervenir la quantité et la qualité des bacilles de Koch, ainsi que les conditions de résistance du terrain.

1. Jousset (André), *loc. cit.*, page 291.

2. Nous ne faisons que mentionner ici les recherches récentes de MM. Bezançon et de Serbonne sur lesquelles nous sommes incomplètement documentés; nous reviendrons sur ce point dans la discussion du rapport.

C'est ainsi que Calmette et Guérin[1] obtiennent des tuberculoses curables en faisant ingérer en une seule prise une quantité modérée de produits tuberculeux ; ils notent, au contraire, la gravité de l'infection, terminée souvent par la mort, quand l'ingestion de quantités plus importantes est répétée à différentes reprises.

En ce qui concerne les qualités[2] spéciales du bacille, les hypothèses ne s'appuient que sur des recherches expérimentales, et rien ne nous prouve que les choses se passent de même en clinique humaine. Il faut, néanmoins, tenir compte des expériences intéressantes et déjà anciennes de Grancher et Ledoux-Lebard qui ont étudié l'influence de la chaleur sur la végétabilité et la virulence du bacille de Koch, de Strauss et Gamaleïa qui ont montré l'influence particulière de bacilles de la tuberculose soumis à un séjour prolongé dans l'autoclave à 115°-130°, les bacilles sont moins actifs, mais n'ont pas perdu toute virulence. Mentionnons aussi les recherches de Courmont et Dor qui ont étudié l'influence du milieu aviaire sur le développement de telle ou telle forme de tuberculose.

Enfin, plus récemment, il fut possible à Gougerot, en inoculant dans la veine auriculaire du lapin des bacilles aviaires, comme l'avait fait Yersin, et surtout des bacilles humains homogénéisés, de reproduire les différentes formes de la typho-bacillose humaine[3].

M. Gougerot[4] émet l'hypothèse que le bacille qui produit la typho-bacillose n'appartient pas à une race spéciale, mais qu'il est doué pour un temps de propriétés particulières. « Il est difficile de définir cet état spécial, mais on peut supposer qu'il est comparable à celui des bacilles aviaires ou des bacilles humains homogénéisés qui, inoculés dans les veines du lapin, déterminent une typho-bacillose. Or, l'une des propriétés les mieux connues des bacilles humains homogénéisés est leur pouvoir

1. Calmette et Guérin, cités par Landouzy (Rapports sur les voies de pénétration du bacille de Koch), *Revue de la tuberculose*, 1909.

2. Voir à ce sujet l'excellent article de MM. Bernard et Gougerot (*Bulletin médical*, 8 juillet 1908) qui renferme la bibliographie de cette question bactériologique.

3. Citons à ce propos les expériences fort intéressantes de F. Arloing et de ses collaborateurs (Soc. de biologie de Paris, 14 mai 1910). Ces auteurs ont étudié l'influence de l'inoculation aux différents animaux de cultures homogènes du bacille de Koch. Voici le résumé de leurs conclusions : Le pouvoir toxique des cultures homogènes domine le pouvoir tuberculigène ; à côté de lésions toxiques, il existe des lésions dérivant des bacilles ; celles-ci sont polymorphes, soit lésions inflammatoires banales soit tubercules dépourvus de structure classique. L'évolution constante de ces tubercules vers la transformation fibreuse permet d'espérer que ces cultures homogènes pourront immuniser contre la tuberculose.

4. GOUGEROT, *loc. cit.*, p. 540.

de rester à l'état d'*unité isolée* dans les cultures et de se reproduire en se disséminant sous forme d'amas cohérents. Cette dissémination du bacille à l'état d'unité isolée est d'une importance capitale pour expliquer la structure atypique non folliculaire des lésions de la typho-bacillose. » (Léon Bernard et Gougerot).

La cause même de cet état spécial de bacille est encore bien hypothétique. Elle est sans doute conditionnée par de multiples influences dont celle du terrain doit être prise en considération. Behier écrivait en 1868 que la cause véritable de la tuberculose et « des désordres qui en sont la conséquence est tout entière dans la disposition de l'économie, disposition que nous ne voyons sûrement que par ses effets. Tout est dans le terrain et ses propriétés ». Il en est de même pour les espèces animales domestiques qui, spontanément ou expérimentalement prennent la tuberculose, les unes, avec facilité, les autres avec difficulté ; bien plus, parmi les bovidés, certaines races paraissent plus sensibles que d'autres (Landouzy). Dans le même ordre d'idées, on peut citer les recherches de Claude, qui inocule la tuberculose à deux séries d'animaux. Les cobayes de la première série, traités en même temps par la lécithine ont une longue survie, ils présentent à l'autopsie des tuberculoses scléreuses, non folliculaires; au contraire, les cobayes de la seconde série qui n'ont pas été traités par la lécithine meurent rapidement, ils sont porteurs de lésions caséeuses. Ces constatations sont fort intéressantes, mais combien elles diffèrent de la clinique humaine où les modifications du terrain résistent trop souvent à la médication la plus rationnelle. MM. Bernard et Gougerot[1] concluent d'ailleurs, dans une étude sur la pathogénie des lésions non folliculaires de la tuberculose, que ni la résistance de l'organisme, ni la réaction propre à l'organe ne commandent à elles seules la nature des lésions provoquées par le bacille.

Nous avons exposé la plupart des théories qui ont été émises pour expliquer la typho-bacillose. Nous laissons à chacun le soin de choisir et de conclure. Pour nous, il nous semble que les faits ne doivent pas être expliqués toujours de même façon. Dans certains cas, il se fait à coup sûr des disséminations de bacilles de Koch dans différents organes ; mais les lésions qu'ils constituent s'arrêtent dans leur évolution : ce sont des granulies avortées.

La preuve de cette dissémination est dans les localisations multiples de la tuberculose qui apparaissent au déclin de la typho-bacillose ou quelques mois après. Mais, dans d'autres cas, la typho-bacillose la plus

1. Bernard et Gougerot, *Société d'étude scientifiques de la tuberculose*, 11 juin 1908.

typique — de forme grave, de moyenne intensité ou atténuée — est, à notre avis, l'expression d'une tuberculose qui peut rester locale et le plus souvent d'une adénopathie médiastine, perceptible le plus habituellement à la période de déclin de la maladie. Il n'est pas utile d'invoquer une généralisation bacillaire pour expliquer certains aspects de la tuberculose qui répondent cliniquement à la typho-bacillose de Landouzy, quand on veut bien se rappeler que la pleuro-tuberculose aiguë curable dont la symptomatologie est calquée sur celle de la typho-bacillose est le type des manifestations locales de la tuberculose.

Comparez deux malades, l'un atteint de pleuro-tuberculose aiguë, l'autre de typho-bacillose. C'est le même aspect clinique : même température, mêmes phénomènes généraux, même évolution cyclique aboutissant à une guérison rapide plus ou moins complète, plus ou moins définitive, suivant le cas. La seule différence est dans les signes physiques : ici un épanchement très facile à déceler ; là aucune manifestation apparente au début, mais bientôt une adénopathie très nette. Celle-ci viendrait-elle à manquer, rien ne prouverait qu'elle n'existât pas profonde, cachée.

Jamais, dans la pleurésie tuberculose aiguë terminée par la guérison, il ne viendrait à l'esprit d'invoquer une dissémination bacillaire. On n'y pense que dans certains cas mauvais : terminaison par la mort (granulée) ou apparition de localisations multiples de la tuberculose.

Les choses doivent se passer de même dans la typho-bacillose. Manifestation d'une tuberculose locale le plus souvent, elle peut être, dans certains cas, l'expression symptomatique d'une tuberculose généralisée arrêtée dans son évolution d'une façon à peu près complète ou qui repart après un temps plus ou moins long.

Cette manière de comprendre la pathogénie de la typho-bacillose, nous semble, à l'heure actuelle, la plus rationnelle.

PRONOSTIC.

Avenir des enfants ayant présenté des symptômes de typho-bacillose. — Nous avons indiqué à propos de l'évolution de la typho-bacillose les rechutes, les récidives, les déterminations tuberculeuses secondaires qui pouvaient survenir un temps variable après la disparition des symptômes alarmants du début. Même lorsque la guérison est en apparence complète, ces enfants ont en réserve des bacilles de Koch dans les ganglions du médiastin ; en d'autres termes, ils sont atteints d'une forme latente de tuberculose ganglionnaire. Il est rare qu'un examen minutieux ne décèle chez eux les signes de cette localisation. Il est important d'en bien connaître le polymorphisme des manifestations et des accidents, pour ne pas s'exposer à de graves erreurs de diagnostic et de thérapeutique. Leur constatation a souvent permis de prévoir et de faire craindre longtemps à l'avance l'évolution ultérieure des accidents et, par conséquent, de prendre des mesures prophylactiques énergiques pour enrayer la marche de la tuberculose[1].

Nous mentionnerons seulement les symptômes de l'adénopathie trachéo-bronchique tuberculeuse; nous nous étendrons davantage sur les accidents moins bien connus qui semblent souvent n'avoir, à première vue, aucune connexion avec l'existence des ganglions médiastinaux hypertrophiés.

1) **Symptômes de l'adénopathie trachéo-bronchique tuberculeuse.** — Dans un grand nombre de cas, les ganglions du médiastin augmentés de volume ne donnent lieu à aucun symptôme notable et c'est un examen minutieux qui permet seul de découvrir une légère submatité au-devant du sternum ou dans la région inter-scapulo-vertébrale. L'auscultation permet d'entendre à la racine des bronches un souffle et parfois une respiration inégale d'un côté par rapport à l'autre. Cette forme mérite bien le nom de *forme latente*.

Beaucoup d'enfants sont conduits au médecin pour les raisons suivantes : ils ont le teint pâle, sont amaigris, leur croissance ne s'effectue pas dans les conditions normales; ils sont essouflés dès qu'ils se livrent à un jeu nécessitant l'accélération des mouvements respiratoires, ils ont

1. *La note suivante que nous a remise M. le Dr Comby montre bien la fréquence, on pourrait dire la constance de l'adénopathie bronchique :*

« *Sur 1,515 autopsies faites en quinze ans, nous écrit M. Comby, je relève la tuberculose* 569 fois, *soit 37,55 p. 100. Ganglions trachéo-bronchiques tuberculeux dans tous les cas (100 p. 100).*

« *Variations suivant l'âge :*

« *Sur 216 autopsies d'enfants au-dessous de trois mois (crèche), 4 tuberculeux (moins de 2 p. 100).*

« *Sur 1,039 n'ayant pas dépassé deux ans, on compte 265 tuberculeux (soit plus de 25,5 p. 100).*

« *Si l'on ne prend que les enfants entre un et deux ans, au nombre de 350, on trouve 152 tuberculeux (plus de 43,42 p. 100).*

« *Entre zéro et un an, sur 689 enfants, nous trouvons 113 tuberculeux (16,40 p. 100).*

« *Entre trois et six mois, sur 217 autopsies, 39 tuberculeux (18 p. 100); entre six et douze mois, sur 258 autopsies, 70 tuberculeux (27 p. 100). Après la seconde année, la proportion des tuberculeux à l'autopsie atteint 67 p. 100.* »

Ces chiffres sont pris dans le mémoire : Rôle de la contagion humaine dans la tuberculose infantile (*Archives de médecine des enfants, mars 1909*) *et complétés jusqu'au 10 juillet 1910 (68 nouveaux cas).*

souvent une toux quinteuse et rebelle aux médications habituelles. Les signes physiques sont fort nets : la matité est assez franche dans les régions ganglionnaires, le souffle inter-scapulo vertébral avec maximum expiratoire est surtout accentué à droite. Si l'enfant conserve le thorax dans la position verticale et qu'on détermine l'hyperextension de la tête un stéthoscope étant appliqué sous la clavicule droite, au voisinage du sternum, on entend un bruit veineux comparable au bruit de rouet perçu chez les chlorotiques à l'auscultation des veines du cou. C'est le signe de Smith ; on l'observe souvent d'une façon précoce avant même l'apparition de la matité franche. Ce fait n'a rien de surprenant, puisqu'il est dû à la compression de la veine innominée par les ganglions encore mobiles de la bifurcation de la trachée. La respiration est un peu plus faible dans toute l'étendue du poumon droit, la sonorité est cependant normale; l'inégalité de la respiration à la racine des bronches est fort nette si l'on ausculte alternativement le côté droit et le côté gauche. Tels sont les symptômes qui traduisent une compression de la trachée et des bronches par des ganglions modérément augmentés de volume.

Quelques auteurs, notamment d'Espine, insistent sur la bronchophonie et la pectoriloquie aphone, constatées dans l'espace inter-scapulo vertébral. Ce sont de bons signes quand l'enfant déjà grand peut parler ou compter à voix haute, puis à voix basse. Cette recherche est illusoire dans le tout jeune âge; elle n'est, d'ailleurs, pas indispensable pour porter le diagnostic d'adénopathie médiastine.

Il est beaucoup plus rare que l'enfant se présente avec une dyspnée modérée au repos, mais très accentuée pendant l'effort, s'accompagnant alors de cornage, de tirage et même de cyanose des extrémités. Les quintes de toux sont alors fréquentes; il s'agit d'une toux nerveuse, spasmodique, qui se distingue de celle de la coqueluche par le manque de reprise et la rareté des vomissements. Les accès sont variables et intermittents; ils s'accompagnent souvent d'une douleur rétro-sternale. Les œdèmes, les troubles vocaux importants et persistants ne s'observent qu'à titre exceptionnel. Par contre, la tachycardie est assez fréquente dans cette forme d'adénopathie médiastine.

Les signes physiques sont d'une netteté indiscutable ; la résistance au doigt qui percute est fort nette au niveau des aires ganglionnaires antérieure et postérieure. Le souffle inter-scapulo-vertébral a une intensité remarquable, son maximum est presque toujours situé à droite. Il est même parfois difficile de le localiser d'une façon exacte, tellement est intense sa propagation dans les régions supérieures du poumon. C'est surtout dans cette forme que la diminution du murmure vésiculaire dans toute l'étendue du poumon droit contraste avec la conservation de la sonorité. Nous insistons toutefois sur la rareté de ces faits, et, bien qu'il existe une grande variabilité dans l'expression symptomatique de l'adénopathie trachéo-bronchique tuberculeuse de l'enfant, on ne saurait la comparer à la richesse symptomatique de l'adénopathie médiastine cancéreuse de l'adulte.

C'est seulement dans ces formes graves que l'intensité des troubles respiratoires pourrait prêter à quelques difficultés de diagnostic. Il est assez facile d'éliminer les symptômes occasionnés par des amygdales ou des végétations adénoïdes volumineuses, un examen plus minutieux est indispensable pour écarter les troubles respiratoires occcasionnés par une malformation laryngée ou la compression de la trachée par un thymus augmenté de volume. L'examen du larynx, la forme de la matité présternale et l'examen radioscopique sont souvent utiles pour trancher la difficulté.

Est il possible de tirer un *élément pronostique* du volume des ganglions médiastianux? On peut le faire, dans une certaine mesure, mais à condition de pratiquer une série d'examens séparés par des intervalles de temps suffisants. Comme le dit avec beaucoup de raison le professeur Hutinel, « les grosses adénopathies ne sont pas toujours les plus mauvaises, il faut cependant se méfier des ganglions assez volumineux pour comprimer les organes voisins et qui n'ont pas de tendance à diminuer. Au contraire, les ganglions qui semblent fondre rapidement et qui sont peut-être des ganglions fluxionnés, susceptibles de se scléroser et de se rétracter, permettent un pronostic plus favorable ».

Par contre, en ce qui concerne la diffusion possible des bacilles de Koch en réserve dans les ganglions, le volume de l'adénopathie ne semble avoir qu'une importance secondaire. Nous avons pu constater à différentes reprises de volumineuses masses caséeuses médiastinales, non ramollies, l'enfant ayant succombé aux affections aiguës les plus diverses, sans tuberculose disséminée; tandis que chez un certain nombre de petits malades morts de granulie, les ganglions peu augmentés de volume contenaient une matière caséeuse ramollie. Il nous semble difficile pour ces raisons d'établir un rapport quelconque entre le volume des adénopathios et l'apparition ultérieure des accidents de tuberculose aiguë (granulie ou typho-bacillose).

2) Accidents des adénopathies trachéo-bronchiques tuberculeuses. — Que l'on ait affaire à un enfant porteur d'une adénopathie latente de moyen volume ou au contraire très importante, un certain nombre d'accidents sont susceptibles de se produire. Ils atteignent tantôt le *poumon* et les *bronches* tantôt le *système lymphatique*, tantôt les *organés hématopoïétiques*,

Le mécanisme de ces déterminations secondaires n'est pas univoque,

En ce qui concerne le poumon, on doit faire intervenir les compressions ou les altérations nerveuses dont l'influence sur le trophicité et la vascularisation du poumon est indiscutable.

La thèse de H. Meunier[1] contient à ce sujet des documents fort importants.

Les perturbations que l'on note dans le système lymphatique au voisinage ou à distance de l'adénopathie médiastine résultent de la propagation de l'inflammation banale ou spécifique aux territoires lymphatiques voisins, reliés entre eux par des anastomoses nombreuses. Enfin, le retentissement de la tuberculose des ganglions trachéo-bronchiques sur l'hématopoïèse doit être interprété comme l'action déglobulisante d'une infection chronique.

On voit combien sont dissemblables les mécanismes qui conditionnent l'apparition des accidents de l'adénopathie médiastine; il n'y a donc pas lieu de s'étonner du polymorphisme de leurs modalités cliniques.

a) ACCIDENTS BRONCHO-PULMONAIRES. — Nous étudierons successivement :

α *Les modifications du murmure vésiculaire au sommet du poumon droit.*

β *Les accès d'asthme.*

γ *Les bronchites localisées.*

δ *Les congestions pulmonaires.*

d) *Les modifications du murmure vesiculaire au sommet du poumon* constituent les troubles pulmonaires les plus atténués. Ils méritent d'ailleurs à peine le nom d'accidents, car ils ne se manifestent par aucun symptôme objectif, ils sont plutôt une découverte au cours d'un examen. Rilliet et Barthez insistaient autrefois sur cette diminution du murmure vésiculaire, et ils attribuaient ce symptôme non seulement à la compression d'une grosse bronche, mais aussi à celle des veines pulmonaires produisant un certain degré de congestion passive. Etant donnée l'importance que Grancher et son école attribuent à la diminution du murmure vésiculaire pour dépister la tuberculose pulmonaire au début, il n'est pas sans intérêt de savoir que cette éventualité peut se produire chez les sujets porteurs d'une adénopathie médiastine, en dehors de tout épisode de tuberculose pulmonaire.

Ce fait a d'autant plus d'importance en pathologie infantile que le pronostic de la tuberculose du sommet est loin d'être aussi bénin que celui de la tuberculose ganglionnaire. M. Morichau-Beauchant[2] estime

1. Meunier (H.), Thèse de Paris, 1895.

2. Morichau-Beauchant. Les anomalies de l'inspiration et le diagnostic de la

que, même « chez l'adulte, il est fort possible que l'adénopathie trachéo-bronchique intervienne aussi pour expliquer un certain nombre de cas de faiblesse inspiratoire, alors que les poumons paraissent indemnes de tuberculose, et cela expliquerait la prépondérance très manifeste de ce signe à droite constaté par presque tous les auteurs. M. Bezançon fait très justement remarquer que si la tuberculose pulmonaire semble aussi fréquente à gauche qu'à droite, par contre la tuberculose ganglionnaire bronchique prédomine d'une façon très manifeste à droite (Noegeli, Piery et Jacques). »

Les accidents broncho-pulmonaires véritables sont transitoires et se manifestent presque toujours à l'occasion de causes provocatrices les plus diverses. C'est tantôt au déclin ou pendant la convalescence d'une maladie aiguë à déterminations pulmonaires comme la grippe, la rougeole, la coqueluche, que les symptômes se manifestent; tantôt c'est un rhume banal qui en favorise l'éclosion; tantôt la cause est en apparence encore plus minime, un changement brusque de température ou de climat (climat marin ou d'altitude) a suffi pour en provoquer l'apparition. Notons, enfin, que les injections de tuberculine, par l'intermédiaire des phénomènes congestifs qu'elles déterminent, ne sont pas étrangères à ces déterminations broncho-pulmonaires dont nous allons résumer les principales modalités.

β) *Accès d'asthme catarrhal.* — « Un enfant s'enrhume, il a du coryza, il tousse; bientôt la dyspnée augmente avec des paroxysmes très nets; on entend des sibilances dans toute la hauteur de la poitrine : c'est l'asthme catarrhal. Les phénomènes aigus se calment, et, si l'on recherche soigneusement, on trouve quelques signes d'adénopathie médiastine..... Cette évolution se fait souvent chez un sujet arthritique. L'enfant a reçu de ses parents une prédisposition spéciale aux phénomènes spasmodiques; à l'occasion de son adénopathie trachéo-bronchique, il a fait une crise d'asthme, et on voit combien il est important de ne pas faire seulement le diagnostic symptomatique d'asthme, mais de remonter à la cause même de ce syndrome » (Hutinel et Vitry[1]). Sans doute, on ne doit pas toujours conclure, en présence d'une crise d'asthme, à son origine médiastine; il faut seulement y penser, et, à défaut des signes révélateurs, nous songerons aux différentes variétés d'asthme infantile.

γ) *Les bronchites localisées* sont les accidents de beaucoup les plus fréquents au cours de la tuberculose médiastine. On peut naturellement

tuberculose pulmonaire au début. (*Archives médicales du Poitou*, 15 octobre 1908.)

1. Hutinel et Vitry, article : Adénopathie trachéo-bronchique, in V. Hutinel, *Les maladies des enfants*, tome IV, p. 400.

les observer à tous les âges, mais elles atteignent un maximum de fréquence chez les enfants déjà grands de sept à quinze ans. Elles peuvent se manifester dans toute l'étendue de l'arbre bronchique, mais elles ont une prédilection pour le sommet du poumon, et l'on conçoit les difficultés du diagnostic avec la tuberculose. L'observation suivante, rapportée par le professeur Hutinel[1], en est un exemple typique :

« Il s'agissait d'un jeune homme de quatorze ans qu'une croissance excessive paraissait avoir fortement fatigué ; c'était un adénoïdien, respirant mal par le nez. Sa mère, inquiète de sa pâleur et de sa mauvaise mine, me le conduisit. En l'auscultant, je fus frappé de trouver au sommet du poumon droit de gros râles humides pouvant faire croire à une fonte tuberculeuse de l'organe. Mais il n'y avait qu'une légère submatité, pas de fièvre. Je posai le diagnostic de bronchite locale, en conseillant à la mère de faire surveiller son fils. Peu de jours après mon examen, mon collègue des hôpitaux Duflocq fut également consulté ; il posa le même diagnostic de bronchite locale. Nous avions raison : en quelques jours, tous les symptômes disparaissaient, et actuellement le jeune homme est un beau et grand garçon, lymphatique à coup sûr, mais qui ne ressemble nullement à un phtisique. »

Dans d'autres circonstances, le diagnostic avec la tuberculose cavitaire est encore plus délicat, car il existe, en même temps que des râles de bronchite, des signes traduisant l'existence d'une dilatation des bronches, comme en témoigne l'histoire de ce malade :

Dans une famille où un frère aîné avait succombé aux progrès d'une tuberculose pulmonaire chronique, M. Hutinel fut demandé auprès d'un jeune frère pour lequel on redoutait une grosse poussée de tuberculose pulmonaire au sommet du poumon droit. L'auscultation permettait d'entendre de gros râles sous la clavicule, mais il était impossible d'admettre un ramollissement du poumon survenu d'une façon aussi rapide. Le diagnostic de bronchite locale fut porté, et l'avenir démontra l'exactitude de cette assertion.

D'une façon générale, d'ailleurs, l'analyse minutieuse permet de rapporter les signes physiques à une bronchite locale. On trouve des râles humides, des râles sous-crépitants, mais jamais de craquements, car ceux-ci se produisent dans une cavité accidentelle. Les râles qui révèlent la présence de mucosités dans les bronches sont plus fugaces, plus mobiles. Les bruits respiratoires sont peu modifiés ; on note tout au plus un certain degré de rudesse respiratoire.

La submatité est toujours peu marquée, et l'on est frappé du désaccord existant entre les signes stéthoscopiques et les résultats fournis

1. Hutinel, *Les bronchites locales du sommet* (Journal des praticiens, 24 avril 1909).

par la percussion. Les vibrations sont peu augmentées, la transsonance est bonne, ce qui n'a pas lieu chez les phtisiques.

Les signes fonctionnels sont également peu marqués, la dyspnée est modérée ou nulle, il n'y a pour ainsi dire pas d'expectoration ; l'enfant tousse, mais cette toux n'est ni fréquente, ni marquée. En résumé, l'examen physique du malade, s'il est suffisamment complet, permet presque toujours de poser le diagnostic de bronchite locale (Hutinel).

Enfin, il n'est pas exceptionnel que les râles de bronchite se localisent aux divisions des grosses bronches tout au voisinage des ganglions du médiastin. On entend alors dans la région hilaire de gros râles humides qui donnent parfois l'impression du gargouillement. Ces symptômes sont dus à ce que les bruits sont amplifiés par la présence des ganglions trachéo-bronchiques.

M. Barbier[1] fait justement remarquer qu'une « petite lésion pulmonaire recouverte par un gros ganglion tuberculeux pourra être amplifiée à l'auscultation, celle-ci percevant même parfois des signes de caverne là où il n'existe que quelques râles bronchiques ».

Le diagnostic de cette troisième modalité de bronchite chez des malades porteurs d'adénopathie médiastine ne présente pas seulement de l'intérêt en ce qui concerne l'excavation du parenchyme pulmonaire de nature tuberculeuse. On pourrait, en effet, considérer les symptômes pseudo-cavitaires comme la conséquence de l'ulcération d'une bronche par le ganglion ramolli, ayant ainsi déterminé une véritable caverne ganglionnaire. Cette éventualité est rare ; elle constitue une complication tardive de l'affection. En outre elle s'est accompagnée, au début, de quintes de toux allant parfois jusqu'à l'accès de suffocation, d'une expectoration insolite pour l'âge de l'enfant, expectoration que des examens minutieux reconnaîtront bacillifères.

Nous ajouterons que le catarrhe des grosses bronches qui revêt dans certains cas, à cause de sa situation, le masque d'affections cavitaires se présente avec des symptômes tout différents dont les principaux sont : la mobilité, la fugacité et la variabilité d'un jour à l'autre des signes physiques, la conservation de l'état général et surtout l'absence de bacilles de Koch dans les crachats, qu'il est facile d'examiner, même chez les enfants du premier âge, après lavage d'estomac le matin à jeun.

δ) *Les congestions pulmonaires* revêtent les allures les plus diverses ; elles simulent la pneumonie ou la spléno-pneumonie ; parfois, les phénomènes congestifs sont d'une durée tellement courte qu'il est impossible de ne pas songer à des phénomènes vasculaires plutôt qu'à une dé-

1. Barbier, cité par Duprat (Thèse de Genève, 1906, page 42).

termination infectieuse. Les différents exemples réunis par l'un de nous (Aviragnet[1]) suffiront à montrer toute la gamme des accidents pulmonaires de cette nature.

Premier type, simulant une congestion pulmonaire banale :

Une enfant de deux ans, fille de mère tuberculeuse, dont une sœur est morte de broncho-pneumonie bacillaire, présente des signes d'adénopathie sous forme d'une matité très nette dans le deuxième espace intercostal droit. Elle est prise brusquement d'une grippe intense, et au deuxième jour on trouve une zone de matité absolue au sommet du poumon droit avec silence respiratoire, absence de râles et de souffle. Etant donné les antécédents de la petite malade, on redoutait une grosse localisation tuberculeuse au sommet du poumon. L'application d'un petit vésicatoire sur le foyer permit de constater, dès le lendemain, une forte diminution de la matité et une réapparition partielle du murmure vésiculaire. Tout phénomène disparut rapidement, et l'enfant ne conserva qu'un léger degré d'obscurité respiratoire au sommet. Elle prit d'ailleurs rapidement une superbe apparence de santé et ne continua à présenter que les signes antérieurs d'adénopathie trachéo-bronchique.

Deuxième type, simulant une spléno-pneumonie :

Le frère de cette petite malade fut atteint, deux ans après à l'âge de neuf ans, d'une spléno-pneumonie caractéristique occupant la plus grande partie du poumon gauche : signes de pleurésie avec un très léger souffle au début qui s'effaça rapidement; pas la moindre dyspnée, pas de toux ni d'expectoration. Six mois après, la guérison était complète, sans que l'enfant eût présenté aucun symptôme fonctionnel attribuable à une phlegmasie aussi étendue.

Troisième type, réalisant la congestion pulmonaire éphémère :

Cette forme fut observée chez un petit malade porteur d'une adénopathie que décelait, à l'état normal, une petite zone de matité antérieure au niveau du deuxième espace intercostal gauche. Au cours de ses vacances, cet enfant fit une ascension en montagne, s'élevant de 800 à 1.200 mètres assez rapidement. Le soir, au retour, sans aucun phénomène inflammatoire d'ailleurs. il présentait une respiration légèrement accélérée. L'un de nous (Aviragnet) l'examina et eut la surprise de découvrir une zone de matité très agrandie, une augmentation de circulation collatérale, un gonflement des ganglions cervicaux et axillaires. Le lendemain matin, tous ces phénomènes avaient disparu et, seuls, les légers signes antérieurs étaient constatables.

Il est évident que ces différentes formes de congestion pulmonaire ne reconnaissent pas une cause identique. Dans les deux premières variétés, les modifications de l'innervation pulmonaire ont agi en favorisant

1. Aviragnet, cité par Duprat (Thèse de Genève, 1906).

le développement d'infection banale (*congestion microbienne*). Dans le troisième type, au contraire, l'évolution s'est effectuée d'une façon tellement rapide, sous l'influence d'une cause pour ainsi dire mécanique, qu'il est plus vraisemblable de penser à l'existence de phénomènes simplement fluxionnaires (*congestion réflexe*).

Ces différentes manifestations broncho-pulmonaires, qu'il s'agisse de simples modifications du murmure vésiculaire, de bronchites, de congestions localisées ou de phénomènes asthmatiques, s'observent aux différentes périodes de l'adénopathie médiastine. On les constate aussi bien pendant la période aiguë, au déclin, ou pendant la convalescence de la typho-bacillose, que pendant les longues périodes de latence absolue. C'est surtout dans ces conditions que le diagnostic en est difficile, tellement leurs allures cliniques se superposent à celles de certaines affections pulmonaires aiguës ou subaiguës.

b) Retentissement sur le système lymphatique. — Sous l'influence de causes analogues à celles que nous avons signalées à l'origine des accidents broncho-pulmonaires : grippe, coqueluche, rougeole, infection banale de l'arbre bronchique, changements de température ou d'altitudes, on note parfois une recrudescence de la plupart des symptômes fonctionnels; l'enfant tousse davantage, il est plus essoufflé à la moindre marche, la face est légèrement bouffie, la voix est altérée. Des phénomènes fluxionnaires se sont produits au voisinage des ganglions tuberculeux, non seulement au niveau des ganglions atteints, mais aussi dans les ganglions demeurés jusque-là indemnes.

Ces poussées congestives sont assurément dangereuses, puisqu'on doit toujours craindre la dissémination des bacilles de Koch ou l'extension de la tuberculose aux territoires lymphatiques voisins. Il ne faut cependant pas oublier que ces adénopathies régressent généralement après la disparition de ces phénomènes congestifs qui favorisent même, dans une certaine mesure, la sclérose ultérieure et par conséquent la guérison.

Dans d'autres circonstances, on note, en même temps que ces modifications ganglionnaires médiastinales, une tuméfaction modérée du tissu lymphoïde de la plupart des territoires superficiels. On sent, surtout dans les régions cervicales et axillaires, plus rarement dans la région inguinale, des ganglions accrus de volume, d'une consistance un peu molle. La rétrocession est généralement assez lente; deux ou trois semaines sont indispensables pour que le tissu lymphoïde reprenne ses dimensions antérieures.

S'agit-il d'infection banale ou d'infection tuberculeuse, il est assez vraisemblable de considérer ces fluxions ganglionnaires comme la conséquence d'un processus banal, mais se produisant sur un terrain profondément modifié dont les réactions sont à la fois plus intenses et de plus longue durée. Ne trouve-t-on pas chez les adénoïdiens qui ont un tissu lymphoïde modifié dans le cavum des poussées congestives sous l'influence du coryza en apparence le plus banal ? Chez eux, on note également dans ces conditions une recrudescence des symptômes fonctionnels et parfois des adénopathies cervicales volumineuses. C'est, sans doute, pour des raisons analogues que les ganglions se tuméfient d'une façon aussi considérable sous l'influence de plusieurs facteurs (association de tuberculose et de syphilis, de tuberculose et de cancer, etc).

c) Retentissement sur l'hématopoïèse. — Il n'est pas exceptionnel d'observer chez des enfants porteurs d'une adénopathie médiastine latente des signes de chloro-anémie symptomatique accompagnant ou suivant la tuméfaction qui se produit dans les différents territoires ganglionnaires. Il est fréquent de constater ces modifications, non seulement à la suite d'une maladie infectieuse, du froid humide, du changement d'air dans un climat qui ne convient pas à l'enfant, mais encore d'une simple poussée de croissance.

Les enfants ont le teint pâle ; la pâleur des téguments est cependant beaucoup plus accentuée que la décoloration des muqueuses, les yeux sont cernés ; le poids demeure sensiblement stationnaire avec tendance légère à l'amaigrissement, l'appétit est conservé, mais l'assimilation semble s'effectuer dans des conditions défectueuses. L'apathie intellectuelle est aussi accentuée que l'apathie physique. Un examen de la formule sanguine met en évidence une diminution sensiblement égale du nombre des globules rouges et du taux de l'hémoglobine, une leucocytose modérée. Les altérations globulaires sont légères, beaucoup moins accusées que dans la chlorose vraie. De semblables constatations paraissent assez alarmantes pour qui n'a pas l'expérience de ces manifestations générales et l'on ne peut d'ailleurs, en faisant de semblables constatations, se défendre de penser à l'extension rapide du processus tuberculeux. Il n'en est pourtant rien dans la plupart des cas, puisque ces accidents secondaires à l'adénopathie trachéo-bronchique tuberculeuse sont presque toujours suivis de guérison.

En résumé, il est parfois très difficile de rapporter à leur véritable cause ces accidents broncho-pulmonaires, lymphatiques ou généraux, surtout lorsque les symptômes de l'adénopathie médiastine sont réduits à leur plus simple expression. On doit donc mettre tout en œuvre pour dépister cette tuberculose latente des ganglions trachéo-bronchiques. Les moyens dont nous disposons ont, à cet égard, une valeur séméiologique inégale que nous devons préciser.

ÉLÉMENTS DU DIAGNOSTIC CLINIQUE DES ADÉNOPATHIES MÉDIASTINES.

1° *Examen clinique du malade.* — Parmi les signes dont la constatation acquiert une valeur de premier ordre, nous citerons :

I. Les renseignements fournis par l'inspection du petit malade. Dans les formes habituelles, la région supérieure de la paroi thoracique antérieure est le siège d'un certain degré de circulation veineuse collatérale. Cette circulation veineuse est apparente, quoique plus légère, au-dessus des adénopathies latentes.

II. La constatation d'un souffle et d'une matité inter-scapulo-vertébrale prédominant à droite[1] et le contraste qui existe entre la conservation de la sonorité et la diminution de la respiration dans toute l'étendue du poumon sont autant de signes dont la valeur séméiologique est assurément plus considérable que les symptômes fonctionnels en apparence les mieux caractérisés.

On doit accorder moins d'importance à la spinalgie signalée par Petruschky, par Neisser (sensibilité particulière des apophyses épineuses situées entre la 2e et la 7e dorsale). De même, la constatation d'adénopathies périphériques ne doit apporter un appoint au diagnostic, que qaund on ne trouve dans les antécédents immédiats aucune excoriation des téguments, aucune dermatose, aucune intoxication, aucune maladie infectieuse avec déterminations cutanées. L'adénopathie axillaire à laquelle Fernet accorde une certaine importance pour le diagnostic précoce de la tuberculose infantile, s'observe assez souvent dans les cas de tuberculose médiastine. Allard[2] a d'ailleurs montré, dans sa thèse, les communications qui existent entre les lymphatiques médiastinaux et les ganglions axillaires. Toutefois, « l'hypertrophie ganglionnaire, pouvant exister chez des tuberculeux, sans être tuberculeuse, ne doit pas être mise par conséquent sous la dépendance absolue du bacille de Koch. Suivant Potier[3], — et cette opinion est très justifiée, — l'hypertrophie ganglionnaire est d'ordre irritatif; c'est une manifestation fonctionnelle de réaction contre l'infection. (Aviragnet[4]).

2° *L'examen radioscopique* est susceptible de préciser le diagnostic

1. Souvent ces signes n'apparaissent qu'à la faveur d'une grippe, d'un rhume vulgaire, et s'en vont avec eux.

2. Allard. — Les adénopathies thoraciques dans la tuberculose pulmonaire chronique. *Thèse de Paris*, 1901.

3. Potier, de la polyadénite périphérique chonique chez les enfants. *Thèse de Paris*, 1894.

4. Aviragnet, article tuberculose, in *Traité des maladies de l'enfance*. Grancher, Comby, 1904, p. 748.

dans les cas douteux. Il est indispensable sous l'écran d'orienter l'enfant dans différents sens. « Les adénopathies se traduisent par une ombre irrégulière et festonnée, à contours policycliques et immobiles. La teinte varie suivant le volume, la structure et la composition chimique de ces organes. Les adénites aiguës à tissu peu consistant sont pâles, tandis que les chroniques, scléreuses, avec infiltration assez fréquente de sels calcaires, produisent une silhouette foncée. » (Regnier[1]).

On ne peut toutefois accorder une importance absolue à l'examen radioscopique lorsque cette recherche est négative ; elle n'a, comme tous les examens négatifs, qu'une valeur relative. Il n'est, en effet, pas rare de trouver à l'autopsie des ganglions tuberculeux de dimensions restreintes qui ont pu échapper à l'exploration radioscopique la plus minutieuse. Il est plus difficile par contre de s'expliquer comment de grosses adénopathies tuberculeuses ont pu ne pas donner d'image sur l'écran, comme dans le cas rapporté, il y a quelques années, par M. Mouriquand[2].

3. *Les différentes épreuves à la tuberculine* ont joui, pendant ces dernières années, d'une certaine vogue. Quelques-unes sont maintenant condamnées (oculo-réaction). D'autres, considérées généralement comme inoffensives (cuti-réaction[3], intra-dermo-réaction) permettent de penser que le sujet est tuberculeux, elles n'autorisent pas à conclure que tel accident déterminé est de nature tuberculeuse.

De l'aveu des promoteurs de la méthode, on ne doit attribuer une certaine valeur qu'aux réactions négatives, tellement sont fréquentes les réactions positives dès la cinquième ou la sixième année. L'absence de réaction de l'organisme à l'égard de la tuberculine ne constitue d'ailleurs qu'une simple présomption pour éliminer le diagnostic d'adénopathie médiastine tuberculeuse. En effet, même chez des tuberculeux avérés, même dans les premières années de la vie, nous avons vu, en dehors de tout état aigu ou cachectique, l'intra-dermo-réaction, pratiquée dans les meilleures conditions, faire défaut.

En pratique, les examens clinique et radioscopique nous paraissent suffisants pour porter le diagnostic d'adénopathie trachéo-bronchique tuberculeuse. Les ganglions congestifs non tuberculeux se présentent dans des conditions étiologiques et avec un aspect clinique et évolutif bien différents.

1. Régnier. — Radioscopie, radiographie, radiothérapie, 1906.
2. Mouriquand, *Lyon médical*, 1906.
3. Pour les détails s'en référer aux recherches de MM. Comby et Marfan.

* * *

En résumé, la constatation d'une adénopathie trachéo-bronchique tuberculeuse présente un triple intérêt diagnostique, pronostique et prophylactique.

a) Au moment d'une poussée aiguë de typho-bacillose, cette localisation permet de préciser le diagnostic souvent hésitant.

b) Après la disparition des accidents aigus ou en dehors de ceux-ci, sa constatation permet de savoir que les petits malades sont exposés, sous l'influence des causes les plus diverses, aux manifestations broncho-pulmonaires ou générales les plus variées. Méconnaître cette éventualité serait s'exposer à de regrettables erreurs de diagnostic.

c) L'adénopathie médiastine est enfin l'un des plus précieux indices de la tuberculose latente. Elle autorise à considérer les enfants qui en sont porteurs comme des suspects et à les soigner comme tels. C'est ainsi que l'on doit prendre, en pareil cas, des mesures prophylactiques à l'égard des maladies infectieuses ou éruptives dont un certain nombre ont une influence désastreuse sur l'évolution générale de la tuberculose. C'est surtout la coqueluche et la rougeole que l'on doit redouter. Ces maladies sont d'autant plus dangereuses qu'elles ont, elles aussi, une prédilection pour le système lymphatique et en particulier pour les ganglions.

Nous soulignerons, à ce propos, ce fait de clinique qui a son importance : si la santé ne demeure pas altérée chez un ancien tuberculeux après l'évolution d'une des maladies précitées (rougeole, grippe, coqueluche), c'est que la guérison de la tuberculose est vraisemblablement définitive. Cet élément de pronostic ultérieur est susceptible de rendre de réels services. Il autorise à ne plus considérer comme des malades les enfants pour lesquels on avait fait, quelques années auparavant, le diagnostic d'adénopathie médiastine tuberculeuse.

TRAITEMENT. — Le traitement de la tuberculose infantile est un traitement de longue haleine qui, pour être efficace, demande deux à trois années, sinon de soins assidus, du moins de surveillance.

Les meilleurs résultats sont obtenus beaucoup plus par une excellente hygiène, par une alimentation supplémentaire raisonnée, par une aération continue dans un climat marin, de plaine ou d'altitude moyenne, que par des médicaments[1].

1. Deux thérapeutiques sont surtout en faveur depuis quelques mois : les injections de tuberculine à doses infinitésimales et l'héliothérapie. Les indica-

Les enfants porteurs d'adénopathie trachéo-bronchique tuberculeuse doivent vivre dans d'excellentes conditions hygiéniques, pour leur permettre de cicatriser leurs lésions. C'est le meilleur moyen d'éviter pendant la période de croissance l'infection secondaire du poumon dont la guérison est beaucoup plus rare, ainsi que ces généralisations tuberculeuses qu'il est impossible d'enrayer quand elles se sont manifestées.

C'est dans ce même but que Grancher fonda l'œuvre de préservation de l'enfance contre la tuberculose et que le professeur Hutinel préconisa ces sanatoriums de fortune en pays montagneux, soustrayant ainsi les suspects de tuberculose aux foyers contaminés.

tions, les contre-indications, la posologie et les résultats ne sont pas encore suffisamment établis pour autoriser des conclusions fermes à leur égard.

LA STÉNOSE DU PYLORE, PAR HYPERTROPHIE MUSCULAIRE,

CHEZ LES NOURRISSONS.

RAPPORT PRÉSENTÉ PAR MM.

Pierre FREDET
Chirurgien

Louis GUILLEMOT
Médecin

DES HÔPITAUX DE PARIS.

On décrit sous le nom de sténose hypertrophique du pylore, chez les nourrissons, une affection caractérisée *anatomiquement*, par l'hyperplasie des couches musculaires du pylore; *fonctionnellement*, par l'imperméabilité plus ou moins marquée du détroit pylorique; *cliniquement*, par l'apparition de vomissements rebelles, avec stase gastrique, constipation et émaciation progressive. Cette maladie s'observe habituellement peu de temps après la naissance.

Suivant leurs conceptions personnelles, les auteurs parlent de *sténose congénitale* ou simplement de *sténose hypertrophique*. Un grand nombre de faits qualifiés *pylorospasme des nourrissons*, se rapportent en réalité à l'affection qui nous occupe.

APERÇU HISTORIQUE.

La plupart des auteurs qui ont écrit sur la sténose hypertrophique ont exposé longuement l'historique de la question. Nous nous bornerons donc, ici, à donner un aperçu rapide des travaux parus à ce jour.

Le premier fait observé et publié appartient incontestablement à un américain, Hezekiah Beardsley, médecin de New-Haven (Connecticut), dont le court travail, datant de 1788, a été exhumé, en 1903, par Osler Il est regrettable que cette observation soit restée ignorée si longtemps, car elle est complète au point de vue clinique et anatomique, l'enfant ayant été autopsié à l'âge de cinq ans.

Le second fait est celui de Willamson (1841). A notre avis, le cas de Siemon-Dawosky (1842), souvent cité, n'est pas démonstratif. Plus récemment, des anatomo-pathologistes tels que Paul Broca (1850), Landerer (1879) et Rudolf Maier (1885) ont décrit, chez l'adulte, des lésions qui se rapportent à la sténose hypertrophique datant de l'enfance ; mais ces constatations n'ont acquis leur véritable intérêt que depuis que l'on connaît bien la maladie des nourrissons.

L'honneur d'avoir clairement mis en lumière cette maladie, ses signes cliniques et son substratum anatomique peut être équitablement revendiqué par Hirschsprung, de Copenhague. Il en publia deux beaux cas, en 1887, au Congrès de la *Gesellschaft für Kinderheilkunde*. Les travaux antérieurs de ce clinicien l'avaient pour ainsi dire préparé à l'étude de la question : il avait fait imprimer, en 1861, un mémoire sur cinq cas de sténose congénitale du duodénum, affection dont la symptomatologie est très analogue à celle de la sténose hypertrophique du pylore.

La communication du médecin danois a été le point de départ de toutes les recherches modernes. A dater de cette époque, les observations ne tardent pas à se multiplier : Peden, Henschel (1891), Grisson, Newton Pitt (1892), Gran (1896), Ashby (1897), rapportent des cas isolés et Finkelstein, en 1896, donne un premier travail d'ensemble.

Presque aussitôt commence entre Pfaundler et Hirschsprung une longue controverse, qui vient à peine de se terminer. Pfaundler prétendait à l'origine (1898) que l'hypertrophie pylorique, si nettement décrite par Hirschsprung, correspond à un spasme du pylore. Après l'échange d'arguments souvent acerbes (1901), l'accord semble obtenu ; Pfaundler s'incline aujourd'hui (1909) devant les faits. Il reconnaît que la sténose des nourrissons dérive soit d'une *lésion organique* (*type Hirschsprung*), soit d'un *trouble fonctionnel*. Un très grand nombre d'opérations, d'autopsies avec examen histologique, établissent définitivement la réalité de la sténose hypertrophique. La question est jugée et ne souffre plus de débats.

Les travaux de Hirschsprung se sont vite répandus dans les pays de langue allemande. La première tentative opératoire, celle de Grisson et Cordua, a lieu en 1892. Dès 1897, Stern pratique une gastro-entérostomie. Il est suivi par Löbker (1898), auquel appartient le premier succès opératoire, et par Willy Meyer en Amérique (1898). Depuis, les opérations sont répétées en grand nombre et nous pouvons à ce jour en signaler au moins cent quatre-vingt-cinq.

La maladie n'a cessé d'être étudiée en Allemagne, dans les Sociétés scientifiques auxquelles on apporte des pièces et des observations, dans les Revues, où sont publiés les cas opératoires et des mises au point successives de la question. Parmi les monographies il faut citer celles de Neurath (1899), de Meinhard Schmidt (1901), de Langemack (1902), de

Trantenroth (1902), de W. Freund (1903), etc. Plus récents et plus étendus sont les mémoires de Schotten, élève de Jordan (1904) et surtout celui d'Ibrahim, sorti de la clinique de Vierordt (1905). Ibrahim préconise un traitement médical, très en faveur en Allemagne; son travail est considéré à juste titre comme fondamental, par ses compatriotes. Une sorte de réédition, tenant compte des faits nouveaux, a paru en 1908. Le copieux mémoire de Kaupe (1909) apporte peu de documents inédits.

Parmi les cas récents, un certain nombre ont donné lieu à intervention : tels sont ceux de Kaspar, Fischer, Ochsenius et Weber (1909), mais il ne serait pas juste de laisser dans l'ombre les publications de Hansy, Lange, Simonsohn, Selter, Seefisch, Stamm, Heubner, Marx, Fuhrmann, Alder, etc. La communication de Tobler (1907), le grand article de Pfaundler et celui de Engel (1909) mettent à l'ordre du jour l'intéressante question des rapports de l'hypertrophie et du spasme.

La Suisse ne reste pas en arrière avec les écrits d'Arreger (1896), de Monnier (1906), de Bernheim-Karrer (1903), de Réti (1904). Bernheim-Karrer a dirigé récemment ses investigations sur le chimisme stomacal (1909). Combe a présenté un cas nouveau (1909).

Néanmoins, c'est dans les pays de langue anglaise, Grande-Bretagne, Etats-Unis, Australie, que la sténose hypertrophique semble avoir été un objet d'étude de prédilection, depuis une dizaine d'années.

Trois médecins anglais, Cautley, J. Thomson, Still, n'ont cessé de publier d'importants travaux sur cette question. Il faut accorder une attention toute particulière au mémoire de Cautley et Dent, inséré en 1903 dans les *Medico-chirurgical Transactions*. De nombreuses opérations ont été pratiquées par Dent, Harold Stiles, Burghard, Nicoll.

Au Congrès de la *British medical Association*, en 1906, le sujet a été entièrement repris par Cautley et Harold Stiles. Cautley, dans un remarquable exposé, passe en revue l'anatomie pathologique et la symptomatologie; il apporte une contribution personnelle de seize cas observés en dix ans, dont neuf opérés par Dent (pyloroplastie) avec six guérisons à longue échéance.

La communication de Stiles est d'un intérêt spécial pour le chirurgien, car l'auteur a traité vingt et un malades de J. Thomson et a expérimenté plusieurs méthodes opératoires. Mais, chirurgiens et médecins anglais ne considèrent pas la question comme épuisée. Cautley revient sur la pathogénie (1908); Carpenter expose à plusieurs reprises des pièces d'autopsie[1]. W. Russell et Maylard (1908) étudient sur un grand nombre

1. Voir également : Fletcher (1899); Rolleston et Crofton-Atkins (1900);

de cas les troubles gastriques de l'adulte, entretenus par une sténose hypertrophique datant de l'enfance. Dent enregistre par la cinématographie le péristaltisme gastrique.

En Amérique, beaucoup d'opérations ont été faites dans ces dernières années, plusieurs monographies intéressantes ont paru, comme celles de Scudder et Quinby (1903), de Wachenheim (1903), de Lyman Fisk (1906) et de George Thompson (1906). Parmi les dernières publications, une mention spéciale est due aux mémoires de Koplik (1908), qui envisage les rapports de la sténose hypertrophique et du pylorospasme; de Morse, Murphy et Wolbach (1908), avec un intéressant examen microscopique post-opératoire; de Scudder (1908 et 1909), qui a traité six sujets avec succès par la gastro-entérostomie; de Spalding (1909), avec un bel examen histologique dû à Lee; de Stillman, enfin, qui réunit 22 cas authentiques, observés dans un délai de cinq ans, par les médecins de l'Ouest américain, avec 10 opérations, dont 8 suivis de guérison[1].

Il n'est pas permis d'oublier les pays scandinaves. Les travaux y sont peu nombreux, mais leur valeur compense amplement leur petit nombre. Sans compter l'œuvre *princeps* de Hirschsprung (1887-1901), c'est là qu'ont été élaborées les publications de Gran (1896), de Nordgreen (1902), de Frölich (1906), de Bloch (1907), de Wernstedt (1909).

En France, la question de la sténose hypertrophique est restée dans l'ombre assez longtemps, mais elle n'était pas complètement ignorée. Le mémoire de Weill et Péhu (1901), très complet, très consciencieux, penche vers le pylorospasme, mais ne rejette nullement la sténose hypertrophique comme certains l'ont prétendu. En 1903, pour la première fois, Cheinisse expose très clairement au grand public médical, les idées nouvelles sur la sténose des nourrissons et les tentatives opératoires. La thèse de Sarvonat (1905) met en lumière les faits de Weill et l'opération heureusement pratiquée par Nové-Josserand. C'est une bonne mise au point de la question, à cette date.

Malgré cela, il est remarquable que les faits observés dans les pays de race latine restent peu nombreux. Pfaundler, déjà frappé de cette rareté, en avait conclu, en 1903, que l'affection à laquelle nous donnons le nom

Riviere (1902); Gardner, Murray (1903); Cleveland, Clogg (1904); Harper, Blaxland, Neild (1903); Sutherland (1907); Clowes (1908); A.-E. Russell (1910), etc.

1. Voir également les faits de Moran, Hotchkiss, Bunts, Schoenijahn, Towsend (1908); La Fetra, Bell, Bradley, Chapin (1909), etc.

de sténose hypertrophique est sans doute une maladie de race, fréquente chez les Anglo-Saxons, rare chez les Slaves et les Latins.

Bien que l'attention ait été éveillée sur la sténose hypertrophique depuis trois ou quatre ans, les cas authentiques publiés ou observés en France peuvent être comptés : faits de Sarvonat (2), de Weill et Nové-Josserand (rapporté par Sarvonat), de Dufour et Auffret, de Dufour et Fredet, de Guillemot, de Guinon et Fredet (1907), cas inédit de Guillemot et Grisel, de Nové-Josserand et Péhu (1908), de Viannay (1909)[1].

L'un de nous a observé quelques cas inédits, guéris par le traitement médical.

Sept opérations ont été pratiquées. L'un de nous a eu l'occasion d'exécuter avec un heureux résultat deux pyloroplasties; les petits opérés sont actuellement vivants, vigoureux et bien portants.

Nous n'avons pu découvrir qu'un seul cas publié dans les autres pays latins[2], celui d'Arquellada, en Espagne (1907). L'enfant, opérée par Ribera a malheureusement succombé après une gastro-entérostomie.

ÉTIOLOGIE ET SYMPTOMATOLOGIE.

La sténose hypertrophique est une affection *peu fréquente*, bien que le nombre des cas connus depuis quelques années soit assez considérable. Dans une communication toute récente, Ibrahim compte *598 cas publiés*.

Nous avons déjà signalé la curieuse prédisposition de la *race anglo-saxonne* pour une maladie à laquelle les races slave et latine semblent réfractaires[3].

1. MM. Weill et Péhu ont parlé récemment, au congrès de Budapesth, de cinq cas observés à Lyon. Mais les comptes rendus du XVIe congrès international de Médecine n'ayant pas encore paru, nous n'avons pu consulter qu'une analyse de cette communication.

2. Torkel, en 1905, signale quelques travaux italiens, en particulier les examens histologiques de Pernice et de Caminiti. Mais, nous n'avons pu nous procurer l'article du premier de ces auteurs. Quant au second, l'indication bibliographique fournie par Torkel ne nous a pas permis de le retrouver.

Durante, dans sa revue spéciale de 1898, ne parle que des travaux étrangers.

3. Dans son travail de 1908, Ibrahim analyse 416 cas au point de vue de la nationalité et arrive aux chiffres suivants :

Allemagne	152
Suisse	8
Autriche	3
Pays Scandinaves	30
Hollande	5
Belgique	2
France	9

L'*influence familiale* apparaît dans quelques observations. Des lésions ou des accidents du même ordre, tels que vomissements répétés, ont été notés aux premières périodes de la vie, chez les frères ou les sœurs du petit malade, ou même chez les ascendants. Nous nous bornons pour l'instant à mentionner ces faits qui seront plus longuement examinés à propos de la pathogénie.

Tous les auteurs s'accordent à reconnaître l'importance du *sexe*; les garçons sont frappés beaucoup plus souvent que les filles, sans qu'on soit en mesure de donner une explication rationnelle de ce fait. Mais, jusqu'à présent, les statistiques en attestent l'exactitude. Ainsi, Ibrahim compte 243 garçons rour 49 filles. Dans notre statistique de cas opératoires, 60 fois seulement le sexe est indiqué : 52 fois il s'agit de garçons, 8 fois de filles.

Gaujoux a constaté, dans une autopsie d'hérédo-syphilitique, un pylore offrant toutes les apparences de la sténose hypertrophique. Il est donc permis de soulever la question des rapports de la sténose hypertrophique et de la *syphilis héréditaire*, mais les documents nous manquent pour formuler une conclusion positive ou négative.

En règle générale, les enfants atteints de sténose hypertrophique avaient à la naissance l'apparence d'êtres *normaux*. Ce sont même, le plus souvent, de *beaux enfants*. Les auteurs le disent explicitement dans un grand nombre de cas; ils ajoutent ordinairement qu'il s'agit d'enfants élevés *au sein maternel*, et qu'*aucune faute d'hygiène* n'a pu être relevée *dans leur alimentation*.

Dans la majorité des cas, la maladie n'apparaît pas aux premiers jours de la vie, mais au bout d'un certain temps seulement, après un *intervalle libre*, durant lequel le nourrisson évolue d'une façon normale. Cependant, cette loi souffre des exceptions assez nombreuses, et dont on comprendra l'intérêt au point de vue pathogénique. Sur 266 cas, étudiés à cet égard, Ibrahim note 53 fois le début des vomissements entre la naissance et le 4e jour. Nous reviendrons d'ailleurs sur les faits de ce genre lorsque nous chercherons à établir que la lésion de la sténose hypertrophique est congénitale.

On trouve tous les intermédiaires entre le début très précoce, avec les premières tentatives d'alimentation, et l'apparition tardive des acci-

Angleterre	146
Amérique du Nord	53
Australie	5
Russie	3

Nous ne nous sommes pas astreints à relever tous les cas, mais le total des observations américaines publiées à ce jour est beaucoup plus considérable.

En somme, trois pays d'élection : l'Allemagne, l'Angleterre, les Etats-Unis.

dents; mais *ordinairement, l'intervalle libre est de 2 à 3 semaines*

Pendant cette période latente, l'enfant peut *évoluer de deux façons*, Dans les cas les plus typiques, le nourrisson mis au sein maternel s'accroît régulièrement, sans présenter de troubles digestifs, et alors la maladie survient pour ainsi dire à l'improviste. Dans d'autres cas, moins fréquents et de diagnostic plus délicat, on observe d'abord une période de dyspepsie.

D'habitude, le *premier signe* de la sténose est le *vomissement*. L'analyse d'un certain nombre d'observations a permis à Bloch, de Copenhague, de bien schématiser ses caractères. Il distingue une *première phase*, au début de la maladie, avec vomissements *fréquents* et *peu abondants*. Les vomissements ont lieu après chaque tétée, sans que l'estomac paraisse dilaté et qu'on puisse saisir trace de contractions péristaltiques. Ils se produisent d'une façon brusque et diffèrent sensiblement des régurgitations, car les matières vomies sont rejetées avec une violence caractéristique. On a qualifié très heureusement ces vomissements d'*explosifs*.

Les matières expulsées sont uniquement constituées par le lait, la salive déglutie et les sécrétions gastriques. Aussi les parents ne manquent-ils pas de faire remarquer avec étonnement que l'enfant a vomi plus de liquide qu'il n'en a ingéré. La présence du *mucus* est assez fréquente, mais celle du *sang* et surtout de la *bile* est *absolument exceptionnelle*. Dans les cas très rares où la bile a été signalée, l'affirmation des auteurs repose sur les caractères de coloration du liquide rejeté. Or, l'un de nous a vu avec Guinon un nourrisson, atteint de sténose hypertrophique, vomir du liquide jaune vif, et cependant aucune trace de bile ne put être décelée par l'analyse chimique. Les faits de ce genre rendent suspectes les conclusions qui ne sont pas étayées d'une preuve chimique.

Mais, à supposer qu'on ait réellement observé des vomissements bilieux, les cas en sont si rares qu'on peut les négliger. Aussi est-il permis de dire que la constatation de bile dans un vomissement doit faire rejeter, *à priori*, l'hypothèse de sténose hypertrophique du pylore.

A mesure que l'enfant avance en âge, les vomissements changent de caractère. Au lieu de se produire après chaque tétée et avec peu d'abondance, ils deviennent espacés. C'est la *seconde phase* de Bloch. L'estomac se *dilate* parfois à un haut degré et ne se vide plus que *deux ou*

1. Dernière statistique d'Ibrahim (266 cas).

Début à la fin de la 1re semaine	24
— 2e —	58
— 3e —	64

trois fois par jour, mais chacune des évacuations est *considérable* en quantité.

Toutefois, il convient de faire remarquer que les faits ne sont pas toujours aussi schématiques. L'évolution de la maladie est souvent entrecoupée de crises paroxystiques, au cours desquelles l'intolérance gastrique atteint son maximum; toute ingestion est suivie à bref délai de vomissement.

A la seconde phase de la maladie seulement, on peut saisir l'existence de *mouvements péristaltiques*[1] ou de *contractions en masse* de l'estomac. L'amaigrissement extrême du sujet en favorise d'ailleurs la perception. Ces mouvements sont caractérisés par leur persistance et leur in-

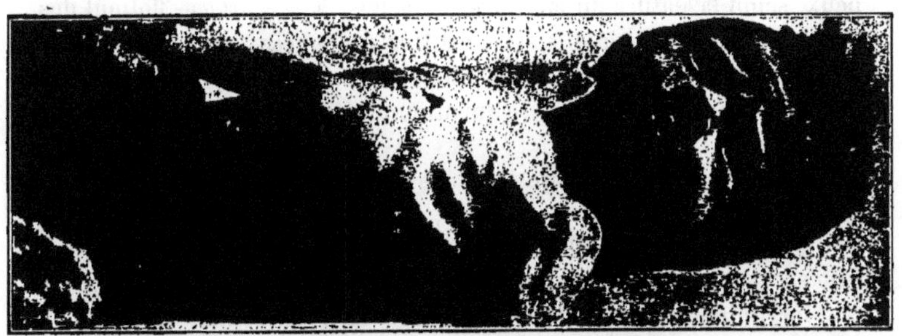

FIG. 1. — *Photographie d'Ibrahim* (1906, *fig.* 2).
Contractions péristaltiques de l'estomac, sur un garçon de cinq semaines.

tensité. On a pu les photographier à diverses reprises : le mémoire d'Ibrahim en contient de belles images dont nous reproduisons la plus nette (*fig. 1*).

Tout récemment, C. Dent a fait mieux encore, utilisant la cinématographie pour enregistrer le phénomène et en donner la démonstration.

On pourrait se servir de la radioscopie pour vérifier la stase et les mouvements péristaltiques. Jusqu'à ce jour, Ibrahim, Chapin et Carpenter semblent avoir été les seuls à employer ce mode d'exploration, qui d'ailleurs n'a fourni que des renseignements vagues. Mais, avec les méthodes et les appareils perfectionnés que nous possédons actuellement, la radioscopie aurait chance de donner des résultats instructifs.

Il est d'ailleurs facile de reconnaître l'existence de la stase alimentaire par le tubage de l'estomac. Quatre ou cinq heures après une tétée, quel-

1. Dans plusieurs cas on a observé également des mouvements antipéristaltiques. Ibrahim fournit même dans son premier mémoire une photographie représentant le phénomène.

quefois même au bout de dix heures, d'après Pfaundler, on trouve un résidu qui varie de 20 à 50 grammes. Tobler a constaté une stase plus prononcée encore, 80 à 115 centimètres cubes pour une ingestion de 100 à 150 centimètres cubes de lait.

Le tubage de l'estomac a permis d'étudier les caractères physiques et chimiques de ce *résidu gastrique;* il a en outre facilité les recherches sur la sécrétion de l'estomac dans la sténose de Hirschsprung, et les résultats de ces investigations, bien qu'encore assez incomplets, méritent d'être mentionnés avec quelque détail.

Le contenu stomacal est formé par un liquide assez clair, incolore, contenant en suspension des flocons blanchâtres plus ou moins volumineux, selon la nature du lait ingéré. Parfois, à la surface, flottent des amas de mucus. Lorsque la stase est très prononcée, on peut percevoir une odeur butyrique manifeste. Par les réactifs appropriés, on décèle fréquemment une *hyperacidité* qui atteint dans quelques cas une valeur élevée.

On n'est pas d'accord sur la cause de cette hyperacidité. D'après Freund, Miller, Finkelstein, Grosser, elle serait due à l'acide chlorhydrique que l'on peut déceler souvent à l'état libre. Mais l'hyperchlorhydrie est inconstante, et pour Pfaundler, Schotten et d'autres encore, il faut incriminer un excès d'acides gras. La stase alimentaire favorise en effet l'action, sur la graisse du lait, de la lipase découverte par Sedgwick dans l'estomac du nourrisson.

Un fait peut être invoqué à l'appui de cette manière de voir : Tobler a constaté dans la sténose hypertrophique une *rétention élective pour la graisse alimentaire*. En analysant chaque jour le résidu gastrique, après l'ingestion d'une quantité donnée de lait, il a trouvé des chiffres très élevés pour le beurre, 14 à 29 grammes après l'absorption de 100 grammes de lait qui ne renfermaient que 3 grammes de matière grasse. Il y avait donc une rétention de beurre correspondant à une ration de 850 à 950 grammes de lait, soit l'alimentation d'un jour entier. Ces résultats seraient très intéressants à vérifier, car on pourrait en tirer une application pratique pour le traitement, ce qui a d'ailleurs été tenté par Ibrahim.

L'hyperacidité gastrique est-elle primitive ou secondaire? Tout porte à croire qu'elle est sous la dépendance de la rétention gastrique. C'est donc un phénomène secondaire qui intervient comme facteur d'aggravation, mais non comme cause de la sténose pylorique. Cette hyperacidité persiste longtemps et Bernheim-Karrer a pu la constater chez des enfants qu'il a suivis jusqu'à l'âge de 2 et 3 ans.

En dehors de l'hyperchlorydrie ou de l'hyperacidité, peut-on admettre avec Engel l'existence d'une véritable *gastro-succorrhée?* Cet auteur le croit, d'après deux cas où l'hypersécrétion a pu être observée très nettement. Le phénomène serait précoce, mais Engel ne tranche pas la question de savoir s'il est primitif ou secondaire. Ces constatations appellent de nouvelles recherches.

D'une manière générale, l'activité du suc gastrique paraît normale, soit au point de vue de la digestion des matières azotées (Tobler), soit pour ce qui concerne le lab-ferment (Pfaundler, Ibrahim). Cependant, Miller et Willcox ont trouvé trois fois une activité exagérée pour le ferment présurant.

La répétition des vomissements entrave rapidement la nutrition du sujet. Si on lui administre des poudres inertes colorées telles que carmin, charbon, etc., elles sont rejetées par la bouche en tout ou en partie. On ne les voit pas apparaître dans les selles, ou bien leur élimination est très retardée, preuve qu'il existe un obstacle presque absolu et permanent. Les *selles* deviennent de plus en plus rares. Les mères disent que leurs enfants sont constipés, car ils ne vont plus à la garde-robe que tous les deux ou trois jours et après force lavements, et encore ne rendent ils que des fèces *très minimes*. A proprement parler, il s'agit de rareté ou d'absence de selles plutôt que de constipation.

Chez les enfants offrant les symptômes typiques et purs de la sténose hypertrophique, les matières rendues sont dures et restent jaunes. On a signalé le caractère méconial persistant; en cas de gastro-entérite surajoutée, elles peuvent même être franchement vertes.

Les liquides n'étant pas absorbés par le tube digestif, la fonction rénale se ralentit, les urines comme les selles deviennent rares, l'*oligurie* extrême peut même aboutir à l'anurie complète. L'un de nous a été témoin, avec Guinon, d'un arrêt de la sécrétion urinaire pendant plus de quarante-huit heures. Le rejet des aliments et la suppression de l'absorption intestinale ont comme corollaires une *hypothermie* sensible et une *diminution de poids* qui ne sont pas moins caractérisques que le vomissement, l'absence de selles et l'oligurie. Les quelques graphiques de pesées quotidiennes qui ont été publiés sont d'un aspect saisissant. L'ascension de la ligne des poids cesse brusquement avec le début des vomissements; la courbe tombe brutalement. Dans le cas dont nous donnons le graphique comme type (*fig. 2*), l'enfant a perdu 560 grammes en six jours, dont 190 en un seul jour.

Si on laisse évoluer la maladie, une perte quotidienne continue à se faire, mais avec une intensité moindre que dans les premiers jours. Sur les graphiques, on constate donc *deux phases* superposables à

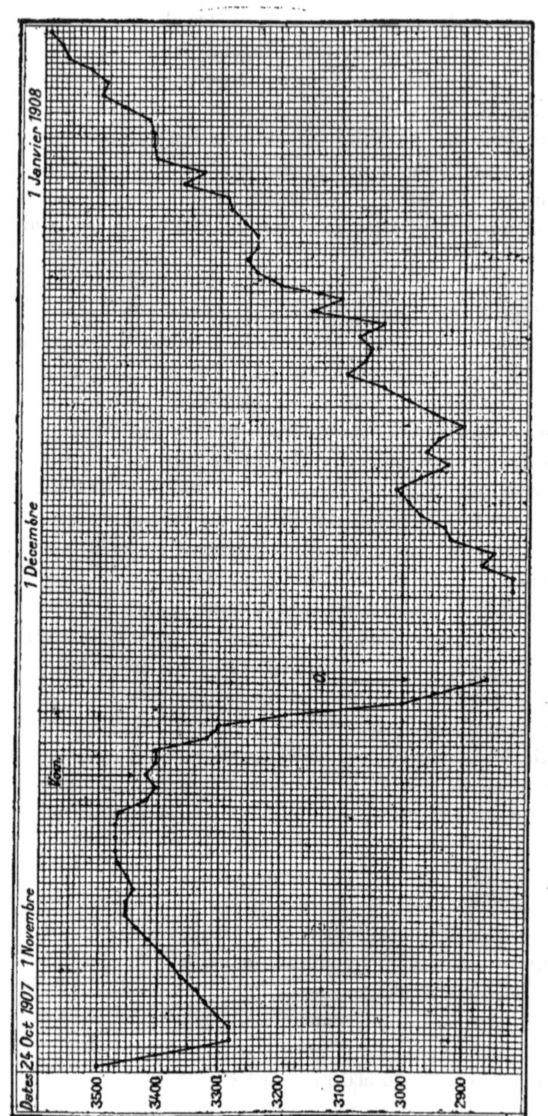

Fig. 2. — Graphique des pesées quotidiennes d'un enfant atteint de sténose hypertrophique (cas de Guinon et Fredet). — L'enfant, né le 24 octobre 1907 et pesant 3.500 gr., évolue d'une façon normale pendant l'*intervalle libre*. A partir du 12e jour, il commence à présenter quelques troubles digestifs, accusés par la faible augmentation de poids. Les vomissements apparaissent au 24e jour (Vom.). A dater de ce moment, véritable chute de la ligne des poids. Le 24 novembre, jour de l'opération (O), l'enfant ne pesait plus que 2.860 gr. ayant perdu 560 gr. dans les six derniers jours. — Les pesées n'ont pu être continuées pendant les six jours qui ont suivi l'opération. Après cela, accroissement lent et irrégulier jusqu'au moment où l'on a supprimé la nourrice et donné uniquement le lait modifié Backhaus et le lait de vache.

Les clichés des figures 2, 3, 4, 5, 7 et 15 nous ont été obligeamment prêtés par M. Alcan, éditeur. Elles ont déjà paru dans la *Revue de Chirurgie*, 1908.

celles que Bloch a décrites pour les vomissements. Dans la *première*, correspondant aux vomissements fréquents, la *déperdition de poids est considérable;* dans la *seconde*, coïncidant avec les vomissements espacés et avec la stase, la *dénutrition est ralentie*. L'enfant devient d'une maigreur impressionnante, vraiment squelettique.

La disparition du pannicule adipeux rend la palpation de l'estomac plus facile, le péristaltisme acquiert toute sa netteté, et c'est alors, mais alors seulement, qu'on peut percevoir le *pylore hypertrophié* sous forme d'une *tumeur*. Ce signe, lorsqu'il existe, n'apparait en effet que d'une façon tardive.

Les auteurs diffèrent sur la fréquence de la constatation d'une tumeur pylorique au cours de la sténose hypertrophique. Scudder et Quinby ont analysé 115 cas publiés jusqu'en 1905 : ils trouvent que la tumeur a été perçue 18 fois. George Thomson, étudiant 14 cas rapportés de janvier 1905 à octobre 1906, note qu'elle a été reconnue une fois sur deux. G. Still va plus loin et déclare avoir palpé le pylore hypertrophié 19 fois sur 20 cas personnels.

Pour notre compte, il nous a été impossible de reconnaître le pylore, malgré un examen attentif, sur quatre sujets dont la lésion anatomique a été vérifiée par opération ou par autopsie. Chez l'un d'eux, on sentait une masse dure dans la région pylorique; mais en poursuivant l'exploration, on voyait que cette masse faisait partie du foie.

L'un de nous a cru percevoir le pylore dans un cinquième cas, mais il n'y a pas eu de démonstration objective de la sténose hypertrophique.

Nous pensons donc, avec Bloch, qu'il est impossible de sentir une tumeur pylorique tant que l'enfant n'est pas amaigri, et que certaines constatations annoncées comme positives ne sont que des erreurs d'interprétation. Plusieurs observations où l'on dit avoir perçu la tumeur pylorique ont précisément trait à des malades guéris par les soins médicaux. Par contre, dans un grand nombre de cas opérés ou autopsiés, on ne sentait aucune tumeur sur le vif, et cependant il en existait une.

Quand elle est positive, la *perception d'une tumeur pylorique est un signe de grande valeur;* malheureusement, ce signe est *inconstant*, *tardif* et même *trompeur*. On ne peut compter sur lui pour établir le diagnostic; il ne faut pas l'attendre pour cela.

Une dernière remarque doit être faite. Ce qu'il y a de frappant dans la plupart des cas, c'est de noter, malgré l'état misérable de ces enfants, mourant de faim, une *vitalité encore très intense*. L'œil reste vif, les mouvements énergiques, les cris violents; l'enfant se jette sur le sein avec avidité.

ÉVOLUTION.

Abandonnée à elle-même, la maladie aboutit fatalement à la mort. Cependant Koplik admet la possibilité d'une guérison spontanée, en dehors de toute intervention médicale, mais rien ne prouve que les cas auxquels il fait allusion appartiennent, sans conteste, à la sténose de Hirschsprung.

La mort est *due aux progrès de l'inanition* et l'enfant succombe habituellement dans le collapsus. On voit assez souvent se produire des attaques d'éclampsie terminale. Parfois c'est une infection secondaire, une broncho-pneumonie, par exemple, qui emporte le petit malade. Dans certains cas, au moment où l'enfant paraît hors de danger et commence à s'alimenter, on voit survenir des troubles graves : le poids s'abaisse brusquement, la température s'élève, la dyspnée apparaît, de nombreuses selles diarrhéiques se produisent et l'on trouve une forte proportion de sucre dans les urines ; le plus souvent, l'enfant succombe au milieu d'un cortège de signes qui rappellent ceux de l'*intoxication alimentaire*. Freund, Bloch, Ibrahim, L. F. Meyer ont observé de semblables accidents, et Meyer qui les a bien étudiés admet qu'ils ne sont pas imputables à l'alimentation elle-même, puisqu'il a vu disparaître ainsi des enfants nourris au sein. Il incrimine plutôt un trouble des phénomènes nutritifs, causé par la déminéralisation excessive subie par les petits inanitiés et, pour lui, ces accidents sont à rapprocher de l'intoxication alimentaire, telle que l'entend Finkelstein. L'inanition peut donc produire des désordres à échéance lointaine, qui expliquent les difficultés de la réalimentation et imposent la plus grande prudence dans cette période critique, en particulier chez les enfants qui viennent d'être opérés.

Le pronostic de l'affection — très sombre, comme on le voit — est heureusement amélioré par l'intervention du médecin ou du chirurgien. L'évolution de la maladie est assez différente selon que le sujet a été soumis à une opération ou traité médicalement.

Chez les enfants opérés avec succès, on voit souvent la guérison s'établir rapidement, ce qu'indique le relèvement continu de la courbe des poids (*fig. 15*). Dans les cas où l'insuffisance digestive est prononcée, il y a une période d'oscillations plus ou moins longue, puis peu à peu l'assimilation alimentaire se rétablit et l'accroissement pondéral se dessine, lentement progressif (*fig. 2*).

Chez les enfants soumis au traitement médical, il est rare d'observer une guérison rapide et, lorsque le fait se produit, on peut légitimement supposer qu'il ne s'agissait pas de sténose hypertrophique véritable, mais bien d'un pylorospasme. Le plus souvent, en effet, l'amélioration se poursuit lentement; sa marche est assez fréquemment interrompue par des rechutes. La diminution des vomissements et la réapparition des selles spontanées sont les premiers indices de la guérison. Mais, pendant plusieurs semaines, l'enfant conserve une tendance à vomir et le péristaltisme stomacal s'observe encore de temps à autre.

Dans les deux cas, lorsque l'évolution favorable s'est établie franchement, les enfants se rapprochent peu à peu de l'état normal et vers la fin de la première année ils ont regagné, en partie, le terrain perdu. Un peu plus tard, ils ne se distinguent plus des enfants du même âge. Cependant, certains restent assez fragiles; ils vomissent facilement et doivent être soumis à un régime spécial. Bernheim-Karrer, qui a eu l'occasion de suivre plusieurs malades, a constaté chez eux une insuffisance de la motilité stomacale, pendant deux ou trois ans.

Il serait intéressant de savoir ce que deviennent plus tard les enfants traités médicalement, ainsi que ceux qui ont été opérés. Heubner a signalé parmi les premiers l'apparition de troubles nerveux sans gravité. Pour les seconds, si l'on s'en rapporte à l'enquête faite par Ibrahim auprès de chirurgiens tels que Kehr, Fritzsche, Löbker, Schmidt, Trantenroth, Nicoll, Stiles, l'état de santé des plus anciens opérés ne laisserait rien à désirer. En tout cas, on n'a pas signalé jusqu'ici, à notre connaissance du moins, la récidive de la maladie.

A ce chapitre de l'évolution lointaine de la pylorosténose se rattache une question sur laquelle l'accord n'est pas fait, celle de *l'apparition tardive* de cette affection. Doit-on admettre que la sténose hypertropique peut rester très longtemps latente et ne se manifester qu'à un âge avancé?

Nous avons vu que la période latente, « l'intervalle libre », était habituellement de deux à cinq semaines. Elle peut être plus longue et Köppen a signalé un cas où le début s'est fait à l'âge de trois mois. La première observation authentique de sténose hypertrophique, celle d'Hezekiah Beardsley, concerne un enfant de cinq ans. Il est vrai que les premiers symptômes étaient apparus dès la naissance, mais le cas ne prouve pas moins que la maladie est longtemps compatible avec la vie. Seefisch a opéré un enfant de cinq ans environ, qui n'avait pas présenté d'accidents gastriques durant les premières années de son existence. Le malade observé par Rosenheim et opéré deux fois avait six ans; l'opéré de Hansy, onze ans. Cautley et Dent ont rapporté trois cas concernant des enfants de six, onze et douze ans. Le malade de

Leclerc[1] a subi la pyloroplastie à seize ans et souffrait de troubles gastriques depuis la sixième année.

On voit donc que la période de latence ou de tolérance peut s'étendre bien au-delà de la première enfance.

Nous n'avons aucune raison valable, par conséquent, pour exclure du cadre de notre maladie les cas d'apparition encore plus éloignée, tels que ceux de Paul Broca, Nauwerk, Landerer, Maier, Mayo-Robson, Maylard, Russell concernant des adolescents, des adultes et même des vieillards.

Le cas présenté par Paul Broca à la Société anatomique, en 1850, concerne une femme de cinquante ans. La description de la pièce est absolument typique. Même remarque pour la femme de vingt-trois ans autopsiée par Nauwerk et la femme de trente-quatre ans opérée par Mayo-Robson.

Sur les 31 cas de Landerer et de Maier, 22 sont imputables à une sténose hypertrophique vérifiée par l'autopsie. Les autres observations concernent des faits de rétrécissement orificiel d'un type spécial.

En 1904, Maylard a publié la relation de 19 interventions pour sténose pylorique chez des sujets âgés de dix-neuf à cinquante-six ans. Il s'agissait bien de sténose avec hypertrophie du pylore. Aux observations de Maylard, il faut joindre celles de Russell, qui ont trait à des adultes de trente-quatre, quarante-deux et cinquante et un ans.

Dans la plupart des cas précédents, les auteurs ont été conduits à admettre la nature congénitale de l'affection pour plusieurs raisons : ancienneté des troubles digestifs, absence des causes habituelles de la sténose pylorique, caractères anatomiques de la lésion. Il est donc légitime d'admettre que la sténose de Hirschsprung peut rester silencieuse pendant de longues années, ou tout au moins ne donner lieu qu'à des troubles gastriques longtemps tolérables. A l'appui de cette thèse, que nous acceptons, et à titre d'exemple, nous rappellerons avec quelques détails l'observation déjà mentionnée de Seefisch, en raison des idées qu'elle a suggérées à son auteur, idées qui nous paraissent fort judicieuses.

Seefisch est intervenu chez un enfant de près de cinq ans, qui présentait tous les symptômes d'une sténose pylorique grave : vomissements incoercibles, énorme dilatation de l'estomac avec fluctuation manifeste, extrême inanition. Les accidents étaient de date récente. Jusqu'alors l'enfant n'avait jamais souffert de l'estomac et les phénomènes de sténose avaient éclaté à la suite d'une opération orthopédique, ayant nécessité la narcose chloroformique. Au cours de l'intervention, Seefisch constata

1. L'authenticité du cas de Leclerc peut être discutée.

l'existence, au niveau du pylore, de la lésion typique de la sténose hypertrophique : *le pylore avait la forme d'un cylindre de 3 centimètres de long* et sa consistance était *extrêmement dure*. Il n'y avait aucun processus, pouvant expliquer la sténose, en dehors de l'hypertrophie pylorique. Le malade guérit d'ailleurs rapidement à la suite de la gastroentérostomie antérieure.

Seefisch fait suivre l'observation des réflexions suivantes. Il admet qu'en l'absence de toute lésion inflammatoire, le cas ne peut s'expliquer que par une sténose congénitale restée latente. Cette sténose se compléterait sous l'influence d'une cause accidentelle. Ainsi, pour le cas de Rosenheim — dont il avait été lui-même témoin —, il invoque une gastrite aiguë post-rubéolique. Dans sa propre observation, il fait également jouer un rôle à la gastrite et l'attribue à la récente narcose chloroformique, subie par le malade. Pour lui, les sténoses serrées se manifesteraient seules à la naissance. Le pylorospasme interviendrait plutôt en tant que facteur d'aggravation que comme cause première. Ces considérations amènent Seefisch à conclure qu'il y a deux types de sténose congénitale, l'une d'origine spastique et curable par le traitement interne, l'autre d'origine organique et pouvant se manifester soit précocement, soit, au contraire, d'une façon tardive.

Les conclusions de Seefisch nous paraissent très légitimes et nous acceptons, pour notre part, sa conception de la sténose congénitale hypertrophique.

ANATOMIE PATHOLOGIQUE.

La lésion principale consiste essentiellement dans l'hypertrophie des parois du *canal pylorique*, hypertrophie portant surtout — et souvent d'une façon exclusive — sur la musculature de la région. Le nom de sténose hypertrophique du pylore, adopté par la majorité des auteurs, consacre le caractère dominant de la lésion.

Au point de vue macroscopique le pylore hypertrophié se présente avec l'aspect d'une *tumeur* allongée, tantôt cylindrique, tantôt ovoïde, régulière, lisse, ayant une coloration un peu plus pâle que les parties adjacentes de l'estomac et de l'intestin. Son extrémité duodénale est indiquée par un ressaut, toujours très net. Du côté de l'estomac, un sillon marque parfois son origine, mais assez souvent la tumeur se continue insensiblement avec les parois de l'organe. Son volume est à peu près celui d'une olive, d'une noisette, d'une petite cerise, selon les comparaisons que l'on rencontre habituellement dans les observations. Sans vouloir entrer dans le détail des chiffres, nous dirons que la tumeur pylorique atteint, dans les cas typiques, une longueur de 2 centimètres et demi à 3 centimètres, pour une épaisseur d'environ 1 centi-

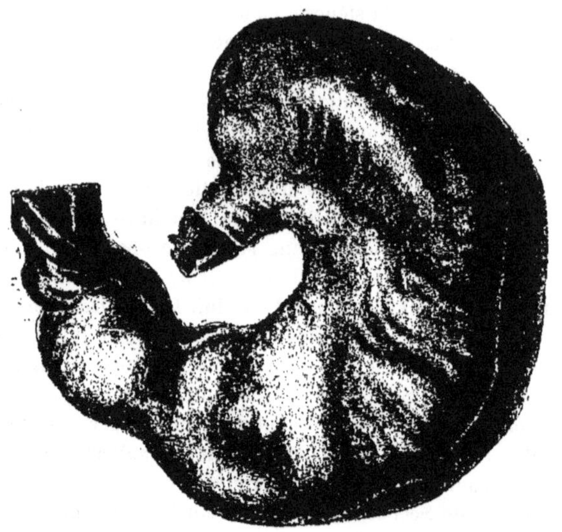

Fig. 3. — Pièce de Ashby (*Archives of Ped.*, 1897, fig. 1, p. 499). Estomac vu par sa face antérieure, grandeur naturelle. — Garçon de 7 semaines ayant commencé à vomir à la deuxième semaine.

mètre et demi. Un caractère important de cette tumeur est sa *dureté*, sur laquelle les chirurgiens insistent particulièrement et qui rappelle la consistance du cartilage, des tumeurs squirrheuses, etc.

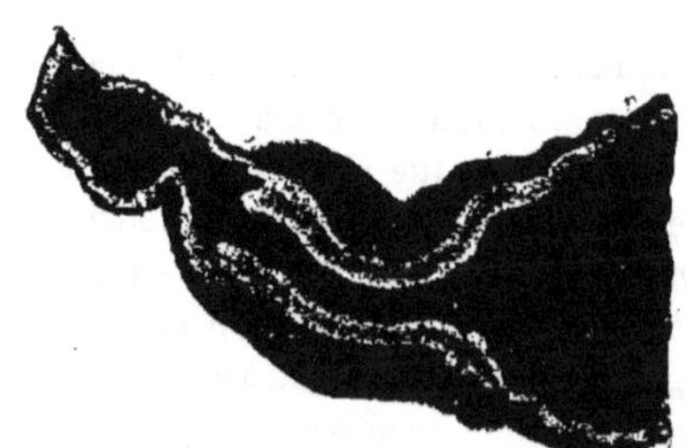

Fig. 4. — Pièce de Ashby (*Archives of Ped.*, 1897, fig. 2, p. 501). Coupe longitudinale du pylore. — Grandeur naturelle.

On se rend bien compte de sa constitution sur une coupe transversale, passant par son milieu *(fig. 6 et 9)*. Au centre, on voit une lumière étroite, étoilée, car le canal intérieur est rétréci par des replis muqueux dont nous verrons plus loin l'intérêt. A la périphérie, se trouve un tissu blanc, légèrement nacré, souvent traversé par de fins tractus conjonctifs visibles à l'œil nu, et qui répond pour la plus grande part à la musculature atteinte d'hypertrophie.

Le *calibre* du canal pylorique est ordinairement très diminué. Il n'est souvent perméable que pour des sondes très fines. Cependant, dans un certain nombre d'observations, il est dit que le pylore admet un crayon, l'extrémité du petit doigt (Hirschsprung). Pfaundler, qui a mesuré avec soin dans deux cas le diamètre du canal pylorique, a trouvé des chiffres voisins de la normale, et il en conclut que si on pouvait tabler sur ce petit nombre de faits, il faudrait admettre « qu'il n'y a pas de rétrécissement dans la pylorosténose de Hirschsprung ». Ibrahim, en 1908, a exprimé une opinion analogue.

De cette discussion résulte que le rétrécissement du canal pylorique peut présenter des degrés très différents, si l'on se place exclusivement sur le terrain anatomique. Il en est tout autrement lorsqu'on fait intervenir certains facteurs qui jouent, *in vivo*, un rôle incontestable.

La longueur de la traversée pylorique et l'inextensibilité des parois (Pfaundler) sont déjà une cause sérieuse de gêne pour le transit du contenu stomacal. La contracture de la musculature hypertrophiée représente pour nous un obstacle important. Cette contracture s'explique très logiquement en raison des excitations nombreuses qui sollicitent le jeu du sphincter hypertrophié (érosions muqueuses juxtapyloriques, gastrite, hyperacidité secondaire). D'ailleurs, presque tous les auteurs sont d'accord pour faire une large place au spasme, et nous verrons l'intérêt de cette notion au point de vue thérapeutique.

Un autre facteur joue également à notre avis un rôle considérable : c'est le soulèvement ou le plissement exagéré de la *muqueuse*, au niveau de la partie rétrécie.

On peut dire que presque tous les auteurs ont été frappés par la conformation particulière de la muqueuse, soit au niveau des orifices du canal pylorique, soit dans le trajet même de ce canal.

Du côté du duodénum, il existe constamment un bourrelet circulaire saillant, au centre duquel est placé l'orifice intestinal du canal pylorique. L'ensemble appelle la comparaison aujourd'hui classique du col de l'utérus au fond du vagin. Cette disposition n'a pas une très grande importance au point de vue qui nous intéresse ; il en est autrement d'une conformation analogue que l'on constate parfois au niveau de l'orifice stomacal du canal pylorique (voir la pièce de Guillemot, *fig.* 5). Ainsi, dans une observation due à Bendix, il est dit que le bourrelet muqueux est développé à ce point qu'il vient fermer l'orifice pylorique, à la manière d'une soupape. Finkelstein, Mc Caw et Campbell ont noté une disposition analogue. Parfois le bourrelet est moins développé ; dans le cas de Simonsohn, il s'agit d'un pli transversal ayant l'aspect d'un polype de la muqueuse.

Dans la traversée pylorique, le plissement de la muqueuse est constant. Le plus souvent, il s'agit de véritables plis qui représentent en somme l'exagération de l'état normal. Il semble que la muqueuse,

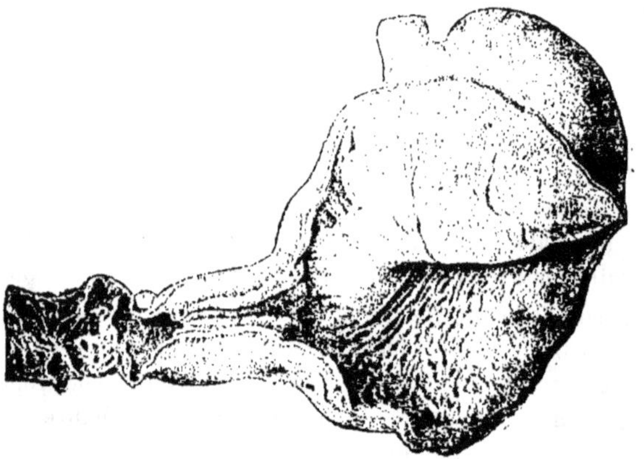

FIG. 5. — PIÈCE DE GUILLEMOT.
Garçon de 47 jours, ayant vomi dès la naissance. 4/5 de grandeur naturelle, environ.

enserrée par un anneau épais et rigide, est trop ample ou pas assez élastique pour épouser simplement les parois du canal pylorique. Elle forme alors soit un seul pli longitudinal — comme dans le cas de Morse, Murphy et Wolbach, de qui nous reproduisons le dessin, *fig.* 6, — soit, plus souvent, de nombreux plis (six dans un cas de Hirschsprung) qui, en s'adossant et en s'intriquant, tendent à oblitérer la lumière pylorique.

En dehors des plis longitudinaux, il faut signaler des saillies dues soit à la prolifération excentrique de la musculature hypertrophiée (cas de Cautley et Dent, *fig.* 7, dans lequel il existait un soulèvement longitudinal ayant l'aspect du *veru montanum*), soit au relief anormal causé par la présence d'un fragment de pancréas aberrant (Dent). Enfin on a observé la prolifération polypeuse de la muqueuse (Arreger).

En résumé, il s'agit de toute une série d'obstacles pariétaux qui concourent à parfaire le rétrécissement de la lumière pylorique. Leur

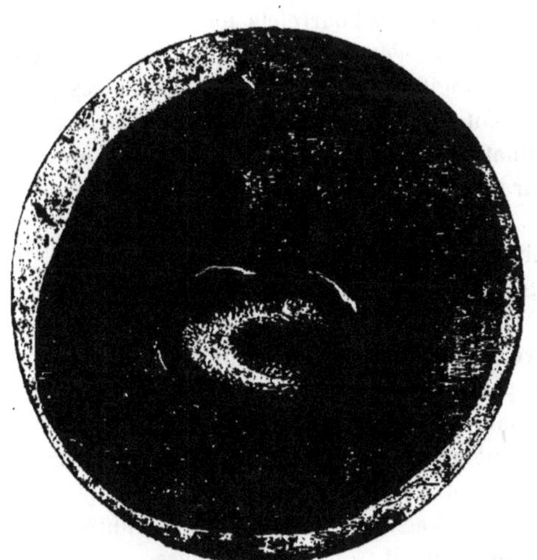

FIG. 6. — Pièce de Morse, Murphy et Wolbach (*Boston med. a surg. J.*, 1908, vol. 158. fig. 4, p. 480).

Garçon ayant commencé à vomir au début de la troisième semaine. — Gastro-entérostomie à 48 jours. Mort accidentelle six mois et demi plus tard. — Coupe transversale, par le milieu de la région pylorique.

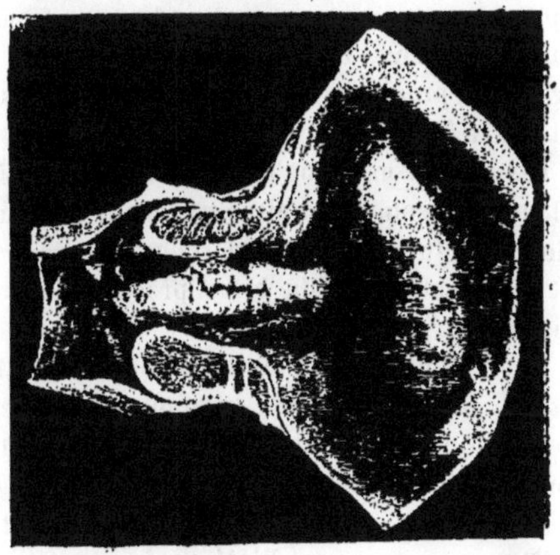

FIG. 7. — Pièce de Cautley et Dent (*Medico-chirurgical Trans.*, 1903, pl. 1).
Pylore sectionné longitudinalement. — Sujet de 11 semaines. — Grandeur naturelle

importance ne peut être suffisamment appréciée par les investigations anatomiques, sauf pour les bourrelets formant soupape ou les larges saillies musculaires. Si l'on veut se rendre compte du rôle que jouent les plis muqueux longitudinaux, si souvent rencontrés par les auteurs, il faut se représenter l'état de la muqueuse *in vivo*, alors que la tuméfaction inflammatoire (cf. Finkelstein) intervient pour donner à cette cause secondaire d'occlusion toute son ampleur.

Pour en finir avec l'étude macroscopique des lésions de la sténose hypertrophique, nous devons dire quelques mots du duodénum et de l'estomac.

Le plus souvent, le *duodénum* ne prend aucune part à la lésion et la minceur de ses parois offre un contraste frappant avec le volume considérable de la zone hypertrophiée à laquelle elle fait suite, sans transition. Dans un certain nombre d'observations cependant, on a signalé la participation du duodénum à l'hypertrophie, sur une longueur qui n'excède pas 2 centimètres (Finkelstein, Still, Ibrahim, Cunningham, Sarvonat).

Quant à l'*estomac*, il est très fréquent d'observer l'épaississement de ses parois, tout au moins dans la région juxta-pylorique (*fig.* 5). Assez souvent, cette augmentation de volume s'étend à tout l'organe. Macroscopiquement déjà, on se rend compte que cet épaississement anormal est dû principalement à l'hypertrophie des couches musculaires qui se continue insensiblement avec l'hyperplasie de la musculature pylorique. Ibrahim, qui a attiré un des premiers l'attention sur ce fait, en attribue l'origine à un phénomène de compensation dont on trouve l'analogue pour d'autres muscles creux. L'hypertrophie musculaire de l'estomac représente pour lui un processus de guérison de la sténose. A côté de cette interprétation, il faut faire place à l'opinion de ceux qui considèrent cet état de l'estomac comme de même nature que la lésion pylorique. Citons également la conclusion tirée par Weill et Péhu d'une étude anatomo-pathologique que nous discuterons plus loin : pour eux, l'épaississement stomacal serait dû à un processus inflammatoire, à une véritable gastrite pariétale totale.

Une question intéressante de ce chapitre d'anatomie pathologique est celle de la *dilatation de l'estomac* dans la sténose de Hirschsprung.

A priori, il semble que la dilatation gastrique devrait être un phénomène constant ou du moins très fréquent. En réalité, il n'en est pas tout à fait ainsi, et il ressort de la lecture des observations où l'état de l'estomac est consigné, que l'organe est souvent dilaté, parfois à peu près normal ou même inférieur à la normale[1].

1. Lorthioir explique de la façon suivante l'absence éventuelle de dilatation

Le degré de dilatation est apprécié fréquemment d'une façon sommaire, les observateurs se contentant de dire, sans plus de détails, que l'estomac est « dilaté ou très dilaté ». Assez souvent, on trouve indiqués les résultats de la mensuration des différents diamètres de l'estomac et plus rarement des données volumétriques, qui permettent seules une appréciation exacte de l'ectasie.

Malgré le petit nombre des mesures volumétriques, il est impossible de ne pas tenir compte des estimations approximatives inscrites dans de nombreux protocoles d'autopsie, lorsque les auteurs parlent d'une « très grande dilatation de l'estomac », par exemple. Ainsi, dans un des cas de Simonsohn, Grawitz note que « l'estomac s'étend d'une ligne axillaire à l'autre ». Blackkader signale, de son côté, que « l'estomac occupe tout l'abdomen ». De même dans les observations de Ponfick, de Fisher et Neild, de Feer, de Simmonds, l'ectasie gastrique mesurée ou non est indéniable. Pfaundler (1909), qui a étudié avec soin la capacité de l'estomac dans un cas, donne un chiffre qui s'élève bien au-dessus de la normale (338 centimètres cubes sous une pression d'eau de 30 centimètres, alors qu'un estomac d'enfant du même âge ne dépasse pas 210 centimètres cubes). Il n'est donc pas possible de souscrire à l'opinion d'Ibrahim (1908), lorsqu'il dit que, dans la règle, l'estomac n'est pas dilaté.

Quand la capacité stomacale est diminuée, elle peut atteindre la moitié de la normale (un cas d'Ibrahim). Rosenhaupt parle d'un cas où l'estomac était extrêmement réduit de volume.

L'antre pylorique d'un côté, l'extrémité inférieure de l'œsophage de l'autre, subissent parfois le contre-coup de la gastrectasie et se dilatent d'une façon notable, comme Pfaundler et Hecker l'ont remarqué avec d'autres pour la région antrale, et Beardsley, Hirschsprung, Thomson, Fletcher, Pritchard, etc., pour l'œsophage.

Il nous reste à dire quelques mots de l'*état de la muqueuse gastrique* Dans la règle, elle n'est pas sensiblement altérée. Parfois, cependant, elle montre des traces d'irritation, d'inflammation (Finkelstein). On a noté aussi des érosions légères, de petites hémorragies, plus rarement de véritables ulcérations (Morison, Wernstedt, Feer). L'inconstance de ces lésions ne permet pas de leur faire jouer un rôle très important et il est certain qu'il s'agit d'altérations secondaires, en rapport avec la gastrite qui complique assez fréquemment la sténose pylorique.

gastrique chez le nouveau-né : « Le cardia ne possède pas une tonicité assez marquée pour résister à l'effort des fibres musculaires de l'estomac, et quand les mouvements péristaltiques se produisent pour chasser les liquides dans le duodénum, c'est le cardia qui cède et le vomissement se produit. »

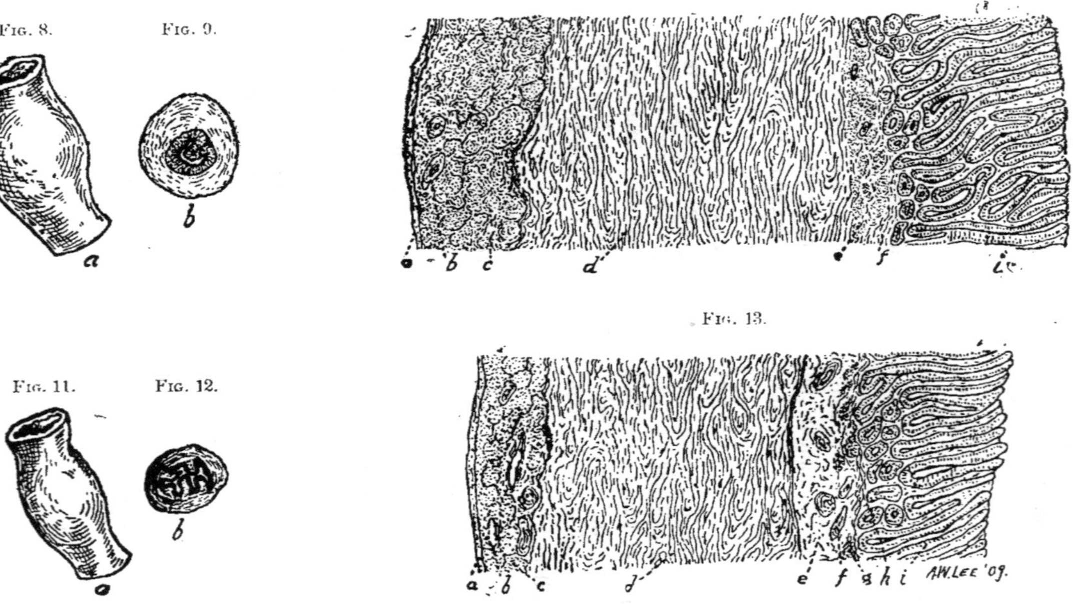

Fig. 8 à 13. — Pièces de A. W. Lee (*California state J. of med.*, août 1909, p. 284).

Fig. 8, 9, 10, pylore d'un garçon observé par Spalding (début des vomissements à la fin de la 3e semaine, mort vers 40 jours).
Fig. 11, 12, 13, pylore d'un enfant normal de même âge, destiné à fournir des points de comparaison. Les figures correspondantes sont à la même échelle.
Fig. 8 et 11, vue extérieure du pylore. D = 5/4; Fig. 9 et 12, coupe transversale par le milieu du pylore. D = 5/4.
Fig. 10 et 13, coupes microscopiques transversales D = 25/1 env. *a*) séreuse; *b*) vaisseau sanguin; *c*) couche musculaire longitudinale; *d*) couche musculaire circulaire; *e*, *f*) sous-muqueuse et muscularis mucosæ, *g*, *h*) fibres circulaires et longitudinales de la muscularis mucosæ *i*) muqueuse.

L'*examen histologique*, montre que la lésion essentielle de la sténose pylorique réside, dans l'hypertrophie de la musculature. Il ne s'agit nullement de tumeur, de myome, comme on l'a prétendu, mais d'*hypertrophie simple*, *numérique*, se traduisant par une augmentation du nombre de faisceaux musculaires au niveau des deux couches, augmentation en général plus prononcée dans la couche circulaire que dans la couche longitudinale (*fig. 10 et 11*). D'après Bernheim-Karrer, il y aurait parfois hyperplasie vraie, en ce sens que les noyaux des fibres et les fibres elles-mêmes accuseraient un volume supérieur à la normale.

Pous fixer les idées, nous citerons les chiffres suivants empruntés à Ibrahim : sur un pylore normal, les deux couches musculaires atteignent au niveau de la valvule 1 millimètre et demi environ, tandis que dans le cas observé, leur épaisseur était de 3 millimètres en chiffres ronds, soit le double.

Dans la grande majorité des cas, l'hypertrophie porte, à peu de chose près, exclusivement sur les couches musculaires. Cependant, on a signalé la participation des autres tuniques (Peden, Meltzer, Dorning, Larkin, Thomson, Still, Rolleston et Hayne). C'est la sous-muqueuse qui paraît le plus souvent augmentée d'épaisseur. Réti a constaté l'hypertrophie de la muqueuse. Par contre Wernstedt, dont les examens ont porté sur un matériel considérable, n'a pas observé l'épaississement des tuniques autres que la musculaire, et Ibrahim (1908) conteste la généralisation de l'hypertrophie, en mettant en garde contre l'illusion que peut donner l'obliquité des coupes.

Une question intéressante est celle du rôle joué par l'*élément inflammatoire* dans la sténose de Hirschsprung.

D'assez nombreuses observations montrent que la muqueuse peut être enflammée au niveau du canal pylorique et parfois à distance de la zone sténosée. Le plus souvent il s'agit de gastrite catarrhale, parfois de gastrite avec infiltration glandulaire (Finkelstein, Schwytzer, Rolleston et Hayne, Bernheim, Cautley, Bendix, Sarvonat, Dorning, Rolleston et Crofton-Atkins, etc.). Dans d'autres cas, la sous-muqueuse paraît atteinte. Ainsi Lee a vu la disparition du tissu aréolaire qui sépare la musculaire de la muqueuse et son remplacement par un tissu dense.

Un petit nombre d'observations signale des lésions plus profondes et plus diffuses encore. Audry et Sarvonat (examen de Paviot et Porot) remarquent, dans leur cas, que « les signes d'une inflammation subaiguë sont évidents », et les auteurs notent la présence de cellules fusiformes et de cellules rondes dans l'interstice des fibres longitudinales, ainsi que dans la sous-muqueuse et la muscularis mucosæ. Les vaisseaux et les bourgeons interglandulaires sont entourés par les mêmes éléments. Nové-

Josserand et Péhu ont fait des constatations analogues (examen histologique de Bériel et Cordier). Dans leur observation, il y avait de médiocres lésions de la muqueuse, mais par contre une infiltration marquée des espaces inter-glandulaires, avec sclérose, épaississement très prononcé de la sous-muqueuse, qui présentait des foyers de petites cellules inflammatoires. En outre, épaississement de la muscularis mucosæ, infiltration péri-vasculaire au niveau des couches musculaires. La séreuse était elle-même atteinte, plus peut-être que les autres couches. En résumé, il y avait une inflammation pariétale totale, avec hyperplasie de tous les tissus de la paroi. La lésion s'étendait au-delà du pylore.

Weill et Chalier ont signalé également l'état inflammatoire subaigu, combiné à l'hypertrophie des couches gastriques, et Viannay et Thiollier (examen de Savy) ont relevé des lésions analogues.

Au contraire, Wernstedt et bien d'autres n'ont pas rencontré de lésions inflammatoires appréciables. Dans un cas personnel à l'un de nous (*fig. 11*) et que nous relatons ultérieurement, l'absence de tout processus inflammatoire était manifeste.

Ces lésions sont donc *inconstantes* et il est difficile de leur faire jouer un rôle important dans la pathogénie de la sténose hypertrophique. Les altérations de la muqueuse n'ont pas d'ailleurs été considérées par la majorité des auteurs qui les ont observées comme des lésions primitives : ce sont des *altérations secondaires*, développées sous l'influence d'une des complications de la sténose pylorique, la gastrite. Limité à la muqueuse dans le plus grand nombre des cas, le processus inflammatoire peut gagner en profondeur et s'étendre à toutes les tuniques de l'estomac, sans perdre ses caractères de phénomène purement secondaire.

Il nous reste à signaler un autre ordre de lésions dont l'intérêt est très grand au point de vue pathogénique. Elles ont été observées par Dent et par Torkel. Dent a trouvé au dessous de la muqueuse, dans le canal pylorique, un fragment de pancréas aberrant. Torkel, dans un cas où le pylore formait une tumeur volumineuse constituée par l'hypertrophie de la musculature, avec un certain degré d'hyperplasie muqueuse sans trace d'inflammation, a constaté l'existence d'amas glandulaires anormaux, situés au-dessous de la sous-muqueuse et dans l'épaisseur même de la couche circulaire de fibres lisses. Les éléments glandulaires revêtaient le type des cellules claires et des cellules sombres. Torkel estime qu'il ne s'agissait ni d'un adénome, ni d'un adénomyome, et il considère ces amas glandulaires comme appartenant à des glandes de Brünner aberrantes.

En résumé, les cas de Dent et de Torkel montrent qu'on peut trouver, au niveau de la lésion classique de la sténose hypertrophique, de véritables inclusions fœtales[1].

En dehors de l'estomac, nous ne possédons pas de documents sur l'état des autres régions du tractus digestif et en particulier des glandes annexes. L'intestin est d'ordinaire remarquablement affaissé et rétracté, mais nous ne savons pas s'il est véritablement en voie d'atrophie. Il serait d'autre part utile de rechercher si le pancréas ne présente pas quelque lésion, certains auteurs ayant attiré l'attention sur l'insuffisance pancréatique post-opératoire, qui se traduit par des troubles digestifs et de la glycosurie et constitue une complication grave de l'intervention.

Nous terminerons cette revue en rappelant que différents observateurs ont eu l'occasion d'examiner l'estomac d'enfants morts accidentellement après avoir présenté tous les les signes d'une sténose pylorique, guérie cliniquement depuis plusieurs mois.

Nous possédons actuellement trois cas bien observés : ceux de Batten, d'Ibrahim et de Bloch-Wernstedt. On pourrait y ajouter les faits rapportés par Freund et par de Monchy, mais la guérison clinique ne remontait qu'à trois semaines pour l'un, à deux semaines pour l'autre, ce qui paraît insuffisant. Dans l'observation de Batten, tous les symptômes de sténose avaient disparu depuis cinq mois, et l'enfant étudié par Ibrahim était guéri depuis huit mois et demi.

La constatation capitale qui résulte des autopsies faites dans ces conditions, c'est la *persistance des lésions de l'hypertrophie pylorique, avec tous ses caractères.*

Dans le cas d'Ibrahim, l'hypertrophie s'étendait à l'estomac tout entier. C'est ce qui a permis à l'auteur d'admettre la guérison de la sténose pylorique par une hypertrophie stomacale compensatrice.

Le fait que des nourrissons ont pu vivre longtemps, sans troubles digestifs, avec l'apparence d'enfants normaux, tout en conservant un rétrécissement du pylore, est des plus importants. C'est à notre avis la démonstration de la thèse que nous soutenons, à savoir que dans la sténose hypertrophique la lésion organique n'est pas tout, et qu'il faut faire une large place aux facteurs secondaires, tels que le spasme et la tuméfaction des plis muqueux. Il est donc facile de comprendre pourquoi et comment la sténose hypertrophique peut ne se manifester que longtemps après la naissance, et de répondre par là à une des objections les plus sérieuses élevées contre la théorie de la malformation congénitale. Enfin, une autre conclusion découle de ces constatations anatomiques.

1. Wernstedt et Ibrahim ont contesté l'observation de Torkel, mais à tort selon nous.

On a prétendu que la sténose hypertrophique ne pouvait pas guérir sous l'influence d'un traitement purement médical, et on a considéré les cas traités médicalement avec succès comme n'appartenant pas à la sténose de Hirschsprung. Cette opinion n'est plus soutenable après ce que nous venons de dire.

PATHOGÉNIE.

La pathogénie de la pylorosténose congénitale hypertrophique est encore très discutée.

Rappelons tout d'abord que la réalité de la lésion essentielle, l'hypertrophie musculaire, n'a pas été admise sans difficultés. En 1898, en effet, Pfaundler a montré qu'on pouvait trouver, chez des enfants morts d'affections diverses, un état anatomique rappelant *en tous points* celui de la sténose de Hirschsprung : tumeur pylorique, plicature de la muqueuse, épaississement macro- et microscopique des couches musculaires, etc... Mais cet état anatomique ne constitue qu'une apparence de lésion. Si l'on soumet, en effet, l'estomac à une pression d'eau de 30 centimètres, la prétendue tumeur pylorique s'efface et la région qui paraissait le siège d'une lésion reprend son aspect normal. Pour Pfaundler, il s'agit d'un état de contracture musculaire fixé par l'agonie (*estomac hémisystolique*).

Les idées de Pfaundler ont eu un grand retentissement : elles ont été adoptées par beaucoup d'auteurs et ont contribué à faire douter de la réalité de l'hypertrophie pylorique, dans la sténose décrite par Hirschsprung.

Que l'état anatomique signalé par Pfaundler soit réel, cela n'est pas douteux, et bien que Weill et Péhu l'aient cherché sans succès dans une vingtaine de cas, l'estomac « hémi-systolique » n'est pas rare, si l'on s'en rapporte à Wernstedt qui a eu l'occasion d'en observer des exemples typiques. Mais de profondes différences séparent l'hypertrophie vraie de la pseudo-hypertrophie, réalisée par le mécanisme de la contracture agonique. Dans la sténose de Hirschsprung, il y a une augmentation *en masse* de la région pylorique, augmentation appréciable volumétriquement (Pfaundler lui-même, 1909), alors que la contracture ne peut entraîner qu'un changement de forme. La véritable tumeur pylorique atteint une dureté que le spasme ne peut simuler. Elle ne cède pas à une pression d'eau de 30 centimètres. L'épaisseur de ses parois est bien supérieure à celle que l'on rencontre en cas d'estomac hémi-systolique. Beaucoup de chirurgiens ont tenu cette tumeur entre leurs mains et ont pu constater *in vivo* tous ses caractères. Enfin, l'hyperplasie des fibres lisses et de leurs noyaux (Bernheim-Karrer), l'inflammation parfois constatée de la muqueuse et des autres tuniques est incompatible avec l'idée que nous nous faisons d'un muscle simplement contracturé. Aujourd'hui, d'ailleurs, Pfaundler est revenu sur ses premières conclusions et il accepte, pour une partie des faits au moins, la conception de Hirschsprung, ce qui nous dispensera de nous étendre plus longtemps sur cette question préjudicielle.

La réalité de l'hypertrophie dans la sténose de Hirchsprung étant établie d'une façon définitive, il nous faut examiner maintenant les théories qui ont été proposées pour en expliquer la nature et le développement.

On peut ramener ces théories à trois principales :

1° La théorie du *spasme hypertrophiant.*

2° La théorie de la *malformation congénitale.*

3° La théorie de la *néoformation inflammatoire.*

La première théorie, celle du *spasme hypertrophiant*, soulève une série d'objections.

Tout d'abord, comme le fait remarquer Sarvonat, il n'est pas certain que le spasme d'un sphincter puisse en amener l'hypertrophie : « Dans les cas où la sténose pylorique semble avoir évolué depuis l'enfance jusqu'à l'âge adulte, on devrait trouver des lésions énormes, car on ne voit pas pourquoi l'hypertrophie s'arrêterait dans sa marche. Au contraire, les pylores observés par Rosenheim, Landerer, Leclerc présentaient une hypertrophie plutôt modérée, et leurs lésions semblaient plutôt tendre vers l'évolution fibreuse. Bien des auteurs admettent que l'hyperchlorhydrie s'accompagne de spasme pylorique; cet état dure parfois des années, et cependant n'entraine pas d'hypertrophie du pylore (Rolleston). »

D'autre part, si toutefois ce qui est vrai du muscle strié l'est également du muscle à fibres lisses, on devrait constater une hyperplasie des fibres pyloriques et non une hypertrophie numérique, car l'hypertrophie musculaire ne crée pas de nouvelles fibres et ne fait que développer celles qui existaient.

Mais admettons pour un instant que cette « hypertrophie de travail » soit possible ; il reste à déterminer la cause du spasme qui l'a créée.

Nous connaissons en pathologie gastrique l'action spasmogène des ulcérations juxta-pyloriques, de l'hyperchlorhydrie, de la gastro-succorrhée. Mais justement ces différentes causes sont inconstantes dans la sténose de Hirschsprung.

En l'absence d'un désordre fonctionnel ou organique constant, l'on s'est alors rabattu sur le système nerveux et plusieurs auteurs ont mis en avant l'hypothèse d'une névrose. Pour Thomson, il s'agirait d'un défaut de coordination entre le fonctionnement de l'estomac et celui du pylore. Pfaundler (1909) admet l'intervention d'une réflectivité exagérée ayant son point de départ au niveau du duodénum.

Ces hypothèses soulèvent différentes objections. Si l'on admet le fonctionnement anormal du pylore, dès la naissance, comment expliquer l'absence de tout phénomène morbide pendant les trois ou quatre premières semaines?

De plus, une hypertrophie musculaire demande un certain temps pour se réaliser. Comment alors comprendre les cas où la tumeur pylorique a été constatée, au cours d'une intervention, le huitième ou le quatorzième jour de l'existence (Cheney, Scudder)? On a même vu plus précocement encore l'hypertrophie pylorique, puisque Grawitz, qui a fait l'autopsie de l'enfant observé par Simonsohn, a trouvé la lésion caractéristique trente-six heures seulement après la naissance.

L'importance de cette dernière objection n'avait pas échappé à Thomson, qui avait eu lui-même l'occasion d'observer un enfant de vingt jours, mort de sténose hypertrophique. Aussi a-t-il émis une nouvelle hypothèse, qui permet d'éluder la difficulté; il suppose que le spasme débute pendant la vie intra-utérine et se développe sous l'influence de la déglutition du liquide amniotique par le fœtus. Nous n'insisterons pas sur le côté très problématique de cette vue de l'esprit.

En faveur de la deuxième théorie, celle de la *malformation congénitale*, on peut faire valoir d'assez solides arguments.

Tout d'abord, la *congénitalité* de l'affection nous paraît s'appuyer sur des preuves importantes.

La date d'apparition des vomissements marque le début clinique de la maladie, et il est légitime d'admettre que la lésion anatomique est déjà constituée au moment où se montre ce premier symptôme. Or, sur 266 cas étudiés par Ibrahim (1908), 53 fois les vomissements ont débuté du *premier au quatrième jour* et 24 fois à *la fin de la première semaine*. La lésion existe donc certainement dès la naissance.

Mais il y a mieux; la constatation directe de l'hypertrophie pylorique a été faite sur un nouveau-né. Dans le cas de Simonsohn, dont nous avons déjà parlé, Grawitz a trouvé, en effet, le pylore dur au toucher, imperméable à l'eau introduite par l'estomac. Au microscope, hypertrophie musculaire très marquée; les parois avaient 5 millimètres et demi d'épaisseur. La muqueuse était épaisse et montrait des traces d'inflammation catarrhale. Or, l'enfant n'avait vécu que trente-six heures.

Enfin, Dent a observé un fait qui établit d'une façon péremptoire la congénitalité de la sténose hypertrophique. Il a trouvé la lésion caractéristique chez un fœtus de six à sept mois[1]. Nous citerons ici les termes mêmes de la communication qu'il a bien voulu faire à l'un de nous et dont il est inutile de souligner l'intérêt, en raison de la compétence indiscutable de l'auteur : « As an instructive curiosity, it may be interesting to you to know that I have a specimen taken from a 6 or 7 months fœtus, wich shows the hypertrophied condition of the pyloric canal in a very marked degree. There can be no doubt in that case at any rate of the truly congenital nature of the affection. »

Les auteurs qui n'admettent pas la nature congénitale de la sténose hypertrophique s'appuient sur la fréquence du début tardif. Pour eux, il est difficile de comprendre qu'un rétrécissement organique puisse rester latent pendant plusieurs semaines.

L'argument ne nous paraît pas sans réplique. Les autopsies faites par Ibrahim, Batten, Bloch, ont montré d'une façon indiscutable que la lésion pouvait demeurer silencieuse pendant de longs mois. A notre avis, il est légitime d'appliquer cette conclusion à la sténose débutante, ce qui permet de comprendre la période latente, cet « intervalle libre », qui paraît inexplicable aux adversaires de la malformation congénitale. Seules, les sténoses serrées se manifestent très précocement ; les autres, qui comportent une imperméabilité pylorique relative, ne se dénoncent qu'au moment où intervient une cause qui augmente l'imperméabilité : pylorospasme, tuméfaction inflammatoire, etc.

On peut donc, croyons-nous, considérer la congénitalité de la lésion comme démontrée. Mais s'agit-il bien d'une *malformation*?

Dans un cas que Dent a communiqué à l'un de nous, la tumeur pylorique était en partie constituée par un fragment de pancréas aberrant. Ici la malformation — ou plutôt la monstruosité — paraît certaine.

Le cas de Torkel est très important pour notre thèse, puisque cet auteur a constaté, dans les couches musculaires hypertrophiées, la présence de glandes de Brünner aberrantes. On peut dire que dans le cas de Torkel la malformation est, pour ainsi dire, saisie sur le fait.

Mais de semblables découvertes sont encore trop rares pour étayer de preuves irréfutables la théorie de la malformation. Jusqu'ici, en somme, cette théorie est surtout basée sur des arguments d'analogie, sur des probabilités et des hypothèses.

Un des principaux arguments invoqués est la coexistence assez fréquente de la pylorosténose avec diverses malformations : atrésie de l'anus (Ashby) ; kyste cérébral (Cautley) ; pied-bot congénital (Grüneberg) ; main-bote et cryptorchidie bilatérale (Heubner) ; hypospadias

1. Ce cas a été publié depuis par Dent (1907) ; Ibrahim en parle (1908, p. 233), mais il traduit *fœtus* de sept mois par *enfant* de sept mois, ce qui transforme un fait très important en une constatation banale.

(Meusnier); soudure des orteils, hydronéphrose et dilatation des uretères (Stiles); raccourcissement congénital du mésentère (Schotten-Braun); sténose de l'S iliaque et du colon transverse (Schwytzer); dilatation avec hypertrophie du rectum et de l'S iliaque (Stern); double pied valgus (Simonsohn, 1er cas); persistance du trou de Botal (Simonsohn, 2e cas); hernie du cœcum (Fredet), etc.

Le caractère familial de la maladie est également un argument d'assez grande valeur. Il s'appuie sur les observations d'Ashby, de Freund, de Köppen, d'Ibrahim, de Grisson, de Heubner, de Rosenhaupt, de Bommers, d'Oliver, auxquelles nous ajouterons celle de Viannay et Thiollier. En général, il s'agit de frères et de sœurs; Heubner aurait observé la maladie chez la mère et la fille. Les cas familiaux paraissent avoir une gravité particulière. Heubner a vu trois sœurs succomber.

On a essayé d'aller plus loin et de donner une explication phylogénique ou ontogénique de la malformation. Ainsi, Flynn et Murray ont émis l'hypothèse d'un retour à l'état atavique, l'estomac de certains édentés (voir Owen) présentant une disposition qui rappelle le pylore des petits sténosés.

Ibrahim a proposé une explication qui a le mérite de s'appuyer sur des faits anatomiques. Il a rencontré chez trois prématurés, ayant survécu quelques semaines, une conformation de la région pylorique rappelant la sténose hypertrophique, et il s'est demandé s'il n'existe pas une phase du développement de l'estomac pendant laquelle le pylore l'emporte sur le reste de l'organe. Fröhlich a exposé des considérations analogues, mais Wernstedt d'une part, Cunningham de l'autre, ont fait des constatations contraires et la question reste en suspens.

La troisième théorie, celle de la *néoformation inflammatoire*, est de date récente. Elle a vu le jour au congrès de Budapesth, en septembre 1909, et vient d'être exposée à nouveau par ses auteurs, MM. Weill et Péhu.

Cette théorie est basée sur un groupe de quatre observations (en y comprenant le cas de Porot, rapporté par Sarvonat, mais contesté par Ibrahim). On pourrait y joindre, à notre avis, le cas intéressant de Viannay et Thiollier.

Dans toutes ces observations existe un fonds commun, la présence d'un processus inflammatoire diffus, frappant toutes les tuniques de l'estomac. On a, disent MM. Weill et Péhu, « l'idée d'une gastrite pariétale diffuse, d'un processus rappelant en tous points la linite plastique de Brinton, réserves faites sur la nature de cette maladie ». Et plus loin : « notre opinion ferme, touchant la nature histologique de la maladie, est donc qu'il s'agit d'une gastrite, d'acuité et d'étendue variables; que les symptômes de sténose ne sont pas primitifs, mais secondaires à l'hyperplasie pariétale. » Ils concluent que, « si leur conception était adoptée, il serait plus légitime de dire que la maladie de Hirschsprung est un syndrome; que la sténose par hypertrophie musculaire est conditionnée par le développement d'une gastrite, au sens anatomo-clinique du mot ».

Qu'il y ait parfois inflammation catarrhale et même interstitielle de la muqueuse, dans la sténose de Hirschsprung; que l'on ait pu rencontrer un état fibreux de la sous-muqueuse, personne ne le nie, et nous avons fait nous-mêmes à l'inflammation ainsi qu'à la sclérose la part qui leur revient, dans le chapitre d'anatomie pathologique. Mais il s'agit là, comme nous l'avons dit, de lésions inconstantes, et la grande majorité des auteurs, qui ont étudié la sténose hypertrophique dans des travaux d'ensemble, insistent sur l'absence d'altérations inflammatoires importantes.

Pour n'en citer que quelques-uns, Ibrahim dit à propos de son premier cas, celui là-même que MM. Weill et Péhu évoquent comme favorable à leur thèse, parce qu'il y avait de légères adhérences entre l'estomac et la paroi abdominale antérieure : « les autres couches ne montrent aucune altération, aucune vascularisation anormale, aucune infiltration cellulaire. » D'ailleurs Ibrahim avait eu soin de faire remarquer, quelques lignes plus haut, que les adhérences n'intéressaient pas le pylore et, pour lui, cette lésion dont il ne pouvait proposer aucune interprétation satisfaisante n'avait, en tout cas, pas de rapport avec la sténose hypertrophique.

Nous rappellerons que Wernstedt a pratiqué l'examen histologique très soigneux de seize cas et qu'il n'a constaté aucune modification anormale de la muqueuse, ni de la sous-muqueuse. Nous pourrions citer nombre d'observations analogues, où il est dit expres ément qu'il n'y a pas trace de processus inflammatoire.

Pour ne pas allonger inutilement cette discussion, nous nous bornerons à rappeler le cas observé par l'un de nous en 1907 (*fig*, *14*). L'examen histologique des pièces a été fait par M. Géry, et tout récemment nous avons étudié de nouveau les préparations avec lui, en recherchant soigneusement les lésions inflammatoires. Voici la note que nous a remise M. Géry : « Muqueuse normale, à part la chute de l'épithélium de surface (phénomène de cadavérisation). Pas d'infiltration du chorion. Les plis longitudinaux sont uniquement formés par la muqueuse et la sous-muqueuse. La muscularis mucosæ est, par places, épaissie. La sous-muqueuse est d'épaisseur normale et contient des vaisseaux parfaitement normaux, sans trace d'inflammation. Elle est composée de fibres de collagène assez serrées, avec de très nombreuses fibres élastiques. Les cellules conjonctives sont en nombre normal et ne présentent pas de réaction inflammatoire. Pas de diapédèse. La sous-muqueuse

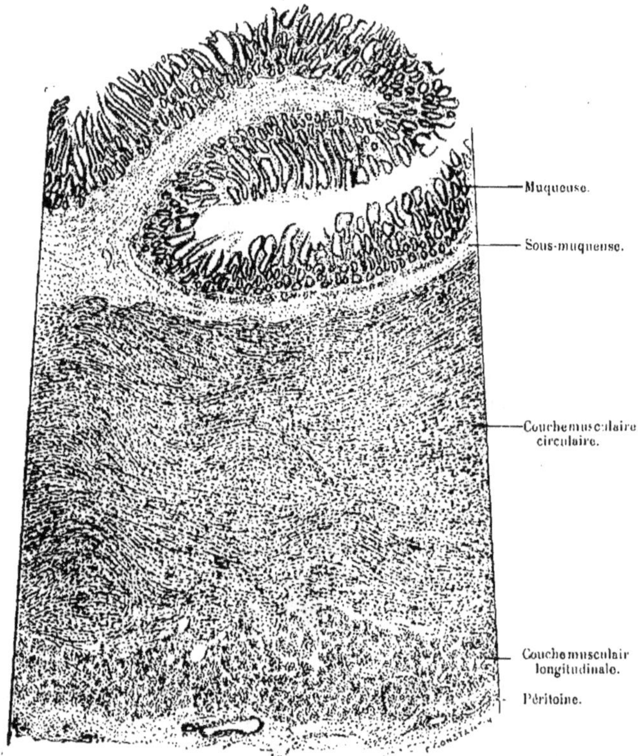

FIG. 14. — *Pièce de Guillemot. — Coupe transversale de la paroi pylorique.* D = 25/1, *environ.*

Les épaisseurs des diverses couches sont :

Muqueuse	0mm4
Sous-muqueuse	0mm2
Musculeuse (circulaire)	2mm
— (longitudinale)	0mm6
Péritoine	0mm2
Épaisseur totale	3mm4

Mais ces chiffres n'ont qu'une valeur très relative, car il faut tenir compte de la rétraction provoquée par le fixateur (formol) et les réactifs d'inclusion, rétraction qui varie d'ailleurs suivant les diverses couches.

offre les mêmes caractères histologiques, soit au niveau du duodénum, soit à la hauteur de la grosse tubérosité de l'estomac.

La musculeuse présente un épaississement considérable, débutant avant la région pylorique et se terminant par un ressaut brusque à l'origine du duodénum, dont la couche musculaire est certainement plus épaisse qu'à l'état normal. La musculeuse épaissie est formée uniquement par des fibres musculaires lisses, coupées en gros faisceaux par des bandes minces de tissu conjonctif adulte, assez riche en fibres élastiques. On distingue très bien les deux couches; la couche circulaire, interne, est trois fois plus développée environ que la couche longitudinale, externe, qui est composée de faisceaux plus petits, séparés par du tissu conjonctif riche en fibres élastiques. Aucune trace d'inflammation.

« La séreuse est épaissie; elle est formée de tissu conjontif lâche, parcourue par de nombreux vaisseaux, mais on ne trouve aucune réaction inflammatoire. »

Comme on le voit, le cas que nous venons de rapporter en détail s'ajoute à beaucoup d'autres, pour montrer qu'il est impossible d'expliquer l'hypertrophie musculaire par un processus inflammatoire.

En résumé, la théorie de MM. Weill et Péhu se heurte à une objection capitale : elle ne peut expliquer les cas où l'examen histologique montre, sans discussion possible, l'absence d'inflammation pariétale. Ces cas sont la majorité.

La théorie de la malformation congénitale ne rencontre aucune difficulté à ce point de vue. Elle admet la gastrite, mais en tant que lésion secondaire, surajoutée, inconstante. Dans le plus grand nombre des cas, cette lésion est légère; les observations réunies par MM. Weill et Péhu en représentent un type extrême. Mais cette constatation, pour intéressante qu'elle soit, ne peut modifier la réalité des faits.

Somme toute, des différentes théories que nous venons de passer en revue, celles qui surbordonnent l'hypertrophie musculaire à un spasme ou à un processus inflammatoire nous semblent passibles de graves objections. La théorie de la malformation congénitale n'est sans doute pas exempte d'obscurités; mais, *dans l'état actuel de la question*, c'est encore celle qui explique le plus de faits et qui résiste le mieux à la critique.

DIAGNOSTIC.

On sera conduit à soupçonner l'existence d'une sténose du pylore lorsqu'on observera, chez un nourrisson âgé de quelques semaines, l'apparition de *vomissements opiniâtres* accompagnés de *constipation* et d'*amaigrissement progressif*. Ces troubles morbides constituent en effet les symptômes révélateurs de l'affection; ce sont les plus précoces, les plus constants et souvent ils résument à eux seuls tout le tableau clinique.

Pour l'observateur, la tâche sera donc la suivante : rechercher d'abord si les phénomènes morbides s'expliquent par un trouble de la perméabilité pylorique, en un mot faire le diagnostic de *syndrome pylorique*. Ensuite, dans une seconde étape, il s'efforcera d'établir la *cause de ce syndrome* : s'agit-il d'un spasme ou d'une sténose organique ?

Les vomissements avec constipation et amaigrissement représentent les symptômes fonctionnels et généraux de l'imperméabilité pylorique ; ils n'en constituent pas les signes de certitude, car ce groupement symptomatique peut se trouver réalisé par des affections n'ayant aucun rapport avec le tractus digestif, la méningite tuberculeuse par exemple.

Les *signes de certitude*, ceux qui permettent d'incriminer directement le fonctionnement du pylore, sont les suivants :

1° la constatation d'une *grande dilatation gastrique ;*

2° l'observation de contractions en masse de l'estomac, et mieux, de *contractions péristaltiques ;*

3° la perception d'une *tumeur* dans la région pylorique ;

4° la démonstration, par le tubage de l'estomac pratiqué à jeun, d'une *stase alimentaire* notable ;

5° le *non-passage* dans les selles de *poudres colorées* ingérées avec les aliments (Dufour), ou encore la non-apparition des selles vertes typiques après ingestion de calomel (Heubner).

A ces cinq signes, on pourra peut-être, un jour, en ajouter un sixième tiré de l'examen radioscopique, mais nos connaissances sont encore trop peu avancées sur ce point pour faire état des quelques données que nous possédons.

Il s'en faut que ces différents signes soient toujours utilisables en pratique. La dilatation gastrique est inconstante dans la sténose pylorique des nourrissons : son absence ne peut donc servir à infirmer le diagnostic.

Le péristaltisme et les contractions en masse de l'estomac représentent des signes très importants, mais en général on ne peut les percevoir que dans une période avancée de la sténose pylorique ; ils ne permettent donc pas de poser un diagnostic précoce.

Quant à la tumeur pylorique, signe de la plus grande valeur, nous rappelons qu'elle ne peut être appréciée que tardivement, lorsque l'amaigrissement permet l'exploration complète de l'épigastre. En outre, nous avons vu que la tumeur n'était pas perceptible cliniquement dans nombre de cas, authentifiés par l'opération ou par l'autopsie. C'est donc un signe inconstant dont il faut savoir se passer.

L'épreuve des poudres colorées ou du calomel se heurte à un obstacle, l'intolérance gastrique qui est beaucoup plus intense dans la sténose pylorique des nourrissons que dans celle des adultes. Si elle est négative on ne saurait tirer grand argument de ce fait, les substances d'essai ayant pu être rejetées au dehors avec les vomissements.

La recherche de la stase alimentaire par le tubage de l'estomac, pratiqué au minimum deux heures et demie à trois heures après le dernier repas, nous paraît constituer un signe de grande valeur, parce qu'on peut le constater dès le début de l'affection. Ce n'est qu'en cas d'intolérance excessive que l'exploration de l'estomac risque de rester négative. Peut-être pourrait-on alors tirer parti de la constation d'une hypersécrétion de suc gastrique, si les travaux d'Engel étaient confirmés. Quoi qu'il en soit, la stase alimentaire nous semble un des meilleurs signes d'imperméabilité pylorique chez le nourrisson et en raison de la facilité de l'exploration stomacale chez le jeune enfant, il est à souhaiter que sa recherche devienne d'un emploi plus fréquent

Après cette discussion sur la valeur relative des signes de l'imperméabilité pylorique, nous allons essayer d'aborder le diagnostic différentiel de la sténose hypertrophique.

Un premier groupe de faits comprend les *malformations congénitales* du tractus digestif.

L'atrésie congénitale du pylore comporte, comme il est naturel, une symptomatologie identique à celle des sténoses pyloriques du nourrisson. Elle pourrait donc être confondue avec les sténoses à début précoce, mais son évolution, très rapide et très grave d'emblée, ne ressemble pas à la marche plus lente de la pylorosténose.

Les *atrésies sous-pyloriques* siègent sur des points variables du tube intestinal. Lorsque la malformation est située au-delà de l'embouchure du canal cholédoque, le tableau clinique offre un symptôme qui fait pour ainsi dire constamment défaut dans les sténoses pyloriques et qui acquiert, de ce fait, une importance très grande pour le diagnostic : c'est le *vomissement de bile*. Pour peu que la lésion ait un siège suffisamment distant du duodénum, on pourra observer un autre signe, la *dilatation de l'anse intestinale sus-jacente*. Mais, en revanche, si l'atrésie est haut située, entre l'ampoule de Vater et le cholédoque, tout signe différentiel fera défaut et le complexus symptomatique rappelera celui de l'atrésie pylorique.

En opposition avec ces faits qui représentent vraiment par leur rareté de simples curiosités pathologiques, se place toute une série d'affections autrement intéressantes au point de vue pratique. Il existe en effet, dans la pathologie du nourrisson, un groupe de troubles gastriques qui rappellent par certains côtés le tableau clinique de la sténose pylorique. Ils ont pour caractère commun le vomissement rebelle ou incoercible. *Certaines dyspepsies du nourrisson* sont remarquables par la prédominance et la persistance de l'intolérance gastrique. *L'inanition, l'action toxique de quelques laits de femme* provoquent, d'après Variot, le syndrome des vomissements incoercibles. Enfin l'*aérophagie* (Lesage et Leven), le *cardiospasme grave* (Méry, Guillemot et Arrivé) donnent lieu à des accidents du même type.

L'analyse des symptômes permettra d'éviter une erreur de diagnostic. Les dyspepsies à prédominance gastrique ne s'accompagnent ni de la constipation, ni de la stase alimentaire de la véritable sténose pylorique. On dépistera les vomissements dus à l'inanition en établissant le régime du malade. L'aérophagie se reconnaît, dans les cas douteux, par l'étude du fonctionnement de l'estomac, sous le contrôle de l'écran radioscopique. La même épreuve est applicable au cardiospasme; d'ailleurs, dans cette dernière affection, le vomissement a les caractères propres aux sténoses de l'œsophage.

Lorsqu'on sera arrivé à rattacher les phénomènes observés à un trouble de l'évacuation stomacale, quand, en somme, on aura fait le diagnostic de « syndrome pylorique », il restera à en établir la cause. A-t-on affaire à une *hypertrophie* de la musculature pylorique ou à un *spasme* du sphincter?

Disons de suite que le syndrome étudié par Weill et Péhu ne peut donner lieu à de bien longues hésitations : la symptomatologie en est en effet réduite au vomissement habituel avec faible stase gastrique, mais sans constipation rebelle, ni amaigrissement notable. Tout l'intérêt porte sur la différenciation entre les pylorospasmes graves et la sténose hypertrophique, car les deux affections présentent une grande ressemblance clinique. Les différences principales résident dans la rareté ou l'absence, chez les enfants atteints de pylorospasme, de grande dilatation gastrique et surtout de tumeur pylorique appréciable à la palpation. Or, nous savons qu'il s'agit là de signes inconstants dans la sténose de Hirschsprung.

A notre avis, ce qui peut rendre le plus de service pour établir le diagnostic causal, ce n'est pas l'absence de tel ou tel signe, mais plutôt le caractère même de l'imperméabilité pylorique, propre à la sténose organique. On peut dire que, dans la sténose de Hirschsprung, l'imperméabilité atteint parfois une *précocité*, presque toujours un *degré* et une *persistance* qui n'existent pas dans la sténose spastique.

C'est ainsi que le début des accidents, à une date très voisine de la naissance, est un argument très important en faveur de la nature organique d'une sténose pylorique; qu'une stase alimentaire notable, et constatée à plusieurs reprises, plaidera dans le même sens. La constipation opiniâtre et persistante, l'oligurie et, encore mieux, l'anurie, phénomènes étroitement liés à l'imperméabilité pylorique, feront pencher la balance du côté de la lésion organique, tandis que l'intermittence de ces symptômes sera considérée comme un signe d'occlusion spasmodique. Une évolution rapide avec chute continue du poids, émaciation progressive, conduiront à supposer l'existence d'une sténose très serrée, telle que la réalise une hypertrophie musculaire.

En dernière analyse, c'est l'épreuve du traitement médical rationnel qui permettra de trancher la difficulté et d'arriver à poser un diagnostic de nature et aussi un diagnostic d'intervention.

Si, sous l'influence de ce traitement, l'amélioration se dessine très rapidement, c'est qu'on a affaire à une occlusion spasmodique, entièrement du ressort de la médecine.

Lorsque la guérison est lente à apparaître et suit une marche entrecoupée de hauts et de bas, il est à présumer qu'on se trouve en face d'une sténose organique vraie, mais peu serrée. Cette sténose peut être curable sous l'influence du seul traitement médical, et l'on sera conduit à différer l'intervention tant que les phénomènes ne subiront pas de sensible aggravation. Mais il faudra se tenir prêt à recourir au chirurgien si, après une période stationnaire, les symptômes d'imperméabilité pylorique font de nouveau leur apparition.

Quand le traitement médical rigoureusement appliqué ne donne aucun résultat immédiat, il est certain qu'on est en présence d'une sténose très serrée, organique; dès lors il est inutile de prolonger l'épreuve et l'on doit faire au plus tôt appel au chirurgien, avant que les forces du malade soient épuisées.

TRAITEMENT.

On peut opposer à la sténose congénitale du pylore un traitement médical et un traitement chirurgical. Ces deux méthodes thérapeutiques ne sont pas exclusives l'une de l'autre ; en face d'une affection aussi grave, aussi incertaine dans son évolution, on ne saurait être ni conservateur de parti pris, ni opérateur malgré tout. Peu de maladies nécessitent autant que celle-ci la collaboration du médecin et du chirurgien. Le médecin doit se tenir prêt à faire appel à la chirurgie, en cas d'échec. Le chirurgien, de son côté, n'interviendra qu'après un essai méthodique du traitement interne, et l'aide du pédiatre lui sera nécessaire pendant la période, si délicate, des suites post-opératoires.

TRAITEMENT MÉDICAL.

Il n'est plus besoin de justifier le traitement médical de la sténose congénitale du pylore, depuis que nous possédons les preuves de son efficacité, basée sur les constatations anatomiques de Batten, d'Ibrahim et de Bloch.

Nous avons vu comment cette guérison pouvait s'effectuer. La lésion anatomique ne suffit pas à nos yeux pour entraîner une imperméabilité pylorique incompatible avec l'existence : ce sont les facteurs surajoutés, gonflement inflammatoire de la muqueuse, spasme de la musculature hypertrophiée, qui aggravent et complètent la sténose. Or, le traitement interne a prise sur ces facteurs d'aggravation par différents moyens qui permettent de faire face aux indications tirées de la physiologie pathologique de l'affection.

On peut ramener ces indications à trois principales : *mettre l'estomac au repos*, par un régime convenable, tout en alimentant l'enfant dans la mesure du possible ; *combattre les phénomènes morbides dus au spasme et à l'irritation gastrique; soutenir les forces* du petit être, pendant la longue lutte qu'il a à traverser.

La première indication sera remplie par la *réduction de la ration alimentaire* et sa répartition en repas fréquents, mais de petit volume. L'aliment sera choisi parmi les substances nutritives les plus digestibles, celles qui demandent un minimum d'intervention de la part de l'estomac. Comme moyen adjuvant de lutter contre l'insuffisance alimentaire, on aura recours à l'alimentation artificielle par la voie rectale.

A la seconde indication répondent en première ligne la médication antispasmodique, puis la médication alcaline, le lavage méthodique de l'estomac, et à un rang plus modeste l'hydro et la thermo-thérapie sous forme de bains et d'applications locales.

Enfin, pour remonter l'état général et lutter contre l'asthénie cardio-vasculaire, on aura recours au sérum artificiel introduit par la voie sous-cutanée ou rectale, et accessoirement aux toni cardiaques, en injection hypodermique.

Comme on le voit, nous donnons la première place, dans le traitement que nous proposons, à la *diététique*. Sans un régime méthodique et rigoureux, la cure de la pylorosténose nous paraît très hasardeuse. Nous ne souscrivons nullement à l'opinion de Heubner, qui n'admet pas la nécessité d'une diététique sévère, laisse les enfants téter à volonté sans s'occuper des vomissements, estimant que la petite quantité de lait qui franchit le pylore suffit à assurer la nutrition du malade. Cette théorie du laisser-faire peut se comprendre lorsque l'intolérance gastrique est médiocre, mais quand les vomissements sont incessants, paroxystiques, ce qui est fréquent, adopter pareille ligne de conduite c'est s'exposer à un échec certain.

Pour réaliser le régime alimentaire que nous conseillons, voici comme il convient de procéder, en pratique :

Si l'enfant est en pleine crise de vomissements, on commence par une courte diète à l'eau bouillie glacée, donnée par cuillerées à café. Dès que l'accalmie se sera produite, on réalimentera l'enfant en débutant par une ration de 150 à 250 grammes seulement, pour les premières journées. La quantité d'aliment que nous indiquons est extrêmement réduite et représente un chiffre de calories notoirement insuffisant. Mais il ne s'agit que d'un point de départ, et dès que la tolérance gastrique sera établie, on augmentera la ration peu à peu. Ce qui importe en somme, ce n'est pas ce qu'on introduit dans l'estomac, mais ce qui passe à travers le pylore. En donnant d'emblée une alimentation plus abondante, plus voisine de la normale au point de vue calorique, on s'expose à voir les vomissements persister ou s'aggraver et on n'est nullement certain que l'intestin reçoive, en fin de compte, une masse alimentaire supérieure ou même égale à celle que nous indiquons.

La ration des vingt-quatre heures sera répartie en très petits repas, de façon à ce que l'enfant ingère 15 à 20 grammes seulement à chaque tétée. C'est dire qu'on sera contraint de multiplier les repas en les rapprochant. Un intervalle d'une heure et demie nous semble à la fois nécessaire et suffisant pour assurer la digestion d'une aussi faible quantité d'aliments. On donnera donc dix à douze repas par jour, mais pas plus, de manière à laisser à l'enfant une période suffisante pour le sommeil. L'avantage de la méthode des petits repas est de réduire au minimum l'excitation sécrétoire de l'estomac, et surtout de diminuer la stase alimentaire ainsi que l'hyperacidité qui en résulte. On s'attaque ainsi indirectement aux causes qui entretiennent l'occlusion pylorique.

Dès que la tolérance gastrique s'est établie, ce qui se produit souvent à partir du second jour, on doit chercher à augmenter la ration alimentaire. C'est là un point très délicat du traitement diététique, car il y a un double écueil à éviter. D'un côté, il ne faut pas laisser l'inanition se prolonger trop longtemps, ce qui expose à voir la dénutrition de l'enfant s'aggraver, sa résistance diminuer et sa capacité digestive s'affaiblir au point que la réalimentation devient très difficile. D'autre part, il est nécessaire de se mettre en garde contre le désir de réparer rapidement les forces du malade; en allant trop vite, en effet, on risque pour le moins de provoquer le retour de l'intolérance gastrique et de perdre ainsi tout le terrain gagné. On s'expose même à des accidents plus graves, mortels, bien mis en lumière par F. Meyer. Il n'est pas inutile de faire remarquer à ce propos que si l'inanition prolongée a été la cause initiale des accidents observés par Meyer, c'est une réalimentation trop hâtive, en disproportion manifeste avec la capacité digestive de ses malades, qui les a fait éclater. *On ne saurait donc procéder avec trop de prudence à la réalimentation des enfants atteints de pylorosténose,* et cela s'applique aussi bien aux enfants traités médicalement qu'à ceux qui viennent d'être opérés. Il s'agit de réaliser une véritable rééducation des organes digestifs, maintenus longtemps dans un état d'insuffisance fonctionnelle.

Pour remplir ce programme, on se trouvera bien, en pratique, de suivre la progression que nous avons adoptée : augmenter la ration alimentaire de 50 grammes tous les deux jours (soit 5 grammes par repas environ); continuer le régime des petits repas jusque vers le quinzième jour et essayer alors d'en restreindre le nombre en les ramenant à 9, à 8, par vingt-quatre heures, tout en augmentant le volume de chaque tétée. En suivant cette marche lente et progressive, on arrive à donner sans difficultés, du quinzième au dix-huitième jour, 5 à 600 grammes d'aliments, ce qui, pour beaucoup de nourrissons atteints de sténose pylorique, constitue une ration assez voisine de la normale.

Quel aliment donner aux enfants atteints de sténose pylorique? Sur ce point, l'opinion des pédiatres varie beaucoup, et il est difficile d'établir une règle générale d'après les travaux parus sur la question. Pour certains auteurs, et pour nous-mêmes en particulier, la nature de l'aliment a une grande importance, mais la manière de le donner joue un rôle plus grand encore. La meilleure alimentation pourra, en effet, échouer si l'on ne se règle pas, comme nous l'avons dit, sur la tolérance gastrique et sur la capacité digestive. Beaucoup de pédiatres (Heubner, Pfaundler, Rosenhaupt, Ibrahim, etc.) considèrent le lait de femme comme l'aliment de choix, en sorte qu'on sera conduit à laisser au sein les enfants allaités par leur mère ou par une nourrice et à donner une nourrice aux élevés au biberon, en ayant soin de conserver quelque temps l'enfant de la nourrice, pour assurer la persistance de la sécrétion lactée. Mais il s'en faut que, dans la pratique, les résultats soient d'accord avec une conduite qui semble avoir la logique pour elle. Le lait de femme est, en effet, souvent aussi mal supporté que les autres aliments, et il arrive même que plusieurs changements de nourrice restent sans aucun résultat. Aussi bien, faut-il savoir obéir aux indications du moment, et comme d'autre part on peut avoir affaire à une intolérance particulière pour le lait de femme, on doit sans hésiter recourir, dans certains cas, à l'alimentation artificielle qui compte d'ailleurs à son actif de nombreux succès (Schitomirsky). Les uns préconisent le lait complet (Finkelstein,

Freund), de préférence traité par le lab-ferment; d'autres emploient les succédanés du lait, en particulier la soupe de malt. Bloch s'est servi avec avantage du babeurre. Personnellement, et d'une façon toute empirique, nous avons eu recours, avec succès, à la farine lactée donnée sous une forme assez concentrée (dans la proportion de 5 grammes pour 50 grammes d'eau), ainsi qu'à la soupe de malt.

Les intéressantes recherches de Tobler ont montré que la matière grasse du lait subissait, chez les enfants atteints de sténose pylorique, une rétention prolongée dans la cavité gastrique. Il y a là une indication utile à retenir : on pourra la remplir en suivant les conseils d'Ibrahim, qui donne le lait de femme privé artificiellement de son beurre (par centrifugation) ou plus simplement, en ne laissant prendre aux nourrissons que les premières portions d'une tétée au sein, les moins chargées en matière grasse comme on sait. Dans le même ordre d'idées, on pourra essayer du babeurre, bien qu'à notre avis il soit mal supporté en général par les enfants atteints d'intolérance gastrique. On pourra également avoir recours au lait maigre, traité ou non au préalable par le lab-ferment.

Pour compléter ces règles de diététique, nous ajouterons que l'observation a montré l'utilité de certaines pratiques. Les enfants atteints de sténose pylorique sont constamment en imminence de gastrospasme (rappelons qu'il suffit quelquefois d'explorer la région épigastrique pour provoquer une contraction de l'estomac). Les mouvements de succion semblent en particulier réveiller ces phénomènes spasmodiques, de même que la déglutition d'air, parfois exagérée, chez les nourrissons affamés. On obviera à ces deux inconvénients en donnant les aliments lentement, à la cuiller. Ibrahim conseille également de donner le lait de femme à la cuiller et refroidi au préalable sur la glace. Batten a guéri un petit malade en l'alimentant exclusivement à l'aide de la sonde introduite par le nez.

Comme méthode d'alimentation auxiliaire, les lavements alimentaires seraient appelés à rendre de grands services dans le traitement de la sténose pylorique s'ils ne comportaient pas chez les nourrissons, comme d'ailleurs chez l'adulte, une série d'inconvénients qui en rend l'application malaisée : difficulté de la résorption, intolérance intestinale, fatigue imposée aux petits malades par leur répétition fréquente. Cependant, nous avons eu recours, avec avantage, aux petits lavements de lait de femme (trois à quatre lavements de 30 à 50 grammes par jour). Fuhrmann a publié en 1907 le cas très intéressant d'un enfant, atteint de pylorosténose avec intolérance gastrique absolue, qu'il a pu faire vivre *pendant sept semaines* en l'alimentant uniquement par le rectum. Le malade recevait chaque jour huit à neuf lavements de 60 centimètres cubes de lait de femme, soit 480 à 540 centimètres cubes par vingt-quatre heures. Pendant toute la durée de cette véritable expérience, le poids resta stationnaire et se releva même légérement à la fin. L'enfant guérit parfaitement. Cette observation est très instructive parce qu'elle démontre l'absorption du lait de femme par le gros intestin, alors que jusqu'ici nous ne connaissions aucun aliment dont l'utilisation fût certaine, par cette voie.

Pour répondre à la seconde indication du traitement, combattre les phénomènes spasmodiques et inflammatoires, on s'adressera tout d'abord à la médication antispasmodique, qui peut rendre de grands services.

Plusieurs médicaments ont été préconisés à titre d'antispasmodiques. Dans les cas légers, l'*antipyrine* et le *bromure de potassium* peuvent suffire, mais dans les cas graves ces médicaments se montrent insuffisants, et si on élève les doses pour obtenir une action plus efficace, on risque d'augmenter la dépression générale et d'aggraver certains phénomènes tels que l'oligurie et l'irritabilité gastrique. Heubner donne de minimes doses d'*opium*, un dixième à un vingtième de goutte de teinture d'opium avec quelques gouttes de teinture de valériane.

La *belladone* a d'assez nombreux partisans (Schmilinsky, Finkelstein, Weill, Hutinel), soit sous forme de teinture, soit sous forme du principe actif, l'atropine (von Strümpell, Saunders, Rommel). Personnellement, nous préférons la belladone à l'opium, en raison de la toxicité de ce dernier médicament pour le nourrisson et des effets secondaires qu'il provoque du côté de l'intestin. La belladone est beaucoup mieux tolérée par les petits enfants et son action antispasmodique est supérieure dans le cas particulier à celle des opiacés. Nous avons recours habituellement à l'atropine que nous employons sous forme de sulfate neutre au millième. Pour obtenir une action efficace, il faut dépasser les doses indiquées par les classiques, pour les enfants de 1 à 2 mois. Nous débutons par un déci-milligramme, soit deux gouttes de la solution à 1 p. 1000, et nous allons jusqu'à 3 ou 4 déci-milligrammes et même jusqu'au demi-milligramme par vingt-quatre heures, en ayant soin d'augmenter lentement les doses d'une ou deux gouttes seulement par jour et de les fractionner en quatre ou cinq prises, qu'on fera absorber avant les tétées. Ainsi réglé, le traitement belladoné n'a jamais donné d'accidents entre nos mains. Il est bon de l'interrompre au bout de huit à dix jours, quitte à le reprendre de nouveau, car les enfants s'accoutument rapidement à la belladone.

En dehors de la médication antispasmodique on a préconisé l'usage des alcalins, dans le but de combattre l'hyperacidité gastrique et d'atténuer ainsi un des facteurs du spasme pylorique, On a utilisé le bicarbonate de soude et surtout le carbonate de magnésie. Ibrahim conseille l'eau de Carlsbad (une cuillerée à soupe) et l'eau de chaux (10 gr.) données après chaque repas. A notre avis, l'effet de la médication alcaline est bien précaire et la place a un rang tout à fait secondaire dans le traitement de la pylorosténose. Nous en dirons autant du citrate de soude, qui rend cependant de si grands services contre les vomissements habituels du nourrisson.

Beaucoup plus important est le rôle attribué au *lavage de l'estomac*. Pfaundler le considère comme un moyen de traitement très efficace et conseille d'y recourir d'une façon systématique. Bloch s'en loue également beaucoup. Parmi les autres partisans du lavage de l'estomac, il nous faut compter : Ibrahim, en Allemagne; Blaxland, Still, en Angleterre; Weill et Péhu en France. Au contraire, Heubner n'en est pas partisan, pas plus que Koplik. Pour nous, le lavage de l'estomac présente, à côté d'indéniables avantages, des inconvénients qu'il faut bien connaître et qui empêchent de l'ériger en méthode systématique de traitement. Il est utile au début, pour débarrasser l'estomac des sécrétions et des résidus alimentaires qui y séjournent. Dans les formes moyennes, il rend des services et on peut y avoir recours, sinon tous les jours et deux fois par jour comme le veut Pfaundler, mais de temps à autre, quand on soupçonne la persistance ou l'aggravation de la stase gastrique. On peut également l'employer pour apprécier la digestibilité d'un aliment, en recherchant le résidu gastrique plusieurs heures après le repas. Dans les formes sévères, le lavage d'estomac nous parait inutile et souvent dangereux. Nous lui reprochons d'aggraver l'état d'asthénie des petits malades et nous avons eu personnellement l'occasion d'observer un cas de collapsus, imputable à ce procédé thérapeutique.

A côté des moyens qui agissent directement sur l'estomac, nous signalerons ceux qui exercent une action indirecte sur les phénomènes spasmodiques. Les fomentations chaudes rendent quelques services. Heubner les recommande et conseille d'appliquer après les tétées des cataplasmes chauds sur la région épigastrique. Les bains chauds ne donnent pas de très bons résultats, car ils finissent par déprimer les petits malades. On pourra essayer des bains tièdes, mieux supportés à la condition de n'être pas trop prolongés.

Pour remplir la troisième indication du traitement, qui est de remonter les forces du malade et de lutter contre la tendance au collapsus et à l'hypothermie, on aura recours en premier lieu aux injections sous-cutanées ainsi qu'aux lavements d'eau physiologique.

Les injections sous-cutanées rendent de grands services, en particulier pendant les périodes où l'intolérance gastrique est menaçante. Elles seront faites avec le plus grand soin, la moindre infection revêtant une gravité redoutable, chez des enfants épuisés par l'inanition. Il est difficile malheureusement de les répéter longtemps, car les téguments des petits malades, participant à l'émaciation et à l'atonie générale, supportent mal des distensions trop fréquentes.

Les lavements de sérum ne présentent pas les mêmes inconvénients. Donnés sous un faible volume, 50 centimètres cubes par exemple, et répétés trois ou quatre fois dans les vingt-quatre heures, ils sont bien tolérés et la résorption est suffisante pour permettre de lutter contre l'oligurie.

Les injections sous-cutanées d'huile camphrée sont utiles, en cas d'asthénie cardiaque menaçante.

Enfin, la tendance à l'hypothermie, si marquée chez les enfants en état d'inanition, sera combattue par les moyens appropriés : on maintiendra la température de la chambre à un degré suffisamment élevé et on entourera d'ouate les petits malades, comme s'il s'agissait de débiles ou de prématurés.

∴

TRAITEMENT CHIRURGICAL.

Il y a des cas pour lesquels le traitement médical apparait d'emblée insuffisant. Lorsqu'on observe une *tumeur volumineuse*, une *grande dilatation gastrique* et de *fortes contractions péristaltiques*, quand l'*affection a débuté de façon très précoce*, il est vraisemblable que l'obstacle résulte principalement d'une malformation anatomique et que le détroit pylorique est très serré ; l'enfant inanitié exige un secours rapide, que le traitement médical, à supposer qu'il soit efficace, serait trop lent à donner.

Il est d'autres cas, soignés depuis un certain temps et qui avaient paru d'abord relativement bénins. Un *traitement médical raisonnable et méthodique* a été institué, il demeure *sans résultat*. Dans les deux éventualités, la situation est donc la même. On se trouve en face d'un obstacle matériel sur les voies digestives, formé avant tout par un anneau constricteur, enserrant la muqueuse pylorique, à la façon de l'anneau rigide qui étrangle l'intestin dans une hernie. Sans doute, l'occlusion n'a acquis son degré extrême que grâce au gonflement inflammatoire de la muqueuse et peut-être de toutes les tuniques ; le spasme surajouté y prend sa part. Mais peu importent les causes accessoires : la barrière est hermétique, sa persistance est incompatible avec la vie. Le rôle du chirurgien commence dès lors, l'obstacle doit être *levé* ou doit être *tourné*. Ce traitement mécanique suffit dans certains cas pour que les fonctions normales reprennent leur cours. Mais dans d'autres, l'œuvre du chirurgien doit être parachevée ; elle empêche le nouveau-né de mourir et donne au médecin la possibilité d'entrer en scène ou d'y revenir, avec chances de succès.

Avant de faire choix d'une méthode opératoire, quelques considérations se présentent à l'esprit.

1° L'hypertrophie musculaire pylorique ne constitue pas une lésion dangereuse en soi. Il ne s'agit pas d'une tumeur maligne ou susceptible de dégénérer. *L'exérèse du pylore ne s'impose donc pas* ; son utilité peut être discutée, mais elle n'est assurément pas la condition *sine qua non* d'une guérison définitive.

2° Le traitement chirurgical se propose évidemment de parer au plus pressé, c'est-à-dire de permettre l'alimentation du petit malade et de lui conserver l'existence. Mais il ne suffit pas de vivre : la *qualité de la guérison* et le prix auquel on l'obtient doivent entrer en ligne de compte. Il ne faut pas que l'opération entraîne le trouble d'autres fonctions ou laisse après elle une infirmité durable, comme risquerait de le faire une entérostomie.

3° Parmi les opérations satisfaisant à ces dernières conditions, il faut élire de préférence celle qui semble la moins meurtrière, celle qui est d'exécution la plus facile, celle qui donne les meilleurs résultats éloignés. Peut-être y a-t-il contradiction entre ces trois *desiderata*.

Ces principes généraux conduisent à éliminer la *pylorectomie* et la *jéjunostomie*.

Pylorectomies. — H. Stiles a exécuté, en 1900, une *pylorectomie* sur un sujet de huit semaines, qui a succombé dans le collapsus quelques heures plus tard. C'était tout au début de la série des vingt et une interventions qu'il a pratiquées contre la sténose hypertrophique. Il s'agissait d'un essai, qu'il ne défend pas, et qu'il n'a pas l'intention de renouveler. La *pylorectomie* équivaut à une *gastro-entérostomie*, *compliquée d'une exérèse superflue*.

Cependant, on ne saurait rejeter *a priori* les *pylorectomies partielles*, analogues à celle que Curtis a tentée en 1908. Bien que cet auteur parle de fibromes du pylore, il était en présence d'une sténose hypertrophique assez typique. Il a réséqué incomplètement l'anneau musculaire constricteur, sur un demi-centimètre de longueur, en respectant la muqueuse, et en réservant un pont musculaire au niveau du bord supérieur du pylore. Le résultat immédiat ne fut pas brillant, les vomissements continuèrent ainsi que les phénomènes de stase gastrique. Il fallut intervenir une seconde fois : les plis de la muqueuse, fixés par des adhérences, obstruaient le duodénum. L'enfant finit par guérir.

Sans aller aussi loin que Curtis, il est possible, pour certains cas, que la section de l'anneau sténosant, avec ablation d'un coin de celui-ci, sans toucher à la muqueuse, produise un heureux effet. La *pylorectomie partielle* ainsi conçue est réalisable, par ce que la musculeuse saigne à peine, dans la sténose hypertrophique vraie. Nous insisterons à nouveau sur ce point, en parlant de la pyloroplastie.

Jéjunostomie. — La première opération exécutée contre la sténose hypertrophique, par Cordua en 1892, fut une jéjunostomie ; elle aboutit à la mort. Il n'y a pas lieu de s'en étonner : *la jéjunostomie répond très imparfaitement aux indications*, elle n'a d'action immédiate ni sur la sténose, ni sur la stase. Elle n'est justifiable que si l'on admet la curabilité de la lésion pylorique, et la possibilité de supprimer ultérieurement la bouche jéjunale. Cependant, elle a été défendue par Brauer[1].

Récemment (1909), Taylor a associé dans une même séance la *jéjunostomie à une pyloroplastie*. Ce chirurgien avait sans doute voulu assurer immédiatement l'alimentation de son opéré, âgé de six semaines, qui vomissait depuis la naissance. On verra, en effet, que les résultats de la pyloroplastie se font parfois attendre durant 24 à 36 heures. Mais, l'enfant est mort malgré cela, le lendemain de l'opération.

A notre avis, la *jéjunostomie combinée à la pyloroplastie* constitue une *aggravation* notable de l'acte opératoire, et, dans les cas où elle serait utile, il vaudrait mieux s'adresser d'emblée à la gastro-entérostomie.

∴

Abstraction faite de ces opérations exceptionnelles, on a recours habituellement à la *divulsion du pylore*, à la *pyloroplastie* ou à la *gastro-entérostomie*.

DIVULSION DU PYLORE.

La divulsion, selon le *procédé de Loreta*, consiste à forcer le pylore avec un dilatateur introduit par une incision gastrique. Nous avons pu réunir 39 cas[2] de divulsion, avec les résultats suivants :

1. A la condition toutefois de la faire suivre, au bout de quelque temps, d'une gastro-entérostomie.

2. Dans sa statistique de 1908, Ibrahim compte 44 divulsions. Mais il attribue à Nicoll 7 opérations de Loreta, tandis que celui-ci semble n'en avoir exé-

39 cas de divulsion :

15 morts opératoires,	*24 survies,*
Grüneberg, 1901.	J. Nicoll, 1899.
Flynn, 1902.	M. Schmidt, 1900.
Ulrich, 2 cas, 1903[1].	H. Grisson, 1902.
E. Mackay, 1903.	Wigg, 1902.
H. Stiles, 5 cas, de 1902 à 1906.	J. Nicoll, 2 cas, entre 1900 et 1904.
F. Burghard, 5 cas, de 1902 à 1906.	E. C. Stabb, 1905.
	Keefe, 1906.
	H. Stiles, 4 cas, de 1902 à 1906.
	F. Burghard, 11 cas, de 1902 à 1906.
	X... (rapporté par Sutherland), 1906.

Une telle statistique, à première vue, semble très encourageante, mais il ne faut pas se laisser prendre au mirage des chiffres.

Malgré les nombreux succès comptés à l'actif de cette méthode, elle ne nous semble pas recommandable dans la sténose hypertrophique vraie. Nous la croyons *dangereuse* et *incertaine* dans ses résultats. Cautley n'hésite pas à la déclarer « antiscientifique ».

Qu'elle soit sans danger et efficace dans le pylorospasme, à la manière de la dilatation forcée de l'anus contre le spasme du sphincter anal, c'est une autre question. Mais il suffit d'avoir eu en main un pylore *réellement* atteint de sténose hypertrophique pour être convaincu qu'il est impossible de le dilater sans le rompre, presque fatalement, à moins de ne faire qu'un simulacre de dilatation.

Ainsi, dans les deux cas d'Ulrich publiés par Bloch, la dilatation avait été très douce — l'auteur insiste sur ce point — et cependant la plus grande partie de la musculeuse pylorique avait été rompue. L'un des malades est mort d'hémorragie, dans les vingt-quatre heures; le second de péritonite, causée par la déchirure du duodénum qui avait suivi celle du pylore. Keefe a été plus heureux : la paroi pylorique a été rompue longitudinalement, mais la muqueuse était intacte. Il a pu faire une suture et l'enfant a guéri. De même pour le malade de Shuterland : rupture superficielle, qui put être réparée par une suture. Malgré cela, l'enfant n'a survécu que huit jours. Mais Stiles avoue une perforation de la paroi postérieure du duodénum, avec mort dans les quarante-huit heures; Burghard, une rupture de la première portion du duodénum et deux autres cas de rupture du pylore, qui ont été fatals.

cuté que 3; à Stiles, 10 opérations au lieu de 9. En outre, l'opération de Mummery n'est pas une divulsion.

1. Les deux cas d'Ulrich figurent dans notre statistique de 1907 sous le nom de Bloch, qui les avait publiés, sans dire quel était l'opérateur.

Les dangers offerts par la divulsion sont donc incontestables, puisque sur 39 cas nous ne trouvons pas moins de 8 ruptures, dont 6 suivies de mort. Il faut sans doute ranger dans la même catégorie un fait de Wigg. L'enfant opéré à six semaines a survécu, mais à la onzième semaine il a présenté de l'occlusion intestinale, résultant d'adhérences provoquées par la première opération, comme l'a montré une deuxième laparotomie, qui n'a rien permis de faire d'utile et qui a été suivie de mort au bout de vingt-quatre heures.

Dans quelques autres cas où la dilatation a été plus prudente, l'effet a été nul. Telles, les opérations de Mackay (mort vingt heures après l'opération, la sténose pylorique n'avait pas été modifiée par la divulsion), 2 de Nicoll (dans une, persistance des accidents et mort au bout de dix jours; pour une seconde, guérison opératoire, mais retour des accidents au bout de deux mois), 2 de Stiles (1er cas, mort quinze jours après l'opération avec retour des symptômes; 2e cas, retour des accidents après l'opération, état très grave ayant nécessité une gastro-entérostomie secondaire), 1 de Stabb (l'enfant est mort d'inanition au bout de 15 jours, l'autopsie a permis de vérifier l'imperméabilité du pylore).

Si, au lieu d'envisager l'ensemble un peu disparate des faits publiés, on étudie la pratique des chirurgiens qui ont exécuté plusieurs divulsions, que voit-on? Nicoll, après avoir fait trois divulsions, selon la technique de Loreta, modifie son manuel opératoire et combine la dilatation modérée à la gastro-entérostomie dans les 7 cas suivants; puis il adopte une nouvelle méthode, qui n'a plus de la divulsion que l'apparence et que nous rangeons dans les pyloroplasties.

Stiles exécute 9 divulsions avec 5 morts et 4 guérisons. Mais nous avons vu que 2 de ces guérisons étaient fictives, puisque les accidents ont persisté, entraînant la mort dans un cas et obligeant à une nouvelle opération dans l'autre. De sorte qu'au total, les 9 divulsions de Stiles n'ont amené que 2 guérisons vraies. Aussi comprend-on que le chirurgien d'Edimbourg ait délaissé l'opération de Loreta pour la gastro-entérostomie, dont les effets sont plus certains et les suites moins meurtrières.

Le seul opérateur qui se déclare satisfait de la divulsion est Burghard. En 1907, il annonce 16 faits de divulsion, avec 11 guérisons et 5 morts. Mais il donne fort peu de détails sur ses malades. Il n'est pas croyable, tant ces résultats sont relativement beaux, qu'ils se rapportent tous à des cas de sténose hypertrophique incontestable. Aussi est-on en droit de se demander, en l'absence de renseignements explicites, si la plupart des sujets qui ont survécu à la divulsion n'étaient pas atteints simplement de spasme.

La divulsion semble avoir conservé peu d'adeptes, car depuis la statistique établie par l'un de nous, fin 1907, on ne trouve signalée dans la littérature aucune observation nouvelle. Cet ostracisme n'est pas seulement basé sur des considérations théoriques, mais sur des faits. Nous croyons donc, en toute impartialité, qu'il faut le maintenir.

Deux sortes d'opérations nous semblent devoir être retenues : les *pyloroplasties* et les *gastro-entérostomies*.

Pyloroplasties.

L'acte essentiel, dans toute pyloroplastie pour sténose hypertrophique est la section de l'anneau musculaire sténosant. Suivant la modalité de la section, on peut classer les pyroloplasties en deux groupes : les *pyloroplasties avec pylorotomie complète*, c'est-à-dire avec incision de toute l'épaisseur du pylore, muqueuse y compris (type *Heinecke-Mikulicz); les pyloroplasties avec pylorotomie partielle*, au cours desquelles on agit sur l'anneau sphinctérien seul, sans ouvrir la muqueuse. Deux variantes ont été préconisées[1] et employées : l'incision en V transversal par *Nicoll; l'incision rectiligne longitudinale par Fredet*.

La *pyloroplastie suivant le procédé de Heinecke-Mikulicz* a été vivement recommandée par Cautley et Dent. Nous rappelons qu'elle consiste à fendre le pylore, suivant son axe longitudinal, et à transformer cette plaie longitudinale en une plaie transversale qu'on suture. On détermine ainsi un élargissement du défilé pylorique.

Voici l'énumération des cas publiés jusqu'à ce jour avec leurs résultats immédiats :

1. On pourrait imaginer d'autres incisions. L'idéal serait de pratiquer, sur la musculeuse du pylore, deux incisions longitudinales diamétralement opposées et d'écarter les deux moitiés de l'organe, en faisant appel à la complaisance de la muqueuse, d'exécuter en un mot un vrai déplissement comparable à celui d'un accordéon. Mais la question demande une mise au point, car la face postérieure du pylore est, à cause des vaisseaux, difficilement accessible et mobilisable.

26 pyloroplasties suivant le procédé d'Heinecke-Mikulicz :

11 morts post-opératoires[1],	*15 survies opératoires,*
H. Braun, 1900.	Mac Gillavry, 1901.
R. Campbell, 1903.	Murray, 1902.
Brodnitz, 1904.	C. Dent, 2 cas, 1902.
R. Morison, 1904.	C. Dent, 2 cas, 1903.
C. Dent, 1904.	C. Dent, 2 cas, 1904.
P. L. Mummery, 1905.	P. Bull, 1905.
C. Dent. 2 cas, 1905.	C. Dent, 2 cas, 1906.
H. Stiles, 1906.	C. Dent, 1906 (survie de 21 jours).
E. Auffret, 1907.	C. Dent, 1907 (survie de 29 jours).
W. Kausch, publiée en 1910.	F. Shepherd, 1907.
	X... (malade d'Hutchison, 1907[2]).

Le plus grand nombre des opérations appartient, comme on le voit, à C. Dent. En octobre 1907[3], il avait traité personnellement 13 cas avec 3 morts après l'intervention et 2 courtes survies. Sur les 8 enfants restant, 3 ont été revus en parfait état, à une date très éloignée.

Cette opération a donc fourni, entre les mains d'un chirurgien qui la connaît bien, une *mortalité faible* et des *résultats définitifs assez satisfaisants*.

Nous croyons cependant que la pylorotomie complète doit céder le pas aux pylorotomies partielles. Celles-ci réalisent toute l'indication et présentent un moindre danger. Remarquez en effet que, si dans la sténose hypertrophique, le calibre du pylore est insuffisant, ce n'est pas faute de muqueuse; au contraire, il y en a trop, et cette exubérance

1. Pour les pyroloplasties suivies de mort, l'issue fatale a eu lieu dans les délais suivants : Braun, 20 heures; Campbell, 6 jours (pylore resté imperméable); Brodnitz, 24 heures; Morison, 30 heures; Dent, 24 heures, 3 jours et 10 jours; Mummery, 24 heures; Stiles, 17 heures (pylore resté imperméable); Auffret, 24 heures.

Par conséquent, d'une façon générale, si un sujet a résisté 48 heures à l'opération, il a des chances de survie.

Parmi les malades comptés comme ayant survécu à l'acte opératoire, la majorité a guéri définitivement. Cependant, un opéré de Gillavry est mort d'athrepsie six semaines après l'opération, et sur les malades de Dent, 1 est mort de diarrhée estivale 3 mois après l'intervention; 1 d'entérite, au bout de 54 jours; 2 autres ont joui d'une courte survie, 21 et 29 jours; leur mort semble résulter d'accidents péritonitiques, localisés au voisinage de la plaie pylorique, (communication écrite).

2. Cas douteux.

3. Communication écrite à l'un de nous.

même est, comme nous l'avons indiqué, une cause d'oblitération de la lumière pylorique. L'examen de la pièce de Guillemot (*fig.* 5) permet de comprendre que si l'on brise la bague inextensible qui maintient la muqueuse plissée en rosette, la muqueuse surabondante va prêter, se déployer, et le calibre du canal pylorique sera sensiblement accru.

Une telle manière de faire offre, sur les pylorotomies complètes, un gros avantage : elle *évite l'ouverture d'une cavité septique* et *l'incision d'un tissu saignant*, comme celui de la muqueuse. Elle *supprime les difficultés d'une suture* qui doit être rigoureusement étanche et hémostatique, si l'on veut éluder les dangers de l'infection secondaire[1].

Nicoll, le premier, a exécuté, sous le nom de *submucous plastic operation*, une pylorotomie partielle. Il trace, perpendiculairement à l'axe du pylore, une incision en V portant sur le péritoine et la musculeuse seulement; il écarte les lèvres de la plaie et la suture en Y[2]. C'est une application particulière de la méthode autoplastique de Warton Jones. Mais il complique sa pyloroplastie d'une dilatation du pylore, laquelle exige l'ouverture de l'estomac[3] et l'introduction d'un dilatateur dans le canal pylorique. Cette divulsion n'est pas dangereuse, car l'obstacle a été détruit au préalable. Elle permet de constater, sans force, que le pylore est devenu perméable, mais c'est plutôt une vérification qu'une opération. Si la divulsion ainsi pratiquée est inoffensive, elle est peut-être aussi superflue. En tous cas, il nous a paru légitime de classer l'opération de Nicoll dans les pyloroplasties plutôt que dans les divulsions, sa technique excluant toute brutalité.

Dans une première série d'opérations, Nicoll avait cru devoir faire plus encore. Après pyloroplastie et divulsion, il anastomosait à l'intestin l'ouverture gastrique qui avait permis la dilatation. Mais il semble depuis 1904 se borner à fermer la plaie stomacale, ce qui n'offre pas de difficultés.

Nicoll paraît être le seul à avoir utilisé la « submucous plastic operation » décrite par lui. Voici les résultats de ce chirurgien, encore que son texte soit un peu obscur :

1. Ces dangers ne sont pas illusoires, puisque sur les 13 opérés de Dent, par exemple, une mort rapide (3 jours) et 2 morts tardives (21 et 20 jours) sont dues, au moins pour une bonne part, à des accidents péritonitiques.

2. Figures explicatives, in *Glascow med. J.*, 1906, vol. 65, p. 253 à 257.

3. Sur la face antérieure ou la face postérieure, mais de préférence sur l'antérieure.

13[1] Pyloroplasties par incision superficielle en V, suivies de dilatation du pylore :

1° *Avec gastro-entérostomie antérieure,*

7 cas. J. Nicoll, de 1900 à 1904. 2 morts, 5 guérisons;

2° *Sans gastro-entérostomie,*

6 cas. J. Nicoll, de 1904 à 1905. 1 mort, 5 guérisons.

La *pylorotomie partielle par incision rectiligne et longitudinale*, telle que l'un de nous l'a pratiquée, nous paraît plus simple et plus efficace que l'opération de Nicoll. M. Jaboulay, de Lyon, semble avoir fait quelque chose d'analogue dans trois circonstances chez l'adulte, mais il n'a donné que des indications fort brèves sur sa manière de procéder[2]. Cinq ans plus tard, Mikulicz a traité un cas de contracture spasmodique du pylore, chez l'adulte, par section de l'anneau musculaire avec un fin ténotome.

Voici la technique qui a été suivie par l'un de nous sur deux sujets, en 1907, et publiée dans la *Revue de Chirurgie* en 1908 :

Incision rectiligne, parallèle à l'axe du pylore, menée sur le milieu de la face antérieure. On coupe prudemment et progressivement le tissu musculaire jusqu'à la muqueuse. On essaie de décoller légèrement celle-ci, sous les deux lèvres de la plaie, qu'on peut faire bâiller et qu'on écarte au moyen de deux pinces à dent fine, placées sur le milieu des lèvres. Si l'on pratique à ce niveau une petite encoche dans le tissu musculaire, on facilite la transformation de la plaie longitudinale en espace losangique, puis en plaie transversale et l'action des fils est plus efficace.

1. Le nombre des opérations exécutées par Nicoll est peut-être plus considérable. Il a montré, en 1909, à la *medico-chirurgical Soc. de Glascow*, 4 sujets opérés. Mais il ne dit pas s'il s'agit de cas déjà publiés ou de malades nouveaux. D'ailleurs, aucun détail sur l'opération pratiquée.

2. La première opération (1893) a trait à une fille de 22 ans, atteinte de spasme pylorique; la seconde à une femme de 60 ans, atteinte de cancer; la troisième à un homme de 42 ans, porteur d'un rétrécissement cicatriciel, suite d'ulcère.

Voici comment M. Koeppelin, interne de M. Jaboulay, décrit à propos du troisième cas la technique de son maître : « L'opération se fait par la déchirure des deux tuniques externes du pylore, la séreuse et la musculeuse, au bistouri et au doigt, ensuite au voisinage de la cicatrice s'il en existe une. La muqueuse libérée vient faire hernie par cette division. »

Dans un autre ordre d'idées, M. S. Pozzi a préconisé, en 1894, une plastie du même genre pour le traitement du vaginisme.

On passe, avec une aiguille de Reverdin, un fil, prenant toute l'épaisseur de la masse musculaire, au niveau de l'angle supérieur du losange et on le noue. — On place un fil, de la même façon, au niveau de l'angle inférieur. L'aide tire alors sur les deux fils, en sens inverse, ce qui rapproche les extrémités de l'incision et permet le placement aisé de deux

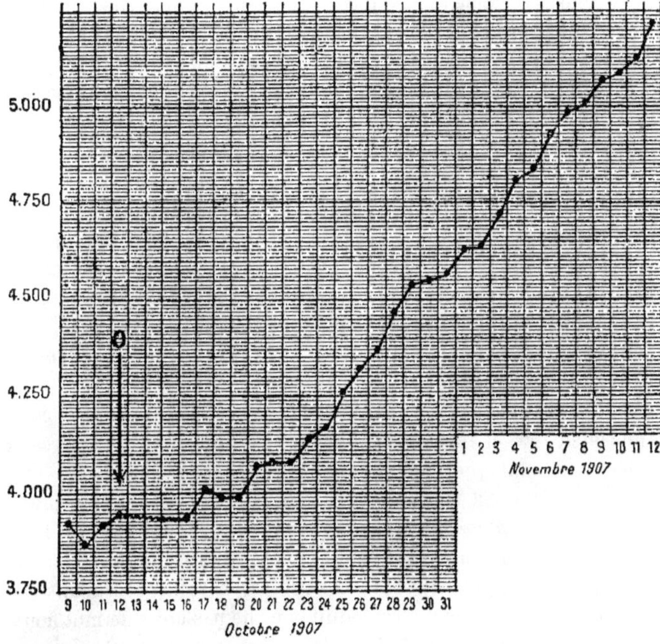

Fig. 15. — Graphique des pesées quotidiennes d'un enfant atteint de sténose hypertrophique du pylore (cas de Dufour et Fredet), traité par la pyloroplastie.

O, jour de l'opération. L'enfant n'a pas été pesé les trois jours qui ont suivi (13, 14 et 15 oct.).

fils sur la plicature supérieure et de deux autres fils sur la plicature inférieure. Ces fils sont serrés prudemment, progressivement, pour ne pas couper. Six fils suffisent pour maintenir la plastie. Le résultat en est immédiatement visible à l'œil, et nous conseillons d'en contrôler l'effet, en pressant sur l'estomac et en refoulant une partie de son contenu dans le duodénum.

Si on craint que l'élargissement produit par une seule plastie soit insuffisant, on peut en faire deux, l'une au-dessus de l'autre. Mais il faut s'attendre à avoir de la peine pour réunir complètement en travers la plaie longitudinale suturée en second lieu. La persistance d'une petite brèche n'a d'ailleurs aucun inconvénient.

Dans la première opération (cas de Dufour et Fredet), deux incisions plastiques ont été effectuées sur la face antérieure du pylore. L'enfant n'a eu que deux régurgitations, le troisième jour. Dans la deuxième opération (cas de Guinon et Fredet), pour éviter les difficultés de réunion offertes par la seconde incision, on n'en a fait qu'une. Mais cette manière de procéder semble moins avantageuse que la double incision, car l'enfant, dont le pylore était parfaitement perméable à la fin de l'opération, paraît avoir eu, au bout de deux jours, 24 à 36 heures d'imperméabilité, liée sans doute au gonflement de la muqueuse, provoquée par le traumatisme.

Quoi qu'il en soit, les deux petits opérés ont survécu ; ils sont aujourd'hui vivants et admirablement développés. Chez le premier enfant atteint de sténose hypertrophique type, sans gastro-entérite, l'assimilation du lait maternel s'est produite d'emblée et la croissance a repris sans interruption (v. graphique 15). Chez le second, qui présentait des troubles dyspeptiques, l'évolution a été moins régulière (v. graphique 2). Un traitement médical diététique minutieux a dû être continué pendant longtemps, pour obtenir le succès.

Deux opérations analogues ont été exécutées par Weber en 1908, publiées en 1909 et 1910. Elles ont aussi donné d'excellents résultats. Weber reconnaît que l'opération qu'il décrit sous le nom de *pyloroplastie partielle* est la même que celle que l'un de nous a pratiquée sous le nom de *pyloroplastie sous-muqueuse*. A dire vrai, ni l'une, ni l'autre de ces dénominations n'est bonne. Le terme de pyloroplastie sous-muqueuse avait déjà été employé par Nicoll (*submucous plastic operation*) et nous l'avions reproduit pour ne pas créer de mot nouveau. Celui de pyloroplastie partielle est inexact, car la plastie porte sur la totalité du pylore. Pour éviter toute erreur d'interprétation, nous préférons parler de *pyloroplastie avec pylorotomie partielle, par incision longitudinale*, en ajoutant au besoin avec M. Jaboulay le qualificatif d'*extra-muqueuse*.

Voici donc le bilan de cette opération :

4 pyloroplasties avec pylorotomie partielle longitudinale extra-muqueuse :

P. Fredet............	1907	2 cas	2 guérisons.
W. Weber...........	1908	2 —	2 —

Cette opération, en raison de sa *simplicité* et de sa *bénignité*, nous semble être l'opération de choix, mais elle passible, comme *toutes les pyloroplasties*, de *deux reproches*. Il est des cas où la pyloroplastie est *irréalisable*, et quand on a pu la mener à bien, son *résultat n'est pas toujours immédiatement appréciable*.

Devant une tumeur pylorique, dure, volumineuse, plusieurs chirurgiens expérimentés ont eu l'impression que toute tentative de pyloroplastie serait fatalement vouée à l'insuccès, et ils ont prudemment employé une autre méthode. Quelques-uns, peut-être moins sages, n'ont pu achever la pyloroplastie commencée.

Bien entendu, en pareilles circonstances, l'opération de choix, la pyloroplastie, cédera le pas à une opération de nécessité, la gastro-entérostomie. Nous l'avons répété dans toutes nos publications : le chirurgien ne doit pas avoir de plan préconçu ; il doit se décider après examen du pylore et exécuter, suivant le cas, une pyloroplastie ou une gastro-entérostomie.

Mais nous ne pouvons nous empêcher de faire remarquer que, dans treize interventions, Dent a effectué treize fois la pyloroplastie à la manière d'Heinecke-Mickulicz, procédé laborieux pourtant lorsque les tissus sont épais et manquent de souplesse. L'un de nous, dans ses deux opérations de pyloroplastie avec pylorotomie partielle, n'a pas éprouvé de difficultés extraordinaires. Et cependant, pour un cas au moins, la tumeur était si dure que nous n'étions pas sûr, au début, de parachever l'opération. Il y a donc d'heureuses surprises. D'ailleurs, si l'on se promet de ne pas ouvrir la muqueuse, la section, limitée à la musculeuse, n'offre pas grand risque. On pourrait même ne pas suturer la plaie, si elle ne saigne pas, comme c'est la règle ; mais l'effet de cette simple section restant incertain, on procéderait sans désemparer à une gastro-entérostomie.

L'imperméabilité temporaire du pylore après pyloroplastie a été signalée par quelques auteurs. Nous avons nous-même constaté un fait de ce genre. Durant deux ou trois jours, le malade peut continuer à vomir. Cela est regrettable quand on intervient chez des sujets inanitiés. Mais il ne semble pas, d'après les observations, que l'imperméabilité temporaire ait eu de fâcheuses conséquences. Néanmoins, il est sage de prévenir l'entourage du malade de cette éventualité.

GASTRO-ENTÉROSTOMIES.

De toutes les opérations conseillées dans la sténose hypertrophique du pylore, ce sont les gastro-entérostomies qui ont été le plus souvent pratiquées. Les Allemands et les Américains y ont recours de préférence. On leur doit les premières guérisons chirurgicales, celles de Löbker et de Willy Meyer. L'Angleterre, éclectique, partage ses faveurs entre la divulsion, la pyloroplastie et la gastro-entérostomie. La première opération exécutée en France par M. Nové-Josserand, avec un heureux succès, était une gastro-entérostomie.

Dans ces dernières années, le nombre des gastro-entérostomies s'est considérablement accru, à tel point que si George Thompson a pu en réunir 43 cas[1] en 1906, l'un de nous 52 en 1907, il nous est facile d'en compter aujourd'hui 86, avec 44 morts et 42 guérisons.

Tous les *procédés* ont été employés : gastro-duodénostomie, gastro-jéjunostomie antérieure et postérieure, anastomoses par suture et par bouton. Dans la question qui nous intéresse, la technique a une grande importance, et, pour apprécier la valeur des opérations, il faudrait avoir des renseignements précis qui nous manquent dans un certain nombre de cas.

Voici l'énumération des opérations publiées et leurs résultats[2] :

1. G. Thompson dit 59 cas, avec 29 guérisons et 30 morts, mais ces chiffres exigent une correction.

Nous classons à part les cas de Nicoll, puisque cet auteur a fait une opération complexe, comprenant à la fois une gastro-entérostomie et une divulsion. En outre, nous éliminons du cadre des gastro-entérostomies suivies de guérison les cas de Abel (qui fait double emploi avec celui de Kehr, 1899), de Monnier (qui fait double emploi avec celui de Fritzsche, 1899), de Rotch et Ladd (qui fait double emploi avec celui de Munro, 1904 ou 1905). Il ne reste donc que 20 gastro-entérostomies guéries.

Nous retranchons du nombre des gastro-entérostomies suivies de mort les cas de Schotten (qui fait double emploi avec celui de Braun, 1902), de Jäckh (qui est un cas de guérison et non de mort, et figure déjà dans la statistique sous le nom de Schotten), de J.-J. Schmidt (qui fait double emploi avec celui de Pinner), de Mikulicz (qui fait double emploi avec celui de Freund et qui doit être considéré comme un cas de survie opératoire). Restent 23 cas au lieu de 29.

2. Pour les cas de gastro-entérostomie avec issue fatale, la mort s'est produite dans les délais suivants après l'opération :

W. Meyer, 48 h.; Stiles, 18, 36, 34, h.; Ribera, Putnam, Stern, quelques heures; Braun, 48 h.; de Maré, 24 h.; Hartmann et Murphy, quelques heures; Pinner, 12 h.; Robertson, Stockman, 14 h.; Mummery, quelques heures; Sturmdorf, 30 h.; W. Meyer, quelques heures; Jordan, 3 jours et 10 h.; Bull, 12 h.; Munro, 23 h.; Mackay, 36 h.; Gallant, 6 h.; Murphy, 10 h.; Stabb, 6 h.; Nové-Josserand, 48 h.; Viannay, 20 h.

Les cas de mort plus tardive sont moins fréquents : Holt, 4 jours; Goodrich, 5 j.; Stiles, 5 et 12 j. (pneumonie); Stone, 3 j. (infection) et 4 j.; Bottombey, 10 j.; Barling, 5 j. (pneumonie); Rogers, 15 j. (éventration à la suite de rupture de la cicatrice au 7e j.); Telford), 12 j. (péritonite, pneumonie); Butters, 8 j. (hémophilie); Graham, 10 j. (opératoirement guéri, athrepsie).

Plusieurs cas de morts tardives semblent le résultat de fautes chirurgicales. Lorsque l'opération a été correctement conduite, les *chances de guérison* sont *prédominantes, si l'enfant résiste pendant 48 heures*.

D'un autre côté, les enfants comptés comme guéris ont été revus pour la plupart, à date éloignée, en excellent état. Le déchet se réduit à 2 opérés de Stiles (1 entérite aiguë, sept semaines après l'opération; 1 gastro-entérite, sur-

86 cas de gastro-entérostomie :

17 SANS INDICATION DE PROCÉDÉ,

10 Morts post-opératoires.	*7 Survies post-opératoires.*
W. MEYER, 1898.	H. STILES, 5 cas, de 1900 à 1906.
H. STILES, 5 cas de 1900 à 1906.	CZERNY, 1906.
L. E. HOLT, 1906.	E. E. GRAHAM, 1908.
J. V. GOODRICH, 1906.	
RIBERA, 1907.	
C. P. PUTNAM, 1909.	

20 ANTÉRIEURES,

13 Morts post-opératoires.	*7 Survies post-opératoires.*
C. STERN, 1897.	H. KEHR, 1899.
TRANTENROTH, 1901.	J. von MIKULICZ, 1900.
H. BRAUN, 1902.	F. FRANKE, 1901.
DE MARÉ, 1902.	A. W. ELTING, 1903.
F. S. HARTMANN et J. B. MURPHY, 1904.	JÄCKH, 1903.
PINNER. 1904.	KRONE, 1907.
Mc.-G. ROBERTSON, 1908.	F. E. BUNTS, 1907.
J. S. STONE, 1905.	
P. L. MUMMERY, 1905.	
STOCKMAN, 1905.	
A. STURMDORF, 1906.	
D. TAIT, 1907.	
J. S. STONE, 1907.	

49 POSTÉRIEURES,

21 Morts post-opératoires.	*28 Survies post-opératoires.*
W. MEYER, 1898.	C. LÖBKER, 1898.
C. LÖBKER, 1899.	FRITZSCHE, 1899.
M. JORDAN, 1901.	H. KEHR, 1900.
M. JORDAN, 1902.	ANATEY GILES, 1904.
BULL, 1902.	J. MUNRO, 1904 ou 1905.
J. C. MUNRO, 1903.	G. NOVÉ-JOSSERAND, 1905.
E. MACKAY, 1903.	J. ROGERS, 1005.
A. GALLANT, 1903.	C. L. SCUDDER, 2 cas, 1905.
BOTTOMLEY. 1904.	A. D. BEVAN, 1905.
F. T. MURPHY, 1905.	VAN HOOK, 1905
G. BARLING, 1905.	J. H. BARBAT, entre 1904 et 1906.
VAN HOOK, 1905.	EAGLESON, 3 cas, entre 1904 et 1906.
J. ROGERS, 1906.	F. HARTLEY, 1906.

venue un mois après la g.-e.); 1 opéré de Mikulicz (ulcère peptique du jéjunum); 1 opéré de Murphy (péritonite aiguë de cause inconnue, six mois et demi après l'intervention). La mort de ce dernier, ainsi que celle du premier opéré de Stiles, paraît purement accidentelle.

L'avenir des petits gastro-entérostomisés peut être envisagé avec confiance.

E. D. Telford, 1906.
E. C. Stabb, 1906.
Butters, 1908.
E. Campbell, entre 1906 et 1908.
L. S. Colter, entre 1906 et 1908.
Willits, 1908.
G. Nové-Josserand, 1909.
Viannay, 1909.
F. T. Murphy, 1907.
J. C. Oliver, 1907.
A. J. Lartigau, 1908.
S. Stillman, 2 cas, 1908.
I. W. Kingsbury, 1908.
C. L. Scudder, 3 cas, 1908.
J. C. Oliver, 1908.
C. L. Scudder, 1909.
Reichel, 1910.

La *gastro-entérostomie* a le grand avantage d'être *applicable à tous les cas, indistinctement*. Lorsqu'elle est correctement exécutée, elle permet le *rétablissement immédiat du cours des aliments*. On peut même espérer en certains cas, voir reparaître la perméabilité pylorique sous l'influence de la mise au repos de l'estomac : ce serait presque un retour à l'état normal, puisque dans ces conditions la bouche artificielle cesse de fonctionner[1].

Ces avantages sont balancés par la *difficulté relative* de l'opération et par *sa gravité*. Quoi qu'on en puisse dire, une gastro-entérostomie sur un enfant du premier âge est une entreprise délicate. Le volume énorme de l'estomac constitue parfois une gêne très sérieuse. Il faut être familiarisé avec cette chirurgie pour la bien faire; il est au moins utile de s'être exercé au préalable sur de petits animaux, le chat par exemple.

Une gastro-entérostomie est plus grave que la pylorotomie partielle que nous avons conseillée. Même en laissant de côté les statistiques, encore trop peu étendues pour être probantes, cela saute aux yeux : *durée plus longue*, *manipulations opératoires plus traumatisantes*, *ouverture de cavités septiques*, *incision de tissus saignants*, *sutures malaisées* devant unir un *estomac généralement très dilaté* à un *intestin* rétracté et d'une *extrême petitesse*.

On a fait d'autres reproches théoriques à la gastro-entérostomie : si le pylore reste oblitéré, elle modifie les conditions physiologiques de la digestion, en empêchant l'action du suc gastrique sur la première portion du duodénum et les reflexes sécrétoires qu'elle provoque. Mikulicz a même publié un cas d'ulcère peptique du jéjunum.

Les faits cliniques répondent victorieusement à ces objections; un grand nombre d'observations montrent qu'elles ne sont pas fondées. On a même étudié le métabolisme, par les procédés de laboratoire, dans quelques cas de gastro-entérostomie pour sténose hypertrophique. A l'instigation de Scudder, Talbot s'est occupé de l'assimilation des graisses et

1. Voir Guibé, *Le fonctionnement de la bouche stomacale chez les gastro-entérostomisés à pylore perméable* (Journal de Chir., 1908, t. 1, p. 1 à 11).

des produits azotés. Dans son dernier travail, il a soigneusement analysé les *ingesta* et les *excreta* d'un enfant de cinq mois et demi, ayant subi à six semaines une gastro-entérostomie postérieure. L'observation a été poursuivie durant trois jours consécutifs : la proportion des graisses assimilées est de 97,2 p. 100; celle des produits azotés de 98,1 p. 100, ce qui indique une assimilation parfaite.

En pratique, *les résultats éloignés de la pyloroplastie et de la gastro-entérostomie sont équivalents*. La première a pour elle sa bénignité et son exécution facile dans les cas appropriés; la seconde constitue le seul moyen de salut dans les autres cas. Il faut donc savoir quel est le meilleur *modus faciendi* pour les circonstances où la gastro-entérostomie s'impose.

On a renoncé, chez l'adulte, à la gastro-entérostomie antérieure. Les raisons qui l'ont fait rejeter conservent leur valeur chez l'enfant. D'ailleurs, la brièveté du mésentère a rendu la gastro-entérostomie antérieure impossible dans plusieurs cas de sténose hypertrophique. Aussi, les auteurs s'accordent-ils aujourd'hui pour recommander la *gastro-entérostomie postérieure, par sutures*.

Les gastro-entérostomies antérieures ont fourni 13 morts sur 20 cas, soit 65 p. 100; les gastro-entérostomies postérieures, 21 morts sur 49 cas, soit 42,85 p. 100 seulement. Il ne faut pas attribuer une trop grande valeur à ces statistiques, car elles ne sont pas homogènes, et les cas les plus récents figurent presque tous à l'actif de la gastro-entérostomie postérieure. Néanmoins, on constate que les chiffres s'accordent avec les prévisions.

On ne fera donc la gastro-entérostomie antérieure que lorsqu'une disposition anatomique empêchera de pratiquer la gastro-entérostomie postérieure. Jusqu'à nouvel ordre, les sutures devront être préférées aux boutons. Willy Meyer, sur un malade de Meltzer, a utilisé une fois le bouton de Murphy et s'en est mal trouvé, car l'enfant a succombé avec des phénomènes d'occlusion[1].

Parmi les chirurgiens qui ont employé à plusieurs reprises la gastro-entérostomie, nous devons citer H. Stiles et Scudder. Le premier a opéré 15 cas avec 5 morts et 5 guérisons. Plus heureux, Scudder semble ne compter que des succès : il va publier prochainement son sixième cas de guérison[2].

1. Seefisch a réussi une gastro-entérostomie antérieure par bouton. Mais il s'agit d'un enfant de quatre ans neuf mois. Son cas n'appartient donc pas à la catégorie des tout petits, que nous avons en vue.

2. Le cas étudié par Talbot, au point de vue du métabolisme. Voir ci-dessus.

Pour conclure, deux questions doivent être élucidées : *Qu'a donné jusqu'à ce jour le traitement chirurgical? Que devra-t-il donner à l'avenir?*

Examinons d'abord la *mortalité opératoire*.

Si l'on envisage la totalité des opérations que nous avons pu réunir actuellement, on trouve :

2 Laparotomies exploratrices[1] avec		2 morts.	
11 Opérations de nature indéterminée[2]		9 —	2 survies.
2 Pylorectomies	1 totale	1 —	
	1 partielle		1 —
2 Jéjunostomies	1 isolée. 1 combinée à la pyloroplastie	2 morts.	
39 Divulsions selon le procédé de Loreta		15 —	24 —
43 Pyloroplasties (14 morts. 29 survies.)	26 selon le procédé de Heinecke-Mickulicz	11 —	15 —
	13 par le procédé de Nicoll, dont 7 avec addition de gastro-entérostomie	3 —	10 —
	4 par le procédé de Fredet		4 —
86 Gastro-entérostomies (44 morts. 42 survies.)	17 sans indication de procédé	10 morts.	7 —
	20 antérieures	13 —	7 —
	49 postérieures	21 —	28 —
185 opérations.		87 morts.	98 survies.

Sur un total de 185 opérations de tout genre, la statistique accuse 87 morts et 98 survies, soit une mortalité immédiate de 47,02 p. 100.

Une amélioration incontestable se poursuit d'année en année, mais elle est peu sensible sur les statistiques globales. Ainsi, 157 opérations exécutées fin 1907 fournissent une mortalité de 47,13 p. 100, à peu près identique à celle que nous trouvons aujourd'hui.

Ces chiffres ne peuvent donner une idée exacte de la gravité actuelle de l'intervention chirurgicale, car ils synthétisent des opérations condamnées, les tâtonnements du début; ils s'appliquent à beaucoup de cas désespérés, etc.

Si l'on veut bien accepter nos conclusions et admettre que deux opérations seulement doivent être pratiquées désormais, la pyloroplastie

1. Opérations de F. Müller et Küster (1899), de Wigg (1902).

2. Opérations Holt, de Rehn (1903); de Makins (2 cas); de Voelcker (5 cas); de E.-B. Hodge (1908); de B. Fischer (1909).

avec pylorotomie partielle et la gastro-entérostomie postérieure, on peut obtenir un chiffre qui exprime la mortalité maxima de l'avenir.

53 opérations répondant à nos vues ont donné 21 morts et 32 survies, 39,62 p. 100 de mortalité globale. Mais si nous comptons seulement les opérations des trois dernières années, au nombre de 38 avec 12 morts et 28 guérisons, la mortalité n'est plus que de 26,31 p. 100 !

Il est bien entendu que nous réunissons sous la même rubrique les malades qui sont morts, *malgré l'opération*, et ceux qui sont morts *à cause de l'opération*. Pour apprécier équitablement ce qui revient à chacun de ces groupes, il ne faut pas oublier que les cas bénins sont restés entre les mains des médecins et que les chirurgiens n'ont eu à traiter que les cas sévères. Un grand nombre de cas désespérés déchargent les statistiques médicales et, en même temps, alourdissent les statistiques chirurgicales.

Nous avons le ferme espoir que la mortalité de l'avenir restera au-dessous de 30 p. 100, car l'affection étant mieux connue, on saura faire une sélection plus hâtive des cas médicaux et des cas chirurgicaux : on n'amènera plus au chirurgien des enfants parvenus au dernier stade de la déchéance physique, qu'il opère par acquit de conscience et sans espoir.

Si l'on ne tient pas compte des fautes de technique, ce qui fait la gravité des opérations, c'est le retard apporté à l'intervention. Il ne faut pas se laisser effrayer par le jeune âge des malades. Tous les enfants traités dans le premier mois de leur vie ont guéri opératoirement (Scudder, 14 jours, 24 jours ; Dent, 24 jours, 29 jours ; Fredet, 30 jours, etc.).

Il est superflu de faire remarquer quelles précautions doivent être prises pour diminuer le traumatisme chirurgical et soutenir l'état du sujet. Il faut opérer rapidement et éviter les pertes de sang. Plusieurs chirurgiens étrangers ont employé, pour l'anesthésie, l'éther de préférence au chloroforme. Nous ne pensons pas que le chloroforme *bien administré* offre plus de dangers que l'éther. Mais il importe d'en réduire la dose au maximum et pour cela restreindre autant que possible la durée de la narcose. Il convient donc de procéder à une désinfection complète de la peau, avant de commencer l'anesthésie. L'enfant sera enveloppé dans un champ stérilisé. Pour la même raison, il y a avantage à suturer rapidement la paroi abdominale en un seul plan.

On évitera soigneusement le refroidissement du petit opéré, pendant et après l'intervention. La température de la salle sera élevée ; on enveloppera les membres de coton ou de flanelle ; des boules d'eau chaude maintiendront une douce chaleur dans le lit.

Le volume considérable de l'estomac gêne l'opérateur, s'il procède à la pyloroplastie et plus encore à la gastro-entérostomie. Il est donc désirable d'évacuer au préalable le contenu gastrique, mais il ne faut pas oublier que cathétérismes et lavages sont souvent mal supportés et fatiguent beaucoup les malades.

Les injections de sérum, répétées à petite dose (20 c. c. par exemple), sont précieuses avant et après l'opération.

Quant aux *résultats éloignés*, ils resteront vraisemblablement ce qu'ils sont, c'est-à-dire très satisfaisants, *pour les deux opérations que nous préconisons*. Nous devons répéter ici que, parmi les malades opérés, il faut faire deux parts. Les sujets sans gastro-entérite subissent, du jour au lendemain, une véritable résurrection : tous les troubles digestifs disparaissent et les enfants croissent admirablement.

Il n'en est pas de même pour les nourrissons atteints de gastro-entérite. On s'attendrait à un déchet assez sérieux dans les semaines qui suivent l'intervention. Il n'en est rien heureusement, *ce déchet est remarquablement faible*. Nous rappelons que sur les cinquante-trois opérations du type que nous préconisons, deux malades seulement ont succombé à échéance éloignée. Mais les enfants sont d'un élevage difficile, car ils présentent fréquemment une insuffisance des glandes digestives, du pancréas en particulier.

Un traitement médical et diététique prolongé est nécessaire; cependant, la période ingrate traversée, il est habituel de voir ces petits malformés se développer de façon normale et devenir, eux aussi, de beaux enfants.

INDICATION DES TRAVAUX CITÉS OU CONSULTÉS[1]

ABEL W. — Erster Fall von erfolgreicher Gastroenterostomie wegen angeborener stenosirender Pylorushypertrophie, bei einem achtwöchigen Säugling. *Muenchener med. Woch.*, 1899, Bd 46, 28 nov., p. 1607 à 1609.

ALDER M. (Basel). — Ein Fall von angeborener funktionneller (?) Pylorushyperplasie, kombiniert mit angeborener Vergrösserung des Magens und Hyperplasie seiner Wandung. *Jahrbuch f. Kinderheilk.*, 1908, Bd 67 (fascicule supplémentaire), p. 197 à 227.

ARQUELLADA A. M. (Madrid). — Estudio de la estenosis congénita hypertrófica del piloro con motivo de un caso clinico. *Revista de medicina y cirugía prácticas*, 1907, t. 77, nº 999, 21 oct., p. 89 à 96.

ARREGER E. (Schüpfheim). — Uber Pylorusstenose im Kindesalter bedingt durch Schleimhauthypertrophie. *Inaug-Dissert.*, Zürich, 1896, avec 2 fig.

ASHBY H. (Manchester). — A case of congenital stenosis of the pylorus. *Archives of Ped.*, 1897, vol. 14, p. 498 à 505, av. 4 fig.

— Article : Sténose congénitale du pylore, in *Traité des maladies de l'enfance* (Grancher et Comby), t. 2, 1904, p. 178 à 188.

— (Manchester med. Soc.) *Lancet*, 1907, vol. 1, 23 févr., p. 510.

— (Clin. Soc. of London, 8 mars 1907.) *Lancet*, 1907, vol. 1, 16 mars, p. 734.

AUDRY et SARVONAT (Lyon). — Rétrécissement congénital du pylore chez un nourrisson (Soc. des Sciences méd. Lyon., 15 mars 1905), in *Lyon méd.*, 1905, t. 104, nº 19, p. 1013 à 1017.

AUFFRET E. (Paris). — Voir Dufour et Fredet, *Revue de Chir.*, 1908, p. 214 à 217.

BARBAT J. H. (San-Francisco). — Voir Stillman, 1909, p. 1547.

BARLING G. (Birmingham). — Congenital pyloric stenosis. Posterior gastrojejunostomy. Death on the fifth day from pneumonia. *Birmingham med. Rev.*, 1905, vol. 6, nov., p. 669 à 672.

— Congenital pyloric stenosis (Brit. med. Assoc., 24 nov. 1905). *British med. J.*, 1905, vol. 2, 9 déc., p. 1523.

BATTEN F. (London). — A case of congenital hypertrophy of the pylorus in an infant. Recovery. Subsequent death from broncho-pneumonia. *Lancet*, 1899, vol. 2, 2 déc., p. 1511 à 1513.

BEARDSLEY H. (New-Haven). — Cases and observations by the med. Soc. of New-Haven County, in the state of Connecticut. N.-Y., 1788. Réimprimé sous le titre : Congenital hypertrophic stenosis of the pylorus. *Archives of Ped.*, 1903, vol. 20, p. 355 à 357.

1. Cette liste donne la bibliographie à peu près complète jusqu'en 1910. Les auteurs n'ont pas eu en mains les originaux des mémoires signalés par un *.

BELL J. F. (New-York). — Congenital hypertrophic pyloric stenosis (N.-Y. Acad. of Med., 11 fév. 1909). *Medical Record*, 1909, vol. 75, 27 mars, p. 539.

BENDIX (Berlin). — Pylorospasmus und Pylorostenose im Säuglingsalter. *Medizinische Klinik*, 1909, Bd 5, nº 48. 28 nov., p. 1813 à 1816, av. 1 fig. et 2 graphiques.

BERKHOLZ A. (Riga). — Kasuistische Mitteilung zur Kenntniss der Pylorusstenose der Säuglinge. *Monatsschrift f. Kinderheilk.*, 1906, Bd 5, p. 174 à 180, av. 2 graphiques.

BERNHEIM-KARRER (Zürich). — Ueber Pylorusstenose in Säuglingsalter (ärzt. Gesell. d. Stadt Zürich, 5 déc. 1903). *Correspondenz-blatt f. schweizer Aerzte*, 1904, nº 8, 15 avril, p. 257 à 265.

— Ueber Pylorusstenose im Säuglings-und Kindesalter. *Jahrbuch f. Kinderheilk.*, 1909, Bd 69, 5 mai, p. 551 à 567.

BEVAN A. D. (Chicago). — Voir G. Thompson, 1906, p. 527.

— Voir Cheney, 1907, p. 151.

BLACKADDER A. (Glascow). — Notes of a case of congenital hypertrophy with stenosis of the pylorus. *British med. J.*, 1901, vol. 1, p. 765 à 766.

BLAXLAND A. J. (London). — A case of congenital hypertrophic stenosis of the pylorus. Treatment by gastric lavage, with complete recovery. *Lancet*, 1905, vol. 2, 16 sept., p. 826 à 827.

BLOCH C. (Kopenhagen). — Die angeborene Pylorusstenose und ihre Behandlung. *Jahrbuch f. Kinderheilk.*, 1907, Bd 65, p. 337 à 352 et 477 à 501.

BOMMERS (Krefeld). — Präparat eines Falles von hypertrophischer Pylorusstenose bei einem Säuglinge. *Medizinische Klinik*, 1907, Bd 3, nº 43, 27 oct., p. 1318.

BOTTOMLEY. — Voir Morse, 1905, p. 731.

— Voir G. Thompson, 1906, p. 529.

BRADLEY W. N. (Philadelphia). — Report of a case of congenital hypertrophic stenosis of the pylorus (Philadelphia ped. Soc., 13 oct. 1908), in *New-York med. J.*, 1909, vol. 89, nº 7, 13 fév., p. 332 à 334. C. R. et Disc. in *Archives of Ped.* 1908, vol. 25, p. 867 à 869 : Hodge, Gittings, Graham, Gilbride, Hand.

BRAUER L. — A propos de la communication d'Ibrahim (naturhistorisch-medizinischer Verein Heidelberg, 12 mai 1903), in *Muenchener med. Woch.*, 1903, Bd 50, nº 31, 4 août, p. 1359.

BRAUN H. (Göttingen). — A propos de la commun. de Lange : Ueber stenosirende Polyrushypertrophie im Säuglingsalter (med. Gesell. zu Leipzig). *Muenchener med. Woch.*, 1901, Bd 48, nº 7, 12 fév., p. 281 à 282.

— Voir E. Schotten, 1904, p. 170 à 171.

BRELET M. (Nantes). — La sténose hypertrophique du pylore chez le nouveau-né et le nourrisson. *Gazette méd. de Nantes*, 1908, t. 26, nº 44, 31 oct., p. 905 à 913, et *Rev. franç. de méd. et de chir.*, 1909, nº 1, p. 3 à 5.

BROCA P. (Paris). — Tumeur du pylore qui a été prise pendant la vie pour un cancer. *Bulletins Soc. anat. Paris*, 1850, p. 207 à 209.

BRODERICK D. E. (Kansas-City). — Review of sixty cases of congenital hypertrophic stenosis of the pylorus. *American J. of Obstetrics*, 1909, vol. 60, p. 321 à 332.

BRODNITZ. — Voir J. J. Schmidt, 1905, p. 310.

BRUYN-KOPS DE (Socrabaia). — Een congenitale tumor pylori. *Nederlandsch Tijdschrift voor Geneeskunde*, 1896, n° 25, 19 déc., p. 958 à 960.

— (Orthographié de BRUIN). — Eenige opmerkingen over de behandling van congenitale pylorusstenose, van zuigelingen (nederlandsche Vereen. v. paed., 25 nov. 1905) in *Nederlandsch Tijdschrift voor Geneesk.* 1906, Hlf. 2 A, n° 2, p. 149 à 151; Disc. : Haverschmidt, Graanboom, de Monchy, Timmer, Hilsum, Schuld, van der Hoeven, p. 151 à 155.

BULL (New-York). — Voir J. G. W. Greef. 1904, p. 334 à 336.

BULL P. (Kristiania). — Voir Frölich, 1906.

BUNTS F. E. (Cleveland). — Infantile hypertrophic stenosis of the pylorus. *Annals of Surg.*, 1908, vol. 47, n° 186, juin, p. 946 à 947.

BURGHARD F. F. (London). — On the surgical treatment of congenital pyloric stenosis (Clin. Soc. of London, 8 mars 1907). *Lancet*, 1907, vol. 1, 16 mars, p. 734.

* BURRI. — *Atti dell' Academia medico-fisica Fiorentina*, 1904. (Indication d'après Kaupe).

BUTTERS. — Voir Kaspar, 1909, p. 1181.

* CAMINITI. — Un caso di mioma di piloro. *Policlinico*, 1901, t. 8. (Indication d'après Torkel).

CAMPBELL E. — Voir Mitchell et Oliver, 1908, p. 816.

CAMPBELL R. — Voir Mc Caw et Campbell, 1904.

CARPENTER G. et MUMMERY P. L. (London). — A Case of congenital hypertrophic stenosis of the pylorus (Soc. f. the stud. of diseases in Child., 5 mai 1905), in *British J. of Child. dis.*, 1905, vol. 2, p, 408 à 411, av. 2 fig.

CARPENTER G. (London). — « showed two cases of congenital hypertrophic stenosis of the pylorus » (Soc. f. the stud. of diseases in Child., 20 oct. 1905), in *Lancet*, 1905, vol. 2, 28 oct., p. 1259.

— Some examples of congenital hypertrophic stenosis of the pylorus. *Medical Press and Circular*, 1906, vol. 133, 4 juillet, p. 7 à 10, av. 5 fig.

— Congenital hypertrophic stenosis of the pylorus. *Proceedings of the Royal Soc. of. med. London* (section for. stud. dis. in child., 26 mars 1909), 1909, vol. 2, n° 6, avril, p. 182 à 183.

— Hypertrophic stenosis of the pylorus (ibid., 28 mai 1909). *Ibid.*, 1909, vol. 2, n° 8, juin, p. 222 à 223.

CAUTLEY E. (London). — Congenital hypertrophic stenosis of the pylorus (Royal med. and chir. Soc., 8 nov. 1898). *Lancet*, 1898, vol. 2, 12 nov., p. 1264. — Disc. : Moore, Rolleston, — et *Medico-chirurgical Transactions*, 1899, vol. 82.

— A case of congenital hypertrophic stenosis of the pylorus. *Lancet*, 1900, vol. 2, 28 juillet, p. 256 à 257.

— Congenital stenosis of the pylorus (Harveian Soc. of London, 22 mai 1902). *British med. J.*, 1902, vol. 1, 31 mai p. 1340.

— a. DENT C. T. (London). — Congenital hypertrophic stenosis of the pylorus and its treatment by pyloroplasty (Royal med. a. chir. Soc., 9 déc. 1902). *Medico-chirurgical Trans.*, 1903, vol. 86, p. 471 à 506, av. 3 pl. Disc., p. 507 à 511 : Ashby, J. Thomson, H. Stiles, G. Still, Burghard, Pitt, Rolleston, Cautley, Dent, — et *Lancet*, 1902, vol. 2, p. 1679 à 1685, av. 2 fig.

— Congenital hypertrophic stenosis of pylorus (Soc. for the study of dis. in Child., 20 nov. 1903). *British J. of Children's dis.*, 1904, vol. 1, janv., p. 10 à 15, — et *Lancet*, 1904, vol. 1, 5 mars, p. 645 à 646.

— A discussion on congenital pyloric stenosis (74th ann. meet. brit. med. Assoc., 1906). *British med. J.*, 1906, vol. 2, 13 oct., p. 939 à 943. Disc. Hutchison, Ashby, Kerley, Primrose, R. Vincent, Machell, p. 949.

— Congenital hypertrophic stenosis of the pylorus : a criticism of its pathology in relation to treatment. *British J. of Children's dis.*, 1908, vol. 5, mai, p. 179 à 185.

CAW Mc a. CAMPBELL R. (Belfast). — Congenital hypertrophic stenosis of the pylorus. Pyloroplasty. Result. *British med. J.*, 1904, vol. 1, 25 juin, p. 1483 à 1484.

CHALIER J. (Lyon). — Voir Weill et Chalier.

CHAMPETIER DE RIBES, GUINON et P. FREDET (Paris). — Sténose hypertrophique du pylore chez un nouveau-né, avec gastro-entérite et intolérance pour le lait de femme. Pyloroplastie. Guérison. *C. R. Soc Obst. Gyn. et Péd.*, Paris. 1908, t. 10, 13 janv., p. 29 à 39, — et *Annales de Gyn. et d'Obst.*, 1908, mars, p. 158 à 170.

CHAPIN H. D. (New-York). — Congenital pyloric stenosis. Operation. Death. (N.-Y. Acad. of med., 14 janv. 1909). *Medical Record*, 1909, vol. 75, 27 fév., p. 372.

CHEINISSE L. (Paris). — La sténose du pylore chez les nourrissons. *Semaine méd.*, 1903, 12 août, p. 261 à 263.

CHENEY H. W. (Chicago). — Congenital pyloric stenosis. Operation, followed by recovery (Chicago Ped. Soc., 20 nov. 1906), in *Archives of Ped.*, 1907, vol. 24, no 2, fév., p. 146 à 153.

CLEVELAND (Norwich). — Case of congenital hypertrophic stenosis of the pylorus. *British med. J.*, 1904, vol. 1, 7 mai, p. 1073.

CLOGG H. S. (London). — Congenital stenosis of the pylorus. *Practitioner*, 1904, vol. 2, p. 624 à 653.

CLOWES N. B. (London). — A case of congenital hypertrophic stenosis of the pylorus treated medically. *Lancet*, 1908, vol. 2, 22 août, p. 534 à 535.

COLTER L. S. — Voir Mitchell et Oliver, 1908, p. 816.

COMBE (Lausanne). — Présentation d'un cas de sténose hypertrophique du pylore (Soc. vaudoise de méd., 11 mars 1909). *Revue méd. de la Suisse romande*, 1909, t. 29, 27 mai, p. 324.

CORDUA H. (Hamburg). — Voir H. Grisson, 1893, p. 847, et 1904, p. 111.

CURTIS B. F. (New-York). — Partial pylorectomy for fibromata in an infant nine weeks old (N.-Y. Acad. of med., 11 fév. 1909). *Medical Record*, 1909, vol. 75, 27 mai, p. 539 à 540.

CZERNY. — Zur Pylorusstenose — Demonstration zweier Kinder — (med. Sekt d. schlesische Gesell. f. vaterländische Kultur., 16 mars 1906), in *Berliner klin. Woch.*, 1906, Bd 2, no 31, 30 juillet, p. 1054.

DAHL R. — Om latent pylorusstenos. *Hygiea*, 1910, no 2, février, p. 162 à 170.

DAWOSKY. — Voir Siemon-Dawosky.

* DEAN H. R. — St Thomas hosp. rep., vol. 35. Indication et analyse in *Archiv f. Kinderheilk.*, 1910, Bd 52, p. 421.

DENT C. T. (London). — Voir Cautley et Dent, 1903.

— On congenital hypertrophic stenosis of the pylorus (Soc. f. the stud. of dis. in Child., 20 nov. 1903). *British J. of Children's dis.*, 1904, vol. 1, no 1, janv., p. 16 à 23.

— Disc. Clinical Soc. of London, 8 mars 1907, in *British med. J.*, 1907, vol. 1, p. 627.

— Cinematographic demonstration of the movements of the stomach in a case of congenital hypertrophic stenosis of the pylorus. *Proceedings of the Royal Soc. of Med. London* (Section f. stud. dis. in Child., 28 mai 1909). 1909, vol. 2, n° 8, juin, p. 225.

DORNING J. (New-York). — Congenital hypertrophic stenosis of the pylorus in an infant, with report of a case (16th ann. meet. americ. Ped. Soc., 30 mai 1904). *Archives of Ped.*, 1904, vol. 21, p. 681 à 689, av. 1 pl. Disc. : Northrup, West, Morse, Holt, Rotch, Caillé, Dorning.

— Congenital hypertrophic stenosis of the pylorus in an infant, report of a case (20th ann. meet. american Ped. Soc., 25 mai 1908), in *Archives of Ped.*, 1908, vol. 25, p. 686 à 687.

DUFOUR H. et FREDET P. (Paris). — Sténose hypertrophique du pylore, chez un nourrisson de deux mois, traitée avec succès par la pyloroplastie. *Bulletins et Mém. Soc. méd. des hôp. de Paris*, 1907, 15 nov. p. 1221 à 1228.

— La sténose hypertrophique du pylore chez le nourrisson et son traitement chirurgical. *Revue de Chir.*, 1908, t. 37, n° 2, févr., p. 208 à 253, av. 9 fig.

— Résultat éloigné d'une pyloroplastie pour sténose hypertrophique du pylore chez un nourrisson de 2 mois, âgé de 2 ans et 5 mois. *Bulletins Soc. Péd. Paris*, 1910, n° 1, janv., p. 16 à 17. Disc. Guinon, p. 17.

DURANTE D. (Roma). — Ipertrofia congenita del piloro. *La Pediatria*, 1898 p. 169 à 176.

DUVAL A. — De la sténose congénitale du pylore chez les nouveau-nés. *Thèse*, Paris, 1900-1901, n° 221.

EAGLESON (Seattle). — Voir Stillman, 1909, p. 1547.

EHLERS H. W. E. (Göttingen). — Ein Fall von wahrscheinlich kongenitaler Hypertrophie der Oesophagusmuskulatur bei gleichzeitig bestehender kongenitaler hypertrophischer Pylorusstenose. *Archiv f. path. Anat.*, 1907, Bd. 189, Hft. 3, p. 512 à 518.

ELTING A. — Voir Shaw et Elting, 1904, p. 892.

ENGEL H. (Frankfurt a. M.). — Ein Fall von hypertrophischer Pylorusstenose im Säuglingsalter. *Inaug. Dissert.*, München, 1907, av. 3 fig.

ENGEL (Düsseldorf). — Der Magensaftflusz in der Pathogenese und im Verlauf der Pylorusstenose der Säuglinge. *Deutsche med. Woch.*, 1909, Bd 2, n° 29, 22 juillet, p. 1271 à 1276

FEER E. (Basel). — Voir Heubner, 1906. Disc. p. 218.

FINKELSTEIN H. — Ueber angeborene Pylorusstenose im Säuglingsalter. *Jahrbuch f. Kinderheilk.*, 1896, Bd 43, p. 105 à 117, av. 1 fig., — et *Berliner klin. Woch.*, 1897, p. 43.

FISCHER B. (Frankfurt a. M.). — Kongenitale, rein muskuläre Pylorushypertrophie und-stenose (aerzt. Verein. Frankfurt a. M., 19 août 1909). *Muenchener med. Woch.*, 1909, Bd 56, n° 33, 17 août, p. 1711. Disc. : Rosenhaupt.

FISCHER L. a. STURMDORF A. (New-York). — Hypertrophic pyloric stenosis in an infant ten weeks old, with surgical report of gastro-enterostomy. (N.-Y. Acad. of med., 8 mars 1906). *Archives of Ped.*, 1906, vol. 23, p. 341 à 360.

FISHER T. a. NEILD N. (Bristol). — A case of congenital hypertrophic stenosis of the pylorus. *Bristol med.-chir. J.*, 1904, vol. 22, juin, p. 123 à 125, av. 6 fig.

FISK A. L. — Hypertrophic stenosis of the pylorus in infants. (N.-Y. surg. Soc., 28 mars 1906). *Annals of Surg.*, 1906, vol. 2, p. 1 à 2.

FLETCHER H. M. — Congenital hypertrophy of the pylorus (card specimen.) *Transactions of the pathol. Soc. of London*, 1899, vol. 50, 7 fév., p. 98.

*FLYNN O. — *Australasian med. Gaz.*, déc. 1902, Ref. et analyse in *Muenchener med. Woch.*, 1903, Bd 50, 21 juillet, p. 1274, sous le titre : Kongenitale Hypertrophie des Pylorus.

FRANKE F. — Zur Behandlung der Pylorusstenose der Säuglinge. *Centralblatt f. Kinderheilk.*, 1904, Bd 9, n° 12, 1er déc., p. 451 à 458.

FREDET P. (Paris). — Voir Dufour et Fredet, 1907, 1908 et 1910.

— Voir Champetier de Ribes, Guinon et Fredet, 1908.

— La sténose hypertrophique du pylore chez le nouveau-né. *Archives des mal. de l'app. dig. et de la nutr.*, 1908, t. 2, n° 7, juillet, p. 393 à 417.

— Réponse à M. Sarvonat. *Gazette des hôp.*, 1909, n° 15, 6 fév., p. 180 à 181.

FREUND W. (Breslau). — Ueber Pylorusstenose im Säuglingsalter. *Mitteilungen. a. d. Grenzgeb. d. Med. u. Chir.*, 1903, Bd 11, p. 309 à 326.

FRITZSCHE. — Voir Monnier, 1900, p. 9-13.

FRÖLICH T. (Kristiania). — Om pylorusstenose hos spaedbarn. *Norsk. magazin f. Laegevidenskaben*, 1906, p. 1046 à 1080.

FUHRMANN E. (St-Petersburg). — Ueber die angeborene relative Pylorusstenose der Säuglings (Verein St-Petersburger Aerzte, 16 oct. 1906). *Jahrbuch f. Kinderheilk.*, 1907, Bd 66, p. 329 à 335.

GALLANT A. (New-York). — Pyloric stenosis in infants (N.-Y. Acad. of med., 14 mai 1903). *Archives of Ped.*, 1903, vol. 20, p. 624.

GARDNER H. W. (Shrewsbury). — A case of hypertrophic stenosis of the pylorus in an infant; recovery without operation. *Lancet*, 1903, vol. 1, 10 janv., p. 100.

GAUJOUX E. (Montpellier). — Hérédo-syphilis à manifestations viscérales multiples, en particulier avec lésion des surrénales et hypertrophie du pylore, chez un nourrisson, né d'une mère saine en apparence et allaité par elle. *Bulletins Soc. Péd. Paris*, 1909, 18 mai, p. 282 à 291.

GILBRIDE J. J. (Philadelphia). — Remarks on congenital stenosis of the pylorus with report of a case. *New-York med. J.*, 1907, vol. 85, p. 982 à 983.

*GILES A. — *Australasian med. Gaz.*, 20 août 1904.

GILLAVRY MC. — Voir Graanboom, 1902.

GILLOT E. — De la sténose congénitale du pylore chez les nourrissons. *Thèse*, Paris, 1899-1900, n° 336.

*GOODRICH J. V. (St-Paul). — Surgical treatment of stenosis of pylorus. *J. of the Minnesota State med. Soc.*, 15 janv. 1907. Ref. et analyse in *J. of the american med. Assoc.*, 1907, vol. 48, n° 6, 9 fév., p. 550.

GRAANBOOM J. — Iets over aangeboren pylorusstenose by den zuigeling naar aanleiding van en waargenomen geval. *Herinnerungsbundel Prof. Rosenstein*, Leiden, 1902, p. 139 à 151, ref. in *Monatsschrift f. Kinderheilk.*, 1902, Bd 1, n° 3, p. 176 à 178.

— Voir de Bruyn, 1906; Disc. p. 152 et 153.

GRAHAM E. E. (Philadelphia). — Voir Bradley, 1908. Disc. p. 868.

GRAN C. (Kristiania). — Bemerkungen über die Magenfunktionen und die anatomischen Veränderungen bei angeborener Pylorusstenose, *Jahrbuch f. Kinderheilk.*, 1896, Bd 43, p. 118 à 129, av. 2 fig.

GREEFF J. G. W. (New-York). — Pyloric stenosis in infants (N.-Y. Acad. of med., 14 mai 1903). *Archives of Ped.*, 1903, vol. 20, p. 623 à 624.

— Pyloric stenosis in infants (N.-Y. County med. Soc.). *Med. Record.*, 1904, vol. 66, nº 9, 27 août, p. 334 à 336.

GRIFFITH J. C. (Philadelphia). — A case of stenosis of the pylorus in an infant (17th ann. meet. american Ped. Soc., 19 juin 1905). *Archives of Ped.*, 1905, vol. 22, nº 10, Oct., p. 721 à 724, av. 1 fig.; disc., p. 733.

GRISSON H. (Hamburg). — (aerzt. Verein zu Hamburg, 29 nov. 1902.) *Deutsche med. Woch.*, 1893, 31 août, p. 847.

— Hyperemesis lactentium (Meinhard Schmidt) oder congenitale Pylorusstenose durch Operation geheilt. *Deutsche Zeitsch. f. Chir.*, 1904, Bd 75, p. 107 à 112.

GROSSER (Berlin). — Chemismus bei Pylorusstenose (freie Vereinigung f. wissenschaftl. Päd., 29 mars 1908) Réf. et analyse in *Muenchener med. Woch.*, 1908, Bd 55, nº 15, p. 824.

GRÜNEBERG (Hamburg). — Démonstration de pièces (*biol. Abth. d. ärzt. Ver. Hamburg*, 19 nov. 1901.) in *Muenchener med. Woch.*, 1901, Bd 48, nº 53, 31 déc., p. 2146.

GUILLEMOT L. (Paris). — Sténose congénitale hypertrophique du pylore. *Bulletins Soc. Péd. Paris*, 1907, nº 7, 15 oct., p. 267 à 270.

— Voir Méry, Guillemot et Génevrier, 1910.

GUINON L. (Paris). — Voir Champetier de Ribes, Guinon et Fredet, 1908.

— Voir *Bulletins Soc. Péd. Paris*, 1910, janv., p. 17.

GUTHRIE L. (London). — A case of hypertrophic stenosis of the pylorus with dilatation of the stomach; pyloroplasty, result. *Reports of the Soc. f. study of dis. in child.*, 1903, vol. 3, p. 3 à 5 et 7. Disc. : Cautley, Simson, Sansom, Tubby, Armour, Carpenter, Sutherland.

HANSY F. (Wien). — Ein Fall von angeborener stenosirender Pylorushypertrophie (K. K. Gesell. d. Aerzte, 16 fév. 1900). *Wiener klin. Woch.*, 1900, nº 10, p. 232 à 233.

HARPER W. J. a HARPER J. R. — Congenital hypertrophic stenosis of the pylorus, with an account of a case successfully treated without operation. *Lancet*, 1905, vol. 2, 19 août, p. 503 à 506, av. 2 fig.

HARTLEY F. (New-York). — Voir Kimball et Hartley, 1907, p. 207 à 214.

HARTMANN F. S et MURPHY J. B. (Chicago). — Voir G. Thompson, 1906, p. 521 à 522.

HECKER R. (München). — Ueber einen Fall von Pylorusstenose bei einen Säugling. *Archiv f. Kinderheilk.*, 1910, Bd 52, Abth 4-6, p. 346 à 355, av. 2 fig. et 1 graph.

HENSCHEL H. — Ueber Magenerweiterung im Säuglingsalter. *Archiv f. Kinderheilk*, 1891, Bd 13, p. 32 à 68.

HEUBNER O. (Berlin). — Über Pylorospasmus. *Verhandlungen d. 23en Versamml. d. Gesell. f. Kinderheilk.* 1906, p. 213 à 216. Disc. : Ibrahim, Siegert, Franke, Feer, Rosenhaupt, Rommel, Pfaundler, Heubner, p. 216 à 220.

— Ueber Pylorospasmus. *Therapie der Gegenwart*, 1906, Oct., p. 433 à 440.

HIRSCHSPRUNG (Kopenhagen). — Fälle von angeborener Pylorusstenose, beobachtet bei Säuglingen (Gesell. f. Kinderheilk. Wiesbaden, 1887). *Jahrbuch f. Kinderheilk*, 1888, Bd 28, p. 61 à 68.

— Stenosis pylori congenita (nord. kirurgkongres, 31 Aug. 1901, Köbenhavn). *Hospitalstidende*, 1901, Bd 9, nº 47, 20 nov., p. 1169 à 1175.

HODGE E. B. (Philadelphia). — Voir Bradley, 1909, p. 333.

HOLT. L. E. (Brooklyn). — Disc. à la suite de la communication de Dorning (16th ann. meet. americ. Ped. Soc., 30 mai 1904), in *Archives of Ped.* 1904, vol. 21, p. 690.

— Voir Schoenijahn, 1908, p. 538.

HOTCHKISS L. W. (New-York). — Hypertrophic pyloric stenosis (N.-Y. surgical Soc., 14 oct. 1908), in *Annals of Surg.* 1908, vol. 48, p. 929 à 931.

HOOK van. — Voir G. Thompson, 1906, p. 527.

HUTCHISON R. (London). — Disc. 74th ann. meet. brit. med. Assoc., 21-25 août 1906, in *British med. J.*, 1906, vol. 2, 13 oct., p. 949.

— Disc. Clinical Soc. of London, 8 mars 1907, in *British med. J.*, 1907, vol. 1, p. 628.

HUTINEL (Paris). — Hypertrophie et spasme du pylore. Aérophagie et vomissement incoercibles des nourrissons. *Journal des Praticiens*, 1909, t. 23, nº 42, 16 oct., p. 659 à 661.

IBRAHIM J. (München). — « stellt ein 3 Monate alter Kind mit kongenitaler Pylorusstenose vor » (naturhistorisch-medizinischer Verein Heidelberg, 12 mai 1903), in *Muenchener med. Woch.*, 1903, Bd 50, nº 31, 4 août, p. 1159. Disc. : von Rosthorn, Jordan, Brauer, Fleiner.

— Die angeborene Pylorusstenose im Säuglingsalter (aus der Kinderklinik zu Heidelberg, Prof. Vierordt). Berlin, 1905, av. 4 fig.

— Die Pylorusstenose der Säuglinge, in *Ergebnisse der inneren Medizin und Kinderheilkunde*, 1908, Bd 1, p. 208 à 272.

— Die Behandlung der hypertrophischen Pylorusstenose der Säuglinge (aerzt. Verein München, 23 fév. 1910), in *Muenchener med. Woch.*, 1910, Bd 57, nº 21, 24 mai, p. 1154 à 1155. Disc. : Rommel, Uffenheimer.

ILSEY (Boston). — Voir Scudder, 1906.

JÄCKH. — Voir Schotten, 1904, p. 165 à 169.

JOLLASSE (Hamburg). — demonstriert den Magen eines 9 Wochen alten, an augeborener Pylorusstenose gestorbenen Knaben » (biol. Abth. d. ärzt. Verein Hamburg, 26 fév. 1907), in *Muenchener med. Woch.*, 1907, Bd 54, nº 24, 11 juin, p. 1205 à 1206. Disc. : Schmilinsky, Denecke, Stamm, Delbanco, Franke, Grüneberg, Luce, Simmonds, Fraenkel, Scherlen.

JORDAN M. — Voir Ibrahim, 1905, p. 11 et 89 à 94.

KARCHER (Basel). — « demonstrirt einen 5 monatlichen Säugling mit Pylorusstenose » (med. Gesell. Basel, 27 mai 1909), in *Correspondenz-blatt f. schweizer Aerzte*, 1909, Bd 39, p. 534.

KASPAR K. (Nürnberg). — Ueber die hypertrophische Pylorusstenose im Säuglingsalter. *Muenchener med. Woch.*, 1909, Bd 56, nº 23, 8 juin, p. 1180 à 1182.

KAUPE W. (Bonn). — Die Pförtnerenge im Säuglingsalter. *Centralblatt f. d. Grenzgebiet. d. Med. u. Chir.*, 1909, Bd 12, p. 161 à 177, 209 à 216, 241 à 258, et 295 à 310 (Sammel-Referate).

KAUSCH W. (Berlin-Schöneberg). — Ueber funktionelle Ergebnisse nach Operationen am Magen, bei gutartigen Erkrankungen. *Mitteilungen a. d. Grenzgeb. d. Med. u. Chir.*, 1899, Bd. 4, p. 347 à 482. Voir « Unklarer Fall, Myotomie des Pylorus », p. 439.

— Extramucöse (partielle, submucöse) Pyloroplastik. *Berliner klin Woch*, 1910, n° 21, 23 mai, p. 974.

Keefe. — Voir Putnam, 1906, p. 948.

Kehr H. — Voir Abel, 1899, p. 1607 à 1609.

— Gastroenterostomie an einem halbjährigen Kinde mit Pylorusstenose. *Verhandlungen d. deutsch. Gesell. f. Chir.*, 29er Congress, 20 avril 1900, p. 124 à 130.

Kimball R. B. a. Hartley F. (New-York) — Hypertrophic stenosis of the pylorus in an infant eight weeks old. Operation. Recovery. *Archives of Ped.*, 1907, vol. 24, n° 3, mars, p. 207 à 214.

Kingsbury I. W. — Hypertrophic pyloric stenosis in the infant : report of a case with recovery after operation. *Transactions of the Connecticut State med. Soc.*, 1908, p. 106 à 120. Indication et analyse in *Archives of Ped.*, 1909, vol. 26, p. 150.

Knöpfelmacher W. (Wien). — Hyperchlorhydrie im Säuglingsalter. *Wiener klin. Woch.*, 1900, Bd 13, p. 1188 à 1190.

Koeppelin (Lyon). — Rétrécissement du pylore; pyloroplastie (Soc. des Sciences méd. Lyon, juillet 1899) in *Lyon médical*, 1899, t. 92, p. 128 à 129.

Kohn B. (Philadelphia). — Hypertrophic stenosis of the pylorus. *American medicine*, 1906, vol. 1, n° 2, mai, p. 95 à 98.

Koplik H. (New-York). — Congenital pyloric spasm and congenital hypertrophic stenosis of the pylorus in infancy. *American J. of med. Sciences*, 1908, vol. 136, p. 1 à 25.

Köppen A. (Norden). — Der Pyloruskrampf im Säuglingsalter. *Wiener klin. Rundschau*, 1901, Bd 15, n° 9, p. 144 à 146; n° 10, p. 165 à 167; n° 11, p. 179 à 181; n° 12, p. 199 à 201, et n° 14, p. 236 à 238.

Krone (Oakland). — Voir Stillman, 1909, p. 1547.

La Fetra E. L. (New-York). — Pyloric stenosis cured without operation (N.-Y. Acad. of med., 14 oct. 1909) in *American J. of Obst.*, 1909, vol. 60, p. 1076 à 1077, Disc. : Herman, Kerley, p. 1078 à 1079.

Landerer H. — Ueber angeborne Stenose des Pylorus. *Inaug. Dissert.*, Tübingen, 1879.

Lange J. (Leipzig). — Ueber stenosirende Pylorushypertrophie im Säuglingsalter (med. Gesell. Leipzig, 4 déc. 1900) in *Muenchener med. Woch.*, 1901, Bd 48, n° 7, 12 fév., p. 280 à 281, Disc. : Braun.

Langemack O. (Rostock). — Spastische Erkrankungen des Magendarmtractus. (II. Pylorospasmus). *Zentralblatt f. d. Grenzgeb. d. Med. u. Chir.*, 1902, Bd 5, n° 10, 27 mai, p. 405 à 409 et n° 11, 9 juin, p. 448 à 455.

Larkin J. H. (New-York). — Report of two cases of hypertrophic pyloric stenosis (N.-Y. Acad. of. med., 9 mai 1901), in *Archives of Ped.*, 1901, vol. 18, p. 614.

Lartigau A. J. (San-Francisco). — Voir Stillman, 1909, p. 1547.

Leclerc (Lyon). — Sténose du pylore chez un enfant de 16 ans. Pyloroplastie (Soc. nat. de méd., Lyon, 11 juin 1909). *Lyon méd.*, 1909, t. 94, p. 269 à 272.

Lesage A. et Leven G. (Paris). — Les vomissements du nourrisson aérophage. Pathogénie et thérapeutique. *Bulletins et Mém. Soc. de Thérap.*, 1908, t. 13, 9 déc., p. 487 à 490. Disc. : Gallois, p. 490 à 491.

— Voir Méry, Guillemot et Arrivé, 1908. Disc. : p. 361 et 363.

Löbker. — *Verhandlungen d. deutsch. Gesell. f. Chir.*, 29er Congress, 20 avril 1900, p. 148 à 150.

— *Ibid.*, 30er Congress, 10-13 avril 1901. Th. 1, p. 158 à 159.

Loew E. (Königshütte). — Ueber angeborene Pylorusstenose. *Therapie der Gegenwart*, 1905, août, p. 384.

Lorthioir (Bruxelles). — Remarques à propos de l'atrésie congénitale du pylore (Congrès Soc. internat. de Chir. Bruxelles, 20 sept. 1905), in *Journal de Chir. et Annales de la Soc. belge de Chir.*, 1905, p. 348 à 349.

Mackay E. (Victoria). — Two cases of hypertrophic stenosis of the pylorus in infants (with photographs). *Intercolonial med. J. of Australasia*, 1903, vol. 8, 20 nov., p. 571 à 578.

Maier R. (Freiburg i. B). — Beiträge zur angebornen Pylorusstenose. *Archiv f. path. Anat.*, 1885, Bd 102, p. 413-434.

Makins G. H. (London). — Disc. Clin. Soc. of London, 8 mars 1907, in *Lancet*, 1907, vol. 1, p. 734.

Maré (de). — Voir Wernstedt W., 1906, cas 8, p. 144.

Marx (Nürnberg). — Ueber angeborene Pylorusstenose im Säuglingsalter. (mittelfränkischer Aerztetag in Nürnberg, 3 déc. 1905), in *Muenchener med .Woch.*, 1906, Bd 53, nº 4, 23 janv., p. 188.

Maylard A. E. (Glascow). — Congenital narrowness of the pyloric orifice a cause of chronic gastric disease in the adult, illustrated by seven cases successfully treated by operation. *British med. J.*, 1904, vol. 1, p. 416 à 419.

— Congenital narrowness of the pyloric orifice. a cause of chronic gastric disease in the adult, illustrated by twelve additionnal cases. *British med. J.*, 1908, vol. 2, p. 71 à 74.

Meltzer S. J. (New-York). — On congenital hypertrophic stenosis of the pylorus in infants (ann. meet. Assoc. americ. phys., Washington, 1898), *Medical Record.*, 1898, vol. 54, nº 8, 20 août, p. 253 à 259.

Méry, Guillemot et Arrivé (Paris). — Vomissements incoercibles chez un nourrisson; spasme de l'œsophage. Rôle de l'aérophagie. *Bulletins de la Soc. de Péd.* Paris, 1908, t. 10, 15 déc., p. 349 à 361. Disc. Lesage, Marfan, 361 à 363.

Méry, Guillemot et Génévrier (Paris). — Art. Syndrome pylorique chez le nourrisson, in *La Pratique des maladies des enfants*, 1910, p. 352 à 366.

Meusnier R. — Des symptômes de rétrécissement pylorique au cours des troubles digestifs des nourrissons. *Thèse*, Paris, 1904-1905, nº 427.

Meyer L. F. (Berlin). — Uber den Tod bei Pylorusstenose der Säuglinge (päd. Tagung in Dresden, 23 mars 1907). *Monatsschrift f. Kinderheilk.*, 1907, Bd 6, nº 2, mai, p. 75 à 78. — Disc. : Ibrahim, Finkelstein, Köppe, in *Jahrbuch. f. Kinderheilk.*, 1907, Bd 65, p. 514.

Meyer W. (New-York). — Voir Meltzer, 1898, p. 253 à 259 et note, p. 257.

Mikulicz J. von (Breslau). — Voir Freund, 1903, p. 314 à 318.

* u. Kausch W., in *Handbuch der praktischen Chirurgie* (1re éd. seulement). Bd 3, p. 181 (indication d'une pyloroplastie extra-muqueuse, supprimée dans les 2e et 3e éditions).

— Voir Kausch, 1899 et 1910.

Miller M. (Atlantic-City). — History of two cases of congenital pyloric spasm, with remarks on the etiology and treatment. *Journal of americ. med. Assoc.* 1909, vol. 53 B, nº 21, 20 nov., p. 1722 à 1725.

MITCHELL E. V. a. OLIVER J.-C. (Cincinnati). — Congenital hypertrophic stenosis of the pylorus, with report of two cases successfully treated by gastrojejunostomy. *Archives of Ped.*, 1908, vol. 25, p. 806 à 818.

MONCHY DE (Rotterdam). — Voir de Bruyn, 1906; Disc. p. 152.

MONNIER E. — Ueber angeborene Pylorusstenose im Kindesalter und ihre Behandlung. *Inaug. Dissert.*, Zürich, 1900.

MONTI A. (Wien). — Die angeborene Pylorusstenose, in *Kinderheilkunde in Einzeldarstellungen.* Hft. 27, 1908, p. 301 à 323.

MORAN J. F. (Washington). — Pyloric stenosis in infancy. *American J. of Obst. a. dis. of Women a. Child.*, 1908, vol. 57, juin, p. 879 à 890.

MORISON R. (Newcastle-on-Tyne). — A case of congenital hypertrophic stenosis of the pylorus in which pyloroplasty was unsuccessfully performed. *Lancet*, 1904, vol. 2, 24 déc., p. 1782 à 1783.

MORSE J. L. (Boston). — Voir Disc. à la suite de la comm. de Dorning, 1904, p. 689.

— Voir Disc. à la suite des comm. de Griffith et de Rotch et Ladd, 1905, p. 731.

- a. MURPHY F. T. (Boston). — A case of pyloric stenosis in an infant. *Boston med. a. surg. J.*, 1905, vol. 153, 2 nov., p. 489 à 491.

— A case of pyloric spasm in an infant. *Boston med. a surg. J.*, 1906, vol. 155, n° 13, 27 sept., p. 343 à 344.

— Voir Rotch and Morse, 1907.

— MURPHY F. T. a. WOLBACH S. B. (Boston). — A case of infantile pyloric stenosis with autopsy six and one-half months after successful gastroenterostomy (New England Ped. Soc., 15 fév. 1908), in *Boston med. a. surg. Journ.*, 1908, vol. 158, 9 avril, p. 480 à 483, av. 6 fig.

MOYNIHAN B. G. A. (Leeds). — Congenital hyperthrophic stenosis of the pylorus. *Medical News*, 1903, vol. 2, 24 oct., p. 780 à 784.

MÜHLENHARDT R. — Zur Casuistik der spastischen Pylorusstenose in Säuglingsalter. *Inaug.-Dissert.*, Kiel, 1907.

MÜLLER F. u. KÜSTER. — Voir Schotten, 1904, p. 172 à 174.

MUMMERY P. L. (London). — Voir Carpenter et Mummery 1905.

— Voir Carpenter 1905, p. 1259.

— Voir Carpenter 1906, cas 2, p. 8.

— Voir Parkinson, 1910. Disc. p. 100.

MUNRO J. C. — Operations on the stomach, with report of cases. *Boston med. a. surg. J.*, 1904, vol. 151, 18 août (2e partie, obs. 58, p. 189).

— Voir Towsend, 1904, p. 154 à 155.

— Voir Rotch et Ladd, 1905, p. 725 à 727.

MURPHY F. T. (Boston). — Voir Morse et Murphy, 1905, p. 489 à 491.

— Voir Morse, disc. à la suite des comm. de Griffith et de Rotch et Ladd, 1905, p. 731.

— Voir Morse, Murphy et Wolbach, 1908, p. 481.

MURRAY R. W. (Liverpool). Congenital stenosis of the pylorus. *Lancet*, 1903, vol. 1, p. 266.

— Voir Guthrie, 1903, p. 3 à 5 et 7.

NAUWERK (Winterthur). — Ein Fall von hypertrophischer Stenose des Pylorus mit hochgradiger Magenerweiterung. *Deutscher Archiv f. klin. Med.*, 1878, Bd 21, Hft. 5-6, p. 573 à 580.

NEILD N. (Bristol). — Two cases of spasm with hypertrophy of the pylorus in infants cured with opium. *Lancet*, 1905, vol. 2, 25 nov., p. 1543 à 1544.

NEURATH R. (Wien). — Die angeborene (hypertrophische) Pylorusstenose. *Zentralblatt f. d. Grenzgeb. d. Med. u. Chir.*, 1899, Bd 2, p. 696 à 702 et 757 à 761.

NICOLL J. H. (Glascow). — Case of congenital stenosis of the pylorus diagnosed by Dr. Ritchie, and relieved by operation. *Glascow med. J.*, 1900, vol. 53, p. 247 à 255, av. 2 fig.

— Congenital hypertrophic stenosis of pylorus, with account of a case successfully treated by operation (68th ann. meet. brit. med. Assoc., 1900). *British med. J.*, 1900, vol. 2, 1er sept., p. 571 à 573, av. 1 fig. Disc. : Thomson, Th. Fisher.

— Congenital hypertrophic stenosis of the pylorus from an experience of fifteen cases. *British med. J.*, 1904, vol. 2, 29 oct., p. 1148 à 1149.

— Several patients from a further series of cases of congenital obstruction of the pylorus treated by operation, *Glascow med. J.*, 1906, vol. 65, p. 253 à 257, av. 3 fig.

— Congenital hypertrophic stenosis of the pylorus (med.-chir. Soc. of Glascow, 10 déc. 1909), in *Glascow med. J.*, 1910, vol. 73, no 4, avril, p. 291.

NORDGREEN R. E. (Eira). — Ein Fall von kongenitaler spastischer Pylorushypertrophie. *Nordiskt med. Arkiv.*, 1902, Bd 35, no 16, p. 1 à 40.

NOVÉ-JOSSERAND G. (Lyon). — Voir Sarvonat, 1905, p. 70 à 74.

— et PÉHU M. (Lyon). — Sur un cas de sténose pylorique, par hypertrophie musculaire, chez un nourrisson de trois mois (Soc. des Sciences méd. Lyon, 12 mars 1908), in *Lyon médical*, 1908, t. 111, no 43, 25 oct., p. 661 à 669 et *Archives de méd. des enfants*, 1909, t. 12, no 4, avril, p. 283 à 286.

OCHSENIUS K. u. WEBER W. (Dresden). — Ueber Pylorusstenose beim Säugling (Gesell. f. Natur-und Heilkunde, Dresden, 27 mars 1909), in *Muenchener med. Woch.*, 1909, Bd 56, no 31, 3 août, p. 1617 à 1618. Disc. : Brückner, Rietschel.

OCHSENIUS K. (Dresden). — Ueber Indikationsstellung der Operation bei der Pylorusstenose des Säuglings. *Berliner klin. Woch.*, 1910, Bd 47, no 17, 25 avril, p. 761 à 763.

OLIVER J. C. (Cincinnati). — Disc. à propos de la comm. de Bunts (Meet. americ. Surg. Assoc., 5 mai 1908), in *Surgery, Gynecology and Obstetrics*, 1908, vol. 6, p. 719.

— Voir Mitchell et Oliver.

OWEN R. — On the anatomy of Vertebrates, vol. 3, 1868, p. 448.

PARKINSON J. P. (London). — Specimen of hypertrophic stenosis of the pylorus. (*Proceedings of the Royal Soc. of med., Sect. f. the study of disease in Child.*, 25 fév. 1910), vol. 3, no 5, mars, p. 99 à 100. Disc : Cautley, Mummery, C. R. Box.

PATERSON H.-J. (London). — Infantile hypertrophic stenosis of the pylorus. *Lancet*, 1906, vol. 1, 3 mars, p. 577 à 578.

PEARSE E. M. (Liskeard). — A case of congenital pyloric stenosis successfully treated without operation. *British med. J.*, 1909, vol. 2, 30 oct., p. 1280 à 1281.

* PEDEN. — Case of congenital stenosis of the pylorus. *Transactions Glascow path. a. clin. Assoc.*, 1892.

PÉHU M. (Lyon). — Voir Weill et Péhu.

* PERNICE. — Stenosi del piloro per leiomioma. *Sicilia medica*, Palermo, An. 2, fasc. 7, p. 455. Indication d'après Torkel.

PFAUNDLER M. (München). — Ueber Magencapacität und Gastrectasie im Kindesalter. *Bibliotheca medica*, Abth. D 1, Hft 5, Stuttgart, 1896.

— Zur Frage der sogenannten congenitalen Pylorusstenose und ihrer Behandlung. *Wiener klin. Woch.*, 1898, n° 45, p. 1025 à 1028.

— Bemerkungen zum obigen Aufsatze von Dr. Karl Stern, *ibid.*, p. 1205.

— Pylorusstenose im Säuglingsalter, in PFAUNDLER u. SCHLOSSMANN. — *Handbuch der Kinderheilkunde*, Bd 2, Hft. 1, 1906, p. 181 à 194 avec 4 figures.

— Beiträge zur Frage der Pylorusstenose im Säuglingsalter. *Jahrbuch f. Kinderheilk*, 1909, Bd 70, p. 253 à 310.

PINNER. — Voir J. Schmidt, 1905, p. 308-311.

PITT N. — Hypertrophy of the pylorus in an infant seven weeks old. *Transactions of the pathol. Soc. of London*, 1892, vol. 43, p. 63 à 64.

PONFICK. — Ueber Pylorospasmus (med. Sekt. d. schlesischen Gesell. f. vaterländische Kultur.). *Allgemeine med. Centralzeitung*, 1904, Bd 73, n° 28, p. 543. Disc. : Czerny, von Strümpell, Partsch, Rosenfeld, Buchwald, p. 543 à 544.

* PORTER L. — *California state J. of med.*, 1909, vol. 7, n° 3, mars. Indication d'après Spalding.

POZZI S. (Paris). — *Traité de Gynécologie*, 4e édit., 1907, t. 2, p. 1245, fig. 754 et 755.

PRITCHARD E. (London). — Hypertrophic pyloric stenosis in infancy. *Archives of Ped.*, 1900, vol. 17, n° 4, avril, p. 241 à 257.

PUTNAM C. P. (Boston). — Report of a case of pyloric hypertrophy (74th ann. meet. brit. med. Assoc , août 1906). *British med. J.*, 1906, vol. 2, 13 oct., p. 948.

— Voir Chapin, 1909, p. 372.

* RAMSEY W. R. (St-Paul). — Stenosis of the pylorus in infants. *Journal of the Minnesota state med. Soc.*, 15 janv. 1907. Indication et analyse in *Journal of the americ. med. Assoc.*, 1907, vol. 48, n° 6, 9 fév., p. 550.

REHN (Frankfurt a. M.). — Voir Réti, 1904, obs. 3, p. 36 à 38.

REICHEL (Chemnitz). — Ueber kongenitale Pylorusstenose (med. Gesell. Chemnitz, 13 avril 1910). in *Muenchener med. Woch*, 1910, Bd 57, n° 32, 9 août, p. 1710.

RÉTI A. (St-Johann). — Uber kongenitale Pylorusstenose im Säuglingsalter durch umschriebene Hypertrophie der muscularis und mucosa des pylorus und folgender Magenerweiterung. *Inaug. Dissert.*, Zürich, 1904.

RIBERA (Madrid). — Voir Arquellada, 1907.

RICHARD A. (Pantin). — Syndrome de la sténose du pylore chez les nourrissons. *Thèse*, Paris 1905 (1904-1905, n° 300).

RIVIERE C. (London). Congenital hypertrophic stenosis of the pylorus. *Lancet*, 1902, vol. 2, 27 déc., p. 1750 à 1751.

ROB J. W. — A case of congenital hypertrophy of the pylorus. *Lancet*, 1906, vol. 1, 23 juin, p. 1751 à 1752.

ROBERTSON MC GREGOR (Glascow). — Hypertrophic pyloric stenosis in the infant. *Annals of Surg.*, 1905, vol. 42, p. 201 à 206, av. 4 fig.

ROBSON M. a. MOYNIHAN (London). — art. Congenital hypertrophic stenosis of the pylorus, in *Diseases of the stomach and their surgical treatment*, London, 2th ed., 1904, p. 44 à 58.

ROGERS J. (New-York). — Congenital pyloric stenosis (N.-Y. surg. Soc., 25 oct. 1905). *Annals of Surg.*, 1906, vol. 43, p. 141 à 142.

— a. HOWLAND J. (New-York). — Hypertrophic stenosis of the pylorus; operation, recovery (N.-Y. Acad. of med., 11 janv. 1906). *Archives of Ped.*, 1906 vol. 23, p. 190 à 193.

— Congenital stenosis of the pylorus (N.-Y. surg. Soc., 14 fév. 1906). *Annals of Surg.*, 1906, vol. 43, p. 763 à 764.

ROHN A. — « demonstriert das Präparat eines Falles von kongenitaler hypertrophischer Pylorusstenose » (wissenschaft. Gesell. deutsch. Aerzte in Böhmen, 25 April 1906) in *Prager med. Woch.*, 1906, Bd 31, n° 19, 10 mai, p. 251; Disc. Wölfler, Fischl, Ganghofner.

ROLLESTON H. D. a. HAYNE L. B. (London). — A case of congenital hypertrophy of the pylorus (*British med. J.*, 1898, vol. 1, p. 1070 à 1071).

— Idiopathic hypertrophy of the œsophagus. *Transactions of the pathol. Soc. London*, 1899 (1er nov. 1898). Vol. 50, p. 69 à 71.

— a. CROFTON-ATKINS. — A case of congenital hypertrophy with stenosis of the pylorus. *British med. J.*, 1900, vol. 2, 22 déc., p. 1768 à 1769.

ROMME R. (Paris). — La gastrite dans la sténose congénitale du pylore, *Presse méd.*, 1907, 4 mai, p. 284 à 285.

ROMMEL (München). — Voir Heubner, 1906. Disc. p. 218.

— Voir Ibrahim, 1910. Disc. p. 1155.

ROSENHAUPT H. (Frankfurt a. M.). — Rektale Kochsalzinfusionen als spezifische Behandlung des Pylorospasmus der Säuglinge. *Deutsche med. Woch.*, 1909, Bd 2, n° 41, 14 oct., p. 1789 à 1790.

ROSENHEIM T. — Voir Sonnenburg, 1898.

— Ueber stenosirende Pylorushypertrophie bei einem Kinde (Berliner med. Gesell., 28 juin 1899), in *Berliner klin. Woch.*, 1899, n° 32, 7 août, p. 703 à 707.

ROSENSTEIN J. (Berlin). — Rektalinstillationen bei Pylorospasmus. *Deutsche med. Woch.*, 1910, Bd 36, n° 1, 6 janv., p. 31.

ROTCH T. M. A. LADD M. (Boston). — Two operative cases of pyloric stenosis in infants (17th ann. meet. americ. Ped. Soc., 19 juin 1905). *Archives of Ped.*, 1905, vol. 22, n° 10, oct., p. 725 à 731. Disc. : Morse, Abt, Rotch, Holt, Griffith, p. 731 à 733.

— a. MORSE J. L. — Stenosis of the pylorus in infancy. *Boston med. a surg. J.*, 1907, vol. 156, n° 26, 27 juin, p. 851 à 854, et vol. 157, n° 1, 4 juillet, p. 19 à 21.

ROTHSCHILD O. (Frankfurt a. M.). — Ueber kongenitale Pylorusstenose. *Archives internat. de Chir.*, 1908, vol. 4, fasc. 2, p. 111 à 126.

RUSSELL W. (Edinburgh). — Remarks on congenital stenosis of pylorus in the adult. *British med. J.*, 1908, vol. 2, 11 juillet, p. 68 à 71.

RUSSELL A. E. (London). — A case of cyclic or recurrent vomiting, associated with hypertrophic stenosis of the pylorus. *Proceedings of the Royal Soc. of med. London* (Section f. the stud. of dis. in Child.), 1910, vol. 3, n° 4, fév., p. 78 à 86. Disc. : Langmead, Spriggs, Russell, p. 86 à 88, — et *British J. of Child. diseases*, 1910, vol. 7, n° 74, fév., p. 49 à 57.

SARVONAT F. (Lyon). — Le rétrécissement congénital hypertrophique du pylore chez le nouveau-né. *Thèse*, Lyon, 1905.

— Voir Audry et Sarvonat, 1905.

— Le rétrécissement congénital hypertrophique du pylore. *Gazette des hôp.*, 1908, n° 150, 31 déc., p. 1791 à 1796.

SAUNDERS E. W. (St-Louis). — Pyloric stenosis in infants with a report of cases (americ. Ped. Soc., 27-29 mai 1901). *Archives of Ped.*, 1902, vol. 19, n° 4, avril, p. 241 à 252.

SCHITOMIRSKY J. (Berlin). — Beitrag zur Behandlung der Pylorusverengung im Säuglingsalter durch kunstliche Ernährung. *Inaug. Dissert.*, Berlin, 1906.

SCHMIDT J. J. (Frankfurt a. M). — Die Pylorusstenose der Säugling (aerzt. Verein. zu Frankfurt a. M.). *Muenchener med. Woch.*, 1905, Bd 52, 14 fév, p. 308 à 311.

SCHMIDT M. — Ueber hyperemesis lactentium und ihre Verhältniss zur congenitalen hypertrophischen Pylorusstenose, bezw. zum Pylorospasmus und ihre Heilbarkeit durch Ueberdehnung des Pylorus. *Verhandlungen d. deutsch. Gesell. f. Chir.*, 30er Congress, avril 1901, Th. 1, p. 157 à 158; Th. 2, p. 19 à 46, — et *Archiv f. klin. Chir.*, 1901, Bd 63, p. 976 à 1003.

SCHMILINSKY (Hamburg) — Voir Jollasse, 1907; Disc. p. 1206.

SCHOENIJAHN W. C. (Brooklyn). — Congenital pyloric stenosis. *American J. of Obst.*, 1908, vol. 58, n° 3, sept., p. 538 à 543.

SCHOTTEN E. — Die angeborene Pylorusstenose der Säuglinge. (*Volkmann's*) *Sammlung klinischer Vorträge*, 1903-1907, 368, *Inn. Med.*, Nr. 109, 1904.

SCHÜLER. — Zur Kenntnis der angeborenen hypertrophischen Pylorusstenose. *Inaug. Dissert.*, Halle, 1908.

SCHUTZ E. (Wien). — Ueber spasmus pylori. *Archiv f. Verdauungskrank.* 1909, Bd 15, p. 714 à 726.

SCHWYZER F. B. (New-York). — A case of congenital hypertrophy and stenosis of the pylorus. *New-York med. J.*, 1896, vol. 64, 21 nov., p. 674 à 676.

— Another case of congenital hypertrophy and stenosis of the pylorus. *New-York med. J.*, 1897, vol. 66, 27 nov., p. 726 à 727, av. 2 fig.

SCUDDER C. L. a. QUINBY W. E. (Boston). — Stenosis of the pylorus in infancy. An analyse of 115 cases, *Journal of americ. med. Assoc.*, 1905, vol. 44, 27 mai, p. 1665 à 1671, et 3 juin, p. 1743 à 1749, av. 8 fig.

— Voir Towsend et Scudder, 1905, p. 669.

— Stenosis of the pylorus in infancy. The report of a second case successfully operated upon. Remarks. *Boston med. a surg. J.*, 1906, vol. 154, 22 fév., p. 208 à 210, av. 9 fig.

— Stenosis of the pylorus in infancy a surgical emergency : a report of four cases operated upon with recovery; end results. *Boston med. a surg. J.*, 1908, vol. 159, n° 6, 6 août, p. 167 à 171.

— Congenital stenosis of the pylorus; posterior gastro-jejunostomy, the report of a fifth successful case; remarks on diagnosis and treatment. *Boston med. a surg. J.*, 1909, vol. 160, n° 9, 4 mars, p. 273 à 274.

— Voir Talbot, 1910, p. 491.

SEEFISCH (Berlin-Charlottenburg). — Ueber stenosisende Pylorushypertrophie im Kindesalter. *Verhandlungen d. deutsch. Gesell. f. Chir.*, 1904, 5-8 avril, Bd. 33, p. 201 à 206.

— Art. Pylorusstenose, angeborene, in *Encyclopädische Jahrbücher. d. gesaml. Heilk.*, 1907, Bd 14, p. 498 à 505.

Selter V. (Solingen). — « bespricht an der Hand zweier Fälle von Pylorusstenose » (Vereinigung niederrheinisch-wesfälicher Kinderärzte, 10 août 1902) *Monatsschrift f. Kinderheilk.*, 1902, Bd 1, nº 6, p. 572. Disc. : Hoffmann, Lamm, Paffenholz.

Shaw F. W. (Brooklyn). — Congenital hypertrophic stenosis of the pylorus. *Brooklyn med. J.*, 1903, vol. 17, nº 5, mai, p. 211 à 216.

Shaw H. L. K. a. Elting A. W. — Pyloric stenosis in infancy. Report of a case; gastro-enterostomy; recovery (16th ann. meet. americ. Ped. Soc., mai 1904). *Archives of Ped.*, 1904, vol. 21, p. 892 à 903.

* Shepherd F. J. (Montreal). — Congenital hypertrophic stenosis of the pylorus. *Montreal med. J.*, 1908, vol. 37, nº 12, déc., p. 866 à 870.

— Disc. à propos de la comm. de Bunts. (Meet. americ. Surg. Assoc.), in *Surgery, Gynecology a. Obstetrics*, 1908, vol. 6, p. 719.

Siemon-Dawosky. — Hypertrophie des submucösen Zellgewebes am Pylorus eines 10 Wochen alt gewordenen Kindes. (*Casper's*) *Wochenschrift f. d. gesammte Heilkunde*, 1842, p. 105 à 109.

Simonsohn A. (Marienburg). — Pylorusstenose bei Neugeborenen. *Inaug. Dissert.*, Greifswald, 1903.

Simmonds (Hamburg). — Ueber normale und pathologische Lagerung des Magens. *Verhandlungen d. deutsch pathol. Gesell.* (10e Tag. Sept. 1906), 1907, p. 247 à 251.

— Voir Jollasse, 1907; Disc. : p. 1206.

Sonnenburg. — Vorstellung eines Knaben an dem die Pyloroplastik vorgenommenen wurde (freie Vereinig. d. Chir. Berlin, 8 Nov. 1897), in *Centralblatt f. Chir.*, 1898, Bd 25, p. 25.

Southworth T. S. (New-York). — Congenital stenosis (spasmodic) of the pylorus; recovery. *Archives of Ped.*, 1901, vol. 18, nº 1, janv., p. 1 à 5.

Spalding A. B. (San-Francisco). — Case of hypertrophic pyloric stenosis with autopsy findings (39th ann. meet. of the State Soc., août 1909). *California state J. of med.*, 1909, vol. 7, nº 8, août, p. 282 à 285, av. 4 fig. Disc. : Porter, Barbat, Lartigau.

Stabb E. C. (London). — Voir Carpenter, 1905, p. 1259.

— Voir Carpenter, 1906, cas 1, p. 8.

Stamm C. (Hamburg). — Ueber Pylorusstenose im Säuglingsalter (biol. Abth. d. aerzt. Verein Hamburg, 8 déc. 1904). *Archiv f. Kinderheilk.*, 1904, Bd 38, p. 175 à 182.

Starck von (Kiel). — Prognose und Therapie der angeborenen spastischen Pylorusstenose der Säuglinge (med. Gesell, Kiel, 13 fév. 1909), in *Muenchener med. Woch.*, 1909, Bd 56, nº 20, 18 mai, p. 1051.

Steinhardt (Nürnberg). — Ueber die Pylorusstenose der Säuglinge (Nürnberg med. Gesell u. Poliklinik., 6 fév. 1908), in *Muenchener med. Woch.*, 1908, Bd 55, nº 21, p. 1156.

Stern K. — Demonstration zur Frage Pylorusstenose beim Säugling. *Verhandlungen d. deutsch. Gesell. f. Chir.*, 27ter Congress, 13-16 avril 1898, p. 133 à 134.

— Ueber Pylorusstenose beim Säugling nebst Bemerkungen über deren chirurgische Behandlung. *Deutsche med. Woch.*, 1898, 22 sept., p. 601 à 604.

-- Zur Frage der « sogenannten » congenitalen Pylorusstenose und ihrer Behandlung. *Wiener klin. Woch.*, 1898, nº 52, p. 1204 à 1205.

Stiles H. J. (Edinburgh). — Pyloric stenosis in infants (74th ann. meet. brit. med. Assoc., 1906). *British med. J.*, 1906, vol. 2, 13 oct., p. 943 à 948.

— Voir Cautley et Dent, 1903.

Still G. F. (London). — Congenital hypertrophy of the pylorus. *Transactions of the path. Soc. of London*, 1899, vol. 50, p. 86 à 98.

— On the diagnosis and treatment of hypertrophy of the pylorus in infants. *Lancet*, 1905, vol. 1, 11 mars, p. 632 à 636.

Stillman S. (San-Francisco). — Hypertrophic stenosis of the pylorus in infants. Report of cases occurring on the Pacific Coast. *Journal of americ. med. Assoc.*, 1909, vol. 53, nº 19, 6 nov., p. 1546 à 1548.

Stockman. — Voir Robertson Mc. G., 1905.

Stone J. S. (Boston). — Voir Rotch et Ladd, 1905, p. 728 à 730.

— Voir Towsend, 1908, p. 483.

Strümpell von. — Voir Ponfick, 1904. Disc. : p. 543.

Sturmdorf A. — Voir Fischer et Sturmdorf, 1906.

Sutherland G. A. (London). — The medical treatment of congenital pyloric stenosis (Clin. Soc. London, 8 mars 1907), in *Lancet*, 1907, vol. 1, p. 725 à 728.

Tait D. (San-Francisco). — Voir Stillman, 1909, p. 1547.

Talbot F. B. (Boston). — Chemical examination of the feces of infants and children after gastro-enterostomy. *Boston med. a surg. J.*, 1909, vol. 161. nº 22, 25 nov., p. 782 à 783.

— A metabolism experiment on an infant after gastro-enterostomy for congenital pyloric stenosis. *Boston med. a surg. J.*, 1910, vol. 162, nº 15, 14 avril, p. 490 à 491.

Taylor A. S. (New-York). — Discussion à propos de la comm. de La Fetra. (N.-Y. Acad. of med., 14 oct. 1909), in *American J. of Obst.*, 1909, vol. 60, p. 1077 à 1078.

Telford E. D. — Voir Ashby, 1907, p. 510 et p. 734.

Ten Cate (Steenwijk). — Een geval van congenitale pylorushypertrophie. *Nederlandsch Tijdschrift voor Geneeskunde*, 1908, II 2, B, nº 25, 19 déc., p. 2076 à 2078.

Thompson G. F. (Chicago). — Congenital hypertrophic pyloric stenosis of infants (with report of an operated case), *Surgery, Gynecology and Obstetrics*, 1906, vol. 3, nº 4, oct., p. 521 à 530, av. 1 fig.

Thomson J. (Edinburgh). — Congenital hypertrophy of the pylorus and stomach. *British med. J.*, 1895, vol. 1, p. 711.

— Congenital gastric spasm (congenital hypertrophy and stenosis of the pylorus), (Edinburgh med.-chir. Soc.), in *Lancet*, 1897, vol. 1, 22 mai, p. 1416.

— On congenital gastric spasm (congenital hypertrophy and stenosis of the pylorus). *Scottish med. a. surg. J.*, 1897, vol. 1, nº 6, juin, p. 511 à 520.

— On defective co-ordination in utero, as a probable factor in the causation of certain congenital malformation. *British med. J.*, 1902, vol. 2, 6 sept., p. 678 à 679.

— On hypertrophy of the pylorus in infants and its medical treatment. *Scottish med. a. surg. J.*, 1905, vol. 17, n° 4, nov., p. 456 à 462.

TILGER A. (Genf). — Ueber die stenosierende Pylorushypertrophie. *Archiv f. pathol. Anat.*, 1893, Bd 132, p. 290 à 313, av. 2 fig. (linite).

TOBLER (Heidelberg). — Beobachtungen über die Zusammensetzung des Mageninhalts bei kongenitaler Pylorusstenose (deutsche Gesell. f. Kinderheilk., 18 sept. 1907), in *Jahrbuch. f. Kinderheilk.*, 1907, Bd 66, p. 475 à 476.

TORKEL (Göttingen). — Die sogenannte kongenitale Pylorushypertrophie, eine Entwicklungsstörung. *Archiv f. pathol. Anat.*, 1905, Bd 180, p. 316 à 333, av. 1 fig.

TOWSEND C. W. (Boston). — A case of pyloric stenosis in an infant. *Boston med. a. surg. J.*, 1904, vol. 150, 11 fév., p. 154 à 155.

— a. SCUDDER C. L. — A case of pyloric stenosis in an infant fourteen days old. Operation. Recovery. *Boston med. a. surg. J.*, 1905, vol. 153, 14 déc., p. 669.

— A case of congenital stenosis of the pylorus (Boston Soc. f. med. improvement, 27 janv. 1908). *Boston med. a. surg. J.*, 1908, vol. 158, 9 avril, p. 483 à 484, n° 15.

TRANTENROTH (Bochum). — Ueber die Pylorusstenose der Säuglinge. *Mitteilungen a. d. Grenzgeb. d. Med. u. Chir.*, 1902, Bd 9, p. 724 à 742.

TUFFIER T. (Paris). — art. Rétrécissement congénital du pylore, in *Chirurgie de l'estomac*, 1907, p. 113 à 122.

ULRICH. — Voir Wernstedt, 1906, cas 14 et 15, p. 147 à 149.

— Voir Bloch, 1907, cas 4 et 5, p. 343 à 346 et 493 à 494.

VARIOT G. (Paris). — Rétrécissement congénital et spasme du pylore chez les nouveau-nés. *Gazette des hôp.*, 1903, n° 69, 16 juin, p. 697 à 698.

VIANNAY et THIOLLIER (Saint-Etienne). — Rétrécissement congénital hypertrophique du pylore chez un nourrisson. Gastro-entérostomie, mort (Soc. des Sciences méd. Saint-Etienne, 20 oct. 1909), in *Loire médicale*, 1909, t. 28, p. 610 à 615.

VOELCKER (London). — Disc. Clinical Soc. of London, 8 mars 1907, in *Lancet*, 1907, vol. 1, p. 734, ou *British med. J.*, 1907, vol. 1, p. 627.

WACHENHEIM F. L. (New-York). — Hypertrophy and stenosis of the pylorus in infants. *American J. of the med. sciences*, 1905, vol. 129, p. 636 à 651, av. 2 fig.

WEBER W. (Dresden). — Voir Ochsenius et Weber, 1909, p. 1618.

— Ueber eine technische Neuerung bei der Operation der Pylorusstenose des Säuglings. *Berliner klin. Woch.*, 1910, Bd 47, n° 17, 25 avril, p. 763 à 765.

WEILL E. et PÉHU M. (Lyon). — Les sténoses pyloriques chez le nouveau-né et le nourrisson. *Gazette des hôp.*, 1901, n° 112, 29 sept., p. 1069 à 1074, et n° 115, 5 oct., 1097 à 1103.

— Sténose du pylore chez le nourrisson (16e Congrès internat. de méd., Budapesth, 1909). C. R. in *Presse méd.*, 1909, 11 sept., p. 645.

— et CHALIER J. (Lyon). — Sténose hypertrophique du pylore avec épaississement des parois gastriques généralisé à la totalité de l'estomac, chez le nourrisson. (Soc. méd. des hôp. de Lyon, 11 mai 1909) in *Lyon médical*, 1909, t. 112, p. 1230 à 1234.

WERNSTEDT W. (Stockholm). — Studien über die Natur der sogenannten angeborenen Pylorusstenose. *Nordiskt med. Arkiv.*, 1906, Afd. 2 (partie médicale), nº 2, p. 1 à 64, av. 11 fig.; nº 5, p. 65 à 172, av. 4 pl.

— Beiträge zum Studium des Säuglings-Pylorospasmus mit besonderer Berücksichtigung der Frage von seiner Angeborenheit. *Jahrbuch f. Kinderheilk.*, 1907, Bd 65, p. 674 à 719.

— Beiträge zum Studium der motorischen Funktionen der Pylorusteiles des Säuglingsmagens. *Monatsschrift f. Kinderheilk.*, 1907, Bd 7, nº 2, mai, p. 65 à 74, av. 4 fig.

WEYMEERSCH A. — Sténose pylorique chez le nourrisson (Soc. belge de gyn. et d'obst.), in *Belgique méd.*, 1907, nº 11, 14 mars, p. 123 à 124.

* WIGG. — *Australasian med. Gaz.*, nov. 1902, indication d'après Cautley et Dent, 1903, p. 500.

WILLIAMSON T. — Case of scirrhus of the stomach, probably congenital, with remarks. *London a. Edinburgh monthly J. of med. Science*, 1841, vol. 1, p. 23 à 24.

WILLITS (San-Francisco). — Voir Stillman, 1909, p. 1547.

ECZÉMA DES NOURRISSONS

Par le Dr ROCAZ

Médecin des Hôpitaux de Bordeaux.

Par eczéma des nourrissons, il faut entendre l'eczéma, ou, plus exactement, *les eczémas* qui atteignent les enfants âgés de moins de deux ans.

Ces eczémas offrent, au point de vue de leur étiologie, de leur aspect, de leur marche, de leurs complications et de leur traitement, des particularités qui les distinguent des eczémas qu'on rencontre chez l'adulte, et même de ceux dont peuvent être atteints les enfants plus âgés. Ils méritent donc une étude spéciale.

ÉTIOLOGIE.

L'étiologie et la pathogénie de l'eczéma des nourrissons sont loin de nous être complètement connues. L'eczéma se rencontre en effet chez les enfants nés et élevés dans des conditions si différentes à tous les points de vue que faut-il, en l'état actuel de nos connaissances, le considérer comme le résultat de causes très diverses.

La vieille doctrine française qui professait l'origine interne de l'eczéma, les doctrines modernes qui le considèrent comme un symptôme d'auto-intoxication semblent trouver tout particulièrement chez le nourrisson leur justification ; la peau de l'enfant eczémateux paraît bien constituer une sorte d'émonctoire pour les produits toxiques d'un organisme dont la nutrition se fait d'une façon anormale, émonctoire dont la brusque suppression peut, nous le verrons plus tard, entraîner les plus graves désordres.

Mais il ne suffit pas de dire que l'eczéma des nourrissons est un eczéma toxique ; il faut chercher à préciser la nature de cette intoxication, et c'est ici que commencent les divergences.

Pour nombre d'auteurs, c'est à *l'intoxication alimentaire* qu'il faut toujours rattacher l'eczéma des jeunes enfants; cette intoxication joue, en effet, en dépit de quelques affirmations contraires, un rôle indiscutable dont la clinique démontre chaque jour la réalité.

L'eczéma se rencontre de préférence chez les enfants nourris au biberon, et surtout chez ceux qui souffrent de ces troubles digestifs prolongés qui sont la règle au cours d'un allaitement artificiel mal dirigé. La plupart du temps, il s'agit d'enfants dont les tétées sont trop abondantes ou trop fréquentes, enfants qui présentent des vomissements répétés entre les repas, qui ont des selles trop nombreuses, trop copieuses et dans lesquelles on trouve des caillots de lait non digéré. La couleur de ces selles n'est jamais normale; elles sont vertes ou brunâtres, souvent décolorées et blanchâtres; leur odeur est fétide. Chez quelques enfants la diarrhée est remplacée par une constipation opiniâtre ; l'enfant n'a que des selles provoquées par l'introduction d'un suppositoire ou l'administration d'un lavement, selles dures, d'une coloration généralement très pâle : cette constipation est parfois interrompue par des crises diarrhéiques. L'état général de ces nourrissons est toujours précaire : ils sont pâles, émaciés et cette émaciation contraste avec le volume de leur ventre toujours gros et météorisé; enfin, ils présentent souvent, dans les premiers mois de leur existence, un de ces érythèmes fessiers qui accompagnent la dyspepsie gastro-intestinale chronique.

Mais ce n'est pas seulement chez ces cachectiques du biberon qu'on rencontre l'eczéma; de beaux enfants, dont les fonctions digestives paraissent normales, en sont parfois couverts. Un examen consciencieux montre que ces enfants présentent cependant une pâleur anormale, qu'ils sont, en réalité, plus bouffis que gros, que leurs selles sont d'une fétidité exagérée : ce sont, eux aussi, des intoxiqués, ainsi que le prouve la grande quantité d'indican que renferment leurs urines, des intoxiqués par suralimentation.

C'est presque toujours la trop grande quantité de liquide ingéré par l'enfant qui paraît avoir une influence sur l'apparition de l'eczéma, plus que l'insuffisance de coupage du lait. Malgré l'opinion répandue dans le public, le coupage exagéré constitue au contraire, à mon avis, un facteur important dans la genèse de l'eczéma des nourrissons : il entraîne, en effet, l'absorption d'une quantité considérable de liquide qui distend l'estomac, engendre la stase et favorise l'intoxication.

Les enfants nourris au biberon n'ont pas le monopole de l'eczéma; celui ci s'observe encore souvent au cours de l'allaitement au sein. On incrimine alors la suralimentation par la mauvaise réglementation des tétées : la mère, ou la nourrice, offre le sein à l'enfant toutes les fois qu'il pleure et les petits eczémateux pleurent tant! Pendant le jour, l'enfant, distrait, est assez sage et les tétées se succèdent à des intervalles raisonnables; mais la nuit le tableau change; le prurit des lésions cutanées augmente sous l'action de la chaleur du lit; l'enfant ne dort pas, il crie : pour le calmer on le fait téter à tout instant, aggravant ainsi l'évolution de la dermatose. Malgré cette suralimentation continue, ces enfants sont souvent de beaux bébés, gros, gras, parfois même obèses, qui ne présentent comme troubles digestifs que quelques régurgitations succédant immédiatement à la tétée.

Parfois, l'enfant est bien réglé; mais c'est l'alimentation de la nourrice qui est défectueuse. La nourrice mercenaire, brusquement importée de la campagne à la ville, voit tout d'un coup son régime alimentaire changer; presque toujours elle abuse de la viande, du vin; en outre, à une vie active, au grand air, succède pour elle une existence de repos, dans une atmosphère confinée; elle s'intoxique et ses toxines passent dans son lait.

On a cru devoir incriminer, dans certains cas, l'âge du lait de la nourrice : un lait déjà ancien pourrait donner de l'eczéma à un nourrisson très jeune ; le fait ne me paraît nullement démontré. Il en est de même de l'influence de la réapparition prématurée des règles : j'ai vu nombre de femmes réglées pendant toute la période de leur lactation, dont les nourrissons ont été indemnes de toute poussée eczémateuse. Le rôle joué par les émotions, les chagrins, est encore moins prouvé.

Certains auteurs attachent de l'importance à un excès de beurre dans le lait de la nourrice. On sait, en effet, depuis les recherches de Guiraud[1], que les laits trop gras sont capables d'entraîner des troubles digestifs dans les premiers mois de la vie. Variot[2] ne croit pas à cette influence; dans les laits de deux femmes dont les enfants étaient atteints d'eczéma chronique, il a trouvé 37 grammes et 39gr,75 de beurre, tandis que d'autres femmes dont le lait en renfermait 60 à 70 grammes avaient des nourrissons dont la peau était tout à fait saine. Le même auteur n'accorde également aucune importance à la teneur du lait en caséine. Morgan Rotch a prouvé que les nourrissons pouvaient absorber sans inconvénient un lait contenant de 2 à 4,5 p. 100 de caséine.

Il est d'ailleurs des enfants atteints d'eczéma et dont l'hygiène alimentaire est parfaite : ils sont nourris au sein et bien réglés; la balance prouve que la quantité de lait ingérée à chaque tétée n'est pas exagérée;

1. Guiraud, *Le lait de femme à l'état physiologique* (Thèse, Bordeaux 1897).
2. Variot, *Sur l'eczéma des nourrissons* (Bulletin médical, 1909).

l'alimentation de la nourrice est irréprochable; son lait est de composition normale, et cependant, vers l'âge de deux à trois mois, on voit apparaître un eczéma qui, par sa ténacité et son extension, fait la désolation de l'entourage du petit malade. Si l'on remonte dans les antécédents héréditaires de cet enfant, on trouve souvent alors, chez ses parents, des signes indiscutables d'*arthritisme*. L'eczéma arthritique de la première enfance a été particulièrement étudié par Comby et par son élève Emile Leullier[1] : « Quand on étudie les antécédents des enfants atteints de cette forme d'eczéma, dit Comby, on retrouve chez eux, ou chez leurs ascendants, des manifestations neuro-arthritiques, dermatoses variées, névralgies ou névroses, asthme, goutte, diabète, migraines, obésité, hémorroïdes, gravelle. » Sur 25 cas étudiés par Leullier, cet auteur trouve comme antécédents héréditaires directs : Côté paternel : 10 obèses, 2 diabétiques, 3 eczémateux, 1 asthmatique, 3 nerveux, 1 graveleux, 2 goutteux, 2 rhumatisants. Côté maternel : 7 obèses, 2 diabétiques, 1 eczémateuse, 5 migraineuses, 3 asthmatiques, 7 nerveuses.

Cette hérédité arthritique n'est pas moins chargée du côté des grands parents et des collatéraux : 6 obèses, 3 diabétiques, 2 eczémateux, 4 migraineux, 4 asthmatiques, 4 goutteux, 1 rhumatisant, 1 lithiase biliaire.

Remarquons que dans le groupe des diverses manifestations arthritiques présentées par les parents de ces petits malades, l'eczéma n'occupe qu'un rang très modeste : « On n'hérite pas de l'eczéma de ses parents, a dit Brocq, mais bien du terrain favorable à son évolution. » Alors qu'à l'âge adulte l'arthritisme est une diathèse éminemment protéiforme, dont les manifestations peuvent siéger au niveau de tous les organes, chez le nourrisson il a pour la peau, dont nous connaissons la susceptibilité à cet âge, une prédilection quasi-exclusive.

Certains auteurs, tout en reconnaissant que l'hérédité neuro-arthritique puisse avoir une influence dans la genèse de l'eczéma du nourrisson, ne la croient pas capable de créer à elle seule cette affection qui aurait toujours pour véritable cause un mauvais fonctionnement de l'appareil digestif : « L'hérédité arthritique, dit Marfan[2], a aussi une influence; mais cette influence n'est pas essentielle; elle est simplement prédisposante; c'est surtout chez les enfants issus de migraineux, hémorrhoïdaires, eczémateux, goutteux, asthmatiques, névropathes que la suralimentation et la dyspepsie provoquent l'eczéma. » Il est difficile de partager un avis aussi absolu, car chez nombre de ces petits

1. Leullier, *Archives de Médecine des enfants*, juin 1902 (Thèse Paris, 1902).
2. Marfan, *Les eczémas chez les nourrissons* (Semaine médicale, 1894, p. 138).

eczémateux issus d'arthritiques, il est impossible de rattacher la dermatose à un trouble digestif quelconque.

Cet eczéma arthritique est, comme l'eczéma d'origine digestive, la manifestation d'une intoxication. Il s'agit d'une auto-intoxication chronique, sur la nature des agents de laquelle nous sommes encore mal renseignés; il est d'ailleurs probable que ces agents, constitués par tous ces produits toxiques qu'élabore dans notre organisme une nutrition défectueuse, sont fort nombreux. Pour certains auteurs, cependant, la seule substance coupable en la circonstance serait l'acide urique : l'eczéma ne serait alors qu'un symptôme de cette uricémie infantile, si bien étudiée par Comby. M. Leullier, qui se rattache à cette théorie, croit que l'acide urique contenu dans le sang des petits arthritiques peut engendrer l'eczéma par plusieurs mécanismes :

« 1° Soit qu'il agisse directement sur la circulation, comme le voulait Cazalis, comme l'admettait Tilbury Fox, en déterminant des congestions locales, accompagnées de prurit, grattage et aboutissant à l'eczéma;

« 2° Soit que les altérations humorales déterminent des adultérations matérielles ou fonctionnelles des centres nerveux, agissant à leur tour indirectement sur un territoire sanguin (théorie nerveuse de l'eczéma);

« 3° Soit qu'enfin les unes et les autres se réduisent à modifier le sol cutané pour y permettre l'évolution des parasites, spécifiques ou non. »

Ceci nous conduit à dire un mot de la théorie parasitaire de l'eczéma. Unna croit que la variété séborrhéique de cette dermatose relève de l'infection de la peau par un microbe auquel il a donné le nom de morocoque : ce morocoque se présente sous la forme de petits cocci réunis en amas et associés à des bacilles divers. Je me hâte d'ajouter que la nature parasitaire de l'eczéma est rejetée par presque tous les autres auteurs. Tout porte à croire, dit Marfan[1], que ce parasitisme est secondaire : « Sur la surface eczémateuse, certains micro-organismes qui vivent normalement sur la peau, dans les vêtements, dans l'atmosphère, trouvent un milieu favorable à leur pullulation; et à la dermite eczémateuse se joint secondairement une dermite infectieuse vulgaire, nullement spécifique. »

En résumé, nous trouvons dans l'étiologie de l'eczéma des nourrissons deux ordres de faits bien établis : les troubles digestifs et l'hérédité arthritique. Mais ils ne suffisent pas à tout expliquer dans l'histoire de cette affection dont l'apparition offre dans certaines familles des allures déconcertantes. Je citerai, à ce point de vue, l'exemple suivant : un père rhumatisant et une mère obèse eurent un premier enfant qui fut

1. Marfan, *loc. cit.*

nourri au sein ; malgré la meilleure hygiène alimentaire, cet enfant présenta, vers le troisième mois, un eczéma des joues qui ne tarda pas à gagner toute la face et la partie supérieure du tronc; en dépit d'une réglementation sévère des tétées et d'un traitement local soigneusement appliqué, cet eczéma se prolongea au delà de la deuxième année. Une seconde grossesse de la mère se termina par la naissance de deux jumeaux ; la mère et une nourrice mercenaire se partagèrent l'allaitement de ces deux enfants, chacune d'elles donnant alternativement le sein à chacun des deux nourrissons. Or, l'un d'eux présenta, comme son frère aîné, un eczéma rebelle, tandis que l'autre en fut tout à fait indemne. Voici donc deux enfants ayant la même hérédité, puisque conçus des mêmes parents et au même moment, nourris avec des laits identiques, recevant les mêmes soins hygiéniques et vivant dans des conditions absolument semblables : or, l'un devient eczémateux et l'autre reste sain.

De tels faits semblent bien prouver qu'il y a, dans l'étiologie de l'eczéma des nourrissons, des causes qui nous sont encore inconnues et qui nécessitent de nouvelles recherches. Pour ma part, je crois que celles-ci seraient peut-être orientées avec succès du côté des glandes à sécrétion interne.

Le *corps thyroïde*, en particulier, paraît jouer un rôle important dans la production, ou tout au moins dans l'évolution de l'eczéma des nourrissons. Un fait clinique indiscutable, c'est la fréquence de l'eczéma chez les jeunes sujets atteints d'insuffisance thyroïdienne manifeste : il est rare que les enfants myxœdémateux ne présentent pas au niveau du cuir chevelu un eczéma séborrhéique, parfois très léger, mais parfois aussi très intense, s'étendant alors sur les joues, sur le tronc et sur les membres; sous l'action du traitement thyroïdien, on voit cet eczéma disparaître, en même temps que disparaît le syndrôme du myxœdème.

Nous avons insisté sur l'influence de l'arthritisme dans la production de l'eczéma des jeunes enfants ; or, de nombreux travaux semblent bien démontrer le rôle important que joue le corps thyroïde dans cette diathèse ; la glande thyroïde sécrète un principe qui augmente normalement l'intensité des mutations de matières dans les tissus (Colley) ; c'est une glande régulatrice de la nutrition, une glande trophique, dit Vassale ; aussi peut-on vraisemblablement penser que l'eczéma infantile, qui n'est parfois que la première manifestation de la diathèse arthritique, puisse être rattaché, dans certains cas, à une insuffisance thyroïdienne, comme MM. Lancereaux et Paulesco, Hertoghe, Claisse, Lévi et Rotschild, G. Gautier, etc., ont pu lui rattacher les autres symptômes de l'arthritisme. Les résultats obtenus par la médication thyroïdienne, dans le traitement des eczémas des nourrissons, viennent confirmer cette hypothèse; mais ils viennent également démontrer que, s'il est des cas où la dermatose paraît bien avoir pour cause, ou tout au moins pour une de ses causes, un trouble de la sécrétion de la glande thyroïde, il en est d'autres qui paraissent tout à fait indépendants de cette fonction : nous reviendrons sur ces points à propos du traitement de l'eczéma.

De ces considérations, on ne saurait tirer qu'une conclusion : c'est que, jusqu'à plus ample informé, il faut regarder l'eczéma des nourrissons comme la manifestation d'une intoxication dont la nature paraît être variable; ce n'est donc point une entité morbide; ce n'est qu'un symptôme, que la détermination cutanée d'un état général pathologique.

SYMPTOMES.

Au point de vue objectif, l'éczéma se présente, chez le nourrisson, sous des aspects assez différents. Aussi certains auteurs ont-ils cru devoir décrire chez lui tous les types qu'on rencontre chez l'adulte. Ces descriptions ne correspondent pas à la réalité. La clinique montre que l'eczéma du tout jeune enfant revêt deux formes principales : l'*eczéma vulgaire* et l'*eczéma séborrhéique*.

L'*eczéma vulgaire*, que j'appelle ainsi faute d'une meilleure dénomination, correspond à peu près à ce que Marfan décrit sous le nom d'eczéma sec en placards disséminés et Unna sous le nom d'eczéma nerveux. Il se présente sous forme de placards apparaissant d'abord aux joues et au front; dans la forme sèche, on trouve, au début, la peau de ces placards rouge, rugueuse; un examen attentif y fait constater la présence de ces petits éléments vésiculeux qui ont été regardés comme caractéristiques de l'eczéma; ces éléments sont généralement de très petites dimensions, constitués par un soulèvement épidermique à contours arrondis, plus ou moins acuminés; ils paraissent avoir une paroi ferme et contenir très peu de liquide; quand ils se rompent, ils laissent s'échapper une matière transparente, incolore ou jaunâtre, visqueuse, qui se dessèche en donnant naissance à de petites croûtelles très peu épaisses et très peu étendues; entre ces croûtelles, on voit l'épiderme s'exfolier sous forme de squames très fines, furfuracées. Peu à peu, le derme sous-jacent s'infiltre; la peau perd sa souplesse; elle se fendille et présente de petites fissures plus ou moins profondes. A ces lésions s'ajoutent bientôt des lésions de grattage : petites érosions plus ou moins profondes, au niveau desquelles on voit sourdre de petites gouttelettes de sang qui se coagule sous forme d'une petite croûte noirâtre.

Ces placards ont généralement des dimensions assez restreintes ; ils présentent des contours arrondis ou irréguliers, très nets en certains points, indécis dans d'autres où le passage de la peau malade à la peau saine se fait d'une façon insensible. On les rencontre, je l'ai déjà dit, le plus souvent sur les joues, sur le front ; à ce niveau ils affectent parfois une disposition assez symétrique. Très souvent, les lésions cutanées restent localisées dans ces régions, ne présentant aucune tendance à l'extension. Mais souvent aussi des placards analogues apparaissent sur le menton, sur le cou, sur les bras, sur l'abdomen, dans le dos, plus rarement sur les membres inférieurs.

Cette variété d'eczéma peut rester sèche pendant toute sa durée ; mais elle peut affecter, soit d'une façon transitoire, soit d'une façon permanente, soit en quelques points, soit sur toute son étendue, la forme suintante. On voit alors, au niveau de la peau malade, sourdre un liquide abondant, empesant le linge, d'une odeur fade ; la peau est généralement plus rouge que dans la forme sèche. Comme chez l'adulte, le suintement s'observe surtout aux points où deux surfaces cutanées sont en contact permanent : plis du cou, de l'abdomen, cicatrice ombilicale, région axillaire, etc.

Une localisation fréquente de cet eczéma, c'est la région rétro-auriculaire ; il s'y présente parfois sous la forme sèche, mais plus souvent sous la forme suintante ; presque toujours, on trouve au niveau du sillon rétro-auriculaire une fissure assez profonde, d'une coloration rouge vif.

Les lésions ne respectent pas toujours le pourtour des orifices naturels, yeux, bouche et nez : les paupières sont alors rouges et épaisses, les lèvres infiltrées et fissurées, les narines couvertes de croûtes et rétrécies.

Cet eczéma s'accompagne d'un prurit intense ; les enfants cherchent à se gratter continuellement ; s'ils ne peuvent le faire avec les mains, on les voit frotter leurs joues contre les vêtements qui recouvrent leurs épaules, rouler leur tête sur leur oreiller ; aussi, malgré toutes les précautions, les lésions de grattage sont-elles fréquentes.

L'*eczéma séborrhéique* succède presque toujours à la séborrhée du cuir chevelu. Celle-ci est constituée par l'exsudation au niveau de la la tête, et principalement à la région sincipitale d'une matière grasse qui se concrète sous forme de squames, d'une consistance onctueuse et d'une coloration jaune, à moins que les poussières ne les teintent en noir. Ces squames, plus ou moins épaisses, bien connues sous les noms populaires de « croûtes de lait », de « crasse de tête », de « chapeau », de « touzet », etc., peuvent, quand elles sont abondantes et confluentes, recouvrir toute la tête d'un enduit melliforme dans lequel sont englobés les cheveux. Mais cette séborrhée peut exister et persister longtemps sans produire d'eczéma. Quand celui-ci apparaît, on voit la peau sous-jacente ou confinant aux squames devenir rouge, tendue et être le siège d'une démangeaison continue; puis survient le suintement; la matière exsudée se concrète en croûtes jaunâtres qui recouvrent tout d'abord le cuir chevelu; de là, l'eczéma s'étend en suivant une marche régulière; il gagne d'abord le front, les sourcils, puis les tempes, les joues; il recouvre alors presque toute la face; mais il est à remarquer qu'il respecte la plupart du temps le pourtour des yeux et de la bouche, ainsi que le nez, si bien que, dans les cas les plus typiques, la lésion semble, pour employer l'expression d'Unna, recouvrir la face d'un masque dont on aurait coupé le milieu. Dans certains cas cependant, la dermatose atteint les paupières qui rougissent et se recouvrent de croûtes; le fonctionnement de la paupière supérieure peut, de ce fait, être très gêné; quand la lésion atteint le bord libre des paupières, elle entraîne souvent la chute des cils. De la tête, l'eczéma séborrhéique s'étend quelquefois aux épaules et aux bras; mais il est assez rare qu'il atteigne les autres régions du corps; on l'a cependant vu se greffer secondairement sur l'intertrigo des plis cutanés, et particulièrement du pli génito-crural.

L'eczéma séborrhéique diffère donc, au point de vue objectif, de l'eczéma vulgaire par des caractères assez nets; il en diffère encore par ce fait qu'il est moins prurigineux; dans certains cas cependant, la démangeaison est intense et la région malade est couverte d'érosions traumatiques qui sont le siège d'un écoulement sanguin colorant en brun ou en noir les squames graisseuses exsudées.

A l'eczéma séborrhéique des nourrissons, il faut rattacher l'affection cutanée récemment étudiée et individualisée par Moussous[1] et à laquelle je donnerai le nom *d'érythème séborrhéique de Moussous.*

Cet érythème[2] s'observe, comme l'eczéma séborrhéique, et à l'opposé des autres érythèmes fessiers, chez des nourrissons dont les fonctions digestives paraissent normales et qui présentent toutes les apparences d'une bonne santé. Il débute par la région fessière, mais il tarde pas à s'étendre et gagne, en bas, la face interne de la jambe, de la cuisse et de la région plantaire; en haut, les régions sous-ombilicale et lombaire. La peau est d'une coloration rouge intense, tuméfiée, luisante; l'épiderme paraît aminci, tendu. Cette rougeur est uniforme, et, malgré la min-

1. Moussous, *Eythème fessier et eczéma séborrhéique.* (Arch. de méd. des enfants, mars 1908.)

2. V. Lebar, *Sur un type d'éythème fessier évoluant chez les nourrissons atteints d'eczéma séborréhique.* (Thèse, Bordeaux, 1905.)

ceur apparente de la couche épidermique, les excoriations et les fissures sont plutôt rares, le suintement absent ou discret.

La limite des zones érythémateuses est généralement très nette; elle se fait suivant une ligne sinueuse, dessinant des contours plus ou moins arrondis : à ce niveau, l'épiderme soulevé se détache en plaques de dimensions variables ou forme seulement une petite bordure frangée.

Au voisinage de ces grands placards érythémateux, on en trouve constamment de plus petits, réduits quelquefois à de simples points gros comme une tête d'épingle, quelquefois atteignant les dimensions d'une pièce d'un franc; ces taches ou placards sont légèrement saillants, surmontés d'une couche épidermique proliférante et en exfoliation; ils sont constamment secs,

Lorsque, chez un nourrisson, on constate un érythème offrant ces caractères, on s'aperçoit invariablement qu'il existe de la séborrhée au niveau du cuir chevelu; et l'on ne tarde pas à constater l'apparition d'un véritable eczéma séborrhéique au niveau de la tête, du front, des tempes, des sourcils.

Une fois établi, cet érythème persiste avec une ténacité désespérante, subissant même à certains jours des exacerbations inopinées que rien ne semble motiver.

L'évolution des lésions est variable; chez certains enfants, après avoir duré un temps variable, l'érythème finit par disparaître; chez d'autres, il tend à se généraliser; les placards périphériques se fusionnent et envahissent toute la surface tégumentaire. Partout la peau est rouge, tendue; la couche épidermique, épaissie, fendillée, éclate de tous côtés, se détache sous forme de squames abondantes; à la face, autour des orifices, bouche, yeux, narines, les fissures de la couche épidermique prennent une disposition radiée et se creusent en véritables rhagades.

Il me paraît impossible de ne pas rattacher cet érythème à l'eczéma séborhéique du nourrisson. Je viens tout récemment d'observer plusieurs enfants chez lesquels évoluaient en même temps les deux affections, et j'ajoute qu'elles évoluaient de la même façon, présentant les mêmes exacerbations et les mêmes accalmies aux mêmes moments, éprouvant toutes deux les mêmes effets de la même thérapeutique. Ainsi me paraît-il difficile de ne pas admettre un lien de parenté très étroit entre elles; l'avenir nous montrera peut-être qu'elles ne constituent que deux modalités différentes de la même maladie.

Les SYMPTÔMES FONCTIONNELS qui accompagnent l'eczéma des nourrissons sont fort variables : quand la lésion est discrète, que le prurit est léger, la santé générale n'est nullement atteinte. Mais si l'eczéma est très étendu, si la démangeaison est très vive, l'enfant, constamment tourmenté par cette souffrance, ne cesse de crier et de s'agiter; les nuits seront particulièrement pénibles, à cause de l'insomnie, et l'enfant cessera de prospérer.

L'*état général* des nourrissons atteints d'eczéma est, d'après Marfan, variable suivant la variété d'eczéma qu'ils présentent : les enfants porteurs d'eczéma séborrhéique sont des enfants gros, gras, le plus souvent nourris au sein; ils ne présentent ni diarrhée, ni vomissements, mais seulement des régurgitations, indice d'une alimentation trop copieuse; ce sont, en effet, des suralimentés, des enfants qui tètent trop souvent ou trop longtemps, mais dont le tube digestif tolère, en apparence, cette suralimentation. Tout autres sont les enfants atteints des autres formes d'eczéma; ce sont des enfants nourris au biberon et présentant tous les signes de la gastro-entérite chronique : selles nombreuses, lientériques et fétides, vomissements fréquents, émaciation, gros ventre et déformations rachitiques.

Cette manière de voir nous paraît trop absolue. Evidemment, l'eczéma séborrhéique se rencontre souvent chez des enfants gras et bien nourris; mais on rencontre également chez ces bébés les autres variétés d'eczéma; les petits placards d'eczéma sec vulgaire, siégeant au niveau des joues s'observent souvent chez les sujets issus de parents arthritiques et qui ne présentent aucun trouble digestif.

La *durée* de l'eczéma des nourrissons est très longue; en dépit de tous les efforts de la thérapeutique, on le voit souvent se prolonger pendant plus d'une année; il apparaît généralement vers le deuxième ou le troisième mois, mais il peut être plus précoce. Comby l'a rencontré chez un enfant de quinze jours. Dans la plupart des cas, la guérison s'observe au cours de la seconde année; mais il est des cas où elle se fait attendre jusqu'à l'âge de trois et de quatre ans. La maladie suit d'ailleurs une marche assez irrégulière, présentant des périodes d'accalmie ou des exacerbations sous l'influence des causes les plus diverses.

Les poussées dentaires, qu'on a accusées à tort de pouvoir produire l'eczéma, ont, en revanche, une influence manifeste sur l'évolution d'un eczéma préexistant dont elles aggravent les symptômes. Plus manifeste encore est l'influence des troubles digestifs : chaque crise de gastro-entérite entraîne pour le petit eczémateux une recrudescence de son mal. On a observé des phénomènes analogues à la suite de la vaccine.

Certaines conditions climatiques ne sont pas sans effet sur l'évolution de l'eczéma des nourrissons; le séjour au bord de la mer est, dans la plupart des cas, nuisible à ces enfants; cette règle n'est pas absolue et, pour ma part, j'ai vu un jeune enfant atteint d'un eczéma généralisé, rebelle, que n'avait amélioré aucune thérapeutique, s'amender par un séjour sur les bords du bassin d'Arcachon. Strauss a cru remarquer l'influence défavorable, sur l'eczéma des nourrissons, de l'orage et de l'humidité.

Quand un nourrisson eczémateux est atteint d'une maladie aiguë infectieuse, fébrile, on voit, le plus souvent, l'affection cutanée s'atténuer : la rougeur diminue ; s'il existait du suintement, on le voit devenir moins abondant, puis disparaître ; le prurit cesse. Cette guérison apparente se maintient pendant tout le temps que dure la maladie intercurrente ; mais, après la disparition de celle-ci, la dermatose reprend son aspect antérieur. Ce phénomène s'observe en particulier au cours de ces broncho-pneumonies dont les bébés atteints d'eczéma sont si souvent victimes.

Le sevrage a, sur l'évolution de l'eczéma, une action fort variable. Très souvent, quand il est bien fait, quand on ne donne à l'enfant que les aliments qui conviennent à son âge, et qu'on les lui donne en quantité raisonnable, on voit l'ablactation améliorer très rapidement l'état du petit malade, et les lésions cutanées disparaître en peu de temps. Mais il n'en est pas toujours ainsi : parfois l'eczéma persiste ; il peut même persister longtemps après le sevrage, surtout si l'enfant est mal alimenté ou suralimenté.

Peu à peu, cependant, les derniers placards eczémateux s'effacent et ne reparaissent plus. Mais les sujets qui en étaient porteurs n'en restent pas moins atteints d'une tare pathologique : les uns, anciens dyspeptiques gastro-intestinaux, présentent des signes de rachitisme ; les autres, jeunes neuro-arthritiques, sont prédisposés à des accidents nerveux (convulsions, spasme glottique) ou arthritiques : beaucoup de ces enfants présentent, un peu plus tard, des crises d'asthme, des vomissements cycliques, etc. Enfin, ils restent souvent des eczémateux latents, dont la dermatose est susceptible, pendant bien des années, de se réveiller sous l'action de la moindre cause provocatrice.

COMPLICATIONS.

Les complications de l'eczéma des nourrissons doivent être divisées en deux groupes : complications locales et complications générales.

La plus fréquente des COMPLICATIONS LOCALES, c'est l'infection de la peau eczémateuse par le staphylocoque ; cet agent est le plus souvent porté au niveau des lésions cutanées par les ongles du petit malade, au moment des grattages ; il en résulte l'apparition d'un impétigo dont les symptômes objectifs viennent s'ajouter à ceux de l'eczéma pour former une sorte d'infection mixte à laquelle on a donné le nom d'*eczéma impétigineux*. Comme on le voit, cet eczéma impétigineux, ou, pour me servir d'une expression plus exacte déjà employée par plusieurs auteurs, cet eczéma *impétiginisé* ne peut être considéré comme une variété autonome d'eczéma. Il est caractérisé par la présence de croûtes melliformes, d'une belle couleur jaune d'or, qui, d'abord discrètes, ne tardent pas à envahir toute la région malade; parfois, sur les confins de la zone eczémateuse, on retrouve quelques pustules caractéristiques de l'impétigo. Celui-ci, d'ailleurs, dépasse souvent les limites de l'eczéma, envahit la peau saine périphérique, et, quelquefois, pénètre dans le conduit auditif, dans le nez, atteint la muqueuse des lèvres et, de là, celle de la bouche en donnant naissance à de la stomatite diphtéroïde.

L'eczéma impétigineux se complique presque toujours d'adénite; les ganglions cervicaux restent gros pendant toute la durée de l'affection et leur inflammation septique peut aboutir à la production d'un adénophlegmon. Les abcès sous-cutanés sont fréquents, surtout au niveau du cuir chevelu; ils sont généralement peu volumineux, guérissent très rapidement après l'incision, mais ils récidivent souvent. La lymphangite, l'érysipèle sont plus rares qu'on ne serait tenté de le croire.

Sous l'action d'un traitement antiseptique convenable, les lésions impétigineuses guérissent rapidement; les croûtes melliformes tombent, laissant au-dessous d'elles les lésions de l'eczéma. Chez certains sujets cependant, chez les strumeux, on peut voir les lésions s'éterniser dans certaines régions : autour du nez, des oreilles, au niveau de la lèvre supérieure qui s'infiltre et s'épaissit : c'est à ces lésions qu'on a donné les noms d'eczéma tuberculeux, ou d'eczéma scrofuleux; en réalité, il s'agit là bien plus d'impétigo que d'eczéma.

L'étude des COMPLICATIONS GÉNÉRALES de l'eczéma chez le nourrisson forme un des chapitres les plus obscurs de la pathologie infantile. Les documents sur lesquels on peut baser cette étude sont en effet très disparates, et souvent reflètent avec trop de partialité les opinions théoriques de ceux qui les apportent. Aussi voyons-nous certains cliniciens nier complètement l'existence de ces complications, tandis que d'autres, faisant preuve de quelque exagération dans l'interprétation des faits cliniques, attribuent à l'eczéma la genèse de tous les phénomènes morbides qu'on peut observer chez les nourrissons eczémateux.

En ne tenant compte que des observations qui par leur précision peuvent jeter quelque lumière sur cette question, on arrive à conclure que les complications générales de l'eczéma sont de deux ordres différents : les unes sont constituées par les déterminations viscérales d'infections diverses élaborées au niveau de la peau malade; *l'eczéma infecté devient infectant* et déverse dans le sang des agents microbiens qui déterminent une véritable septicémie, tantôt atténuée et se localisant à un seul organe, tantôt violente, généralisée et capable d'entraîner la mort avec une rapidité foudroyante. Mais il est d'autres complications qui semblent plutôt attribuables à une sorte d'intoxication dont la nature et le mécanisme nous sont d'ailleurs mal connus. S'agit-il, en effet, de la résorption de produits toxiques au niveau de la lésion cutanée? ou bien, au contraire, comme semblent le prouver des faits bien observés, de l'accumulation soudaine dans l'organisme de certains poisons que l'eczéma cesserait d'éliminer d'une façon suffisante? Et cette dernière hypothèse nous ramène à nos vieilles idées sur la métastase : il n'est pas, en effet, de maladie dans l'histoire de laquelle on ait recherché autant de preuves de la théorie métastatique.

L'incertitude dans laquelle nous nous trouvons d'attribuer tel ou tel phénomène, survenant au cours de l'eczéma, à tel ou tel de ces mécanismes ne nous permet pas de faire l'exposé de ces complications, en prenant leur pathogénie comme base de classement; nous nous contenterons donc de les mentionner par ordre de fréquence.

Les complications *rénales* ont été souvent signalées; nous sommes cependant peu fixés sur leur fréquence. La plupart du temps, en effet, la néphrite ne se traduit que par un seul symptôme, l'albuminurie, et celle-ci passe souvent inaperçue, car l'examen des urines est, bien à tort, assez rarement pratiquée chez le nourrisson. D'autre part, les cas où la néphrite s'est révélée par des signes cliniques qui en ont fait découvrir l'existence ne sont pas toujours des cas d'eczéma pur; il s'agit souvent d'eczémas impétigineux; or, la néphrite eczémateuse, la seule dont nous ayons à nous occuper ici et sur laquelle nous possédons peu de documents, ne doit pas être confondue avec la néphrite impétigineuse, aujourd'hui banale.

Le symptôme révélateur de la néphrite au cours de l'eczéma est généralement l'œdème : bouffissure des paupières, œdème des malléoles; c'est lui qui attire le premier l'attention et qui provoque l'examen des urines : on y trouve alors de l'albumine, souvent en grande quantité, des cylindres et parfois du sang. Cette néphrite est curable; Marfan nous cite le cas d'un enfant de six mois, atteint d'eczéma séborrhéique, qui eut de l'albuminurie avec bouffissure des téguments et qui guérit en quelques jours. Parfois, la néphrite aboutit à l'urémie : le plus souvent, l'enfant tombe dans le coma et y succombe; Marfan, encore, nous rapporte l'observation d'un nourrisson de quatre mois, dyspeptique, atteint d'eczéma à petits placards disséminés qui, après avoir eu de l'albumine, mourut brusquement dans le coma. J'ai eu l'occasion d'observer un enfant de dix mois, porteur d'un eczéma sec très étendu, couvrant la face, les bras et le tronc, qui présenta subitement de l'anasarque avec albuminurie abondante et oligurie; deux jours plus tard, l'anurie était complète; des convulsions survinrent, puis le coma, et l'enfant succomba.

La *broncho-pneumonie* est fréquente chez les enfants atteints d'eczéma; on la rencontre surtout au cours des eczémas impétigineux, ce qui démontre bien l'origine cutanée de l'infection pulmonaire. La broncho-pneumonie des petits eczémateux est particulièrement grave, car elle peut prendre des allures très rapides, presque foudroyantes. Tel est le cas de Babonneix, publié par Dupeyrac[1] : un jeune enfant entre à l'hôpital pour un eczéma impétigineux de la face et du cuir chevelu; il ne présente alors pas de fièvre; on ne trouve rien à l'auscultation; l'état général est assez bon: on se contente de régler les tétées et on n'institue aucun traitement local, ni général; le lendemain, l'enfant est dyspnéique, haletant, ses lèvres et ses mains sont cyanosées; à l'auscultation on trouve aux deux bases des foyers de broncho-pneumonie avec souffles et râles crépitants; la température monte à 40°7, et l'enfant meurt le jour même au milieu des convulsions. D'après Perrin[2], la broncho-pneumonie serait particulièrement fréquente au cours de l'eczéma séborrhéique.

Entre l'eczéma et l'*asthme* il existe, chez l'adulte, des rapports qui sont bien connus; on sait que certains sujets présentent une alternance très nette de ces deux manifestations différentes de la même diathèse. Un phénomène semblable s'observe chez le jeune enfant; j'ai pu le constater chez plusieurs nourrissons de souche arthritique; l'atténuation des symptômes cutanés était souvent le précurseur d'une crise d'asthme. celle-ci caractérisée, non point par cette dyspnée spéciale qu'on ne rencontre que chez les sujets un peu âgés, mais par l'apparition subite dans la poitrine des râles sibilants, avec oppression et fièvre, phénomènes éphémères qui disparaissent subitement après quelques heures de durée. Chez les enfants que j'ai pu suivre jusqu'à l'âge de dix à douze ans, j'ai vu ce diagnostic d'asthme infantile se confirmer par l'évolution progressive de ces crises vers le type classique de l'asthme de l'adulte. Chez un bébé qui avait eu de l'eczéma sec de la face pendant les premiers mois de sa vie, Comby[3] a vu cet eczéma disparaître tout d'un coup pour être remplacé par un accès d'asthme. Chez un autre gros nourrisson ayant un eczéma rebelle de la tête, le même auteur a pu constater une alternance frappante entre les manifestations pulmonaires et la dermatose. Chaque fois que l'eczéma s'atténuait ou disparaissait, l'enfant était pris

1. Dupeyrac, *Les métastases dans l'eczéma*, Thèse, Paris, 1903.
2. Perrin, *Marseille médical*, 1895.
3. Comby, art. « Eczéma », *Traité des maladies de l'enfance*, t. IV, 2e édit.

de crises de dyspnée formidables, avec sibilances. Lorsque l'eczéma rougissait et suintait, le calme de la respiration revenait.

De tels faits sont bien en faveur de la métastase; cette métastase a été également observée du côté du tube digestif; on a vu des enfants présenter des *diarrhées* abondantes, des accidents cholériformes à la suite de la disparition rapide d'un eczéma étendu.

Dans ces dernières années, on a publié toute une série d'observations de *mort subite*, ou presque subite, au cours de l'eczéma des nourrissons. Ces observations n'ont pas toutes la même valeur; certaines d'entre elles n'entraînent nullement la conviction que la dermatose ait été la cause des accidents auxquels ont succombé les petits malades ; dans d'autres, au contraire, le rôle de l'eczéma paraît indiscutable, et, dans celles-ci, il faut encore distinguer deux groupes de faits.

Chez certains malades, le mécanisme de la mort paraît assez simple; les accidents surviennent alors que l'eczéma est aigu, suintant; ils ne coïncident nullement avec l'atténuation des symptômes cutanés, mais souvent, au contraire, avec leur exacerbation; on les rencontre surtout chez les porteurs d'eczéma impétigineux, et particulièrement chez les enfants mal tenus, couverts de croûtes épaisses et étendues; le passage des microbes de la peau dans le système circulatoire suffit, nous l'avons vu, à expliquer les accidents que l'on constate; il s'agit d'une septicémie foudroyante. A l'autopsie, on retrouve presque constamment les mêmes lésions : congestion et altération du parenchyme rénal, stéatose du foie, dégénérescence de la fibre cardiaque, puis, moins fréquemment : endocardite, péricardite, arthrites suppurées, phlébite des sinus.

Voici quelques exemples de cette mort rapide par infection :

Un enfant de quatre mois observé par Bernheim[1] est conduit à l'hôpital pour un eczéma de la tête, de la poitrine et des bras. La nuit qui suit son entrée, on le trouve mort dans son lit. A l'autopsie, dégénérescence parenchymateuse du foie, nombreux staphylocoques dans le sang.

Un enfant de deux ans, cité par Saurain[2], atteint d'eczéma depuis l'âge de sept semaines, est pris tout à coup de fièvre violente, de dyspnée et meurt cinq jours plus tard. A l'autopsie, on trouve : de l'endocardite de la valvule mitrale, de l'oreillette droite et de la valvude tricuspide, de la péricardite, de la pleuro-pneumonie, de la dégénérescence graisseuse du foie et des reins.

Un enfant de seize mois, observé par Rehn[3], atteint d'eczéma de la face et des bras, tombe brusquement dans le collapsus au moment d'une

1. Bernheim, *Centralbl. für Bakt.* 1891.
2. Saurain, *Complications internes de quelques dermatoses*. Thèse, Paris, 1897.
3. Rehn, *Jahrb. für Kinderheilk*, 1906.

poussée paroxystique de son affection cutanée : cyanose des lèvres et des extrémités, pouls imperceptible ; mort en quelques heures. A l'autopsie, on trouve une dégénérescence graisseuse du myocarde, de la pneumonie lobulaire avec congestion, de l'œdème du poumon, une infiltration graisseuse du foie, de la néphrite parenchymateuse.

MM. Hutinel et Rivet[1] ont tout récemment rapporté les observations de neuf enfants atteints d'eczéma, qui succombèrent en quelques heures à des accidents de septicémie. Dans tous les cas, il s'agissait de sujets dont, dans la nuit qui suivait leur entrée à l'hôpital, la température montait brusquement de la normale à 40°, 41° et même 42° ; la respiration devenait saccadée, irrégulière et précipitée ; le pouls s'affolait, devenait extrêmement fréquent et irrégulier ; des convulsions apparaissaient et la mort survenait après quelques heures d'une hyperthermie énorme ; les auteurs font remarquer que ces accidents n'ont pas succédé à une disparition ou à une atténuation des signes de l'eczéma ; ils supposent qu'il faut les attribuer au passage dans le sang des germes contenus dans les salles d'hôpital pour lesquels les lésions eczémateuses constituaient une porte d'entrée tout ouverte.

Chez d'autres malades, les faits se présentent d'une façon toute différente ; les accidents, d'une brusquerie parfois inouïe, succèdent à la disparition de l'eczéma, que cette disparition ait été spontanée ou provoquée. L'observation suivante, publiée par Marfan et Hallé[2], en est un exemple typique : une fillette de treize mois, couverte d'eczéma séborrhéique, entre à l'hôpital le 8 novembre ; c'est une enfant bien développée, ne présentant pas de troubles digestifs manifestes ; l'eczéma occupe la face, les joues, les sourcils ; on note, en outre, quelques placards sur les cuisses, les fesses et les bras ; l'examen des organes thoraciques et abdominaux ne révèle rien d'anormal. Le lendemain de son arrivée, l'enfant a 39°, sans qu'on puisse trouver l'explication de cette fièvre ; on ne constate que la diminution des lésions eczémateuses ; le même soir, l'éruption cutanée devient presque invisible ; la malade est agitée ; la peau est sèche, le regard anxieux ; puis apparaissent quelques mouvements convulsifs ; la respiration devient rapide, la face pâlit, des convulsions vraies apparaissent ; la mort survient dans la nuit. A l'autopsie, on note l'intégrité absolue des organes thoraciques et des viscères abdominaux, une congestion marquée de tout l'encéphale, de l'œdème méningé au niveau des lobes frontaux ; du sang, prélevé trois heures après la mort, par piqûre du cœur à travers la paroi thoracique, est ensemencé

1. Hutinel et Rivet, *Septicémies graves au cours des affections cutanées des jeunes enfants* (Arch. de Méd. des enfants, janvier 1909).

2. Marfan et Hallé, *Mort très rapide et imprévue dans l'eczéma du nourrisson* (Soc. de Pédiâtrie, 16 mars 1909).

abondamment sur de nombreux milieux de culture; tous ces milieux sont restés stériles.

De nombreuses observations semblables existent dans la littérature médicale[1] :

Bloch, à la réunion des pédiatres de Düsseldorf, en 1901, présenta l'observation d'un enfant de huit mois, atteint depuis cinq semaines d'eczéma de la face avec sécrétion séro-purulente. L'enfant, traité par des pommades boriquées et à base d'oxyde de zinc, guérit de cet eczéma en huit jours, puis mourut subitement après avoir eu quelques convulsions. Castenholz dit avoir vu, à Cologne, une série de morts subites après le traitement des eczémas suintants par les onguents, et, à l'autopsie, n'avoir rien trouvé que de l'hyperémie des sinus; depuis qu'on n'emploie plus ce traitement, on ne constate plus de mort subite.

En 1903, Cohn publie l'observation d'un enfant de quinze mois qui présenta, au cours d'un eczéma assez énergiquement soigné, des symptômes de néphrite, puis mourut subitement; Cohn suppose que les ganglions lymphatiques, augmentés de volume, correspondant aux territoires atteints d'eczéma, renferment des toxines ou des micro-organismes. Quand l'eczéma guérit, les ganglions rétrocèdent; il peut se faire alors, à leur niveau, une résorption trop rapide de ces poisons ou de ces germes, ce qui donne naissance à des lésions rénales et peut être la cause de la mort subite.

La mort n'est pas le terme fatal de ces accidents survenant à la suite de la brusque disparition d'un eczéma; dans les cas heureux, on voit, à mesure que l'état général s'améliore, l'affection cutanée reparaître avec son intensité première. Le cas suivant publié par MM. Boulloche et H. Grenet[2] est, à ce point de vue, des plus démonstratifs.

Il s'agit d'un enfant de quatorze mois n'ayant jamais présenté de troubles digestifs et atteint d'eczéma de la face depuis le premier mois de sa vie; cet eczéma est prurigineux et habituellement suintant; mais l'enfant est bien tenu; on l'empêche de se gratter, et il ne présente aucune excoriation, aucune lésion impétigineuse. Le 17 janvier 1906, l'eczéma, qui avait présenté quelques jours auparavant une recrudescence de cause inexpliquée, cesse en quelques heures de suinter, se flétrit et disparaît complètement; l'enfant vomit et a 38°4; le lendemain matin, le thermomètre marque 38°6; on administre du calomel; le soir, la fièvre tombe, le malade recouvre sa gaîté; le 19, à trois heures du soir, l'enfant, dont l'état général semble parfait, mais dont l'eczéma

1. V. Brelet, *La mort subite dans l'eczéma des jeunes enfants* (Revue des maladies de l'enfance, 1907, p. 131).

2. Boulloche et Grenet, *Un cas de collapsus grave au cours de l'eczéma chez le nourrisson* (Société de Pédiatrie, 19 juin 1906).

n'avait pas reparu, pâlit tout d'un coup en quelques secondes; il reste inerte, sans se plaindre, insensible à toute excitation, et tombe dans un état de torpeur dont rien ne peut le tirer; la température est remontée à 38°2 : pas d'émission d'urine. Traitement : bain sinapisé, lavement purgatif, acétate d'ammoniaque; la pâleur s'accentue; les yeux sont excavés : on injecte 50 grammes de sérum artificiel; mais le pouls devient rapide, filiforme, et l'enfant tombe inerte sur les genoux de sa bonne; injection de caféine; le lendemain matin, 20 janvier, l'état s'améliore; le malade urine et sort de sa torpeur; le pouls est bien frappé; les placards d'eczéma commencent à réapparaître. A partir de ce jour, amélioration rapide; l'eczéma reprend sa coloration primitive et recommence à suinter le 20 janvier.

Devant des observations semblables, peut-on ne pas penser à des phénomènes métastatiques? Et cependant, il est des auteurs, tels que Strauss[1], qui continuent à ne voir dans ces faits que les résultats de coïncidences fortuites. D'autres, en Allemagne, font jouer dans la mort subite, au cours de l'eczéma, un rôle important *à l'état lymphatique* de Paltauf; Heubner et Feer[2], dans treize autopsies d'enfants eczémateux morts subitement, trouvèrent tous les signes de cet état lymphatique : habitus pateux, hypertrophie de tout le tissu lymphatique et parfois du thymus. Cet état, si banal qu'il soit dans la première enfance, n'a pas été souvent retrouvé par les médecins français; nous savons, d'ailleurs, que les auteurs qui le considèrent comme une cause fréquente de mort subite chez l'enfant, nous donnent sur le mécanisme de cette mort des explications trop nombreuses et trop vagues pour qu'elles aient pu être adoptées en France.

DIAGNOSTIC.

Je serai bref sur le diagnostic de l'eczéma des nourrissons. Cette affection présente, en effet, des caractères assez nets pour qu'on ne puisse guère la confondre avec aucune autre affection cutanée.

Entre l'eczéma pur, tel que nous l'avons décrit, et l'*impétigo*, il ne saurait y avoir d'hésitation; les pustules, les croûtes épaisses, mellicériques de cette dernière dermatose ne rappellent en rien les petites vésicules ni l'exsudat de l'eczéma; quand les deux affections s'associent pour créer l'eczéma impétigineux, il reste encore facile de faire la part de chacune d'elles.

1. Strauss, *Archiv. f. Kinderheilk*, 1902.
2. Feer, *Corresp. f. Schwertz Aertze*, 1904.

Quand l'eczéma siège au niveau de la région fessière, il ne saurait être confondu avec les *érythèmes fessiers* des nourrissons ; ces érythèmes, en effet, qu'ils soient simples, érosifs ou papuleux, ont un siège trop limité, une étiologie trop évidente, et surtout une physionomie trop caractéristique pour permettre la confusion. L'érythème séborrhéique de Moussous, que nous avons décrit plus haut, peut être regardé comme une maladie de transition entre ces érythèmes et l'eczéma : je n'hésite pas, je l'ai dit, à le rattacher à l'eczéma.

Faut-il parler du diagnostic différentiel entre certains eczémas secs, à vésicules épaisses et discrètes, et le *strophulus ?* Le prurigo simple avec ses petits éléments bien arrondis, isolés, reposant sur une peau saine, ressemble peu à l'eczéma ; mais il faut savoir que sous l'influence de grattages fréquents, cette peau peut devenir eczémateuse ; cet eczéma secondaire est, d'ailleurs, à tous les points de vue, bien différent des eczémas des nourrissons que nous venons d'étudier.

La *miliaire sudorale*, avec ses éléments éruptifs caractéristiques d'une part, par la rapidité de son apparition et de son évolution d'autre part, et par l'absence complète de croûtes à son niveau, est d'un diagnostic toujours facile.

Nous avons déjà parlé des différences qui séparent la *séborrhée* du cuir chevelu de l'eczéma séborrhéique ; dans les formes types, les limites entre ces deux affections sont bien précises ; mais il faut bien avouer qu'il est des cas où ces limites restent un peu indécises.

Plus délicat est le *diagnostic pathogénique* de l'eczéma ; il découle des notions étiologiques que j'ai exposées, et je n'ai donc pas à le traiter ici. Je me contente de faire observer qu'il est parfois fort difficile et que ce n'est souvent que l'efficacité de tel ou tel traitement qui nous révélera la véritable, ou tout au moins la principale cause de l'affection.

TRAITEMENT.

Une première question se pose : *faut-il traiter l'eczéma des nourrissons ?* La possibilité, réelle, d'accidents graves à la suite de la disparition d'un eczéma étendu semble bien, dans certains cas, justifier la croyance populaire qui regarde cette dermatose comme une affection providentielle à laquelle il faut bien se garder de toucher : « Chez les enfants du premier âge atteints d'eczéma de la face, du cuir chevelu, du tronc et des membres, dit Besnier, si la vitalité est douteuse, si l'on constate quelque état pathologique du cerveau, de l'appareil pulmonaire, du tube digestif, surtout dans la série athrepsique, la médication initiale doit être anodine. »

Il faut, en effet, dans le traitement de l'eczéma des nourrissons, baser sa conduite sur l'état général du sujet; au cours d'une bronchite, d'une poussée d'entérite, on ne dirigera aucune thérapeutique contre l'affection cutanée ; mais si l'enfant est vigoureux et sain, il faut agir contre elle.

Il y a, d'ailleurs, au point de vue des dangers du traitement de l'eczéma des nourrissons, à faire une distinction entre le traitement interne et le traitement externe.

Sauf dans quelques cas exceptionnels, la médication interne ne saurait faire courir le moindre risque à l'enfant : en diminuant, par une hygiène alimentaire convenable, l'intoxication digestive; en activant, par une médication appropriée, l'élimination des poisons internes; en suppléant, par un traitement opothérapique bien dirigé, à l'insuffisance de certaines glandes à sécrétion interne, on ne peut qu'améliorer l'état général en même temps qu'on fait disparaître les manifestations cutanées.

En revanche, le traitement externe ne doit être appliqué qu'avec certaines précautions. Nous avons vu qu'il peut y avoir danger à supprimer brusquement un eczéma de grande étendue. Aussi faut-il traiter partiellement, morceau par morceau, les lésions cutanées occupant de grandes surfaces. En agissant avec cette prudence, en graduant la médication, en commençant par un traitement très doux pour arriver peu à peu à l'emploi de substances beaucoup plus actives, en surveillant l'état général, en sachant s'arrêter à la moindre menace de répercussion viscérale, on met son malade à l'abri de tout accident grave.

On ne saurait donc, par crainte de ces accidents, se résoudre à l'abstention. *Il faut traiter l'eczéma des enfants :* nous avons vu que tout eczéma, même peu étendu, avait un retentissement fâcheux sur l'état général ; le prurit, cause d'insomnie et d'excitation constante, prédispose aux accidents nerveux ; nous avons vu également que les lésions cutanées peuvent être le point de départ d'infections généralisées suraiguës, capables d'emporter le malade en quelques heures : c'est pour le petit eczémateux une menace constante et nous devons faire tous nos efforts pour le soustraire à ce danger.

La première indication du TRAITEMENT LOCAL est de débarrasser complètement la peau de tous les exsudats desséchés; il faut, avant tout, faire tomber les croûtes, surtout celles du cuir chevelu. Pour arriver à ce résultat, plusieurs procédés sont employés : ils doivent d'ailleurs différer suivant la variété d'eczéma qu'on a à traiter.

Dans l'eczéma séborrhéique pur, on peut employer l'huile stérilisée ; au bout de quelques heures les croûtes sont suffisamment ramollies pour être facilement enlevées en frottant légèrement avec du coton trempé dans de l'huile ou de la vaseline.

Les cataplasmes de fécule de pomme de terre, appliqués pendant deux ou trois jours, produisent également un bon décapage de la peau ; ils ont, en outre, l'avantage de calmer l'inflammation des téguments et conviennent tout particulièrement aux dermites très irritées, s'accompagnant d'une rougeur intense.

Les pansements humides, à l'aide de compresses de tarlatane, imbibées d'eau bouillie, ou d'eau légèrement amidonnée, recouvertes de taffetas gommé ou de gutta-percha laminée, donnent les mêmes résultats.

On peut faire usage, dans le même but, du masque ou de la calotte de caoutchouc, qui équivalent à un pansement humide ; mais cette méthode ne doit être employée qu'avec discrétion car elle est très irritante et assez mal tolérée par les enfants.

Dans l'eczéma pur il est inutile, et même nuisible, d'employer pour ces pansements des liquides antiseptiques. Il n'en est plus de même dans l'eczéma impétigineux ; dans celui-ci l'usage des antiseptiques s'impose, mais on aura recours à des solutions très étendues : cyanure de mercure à 1 pour 4000 ; sublimé à 1 pour 10000, à 1 pour 5000 au plus, sans addition d'alcool ; la vieille eau d'Alibour reste encore une des préparations les plus efficaces.

Eau distillée............................	600 grammes.
Camphre............................	q. s. pour saturer.
Sulfate de zinc............................	ââ 2 grammes.
Sulfate de cuivre............................	
Safran............................	40 centigrammes.

On peut, dans cette formule, supprimer, sans inconvénient, le camphre et le safran.

L'acide phénique doit être rejeté ; les jeunes enfants présentent à son égard une sensibilité toute particulière ; j'ai, comme bien d'autres auteurs, constaté plusieurs fois des phénomènes d'intoxication, souvent grave, à la suite de l'application de compresses phéniquées sur de larges placards d'impétigo Il est d'ailleurs très irritant.

Une fois la lésion eczémateuse bien nettoyée, on applique à son niveau une pommade modificatrice. Ici les topiques les plus disparates ont été employés ; quelques-uns seuls donnent de bons résultats. Il faut éviter avec soin l'usage des antiseptiques puissants et des substances irritantes, qui ne réussissent qu'à déterminer des poussées aiguës ; il faut, au contraire, s'adresser aux topiques doux qui calment l'irritation et le prurit; le meilleur, à ce point de vue, est l'oxyde de zinc ; la formule la plus simple est la suivante :

Oxyde de zinc...............................	3 grammes.
Vaseline....................................	30 —

Dans l'eczéma séborrhéique on obtient de bons résultats avec l'acide salicylique :

Acide salicylique........................	0,05 à 0,10 centigr.
Oxyde de zinc..........................	3 grammes.
Vaseline..............................	30 —

ou avec la résorcine : 0,50 à 1 gramme pour 30 grammes.

Il est des enfants dont la peau ne supporte pas l'application de la vaseline; il faut la remplacer dans les formules précédentes par le glycérolé d'amidon, ou mieux par l'axonge benzoïnée.

Certains eczémas séborrhéiques de la tête, dans lesquels la séborrhée prédomine, et dans lesquels la dermite est peu accentuée, se trouvent bien de l'emploi des pommades soufrées.

Vaseline.................................	àà 15 grammes.
Lanoline.................................	
Soufre....................................	1 gramme.

Dans les poussées inflammatoires avec rougeur intense, tuméfaction de la peau, les pommades sont souvent avantageusement remplacées par les applications de liniment oléo-calcaire stérilisé.

Les placards d'eczéma sec, bien limité, présentant une tendance à la chronicité, particulièrement ceux qui siègent sur le tronc ou sur les membres, sont seuls justiciables de l'usage de médicaments plus actifs : ichthyol, goudron, huile de cade, etc.

L'emploi des corps gras (pommades ou liniments) ne convient pas à tous les eczémas. Quand la surface cutanée est suintante, irritée, on doit avoir recours au pansement sec, à l'aide de poudres inertes :

Talc..	30 grammes.
Sous-nitrate de bismuth.....................	10 —
Oxyde de zinc...............................	5 —

Cette poudre est contenue dans un flacon fermé par un tamis qui permet le poudrage des parties malades sans qu'elle soit souillée par le moindre contact; l'eczéma doit être constamment recouvert d'une couche de poudre; quand les croûtes sont trop épaisses, on les fait tomber à l'aide d'un cataplasme de fécule de pommes de terre, puis on recommence le pansement sec.

Je ne saurais trop recommander cette médication dans le traitement de l'eczéma des nourrissons; comme Comby[1], je l'ai vue réussir dans des cas qui avaient été inutilement traités par l'application des pommades les plus variées.

Tout récemment, M. Brocq[2] a préconisé le traitement de l'eczéma par le goudron de houille brut ou coaltar; il faut employer un coaltar préalablement lavé, à cause de son alcalinité souvent très forte; le topique est étendu sur la surface malade et y reste appliqué plusieurs jours; il s'en détache spontanément ou peut être enlevé avec de l'huile. Le traitement convient aussi bien aux formes suintantes qu'aux formes sèches : je n'ai pas d'expérience personnelle sur son emploi dans l'eczéma des nourrissons.

La radiothérapie que Hohn et Albert Schönberg ont été les premiers à préconiser dans le traitement de l'eczéma n'a pas été très employée chez le nourrisson; des travaux de Sjögren et Seder-Loln, de Gron, de Scholtz, de Freund, et, plus récemment, de Belot[3] et de F. Schultz[4], il résulte que les rayons de Röntgen peuvent modifier heureusement les eczémas anciens en calmant d'abord le prurit, puis en faisant disparaître peu à peu les lésions. On pourra donc les essayer chez les enfants qui gardent, comme vestiges d'un vaste eczéma des premiers mois de leur vie, des placards d'eczéma d'allure chronique et résistant à toutes les médications ordinaires.

Ajoutons qu'il est nécessaire d'éviter le grattage des parties malades, grattage qui empêche la guérison de la lésion et qui l'expose aux infections secondaires; pendant la nuit les mains seront attachées; dans la journée on enfermera les bras dans des manchons en carton, assez larges pour permettre aux enfants de plier le coude de façon à pouvoir joindre les mains et s'amuser avec leurs jouets, mais pas assez pour leur permettre d'atteindre l'angle aigu nécessaire pour porter les mains à leur visage.

Les bains sont plus nuisibles qu'utiles aux petits eczémateux : dans l'eczéma pur ils exagèrent la dermite, dans l'eczéma impétigineux ils disséminent l'infection sur toute la peau; ils ne doivent donc être donnés qu'avec circonspection et être très courts.

Le TRAITEMENT GÉNÉRAL doit d'abord s'occuper de l'*hygiène alimentaire*. Quelle que soit l'origine de l'eczéma, même quand cette origine

1. Comby, *loc. cit.*
2. Brocq, *Bulletin médical*, 1909.
3. Belot, *Congrès pour l'avancement des sciences*. Reims, 1907.
4. F. Schultz, *Die Röntgentherapie in Dermatologie*. Berlin, 1910.

paraît étrangère au fonctionnement du tube digestif, il est bien certain que tout trouble de cet appareil a un retentissement fâcheux sur cette dermatose.

Dans l'allaitement au sein, on réglementera le nombre et les heures des tétées : sept tétées au maximum en vingt-quatre heures, séparées les unes des autres par un intervalle de deux heures et demie. Il faut encore s'assurer que l'enfant ne fait pas, à chaque tétée, un repas trop copieux : il est des bébés très gloutons, qui, en quelques minutes, absorbent une quantité de lait considérable; comme ils restent peu de temps au sein, comme ils peuvent ne pas avoir de régurgitations, on ne les croit pas suralimentés.

La nourrice d'un enfant eczémateux doit être soumise au même régime que si elle-même était atteinte d'eczéma : on proscrira de son alimentation les aliments gras, la charcuterie, les poissons de mer, les coquillages, les fromages fermentés, les choux, les crudités; on supprimera le vin, le café; on évitera la constipation.

Dans l'allaitement mercenaire, on pourra tenter le changement de nourrice; mais ce changement, auquel on est souvent poussé par les familles, est, la plupart du temps, plus nuisible qu'utile : quand, malgré la bonne hygiène alimentaire du nourrisson et de la femme qui l'allaite, l'eczéma est constitué, on ne le voit pas souvent modifié par la substitution d'une nourrice à une autre.

Dans l'allaitement artificiel, la surveillance de l'alimentation s'impose encore davantage : il faut veiller au nombre des repas, à leur abondance, à leur qualité; il faut veiller à la propreté du biberon, des tétines, à la pureté — au point de vue chimique et bactériologique — du lait employé; il faut, en un mot, réduire au minimum les chances d'une infection ou d'une intoxication digestives qui aboutissent fatalement à la gastro-entérite. Quand l'enfant paraît mal digérer le lait, on peut l'additionner de ferment-lab. (pegnine); le citrate de soude rend parfois de grands services : Variot[1] en recommande l'emploi dans l'eczéma des nourrissons nourris au biberon.

Chez certains enfants, la substitution du lait cru au lait stérilisé ou bouilli a eu parfois les plus heureux résultats; mais son emploi nécessite trop de précautions pour ne pas rester toujours très restreint.

Le lait d'ânesse a donné plusieurs succès; il est tout indiqué chez les petits eczémateux atteints de troubles digestifs; pour ma part, je lui dois la guérison d'un eczéma généralisé chez un bébé de six mois.

M. Mendelssohn[2] préconise la méthode de Finkelstein, consistant à

1. Variot, *Eczéma des nourrissons* (Bull. Méd., 1909).
2. O. Mendelssohn, *Deut. Med. Woch.*, 1908, n° 42.

donner au nourrisson atteint d'eczéma un lait privé en grande partie de sels du lacto-sérum. Pour préparer un tel lait on le coagule au moyen de la présure et on enlève le lacto-sérum, dont on jette une partie, la cinquième environ, qu'on remplace par une décoction d'orge. Au liquide ainsi préparé on ajoute le coagulum de caséine préalablement lavé à plusieurs reprises et passé à travers un filtre. Sous l'influence de cette médication, on verrait l'eczéma guérir en trois semaines environ.

M. Lesné[1] recommande l'usage du babeurre, provenant du barattage de lait frais auquel on ajoute, suivant le mode de préparation classique, une cuillerée à soupe de farine ; dans une dizaine de cas, il a obtenu la disparition des lésions cutanées en un laps de temps variant entre dix et quarante jours.

Mais l'hygiène alimentaire n'est pas tout ; il faut encore se préoccuper des *conditions climatiques* dans lesquelles doit être placé l'enfant. D'une façon générale, le séjour au bord de la mer ne convient pas aux petits eczémateux ; il augmente le prurit et exagère la dermatose ; en revanche le séjour à la montagne, à une altitude variant de 500 à 1,000 mètres, produit souvent de bons effets : cette cure de montagne me paraît bien préférable aux cures thermales, conseillées par quelques auteurs, qui sont d'une application difficile chez le nourrisson et dont les résultats restent bien douteux.

Il faut, de plus, surveiller le *milieu* dans lequel se trouve l'enfant atteint d'eczéma ; il ne faut pas oublier, en effet, que cet enfant présente au niveau de ses lésions cutanées une porte d'entrée ouverte à toutes les infections venant de l'extérieur ; à l'hôpital, l'eczémateux sera autant que possible isolé : on évitera ainsi ces accidents hospitaliers signalés par Hutinel et ses élèves ; en ville, on lui évitera tout contact dangereux. M. Géronne[2] a relaté tout récemment l'histoire d'un enfant atteint d'eczéma qui contracta au contact de son frère qu'on venait de vacciner, une vaccine généralisée à laquelle il succomba.

La *médication interne* a toujours joui d'une grande vogue dans le traitement de l'eczéma des nourrissons ; on doit cependant être sobre de remèdes. Cette médication consistera, avant tout, à administrer de temps en temps une purgation : l'huile de ricin convient aux très jeunes enfants, le calomel aux enfants un peu plus âgés et chez lesquels on soupçonne de la paresse hépatique.

Les alcalins sont tout indiqués chez les sujets qu'on croit arthritiques : le citrate de soude, dont nous avons déjà parlé, le bicarbonate de

1. Lesné, *Arch. de Méd. des enfants*, janv. 1906.
2. Géronne, *Berlin. Klin. Woch.*, 24 janv. 1910.

soude donnent chez ces malades de bons résultats, mais à la condition d'être administrés pendant longtemps.

Les antiseptiques intestinaux sont d'une efficacité très douteuse; en revanche l'emploi des ferments lactiques est recommandable chez les enfants présentant des signes d'intoxication digestive.

L'arsenic était autrefois conseillé, même chez les très jeunes sujets; son efficacité est aujourd'hui très discutée et son emploi n'est certes pas sans inconvénients; il est particulièrement néfaste dans les formes aiguës au moment des poussées congestives.

MM. Variot et Quinton[1] ont préconisé les injections d'eau de mer, à la dose de 20 à 30 centimètres cubes, à deux ou trois jours d'intervalle : sous l'influence de l'injection, il se fait une poussée aiguë qui s'éteint peu à peu, et, après une quinzaine de jours, la peau tend à reprendre son aspect normal. En trois ou quatre semaines, l'eczéma est guéri ou très atténué.

Tous les médecins qui ont employé ce traitement n'ont pas enregistré les mêmes succès; pour ma part, je n'ai pas toujours vu cette poussée aiguë, dont parlent MM. Variot et Quinton, disparaître aussi rapidement que le disent ces auteurs. Aussi, à côté de nombreux insuccès, ai-je constaté quelques aggravations. La méthode me paraît, en tous cas, devoir être réservée aux formes torpides.

Il me reste à parler, pour en terminer avec le traitement de l'eczéma des nourrissons, de *l'opothérapie thyroïdienne*. Le traitement thyroïdien découle des considérations que j'ai exposées plus haut en ce qui concerne le rôle, très vraisemblable, de l'insuffisance de la glande thyroïde dans la pathogénie de certains eczémas.

C'est à Moussous que nous devons les premiers essais de ce traitement. Moussous, ayant remarqué avec quelle rapidité disparaissaient, sous l'influence de la médication thyroïdienne, la séborrhée et l'eczéma séborrhéique du cuir chevelu que présentent fréquemment les myxœdémateux, eut l'idée de traiter par cette méthode l'eczéma séborrhéique d'enfants qui ne présentaient aucun autre symptôme d'hypothyroïdie; il obtint deux succès qui ne furent d'ailleurs publiés que deux ans plus tard, après la communication de MM. Parhon et Urechie[2] à la Société de biologie; ces auteurs font allusion, dans cette communication, aux bons résultats qu'avait donnés l'opothérapie thyroïdienne dans un cas d'eczéma étendu chez un sujet présentant des signes manifestes d'hypothyroïdie.

En mai 1908, le Dr Eason[3] publie l'observation de plusieurs enfants

1. Variot et Quinton, *Acad. de Méd.*, juin 1907.
2. Parhon et Urechie, *Soc. Biol.*, 1907.
3. Eason, *The scottish Med. and Surg. Journ.*, mai 1908.

atteints d'eczéma et traités avec succès par la thyroïdine. Quatre de ces observations se rapportent à des nourrissons qui furent guéris en peu de temps.

Depuis deux ans, j'ai soumis au traitement thyroïdien la plupart des nourrissons atteints d'eczéma que j'ai eu l'occasion d'observer, et, comme Eason, j'ai obtenu, dans certains cas, d'excellents résultats. Je dis « dans certains cas », car la médication thyroïdienne, qui m'a donné chez certains sujets des résultats merveilleux, ne m'a donné chez d'autres que des insuccès complets. Evidemment, tous les eczémas des nourrissons ne sont pas justiciables de cette thérapeutique, et, malheureusement, l'état actuel de nos connaissances ne nous permet pas de prévoir, à coup sûr, l'influence de ce traitement sur un sujet donné. De mes observations personnelles, cependant, il semble résulter que, chez les enfants dont la dermatose paraît avoir pour cause première une intoxication digestive, chez les cachectiques atteints de gastro-entérite chronique, l'opothérapie thyroïdienne reste généralement sans effet; en revanche, chez ces sujets gras, obèses, à hérédité arthritique, dont l'affection cutanée n'est améliorée par aucun changement de régime alimentaire, la thyroïdine m'a souvent donné des résultats excellents, d'autant plus appréciables que toutes les médications antérieures étaient restées inefficaces. J'avais cru, au début de mes recherches, que l'eczéma séborrhéique était seul justiciable de la médication thyroïdienne, et, en réalité, c'est dans cette forme que les résultats de cette médication ont été les meilleurs; mais j'ai vu depuis les autres formes de l'eczéma des nourrissons se trouver souvent très bien de ce traitement.

J'estime donc que toutes les fois qu'on se trouvera en présence d'un nourrisson dont l'eczéma résiste à la thérapeutique ordinaire, et particulièrement à une bonne hygiène alimentaire, on devra essayer la médication thyroïdienne, et qu'elle donnera très souvent des succès inespérés.

Cette médication est d'ailleurs sans danger; j'administre à mes petits malades une dose initiale très faible : 5 centigrammes de thyroïde par jour; puis la dose est portée progressivement à 10 et 15 centigrammes. Je n'ai, de la sorte, observé aucun accident au cours de ce traitement, que j'ai appliqué à un très grand nombre de sujets, et qui a, dans certains cas rebelles, été prolongé fort longtemps.

OBSTÉTRIQUE

PATHOGÉNIE ET TRAITEMENT

DES

VOMISSEMENTS INCOERCIBLES DE LA GROSSESSE

RAPPORT PRÉSENTÉ

Par le docteur G. FIEUX,

Professeur agrégé à la Faculté de médecine de Bordeaux, accoucheur des hôpitaux.

Messieurs, tout à fait au début de mes études obstétricales, comme bien de mes contemporains sans doute, j'ai été d'emblée conquis par le chapitre qui traitait d'une façon si séduisante la question des vomissements dits incoercibles de la grossesse.

Après avoir remué le fatras égayant des premiers observateurs, depuis Aristote, en passant par Soranus, Paul d'Egine et Guillemeau, après avoir souri à la lecture des faits bien vus, mais naïvement expliqués par Mauriceau, de La Motte, et les accoucheurs qui les ont suivis, j'en arrivais à l'enchantement de cette pathogénie claire, lumineuse et frappante que Guéniot exposa à l'Académie de médecine dans son Mémoire de 1889.

C'est, dit Guéniot, l'excitation subie par les extrémités terminales des nerfs utérins pendant la gestation qui provoque les vomissements. Cette excitation se réfléchit par le système nerveux spinal et ganglionnaire. Elle aboutit aux nerfs de l'estomac, en entraînant les troubles fonctionnels connus pendant la grossesse, et en particulier le vomissement. En d'autres termes, l'utérus point de départ de l'excitation, les centres nerveux agents de réflexion, et l'estomac récepteur et siège des principaux symptômes, représentent bien les trois facteurs de la maladie. Mais il est rare, ajoute Guéniot dans sa prudence, que ces trois facteurs concourent au même degré à la production du vomissement. D'habitude, la prédominance de l'un sur les deux autres est telle, qu'il suffit d'agir ou sur le point de départ, ou sur le point de réflexion, ou sur l'aboutissant pour amener la disparition du symptôme capital.

Véritablement, cette théorie, signée Guéniot, était si tentante que je me laissais facilement bercer par elle. Mais peu à peu, guidé par mes maîtres, instruit par l'expérience, les yeux ouverts par les faits cliniques, heurté par des contradictions frappantes, je sentais le charme lentement s'évanouir. Et puis, c'était l'aube de l'idée d'intoxication évoquée par Pinard dès 1880; mais cette lueur était au début si vacillante et si souvent obscurcie par une foule de théories d'autant plus dangereuses qu'elles étaient plus tentantes, que l'esprit ne savait plus à quoi s'arrêter, et que depuis longtemps je considérais cette question des vomissements graves de la femme enceinte comme une de celles qui deviennent toujours plus déroutantes à mesure que l'on y réfléchit davantage.

Aussi, j'avoue bien humblement que c'est avec un mouvement d'effroi et un sursaut de recul que je reçus l'offre si flatteuse et si périlleuse d'élaborer le rapport que je vous soumets aujourd'hui.

Par bonheur, presque au même moment, des communications de Pinard [1] et de Wallich [2] rallumaient à la Société d'obstétrique, de gynécologie et de pædiatrie de Paris des discussions intéressantes concernant la thérapeutique des vomissements graves, et accessoirement aussi leur pathogénie.

Messieurs, avant d'aborder de front cette pathogénie, il nous faut préalablement rappeler que le vomissement grave de la femme enceinte n'est que la persistance et surtout que l'exagération du vomissement gravidique des premiers mois. C'est là, je crois, une vérité acceptée par tous et qui n'a pas besoin de discussion, à savoir que c'est le symptôme banal du début de la gestation, qui progressivement et par étapes plus ou moins rapidement franchies peut arriver à la complication grave et parfois mortelle.

Le problème se pose donc de la façon suivante : De quelle nature est l'action émétisante de la grossesse? Pourquoi cette action émétisante est-elle parfois absente, pourquoi le plus souvent est-elle atténuée, et pourquoi dans quelques rares circonstances cette action va-t-elle s'aggravant et se poursuivant même jusqu'à la mort?

1. Pinard, *Des vomissements de la gestation* (Annales de gyn. et d'obstétrique. juillet, août, septembre 1909).

2. Wallich, *Sur le traitement des vom. incoerc. de la grossesse* (Soc. obst., gyn. et pæd. de Paris, mars 1909).

PATHOGÉNIE.

De quelle nature est l'action émétisante de la grossesse? Messieurs, j'avoue que, pour ma part, je suis on ne peut plus reconnaissant à mon maître Pinard d'avoir, il y a quelques mois encore, montré la route dans laquelle on doit s'engager, et surtout celles que l'on doit résolument abandonner, pour arriver à débrouiller le décevant écheveau de la pathogénie du vomissement gravidique. Je dis du vomissement *gravidique*, car il est entendu que nous ne parlerons pas de tous les vomissements pouvant survenir chez une femme en état de gestation, et que seuls nous retiendrons les vomissements qui sont « *sous la condition de la grossesse* ».

Si nous lisons tout ce qui a été écrit, et très sérieusement écrit dans ces dernières années sur la nature des vomissements graves de la femme enceinte, et partant sur la nature du vomissement gravidique, nous nous sentons perdus en pleines ténèbres, étouffés et obscurcis par les broussailles des théories les plus diverses, et il va nous falloir élaguer et ébrancher sans pitié si nous voulons respirer et entrevoir un peu la lumière.

« La matrice, dit Mauriceau, qui a un sentiment très exquis, à cause de sa composition membraneuse, venant à se dilater par la grossesse, en reçoit quelque douleur qui, se communiquant en même temps par la continuité des nerfs à l'orifice supérieur de l'estomac, lui cause ces nausées et ces vomissements qui lui arrivent d'ordinaire. »

Si une idée a jamais fait son chemin, c'est bien celle-là. Depuis Mauriceau, tous les traités classiques, tous, les plus sérieux et les plus récents, considèrent le vomissement gravidique comme le type du vomissement nerveux, comme un phénomène réflexe à point de départ utérin. Partout, on retrouve presque textuellement la même phrase qui expose « *les sympathies étroites existant entre l'utérus et l'estomac* ».

Comme pour donner plus de force à cette idée, Œden Tuznai, en 1901[1], sans avoir en vue le vomissement gravidique, touchait cependant à cette question en soulignant les connexités anatomiques qui existent entre l'utérus et l'estomac. Sans compter les relations vasculaires qui ne doivent être prises en considération qu'en dernier lieu, l'utérus est principalement en connexion intime avec les branches stomachiques

1. Œden Tuznai, *Monats. fur Geburt und Gynæk.*, t. II, fasc. 2.

antérieures et postérieures du pneumogastrique par l'intermédiaire du ganglion solaire et du plexus spermatique. De ces relations anatomiques, Œden Tuznai conclut que les affections de l'utérus et celles de l'estomac peuvent être intimement liées entre elles et répercuter mutuellement les unes sur les autres : les déplacements de l'estomac peuvent déterminer secondairement une déviation de l'utérus, de même une affection primitive de l'utérus peut produire des névroses gastriques secondaires ou des affections gastriques organiques.

Aussi est-ce cette idée qui a imprégné les générations passées et les générations actuelles, et j'imagine, quoi que nous puissions dire ici, qu'elle imprégnera encore quelques générations à venir, car tous ceux qui ont fait un peu d'enseignement savent avec quelle ténacité vivent les théories consacrées par le temps et par les classiques.

Donc, le vomissement de la femme enceinte étant, d'une part, la conséquence d'une excitation utérine, et le vomissement grave étant d'autre part l'exagération du premier, on en est arrivé à admettre qu'une exaltation de l'excitation utérine aboutissait nécessairement à une exaltation du vomissement.

Mac Clintock, en 1873, insiste le premier sur l'influence de la surdistension utérine, réalisée par la grossesse double ou l'exagération dans l'abondance du liquide amniotique. Cazeaux, en 1870, Graily Hewitt, en 1882 et en 1884, attachent une importance de premier ordre aux déviations utérines, surtout, dit l'auteur anglais, si la déviation se complique de flexion, à cause de l'irritation subie par les terminaisons nerveuses au niveau de la coudure.

L'excitation utérine à point de départ cervical a été également mise en avant. Bennett, en 1844, Mauny, en 1869, Marion Sims, en 1878, incriminaient les ulcérations du col, et depuis les premières observations de Copeman (1874), suivies de celles de Liégeois, de Kehrer, etc., on a tendance à attacher une importance à la rigidité d'un col inextensible.

(Bien entendu, il n'y a pas à faire entrer dans le débat les cas de vomissements constatés chez les femmes enceintes présentant de la périmétrite, une infection de l'œuf, une inflammation des annexes, de l'occlusion intestinale par rétroversion utérine ou par toute autre cause ; tout cela est du vomissement pendant la gestation, mais n'est pas le vomissement simple ou grave de la femme enceinte.)

En résumé, toute anomalie utérine, si futile et si banale qu'elle puisse être, serait capable d'entraîner le vomissement incoercible.

Eh bien, Messieurs, si l'on se donne la peine de réfléchir, mais de réfléchir en regardant ce qui se passe, et en embrassant du regard plus que certains faits isolés, on se convaincra bien vite que l'acte mécanique, distension utérine ou irritation cervicale, a sur la production du vomissement de la femme enceinte une influence aussi secondaire que l'acte mécanique, la distension de la peau, soit dit en passant, n'a d'influence sur la production des vergetures.

La dilatation totale de l'utérus (col et corps) à la tige de laminaire, rapide au point de provoquer souvent des contractions très douloureuses, est assez rarement l'occasion de vomissements. Le développement d'un polype fibreux, dont la rapidité d'évolution rappelle parfois celle d'une grossesse au début, est exceptionnellement accompagnée d'action émétisante. L'introduction et le gonflement d'un ballon intra-utérin, qui déterminent, à coup sûr, du côté des terminaisons nerveuses une excitation autrement vive que l'œuf à développement lent, n'amènent pas, par action réflexe, la complication vomitive.

Ces divers agents de distension utérine ne feront apparaître les nausées et les efforts que consécutivement aux contractions violentes et douloureuses, comparables alors aux vomissements des malades tourmentés par des coliques néphrétiques, par exemple.

Enfin, si nous rappelons que la grossesse ectopique est, à son début, accompagnée de vomissements au même titre que la grossesse utérine, nous pourrons conclure, je crois, que l'état nauséeux de la femme enceinte ne peut pas être simplement un acte réflexe à point de départ utérin.

Mais, me dira-t-on, ce que vous refusez pour le vomissement simple, il vous faut bien l'admettre pour le vomissement grave, car nombreux sont les faits où les vomissements ont cédé au traitement local. Je répondrai que dans ce chapitre règne la confusion la plus grande et s'entrechoquent les contradictions les plus frappantes. Si chez certaines femmes dont l'état grave réclamait l'intervention, la ponction des membranes et l'écoulement de liquide amniotique ont été brusquement suivis de cessation du symptôme, chez d'autres l'introduction d'un ballon, d'une tige de laminaire, d'une mèche de gaze, bien qu'exagérant la distension utérine, étaient à aussi bref délai accompagnée d'un apaisement complet. Si les vomissements persistants s'observent chez certaines femmes présentant une déviation utérine ou une lésion ulcérative du col, sachons reconnaître d'une part que la rétroversion et la banale ulcération cervicale existent le plus souvent sans entraîner la complication vomitive, et que d'autre part la très grande masse des observations relatives aux vomissements graves ne signale aucune anomalie de ce genre.

A ceux qui invoquent l'inextensibilité d'un col rigide par l'impression qu'ils ont ressentie, d'un organe à tissu particulièrement résistant au moment de l'avortement provoqué, je demanderai quel est leur terme de comparaison. A ceux qui considèrent cette cause de vomissements comme démontrée par les succès de la méthode de Copeman, je ferai observer que les trois observations initiales de cet auteur ont trait, la première à une femme enceinte de six mois dont *le col était suffisamment dilaté pour permettre avant tout effort le libre passage du doigt*, la seconde à une femme enceinte de deux mois *dont le canal cervical était assez large pour permettre aussi la facile introduction de l'index*, la troisième à une femme enceinte de huit mois, ayant de l'albumine et du pus dans ses urines, et dont le col de grande multipare (dix enfants antérieurs) devait avoir, j'imagine, une très grande souplesse, détail dont l'observation ne souffle pas mot.

Remarquons encore que certains auteurs ont publié des succès après le simple cathétérisme du col, ne dépassant pas l'orifice interne, tandis que d'autres n'ont réussi que si la dilatation était suivie d'un large décollement du pôle inférieur de l'œuf.

Parmi les femmes qui font le sujet des observations relatées dans la thèse récente de Mme Séverac-Raïtsiss[1], certaines étaient dans un état de grossesse déjà relativement avancé, quelques autres étaient nettement hystériques, enfin, dans quelques circonstances, la dilatation cervicale avait été suivie d'un large décollement de l'œuf incompatible avec la survie du fœtus.

Messieurs, malgré tout ce que je viens de dire, il serait peut-être un peu imprudent de nier aux anomalies génitales toute influence sur l'exacerbation du vomissement gravidique. Nous verrons tout à l'heure dans quelle petite mesure elles peuvent être retenues ; mais si nous voulons d'ores et déjà être édifiés sur leur faible importance, ouvrons nos traités classiques. Tous, anciens ou récents, modestes ou vastes, sont à ce point de vue en accord parfait. Ouvrons-les à la page des vomissements incoercibles : parmi les causes invoquées nous trouverons entassées, et soutenues avec plus ou moins de fermeté, la distension utérine, les déviations utérines, l'inextensibilité du col, etc.

Recherchons maintenant les chapitres s'occupant de la rétroversion de l'utérus gravide, des rigidités pathologiques du col, etc., nous constaterons, ce qui du reste est en rapport avec la réalité, que le vomissement grave ne figure même pas, *soit à titre de symptôme*, *soit à titre de complication* de ces diverses anomalies utérines.

Cette question des causes utérines étant discutée, et la clinique ainsi que l'anatomie pathologique ayant fait justice des lésions pouvant exister au niveau de l'appareil digestif, il nous faut maintenant examiner avec soin la théorie qui explique le vomissement gravidique par un état pathologique du système nerveux.

1. *Arrêt des vomissements incoercibles par dilatation du col de l'utérus*, Marie Séverac-Raïtsiss (Th. Paris, 1907).

Certains auteurs ont attiré l'attention sur les rapports des vomissements graves de la grossesse avec les lésions du système nerveux, et tout dernièrement MM. Dufour et Cottenot, que je remercie d'avoir bien voulu m'envoyer leur travail, publiaient dans la *Revue neurologique* du 15 février 1910 un Mémoire fort intéressant sur cette question. Ils concluent de leurs observations que la grossesse fait apparaître chez des tabétiques frustes des crises gastriques et leur imprime une violence particulière, *dessinant le tableau clinique des vomissements incoercibles*. Ce sont des faits, certes, que l'on ne peut nier et auxquels nous devrons toujours songer en présence d'une femme dont la grossesse se complique de vomissements persistants. Il s'agit là, en effet, d'une question de diagnostic d'une haute importance ; mais d'après les termes mêmes qu'ils ont employés, je pense être d'accord avec MM. Dufour et Cottenot en affirmant qu'à côté de ces cas d'exception de *vomissements tabétiques pendant la grossesse*, il y a la grande masse des *vomissements de la grossesse* indépendants de toute lésion primitive du système nerveux. Je dis *primitive*, car pendant le vomissement grave et à sa suite, on peut observer de véritables polynévrites. Mais ces lésions viennent toujours ici à titre d'accident tardif et ne sont que l'aboutissant de la maladie.

Sans nous attarder davantage aux relations qui peuvent exister entre la grossesse et certaines affections du système nerveux, nous allons nous attacher au vomissement gravidique simple, considéré comme conséquence d'une hyperexcitabilité du système nerveux, et au vomissement grave envisagé comme la manifestation d'une surexcitabilité pathologique, autrement dit d'un véritable état de névrose.

Cette théorie demande de notre part d'autant plus d'observation attentive qu'elle a pour elle beaucoup de vraisemblance, et je dirai même beaucoup de vérité, si l'on envisage non pas le vomissement gravidique en lui-même, mais l'ensemble des vomissements chez la femme enceinte.

Il est impossible, en effet, de ne pas être frappé par l'influence extrême que chez certaines femmes enceintes l'état psychique exerce sur le vomissement. La persistance et l'exagération des vomissements se constatent à coup sûr assez volontiers chez les femmes impressionnables, et sans nul doute encore, un événement fortuit, insignifiant, une émotion vive, une frayeur, un changement de vie ou de milieu, une suggestion habilement conduite, peuvent les faire disparaître aussi vite qu'une simple contrariété est capable de les ramener.

Aussi Doléris en France, à partir de 1882, a-t-il un des premiers puissamment soutenu l'origine hystérique des vomissements dits incoercibles.

En 1890, Kaltenbach, à la Société d'obstétrique et de gynécologie de Berlin, déclare que la grossesse doit être considérée comme une cause occasionnelle tout à fait prédominante dans l'éclosion des phénomènes hystériques, et il soutient que le vomissement gravidique apparait à titre de manifestation de l'hystérie. Ahlfeld[1] en 1891, Klein[2] de Munich, à côté de certaines causes accessoires et de l'hystérie cause prédominante, admettent l'intervention pathogénique suffisante d'une excitabilité nerveuse exagérée, liée à l'état de grossesse. Klein n'en admet pas moins que le traitement basé sur la conception étiologique de Kaltenbach, suggestion, repos et isolement, donne des résultats qui l'emportent sur toutes les autres méthodes thérapeutiques.

En 1892, Harrisson Mettler[3], de Chicago, admet les névropathies comme unique cause de tous les vomissements des femmes enceintes. Vinay, dans son *Traité des maladies de la grossesse*, et Lucz, dans sa *Thèse inaugurale* (Paris, 1892-1893), admettent eux aussi l'état anormal du système nerveux comme facteur à peu près exclusif de ces vomissements.

Messieurs, il me serait impossible ici, non seulement d'analyser, mais de dresser la liste des travaux français et étrangers, des thèses, observations ou mémoires qui dans ces toutes dernières années ont soutenu l'origine nerveuse des vomissements graves de la grossesse. Il est à remarquer cependant que les publications récentes sont de moins en moins exclusives. Je citerai par exemple Whitridge Williams[4] qui en 1905, à l'American Gynecolog. Society, à côté de l'origine réflexe et de l'origine toxique, range la variété nerveuse associée à une névrose qui a des liens plus ou moins intimes avec l'hystérie. Baisch[5], de Berlin, en 1907, explique l'« hyperemesis gravidarum » par une susceptibilité anormale de l'estomac, par une hyperexcitabilité des centres nerveux d'origine hystérique ou neurasthénique, par une hyperproduction dans l'œuf de substances émétisantes.

C'est égalcment la tendance de la plupart des thèses récentes qui reflètent l'enseignement actuel[6].

1. Ahlfeld, *Hyperemesis Gravidarum-Ptyalismus-Hysterie* (Centr. f. Gynaek, 1891, n° 17, p. 329).

2. Klein, *Hyperemesis Gravidarum* (Zeitsch. f. Geb. u Gyn., 1898, Bd XXXIX Hft. 1, p. 75).

3. Mettler, *Journal Med. American. Assoc.*, février 1892.

4. Whitridge Williams, *Pernicious Vomiting of Pregnancy* (Trans. of the Amer. Gynec. Soc. 1905).

5. Baisch, *Hyperemesis-Gravidarum* (Berlin, Klin. Wochensch., 1907, n° 11, p. 297).

6. Pierrhugues, *Etude critique sur les vomiss. inc. de la grossesse* (Th. Paris, déc. 1902). — Coze, *Vomissements incoercibles. Etude de quelques*

J'enregistre aussi un aveu échappé à Doléris. En juillet 1909, en réponse au mémoire de Pinard, le remarquable champion convaincu et entraînant de la doctrine névropathique, accepte la possibilité d'une toxémie associée à l'inhibition nerveuse, sans pouvoir dire, ajoute-t-il, quel a été le moteur premier : est-ce la névropathie latente jusque là et exagérée par la gravidité ? est-ce la toxémie engendrée par le développement fœtal ?

J'avoue, Messieurs, que la question ne manque pas que d'être fort embarrassante; cependant je crois que dans l'immense majorité des cas l'hystérie, telle du moins qu'on la comprend aujourd'hui, doit être nettement écartée, *en tant que cause originelle*. L'hystérie est, en effet, un état bien défini par un ensemble de phénomènes d'ordre sensitif, sensoriel ou moteur, lesquels éclatent à la suite d'une influence suggestive ou d'un choc émotionnel. Or, parmi les innombrables femmes enceintes qui vomissent, beaucoup n'ont auparavant jamais montré et ensuite ne montreront plus de leur vie durant, même à la suite d'émotions violentes, rien qui ressemble à l'hystérie.

Le vomissement hystérique apparaît après un choc émotionnel, et, suivant en cela les autres manifestations hystériques qui ne sont jamais progressives, il atteint d'emblée son maximum. Il apparaît encore à la suite d'un vomissement fortuit : l'idée de vomissement se fixe dans l'esprit de la malade, son attention expectante entretient les vomissements. Ceux-ci, une fois installés, se reproduisent chaque jour pendant des mois et des années. Mais un caractère qui a une grande valeur, c'est la conservation d'un bon état général, car les vomissements sont toujours partiels.

Le vomissement gravidique, souvent d'une précocité extrême, *peut surprendre la femme alors que rien encore ne la faisait songer à une possibilité de grossesse*. Il n'y a donc pas toujours le choc, l'émotion qui auraient pu déclencher la névrose. Son allure habituellement progressive contraste singulièrement avec la marche ordinaire des vomissements hystériques. Et puis, enfin, chez ces femmes, hystériques frustes, pourquoi la grossesse ferait-elle naître toujours *comme seul signe, ou tout au moins comme signe prédominant*, le vomissement, alors que celui-ci est dans l'hystérie une manifestation peu fréquente, et je dirai même qui peut manquer chez pas mal d'hystériques avérées au début de leur grossesse.

Le vomissement incoercible de la grossesse peut conduire la femme

traitements récents (Th. Lyon, 1903-1904). — Mettey, *Traitement des vomissements incoercibles de la grossesse* (Th. Paris, 1903-1904). — Périllat-Botonnet, *Les vomissements incoercibles de la grossesse* (Th. Paris, juillet 1909).

jusqu'à la mort, tandis que M. le professeur Pitres m'a certifié ne pas connaître un cas de vomissement hystérique ayant eu cette issue.

Je sais bien qu'un certain nombre de faits publiés concernent des femmes qui pendant leur gestation ont été brusquement prises de vomissements hystériques, mais il s'agit là de faits particuliers qui n'entrent qu'à moitié dans le cadre du vomissement gravidique.

Pour ce qui est de la disparition brusque des vomissements à la suite d'incidents suggestifs, ou d'une thérapeutique du même ordre, je ferai remarquer que la disparition par suggestion d'un phénomène n'est pas forcément en faveur de sa nature hystérique. La suggestibilité, autrement dit l'acceptation des idées en dehors du contrôle de la raison, est un trouble mental des plus ordinaires, et il est une foule d'individus qui dans des circonstances données peuvent devenir extraordinairement suggestibles.

C'est qu'en effet, Messieurs, à côté de l'hystérie, il existe des états de déséquilibre du système nerveux, que l'on englobe assez vaguement dans le terme général de névropathies, et je dois à la vérité de dire que dans la discussion qui eut lieu en juillet 1909 à la Société d'obstétrique, de gynécologie et de pœdiatrie de Paris, Doléris a mis en cause les névropathes et non seulement les hystériques.

En février 1909, Grasset décrivait une névropathie à laquelle il donnait le nom de *névropathie psychosplanchnique ou psycho névrose du vagosympathique,* qui par ses troubles psychiques, par ses nausées, ses vomissements et sa tachycardie habituelle, rappelle d'assez près l'état de certaines femmes enceintes.

Mais ces névropathes sont des psychasthéniques, chez lesquelles un symptôme, quel qu'il soit, prend l'importance d'un événement considérable, et l'idée de ce trouble splanchnique s'empare tyranniquement du cerveau et l'obsède. Tous, nous avons vu de ces malheureuses femmes tourmentées par l'idée d'une lésion génitale, vomissant, maigrissant, devenant squelettiques, courant et importunant les chirurgiens, et ne guérissant, *pour un temps*, qu'à la suite d'une intervention simulée ou réelle.

Est-ce là vraiment, Messieurs, ce que nous observons chez la plupart des femmes enceintes, et si l'état névropathique est nécessaire pour faire éclore le vomissement de la grossesse, ne faudrait-il pas proclamer, comme le dit Pinard, que sur cent femmes en état de gestation près de cinquante sont ou des hystériques ou des névrosées ?

Si vous le permettez, je vais vous présenter en quelques lignes deux types de femme :

Voici une jeune fille vivant au grand air. Elle est sportive, résistante, dans un état général parfait. A dix-huit ans, elle perd sa mère qu'elle affectionne d'une façon particulière : cette mort brusque et un peu tragique l'affecte au point que six ans après elle y pense encore avec effroi. Jamais dans ces moments difficiles elle n'a présenté le moindre vomissement. Elle se marie à vingt-deux ans. Quatre mois après son mariage, une suppression de règles est l'indice d'une grossesse. Celle-ci est accueillie avec joie, et cette jeune femme se réjouit de son état de santé, lorsque vers sept semaines après ses dernières règles elle commence à vomir. Les vomissements persistent tenaces et fatigants jusqu'à la fin du quatrième mois. Elle accouche à terme dans des conditions normales. Dix mois après son accouchement, pour des raisons particulières, elle présente un peu de neurasthénie, compliquée d'entérite muco-membraneuse. Son utérus assez immobile est en rétroversion accusée. *Rien de tout cela n'a fait réapparaître les vomissements.*

Une jeune fille de forte corpulence, arthritique, très nerveuse, vivement impressionnable, atteinte d'entérocolite muco-membraneuse, se marie à dix-neuf ans. De vingt à vingt-cinq ans, deux grossesses toutes deux très fatigantes par la répétition des vomissements qui chaque fois se prolongent jusque vers la fin du quatrième mois. Dans les années qui suivent, cette jeune femme éprouve des chagrins d'affection, des revers de fortune, et perd un enfant. A tout ceci vient s'ajouter un état génital défectueux : utérus gros, fixé en rétroversion, avec métrite cervicale et annexite gauche très douloureuse. *Malgré tout cela, elle n'a jamais plus vomi depuis ses grossesses.*

Messieurs, les observations de ce genre sont en nombre infini ; elles ne sont pas publiées tellement elles sont banales. *Des femmes, névropathes ou non, malgré de violentes atteintes morales, malgré des lésions génitales accusées, ne vomissent jamais hors de la gravidité, et ne connaissent le vomissement qu'à propos de la gestation.*

Remarquons encore que le vomissement des névropathes a une durée des plus variables, et souvent très prolongée, tandis que le vomissement gravidique n'excède guère la fin du quatrième ou le commencement du cinquième mois. Je sais bien que l'on a publié, et dénommé vomissements nerveux de la grossesse, des vomissements simples ou graves persistant jusqu'à la fin de la gestation ; mais lisez les observations qui ont trait à ces cas exceptionnels, et vous verrez qu'il s'agit là de femmes présentant en même temps une infection grippale avec une température de 39 degrés, ou bien des troubles urinaires avec de l'albumine ou du pus dans les urines, etc. Il y a quelques jours, on me présentait une malade dont une première grossesse aurait été troublée par des vomissements incoercibles ayant persisté jusqu'au terme ; un interrogatoire un peu plus serré me faisait apprendre qu'à partir du cinquième mois cette malade avait eu des urines albumineuses, un peu d'ictère, du prurit et finalement avait accouché d'un enfant mort. Il y a peu de temps encore, j'ai eu connaissance d'une femme dont l'observation était étiquetée : « Vomissements incoercibles ayant duré jusqu'à terme. » Quelques jours après son accouchement, elle mourait avec des signes d'occlusion intestinale.

Tout ceci pour appuyer ce que je disais tout à l'heure, à savoir que le vomissement propre à la femme enceinte est assez régulièrement compris entre les premières semaines et la fin du quatrième mois.

Et si à tout cela vous ajoutez que le vomissement, souvent très précoce, peut apparaître chez la femme en état de grossesse, *alors que celle-ci est encore insoupçonnée*, vous admettrez, je pense, avec moi, qu'en dehors de toute cause réflexe et de tout état névropathique, *la gestation possède un vomissement spécifique auquel seul devra être réservé le nom de* VOMISSEMENT GRAVIDIQUE.

Je dis « vomissement spécifique », vomissement propre à la femme enceinte, parce qu'il semble bien exister, de par le fait même de la grossesse, un état spécial engendrant un ensemble de symptômes parmi lesquels le vomissement est le trouble le plus fréquent ou bien le plus frappant.

Se basant sur ce fait que les femmes atteintes de certains vomissements graves présentent de l'accélération du pouls, persistant alors même que l'utérus est évacué et que les vomissements ont cessé, s'appuyant sur cette autre considération que chez ces malades on constate assez souvent l'existence de névrites périphériques ayant tous les caractères des névrites toxiques, Pinard en est arrivé à la conception que le vomissement « sous condition de grossesse » est le résultat de la présence dans le sang *d'une substance non seulement émétisante, mais toxique*. « Le vomissement est le cri d'alarme de l'organisme qui commence à être intoxiqué. »

Meillère (Soc. de biologie, 18 oct. 1902) a été également conduit à cette opinion par l'examen des urines. S'appuyant sur l'élimination insignifiante des chlorures urinaires, et sur le rapport des chlorures à l'urée qui peut tomber à 2 p. 100, il conclut : « Ces faits ne sont guère conciliables avec l'hypothèse qui attribue aux vomissement incoercibles de la grossesse une origine purement nerveuse. La dénutrition intense avec amaigrissement et la rétention manifeste des chlorures rapprochent cette affection des intoxications provoquées par les toxines. »

Messieurs, si nous admettons, ce qui est excessivement vraisemblable, l'idée de toxémie à l'origine du vomissement gravidique, nous ne tenons pas pour cela la solution de ce difficile problème, j'oserais même dire que nous ne faisons qu'aborder la partie la plus délicate de la question pathogénique.

Pinard a cru d'abord devoir attribuer le vomissement gravidique à cette auto-intoxication qu'il a dénommée auto-intoxication gravidique ou toxémie gravidique par insuffisance hépatique, et qu'il a proclamée, avec raison, comme la cause première de ces multiples accidents des derniers mois qui peuvent aller jusqu'aux accès convulsifs. Mais peu à peu l'observation des faits lui donnait à penser que l'agent toxique ne devait pas être le même pendant toute la durée de la gestation.

Messieurs, je crois que nous pouvons, en effet, hardiment affirmer ceci : *la toxémie du début n'est pas du tout la toxémie de la fin.*

La toxémie des premiers mois est avant tout émétisante, celle des derniers l'est rarement.

Les femmes qui vomissent au début de leur grossesse maigrissent et présentent toutes de l'hypotension ; celles qui marchent vers l'état éclamptique s'infiltrent et présentent toutes de l'hypertension.

Chez les premières, quelque attention que l'on porte au régime alimentaire, nous ne pouvons pas nous flatter d'empêcher le vomissement d'apparaître, tandis que chez les secondes il est bien rare qu'un régime rationnel ne puisse prévenir ou faire évanouir les symptômes menaçants de l'hépato-toxémie.

L'examen des urines ne révèle aucune anomalie, et en particulier *rien qui annonce l'insuffisance hépatique* chez les femmes qui *commencent* à vomir dans les premières semaines. Chez les femmes préparant sournoisement de l'auto-intoxication à la fin de leur grossesse, une analyse *détaillée* de l'urine montre que celle-ci possède des caractères particuliers. Je dis analyse détaillée de l'urine, car *je considère ici comme un peu puérile la recherche pure et simple de l'albumine*, qui, bien qu'habituelle, peut néanmoins manquer dans les cas les plus graves.

Peut-être pourrait-on m'objecter que chez les femmes amenées à un état cachectique avancé par la persistance de leurs vomissements les urines présentent aussi des caractères pouvant attirer l'attention sur les fonctions du foie. Chez toutes les malades, en effet, que j'ai pu suivre, j'ai remarqué qu'un amaigrissement considérable s'accompagnait toujours d'urines non seulement rares et pauvres en chlorures, comme cela a été régulièrement noté, mais riches en urobiline et en corps acétoniques.

Ce détail, relevé dans quelques analyses rapportées par Mettey [1], est à peu près constant ; mais sachons remarquer que ces modifications urinaires sont *secondaires à l'état grave* et sont la conséquence de l'état d'inanition. Denigès a retrouvé d'une façon régulière les corps acétoniques dans les urines des sujets soumis à une diététique sévère ; leur présence, surtout nette chez les individus à amaigrissement accéléré,

1. *Loco citato.*

est une conséquence de la combustion rapide des corps gras. Sabrazès a fait la même constatation chez des malades qui, pour une raison quelconque, restaient soumis à un jeûne prolongé.

Pour ce qui est de l'urobilinurie, nous savons qu'on la retrouve dans tous les états s'accompagnant d'hémolyse, et que ce phénomène d'hémolyse peut apparaître dans tous les états toxiques coïncidant avec une légère teinte subictérique, sans pigments biliaires dans l'urine, comme cela est si fréquent chez les malades qui nous occupent.

Quant à l'ictère vrai qui, dans les cas de vomissements incoercibles, revêt presque toujours les allures de l'ictère grave, il est heureusement une complication rare, et quand il existe, il est relativement tardif, autrement dit, il est, lui aussi, *manifestement conséquence et non cause* de l'état toxémique spécial qui a provoqué le vomissement.

L'hépato-toxémie, Messieurs, vous le voyez, semble donc n'être pour rien dans l'origine des vomissements de la gestation, pas plus d'ailleurs que l'insuffisance thyroïdienne ou para-thyroïdienne que Nicholson, Lange, Fruhinsholz et Jeandelize ont émise ou soutenue, *mais seulement dans ses rapports avec la toxémie des derniers mois.*

Cherchant alors dans la zone génitale, et dans la zone génitale s'attachant plus spécialement à un organe touché fonctionnellement par l'état de grossesse, Boissard a songé à l'ovaire, et il a pensé que la toxémie de la femme enceinte pouvait être rattachée à la torpeur fonctionnelle présentée par cet organe durant la gestation. Dans les *Annales de gynécologie et d'obstétrique*, Turenne, de Montevideo, publie en 1904 un certain nombre d'observations très favorables à l'emploi de l'opothérapie ovarienne. Je ne voudrais rien infirmer d'une façon trop absolue ; cependant, les troubles observés au début de la grossesse ressemblent si peu aux troubles d'insuffisance ovarienne avérée que nous connaissons, ménopause naturelle ou ménopause post-opératoire, qu'il me semble inutile d'entrer ici dans une longue discussion. Quant aux arguments tirés de quelques cas de guérison à la suite d'opothérapie ovarienne, j'estime qu'ils valent ce que valent, pour l'instant, les quelques succès obtenus par l'emploi de l'adrénaline et présentés en faveur de l'idée d'insuffisance surrénale.

Je ferai remarquer, en outre, que *l'ovaire de la grossesse n'est plus du tout l'ovaire hors la gravidité*, et que le premier possède un quelque chose qui lui est très spécial, un quelque chose qui, par son volume, prime l'organe lui-même : j'ai nommé le corps jaune. Or, le corps jaune de la grossesse est, depuis quelques années, considéré comme une glande à sécrétion interne dont les produits possèdent : 1° une action morphogène et nutritive sur l'utérus ; 2° une action fonctionnelle générale.

J'avoue qu'à ce double point de vue les recherches expérimentales me paraissent assez contradictoires :

Frænkel [1], utilisant l'idée de Born, embryologiste à Breslau, entreprend en 1904, chez la lapine, de longues et patientes expériences qui le mènent aux conclusions suivantes : le corps jaune a pour fonction de rendre possible l'insertion de l'œuf et d'assurer pendant un certain temps son développement ultérieur, ainsi que celui de l'utérus gravide. Cette action trophique ne s'exerce que pendant la première moitié de la gestation ; passé ce délai, la destruction des corps jaunes n'a plus d'influence sur l'évolution de l'œuf.

Si les idées de Frænkel ont été partagées par Prenant[2], et si ses résultats ont été confirmés par certaines expériences, en particulier par celles de Mlle Niskoubina[3], je ne puis m'empêcher de considérer les résultats de Kleinhaus et de Schenk [4] qui, sur trente-cinq lapines, ont pratiqué l'ablation de tous les corps jaunes huit jours après le coït et ont vu six fois la grossesse évoluer sans aucun trouble.

Si maintenant nous abandonnons les lapines, animaux certainement remplis d'intérêt, mais moins attrayants pour nous que la femme, pour considérer ce qui se passe en clinique, nous voyons dans les faits de Championnière, de Doléris[5], de Bossy[6], et dans un qui m'est personnel[7], la grossesse se poursuivre sans incidents, malgré l'exérèse précoce de l'ovaire porteur du corps jaune.

Au point de vue fonctionnel sur l'appareil cardio-vasculaire, Lambert[8] obtient sur la grenouille de l'hypotension avec ralentissement du rythme. Villemin[9] constate chez le chien de l'hypotension avec accélération du rythme ; tandis que Pachon et Busquet[10] n'ont que des résultats incertains ne leur permettant pas de conclure avec netteté.

Messieurs, quoi qu'il en soit de cette discordance des faits expérimen-

1. Frænkel und Cohn (Centralbl. f. Gyn., S. 621 u 661, 1904).

2. Prenant, *De la valeur morphologique du corps jaune* (Revue générale, 1898).

3. Mlle Niskoubina, *Recherches sur la morphologie et la fonction du corps jaune de la grossesse* (Th. Nancy, 1909).

4. Expériences rapportées par Henry Russel Andrews (Obstetrical and Gynecological section, 11 février 1909).

5. Doléris-Championnière, *C. R. de la Société obst. gyn. et pædiatrie de Paris*, 1904.

6. Bossy, *Journal d'accouchements*, Liège, 14 janvier 1906.

7. Fieux, *C. R. Soc. obst. gyn. et pæd. de Paris*, 1904.

8. Lambert, *Comptes rendus de la Soc. de biologie*, 1903-1907.

9. Villemin, *Le corps jaune considéré comme glande à sécrétion interne* (Th. Lyon, 1908).

10. Pachon et Busquet, *C. R. de la Soc. de biologie*, 1910 (Biologie médicale, 1910, p. 105).

taux en la matière, nous cliniciens, nous ne pouvons pas nous empêcher d'être frappés par certaines particularités qui ont fait dire à Pinard, en parlant de la toxémie gravidique précoce : D'après ce que nous savons déjà, il n'est pas illogique de penser que le corps jaune de la gestation, cette glande plus volumineuse que l'hypophyse, joue là le rôle capital.

Il est certain que le corps jaune, insignifiant comme dimension en dehors de l'état gravide, prend, dès les premières semaines de la gestation, un volume insolite. Ce corps jaune, qui a toutes les apparences d'une glande à sécrétion interne, s'accroît peu à peu, atteint chez la femme son maximum de développement dans le courant du quatrième mois, puis entre dans une phase de régression qui va s'accentuant jusqu'à la fin de la grossesse. Cette évolution du corps jaune, établie par Cohn et Frænkel, puis par quelques observations cliniques, vient d'être reprise et confirmée par Delestre[1] qui, au laboratoire de la clinique Baudelocque, a pu étudier remarquablement le corps jaune de la vache, dont le terme ordinaire et moyen de la gestation est de 284 à 285 jours, c'est-à-dire sensiblement égal à la durée de la grossesse de la femme.

En d'autres termes, *le corps jaune se développe, vit, puis s'efface à peu près en même temps que se montrent, durent et disparaissent d'habitude les troubles du début de la gestation, et en particulier les vomissements*. Il était donc naturel de songer à un lien unissant la vie du corps jaune à l'existence des phénomènes toxiques des premiers mois.

Mais cet organe, s'il a une action réelle, est-il agent toxique ou est-il agent antitoxique? J'avoue, pour ma part, ne posséder ni ne connaître d'argument solide en faveur de la première ou de la seconde hypothèse. Bossy[2] pratique la castration, autrement dit enlève le corps jaune chez une femme enceinte de deux mois et demi, atteinte de vomissements graves ; la femme guérit et la grossesse continue sans incidents. — Par contre, j'ai fréquemment administré des préparations de corps jaune à des femmes enceintes vomissant d'une façon modérée ; elles ont vomi ni plus ni moins. — J'ai fait prendre des préparations de corps jaune de brebis en état de gestation à une femme qui m'était présentée comme atteinte de vomissements incoercibles. Cette femme était nettement histérique ; elle a guéri aussitôt. — Villemin, expérimentant chez le chien des produits de macération de corps jaune, détermina de l'hypotension, de la tachycardie, etc., mais ne provoqua jamais de vomissements, alors que cet animal, nous le savons, vomit avec la plus grande facilité.

1. Delestre, *Recherches sur le follicule de de Graaf et le corps jaune de la femme* (J. de l'anatomie et de la physiologie, mai-juin 1910).
2. Bossy, *loco citato*.

Messieurs, bien franchement, je ne suis fortement impressionné par aucun de ces faits contradictoires; et puisque rien de scientifiquement établi, que je sache, n'est là pour nous guider, je dirai que mon esprit est plus satisfait par l'idée que cet organe nouveau et transitoire, édifié par l'organisme maternel, est un organe de défense plutôt qu'un organe d'attaque.

C'est qu'en effet, Messieurs, comme organe d'attaque, autrement dit comme cause de la toxémie spécifique, on peut entrevoir l'œuf lui-même, cet œuf vivant et évoluant dont la présence caractérise la grossesse. Certains auteurs allemands se sont attachés à cette idée ; je vous citerai, en particulier, Behm[1] de Berlin, et Poten[2], qui ont publié d'importants travaux sur l'intoxication gravidique des premiers mois produite par l'œuf villeux.

Il est certain, Messieurs, que l'œuf villeux jeune constitue une véritable greffe parasite, dont l'élément épithélial bourgeonnant est en pleine et active vitalité dans les mois correspondant à ceux où se rencontrent le plus volontiers les vomissements, et que ceux-ci cessent d'habitude à l'époque où la placentation est achevée. Il est à remarquer encore que les vomissements et les phénomènes de toxémie sont un peu plus fréquents avec l'œuf double qu'avec l'œuf simple. Ils sont surtout remarquablement fréquents, et peuvent présenter une intensité exceptionnelle dans le cas de môle hydatiforme, c'est-à-dire dans ces cas de tumeurs ovulaires caractérisées par la prolifération du tissu épithélial des villosités[3]. Le vomissement incoercible, d'après Domond, se rencontre avec la grossesse molaire dans la proportion considérable de 15 p. 100.

Soyons aussi frappés par ce fait que les vomissements disparaissent complètement et presque subitement à l'occasion de l'expulsion, de l'extraction totale, ou de la mort de l'œuf. Les partisans de la théorie nerveuse, et en particulier Puech, de Montpellier[4], tirent argument de ce fait pour rejeter l'idée d'intoxication. J'avoue que j'en tire argument, au contraire, en faveur d'une intoxication spécifique, car, et c'est là un point que tout le monde connaît, mais que je souligne, *des vomissements*

1. Bohm, *Hyperemesis gravidarum mit ausstellung einer neuen intoxication théorie vom wesen der krankeit* (Arch. f. Gynæk., Band 69, Hoft 2, p. 410, 1903).
2. Poten, *Die Verschleppung der chorionzotten* (Dieses Archiv., Bd LXVI, Heft. 3).
3. Domond, *Recherches sur les grossesses molaires se compliquant de vomissements incoercibles et d'albuminurie* (Th., Paris, 1898); Fieux, *Relations de la grossesse molaire avec l'auto-intoxication gravidique* (Revue pratique d'Obst. et de Pæd., 1903).
4. Mons, *Les vomissements incoercibles* (Th., Montpellier, 1898-99).

graves qui ont résisté à tout, traitement psychique, diététique, médicamenteux, opothérapique, etc., ne résistent jamais à l'avortement provoqué, si tout au moins celui-ci n'est pas pratiqué *in extremis*.

Enfin, Messieurs, en février 1910, dans un travail en collaboration avec Mauriac, nous mettions en évidence[1] par l'utilisation de la méthode de déviation du complément, *qu'il existe dans le sérum de la femme enceinte des premiers mois un anticorps spécifique de la villosité choriale jeune*. Cet anticorps, décelé avec une grande netteté dans le courant du deuxième et troisième mois, s'atténue dans le quatrième et disparaît dans les mois suivants.

En d'autres termes, *la réaction humorale antivilleuse est contemporaine de l'époque habituelle des vomissements*. Mais il y a aussi un parallélisme assez frappant entre la vie du corps jaune et cette réaction humorale, ce qui nous faisait dire dans notre travail qu'il est permis de penser que le corps jaune préside peut-être à l'équilibre entre la toxémie et la défense, à la régulation nécessaire pour empêcher certains symptômes du début de la grossesse de dégénérer en véritables états pathologiques.

Messieurs, cette idée de la villo-toxémie est séduisante; elle satisfait, me semble-t-il, au moins autant que toute autre, mais c'est tout, et si je me sens disposé à l'appuyer, je ne me sens pas le courage de vouloir l'imposer.

Nous voici donc en présence d'une idée probable de toxémie spéciale appartenant en propre au début de la gestation, mais que nous ne sommes pas en mesure de préciser, et que nous appellerons faute de mieux, si vous voulez, *la toxémie gravidique précoce*.

Mais si nous admettons cette toxémie gravidique comme origine des vomissements de la gestation, *nous ne disons pas qu'elle soit tout dans les vomissements persistants ou graves des femmes enceintes*, dont l'allure clinique peut être très différente.

Un premier type de vomissements qualifiés d'incoercibles peut s'observer chez certaines femmes dont les vomissements semblent uniquement en rapport avec l'élément toxique. Sans qu'aucune action réflexe, sans qu'aucune influence psychique puissent être sérieusement invoquées, les vomissements continuent, s'aggravent, s'accompagnent d'accélération progressive du pouls et d'autres phénomènes qui ne peuvent être mis que sur le compte d'une intoxication. C'est là, le véritable vomissement incoercible de la grossesse, ce que Pinard nomme le *vomissement toxique*, nous pourrions même dire le *vomissement gravido-toxique*.

1. Fieux et Mauriac, *De la possibilité d'une toxémie villeuse dans les premiers mois de la gestation* (Annales de Gyn. et d'Obst., février 1910).

Quelquefois, le vomissement plus ou moins accusé apparaît à l'occasion de la première grossesse, puis il ne se montre plus que très atténué, ou même ne se montre plus du tout à propos de la seconde ou des suivantes ; d'autres fois, au contraire, une première grossesse évolue sans incidents, la seconde est compliquée de vomissements très graves, la troisième ne présente aucun ennui. Tout ceci peut s'expliquer par les phénomènes de production plus facile et plus rapide d'anticorps dans le premier cas, par les phénomènes d'anaphylaxie dans le second.

Dans le groupe des femmes présentant le type des vomissements graves, dits de nature nerveuse, le vomissement gravidique vrai est d'abord le premier rôle, *puis il s'efface devant la manifestation nerveuse qui devient prédominante*. Chez certaines hystériques ou névropathes possédant une aptitude vomitive particulière, la grossesse a servi de mise en train au vomissement; l'hystérique continuera à vomir parce que les vomissements restent pour ainsi dire enregistrés dans son cerveau et se continuent par une sorte d'automatisme psychique; la névropathe continuera à vomir parce que ce symptôme, joint à l'idée de grossesse, s'empare de son esprit et l'obsède. Chez les unes comme chez les autres, nous aurons affaire à ce que Pinard appelle le *vomissement persistant, pouvant amener ces malades à un haut degré d'inanition.*

Chez certaines malades dont le foie est particulièrement vulnérable, et cela existe dans certaines familles à hérédité hépatique, la toxémie gravidique intense manifestée par les vomissements incoercibles peut toucher cet organe et déchaîner secondairement le syndrome de l'ictère grave, lequel s'émancipant de sa cause, peut continuer à évoluer, quoique l'affection primitive ait disparu.

Enfin, dans quelques cas exceptionnels, la gestation est le point de départ d'un état nauséeux auquel peut venir s'associer une action réflexe vomitive à point de départ génital qui existe chez quelques très rares sujets. Notre confrère et ami, le Dr Audebert, a signalé [1] deux intéressantes observations répondant à ce genre de vomissements chez la femme enceinte.

En résumé, Messieurs, vous le voyez, nous présentons le vomissement incoercible de la femme enceinte *ou bien comme un vomissement d'ordre purement toxique*, ou bien *comme un vomissement persistant dont le* primum movens *est encore cette toxémie gravidique précoce* qui affirme son existence sans nous dévoiler clairement sa nature, ce qui va rendre singulièrement difficile la question thérapeutique que nous allons maintenant aborder.

1. Audebert, *Du traitement utérin dans les vomissements incoercibles de la grossesse* (Soc. Obstétricale de France, 1899.

TRAITEMENT.

Lorsque le médecin a la mission délicate de combattre des vomissements tenaces et fréquents chez une femme enceinte, il devra avant toute action inspecter soigneusement le terrain sur lequel il va agir.

Qu'il n'oublie pas tout d'abord l'existence des simulatrices. J'ai vu, comme bien d'autres, des femmes affolées par une grossesse, redoutant les dangers et les indiscrétions de la faiseuse d'anges, et arrivant, à force d'énergie et de volonté, à vomir et à maigrir au point, pensent-elles, que le médecin aura la main forcée et sera le naïf exécuteur de leur désir.

Qu'il songe aussi que des vomissements opiniâtres peuvent apparaître au début de la grossesse, à titre de symptôme d'une affection jusque-là cachée ou latente, et aggravée ou soulignée par l'état de gestation ; ce peut être une tuberculose méningée ou péritonéale, de l'occlusion intestinale, du tabès fruste, etc. ; je n'insiste pas, les causes peuvent être excessivement nombreuses. L'inspection de la malade devra donc être absolument minutieuse. J'insiste sur l'examen de la température dont une élévation anormale devra être recherchée en dehors du vomissement gravidique, sur une analyse complète d'urine, sur l'examen du système nerveux, de l'appareil digestif, et sur celui enfin de l'appareil génital dont les anomalies susceptibles parfois d'exagérer l'acuité du vomissement seront corrigées lorsqu'il sera possible d'y arriver par les moyens simples.

Dès que l'on aura acquis la notion de vomissements graves étant « sous condition de grossesse », il sera utile, au point de vue thérapeutique, de discerner si l'on a affaire à des *vomissements prolongés et aggravés par l'état de toxémie*, ou à des vomissements mixtes, si je puis dire, *dans lesquels l'action toxique est primée par l'état nerveux de la malade*.

Dans ce dernier cas, le médecin n'aura que l'embarras du choix. Libre à lui d'instituer le traitement suggestif dans lequel il a le plus de confiance, et qui lui paraît le mieux adapté à l'individualité de sa malade. La suggestion sous toutes ses formes, simple ou à grand spectacle, peut donner ici des résultats étonnamment rapides. M. Farez[1] recommande l'emploi du collodion au bleu de méthylène qui, à son dire, peut jouer un très grand rôle en thérapeutique psychique. La coloration

1. *Revue de l'hypnotisme et de psych. phys.*, 1902.

intense qui dure plusieurs jours frappe la malade qui croit à la persistance constante d'une action médicamenteuse. Quant au collodion, il provoque par sa rétraction une gêne et parfois même une petite douleur qui ramène à chaque instant la pensée de la malade. La suggestion est ainsi maintenue, et par suite amplifiée et renforcée. Le badigeonnage du creux épigastrique et des régions sous-maxillaires arrive, chez beaucoup de ces sujets, à faire disparaître en peu de jours le vomissement et le ptyalisme.

Vis-à-vis des névropathes et des neurasthéniques, la distraction et le changement d'air, et surtout le changement de milieu, peuvent avoir sur la durée et sur l'intensité du vomissement une influence non douteuse. Chez certaines de ces malades, où le vomissement est entretenu non seulement par l'idée obsédante du symptôme, *mais aussi par l'influence suggestive d'un entourage profondément impressionné*, l'isolement dans une maison de santé sera à coup sûr le moyen le plus efficace pour soustraire la malade à des ambiances défectueuses, et par suite pour amener une guérison souvent rapide. Kaltenbach[1] et Klein[2], de Munich, se sont attachés tout particulièrement à montrer les heureux résultats de cette cure d'isolement, à l'exclusion de tous les médicaments nervins, calmants ou hypnotiques dont l'influence finalement est plutôt mauvaise.

Avec les malades dont les vomissements semblent bien être la conséquence d'une toxémie persistante et croissante, nous arrivons à la partie la plus importante, et j'ai le regret de le dire, *la plus décevante* de notre chapitre. C'est qu'en effet toute la thérapeutique du début va être une thérapeutique à peu près expectante, bien que nous possédions pour ces vomissements toxiques un traitement héroïque, je pourrais dire spécifique, représenté par l'extraction totale de l'œuf. Mais, et voilà bien ce qui rend la conduite de l'accoucheur particulièrement difficile, le traitement spécifique il ne pourra ou ne devra le mettre en vigueur que lorsque certains symptômes affirmeront que l'organisme de la femme est désormais impuissant à triompher de la toxémie gravidique.

Et alors deux questions se posent : 1° que faire pour essayer, je n'ai pas la prétention de dire, d'enrayer les vomissements, mais d'atteindre le terme des vomissements en permettant à la femme de conserver sa grossesse; 2° à quel moment faut-il abandonner toute thérapeutique d'attente pour imposer le traitement spécifique, l'interruption de la grossesse?

1. Kaltenbach, *loco citato*.
2. Klein, *loco citato*.

QUE FAIRE POUR TACHER D'ATTEINDRE LE TERME DES VOMISSEMENTS, EN PERMETTANT A LA FEMME DE CONSERVER SA GROSSESSE? Sommes-nous tout d'abord en mesure d'instituer d'une façon certaine et utile un traitement prophylactique? En d'autres termes, auprès d'une femme qui commence à vomir *de par sa grossesse*, sommes-nous capables d'affirmer qu'un traitement, quel qu'il soit, permettra d'éviter des vomissements plus fréquents et plus tenaces? Pour ma part, je ne le crois guère. J'ai vu, comme vous tous, Messieurs, des femmes enceintes vomissant d'une façon modérée, suivre un régime alimentaire extravagant, manger de grand appétit les aliments que nous considérons comme les plus toxiques, et cependant leurs vomissements s'arrêter très vite. A côté de cela, quelques autres, dès l'apparition de leur état nauséeux très précoce, s'alimentent à peine, avec du lait et des féculents, et malgré cela arrivent peu à peu aux vomissements incoercibles Aussi, quoi qu'on ait prétendu, j'ai peu de foi dans les traitements dits prophylactiques. Cependant, dès que les malades vomissent avec une certaine insistance, je me range au conseil de Pinard, et je considère comme prudent, pour éviter toute autre intoxication surajoutée, de les soumettre au régime lacto-végétarien.

Mais nous voici arrivés à un état qui commande l'attention : l'amaigrissement commence à être notable, les urines deviennent un peu plus rares, le pouls a tendance à s'accélérer. Dans l'impossibilité où nous sommes d'instituer d'emblée le traitement étiologique, allons-nous rester inactifs? Resterons-nous les bras croisés parce que nous ne connaissons pas de thérapeutique réellement efficace, hors celle qui n'est pas encore légitimée? Non, bien entendu. Mais si l'on doit agir, quel embarras si l'on se reporte à ce qui est couramment écrit partout! Quel chaos thérapeutique! Quel luxe inouï de méthodes, de médications et de médicaments! Combien de produits pharmaceutiques et de produits alimentaires nous sont constamment recommandés, soi-disant sous de hauts patronages, comme des spécifiques des vomissements incoercibles!

Pour plus de simplicité, je ne parlerai d'aucun, et pour ne point en dire du mal, je déclarerai qu'ils sont pour le moins inutiles. Tous ont donné des succès merveilleux, tous ont piteusement échoué. Lorqu'ils guérissent, c'est qu'ils s'adressent à des vomissements du type nerveux et non point à des vomissements du type toxique, ou bien qu'ils arrivent à point, la guérison apparente étant alors, comme le dit Pinard, la résultante d'une opportunité heureuse... pour le médicament ou la médication.

Je ne veux point cependant passer sous silence une médication hautement appréciée par quelques médecins, l'*électrothérapie*, et un médicament à l'ordre du jour, l'*adrénaline*.

L'électrothérapie est représentée dans le cas particulier soit par la faradisation, soit par la galvanisation du pneumogastrique. Le mode de traitement préconisé par Larat et Gautier[1], et le plus employé à l'heure actuelle, consiste dans la galvanisation descendante du pneumo-gastrique, le pôle positif appliqué entre les deux branches inférieures du sterno-cleido-mastoïdien. Loin de moi la pensée de mettre en doute les résultats des observations heureuses relatés à la suite de l'usage des... appareils électriques; mais j'ai quelque tendance à les considérer surtout comme des instruments à action psychique. Tous les courants, en effet, employés de façon diverse, ont été appliqués : la faradisation de l'un ou des deux pneumogastriques, la galvanisation ascendante (Tripier), la galvanisation descendante, la galvanisation avec inversion du courant toutes les cinq minutes, etc. Tous ont donné les mêmes succès brillants. Les intensités faibles suffisent, et même sont préférables, paraît il. Je le crois d'autant plus volontiers que deux observations rapportées par Doléris ont trait à des guérisons remarquables obtenues avec un appareil... qui ne marchait pas.

Pour ce qui est de l'adrénaline, son emploi est ici tellement récent que notre opinion doit encore être très réservée. Il se passe pour l'opothérapie surrénale ce qui s'est produit pour toute médication à son entrée dans la thérapeutique des vomissements gravidiques. Elle a donné à Silvestri, à Zanfrognini et à Rebaudi des résultats encourageants. Voici ce que j'en ai retiré personnellement : quatre femmes me furent présentées à peu près en même temps comme ayant des vomissements incoercibles. Leur état était sensiblement superposable : amaigrissement notable, urines rares, contenant un peu d'urobiline et d'acétone, pouls dans les environs de 90. Chez deux d'entre elles, j'administrai de l'extrait glycériné d'ovaire; aux deux autres, je donnai de l'adrénaline, à la dose quotidienne de un dixième de milligramme en injection hypodermique. Au bout de six jours, ces quatre femmes qui n'avaient pris en même temps que du lait glacé à doses fractionnées, pouvaient être considérées comme guéries. Par contre, chez deux autres malades en état grave, avec pouls d'une façon permanente aux environs de 110, l'adrénaline en injection hypodermique continuée pendant cinq jours (4/10e de milligr. par jour) fut absolument inefficace, et la grossesse dut être interrompue.

Messieurs, si dans l'état de nos connaissances actuelles nous sommes sans action sur la toxémie gravidique précoce elle-même, nous possédons une méthode qui, en empêchant l'auto-intoxication digestive de s'associer à la première, mettra la malade en meilleur état de résistance.

1. Larat et Gautier, *Bull. de l'Acad. de Toulouse*, 19 juillet 1898.

C'est dans cet esprit que Pinard[1] et Wallich[2] ont insisté sur le régime alimentaire de ces malades, je dirai même sur le système alimentaire, pour employer le terme de Doléris.

Pinard recommande le régime lacté absolu, sur le détail duquel Wallich a insisté avec beaucoup de soin : « Depuis longtemps, Pinard recommande d'isoler la femme atteinte de vomissements incoercibles, aussi bien dans les services hospitaliers que dans son appartement privé, de la placer sous la surveillance d'une infirmière ou garde qui présentera à des intervalles réguliers une dose fractionnée de lait : tasse, demi-tasse, quart de tasse, cuillerée à soupe, cuillerée à café ou moins, d'autant plus fréquemment que les doses acceptées ou tolérées seront plus petites. Par l'effet de ce régime, on voit quelquefois les petites doses de lait être supportées; on arrive alors à en augmenter progressivement la quantité composante; les malades revivent, leurs urines augmentent, les vomissements cessent, c'est la guérison et la continuation de la grossesse. »

Malheureusement, ce résultat favorable n'est pas toujours obtenu, et il faut alors songer que chez quelques sujets, et dans certains cas, le régime lacté peut entretenir et augmenter l'intoxication gastro-intestinale par transformation putride de la caséine. Mieux vaut alors donner du bouillon de légumes, des bouillies à l'eau, voire même un peu de cervelle de mouton. Nous avons vu de temps en temps un peu de cervelle, bien bouillie, mise en purée fine et mélangée à un sorbet au citron, être parfaitement tolérée, alors que le lait était régulièrement rendu.

Souvent aussi le régime lacté ne sera pas toléré, parce que l'action émétisante de la toxémie est poussée à un trop haut degré. Il n'y a plus alors qu'à empêcher l'organisme de se déshydrater en attendant sa défense réactionnelle contre la toxémie persistante. La diète hydrique sous toutes ses formes sera alors prescrite : eau bouillie, eaux minérales, infusions édulcorées ou aromatisées à volonté, tous ces liquides, bien entendu, à doses fractionnées et répétées selon la tolérance des sujets.

Lorsque les malades conservent ces différents liquides, on peut avoir un certain espoir, car au bout de quelques jours on réussira souvent, selon le conseil de Wallich, et comme on le fait du reste avec avantage dans les gastro-entérites des nourrissons, à passer de l'eau au lait, non pas d'une façon brusque, mais d'une façon progressive, en commençant par de l'eau ou des infusions à peine nuagées de lait.

1. Pinard, *loc. cit.*
2. Wallich, *loc. cit.*

Dans les cas où malheureusement les vomissements sont tels que l'estomac rejète absolument tout, même la plus petite quantité d'eau qui lui est offerte, la déshydratation rapide sera combattue par le sérum artificiel, soit sous forme d'injection hypodermique (250 à 400 gr. par jour à peu près), soit sous forme de grands lavements. Condamin[1] a surtout préconisé la voie rectale : pendant dix à douze jours, à l'exclusion de toute ingestion, même liquide, lavement quotidien de 3 à 4 litres de sérum salé en se conformant aux règles habituelles de l'entéroclyse. Messieurs, je ne crois pas qu'il y ait lieu d'entrer dans une longue discussion sur la valeur respective de la voie hypodermique ou de la voie intestinale. Le principal est de faire récupérer à l'organisme une partie de l'eau qu'il a perdue, de soutenir la tension artérielle et d'améliorer la diurèse. L'injection sous-cutanée a pour elle l'avantage de faire absorber à la malade une quantité déterminée que l'on juge convenable. Le lavement de sérum fait bénéficier le sujet d'une quantité X de liquide. mais il a pour qualité d'entretenir du même coup la liberté de l'intestin.

Beaucoup de ces malades sont en effet fortement constipées et recèlent des matières horriblement fétides; aussi, sans dire que l'intoxication intestinale se trouve à l'origine des vomissements incoercibles (Dirmoser)[2], il est certain que celle-ci peut s'installer secondairement, et, comme toute autre, compliquer la toxémie gravidique et contribuer dans une certaine mesure à aggraver le vomissement. Témoins certains cas d'amélioration brusque à la suite d'une crise de diarrhée profuse, et quelques observations de guérison consécutive au traitement par la superpurgation (Forgues d'Etampes, Bonnaire, Mettey, thèse Paris, 1903-1904), dont l'idée du reste se retrouve déjà dans Mauriceau : « Si une seule fois ne suffit, on la réitérera, ayant laissé reposer la femme quelques jours entre deux. » Sans vouloir donner à la médication intestinale l'*importance d'une méthode*, il n'en est pas moins vrai que dans toutes les phases de la maladie une évacuation régulière provoquée par purgatif, si c'est possible, ou par grands lavages intestinaux ne peut qu'être un excellent adjuvant.

Si jusqu'à présent nous avons laissé de côté tout médicament, en tant qu'agent thérapeutique direct du vomissement ou de la toxémie qui le provoque, quelques-uns pourront cependant être utilisés, *d'une main légère*, à titre de médicaments symptomatiques Les inhalations d'oxygène, le sulfate de spartéine, l'hydrate de chloral par exemple, pourront

1. Condamin, *Traitement des vomissements incoercibles* (Lyon médical, 1902).

2. Dirmoser, *Hyperemesis Gravidarum* (Wiener Medizinische Wochenschrift, 20 Febr. 1897).

être utilisés sans danger dans les indications que chacun d'eux comporte.

Et voilà, Messieurs, à peu près tout ce que nous pouvons faire, *non point pour guérir ces malades, mais pour leur donner le temps de guérir en triomphant par leurs propres ressources réactionnelles de la toxémie* qui, malgré tout, trop souvent les terrasse.

En effet, chez quelques malades, ce moment de la guérison ne vient pas et les symptômes s'aggravent. La thérapeutique est à bout, et les malades aussi. Nous avons le légitime désir de conserver la grossesse, mais nous avons surtout l'impérieux devoir d'empêcher la mère d'aller jusqu'à la mort. Cruel embarras qui nous mène à envisager la deuxième question. J'aurais pu auparavant envisager l'utilité de ce moyen terme représenté par la méthode de Copeman; mais ce que j'en ai dit à l'occasion de la pathogénie m'évite de m'y arrêter à propos du traitement.

2° A QUEL MOMENT FAUT-IL ABANDONNER TOUTE THÉRAPEUTIQUE D'ATTENTE POUR IMPOSER LE TRAITEMENT ÉTIOLOGIQUE, L'INTERRUPTION DE LA GROSSESSE? — Dans l'état d'amaigrissement plus ou moins accusé, dans la perte de poids plus ou moins rapide, nous ne pouvons pas trouver d'indication véritablement précise sur l'opportunité de l'interruption de la grossesse.

L'émission quotidienne d'une quantité relativement abondante d'urine, 500 à 1,000 grammes, est souvent d'un pronostic favorable c'est vrai, tandis que la diminution progressive de l'excrétion urinaire est en général un symptôme grave, c'est exact aussi. Mais il y a des exceptions assez nombreuses et là encore nous ne trouverons pas le guide sûr, capable de nous montrer la route de l'abstention ou de l'intervention.

J'en dirai autant de la qualité des urines, et les traces d'albumine, l'urobiline, l'acétone, l'excès d'ammoniaque, etc., se rencontrent aussi bien dans les formes qui guérissent que dans les formes qui tuent.

Paul Dubois, en 1852, déclare que l'avortement doit être provoqué dans ce qu'il appelle la deuxième période, ou période fébrile caractérisée par l'accélération du pouls. Ce symptôme, accélération du pouls, a été repris par Pinard, en ayant particulièrement en vue sa valeur en tant qu'indication opératoire. Se basant sur sa longue expérience et sur un grand nombre d'observations minutieusement étudiées, il a été amené à conclure ceci : « *Dès que chez une femme atteinte de vomissements toxiques, l'accélération est telle que le nombre des pulsations par minute s'élève à plus de 100, il faut de suite interrompre la grossesse.* »

Il est bien entendu que dans son grand bon sens clinique, Pinard ne pense pas englober tous les cas possibles dans cette formule simple. Il a d'abord ajouté un correctif en déclarant que l'indication de l'avortement thérapeutique existe lorsque le pouls dépasse 100 *d'une façon permanente*. Le pouls, en effet, chez certaines femmes est d'une instabilité extrême; maintenant à 110-115, il pourra deux ou trois heures après ne battre qu'autour de 80 à la minute. Aussi, conseille-t-il chez les malades dont l'état demande à être surveillé de près de prendre le pouls au moins toutes les quatre heures, si l'on veut retirer de ce signe une indication véritablement utile. Il admet encore qu'il y aurait grand intérêt à connaître *l'état habituel du pouls avant la grossesse*, certaines femmes ayant à l'état normal, les unes un pouls à 75, les autres un pouls à 85. Peut-être serait-il important aussi d'avoir, pour la malade en observation, une idée de l'importance réactionnelle de son pouls, car chez deux femmes ayant un rythme habituel à peu près semblable, le pouls vis-à-vis d'une cause identique pourra réactionner d'une façon plus ou moins accusée.

Mais ces quelques nuances sont souvent fort difficiles à apprécier en pratique, et le plus souvent le médecin n'aura rien à regretter en appliquant la règle formulée par Pinard.

Je sais bien que des femmes dont le pouls est resté des jours ou des semaines notablement au-dessus de 100 *d'une façon permanente* ont fini par guérir et ont accouché à terme, mais le plus souvent on a alors joué gros jeu. Il y a quelques années, une de mes parentes eut, à l'occasion de sa deuxième grossesse, des vomissements toxiques à allure très grave; son état général restait assez bon malgré un pouls constamment aux environs de 100, ce qui ne m'effraya pas outre mesure, au début, car en temps normal il était entre 80 et 90. Elle partit pour la campagne, et pendant quelques semaines je la perdis de vue. Son mari, qui la surveillait de très près, examinait son pouls qui pendant une quinzaine de jours, je ne le sus que plus tard, ne descendit jamais au-dessous de 110 et montait souvent à 140-160. Un beau jour, on me demanda de venir la voir, car elle ne vomissait plus, gardait même quelques aliments, mais semblait à son entourage extrêmement fatiguée. J'avoue que je fus véritablement effrayé par la maigreur squelettique, l'état du pouls qui était petit, filant et à 140, les urines rares et foncées, et surtout par un état d'euphorie qui contrastait singulièrement avec l'objectivité de son état. Je la fis immédiatement transporter chez moi pour pratiquer au plus tôt l'intervention que je craignais trop tardive. Mais l'amélioration s'affirma, les vomissements s'espacèrent, l'alimentation reprit avec rapidité, et l'accouchement eut lieu à terme très simplement. Mais le pouls resta entre 100 et 110 non seulement jusqu'à la fin de la grossesse, mais encore pendant six mois environ après l'accouchement. Il n'y eut pas de polynévrite, mais comme chez la malade qui fit l'objet de la fameuse observation Desnos-Joffroy-Pinard, les fonctions psychiques avaient subi un choc qui se traduisait par un affaiblissement des fonctions intellectuelles, portant particulièrement sur la mémoire. Si la mémoire des faits anciens était encore relativement conservée, celle des faits actuels, quotidiens, était à peu près perdue. Et cela dura, comme l'accélération du pouls, au moins six mois encore après l'accouchement.

Il y a quelques mois, chez une jeune femme enceinte de trois mois et demi, que l'on m'amena dans un état grave, avec un pouls constamment au-dessus de 110, je perdis une dizaine de jours à essayer l'adrénaline. Des symptômes de polynévrite se montrèrent; je pratiquai l'avortement aussitôt; la malade guérit, mais à l'heure actuelle, deux mois après l'opération, le pouls est encore entre 100 et 110, et les symptômes de polynévrite ne sont pas encore dissipés.

Pinard, Wallich, Fruhinsholz ont cité des cas analogues, et comme le dit Lepage, puisqu'il n'est pas toujours loisible au clinicien le plus expérimenté de réaliser l'idéal, j'incline fortement à penser qu'il vaut mieux, en cas de doute, pécher par excès de prudence que par temporisation excessive.

Dans l'ensemble symptomatique que présentent ces malades, le pouls, au point de vue pronostic et traitement, a donc une importance de premier ordre. Mais comme en face d'une responsabilité aussi grave que celle qui angoisse alors le médecin, on ne saurait s'entourer de trop de garanties, je ne vois que des avantages à ce que le laboratoire vienne donner la main à la clinique.

Au mois de mai 1909, Devraigne [1], reprenant les recherches de Tushkai, arrivait à des résultats diamétralement opposés en montrant que chez la femme atteinte de vomissements incoercibles, éliminant ses chlorures et se déshydratant, il y a une concentration relative du sang qui se manifeste dans les cas graves par une hyperglobulie. Il concluait que lorsque en dehors des injections de sérum la femme présente de la polyglobulie, le pronostic est grave; et que lorsque après des injections de sérum on trouve une formule globulaire plutôt forte, on peut en déduire que sans le sérum il y aurait à coup sur de la polyglobulie. *Dans l'un, comme dans l'autre cas, il existerait indication à l'interruption de la grossesse.*

En mai 1910, Lequeux [2] dans un travail fort intéressant fait sur l'instigation de Bar, cherche à baser un critérium pour le pronostic sur le degré d'abaissement du pouvoir glycolytique. Le pouvoir glycolytique

1. Devraigne, *Contrib. à l'étude du sang dans les vom. inc. de la grossesse* (L'Obstétrique, mai 1909).

2. Lequeux, *Recherche sur le pouvoir glycolytique chez la femme enceinte atteinte de vom. inc.* (L'Obstétrique, mai 1910).

est toujours abaissé chez les femmes en état de vomissements graves, et Lequeux croit pouvoir dire que *lorsque la limite de ce pouvoir glycolytique a atteint 1 gramme par kilog on doit considérer la femme comme très gravement malade, et dans ce cas là on n'hésitera pas à interrompre la grossesse.*

Messieurs, je considère ces deux travaux comme ayant un très grand intérêt, mais je fais à la concentration du sang cette simple objection qu'il s'agit là uniquement d'un phénomène d'inanition. Pour ce qui est de la diminution du pouvoir glycolytique, méthode excellente d'appréciation de la valeur fonctionnelle de la cellule hépatique, peut-être n'est-elle pas toujours l'indice d'une atteinte grave de cette cellule. Comme l'a montré Claude Bernard, l'hyperglycémie se traduisant par la glycosurie, peut se rencontrer dans certains troubles fonctionnels passagers du foie, et en particulier dans une sorte d'inertie de la cellule hépatique qui la rend incapable de retenir momentanément le sucre apporté par la veine-porte. Or, ce trouble fonctionnel se rencontre dans l'état auquel Lépine a donné le nom d'*azoamylie*, état caractérisé anatomiquement par la diminution plus ou moins considérable du glycogène dans le foie, et qui est constant chez tout sujet soumis à un jeûne prolongé.

Or, dans le pronostic des vomissements incoercibles, l'état d'inanition a une grosse importance, mais il n'est pas tout, et chez les femmes névropathes, horriblement déprimées, amaigries et deshydratées qui guérissent finalement par un traitement psychique, et où la polyglobulie existe à coup sûr, *je me demande si l'abaissement du pouvoir glycolytique n'existe pas aussi, au même titre que l'excès d'indican, d'urobiline, d'acétone ou d'ammoniaque urinaire, constamment retrouvé dans les formes graves qui guérissent.*

En disant ceci, je ne formule pas une critique, mais je demande simplement à être éclairé, et je suis certain d'être absolument d'accord avec MM. Chirié et Lequeux en pensant que ces deux importants mémoires ont besoin d'une suite qu'ils tiendront certainement à nous donner.

Enfin, Messieurs, pour terminer ce qui a trait à cette question si difficile en pratique de l'opportunité opératoire, je dirai qu'en dehors de toute autre considération clinique, amaigrissement, pouls, température, etc., il est, à mon avis, deux complications qui, dûment constatées chez une femme atteinte de vomissements graves de la gestation, représentent des indications immédiates à l'interruption de la grossesse, c'est l'apparition d'une *polynévrite*, ou celle d'un *ictère vrai* caractérisé par le passage des pigments biliaires dans l'urine.

Il est bien entendu aussi que quel que soit l'état dans lequel on trouve une de ces malades, l'abstention n'est jamais de mise. Si désespérée que semble la situation, il est de notre devoir de recourir au plus tôt à l'évacuation de l'utérus, qui rapidement exécutée permet d'assister parfois à de véritables résurrections.

TECHNIQUE OPÉRATOIRE

La détermination opératoire, étant prise toujours chez des malades en état très grave, toute perte de temps est une faute, et la meilleure méthode sera celle qui, *excluant la violence permettra l'évacuation totale avec le maximum de rapidité.* L'association des tiges de laminaire, des bougies de Hégar et des petits ballons de Champetier permet presque toujours d'obtenir très vite, sinon facilement, une perméabilité suffisante pour évacuer totalement l'utérus.

Voici la technique à laquelle je me suis arrêté, et qui m'a toujours amené en vingt-quatre heures à réaliser chez des primipares la déplétion d'un utérus gravide des premiers mois préalablement bien fermé. Le matin à neuf heures, une tige de laminaire, précédée ou non par un hystéromètre ou par de fines bougies de Hégar; le soir, à sept heures, extraction de la laminaire posée le matin, bougies de Hégar et mise en place d'une deuxième laminaire n° 21, ou même, si c'est possible, de deux laminaires accolées en canon de fusil. Le lendemain matin, chloroforme, extraction des laminaires posées la veillle au soir, et s'il le faut bougies de Hégar, jusqu'à pouvoir passer l'index. Grâce à une certaine habileté, le doigt seul, ou assisté d'une pince chargée d'extraire quelques petites parties mobiles de fœtus dilacéré, fera place nette en peu de temps.

Chacun aura ses préférences pour tel procédé ou pour tel tour de main, mais je le répète le principal est d'aller vite, et de savoir que pour gagner du temps on ne doit pas se priver de l'auxiliaire du chloroforme que ces malades malgré leur apparence m'ont toujours paru supporter à merveille.

Les injections de sérum, avant, pendant et après l'intervention, sont vivement recommandées par Pinard qui insiste également sur le régime alimentaire, lequel, malgré la disparition souvent presque immédiate des vomissements, *ne doit être modifié que très lentement et sous surveillance attentive.* Tant que le pouls reste rapide, tant que les urines, même assez abondantes, contiennent en quantité manifeste de l'urobiline et de l'acétone, tant que le pouvoir glycolytique reste notablement abaissé, il sera prudent de maintenir le régime lacté ou un régime végétarien, sans oublier les fonctions intestinales toujours paresseuses chez ces malades.

Messieurs, de l'exposé de la thérapeutique actuelle des vomissements incoercibles de la grossesse, il résulte que si notre façon de guider les malades pendant cette période troublée de la gestation a une importance réelle, il nous faut, malgré tout, avoir l'humilité de déclarer que nous n'avons pas d'action directe sur les vomissements toxiques.

Supprimer les vomissements en supprimant la grossesse, *c'est faire le sauvetage de la femme enceinte,* mais je me demande si cette action radicale, basée sur le sacrifice d'une autre vie, mérite véritablement le nom de traitement. Et nous en serons là, sans traitement à proprement parler, sans médication conservatrice rationnelle tant que nous ne tiendrons pas la pathogénie du vomissement « sous condition de grossesse ».

Il semble que nous commençons à l'entrevoir, et peut-être appartient-il à un avenir très proche de nous apporter la lumière tant désirée.

RAPPORTS

DE LA

LITHIASE BILIAIRE AVEC LA GROSSESSE ET L'ACCOUCHEMENT

PAR MM.

J. AUDEBERT
Professeur de clinique obstétricale (Toulouse).

R. GILLES
Accoucheur de la Maternité (Toulouse).

Il nous paraît superflu aujourd'hui de démontrer les relations causales qui existent entre la puerpéralité et la lithiase biliaire. Admise par WILLEMIN, DURAND-FARDEL, BAX (de Corbie), HUCHARD, CYR, etc., cette notion a été singulièrement accréditée et renforcée par des travaux plus récents, parmi lesquels il nous est tout à fait agréable de citer hors pair la remarquable thèse de LE MASSON (Paris, 1898)[1].

Aussi, croyons-nous inutile de revenir en détail sur l'histoire trop connue de ces rapports, et d'en étudier, un par un, tous les chapitres. Il est beaucoup plus intéressant, à nos yeux, de limiter ce travail à des questions encore discutées ou discutables, à celles en particulier que leur importance ou leur actualité désignent expressément à l'attention de l'accoucheur.

Et d'abord, quelle est l'action de la grossesse sur la formation des calculs? Quelle interprétation pathogénique peut-on donner de ces faits si communs de femmes atteintes de cholélithiase pendant la grossesse ou l'allaitement ?

Deux sujets, en outre, s'imposent à notre étude :

A). Le premier consiste dans la distinction, si nettement établie par GILBERT et ses élèves, entre la colique *vésiculaire* et la colique *hépatique*

1. On pourra se reporter à cette thèse pour toute la partie historique antérieure à 1898.

franche, causée par la migration ou l'arrêt d'un calcul dans le cystique ou le cholédoque. Il s'agit là, nous le verrons, non seulement de localisations anatomiques différentes, mais surtout de modalités cliniques essentiellement dissemblables.

B). La question de l'intervention chirurgicale dans les complications infectieuses graves des voies biliaires, posée dès 1902 à la *Société d'obstétrique, de gynécologie et de pædatrie de Paris*, à la suite de retentissantes observations de PINARD et HARTMANN, POTOCKI, DOLÉRIS, BARILLON, est encore à l'étude, tant au point de vue de la technique que des des indications opératoires. Nous inspirant de ces observations *princeps*, du rapport de QUÉNU et DUVAL, au *Congrès de Bruxelles* (1908), de celvi de DELAGENIÈRE et GOSSET au *Congrès de chirurgie de Paris* (1908), de la communication de HARTMANN (*Bruxelles*, 1908), nous aurons à spécifier dans quelles conditions et de quelle manière on devra intervenir dans les angiocholites et les cholécystites suppurées.

FRÉQUENCE. — C'est un fait actuellement bien établi que la puerpéralité exerce une influence manifeste sur le développement de la lithiase biliaire.

SCHRŒDER, se basant sur ses recherches nécropsiques, estimait que 90 p. 100 des femmes ayant eu des parturitions en étaient atteintes.

Cette énorme fréquence, qui a été confirmée par nombre d'auteurs dans ces dernières années, est une notion qui jusqu'ici paraissait mieux connue du médecin que de l'accoucheur. Certes, il ne peut en être autrement, étant donné les limites assez restreintes, soit avant, soit après l'accouchement, où il nous est loisible d'observer les malades. Par contre, le médecin est mieux placé à cet égard; son champ d'observation est plus vaste, et il ne se produit pas de manifestation lithiasique dans les premiers mois de la gestation, ou dans la période qui suit le *post-partum*, qu'il ne soit appelé à constater.

Signalons enfin un autre motif qui ne nous permet peut-être pas d'apprécier à quel point est commune l'association « grossesse et lithiase »: c'est que cette dernière affection, au lieu de se traduire toujours sous la forme franche, classique de la colique hépatique si facilement reconnaissable, se dissimule au contraire fort souvent sous le masque, d'une interprétation diagnostique plus délicate, de simples crises gastriques. A notre avis, que d'accès biliaires qui demeurent ainsi journellement méconnus!

Il convient de tenir compte de ces différentes considérations, qui, mieux que des chiffres ou des statistiques, peuvent donner une idée de la proportion considérable de femmes devenues lithiasiques au cours ou à l'occasion de gravidités.

I.

CONSIDÉRATIONS PATHOGÉNIQUES.

Dans son traité si documenté sur tout ce qui a trait à la pathologie gravidique, VINAY[1] admet que deux circonstances favorisent essentiellement la formation des calculs pendant la période puerpérale.

D'une part, il s'agit de ces troubles nutritifs sur lesquels BOUCHARD a attiré l'attention, troubles qui se traduisent à chaque manifestation de la vie génitale, la grossesse en particulier, par un ralentissement des combustions organiques. Or, une pareille perturbation dans les échanges, par la réaction acide qu'elle provoque du côté des produits de sécrétion, aurait précisément, entre autres conséquences, celle de précipiter les éléments constitutifs des cholélithes, la chaux et la cholestérine.

A cette modification humorale viendraient s'ajouter, d'autre part, les défectuosités de la circulation biliaire, profondément gênée, soit par le développement et la compression de l'utérus gravide, soit par le déséquilibre abdominal qui suit, à brève ou à plus ou moins longue échéance, la régression de l'utérus *post partum*.

Pour VINAY, la première de ces circonstances aurait surtout une influence prédisposante, l'autre interviendrait à titre de facteur déterminant.

En substance, telles étaient, il y a quelques années encore, nos idées sur la genèse du processus lithogène chez la femme enceinte ou accouchée.

Mais voici que cette conception pathogénique, quelque peu théorique, a dû petit à petit céder le pas devant une autre plus nouvelle, étayée celle-là sur l'étude approfondie de la chimie physiologique de la bile en même temps que sur le mécanisme et la réalisation expérimentale des infections biliaires.

En 1891, NAUNYN, au Congrès de Wiesbaden, en indiquant l'origine non plus excrémentitielle, comme le pensait BOUCHARD, mais exclusivement épithéliale de la chaux et de la cholestérine, considérées par lui comme produits d'altérations inflammatoires des canaux vecteurs de la bile; un peu plus tard, GILBERT et DOMINICI (1894), GILBERT et FOURNIER (1896), HANOT et LÉTIENNE (1895-96), en démontrant la présence de

1. On trouvera les indications bibliographiques à la fin de chaque chapitre.

microbes au centre des calculs, ont permis d'établir sur des bases certaines la doctrine infectieuse de la lithiase.

Et le doute à cet égard ne saurait persister depuis que, dans la même année 1897, MIGNOT d'abord, GILBERT et FOURNIER ensuite, ont pu, l'un avec le colibacille, les autres avec le bacille d'Eberth, réussir à obtenir expérimentalement de véritables pierres biliaires.

Il nous paraît utile ici de rappeler les conditions spéciales dans lesquelles opérait MIGNOT. Ses essais étaient faits sur le cobaye. Les cultures pures de colibacilles étant trop virulentes pour cet animal et n'ayant donné que des échecs dans les tentatives expérimentales faites jusque-là, l'auteur se servit de cultures préalablement *atténuées* soit par la chaleur, soit par les antiseptiques, soit, mieux, par un séjour prolongé dans la bile. Ainsi affaiblies en virulence, les injections dans le tissu cellulaire des cobayes ne provoquaient pas de phénomènes réactionnels.

« Il faut alors préparer la vésicule et en faire un réservoir inerte ou à peu près.

« Pour cela, on la remplit de ouate infectée par la culture du bactérium coli atténuée et on la referme. On laisse les choses dans cet état un mois à six semaines ; alors, on enlève le tampon de ouate et on suture soigneusement la vésicule. La plupart du temps, quand la vésicule a perdu sa propriété contractile, on trouve dans son intérieur, un mois après la seconde opération, des concrétions molles, adhérentes ou non aux parois; mais on ne trouve des concrétions dures, de véritables calculs, qu'après cinq à six mois. »

On peut dire que ces belles recherches de MIGNOT, en précisant les circonstances pathologiques au milieu desquelles naissent et se développent les cholélithes, éclairent d'une vive lumière la pathogénie de la lithiase considérée spécialement chez la femme enceinte.

Chez cette dernière, ne trouvons-nous pas réunis tous les éléments de l'expérience? N'observons-nous pas des infections identiques comme nature et comme intensité? Et d'autre part, la puerpéralité, avant comme après l'accouchement, ne crée-t-elle pas, du côté de l'excrétion bilaire, des conditions mécaniques qui rappellent celles reproduites artificiellement chez le cobaye?

A ce point de vue, le rapprochement est facile: La compression du foie et des voies hépatiques par l'utérus gravide, plus tard son abaissement, après l'accouchement, par suite de la déficience de la paroi, les modifications de direction ou de calibre qui résultent de cette ptose du côté des gros canaux excréteurs de la bile, toutes ces circonstances agissent au même titre que l'inertie vésiculaire; elles favorisent la stase biliaire et préparent ainsi le milieu propice à l'édification des calculs.

Mais c'est dans l'élément « infection », dans la qualité de l'agent et dans son mode d'action que l'analogie entre la clinique et l'expérimentation peut être établie d'une façon plus saisissante encore.

Ici et là, c'est en effet le colibacille qui est en cause.

On sait le rôle important que joue en pathologie puerpérale cet hôte banal de l'intestin. C'est lui que l'on retrouve au premier plan dans la plupart des complications de la gravidité ou du *puerpérium*. Et de fait, sous l'influence de ces différents états, comme à l'occasion de certaines affections génitales, il tend à perdre son caractère de simple parasite, pour devenir un microbe offensif, parfois même capable d'exalter sa virulence, jusqu'à produire, associé à d'autres germes, ou à lui seul et pour son compte personnel, des infections graves à forme généralisée.

En réalité, cette éventualité à grand orchestre, cette septicémie colibacillaire est extrêmement rare, mais par contre, combien sont fréquentes les manifestations d'intensité beaucoup moindre que cet agent morbide, devenu plus actif, peut provoquer.

Ces manifestations, c'est du côté de l'intestin, l'habitat adoptif du colibacille, que nous les observons tout d'abord. La plupart des troubles gastro intestinaux que l'on voit survenir pendant la grossesse, les divers accidents que l'on groupe sous le nom de stercorémie pendant le *post partum*, n'ont pas d'autre origine. Du tractus intestinal comme point de départ, l'infection se propage ensuite, créant, là où les circonstances s'y prêtent, des localisations d'importance variable.

Quelques-unes d'entre elles, pyélonéphrite, appendicite, nous sont actuellement bien connues. A côté de ces dernières, une place doit être réservée aux angiocholécystites. Ce sont là, en effet, complications de même ordre qui, par des mécanismes divers peuvent surgir au cours de la puerpéralité, sous l'influence de cette colibacillose en éveil.

Mais, à l'encontre des infections rénales et surtout appendiculaires qui, les unes et les autres, se manifestent par des phénomènes plus ou moins bruyants, celles qui frappent les voies biliaires sont d'ordinaire extrêmement discrètes, au point qu'elles passent le plus souvent inaperçues.

C'est qu'il s'agit ici, comme dans l'expérience de Mignot, d'un microbisme dont la virulence est en grande partie amoindrie, neutralisée par le milieu biliaire lui-même. Il en résulte que les lésions des voies hépatiques qui s'ensuivront ne pourront être qu'identiques dans les deux cas, se réduisant à de simples altérations superficielles. En d'autres termes, nous nous trouverons en présence d'une angiocholite catarrhale et desquamative. la seule permettant la réalisation des calculs.

BIBLIOGRAPHIE.

BOUCHARD. — Maladies par ralentissement de la nutrition, p. 86. Paris, 1882.

DURANTON. — La cholestérine et ses conditions de précipitation. Thèse de Paris, 1908.

FOURNIER. — Origine microbienne de la lithiase biliaire. Thèse de Paris, 1896.

GILBERT et DOMINICI. — La lithiase biliaire est-elle de nature microbienne? (*Soc. de Biologie*, 16 juin 1894.)

GILBERT et FOURNIER. — Du rôle des microbes dans la genèse des calculs biliaires (*Soc. de Biologie*, 8 février 1896).

— Lithiase biliaire expérimentale (*Soc. de Biologie*, 30 octobre 1897).

— Article *Lithiase biliaire* dans le *Traité de Médecine* Brouardel et Gilbert.

HANOT. — Fièvre typhoïde et lithiase biliaire (*Bulletin médical*, 22 janvier 1896).

HARTMANN. — Pathogénie de la lithiase biliaire (*Presse médicale*, 2 mars 1898).

Léopold LEVI. — Pathogénie de la lithiase biliaire (*Rev. gén.*, in *Gaz. des Hôpitaux*, 1898, n° 135, p. 1247).

LÉTIENNE. — Calculs pariétaux de la vésicule biliaire (*Congrès de Médecine de Bordeaux*, août 1895, et *Médecine moderne*, 17 août 1895).

MIGNOT. — Calculs biliaires expérimentaux (*Soc. de Chirurgie*, 19 mai 1897).

NAUNYN. — 1° Die Gallenstein Krankheiten (*Rapport présenté au X° Congrès de Médecine internationale de Wiesbaden*, 1891).
2° Klinik der Cholelithiasis. Leipzig, 1892.

VINAY. — Traité des maladies de la grossesse et des suites de couches. 1894.

II.

ALLURE CLINIQUE DE LA LITHIASE BILIAIRE. PRONOSTIC ET INFLUENCES RÉCIPROQUES.

*

Dans ce chapitre, nous ne voulons pas reprendre dans tous ses détails l'histoire symptomatique de la lithiase biliaire chez la femme enceinte ou accouchée. Cette histoire, dans l'ensemble, ne diffère en rien de ce que l'on observe ailleurs chez les sujets en dehors de l'état puerpéral. Chez les unes comme chez les autres, l'affection se traduit toujours par des signes qui dénoncent soit la migration progressive, soit l'arrêt d'un calcul dans les voies biliaires.

Dans le premier cas, c'est la crise de colique hépatique classique avec ses douleurs plus ou moins vives, irradiées de l'hypocondre droit vers l'épaule correspondante ou l'épigastre et suivies du syndrome passager de l'ictère ; dans l'autre, c'est le tableau de l'obstruction du cholédoque avec les mêmes phénomènes ictériques, mais ici beaucoup plus durables.

Ces diverses modalités, avons-nous dit, sont assez rarement observées. Dans tous les cas, il semble, d'après nos recherches, qu'on ne les voit guère se produire à l'occasion d'une première grossesse, ou plus exactement leur apparition chez les primipares serait tardive, coïncidant parfois avec les approches du terme, plus souvent avec une période plus ou moins reculée du *post-partum*, et c'est dans ces dernières conditions que le fait échappe à l'accoucheur.

Mais, si l'on tient compte des facteurs pathogéniques sur l'importance desquels nous avons insisté plus haut, en particulier des troubles mécaniques qu'entraînent du côté de la chasse biliaire le relâchement de la sangle abdominale et la ptose du foie, on s'expliquera que la colique hépatique bruyante, avec son cortège symptomatique de la migration calculeuse, se révèle avec une fréquence relative, plus grave chez les multipares.

Cette distinction étant faite à propos des grands accès de lithiase et de leur rapport avec le nombre des parturitions, nous avons hâte d'arriver à une autre manifestation lithiasique qui, elle, à l'encontre des précédentes, est extrêmement commune, et cela, quels que soient le degré de parité des malades et la période puerpérale où on les observe.

Nous voulons parler de cette sorte de crise qui se traduit sous forme de crampes gastriques à l'exclusion de tout autre symptôme morbide. A voir le nombre de femmes enceintes ou accouchées qui se plaignent de pareils troubles, parfois si accusés et si tenaces qu'ils résistent aux traitements les plus variés, on est surpris de ne pas les trouver mentionnés plus nettement dans les auteurs, et avec l'interprétation exacte qui leur convient.

Tarnier et Budin, dans leur Traité (1888), n'y font aucune allusion.

Vinay (1894) ne fait qu'entrevoir la question. Dans son article *Lithiase biliaire et grossesse*, il déclare, après avoir montré quel est le caractère des douleurs : « De fait, l'ictère manque souvent pendant la grossesse et la lactation, aussi la nature réelle des symptômes peut-elle échapper à un médecin non prévenu »; et plus loin, dans les lignes consacrées au diagnostic de la colique hépatique, il dit : « Après l'accouchement, et surtout pendant la grossesse, les coliques hépatiques peuvent être méconnues; on met facilement sur le compte d'une gastralgie, d'une névralgie intercostale ou ilio-lombaire, les accès douloureux qui les caractérisent. »

Dans leur classique *Traité d'obstétrique*, Ribemont-Dessaignes et Lepage s'expriment ainsi : « L'apparition de la colique hépatique chez une femme enceinte ou accouchée donne lieu à des erreurs de diagnostic d'autant plus fréquentes que souvent on observe des formes frustes, et, en particulier, des formes qui ne s'accompagnent pas d'ictère. Pendant la grossesse, on peut confondre la colique hépatique, surtout la forme pseudo-gastralgique avec la gastralgie... »

Enfin, plus récemment, Chambrelent, dans la *Pratique de l'art des accouchements*, en collaboration avec Bar et Brindeau, nous montre une brève esquisse de la crise dont il essaie de donner une explication. « En général, la douleur siège au niveau de la vésicule biliaire dont la région reste douloureuse entre les crises. Parfois, la douleur plus sourde, plus diffuse, siège à l'épigastre et peut faire croire à de la gastralgie. Cette forme larvée semble causée par l'épaississement de la bile qui franchit difficilement le canal cholédoque, plutôt que par la présence de calculs biliaires. »

On le voit, nous ne trouvons jusqu'ici que de simples indications sur la manifestation lithiasique qui nous intéresse.

Or, il nous semble qu'en raison de l'importance séméiologique qu'elle présente et des méprises auxquelles elle donne lieu si fréquemment, il convient d'en donner une description plus détaillée. C'est aux travaux de Gilbert et de ses élèves en particulier, à la thèse récente de Parturier (1910) que nous emprunterons les éléments de cette description.

Disons, tout d'abord, que les accès douloureux à type gastrique ne seraient autre chose en réalité que des accès de *colique vésiculaire* : c'est l'explication la plus rationnelle qu'il conviendrait de lui donner. D'après GILBERT, qui les avait désignés ainsi dès 1898, ils seraient dus à de gros calculs qui seraient contenus dans la vésicule et dont celle-ci ne pourrait se débarrasser, en raison de leur disproportion avec le calibre des canaux biliaires.

Cette hypothèse cadre parfaitement avec les symptômes observés. La poche vésiculaire luttant contre son contenu trop volumineux permet, en effet, de se rendre compte du caractère très spécial affecté par la douleur.

Celle-ci est tenace, persistante ou apparaissant par intermittences, mais à intervalles parfois si rapprochés qu'entre eux existe un malaise à peu près continu.

Ce n'est plus, on le voit, ces crises violentes paroxystiques qui marquent dans la colique hépatique franche la migration du calcul et qui s'arrêtent brusquement, amenant un soulagement immédiat, au moment précis où la libération du cholédoque devient définitive.

Dans la colique vésiculaire les malades présentant une sorte « *d'état de mal biliaire* » permanent, avec exacerbation périodique expliquant la gêne apportée par un corps étranger volumineux et les efforts tentés vainement par l'organisme pour les chasser. Cette situation se complique de troubles gastro-intestinaux plus ou moins marqués. Ce sont des vomissements qui se montrent surtout après les repas (*post prandium*), coïncidant avec un redoublement des douleurs; d'autres fois c'est un état nauséeux qui tourmente les patientes par sa durée même et qui aboutit seulement au rejet de mucosités ou de glaires; on note en plus de la constipation avec sensation de tension du côté de l'abdomen.

L'accès évolue ainsi, toujours sous cette forme anonyme, dans tous les cas sans indices précis pouvant mettre sur la voie d'accidents lithiasiques.

Le seul signe qui serait positif dans l'espèce, l'apparition de l'ictère, fait défaut, la scène se déroulant en dehors des voies biliaires. Pour les mêmes raisons on ne trouve pas davantage de calculs dans les selles même quand ces dernières, suspectes de renfermer un produit calculeux, sont tamisées et examinées attentivement après les crises. L'exploration directe du ventre peut-elle du moins, à défaut de signes fonctionnels, nous fixer sur la nature réelle du mal? Si nous venons à faire étendre les malades, qui instinctivement se placent pendant les périodes douloureuses en position assise dans l'attitude de flexion qui leur paraît la plus propice, nous trouvons un ventre légèrement ballonné, sensible à la pression, présentant un certain degré de défense. La sensibilité existe au niveau de la région épigastrique, mais elle paraît plus accusée au fur et à mesure que la main, suivant le bord costal, s'avance vers l'hypocondre droit. Un examen méthodique permet alors de reconnaître en général, dans la région où la ligne mamelonnaire rencontre l'extrémité de la dixième côte un point où la douleur provoquée est maximum. Ce point exquis correspond à la vésicule (*point cystique*). C'est là le seul symptôme physique qu'il nous soit permis le plus souvent de constater. Quant à celui qui serait vraiment pathognomonique, à savoir la présence d'une tumeur représentant la poche vésiculaire en état de réplétion, ce n'est que dans des cas absolument exceptionnels qu'on peut le dépister.

Le cholécyste, quand il existe, échappe en général à l'examen, toute une série de circonstances, adiposité de la paroi, météorisme ou orientation profonde de l'organe, etc., étant de nature à le masquer.

D'autre part, chez la femme enceinte, on conviendra que le développement plus ou moins marqué de l'utérus contribue encore pour une large part à rendre l'examen négatif à cet égard.

Tel est, dans ses grands traits, le tableau de la colique vésiculaire. Sans doute, on ne le trouve pas toujours aussi complet; mais serait-il simplement ébauché qu'on devra toujours suspecter la lithiase quand on aura l'attention attirée par des douleurs rappelant par leur localisation et leur modalité celles que nous venons de décrire. Nous ajouterons que, dans ces cas frustres, les soupçons pourront s'affermir, pour peu que l'examen du sujet atteint révèle un passé hépatique ou l'existence chez lui d'un terrain propice aux infections biliaires. A ce point de vue on ne saurait, pensons-nous, attribuer une trop grande valeur à cet état originel prédisposant, « la cholémie[1] »

* *

Le pronostic, visant ici deux états qui sont susceptibles de retentir l'un sur l'autre, doit être envisagé à deux points de vue différents : nous devons nous demander quelle est d'une part l'influence qu'exerce la puerpéralité sur l'évolution de la lithiase; d'autre part et inversement, nous devons chercher à établir l'influence que la lithiase exerce à son tour sur la puerpéralité.

A. Influence de la puerpéralité sur l'évolution de la lithiase.

Cette influence est manifeste; nous avons essayé de le montrer dans notre exposé pathogénique; c'est la gravidité qui est en quelque sorte le

1. Nous pensons inutile d'insister sur la description de ce syndrome si connu depuis les publications de Gilbert et de Lereboullet. Nous renvoyons à leurs travaux et en particulier à la thèse de leur élève Mlle Stein (Paris, 1903).

primum movens de l'infection colibacillaire sans laquelle le processus lithogène ne saurait exister; c'est elle encore qui, par la perturbation qu'elle entraîne dans la statique abdominale, crée les conditions mécaniques favorables à la réalisation de ce processus.

Si tout se bornait là, les accidents seraient en somme assez bénins; le calcul, résultat d'une infection atténuée, représenterait le stade ultime de cette infection pour ainsi dire éteinte sur place, et dès lors on n'aurait plus qu'à compter, tôt ou tard, suivant le degré de tolérance de la vésicule, avec les complications mécaniques possibles inhérentes à la migration calculeuse.

Malheureusement il n'en est pas toujours ainsi; les voies biliaires, frappées par une première atteinte se trouvent désormais en état de réceptivité morbide. Que de nouvelles incursions colibacillaires se produisent dans ces conditions, à la faveur de nouvelles crises intestinales auxquelles prédispose la puerpéralité, et nous pourrons voir survenir les complications les plus variées.

Ce sera l'angiocholite aiguë dans sa forme inflammatoire limitée aux gros conduits excréteurs, ou bien les phénomènes septiques iront plus loin et aboutiront à des lésions suppuratives (*cholécystite suppurée*, voire même *abcès du foie*) ou ulcérées (*rupture de la vésicule*).

Enfin si l'infection est massive ou si l'agent infectieux est particulièrement virulent, si surtout le terrain est préparé par une tare hépatique ou rénale antérieure, ce sera la cellule, l'élément noble du foie, qui sera frappée elle-même, et nous assisterons au tableau foudroyant de *l'ictère aggravé* ou même *grave* d'emblée.

Nous ne nous arrêterons pas sur ce dernier accident, qui a été très bien étudié dans les travaux antérieurs — la thèse de LEMASSON en particulier — et dans la genèse duquel la lithiase, quand elle existe, ne peut agir d'ailleurs qu'à titre de facteur étiologique accessoire. Nous ne nous arrêterons pas davantage sur les abcès du foie, dont on ne possède en réalité que de rares observations pendant l'état puerpéral. Mais nous devons par contre attirer l'attention sur la cholécystite suppurée, en raison de son origine lithiasique à peu près constante.

C'est à elle qu'il faut toujours penser quand on se trouve en présence d'une femme enceinte ou accouchée chez laquelle, avec des manifestations biliaires concomitantes ou antérieures, on voit des phénomènes généraux plus ou moins intenses survenir. Dans ces cas-là, de grands accès de fièvre dominent la scène Ils revêtent en général la forme intermittente (fièvre bilio-septique de CHAUFFARD). Avec eux, se déroule le cortège symptomatique habituel, frissons, accélération du pouls, dyspnée, céphalée, etc.

C'est le tableau d'une infection grave, bien fait pour dérouter le médécin, si des signes de réaction péritonéale localisée à l'hypochondre droit ne venaient guider le diagnostic.

A ce niveau, l'exploration démontre, en effet, l'existence d'une tumeur de forme ovoïde, de dimensions variables, saillant parfois sous la paroi. La situation et les caractères de cette tumeur ne peuvent laisser de doute sur sa nature : il s'agit de *l'empyéme vésiculaire*.

C'est là, de toutes les complications calculeuses signalées au cours de la puerpéralité, celle dont on trouve le plus grand nombre d'exemples et, fait important qui paraît bien montrer l'influence que la puerpéralité exerce à cet égard comme cause déterminante, c'est que la cholécystite s'observe tout particulièrement chez des multipares (obs. de PINARD, POTOCKI, BARRILLON etc.). Les grossesses répétées ont dans ce sens une action perturbatrice dont on a pu suivre les effets croissants chez certains sujets, les manifestations de lithiase ayant marqué chez eux, et chaque fois avec un élément d'aggravation de plus, les différentes étapes de leur histoire obstétricale.

B. Influence de la lithiase sur la puerpéralité.

En ce qui concerne la gestation, tout d'abord, cette influence sera bien différente suivant la modalité clinique affectée par la lithiase.

Elle est nulle dans les cas de colique vésiculaire. Cette dernière qui rend parfois si pénible l'état de grossesse ne pourrait avoir, on le devine, de retentissement fâcheux sur son évolution.

Le pronostic est-il plus sérieux quand il s'agit de colique hépatique franche avec ictère?

Ce dernier phénomène, pour beaucoup d'auteurs, serait un symptôme de mauvais augure capable d'entraîner à bref délai l'interruption de la grossesse.

Une pareille opinion se trouverait confirmée par un certain nombre de faits et aussi par les recherches expérimentales auxquelles se sont livrés SCHIFF, BUDGE, KÜHNE et LEYDEN, recherches qui ont démontré le rôle nettement ecbolique des sels biliaires. Cependant, à côté des observations qui paraissent concluantes à cet égard, il en est d'autres où une jaunisse même intense a permis l'accouchement à terme. Un exemple typique est fourni par cette malade d'ILLOVAY qui, bien que fortement ictérique dès le début de sa grossesse vit néanmoins cette dernière suivre son cours d'une façon normale. Comment pourrait-on expliquer des terminaisons aussi différentes?

L'interruption s'explique assez simplement dans les cas où l'ictère s'accompagne d'un élément toxique ou infectieux. C'est ce qui se produit lorsque surgissent des complications septiques des voies biliaires. L'avortement ou l'accouchement prématuré relève alors autant de l'infection et de l'action des toxines microbiennes que de l'excitation directe des fibres utérines par les sels ou les pigments de la bile.

L'interprétation des faits paraît moins aisée lorsque l'ictére évolue seul, sans manifestation infectieuse concomitante.

Nous avons eu l'occasion d'observer récemment un cas de ce genre, où l'expulsion du fœtus s'est produite au huitième mois, quarante-huit heures après l'apparition d'un ictère essentiellement banal. Particularité intéressante, les annexes fœtales, liquide amniotique, cordon, membranes et tissu placentaire lui-même, présentaient une coloration jaune safran très marquée.

L'évacuation de l'utérus ne s'observerait-elle pas quand l'ictère est particulièrement intense et surtout dans ces cas spéciaux d'imprégnation profonde des éléments fœtaux par les principes biliaires; en d'autres termes, ne serait-elle pas sous la dépendance d'une altération possible des éléments ovulaires eux-mêmes?

Quoi qu'il en soit, le mécanisme de l'excitabilité musculaire sous l'influence de l'ictère, s'il n'est pas exclusif, doit être considéré toutefois comme un facteur d'une certaine importance pour favoriser la mise en jeu et l'effort expulsif de l'utérus gravide.

Ce qui semblerait le prouver, c'est, d'une part, la rapidité du travail chez les ictériques; d'autre part, l'absence ou la modicité de l'écoulement sanguin que l'on observe chez elles pendant la délivrance.

Ces différents faits ne peuvent évidemment tenir qu'à une augmentation de tonicité de l'organe gestateur en pareil cas.

BIBLIOGRAPHIE.

BAR, BRINDEAU et CHAMBRELENT. — La pratique de l'art des accouchements.

BUDIN et DEMELIN. — Manuel pratique d'accouchements et d'allaitement.

CHAMBRELENT. — Angiocholite grave chez une femme enceinte. Accouchement prématuré. Enfant vivant (*Soc. de Gyn., d'Obst. et de Pœd. de Bordeaux*, 27 mars 1901).

CORDARO. — Sulla finazione dei pigmenti biliari nella placenta durante la gravidanza complicata da itterizia (*Rassegna d'Ostet. e Gynec.*, Napoli, 1905, XII, 113-127).

GARIPUY. — Un cas d'ictère au cours de la grossesse. Guérison. Accouchement prématuré (*Soc. d'Obst. de Toulouse*, mai 1910).

GILLES et PUJOL. — Colique hépatique avec ictère chez une femme enceinte de huit mois. Interruption de la grossesse (*Soc. d'Obstét. de Toulouse*, mai 1910).

GUÉNIOT. — Étude sur la lithiase vésiculaire. Thèse de Paris, 1905.

ILLOVAY. — Icterus gravidarum; report of a case (*Ann. J. Obst.*, New-York, 1889, XXII, 1009-1021).

PARTURIER. — De la colique vésiculaire. Thèse de Paris, 1910.

RAMBERT. — Contribution à l'étude des relations de la lithiase biliaire avec la grossesse, l'accouchement et les suites de couches. Thèse de Paris, 1899.

RIBEMONT-DESSAIGNES et LEPAGE. — Précis d'obstétrique.

RUDAUX. — De la colique hépatique pendant la puerpéralité (*Arch. gén. de Médecine*, Paris, 1905, I, 86-91).

STEIN. — Cholémie simple familiale et grossesse. Thèse de Paris, 1903.

TABOURIN. — Étude sur la physiologie pathologique et le traitement des coliques hépatiques chez les femmes en état de puerpéralité. Thèse de Paris, avril 1900).

TUGGER. — Contribution à l'étude de l'ictère pendant la grossesse. Thèse de Nancy, 1899.

III.

TRAITEMENT.

Le traitement de la lithiase biliaire pendant la grossesse et l'allaitement peut être considéré au point de vue :

I. *Médical;*
II. *Obstétrical;*
III. *Chirurgical.*

I. Traitement médical.

En ce qui concerne le traitement médical, nous estimons qu'il nous sera permis d'être très brefs, car, sauf exceptions, la thérapeutique classique appliquée aux cas ordinaires convient fort bien aux femmes enceintes et accouchées. Nous le diviserons en traitement : 1° *prophylactique ;* 2° *curatif.*

1° L'importance du *traitement prophylactique* découle de ce que nous avons dit à propos de la pathogénie. S'il est admis que le processus lithogène reconnaît presque toujours pour cause une infection d'origine colibacillaire, il est facile de comprendre de quelle utilité peut être la prophylaxie pendant la grossesse.

D'où nécessité d'éviter la stase intestinale, les fermentations, et, dans ce but, de recourir aux purgatifs légers, de préférence aux cholagogues, d'instituer un régime alimentaire mettant à l'abri des fermentations. Les lavements, quelquefois même les lavages de l'intestin à basse pression, seront très utilement employés. Le lait, à la dose d'un litre à un litre et demi *pro die*, et les ferments lactiques sont, suivant les cas, formellement indiqués.

2° *Le traitement curatif* variera suivant qu'on aura à faire à une colique vésiculaire ou à une colique hépatique franche.

A. Contre le *cholécyste*, il faut avant tout éviter les contractions de la vésicule (Gilbert). Le repos au lit, les applications calmantes, opiacées, les enveloppements tièdes plutôt que chauds, les bains prolongés, le régime lacté mixte tel que le recommande Gilbert — lait écrémé à petites doses — amèneront ordinairement une détente dans les phénomènes douloureux. On s'abstiendra de purgatifs, et surtout de cholagogues. On cherchera, en un mot, à réaliser le *repos général* et le *repos vésiculaire*. Par ces moyens, on arrivera peu à peu à obtenir la tolérance de la vésicule, et la malade, ne souffrant plus, pourra croire à sa guérison.

B. On combattra les paroxysmes douloureux de *la colique hépatique franche* par les injections hypodermiques de morphine, doublement indiquées, pourrait-on dire, chez une femme enceinte.

Après la crise, le régime alimentaire spécial, que nous n'avons pas besoin de décrire, sera heureusement complété par l'ingestion réitérée de corps gras. HARTMANN conseille de prendre un grand verre d'huile d'olive le matin à jeun, pendant trois jours, et le quatrième, une purgation d'huile de ricin.

Dans le cas où ce liquide nauséeux serait mal toléré par l'estomac souvent capricieux des gestantes, on pourra le remplacer par de la glycérine neutre (FERRAND), dont on prescrira une ou deux grandes cuillerées à prendre le matin à jeun.

Enfin, le *traitement thermal* n'est pas à dédaigner pendant la grossesse. Il a fait ses preuves, et de nombreuses observations de nos confrères de Vichy établissent que, dirigé avec prudence, il est sans danger et d'une efficacité réelle. En effet, les quelques accidents qui ont été observées à la suite d'une cure hydro-minérale sont en grande partie imputables à l'abus des eaux (en particulier celles de la Grande-Grille) et surtout à la trop longue durée des bains.

ALLAITEMENT. - D'ordinaire, l'allaitement peut être continué malgré la colique hépatique et l'ictère consécutif. Dans quelques cas que nous avons suivi, nous n'avons noté aucun retentissement sur la santé de l'enfant. Il faudra cependant surveiller de près ses selles et sa courbe de poids; car les éléments de la bile passent à coup sûr dans le lait, qui peut alors devenir toxique ; presque toujours, il est alors coloré en jaune.

II. TRAITEMENT OBSTÉTRICAL.

Bien exceptionnels seront les cas où pourra se poser la question de l'interruption de la grossesse.

Dans la cholélithiase non compliquée, la tolérance est ordinairement obtenue par le traitement approprié. S'il survient des complications infectieuses du côté de la vésicule et des voies biliaires, l'évacuation de l'utérus ne saurait avoir une action sur la marche des phénomènes inflammatoires, et c'est à l'intervention chirurgicale qu'il faut résolument recourir.

III. — Traitement chirurgical.

D'une façon générale et en dehors de la gravidité, la lithiase biliaire, comme beaucoup d'autres infections considérées jusqu'ici comme d'ordre purement médical, tend de plus en plus à être englobée dans le domaine chirurgical et à être traitée par des méthodes sanglantes. L'influence des travaux de Bouchard, tendant à considérer la lithiase hépatique uniquement comme une viciation humorale, sa manifestation clinique comme un phénomène purement mécanique, avait eu comme conséquence thérapeutique l'institution de traitements exclusivement médicaux visant à modifier les échanges intimes de l'organisme, le traitement sanglant étant réservé aux phénomènes septiques menaçant immédiatement la vie du malade, ou pour combattre les fistules biliaires résultant de la migration anormale du calcul.

On n'accepte plus maintenant, comme nous l'avons vu plus haut, une pathogénie aussi simple et une thérapeutique aussi expectante. D'une part, la formation du calcul est considérée comme relevant toujours d'une infection ; d'autre part, le traitement, pour n'être pas toujours systématiquement opératoire comme le voudraient certains chirurgiens (Riedel, Lilienthal), n'en est pas moins devenu chirurgical dans bon nombre de cas, en particulier dans ceux où l'élément infectieux tend à dominer la scène pathologique. Sans admettre, dans toute sa rigueur, la règle qui veut que « l'on opère lorsque la lithiase est encore à sa phase vésiculaire, sans attendre la phase cholédocique », la formule de Léon Bernard (*Société de médecine des hôpitaux de Paris*, 1906) n'en est pas moins vraie : « Dans tous les cas où, dès le début, on a l'indice d'une infection grave, si la symptomatologie est celle d'une cholécystite aiguë, sévère, il faut d'emblée recourir à l'intervention. Dans les cas légers, au contraire, dans ceux qui relèvent de l'ancienne colique hépatique mécanique, on pourra attendre et mettre en œuvre le traitement médical. Mais il ne faudra pas se reposer sur ce diagnostic faussement rassurant ; il faudra bien considérer le malade comme un infecté, afin de surveiller les progrès de cette infection ». En résumé, en présence d'une lithiasique biliaire, on conseillera facilement l'intervention pour peu que les crises se répètent, on la conseillera toujours d'emblée quand la crise présentera une allure particulièrement grave.

Cette thérapeutique hardie, qui semble rallier la majorité des chirurgiens, est-elle également de mise chez les femmes au cours d'une gestation ? Il semble bien que dans ce cas, comme dans tous les cas analogues dans lesquels une affection grave évolue concurremment avec une grossesse, on ne saurait fixer la conduite à tenir en une formule nette et immuable. Trop d'éléments d'importance variable, suivant les cas, entrent en jeu, pour qu'on puisse toujours trancher la question pour ainsi dire mathématiquement, et d'ailleurs la clinique s'accommode mal de formules impératives.

D'une façon générale, on pourra dire ce que l'on a dit au sujet d'affections analogues (appendicite, par exemple), évoluant au cours d'une grossesse. Si l'urgence est manifeste, on intervient à toute époque de la grossesse (après essai loyal d'un traitement médical), sans souci aucun du fœtus, tous les efforts du chirurgien devant viser à sauver l'existence de la mère. Cela est d'autant plus indiqué, en cas d'accidents graves dus à la lithiase biliaire, que ces accidents amènent le plus souvent un accouchement prématuré; d'où il résulte que, même en se plaçant au point de vue des intérêts de l'enfant, il semble qu'il y ait tout à gagner et rien à perdre en intervenant d'une façon précoce.

Mais à part quelques cas particulièrement sévères (dont l'observation de Barrillon est un exemple), l'intervention immédiate sera rarement aussi nettement indiquée, et c'est dans ces cas, d'allure torpide avec quelques rares poussées aiguës sans ictère, qu'un traitement médical prolongé sera appliqué avant d'en arriver aux méthodes sanglantes. Pour notre part, nous croyons, d'accord avec la majorité des accoucheurs, qu'il ne faut exécuter, au cours d'une grossesse, que les interventions strictement nécessaires. Sauf cas de nécessité absolue, on n'opérera qu'après l'accouchement. Si cependant la grossesse était tout à fait à ses débuts, et que la lithiase biliaire s'annonçât comme pouvant être grave, à plus forte raison si elle avait déjà interrompu une grossesse précédente, il pourrait être indiqué d'intervenir. On pourrait même se demander s'il ne serait pas utile de pratiquer *systématiquement* cette opération de façon à prévenir, d'une part, les complications maternelles, d'autre part, l'avortement. On pourrait facilement, sans mettre en danger sérieux l'une et l'autre des deux vies en jeu, faire une opération radicale, chose qui serait évidemment impossible si l'on attendait pour opérer d'avoir la main pour ainsi dire forcée, c'est-à-dire si on intervenait pour accidents menaçants avec une gestation plus avancée. L'intervention pourrait être également proposée, en présence d'accidents sérieux, vers la fin de la grossesse, car un accouchement prématuré ne serait pas dans ce cas incompatible avec la vie du fœtus.

Quelle sera cette intervention? Elle sera évidemment variable d'après les manifestations cliniques de la lithiase et en tous cas elle sera toujours aussi simple, aussi rapide, aussi peu schockante que possible. S'agit-il d'une lithiasique avérée ayant eu jadis des coliques hépatiques franches avec retentissement grave sur l'organisme, chez laquelle les phénomènes pathologiques latents, depuis quelque temps, reçoivent un coup de fouet du fait de la grossesse, et qui, sous cette influence, présente de nouveau le syndrôme colique hépatique? On sera en droit, en pareil cas, de soupçonner une propagation au cholédoque des lésions vésiculaires et on pourra craindre qu'une simple *cholécystotomie*, voire une *cholécystostomie*, ne soit insuffisante pour parer aux dangers ultérieurs, et on pourra être amené, après avoir incisé la vésicule et le cystique à la façon de Delagenière, à explorer le cholédoque, à extirper par *cholédocotomie* les calculs qui pourraient y être reconnus, enfin à réaliser l'*hepaticus-drainage* de Kehr.

Dans le cas, théoriquement toujours à prévoir, bien que nous n'ayons trouvé nulle part d'observation clinique rentrant dans ce cadre, ou un cholédoque depuis longtemps malade, viendrait à s'obstruer sans qu'il fût possible d'y rétablir la circulation biliaire, il y aurait naturellement lieu de pratiquer une intervention permettant le libre cours de la bile : *cholécysto-entérostomie* le plus souvent, plus rarement *cholécysto-gastrostomie*, *hépatico-entérostomie* exceptionnellement, *cholédoco-entérostomie* même quand l'obstacle siègera sur l'ampoule de Vater et que le cholédoque distendu atteindra, comme cela se voit parfois, un volume de beaucoup supérieur à son volume normal. S'agit-il, au contraire, d'un malade n'ayant aucun passé hépatique, et qui, sous l'influence ou tout au moins au cours de sa gravidité, présente brusquement des signes non équivoques de cholécystite suppurée, avec tendance à l'ictère? Il est évident que dans un cas analogue il n'y aura pas lieu d'essayer la prolongation du traitement médical probablement institué depuis plusieurs jours déjà et qui, par l'évolution progressive des phénomènes pathologiques, aura montré son insuffisance. Il faudra intervenir, mais *hepaticus-drainage* et opérations complexes sur les voies biliaires principales seront rarement de mise, et, les lésions étant purement vésiculaires, on se bornera le plus souvent à les traiter par un acte chirurgical purement vésiculaire. Deux opérations surtout se disputeront ici la préférence des chirurgiens : *cholécystotomie idéale* et *cholécystostomie;* exceptionnellement on aura recours à la cholécystectomie.

La *cholécystotomie idéale*, c'est-à-dire suivie de suture après évacuation du contenu de la vésicule, *cholécystendyse* de Courvoisier, semble une opération bien dangereuse en ce sens qu'on referme, après un examen forcément sommaire, une vésicule toujours malade, quel que soit d'ailleurs l'aspect de sa paroi. On laisse un canal cystique douteux, bien qu'on ait vu la bile s'en échapper, car de petites concrétions peuvent être cachées entre ses plis. Kehr, en particulier (*Congrès de Bruxelles*, 1908), a insisté sur le rôle des conduits de Luschka, prolongements tubulés de la couche épithéliale, ne s'étendant sur une vésicule normale que jusqu'à la couche musculaire ou fibreuse, mais qui peuvent se dilater, s'allonger, se boursoufler à leur extrémité terminale, dans les vésicules pathologiques, par suite de la rétention du contenu et de la pression accrue. La bile infectée peut s'y accumuler, y rester stagnante, et si la vésicule est refermée, il pourra en résulter toute une série de foyers intra-pariétaux, où le processus lithiasique pourra continuer et des récidives survenir. Aussi KEHR, avec sa haute autorité en pareille matière, condamne formellement la *cholécystotomie idéale*, et son opinion, qui, en 1908, fut combattue uniquement par FÉDOROF, est-elle admise par la très grosse majorité des chirurgiens.

Au contraire, la *cholécystostomie*, c'est-à-dire l'ouverture de la vésicule suivie de drainage, bien que combattue par Kehr en tant qu'opération *systématique*, semble, dans les cas qui nous intéressent, avoir toute la confiance des accoucheurs et des chirurgiens. C'est une opération très rapide, très facile, presque inoffensive, amenant à peu de frais la sédation rapide des accidents. On lui a reproché, avec une certaine vérité il faut le reconnaître, d'exposer *pour l'avenir* aux mêmes dangers auxquels expose immédiatement la *cholécystendyse* : elle laisse une muqueuse altérée qui souvent serait hors d'état de reprendre son intégrité; elle entraîne des adhérences, plus ou moins étendues, qui créent des obstacles au développement vésiculaire, qui amènent des coudures du cystique et du pylore (KEHR). Nous reconnaissons le bien-fondé de ces critiques, en ligne générale, mais nous pouvons objecter, avec non moins de vraisemblance, que les vésicules chez les femmes enceintes présentant des lésions de date généralement récente (étant donnée la rapidité d'évolution des cholécystites chez les gravides), ces vésicules sont susceptibles, avec un drainage suffisamment prolongé, de guérir d'une façon satisfaisante. La *cholécystostomie*, opération rapide, a de plus l'avantage considérable de permettre la continuation de la grossesse.

La *cholécystectomie* est prônée par les chirurgiens comme étant l'opération de choix dans la cure de la lithiase hépatique. KEHR précise même qu'il y a lieu d'enlever avec la vésicule la totalité du cystique, et il conseille même, avant de refermer le ventre, d'explorer le pancréas et le cholédoque. Cette opération est en réalité très séduisante, et sa mortalité peu élevée[1] permet de la conseiller en toute sécurité dans les cas ordinaires.

Mais nous ne pensons pas qu'elle soit à préconiser au cours d'une

1. Cette mortalité serait égale à celle de la cholécystostomie pour Moynihan, 2 %; à peine un peu supérieure pour Keller, 3,6 % contre 2 % à la cholécystostomie. Hartmann, sur 47 cholécystostomies, a 1 mort; 2 morts sur 21 cholécystectomies.

grossesse, et cela d'une part à cause de sa durée, d'autre part, et comme corollaire, à cause des chances d'avortement qu'elle comporte, enfin à cause de la curabilité habituelle des lésions de la vésicule chez une femme enceinte. Bien entendu, si, intervenant chez une gravide pour phénomènes aigus de cholécystite, on se trouvait en présence de perforations de la vésicule, ces arguments contre la *cholécystectomie* n'auraient plus leur portée, et cette intervention, que nous repoussons pour les cas habituels, se trouverait indiquée.

Mais la cholélithiase n'est pas un accident fréquent seulement chez les femmes enceintes, elle s'observe également chez les accouchées, plus ou moins tôt après la parturition ; ou bien encore elle continue à évoluer chez les malades après avoir provoqué l'expulsion du fœtus. Ces deux cas, différents dans leur étiologie, sont, au point de vue du traitement, à peu près superposables.

Ces cas, par suite de l'élimination de l'élément fœtus dans la discussion des indications et contre-indications opératoires, se rapprocheront sensiblement des cas analogues survenant chez des malades en dehors de la puerpéralité ; bien plus, la résistance des femmes qui ont accouché étant, d'après Kehr, très considérable, on pourra beaucoup plus facilement faire une intervention complète. Toutefois, la *cholécystostomie* simple gardera ici encore ses droits, en présence d'une vésicule peu lésée chez une femme sans passé hépatique; et ce sera cette opération qu'on conseillera après échec avéré d'un essai médical suffisant. Dans quelques cas épars dans la littérature médicale (Pinard-Hartmann, Potocki, Doléris), la cholécystostomie fut suivie d'un heureux résultat. *Le fait d'avoir provoqué l'avortement sera une indication opératoire suffisante, si les accidents se prolongent tant soit peu*, et la *cholécystectomie* pourra, chez ces malades, — surtout si elles sont en âge leur permettant d'escompter de nouvelles grossesses, — être particulièrement indiquée.

Pour résumer nos conclusions thérapeutiques, nous dirons :

Chez la femme enceinte : a) *accidents graves*, intervention immédiate avec préférence pour la cholécystostomie, à toute époque de la grossesse; b) *accidents bénins mais prolongés*, traitement médical sérieux, et peut être intervention si des accidents analogues ont déjà amené un avortement et si la grossesse est au début.

Chez la femme qui a accouché : a) *accidents graves*, intervention immédiate avec préférence à la cholécystectomie; b) *accidents bénins mais prolongés*, traitement médical, puis, devant insuccès avéré, cholécystostomie, voire même cholécystectomie, avec exploration du cholédoque et hépaticus-drainage.

BIBLIOGRAPHIE.

Barrillon. — Cholécystite calculeuse au sixième mois de la grossesse. — Cholécystotomie. Guérison. — Accouchement à terme (*Soc. d'obst., de gyn. et de pædiatrie de Paris*, mars 1903).

Bazy. — Du drainage des voies biliaires dans la rétention biliaire calculeuse (*Bull. Soc. de Chir.*, 1907).

Bérard. — Opinion sur la cholécystectomie : opération de choix (*Lyon méd.*, 1907, p. 119, 2e semestre).

Brin. — Le drainage des voies biliaires principales avec cholécystectomie (Rapport de Lejars, *Bull. Soc. Chir. Paris*, 1907, 663-644).

Budin. — De l'allaitement dans les suites de couches pathologiques (*Soc. Obst. de France*, 1901, p. 230).

Cotte. — Traitement chirurgical de la lithiase biliaire. Thèse, Lyon, 1908.

Courvoisier. — Statistische Beiträge zur Path. und Chir. der Gallenwege. Leipzig, 1890.

Delagenière et Gosset. — Rapport au Congrès de Chir. franç., 1908.

Doléris. — Fièvre typhoïde. — Accouchement prématuré. Enfant vivant. — Cholécystite diagnostiquée et opérée sept jours après l'accouchement. Guérison (*Soc. d'obst., de Gyn. et de Pædiatrie de Paris*, 10 nov. 1902).

— Abcès de la vésicule biliaire pendant les suites de couches (*Soc. Obst. de France*, 1901, p. 158, et *l'Obstétrique*, 1901).

François. — Des indications opératoires de la lithiase du cholédoque (*Rev. prat. d'Obst. et de Gynéc.*, pp. 341-344, 1906).

Galliard. — Des indications de la cure chirurgicale de la lithiase (*Merc. méd.*, 1894).

Gilbert, Carnot et Fournier. — Le traitement de la lithiase biliaire (Congrès de Genève, 1908, in *Semaine médicale*, 1908, no 37, p. 442).

Gilbert et J. Jomier. — Régime de la lithiase biliaire (*IIIe Congrès international de Phyrrothérapie de Paris*, 29 mars-2 avril 1910).

Guillaume (Louis). — De la cholédocotomie. Thèse, Paris, 1906.

Hartman, — Discussion à propos du drainage des voies biliaires (*Bull. Soc. de Chir.*, 1907).

— Communication au Congrès de Bruxelles, 1908.

— Traitement des calculs biliaires (*Gaz. médicale de Paris*, 15 avril 1909).

Hautefort. — Choix d'un procédé opératoire dans la lithiase vésiculaire. Thèse, Paris, 1909.

Kehr. — Drei Jahre Gallenstein chirurgie. Münich, 1908.

— Gallenstein (*Congrès de Chirurgie de Bruxelles*, 1908).

— Hepaticus drainage (Zentralblat f. Chir., 1909).

LAPOINTE. — Les deux opérations de choix dans la lithiase biliaire (*La Clinique,* Paris, 1907).

LEJARS. — Valeur et indication de l'intervention chirurgicale dans la lithiase (*Sem. médicale,* 1902).

LILIENTHAL. — *In* Thèse COTTE (Lyon, 1907-1908).

LOP. — Abcès du foie consécutif à une cholécystite calculeuse purulente puerpérale. — Cholécystotomie. — Extraction de cinq volumineux calculs biliaires. Guérison (*Gazette des Hôpitaux,* 30 avril 1910).

MAYER. — Acides biliaires dans le lait d'une nourrice atteinte d'ictère catarrhal (*Berlin. Klin. Woch.,* 8 juillet 1907).

MONGOUR. — Revue critique sur le traitement médical et chirurgical des ictères (*Le Journal médical français,* 15 mars 1910).

MOYNIHAN. — Cholélithiasis; its early Recognition and early chirurgical Treatment (*The Practitioner,* 1908, t. LXXXI, nº 486, décembre).

PINARD. — Cholécystite pendant les suites de couches. Cholécystotomie pratiquée par M. Hartman, le cinquième jour après l'accouchement. Guérison (*Soc. d'Obst., de Gyn. et de Pædiatrie,* 20 octobre 1902).

POTOCKI. — Cholécystotomie pratiquée quelques heures après l'accouchement (*Soc. d'Obst., de Gyn. et de Pædiatrie,* 2 juin 1902).

QUÉNU. — Chirurgie des voies biliaires (*Bull. de la Soc. de Chirurgie,* 1906, p. 200).

QUÉNU et DUVAL. — Les angiocholites aiguës (*Rapport au Congrès de Bruxelles,* 1908).

RIEDEL. — Die Pathogenose, Diagnose und Behandlung des Gallenstein leidens. Jena, 1903.

— Die Frühoperationen der akuten schweren Cholecystitis (*Deusch med. Wochenschrift,* 1908, nº 22, 28 mai).

ROUTIER. — Suite de la discussion sur la communication de M. Pinard concernant la cholécystite pendant la puerpéralité (*Soc. d'Obst., de Gyn. et de Pædiatrie,* 8 octobre 1902).

SCHWARTZ. — Cholécystotomie et cholécystectomie (*Soc. de Chir.,* 1896, p. 630).

— Chirurgie du foie (*Bibl. de Chirurgie contemporaine,* Paris, 1901).

TERRIER. — Voies biliaires. Opération de Kehr (*Bull. de la Soc. de Chir.,* 1907, p. 758).

TERRIER et AUVRAY. — Chirurgie du foie et des voies biliaires. Paris, F. Alcan, 1901.

DEUXIÈME PARTIE

DISCUSSION DES RAPPORTS

I

SECTION DE GYNÉCOLOGIE

1° RAPPORT DE M. PATEL

MÉGACÔLON

DISCUSSION

M. Jules **BOECKEL** (de Strasbourg) : **Mégacôlon chez un enfant de deux ans et demi. Résection. Guérison par l'intention.** — L'observation que je désire présenter au Congrès, bien qu'elle ait déjà fait l'objet d'une communication à l'Académie de médecine il y a près de dix ans[1], mérite, ce me semble, d'être rappelée ici. Elle présente, en effet, un triple intérêt, en raison :

1° De l'époque éloignée de l'intervention;

2° De l'âge tendre du sujet;

3° De la guérison rapide, obtenue à la suite d'une intervention des plus sérieuses.

Mon observation est le premier cas de guérison d'un enfant âgé de deux ans et quelques mois, à la suite d'une résection intestinale pratiquée pour mégacôlon.

C'est, du moins, ce qui ressort du rapport si documenté de M. Patel, qui, sur les très rares cas de résection chez des enfants de moins de trois ans, n'a pas relevé un seul succès. Aussi notre collègue n'admet l'intervention chirurgicale qu'à partir de l'âge de cinq ans; quant à la résection, étant donné la gravité, il ne conseille d'y avoir recours que dans les formes limitées à l'S iliaque, en ayant soin de la faire précéder d'une entérostomie temporaire.

Chez mon jeune malade, il s'agissait précédemment d'une forme uni-

1. Voir *Bullet. de l'Acad. de médecine*, 1903, p. 15.

segmentaire; mais, pour les raisons que je développerai plus loin, à l'opération en deux ou trois temps telle que la préconise M. Patel, j'ai préféré la résection d'emblée.

L'événement semble m'avoir donné raison, car mon petit opéré, non seulement s'est remis très vite, mais il a pu quitter mon service en moins d'un mois, parfaitement et définitivement guéri. J'ajoute qu'il l'est resté depuis lors.

Voici maintenant en peu de mots son histoire :

Il s'agit d'un enfant de deux ans et six mois qu'on amène dans mon service de l'hôpital civil de Strasbourg, le 26 mars 1903.

Ce qui attire tout d'abord l'attention, c'est la distension énorme de l'abdomen, coïncidant avec un état général qui semble ne rien laisser à désirer; en effet, ce jeune enfant, au dire de ses parents, s'amuse avec ses petits camarades et circule toute la journée sans éprouver la moindre fatigue. Cependant, sa cage thoracique est réduite à des dimensions dérisoires; le diaphragme remonte jusqu'à la troisième côte; malgré cela, il n'y a pas l'ombre de dyspnée, et la circonférence de l'abdomen est de 74 centimètres au-dessus de l'ombilic.

D'autre part, on ne constate chez ce petit malade aucune tare héréditaire ou organique. Ses parents et ses grands-parents jouissaient d'une vigoureuse santé. Il n'y a aucun signe de rachitisme.

Environ six semaines après sa naissance, on constata que son ventre avait grossi. Cependant, l'alimentation se faisait très régulièrement et les digestions, à part un léger degré de constipation, étaient normales.

Depuis quelques semaines, à partir de l'âge de deux ans, le petit malade est plus éprouvé. Il a des vomissements qui sont parfois fécaloïdes. Il est donc évident qu'il y a un obstacle quelconque sur le trajet du tube digestif et que cet obstacle remonte aux premières semaines de sa naissance, peut-être même à la vie intra-utérine. Mais quel est son siège, quelle est sa nature? C'est ce qu'on ne saurait établir, étant donné la distension uniforme du ventre.

Pour chercher à y voir clair, à établir mon diagnostic, je fais une ponction intestinale qui n'amène à aucune conclusion, car le ventre, affaissé pour un instant, reprend son volume primitif au bout de quelques instants.

Jugeant la situation désespérée et sans issue, si je n'interviens pas, je fais la laparatomie quelques jours plus tard et constate alors que l'anse sigmoïde, dilatée comme une *cuisse d'adulte*, recouvre le cæcum, le côlon ascendant, transverse et descendant, bref qu'il remplit toute la cavité abdominale. Que faire en la circonstance? Pour avoir le plus de jour possible, je me décide tout d'abord à faire une *entérostomie temporaire*. Cette pratique, que l'un des premiers j'ai préconisée il y a plus de vingt ans dans une communication à l'Académie de médecine et qui a fait l'objet d'un rapport de M. Le Dentu quelques mois plus tard, je l'ai appliquée avec succès dans nombre de cas d'occlusion intestinale. Elle me paraît plus efficace que les ponctions multiples de l'intestin, car après une large incision, l'intestin s'affaisse du coup. On peut alors agir en connaissance de cause avec une grande facilité. Inutile d'ajouter qu'au cours de cette entérostomie, les précautions les plus rigoureuses devront être prises pour éviter la souillure du péritoine. L'intestin de mon jeune opéré vidé et recousu, je constatai que l'S iliaque était notablement allongé; de plus, il était tordu sur son axe de 18o en même temps que son méso, et au niveau du point de torsion il y avait un étranglement manifeste.

Toute la partie supérieure de l'anse est notablement épaissie, lardacée;

blanchâtre par place et comme cartonnée; bien que débarrassée de son contenu, elle reste encore volumineuse et présente l'aspect d'une énorme poche non contractile, dépourvue de toute souplesse. Étant donné cette dégénérescence, je juge opportun de faire séance tenante *la résection* de ce segment intestinal sur une étendue de 27 centimètres. Je termine l'opération par une entérorraphie termino-terminale à trois plans de suture. La guérison se fit très rapidement, sans le moindre incident, et, au bout de trois semaines, le petit opéré put être renvoyé dans ses foyers.

En résumé, il s'agit, dans l'observation qui précède, d'une occlusion intestinale chronique due à une torsion, à un volvulus de l'anse sigmoïdienne et de son méso. Quel en a été le mécanisme? Sans entrer dans de longs développements à ce sujet, je dirai simplement ceci : Je crois que la cause de cette obstruction, d'origine apparemment fœtale, doit être attribuée à une longueur anormale de l'anse *oméga* et de son méso, que j'ai d'ailleurs pu constater au cours de mon intervention, bien plus qu'à une péritonite pendant la vie intra-utérine, avec rétraction consécutive du méso et coudure consécutive.

Cette théorie, qui a été soutenue par Tillemann (*Lehrbuch der spec. Chir.*, II th., p. 100, Leipzig, 1897), ne me paraît guère soutenable ici, car je n'ai pas trouvé la moindre trace de reliquat inflammatoire au voisinage de l'anse tordue.

Je me rallie donc entièrement à l'opinion récemment émise par Pierre Duval et surtout par Ockinczyc.

Est-il possible maintenant de diagnostiquer cette affection somme toute bien grave? Contrairement à ce que prétendent certains auteurs allemands et anglais, j'estime que le diagnostic des mégacôlons est entouré des plus grandes difficultés, surtout lorsque le ventre, comme chez notre sujet, est uniformément distendu. L'examen, en effet, est alors des plus difficiles, pour ne pas dire impossible. Aussi les erreurs sont des plus fréquentes; on peut confondre cette affection avec une tumeur quelconque, avec une des formes de la péritonite tuberculeuse. Cependant, il faudra toujours y songer lorsque chez un enfant d'apparence saine, ne présentant aucune tare héréditaire, on constatera une distension anormale du ventre qui se sera développée lentement, insidieusement.

Quelle conduite maintenant doit-on tenir en l'occurrence? Pour ma part, j'estime que la laparatomie devra être pratiquée de toutes façons, que le diagnostic ait été posé ou non. D'*exploratrice*, elle devient *curatrice*. Le mégacôlon, en effet, étant une affection fatalement mortelle, à échéance plus ou moins longue, il est vrai, doit être traité chirurgicalement. On aura le choix, une fois le ventre ouvert, entre l'*anus contre nature*, l'*anastomose ilio-sigmoïde ou rectale* ou la *résection*.

Pour ma part, c'est à cette dernière opération que j'accorderai la préférence; les autres méthodes sont loin d'être exemptes de danger chez les enfants en bas âge, et la résection n'aggrave guère les risques lorsqu'on la pratique à temps, avant l'apparition des accidents qui ne peuvent que la compromettre.

M. FROELICH (Nancy). — Le mégacôlon congénital ou maladie de Hirschprung est rarement congénital. Ce qui est congénital, ce sont les causes prédisposantes qui amèneront la rétention des matières fécales et la dilatation consécutive du côlon.

Ce sont :

1° La longueur exagérée du gros intestin ;

2° Le développement anormal du mésocôlon ;

3° La torsion ou la coudure d'une portion du côlon,

4° Et peut-être la parésie de l'intestin ou de la paroi abdominale, et une malformation histologique de la paroi.

Au point de vue symptomatique, il n'y a aucune différence entre les dilatations soi-disant idiopatiques, c'est-à-dire dont la cause échappe, et les dilatations dues à un obstacle évident.

Ce sont :

1° La constipation opiniâtre ;

2° La dilatation du gros intestin ;

3° La stercorémie.

Chez les jeunes enfants, des altérations anatomiques des parois du gros intestin sont généralement peu prononcées et cèdent presque toujours au traitement médical.

Mais la guérison met quelquefois plusieurs années à se produire et l'intestin demande une surveillance quotidienne.

Quand l'affection a été négligée ou mal soignée, ou bien ne se manifeste d'une façon bruyante que dans l'adolescence ou à l'âge adulte, des traitements chirurgicaux sont nécessaires, car alors la dilatation extrême du côlon, les modifications de ses parois, qui sont devenues inexcitables et quelquefois fibreuses, ne permettent plus d'espérer une guérison par les moyens médicaux.

Le traitement chirurgical variera suivant l'état général du malade. Dans les cas favorables, avec un organisme résistant peu atteint par la stercorémie et éloignée d'une période d'obstruction aiguë, l'exclusion de l'intestin malade avec entéro-anastomose ou bien même la résection en deux ou trois temps sont les opérations de choix.

Ou, au contraire, si l'état général est mauvais ou bien pendant une période d'accidents aigus, il faudra assurer l'évacuation de l'intestin par une colostomie pratiquée immédiatement au-dessus de la dilatation.

Ne pas oublier que des récidives ont été signalées après résection des parties dilatées.

Dans la plupart des cas où le traitement chirurgical a donné un bon résultat, ce dernier n'a pu être maintenu que par le traitement médical consécutif.

Je vous présente la photographie d'une dilatation côlique énorme que j'ai recueillie à l'autopsie d'une fillette de cinq ans qui vint mourir dans mon service. Elle avait un rétrécissement du rectum. La tumeur, localisée dans l'extrémité inférieure du côlon, remplissait tout l'abdomen ; elle ressemblait à un estomac surdistendu. Aucune bandelette à sa surface qui est lisse et d'aspect uniforme. Les parois ont 1 centimètre d'épaisseur et sont composées de tissu musculaire hypertrophié et infiltrées de leucocytes.

Les quatre observations de mégacôlon congénital que nous avons eu l'occasion de recueillir sont les suivantes :

Mégacôlon congénital.

Observation I.

X. Y..., petit garçon de vingt-deux mois, nous est adressé par le Dr Lacour, d'Épinal, le 26 mai 1907.

Enfant unique, pas d'antécédents spéciaux à noter dans la famille ; depuis sa naissance, il est toujours constipé.

Lorsque l'on ne donne ni lavement ni purgatif, l'enfant peut rester quatre et cinq jours sans aller à la selle.

Le ventre se distend alors et une tumeur apparaît dans le flanc gauche. Le malade se plaint fréquemment de coliques.

État actuel. — C'est un petit garçon bien nourri, un peu bouffi et pâle, les téguments légèrement jaunâtres, la langue blanche, pas de fièvre.

Le ventre est distendu, et on sent à la palpation une tumeur commençant dans la fosse iliaque gauche et s'étendant vers l'ombilic, qu'elle dépasse à droite.

Cette tumeur a le volume des deux poings. Elle est sonore à la percussion, nullement douloureuse à la pression ; ses bords sont arrondis, faciles à délimiter. Au toucher rectal, on ne trouve rien d'anormal.

Nous pensons avoir affaire à une dilatation congénitale de l'intestin, à une maladie de Hirschprung.

L'enfant entre à la clinique Bonsecours. Un premier lavement est donné, il reste sans effet ; un deuxième, porté assez haut dans l'intestin avec une sonde rouge Nélaton n° 20, provoque une évacuation abondante de matières fécales.

Elles ont la consistance du mastic.

Nous y trouvons des grains de café, des débris de pruneaux et de raisins secs. Les parents du malade habitent une épicerie, et l'enfant, mal surveillé, a dégluti tous ces corps étrangers.

La débâcle dure toute une journée. Le lendemain, la tumeur abdominale a complètement disparu. L'enfant reste huit jours à la clinique de l'hôpital civil ; un petit lavement tiède est donné, tous les jours, à la même heure ; il assure une selle quotidienne. L'alimentation de l'enfant est également réglementée. Il rentre chez lui dans de bonnes conditions.

Deux mois après, il revient nous trouver; la constipation s'est reproduite, ainsi que la tumeur abdominale. L'enfant aurait eu également quelques vomissements. En interrogeant les parents, j'apprends que les lavements n'ont pas été donnés d'une façon régulière et que l'alimentation n'a nullement été surveillée ni donnée suivant nos prescriptions.

Les parents se disent fatigués de ces soins quotidiens et voudraient, par une opération, voir remédier radicalement à l'infirmité de leur enfant.

Je leur fais comprendre que cette opération n'est indiquée que si le traitement médical échouait.

Des lavements, avec la sonde de Nélaton, donnent de nouveau une débâcle intestinale, dans laquelle il y a des noyaux de cerises. Pendant huit jours, des lavements réguliers, du massage de l'intestin, une alimentation rationnelle, donnent une apparence de guérison parfaite. La tumeur ne réapparaît pas.

Nous avons appris ultérieurement, par le Dr Lacour, que, quelques semaines plus tard, les accidents ayant reparu, les parents, qui étaient dans le commerce, n'avaient pas le temps disaient-ils, de s'occuper de leur enfant, réclamèrent une intervention à un autre chirurgien.

Cette intervention aurait consisté dans la résection du gros intestin et dans l'anastomose du bout supérieur au côlon descendant.

L'enfant succomba quatre jours après l'opération, de péritonite, semble-t-il.

Observation II.

E. S..., trois ans, née le 13 juillet 1895, à Remiremont, est atteinte, depuis sa naissance, d'une constipation opiniâtre. Elle a été nourrie au sein pendant dix mois. Pendant l'allaitement au sein, la constipation était moindre que pendant le sevrage. Elle n'aurait jamais eu de selles spontanées; celles-ci sont provoquées par des purgatifs (poudre de réglisse, magnésie) ou bien par des lavements et des suppositoires.

L'enfant n'a pas d'antécédents particuliers, sauf un oncle atteint de tuberculose de la colonne vertébrale.

Elle a deux sœurs plus âgées et un frère plus jeune, normalement constitués.

Depuis quelques semaines, les parents ont remarqué que le ventre de l'enfant était gros, surtout à droite, et que la pression à ce niveau était douloureuse. C'est pour cela que l'enfant nous est amenée.

Examen. — 23 juin 1898. Fillette plutôt forte; la tumeur abdominale a le volume du poing. Cette tumeur est bosselée dans la fosse iliaque droite, mais elle se continue jusqu'à l'hypocondre gauche. Elle a partout la même consistance bosselée, sauf à gauche, où elle se laisse déprimer, où on la sent constituée par des matières mollasses, tandis qu'à droite elle donne l'impression d'un néoplasme solide.

A gauche, la tumeur est sonore à la percussion. Au toucher rectal, le sphincter est difficile à traverser, il est contracturé; il n'existe cependant ni fissure ni hémorroïde. Le doigt arrive sur des masses fécales, et l'évacuation de matières liquides sous pression suit le retrait du doigt.

Il s'agissait donc d'une dilatation du côlon (mégacôlon congénital). Un lavement d'eau tiède est donné avec la canule dite de Plombière; il amène une débâcle de matières solides et liquides.

Le lendemain, il est nécessaire d'extraire avec les doigts de grosses matières semi-dures; au bout de trois jours de lavements et de nettoyages, la tumeur avait complètement disparu.

A partir de ce moment, les parents donnèrent avec la même canule un lavement quotidien pendant un mois, à la même heure.

La tumeur ne se reproduisit plus.

On donna alors des lavements simples. Jusqu'à l'âge de six ans, des lavements furent administrés tous les jours; de temps à autre, ils étaient remplacés par des purgatifs. Trois fois encore, à un an d'intervalle, dans le cours de la quatrième année, la tumeur se reproduisit, mais disparut à la suite de lavements haut portés dans l'intestin et de massages intestinaux pratiqués par le père, très soigneux et très intelligent.

A neuf ans, l'enfant eut une arthrite du genou droit avec augmentation de volume, contracture en flexion et douleurs. Cette arthrite disparut au bout de deux mois d'immobilisation dans un appareil silicaté.

Les selles, qui étaient restées paresseuses et qui demandaient à être surveillées, devinrent régulières et spontanées à partir de ce moment.

La fillette avait eu assez souvent quelques coliques, mais jamais de vomissements.

Nous avons eu l'occasion de revoir une troisième fois cette fillette le 4 mai 1907, à l'âge de douze ans, pour une scoliose légère. Son état général était tout à fait bon. L'abdomen ne présente aucune tuméfaction et aucun point douloureux. Les fonctions intestinales sont tout à fait régulières depuis trois ans.

Observation III.

Dilatation congénitale du gros intestin.

Reine T..., de Toul, née le 6 octobre 1898, nous est amenée le 4 novembre 1900 parce que ses parents ont remarqué que la fillette avait le ventre très dilaté et qu'elle n'allait pas à la selle spontanément. Depuis sa naissance, on avait pris l'habitude de lui donner du sirop de pomme reinette, des lavements ou bien de placer des suppositoires. C'est une enfant unique; le père est fortement arthritique, la mère appartient à une famille d'hémophiles.

État actuel. — Il s'agit d'une fillette de deux ans, très développée, le teint est très bon, l'appétit d'ailleurs serait excellent.

Le ventre est fortement proéminent et à la percussion il est sonore partout. Au palper, on perçoit dans le côlon ascendant, au niveau de l'ombilic et dans le côlon descendant, un chapelet de tumeurs dures du volume de fortes noix et placées bout à bout. Quoique l'enfant se débatte, le palper ne semble pas être douloureux, ces tumeurs sont dures et ne se laissent pas écraser.

Le toucher rectal est facile et n'indique rien d'anormal. Un purgatif d'huile de ricin donné le lendemain ainsi qu'un lavement d'eau tiède, porté haut dans l'intestin, par une sonde de Nélaton, amène l'évacuation d'une énorme quantité de matières fécales, les unes dures et noirâtres, les autres mollasses et jaunes.

Le ventre est complètement déballonné.

Il s'agissait donc d'une dilatation du gros intestin (mégacôlon congénital).

Nous prescrivons des lavements d'eau tiède tous les jours, à la même heure, et une alimentation plutôt végétarienne.

La guérison s'est maintenue.

Nous revoyons l'enfant l'année suivante. Le ballonnement et la rétention de matières fécales ne s'étaient reproduits que deux fois à l'occasion de voyages, pendant lesquels l'intestin n'avait pas pu être surveillé.

L'enfant eut plusieurs fois des embarras gastriques avec vomissements, sans fièvre ou avec fièvre légère, et d'une durée de vingt-quatre heures.

A l'âge de six ans, à la suite d'une rougeole, une nouvelle crise de rétention intestinale se manifesta.

Le ventre était redevenu ballonné et la tumeur dessinait les contours du gros intestin.

Après un lavement porté au moyen d'une sonde de Nélaton, il fut nécessaire d'extraire les matières fécales au moyen d'une cuillère à entremets. La quantité de matières évacuées remplissait un vase de nuit.

A partir de l'âge de huit ans, les selles devinrent normales, un lavement ne fut plus nécessaire qu'à des intervalles très éloignés. La fillette, qui a actuellement douze ans, est restée complètement guérie, le ventre n'est plus ni dilaté, ni douloureux. L'enfant n'a jamais eu de coliques.

Observation IV.

Mégacôlon congénital.

Il s'agit d'un petit garçon de dix-sept mois, de Raon-l'Étape (Vosges). Une sœur plus âgée a un bec-de-lièvre compliqué. Les parents sont en bonne santé, il n'y aurait aucune malformation dans leur famille.

L'enfant est constipé depuis sa naissance, les selles doivent toujours être provoquées, soit par des lavements, soit par des purgatifs.

L'enfant a assez fréquemment des coliques, pendant lesquelles le ventre devient volumineux et dur. Alors apparait une bosse située à gauche du ventre, mais qui ne serait pas constante. La constipation a augmenté dans ces derniers mois et l'état général serait moins bon.

Examen. — 26 juillet 1910. — C'est un petit garçon assez bien développé, développement adipeux moyen, la tête un peu forte, les tibias légèrement incurvés (léger rachitisme). Sur la jambe, deux zones, de la dimension d'une pièce de 5 francs, d'eczéma humide. En examinant le ventre, on voit que ce dernier est asymétrique. Il existe à gauche une tumeur bombant fortement et dépassant la ligne médiane en haut et à droite de l'ombilic. Cette tumeur est dure, arrondie, un peu douloureuse à la pression, elle est sonore. En l'auscultant avec le stétoscope, pendant la percussion, on perçoit un bruit hydro-aérique.

La tumeur est légèrement mobile dans le sens transversal vers le côté droit. La peau de l'abdomen est normale, pas de circulation collatérale.

Au toucher rectal, on ne perçoit rien d'anormal; l'extrémité du doigt est cependant arrêtée à 6 centimètres au-dessus de l'anus par une coudure de l'intestin. En faisant le palper bimanuel et en mobilisant la tumeur, cette coudure se redresse, le doigt peut pénétrer un peu plus profondément et atteint les matières intestinales. A la sortie du doigt, une évacuation d'une certaine quantité de gaz et de matières fécales demi-liquides, extrêmement fétides, se produit.

La tumeur a diminué.

Le diagnostic de mégacôlon est évident.

Nous conseillons un purgatif au calomel, pour évacuer les matières, et des lavages journaliers avec une sonde de Nélaton nº 20 et du massage de l'intestin.

Ce traitement doit être fait tous les jours, à la même heure.

M. HARTMANN (de Paris). — Le petit nombre des observations françaises actuellement publiées m'engage à vous apporter l'histoire d'un enfant que j'ai eu à traiter il y a quelques années :

M. N..., âgée de cinq ans et demi, portant un pouce surnuméraire, présente des troubles intestinaux depuis sa naissance. On fut obligé de donner un lavement de 5 centimètres cubes de glycérine pour provoquer l'évacuation du méconium qui ne se faisait pas. La constipation a été constante. Jamais il n'y a eu la moindre évacuation de matières fécales en dehors de celles provoquées par des lavements. Les quelques matières dures qu'on trouvait au milieu du liquide rendu à ce moment étaient petites, très étroites, ce qui fit penser, dès le jeune âge, à une atrésie du gros intestin.

Des laxatifs divers, le massage, l'électrisation furent essayés sans succès.

Les deux premières années, l'état général de l'enfant a été très mauvais; la fillette n'a marché qu'à trois ans. Mais ensuite elle s'est bien développée et a atteint la moyenne des enfants de son âge. Poids, 18.000 grammes; taille, 97 centimètres.

Le docteur Erlanger, appelé à lui donner ses soins depuis deux ans environ, nous écrit qu'à ce moment l'enfant souffrait d'une constipation opiniâtre; le ventre était constamment ballonné. L'état reste le même jusqu'en mai 1909; à ce moment, le médecin constate près de l'ombilic une masse indurée, qui lui fit penser à une plaque de péritonite tuberculeuse. Cette masse diminua, changea d'aspect, prit une forme plus globuleuse.

Pendant tout ce temps, après avoir essayé bien des moyens, on en est venu aux lavages quotidiens de l'intestin. Avec un bock et une sonde de Nélaton, on injecte un litre à un litre et demi d'eau. Souvent, on a toutes les peines du monde à faire rendre cette eau. On redonne un lavement glycériné, qui souvent ne produit aussi aucun effet.

L'enfant reste quelquefois six semaines n'évacuant rien ou presque rien; puis, un jour, elle est prise de douleurs violentes et arrive à évacuer d'un coup une quantité énorme de matières. A partir de ce moment, le ventre reste plat quelques jours, puis les accidents reparaissent.

Pendant les jours qui précèdent ces évacuations, l'état général est mauvais, la figure devient jaune, il y a des douleurs de ventre et des vomissements.

Lorsque nous examinons pour la première fois cette enfant, en septembre 1907, nous constatons l'existence d'une tuméfaction au voisinage de l'ombilic et dans l'hypogastre, tuméfaction au niveau de laquelle nous voyons se produire, à la suite de la palpation, des ondes péristaltiques manifestes. Le toucher rectal montre une ampoule vide, sans rien de particulier.

Nous faisons une radiographie, après injection d'un lait de bismuth. Celle-ci montre une distension inégale de l'intestin avec un cordon étroit d'une certaine longueur entre le rectum et le côlon descendant, si bien que nous pensons à un rétrécissement congénital d'une certaine longueur à l'union du côlon descendant et du rectum [1].

Nous verrons ultérieurement que cette interprétation était erronée et que la filière notée sur le skiagramme correspondait probablement à une zone de contracture localisée.

Les accidents d'obstruction devenant de plus en plus sérieux, nous nous décidons à une intervention, six mois plus tard, sur la demande de la famille.

1. Cette radiographie a été présentée à la Société de chirurgie.

Opération. — Le 8 mars 1908, nous pratiquons une *iléo-rectostomie, avec exclusion unilatérale des côlons*. Incision médiane sous-ombilicale. Dès que le ventre est ouvert, un côlon énorme, semblable à un estomac distendu par des gaz, émerge de la plaie. Nous l'attirons complètement au dehors et constatons alors que c'est le côlon pelvien qui a pris des dimensions phénoménales; le reste du côlon est dilaté, mais à un degré moyen; l'intestin grêle est normal; le rectum, en forme de tube régulièrement calibré, sans dilatation ampullaire, monte directement le long de la concavité sacrée. Au point où commence le côlon pelvien, l'intestin s'évase brusquement, est distendu par des gaz et prend une teinte rosée alors que le rectum est blanc. Il y a là une modification brusque de calibre.

Nous établissons une anastomose latérale entre la fin de l'iléon et la partie supérieure du rectum par deux étages de sutures à la soie, puis coupons et fermons l'iléon immédiatement au-dessus de la valvule iléo-cæcale.

Comme l'appendice, libre d'adhérences, est renflé en massue à son extrémité, nous l'enlevons; il contient un coprolithe remplissant exactement cette ampoule terminale.

Comme nous ne parvenons pas à rentrer le côlon, que nous ne pouvons par des pressions graduées arriver à faire passer son contenu dans le rectum, nous le ponctionnons avec le bistouri, évacuons les gaz, puis refermons par une suture en bourse non perforante.

Suites opératoires. — Le soir de l'opération, la température monte à 38°,8, le pouls à 124.

Elle reste aux environs de 38° à 38°,4 jusqu'au 11, jour où l'enfant succombe.

2° RAPPORT DE M. MÉRIEL

TUMEURS SOLIDES DE L'OVAIRE

DISCUSSION

MM. JEANNEL et DAMBRIN (de Toulouse). — Nous avons l'honneur de présenter au Congrès les observations de tumeurs solides de l'ovaire, opérées à l'Hôtel-Dieu de Toulouse, dans le service de clinique chirurgicale. Nous n'envisagerons que les cas de *fibromes*, de *sarcomes* et de *carcinomes* et *épithéliomas* de l'ovaire.

FIBROMES.

Nous ne possédons qu'une seule observation de fibrome de l'ovaire.

Obs. — Femme de vingt-neuf ans, opérée le 9 novembre 1899. Laparotomie : fibrome de l'ovaire droit. Ovariotomie double. Guérison Résultat éloigné : bien portante le 15 septembre 1910.

Nous ne voulons pas insister sur cette variété de tumeurs solides de l'ovaire. Les fibromes de l'ova.re sont rares et d'un pronostic bénin lorsqu'il s'agit d'un fibrome *pur* histologiquement, comme dans notre cas.

SARCOMES.

Nous avons quatre observations de *sarcomes* de l'ovaire, que nous résumerons très rapidement.

Obs. I. — Femme de cinquante-deux ans. Opération le 12 février 1903. Tumeur très volumineuse pesant 10 kilos, mamelonnée, présentant quelques rares kystes à la coupe. Ovariotomie unilatérale (ovaire gauche). Guérison. Examen histologique : sarcome fuso-cellulaire avec quelques micro-kystes. Résultat éloigné : bien portante le 20 septembre 1910.

Obs. II. — Femme de quarante-neuf ans. Opération le 13 avril 1905. Sarcome de l'ovaire gauche. Extirpation de la tumeur et de la trompe gauche adhérente. Guérison. Examen histologique · sarcome fuso-cellulaire. Résultat éloigné : mort le 17 juillet 1908. Autopsie : cirrhose atrophique graisseuse, ictère grave. Pas de récidive.

Obs. III. — Femme de vingt-trois ans. Opération le 23 novembre 1905. Sarcome de l'ovaire droit. Ovariotomie unilatérale. Guérison. Examen histologique : sarcome fuso-cellulaire. Résultat éloigné : bien portante le 15 septembre 1910.

Obs. IV. — Femme de quarante-sept ans. Opération le 11 mars 1909. Sarcome de l'ovaire gauche. Hystérectomie subtotale. Examen histologique : sarcome globo-cellulaire. Résultat éloigné : morte en septembre 1909, pas de renseignements sur les causes de la mort. Récidive probable.

A propos de ces quatre observations de sarcomes de l'ovaire, nous désirons faire quelques remarques.

Au point de vue anatomique. — 1° Ces sarcomes se présentaient sous forme de tumeurs de volume variable; dans un cas (obs. I), le néoplasme pesait 10 kilogrammes. C'est là un poids considérable, et dans le rapport de M. Mériel, le sarcome le plus volumineux pesait 7 kilogrammes (cas de Villaret).

2° Trois fois sur quatre il s'agissait d'un *sarcome fuso-cellulaire*.

Au point de vue clinique. — 1° Nous signalons dans ces quatre observations de sarcomes la présence constante d'*ascite*. Dans un cas (obs. II), on a retiré par la ponction, avant l'opération, 20 litres de liquide citrin. Il est vrai que, dans ce dernier fait, la malade a succombé trois ans après l'intervention et à l'autopsie on a trouvé une cirrhose atrophique qui avait occasionné la mort. L'ascite pouvait donc, en partie, être mise sur le compte de cette cirrhose atrophique.

2° Nous insistons sur l'*extrême mobilité* de ces sarcomes. La tumeur haut située se déplaçait avec la plus grande facilité dans l'abdomen. Dans une observation, à cause de cette mobilité, on avait hésité un instant entre une tumeur solide de l'ovaire et une tumeur du mésentère ou de l'épiploon. L'ascension de l'utérus sera un élément important en faveur du diagnostic de tumeur de l'ovaire.

3° On ne devra pas manquer de faire l'*examen cytologique* du liquide ascitique. Cette recherche donnera parfois des renseignements précieux pour le diagnostic. Dans un de nos cas (obs. II), cet examen cytologique de l'ascite a été pratiqué; on a constaté dans le liquide la présence de cellules endothéliales du péritoine, mais on n'a pas trouvé de cellules néoplasiques.

Au point de vue du traitement. — Dans trois cas (obs. I, II, III), on a fait l'*ovariotomie unilatérale*. Or, dans aucun de ces cas, il ne s'est produit de récidive et la plus ancienne de ces opérations date de sept ans.

Dans un cas (obs. IV), on a pratiqué l'*hystérectomie subtotale* avec ablation bilatérale des annexes, et malgré cela l'opérée est morte, au bout d'un an, sans doute de récidive. Il est vrai que, dans ce dernier cas, il s'agissait d'un *sarcome globo-cellulaire*.

Donc, au point de vue des *résultats éloignés*, le *pronostic* est variable suivant la variété anatomique de cancer de l'ovaire à laquelle on a affaire.

Les plus bénins de tous les cancers sont les *sarcomes fuso-cellulaires :* trois cas pas de récidive.

Les *sarcomes globo-cellulaires* sont plus graves : un cas, mort par récidive.

Mais les plus redoutables de tous les cancers sont les *carcinomes* et les *épithéliomas*. Ici le pronostic est extrêmement sombre, car les difficultés opératoires sont considérables, la mort immédiate fréquente, la récidive presque de règle.

Cette opinion est motivée par l'étude des carcinomes et épithéliomas de l'ovaire que nous avons observés En voici trois observations démonstratives[1] :

CARCINOMES ET ÉPITHÉLIOMAS.

OBS. I. — Femme de cinquante ans. Ascite. Opération le 25 octobre 1895. Laparotomie, ovariotomie double. Tumeurs du volume d'un petit œuf d'autruche. Examen histologique : carcinome. Résultat éloigné : récidive un an après; revue en octobre 1896, teinte cachectique. Mort.

OBS. II. — Femme de quarante ans. Douleurs abdominales vives, pas d'ascite. Opération le 9 juin 1903. Tumeur du volume d'une tête de fœtus incluse dans le ligament large droit. Adhérences intimes au cæcum et au grand épiploon; l'uretère est comme englobé dans le néoplasme. Extirpation de la tumeur avec une portion de l'uretère droit. A la suite, on a dû faire une néphrectomie

1. Ces trois faits ne représentent qu'une partie des cas observés par nous. Un certain nombre d'observations n'ont malheureusement pas été recueillies.

lombaire droite. Affaiblissement progressif. La malade est emportée mourante de l'hôpital le 19 août 1903. Examen histologique : carcinome de l'ovaire.

Obs. III. — Femme de quarante-sept ans. Cancer diffus des ovaires remplissant le bassin et ayant dédoublé la cloison recto-vaginale. Opération le 17 février 1906. Laparotomie médiane sus et sous-ombilicale. Ablation de l'énorme tumeur bosselée adhérente à tous les organes. Résection d'une masse épiploïque. Déchirure de la vessie : suture. Déchirure de l'S iliaque : entérorraphie circulaire. Mort douze heures après l'intervention. Examen histologique : épithélioma de l'ovaire.

Ces trois observations montrent l'extrême gravité des carcinomes et des épithéliomas de l'ovaire.

Nous insistons encore une fois sur ce fait que le *pronostic* des cancers de l'ovaire est absolument différent suivant leur variété histologique. Il nous paraît nécessaire, dans les statistiques qui étudient les résultats immédiats et éloignés des opérations pour cancers de l'ovaire, de *séparer nettement* les *sarcomes* des *carcinomes* et des *épithéliomas*.

M. VANVERTS (Lille). — L'auteur a observé quatorze cas de tumeurs solides primitives de l'ovaire; treize concernaient des épithéliomas, une était probablement un sarcome.

L'un des épithéliomas était massif et la tumeur ne renfermait pas de kystes; il s'était développé chez une fille dont les organes étaient atrophiés.

De l'ascite coexistait toujours avec la tumeur ovarienne, le liquide était d'ordinaire citrin et transparent, trois fois visqueux et analogue au contenu des kystes de l'ovaire. Deux fois du sang était mélangé au liquide ascitique, avec une telle abondance dans l'un des cas que l'on crut faussement à une rupture ou à une torsion de la tumeur.

Deux fois on s'abstint d'intervenir en raison du mauvais état de la malade et de l'immobilité du néoplasme Quatre fois on dut se contenter de la laparotomie exploratrice. Une fois, la mort suivit cette intervention par progrès de la cachexie chez une femme qu'il aurait mieux valu ne pas opérer.

Huit fois on procéda à l'ablation du néoplasme. Dans un cas où l'extirpation avait été incomplète en raison de l'adhérence de l'épithélium à l'intestin, une hémorragie survint au niveau des portions du néoplasme que l'on avait dû laisser et entraîna la mort. Dans un autre, après une amélioration passagère, la malade s'affaiblit progressivement sous l'influence des progrès du cancer péritonéal qui coexistait avec la lésion ovarienne.

Chez une troisième opérée, la guérison fut obtenue, mais au bout de six mois survinrent des troubles pleuro-pulmonaires qui entraînèrent la mort et qui furent peut-être dus à une métastase sarcomateuse.

Les cinq autres cas concernent des guérisons, qui se maintiennent naturellement cinq ans, quatre ans, deux ans et demi, sept mois et un mois après l'intervention. Dans les trois premiers faits, la tumeur était libre; elle était adhérente dans les deux derniers et, en raison de sa propagation à l'intestin en un point, on dut abandonner dans le ventre quelques débris cancéreux.

Adoptant complètement l'opinion du rapporteur, l'auteur conclut à la nécessité de l'intervention, au moins exploratrice, dans les tumeurs solides de l'ovaire, quand l'état de cachexie avancée ne contre-indique pas toute tentative opératoire.

Il se sépare cependant de lui par la question de l'hystérectomie complémentaire de l'ablation de la tumeur ovarienne. Il estime, en effet, que rien ne prouve l'utilité de l'hystérectomie systématique et que cette ablation doit être réservée aux cas où elle facilite l'extirpation de la tumeur ovarienne et à ceux où l'utérus est envahi par le néoplasme.

M. GAUDIER (Lille). — J'ai, il y a quelques années, observé un cas de *tumeur surrénale de l'ovaire,* qui fit l'objet d'un rapport de M. Hartmann à la Société de chirurgie. Il vous paraîtra peut-être intéressant de connaître la suite de l'histoire de la malade.

Lorsque je l'ai opérée, cette enfant de trois ans était réglée, les poils du pubis étaient très développés, elle avait des seins de femme. J'enlevai avec la plus grande facilité l'ovaire siège de la tumeur, conservant l'utérus ainsi que les annexes du côté opposé

Il y a deux mois, j'ai eu l'occasion de revoir ma petite opérée. Elle reste sans récidive, mais l'enfant est atrophiée; âgée de six ans, elle a l'apparence d'une naine; ses seins, autrefois volumineux, ont disparu; les poils et les cheveux sont tombés; en même temps s'est produite une décalcification osseuse, qui a entraîné une fragilité considérable des os. C'est à l'occasion de cette dernière qu'on m'a ramené ma petite opérée. Quelle est la cause de cette dystrophie? Je ne l'ai jamais observée à la suite de la castration ovarienne, *a fortiori* dans un cas comme celui-ci où je n'ai enlevé qu'un côté. Je ne connais pas de fait analogue et ne puis vous donner aucune explication de cette évolution très curieuse.

M. POZZI (Paris). — En présence de tumeurs malignes de l'ovaire, alors même que l'état général est mauvais, que la tumeur semble inextirpable après examen bimanuel, je conseille de faire une boutonnière exploratrice. L'examen intra abdominal montre quelquefois, contrairement à toutes les prévisions, que la tumeur est enlevable et que le décollement de grosses tumeurs est facile. Cette extirpation doit être tentée toutes les fois qu'on peut le faire sans risquer de trop gros délabrements. Le point important, dangereux, ce sont les adhérences intestinales; ce sont elles qui doivent arrêter le chirurgien. Cette exploration est d'autant plus indiquée qu'elle est sans danger si elle ne s'accompagne d'aucune tentative d'exérèse.

Lorsque la tumeur est inextirpable et qu'il y a de l'ascite, le drainage temporaire du ventre est excellent, à la condition qu'on maintienne à son niveau un pansement strictement aseptique. Je retire le drain au bout de quatre à cinq jours; le suintement continue ensuite pendant encore huit, dix, quelquefois même quinze jours, puis la plaie se referme spontanément. L'ascite peut disparaître à la suite de cette intervention. J'ai vu plusieurs fois des malades se remettre complètement, rester bien quelques mois, puis se cachectiser de nouveau.

L'indication de l'incision exploratrice est d'autant plus nette que, dans certains cas, on se trouve en présence de tumeurs pseudo-malignes. C'est rare pour les fibromes; c'est fréquent pour les tumeurs papillaires. Le fait a été établi il y a des années par mon élève Cazenave dans sa thèse. On a observé à cet égard des faits extrêmement curieux. Il y a sept ans, j'ai vu une malade cachectique ayant de l'ascite, de l'œdème des membres inférieurs. Le ventre avait déjà été ouvert en Amérique et la tumeur jugée inopérable, parce qu'on avait constaté, en même temps que des tumeurs papillaires des ovaires, des greffes multiples sur le péritoine, en particulier sur l'intestin. Je rouvris le ventre et enlevai les tumeurs ovariennes. Malgré les greffes péritonéales, mon opérée guérit; je l'ai revue cette année, sept ans après l'opération; elle est toujours bien portante et sans récidive appréciable.

Dans un autre cas identique que j'ai opéré avec l'aide de mon maître Terrier, la récidive ne s'est produite qu'au bout de dix-neuf ans.

On ne peut donc parler, dans ces circonstances, de véritables guérisons; mais quand on voit des survies, on est autorisé à dire qu'on obtient de pseudo-guérisons.

M. SIREDEY (Paris). — Je désire insister sur ce fait que, dans des tumeurs malignes extrêmement étendues, on peut se trouver en présence d'un état général excellent, souvent cause d'erreurs de diagnostic. L'an dernier, j'ai encore vu une malade si florissante de santé qu'on avait attribué l'augmentation du volume du ventre à de l'obésité. A l'ouverture de l'abdomen, on trouva un énorme chou-fleur absolument inextirpable et, trois mois plus tard, la malade présentait des signes de tumeur cérébrale (paralysies multiples, amaurose, etc.). La mort survenait peu de temps après.

M. HARTMANN (Paris). — Je tiens à confirmer ce que vient de dire M. Pozzi, ayant observé des cas analogues. Comme lui, je crois à l'utilité de l'incision exploratrice en présence de tumeurs semblant cliniquement inopérables, je n'ajouterai qu'un mot. Je fais cette incision exploratrice suffisamment large pour bien voir; j'examine avec soin, *de visu*, les connexions de la tumeur; mais je me garde bien d'y toucher. Dès que l'on a commencé des manœuvres de décollement, de libération partielle, il faut aller jusqu'au bout, quelles que soient les difficultés de l'opération. Une opération complète, même grave, met certainement la vie moins en péril qu'une tentative incomplète d'ablation. Ceci dit, j'arrive à l'objet principal de ma communication, à l'étude du *cancer bilatéral de l'ovaire compliquant le cancer de l'estomac.*

Dans son très important rapport, M. Mériel étudie la question du cancer secondaire des ovaires. Ayant eu l'occasion de voir deux fois des tumeurs de l'ovaire compliquer l'évolution du cancer gastrique, je vous demande la permission d'insister un instant sur ce côté un peu spécial de la question.

Le cancer des ovaires, consécutif à un néoplasme primitif du tube digestif, a fait dans ces dernières années l'objet d'une série de travaux en Allemagne. Parmi les plus importants, nous citerons ceux de Krauss[1], de Schlagenhaufer[2], et de Gobiet[3].

En France, un certain nombre d'observations ont été publiées[4].

Le plus souvent, il s'est agi de trouvailles d'autopsie; dans un certain nombre de cas, le carcinome ovarien, par son volume, a attiré l'attention d'une manière exclusive et le néoplasme initial a été méconnu; dans d'autres, on a dû opérer successivement une tumeur gastrique et des tumeurs ovariennes.

Le cas que nous vous apportons nous a paru particulièrement intéressant, parce que le diagnostic complet a été fait avant toute intervention et que nous avons pu, en enlevant à un mois d'intervalle les tumeurs,

1. KRAUSS, *Monatschr. f. Geb. u. Gyn.*, Berlin, 1901, t. XIV, p. 1.
2. SCHLAGENHAUFER, *ibidem*, 1901, t. XV, p. 485.
3. GOBIET, *Wiener klin. Woch.*, 1909, p. 121. (Dans ce mémoire, on trouve déjà 126 cas de cancers des ovaires secondaires à un cancer de l'estomac.)
4. BIET et PAVIOT, *Revue de médecine*, Paris, 1894, p. 394. — CONDAMIN, *Bull. de la Soc. de chir. de Lyon*, 1903, pp. 114 et 137. — FLAISSIER, *Contrib. à l'étude du cancer double de l'ovaire et du canc. de l'estomac*, Th. de Lyon, 1908-1909, nº 125. — GOULLIOUD, *Lyon médical*, 17 mars 1907, et *Revue de gynécologie*, Paris, 1902 et 1907. — LAROYENNE et BOSQUETTE, *Lyon médical*, 1er novembre 1908, p. 714. — LERICHE, Des résections de l'estomac pour cancer Th. de Lyon, 1905-1906. — OZENNE, *Bull. de la Soc. anat.*, Paris, 1880, p. 297. — POLAILLON, *Mal. des femmes*, Paris, 1901, pp. 707 et 718. — SOULIGOUX et DESCHAMPS, *Bull. de la Soc. anat.*, Paris, 1906, p. 287. — TIXIER, *Lyon médical*, 7 mars 1909, p. 502. — WALTHER, *Bull. de l'Assoc. franç. pour l'étude du cancer*, Paris, 1910, t. III, p. 268.

ovarienne et gastrique, guérir simplement et complètement notre malade[1].

Obs. — *Cancer du pylore et des deux ovaires. Castration abdominale subtotale, gastro-entérostomie postérieure. Un mois plus tard, pylorectomie. Guérison* — Ba..., trente-huit ans, entrée le 29 avril 1910 à l'hôpital Bichat, pour vomissements et douleurs abdominales.

Le début des troubles gastriques semble remonter à plusieurs années : c'étaient alors des crampes d'estomac survenant à des intervalles réguliers. Les accidents s'accentuèrent à l'occasion d'une grossesse il y a six ans : au début de cette grossesse, il y eut d'abord des douleurs gastriques avec vomissements, surtout à la fin de la journée; diminution de l'appétit et vomissements peu abondants, alimentaires ou aqueux, survenant dès l'ingestion d'aliments, presque quotidiens. A la fin de la grossesse, ces vomissements n'ont plus lieu que le matin sous forme d'une petite quantité d'eau. Après l'accouchement, qui fut normal, les symptômes s'amendent, et il ne persiste que quelques douleurs à l'occasion de fatigues ou d'excès de nourriture.

Le régime ovo-lacté et le séjour à la campagne pendant six mois l'améliorent sensiblement.

Pourtant, depuis cinq ans, la malade a souffert de crises douloureuses survenant très irrégulièrement le matin, le soir ou même la nuit, mais le plus souvent vers 4 ou 5 heures du soir : sensation de tiraillements dans la région épigastrique obligeant la malade à se plier en deux, calmée par l'ingestion d'une petite quantité de liquide et terminée parfois par l'expulsion d'un peu de liquide légèrement salé, de saveur non désagréable.

En outre, certains aliments, réputés indigestes, étaient suivis de pesanteurs amenant le vomissement vers 5 heures de l'après-midi.

Le même état se maintient avec une assez bonne santé jusqu'en novembre 1909. A cette époque, aux douleurs s'ajoutent des régurgitations aigres, acides, très désagréables. De plus, les règles, normales jusqu'alors, deviennent plus fréquentes et la malade maigrit (3 kilogrammes).

A Noël, la malade consulte dans le service; nous constatons, en même temps qu'un estomac dilaté, clapotant, la présence d'une tumeur abdominale et conseillons une opération.

La malade refuse et se fait traiter en ville par un médecin pour cette tumeur dont elle avait, du reste, constaté la présence dans le côté gauche du bas-ventre dès le mois de septembre 1909. Les règles deviennent plus fréquentes, apparaissent deux fois dans le mois, sans douleur et sans modification dans leur couleur.

Le médecin fit, tous les deux jours, une injection hypodermique de? dont la malade se trouva bien, et elle engraissa.

Ce traitement fut cessé il y a quinze jours environ et les vomissements alimentaires reparurent : abondants, survenant tous les deux jours après le repas du soir, vers neuf heures. La malade remarque dans un de ces vomissements un débris d'aliment (pelure de pomme cuite) ingéré deux jours auparavant.

Il y a huit jours, quelques douleurs dans le bas-ventre; puis, il y a deux jours, subitement, sans raison apparente, une douleur dans la région inguinale gauche, irradiant dans les lombes : douleur continue durant de 10 heures à minuit,

---

1. Il y a quelques années, nous avions déjà eu l'occasion d'enlever un kyste de l'ovaire chez une malade que nous avions, trois ans et demi auparavant, pylorectomisée pour cancer; mais, dans ce cas, les néoplasmes étaient de structure différente. (Hartmann, *Ann. de gynéc.*, Paris, 1909. p. 282.)

qui ne fut pas calmée par le repos au lit et fut suivie, au bout d'une demi-heure, d'un vomissement alimentaire abondant, très acide.

Après vingt-quatre heures de diète, elle entre à l'hôpital.

Habituellement constipée, elle a eu quelquefois des débâcles de diarrhée, mais sans selles noires. Jamais d'hématémèses. Appétit conservé.

Depuis son entrée, la malade n'a pas vomi, mais a eu deux crises analogues à celle qui l'a amenée à l'hôpital, survenant le 29, à 10 heures, et le 30, vers 11 heures du matin et durant une heure environ.

2 mai 1910. — Femme très amaigrie. Sur le thorax, on note une dépression, surtout marquée à droite et correspondant aux côtes. Au-dessous de l'appendice xyphoïde, la paroi abdominale est déprimée; par moments, il s'y forme une voussure, que la malade remarque, et en ce point on voit une tuméfaction subissant des mouvements d'expansion et d'affaissement (ondulations péristaltiques).

Abdomen. — Légère circulation collatérale du côté droit. La percussion dénote une sonorité tympanique dans la région épigastrique jusqu'à l'ombilic. Le matité hépatique n'est pas augmentée. A la partie inférieure de l'abdomen, il y a une zone limitée par une ligne à convexité supérieure, atteignant sensiblement l'ombilic, débordant de trois ou quatre travers de doigt de chaque côté de la ligne médiane; on palpe à ce niveau une masse ovoïde, à grosse extrémité droite, à surface lisse, légèrement bosselée; son bord gauche est arrondi, le bord droit est tranchant, le bord supérieur présente une encoche à gauche et au-dessous de l'ombilic, consistance ferme du côté gauche, beaucoup plus dure à droite.

Dans la région épigastrique, il n'y a aucune résistance, et on constate seulement un clapotement très net.

Le toucher vaginal donne les renseignements suivants :

Le col est dirigé en bas, en arrière et légèrement à gauche; il est mou dans toute sa partie inférieure, un peu plus dur du côté gauche; dans sa partie moyenne, il y a une zone de dureté ligneuse se continuant avec le corps; l'orifice, à direction transversale, largement perméable pour l'extrémité de l'index, permet de sentir, sur la paroi postérieure du canal cervical, une très petite nodosité.

Le cul-de-sac latéral gauche, souple, non douloureux, est assez profond; à droite, on sent le prolongement d'une masse qui occupe le cul-de-sac postérieur.

Dans ce cul-de-sac postérieur, il existe une masse qui, difficilement séparée du col à droite, en est séparée à gauche par un sillon très net; elle bombe dans le Douglas, sous forme d'une petite orange dont on sent mal les limites à droite et qui se prolonge à gauche avec une autre petite tumeur, qu'on atteint très haut. Le toucher détermine de la douleur dans le cul-de-sac postérieur.

En position élevée du bassin, la tumeur se dégage de l'excavation, vient occuper la région ombilicale; on constate alors qu'il reste dans l'excavation, en arrière et à droite du col, une tumeur dure, formée de plusieurs lobes, dont l'ensemble atteint le volume d'une petite mandarine et qui semble tout à fait indépendante de la grosse tumeur, laquelle a filé vers l'ombilic. En explorant avec un peu de soin cette masse, on constate que l'une des indurations (celle située à gauche de la ligne médiane) correspond au corps de l'utérus rétrofléchi et que la masse principale, à droite, se continue vers la partie interne de la fosse iliaque droite.

Ayant fait prendre la veille un potage contenant un peu de carotte, nous faisons le matin à jeun le cathétérisme de l'estomac et retirons 210 centimètres cubes de liquide ayant l'aspect d'une bouillie grisâtre contenant des débris de carottes parfaitement reconnaissables; l'odeur est faible, la réaction acide; on y constate des peptones, de l'acide chlorhydrique libre, de l'acide lactique, pas d'acide butyrique, pas de pigments biliaires, ni de sang.

L'acidité totale = 1295; le chlore total = 4,23.

Après lavage de l'estomac, nous faisons prendre un repas d'Ewald, qui est retiré au bout de 60 minutes et analysé par M. Favre, interne en pharmacie.

Volume avant filtration, 370 centimètres cubes.
— après filtration, 290 —

Aspect avant filtration : Bouillie blanchâtre, visqueuse, filtrant difficilement.
— après filtration : Liquide clair.

Réaction acide au tournesol.

Odeur nulle.

Réactions qualitatives :

Acide chlorhydrique libre.....	Présence faible.
Acide lactique................	Présence.
Acide butyrique...............	Présence.
Acide acétique................	Néant.
Pigments biliaires............	Néant.
Sang..........................	Néant.

Produits de transformation de matières amylacées = présence d'achroodextrine.

Produits de digestion d'albuminoïdes = présence de peptones.

Analyses quantitatives :

$$A = 0,71$$
$$T = 2,70$$
$$\text{Chlore combiné} = 2,66$$
$$H = 0,04$$
$$F = 1,92$$
$$C = 0,74$$
$$H + C = 0,78$$
$$\frac{T}{F} = 1,4$$
$$d = \frac{A - H}{C} = 0,90$$
$$\text{Maltose} = 12,10$$

Après insufflation, l'estomac descend un peu au-dessus de l'ombilic.

Examen des urines. — Quantité, 500 centimètres cubes : D = 1018; réaction acide; dépôt peu abondant; traces d'albumine; présence d'indoxyl urinaire et d'urobiline.

Par 24 heures : Azote total = 5,65; urée = 11 gr. 70; azote uréique = 5,37; chlorure en NaCl = 472; phosphates en P^2O^5 = 1,55; acide urique et corps xanthiques = 0,36.

Le dépôt contient de l'urate de soude et des cellules épithéliales.

Rien à signaler du côté du cœur ni des poumons.

Antécédents personnels. — Mariée, a eu deux enfants vivants, qui sont bien portants. Pas d'avortements. A eu la fièvre typhoïde à vingt-deux ans.

Antécédents héréditaires. — Le père, bien portant, a soixante-dix-sept ans; mère morte cardiaque; a eu quatre frères et trois sœurs en bonne santé.

Le 12 mai 1910, *ablation des tumeurs ovariennes, de l'utérus et gastro-*

entérostomie par M. Hartmann. — Incision médiane au-dessous de l'ombilic; il s'écoule une petite quantité de liquide citrin et, en relevant l'épiploon non adhérent, nous voyons une tumeur à contours arrondis, ferme, à coloration brunâtre.

L'incision est immédiatement agrandie vers le pubis, sans cependant atteindre ce dernier. Des écarteurs sont placés, nous amenons la tumeur au dehors. Son pédicule se détache à gauche de l'utérus, il est tordu en sens inverse des aiguilles d'une montre. Pour le détordre, nous devons faire faire deux tours dans le sens des aiguilles d'une montre; cette torsion, qui forme un pédicule plus gros qu'un cordon ombilical, n'est pas serrée. On place des pinces en dedans et en dehors et on enlève la tumeur.

A ce moment, nous voyons qu'à droite existe sur l'ovaire une deuxième tumeur, également dure, un peu mamelonnée et sans adhérence, tombée en arrière du ligament large. Ablation de cette tumeur et amputation subtotale de l'utérus, péritonisation. Opération régulière.

Nous agrandissons alors l'incision par en haut, dépassant largement l'ombilic. La région pylorique est le siège d'une tumeur de coloration blanche qui s'étend sur la portion voisine de l'estomac et semble mobile. Pour ne pas prolonger l'opération, nous nous contentons de faire une gastro-entérostomie postérieure.

Suture en trois plans dans la partie sous-ombilicale de l'incision, en deux plans au fil de bronze dans la partie sus-ombilicale.

Durée totale, 1 h. 5.

Examen macroscopique des tumeurs. — La tumeur droite a le volume d'une grosse orange, elle est lobulée. Son tissu est blanc, assez uniforme à la coupe. La tumeur gauche a le volume d'une tête de fœtus à terme; elle a le même aspect que celle du côté droit, mais sur une coupe elle est ecchymotique dans la plus grande partie de son étendue.

Suites opératoires. — Le lendemain de l'opération, la température monte à 38°2 le matin, à 38°4 le soir, le pouls restant à 90; les jours suivants, elle redescend progressivement pour atteindre la normale et y rester à partir du quatrième jour.

Le douzième jour, ablation des fils.

La malade, qui n'a jamais vomi et a été alimentée dès le lendemain de l'opération, reprend rapidement des forces, son aspect s'améliore considérablement. Aussi décidons-nous de pratiquer une deuxième opération pour enlever la tumeur pylorique.

Le 14 juin, *pylorectomie* par M. Hartmann, sans incidents. Fermeture de la section gastrique et de la section duodénale, réunion de la paroi à un seul étage avec des fils de bronze, laissant un point ouvert pour le passage d'un drain.

Le 15 juin, la température monte à 38°3 le matin, 38°6 le soir. On fait un lavage de l'estomac, qui ramène un peu de sang et des débris de caillots.

Le 16 juin, la température est retombée à la normale, on retire le drain. A partir de ce moment, tout va bien et la malade quitte l'hôpital, guérie, le 4 juillet.

Examen microscopique. — *L'examen microscopique,* fait par M. Lecène, a porté :

1° *Sur des fragments des deux tumeurs ovariennes;*

2° *Sur la tumeur pylorique.*

1° Les fragments prélevés sur les deux ovaires montrent tous la même structure histologique : le stroma fibreux de l'ovaire est complètement infiltré par un très grand nombre de cavités tubulées, ressemblant à des tubes glandulaires et tapissées d'un épithélium cylindrique, assez régulièrement disposé : dans la lumière de ces cavités tubulées, on voit parfois des cellules épithéliales desquamées, à protoplasma gonflé, homogène, à noyau peu apparent. Dans l'épithélium de revêtement des pseudo-tubes glandulaires, on trouve très souvent des figures de caryokinèse atypique. En dehors du stroma fibreux, il n'existe plus trace d'éléments caractéristiques de l'ovaire normal.

2° Le pylore, sur des coupes comprenant toute l'épaisseur de sa paroi, apparaît envahi par un épithélioma cylindrique atypique, débutant par la muqueuse, qui est en grande partie détruite, et s'infiltrant dans les tuniques musculaires et séreuses qui sont complètement dissociées par cette pénétration néoplasique : il s'agit là d'un *adéno-carcinome* tout à fait caractéristique du pylore avec infiltration pariétale totale.

Il y a identité complète de structure entre la tumeur pylorique, très vraisemblablement primitive, et les deux tumeurs ovariennes.

Cette observation vient s'ajouter à celles déjà publiées de cancer ovarien compliquant un cancer gastrique, observations nombreuses, puisque notre interne, M. Metzger, qui prépare un important travail sur cette question, en a déjà réuni plus de 150 cas.

Sans aller jusqu'à conseiller, comme Schenk et Sitzenfrey [1], d'enlever préventivement les ovaires au cours des gastrectomies pour néoplasmes, nous croyons que la fréquence, aujourd'hui bien établie, de la coïncidence de ces divers cancers doit conduire le médecin à toujours examiner l'appareil génital, lorsqu'il se trouve en présence d'un cancer de l'estomac chez une femme.

S'agit-il de cancers métastatiques propagés par voie veineuse ou lymphatique? S'agit-il de cellules cancéreuses tombées de la partie supérieure de l'abdomen dans le pelvis et greffées sur l'ovaire? C'est à cette dernière hypothèse que nous sommes tenté de nous rattacher. Quant à savoir la raison de la prédilection des greffes pour les ovaires, nous ne pouvons encore faire que des hypothèses. Dans des expériences, intéressantes au point de vue qui nous occupe, Krauss a montré que, lorsqu'on injecte dans le péritoine d'une chienne de l'encre de Chine, celle-ci pénètre spécialement dans l'ovaire. Il en est peut être de même des cellules cancéreuses.

Quoi qu'il en soit, comme, dans bon nombre de cas, la généralisation du cancer gastrique est strictement limitée aux ovaires, il est indiqué, lorsque ceux-ci sont dégénérés, de les enlever en même temps que la tumeur de l'estomac, s'abstenant cependant lorsqu'il existe en même temps une de ces indurations du cul-de-sac de Douglas, un de ces placards pelviens décrits par Palmer, perceptibles au toucher rectal et

1. SITZENFREY, *Zeitsch. f. geb. u. Gyn.*, 1907, t. LX, p. 392.

indiquant l'existence d'une propagation au péritoine du petit bassin[1].

M. BEGOUIN (de Bordeaux). — J'ai eu l'occasion d'opérer, de 1903 à 1904, cinq malades atteintes de fibromes de l'ovaire, par suite du hasard des séries probablement, puisque ces tumeurs sont rares et que, depuis 1906, je n'en ai plus rencontré aucun cas.

Dans ces cinq cas, je noterai :

Au point de vue histologique, un de ces fibromes était un fibrome pur, tandis que les quatre autres étaient des fibromes habituels.

Au point de vue clinique, trois de ces fibromes se présentèrent comme des fibromes pédiculés de l'utérus, avec lesquels ils furent du reste confondus; un autre fut opéré après une crise de torsion pédiculaire, en tout analogue à celle d'un kyste ovarique.

Dans le dernier cas, l'évolution clinique a eu une allure spéciale, maligne peut-on dire : la malade présentait, en effet, une ascite considérable, de l'œdème des membres inférieurs, de l'hydrothorax, de l'amaigrissement et un teint jaune, tout l'ensemble symptomatique, en un mot, que nous sommes habitués à rencontrer dans les tumeurs malignes de l'abdomen. Malgré cet état de la malade, je l'opérai et trouvai simplement sous son ascite un fibrome ovarien vulgaire (fibromyome histologiquement). La malade est guérie depuis sept ans et a eu deux enfants sans encombre.

M. le professeur Demons avait déjà signalé des faits de cet ordre et le mien a été le point de départ de la thèse de mon ami M. Codet-Boisse.

M. Jules BŒCKEL (de Strasbourg). — Je tiens à rapporter, à titre de simple document et pour confirmer ce que viennent de dire MM. Pozzi et Hartmann, qu'on rencontre parfois des malades qui semblent jouir de la plus florissante santé, et qui n'en présentent pas moins de gros cancers. C'est ainsi que j'ai opéré, il y a quelques mois, une jeune femme de vingt-huit ans, florissante d'aspect, qui notamment n'avait jamais présenté le moindre trouble gastrique.

On me l'avait adressée pour un fibrome de l'utérus.

Je fis la laparotomie et, après un dégagement très laborieux des intestins, qui étaient adhérents partout, je finis par arriver sur les annexes et trouvai de chaque côté une tumeur ovarique grosse comme le poing que j'enlevai très facilement.

Or, cinq jours plus tard, la malade succomba.

L'autopsie révéla un cancer énorme de l'estomac, qui était adhérent

1. PALMER, *Surgery, gynecology and obstetrics*, 1910, t. I, p. 154.

partout, au foie, au côlon, à la rate, qui avait été entièrement méconnu, ce qui peut s'expliquer, car l'état général de cette malade ayant toujours été excellent, les recherches n'avaient pas porté sur cet organe.

M. J.-L. FAURE (de Paris). — Mon collègue et ami Dambrin vient de m'insuffler une idée qui expliquerait peut-être la particularité si curieuse dont vient de nous parler M. Hartmann et relative à la sensibilité de l'ovaire vis-à-vis de l'atrophie de l'encre de Chine ou de l'inoculation des néoplasmes intrapéritonéaux qui respectent le reste du péritoine.

Il est fort possible que cela tienne tout simplement à ce que l'ovaire est le seul organe intrapéritonial qui reste privé de séreuse péritonéale.

Il est possible que l'encre de Chine ou les cellules néoplasiques, tombant dans le péritoine, soient absorbées ou détruites à son niveau, en vertu des qualités que nous lui connaissons — alors que lorsque les mêmes éléments viennent au contact de l'ovaire, dépourvu de péritoine, ils s'y fixent ou s'y développent.

II

SECTION DE PÆDIATRIE

1° RAPPORT DE M. GRISEL

L'OSTÉO-MYÉLITE VERTÉBRALE

DISCUSSION

MM. ŒLNITZ et **PRAT** (Nice) communiquent une observation d'ostéomyélite vertébrale postérieure qui a été diagnostiquée et a guéri après incision. Dans ce cas, le diagnostic a été fait grâce à la constatation des signes classiques : douleur, raideur, forme allongée de la collection purulente, etc.

M. KIRMISSON. — J'ai la conviction que les faits anciens de psoïtis sans traumatisme que j'ai vus étaient de l'ostéomyélite de la région lombaire méconnue. D'autre part, les enseignements de ma pratique n'ont fait que me confirmer dans mon peu d'empressement à intervenir primitivement et à prendre la gouge et le marteau dans l'ostéomyélite vertébrale.

M. FRŒLICH (Nancy). — Les cas d'ostéomyélite vertébrale sont trop rares pour que l'on puisse laisser passer sans les signaler ceux que l'on a l'occasion d'observer.

En dix ans, nous en avons rencontré trois dans notre service : deux qui ont guéri et un qui a succombé. Ce dernier était un fait d'ostéomyélyte généralisée. Enfin, nous en avons opéré un quatrième cas dans le service du professeur Bernheim. Ce malade aussi est mort.

OBSERVATION I.

Ostéomyélite vertébrale simulant un abcès péri-néphrétique.

Marcel Dupasquier, âgé de douze ans, entre dans le service de M. Froelich le 1er février 1907; il serait malade depuis quinze jours. Il aurait été pris brusquement d'un point de côté et de frisson; il resta au lit quatre jours. En essayant de s'asseoir, il constate qu'il se tient de travers. Le médecin qui le soigne pense à un mal de Pott; un autre médecin, appelé en consultation le surlendemain, constate que la cuisse est en flexion sur le bassin et pense à une coxalgie; la fièvre persiste, mais moins intense. Il est alors amené à l'hôpital, où on le trouve dans l'état suivant :

Température, 39°; pouls, 120; langue sèche. L'enfant se tient courbé sur le côté gauche, la cuisse droite est légèrement fléchie.

Dans l'abdomen, à droite, on trouve une tuméfaction dans la fosse iliaque. Dans la région lombaire on remarque, s'étendant depuis l'angle costo-iliaque jusqu'à la septième côte, une tuméfaction dure et douloureuse.

Les urines sont très chargées et rares. Un peu d'albumine.

2 février. — Température, 38° et 38°5. La tuméfaction lombaire a diminué, la tuméfaction de la fosse iliaque semble avoir augmenté. On pense soit à un abcès péri-néphrétique, soit à une ostéomyélite de la crête iliaque.

3 février. — La température est à 39°. On se décide à intervenir. Une incision est faite, contournant la crête iliaque et allant en avant jusqu'à la région inguinale. L'os iliaque est sain.

Le muscle psoas-iliaque ne contient pas de pus, il est seulement infiltré de sérosité. L'incision est refermée et on pratique une deuxième incision dans la région lombaire, depuis la septième côte jusqu'à l'angle costo-iliaque, comme pour la néphrotomie.

La couche musculaire traversée, on tombe sur un volumineux abcès; en introduisant le doigt, on trouve que cet abcès est limité en arrière par les côtes, et en avant par la région rénale; on tombe sur un point dénudé de la colonne vertébrale. Drainage par deux drains en canon de fusil.

La température tomba le lendemain.

Le pus contenait des staphylocoques jaunes.

Au bout de quinze jours, deux petits fragments osseux furent évacués par la plaie. La fistule persista pendant huit semaines, puis se ferma, et la guérison fut complète.

Il s'agissait d'une ostéomyélite de la première vertèbre lombaire.

OBSERVATION II.

Ostéomyélite vertébrale, avec anurie consécutive. — Néphrotomie. Guérison.

Marcellin Émile, âgé de neuf ans, entre dans le service de M. Froelich le 10 novembre 1909. Il aurait fait une chute il y a huit jours, à la suite de laquelle serait survenu une forte fièvre et de la douleur dans le dos, à gauche. A son entrée à l'hôpital, on constate une température de 38°4 et à gauche, dans la région lombaire, au niveau de la huitième et de la neuvième côte, un abcès fluctuant très douloureux à la palpation. Il existe également un abcès à la face postérieure de la cuisse droite. Lorsqu'on bouge la colonne vertébrale, la douleur est extrêmement forte. Le malade se retourne en bloc dans son lit. On pense à une ostéomyélite vertébrale.

12 novembre. — Opération, incision à deux travers de doigts de la ligne des apophyses épineuses. On tombe sur un gros abcès, et dans la profondeur on rencontre les apophyses transverses des neuvième et dixième vertèbres dorsales dénudées et cariées.

Drainage. Ouverture de l'abcès de la cuisse. Le pus contient du staphylocoque jaune.

Dans les jours qui suivent, la température tombe et l'état s'améliore.

Le 15, le malade n'a pas uriné.

Le 16, il y eut une évacuation d'une très petite quantité d'urine mêlée de sang.

Anurie complète le 17 et le 18. L'enfant n'a pas de fièvre, mais il vomit tout ce qu'il prend et est baigné de sueur.

La langue est sèche.

Le 18, la céphalée est intense; il y a des convulsions généralisées, il délire. Pas d'urine dans la vessie.

Le 19, M. Froelich se décide, avec l'aide de M. André, à pratiquer une néphrotomie à gauche.

Le rein est rouge sombre, turgescent; il est ouvert le long de son bord convexe. Il s'en écoule de l'urine et une grande quantité de sang. Un drain est mis dans le bassinet et un tamponnement serré mis tout autour.

Le 19 au soir, le pansement est inondé d'urine, le délire a diminué, la céphalée est moins intense, plus de vomissements ni de convulsions.

Le 20 au soir, première émission d'urine trouble et glaireuse. A partir de ce moment, l'état va en s'améliorant.

Le 16 janvier 1910, la plaie de la néphrotomie est fermée spontanément.

La fistule conduisant à la colonne vertébrale persiste encore pendant un mois, puis se ferme, et la guérison est complète.

Observation III.

Ostéomyélite suraiguë généralisée avec localisation vertébrale.

Abel Vinand, âgé de dix ans, entre le 4 octobre 1908 dans le service de M. Froelich. Il y a quelque temps, une écharde lui serait entrée dans le pied et lui aurait donné un petit abcès. Il y a quatre jours, il a été pris d'un violent frisson et la jambe droite a fortement gonflé.

On l'amène à l'hôpital de Nancy. On constate sur le sujet, profondément infecté, avec langue sèche et température à 40°, un foyer d'ostéomyélite du tibia droit. Ce foyer est ouvert le 4 octobre et le tibia trépané.

La température descend d'un degré.

Le 8, on constate un foyer dans le fémur droit, qui est ouvert le 9. L'épaule gauche est suppurée, en même temps on l'ouvre. La respiration est très pénible. Rien à l'auscultation, sauf de la congestion des bases. Point douloureux en arrière du sternum.

Le 10, double parotidite suppurée.

Température, 40°; pouls, 140. Mort, le 12 octobre.

A l'autopsie on constate, outre les foyers précédents, une lésion des quatrième et cinquième vertèbres dorsales, qui sont en partie nécrosées, infiltrées de pus et en avant desquelles il existe une collection purulente de la valeur d'une cuillerée à bouche. Le pus ne pénètre pas dans le rachis. La moelle est congestionnée, mais les méninges ne contiennent pas de pus.

OBSERVATION IV.

Ostéomyélite aiguë du sacrum.

Il s'agit d'une jeune fille de dix-neuf ans couchée dans le service de médecine du professeur Bernheim, à l'hôpital civil de Nancy, et auprès de laquelle je fus appelé le 2 septembre 1901 pour ouvrir un abcès siégeant sur le bord gauche du sacrum et s'avançant presque au delà de l'articulation sacro-iliaque. Cette jeune fille était dans le service depuis deux mois. Elle y était entrée pour une affection aiguë indéterminée se manifestant par une température de 39°, une langue sèche, des douleurs abdominales, des vomissements. On avait tour à tour pensé à une péritonite, une colite aiguë à cause de la diarrhée qui avait existé pendant dix jours, enfin à une septicémie d'origine indéterminée.

Des douleurs dans la région lombaire et sacrée avaient été signalées par la malade, mais on n'y avait pas attribué d'importance, et on n'avait rien trouvé dans ces régions.

La température, le soir, atteignait et dépassait 39° et était presque constante. Depuis trois semaines, le matin, elle descendait à 37°5.

Dans les quinze derniers jours, la malade se plaignit de douleurs dans la fesse et dans la cuisse gauche. C'est ce qui fit découvrir l'abcès pour lequel on m'avait appelé.

La malade est très émaciée, l'abcès s'étend depuis l'échancrure sciatique dans la fesse gauche, le long du sacrum, jusqu'à la symphise sacro-iliaque.

Il a le volume des deux poings. Il est douloureux.

Chlorure d'éthyle, incision. Il s'en écoule une grande quantité de pus évaluée à un demi-litre. Ce pus, examiné au laboratoire des cliniques, contenait du staphylocoque jaune.

Le doigt pénètre, par l'échancrure sciatique, dans le bassin; deux gros drains sont placés.

L'état général ne se modifia pas, et la malade succomba quatre jours après l'intervention.

Autopsie. — Foie gros, reins petits, sclérosés; congestion des deux bases pulmonaires.

L'abcès avait débuté à la partie antérieure gauche du sacrum en empiétant sur la ligne médiane. Il avait comme limite : en haut, le promontoire et le péritoine épaissi; en arrière, la concavité du sacrum; en avant, le rectum repoussé; l'abcès s'étendait jusqu'au trou ovalaire gauche.

Il était sorti du bassin le long du nerf sciatique, puis avait suivi un trajet ascendant, le long du bord postérieur du sacrum.

Le sacrum est infiltré de pus, il présente par places des alvéoles remplies de pus, et par places des travées très dures, comme éburnées.

Toute sa moitié gauche est infiltrée de pus.

Il s'agissait d'une ostéomyélite aiguë du sacrum méconnue.

2° RAPPORT DE MM. AVIRAGNET ET TIXIER

FORMES CURABLES DE LA TUBERCULOSE AIGUË
CHEZ L'ENFANT

DISCUSSION

M. GUINON (Paris). — Au point de vue de la pathogénie de la typho-bacillose, je suis heureux de voir que M. Aviragnet a écarté la bacillémie. Il n'est pas nécessaire pour expliquer ces accidents de faire intervenir une dissémination générale tuberculeuse. Est-ce qu'un simple abcès froid ne peut pas produire une réaction fébrile?

L'expression typho-bacillose a l'inconvénient de trop dramatiser une affection, qui revêt parfois, comme l'ont dit les rapporteurs, des modes atténués, si l'on veut se reporter aux localisations anatomiques de cette *fièvre tuberculeuse*, on peut décrire bien des formes cliniques. La forme ambulatoire n'est pas rare. L'adénite trachéo-bronchique ne se montre peut-être pas aussi souvent que l'a dit M. Aviragnet. Mais quand elle manque, il n'y a qu'à chercher dans une autre partie du système lymphatique, aine, aisselle, cou, et l'on trouvera des ganglions qui sont pris. Quelquefois on constate peu d'adénite, mais en revanche il y a de la bronchite. Une forme tout à fait typique, c'est la poussée constatée chez l'adolescent à la suite des vacances, passées dans de mauvaises conditions climatiques — pour quelques uns, le séjour au bord de la mer — ou qui ont été l'occasion d'un vrai surmenage physique (bicyclette, etc). Les rapporteurs ont insisté avec raison sur les congestions pulmonaires que présentent ces adéno-tuberculeux, congestions qui vont de la forme éphémère jusqu'à simuler la spléno-pneumonie, mais qui sont toujours caractérisées par la dyspnée et la tachycardie. Combien de ces malades guérissent, et cela d'autant mieux qu'ils ont présenté des accidents aigus, qui attirent l'attention, tandis que les formes chroniques échappent, et quand le diagnostic se fait, il est tard pour intervenir efficacement !

M. BÉZY (Toulouse). — Le rapporteur a eu raison de signaler les formes arthritiques de la tuberculose localisée, car elles sont un sujet de difficultés pour le praticien qui ne peut faire comprendre à la famille la gravité de ces symptômes, en apparence si peu menaçants, ni lui faire accepter l'immobilisation, qui s'impose cependant. Le diagnostic de la typho-bacillose est entouré de telles difficultés, qu'on ne saurait trop le rappeler, ne serait-ce que pour dégager la responsabilité des praticiens dans ces cas si embarrassants. La fréquence de la tuberculose chez l'enfant augmente dans des proportions réellement inquiétantes et il faut demander aux pouvoirs publics de prendre les mesures nécessaires pour enrayer le mal. Il faut s'engager dans la voie tracée par Grancher.

M. GRANJUX (de Paris). — Dans les dernières lignes du rapport se trouve une indication du but de l'œuvre de préservation de l'enfance contre la tuberculose qui est de nature à donner une idée inexacte du rôle de cette œuvre. Elle n'est pas destinée à permettre à des tuberculeux de cicatriser leurs lésions. Elle ne recueille que des enfants absolument indemnes de tuberculose mais en danger de contagion dans leur famille. Elle les soustrait à cette contagion imminente en les plaçant à la campagne dans un milieu sain. Il est nécessaire de ne pas laisser planer un doute sur l'état de santé des pupilles de l'œuvre, et cela dans l'intérêt même de l'œuvre et de son action prophylactique. Il le faut aussi par reconnaissance pour Grancher qui a donné à cette Association sa fortune et sa dernière pensée.

3e RAPPORT DE MM. FREDET ET GUILLEMOT

LA STÉNOSE DU PYLORE PAR HYPERTROPHIE MUSCULAIRE

DISCUSSION

M. DURANTE (de Paris). — Y a-t-il réellement dans la sténose du pylore une maladie spécifique? S'agit-il simplement d'un complexus symptomatique correspondant à des lésions anatomiques variées? On est en droit de se le demander. Les examens histologiques ne sont pas concordants; l'École de Lyon décrit des lésions inflammatoires; dans d'autres cas, on n'a trouvé aucune lésion en dehors d'une hyperplasie musculaire; on peut penser alors à une sorte de myopathie particulière, analogue à celle décrite pour les muscles striés. Il y a là des recherches à faire pour compléter l'étude de la question.

M. GRISEL (de Paris). — J'ai eu l'occasion d'observer un nourrisson qui présentait depuis un mois les signes caractéristiques d'une sténose pylorique. Les matières évacuées par l'anus étaient comparables à du tapioca cru; il y avait de la fièvre, un état cachectique. A l'ouverture du ventre, j'ai trouvé une tumeur pylorique, dure, mobile, du volume d'une grosse olive; l'estomac, énorme, était rempli de lait; le tube intestinal, au contraire, était rétracté.

Je fis une incision du sphincter pylorique sans intéresser la muqueuse; le pylore avait un aspect cireux. Toute suture était impossible. Comme il n'y avait aucun suintement sanguin au niveau de l'incision, que la lumière du tube digestif n'avait pas été ouverte, je laissai les parties en l'état, me contentant de refermer la paroi abdominale. La température, déjà élevée avant l'opération, continua à monter et, six heures plus tard, mon petit malade succomba.

M. NOVÉ-JOSSERAND (de Lyon). — M. Fredet a très bien posé la discussion de la gastro-entérostomie et de la pyloroplastie dans la sténose pylorique des nouveau-nés. Je voudrais seulement faire observer deux points qui m'ont frappé chez les malades que j'ai eu l'occasion d'observer. Le premier est la difficulté que doit présenter souvent la pyloroplastie, en raison de la consistance dure et presque cartilagineuse du pylore qui lui permet difficilement de se plier autant qu'il est nécessaire pour la pyloroplastie. J'ai pu constater ce fait chez un malade que j'ai opéré l'an passé *in extremis* et qui a succombé, et sur une pièce prélevée à l'autopsie.

Le second point est que la difficulté de la gastro-entérostomie est très différente suivant la longueur du mésocôlon. Dans une première observation, il était court et l'opération a été réellement d'une technique très difficile. Dans le second, au contraire, le méso était assez long pour permettre d'opérer hors du ventre, et la technique n'a pas été sensiblement plus difficile que chez l'adulte. C'est un fait dont on peut tenir compte quand on discute le choix à faire entre les deux opérations.

M. FREDET (de Paris). — M. Durante veut expliquer l'hypertrophie musculaire du pylore par une myopathie congénitale. Nous n'avons aucune raison de rejeter *à priori* une pareille hypothèse. A ce propos, nous pouvons faire remarquer que M. Gaujoux a observé la sténose hypertrophique sur un syphilitique héréditaire. La question des rapports de la syphilis héréditaire et de la sténose hypertrophique peut donc être posée. A l'avenir de la résoudre.

M. Nové-Josserand signale la brièveté du mésocôlon ayant rendu très difficile la gastro-entérostomie dans un de ses cas. Cette brièveté, de même que la brièveté du mésentère, est mentionnée comme cause de grandes difficultés par plusieurs opérateurs. Une telle malformation constatée au cours de la laparotomie doit donc inviter le chirurgien à faire la pyloroplastie de préférence à la gastro-entérostomie, en cas d'indécision.

4° RAPPORT DE M. ROCAZ

L'ECZÉMA DES NOURRISSONS

DISCUSSION

M. BÉZY. — Le rapporteur a eu raison de signaler la mort subite des nourrissons dans l'eczéma. La question de la mort subite de ces enfants, quand ils sont atteints d'affections cutanées, mérite d'attirer l'attention, et je crois qu'il conviendrait de la mettre à l'ordre du jour du prochain Congrès.

Comme l'a dit M. Rocaz, l'action du climat joue un rôle important dans l'eczéma des nourrissons; j'ai vu un cas rebelle à toute thérapeutique disparaître par le simple fait d'emmener l'enfant à la campagne.

Le babeurre est difficile à préparer, et malgré la bonne volonté du personnel de mon service, nous ne sommes arrivés à en préparer que des quantités insuffisantes. Je serais désireux de savoir si on a été plus heureux à Bordeaux, et je demanderai au rapporteur de vouloir bien nous dire s'il a obtenu des effets satisfaisants — comme on l'a dit — en mettant la nourrice à la bière, de préciser les résultats qu'il a obtenus avec les injections de Quinton, et de nous indiquer de quelle préparation thyroïdienne il s'est servi.

Le professeur Audry et le Dr Mazoyer (d'Aix-les-Thermes) ont récemment étudié, après Dind (de Lausanne) et Brocq, le rôle du coaltar en dermatologie et en ont tracé les indications. D'après leurs conseils, je l'ai essayé dans l'eczéma des nourrissons, ayant soin d'employer le coaltar brut, de ne l'appliquer que sur des surfaces peu étendues, et de bien déterger, préalablement, la peau à l'eau bouillie, même si elle ne semble pas infectée, les téguments de l'enfant devant toujours être suspectés. Je n'ai jamais eu d'accidents et ai obtenu des résultats assez encourageants contre cette dermatose essentiellement tenace.

M. BIBENT signale l'importance de l'hérédité hépatique dans l'étiologie de l'eczéma des nourrissons.

M. CANY. — En mon nom et au nom de quelques-uns de mes confrères de La Bourboule, je veux présenter quelques remarques au sujet du très intéressant rapport de M. Rocaz.

1° Je ne crois pas que l'on puisse considérer comme eczéma vrai la simple réaction cutanée d'un nourrisson atteint de troubles alimentaires. Dans les 9/10es des cas, ce nourrisson ne présentera jamais plus de troubles de cette nature dans le cours de son existence.

2° Il peut souvent s'agir d'un début de prurigo, de ce que Brocq appelle prurigo de Hébra à type français.

3° Faut-il donner des bains aux petits eczémateux? Nous ne partageons pas entièrement l'opinion de M. Rocaz que les « bains leur sont plus nuisibles qu'utiles ».

A) En principe, l'eau convient-elle à l'eczéma? Question d'espèces. *Si toutes les eaux* ne conviennent pas pour le soin des eczémas, il faut convenir que certaines décoctions de plantes mucilagineuses ou tanniques, certains liquides, eau de mer, eaux minérales, administrés soit en bains, soit en lotions, soit en pansements humides, soit en pulvérisations, améliorent notablement et guérissent des poussées d'eczéma.

La concentration moléculaire doit entrer pour une grande part dans l'action variable de telle ou telle eau.

B) L'impétiginisation d'un eczéma est-elle une contre-indication à baigner? Veyrières, dont la compétence dans l'application de l'hydrologie à la dermatologie est incontestable, affirme « avoir baigné plusieurs fois et avec très bon résultat, et toujours sans inconvénients. des impétigos du corps ».

Le Dr Rocaz estime que les cures thermales sont d'application difficile chez le nourrisson et qu'on doit leur préférer les cures de montagne (p. 28).

Nous associons sans le moindre inconvénient les cures hydro-minérales à la cure de montagne (850m), et avec d'excellents résultats et des résultats constants. Les bains, les pansements humides, les pulvérisations même et aussi la boisson sont d'application journalière à La Bourboule pour des enfants de l'âge de quelques mois seulement.

Souvent, enfin, nous plaçons l'enfant eczémateux, peau nue, dans nos salles d'inhalation d'eau minérale brumifiée et réalisons ainsi un bain de brouillard hydro-minéral. Nous traitons ainsi du même coup la localisation tégumentaire et les atteintes réelles ou possibles d'une localisation bronchique si fréquente, comme le fait remarquer très judicieusement le rapporteur à la page 17 de son remarquable rapport.

M. ROCAZ. — Je répondrai à M. Cany qu'en proscrivant les bains, je suis d'accord avec tous les pædiatres. Je dirai à M. Bézy que dans le service de M. Moussous on a dû abandonner le traitement par le babeurre en raison de la difficulté d'en préparer des quantités suffisantes. La bière, donnée aux nourrices, m'a paru n'avoir aucune action. Quant aux injections d'eau de mer, sur dix cas j'ai eu dix insuccès. J'ai employé le corps thyroïde desséché dans le vide.

III

SECTION D'OBSTÉTRIQUE

1° RAPPORT DE M. FIEUX

PATHOGÉNIE ET TRAITEMENT

DES

VOMISSEMENTS INCOËRCIBLES DE LA GROSSESSE

DISCUSSION

M. LEPAGE (de Paris). — Si la lecture du rapport de notre collègue Fieux a été pour moi aussi intéressante qu'instructive, elle a provoqué, au sujet du traitement, certaines remarques que je demande à notre rapporteur la permission de vous soumettre :

1. Malgré l'espoir que formule notre collègue « d'un avenir très proche » où la connaissance scientifique de la pathogénie du vomissement gravidique mènera à une thérapeutique vraiment rationnelle, son rapport au point de vue de l'efficacité des soins médicaux est empreint d'un léger pessimisme. Sans doute, il concède « que notre façon de guider les malades pendant cette période troublée de la gestation a une importance réelle », mais ne pousse-t il pas un peu trop loin « l'humilité » en déclarant que « nous n'avons pas d'action directe sur les vomissements toxiques »? Notre collègue Fieux a voulu dire — et personne ne peut contredire son assertion — que, ne connaissant pas la véritable cause des vomissements graves, nous ne pouvons instituer de thérapeutique vraiment rationnelle; mais cependant, n'est-il pas certain que, dans nombre de cas, nous avons tous acquis la conviction que, grâce aux soins et aux conseils donnés à une femme enceinte ayant des vomisse-

ments graves, nous avons empêché la situation de s'aggraver et évité l'interruption de la grossesse?

Je ne partage pas tout à fait l'opinion un peu pessimiste de notre collègue Fieux, et j'ai la bonne fortune de m'appuyer ici sur l'avis du professeur Pinard. Il y a quelques années, je le faisais appeler auprès d'une jeune femme enceinte pour la quatrième fois. Lors d'une première grossesse, elle avait présenté des vomissements d'intensité un peu anormale, mais qui avaient cédé à quelques conseils de diététique. Les grossesses suivantes avaient été normales; une quatrième grossesse, survenue l'été, avait mal débuté à la campagne par des vomissements très fréquents. Le mari, qui s'occupait de sciences naturelles, avait pris à tort la direction de l'hygiène alimentaire de sa jeune femme qui se nourrissait mal : elle ingérait les aliments indigestes qui lui plaisaient. Consulté par correspondance, j'insistai sur la nécessité d'une hygiène alimentaire rigoureuse, d'une surveillance médicale presque quotidienne. Comme la situation ne s'améliorait pas, je signifiai nettement que je ne pouvais prendre la responsabilité de soigner cette jeune femme à distance, même avec le concours du confrère du pays que j'avais conseillé d'appeler. Cette dame rentra à Paris dans un état peu satisfaisant; au bout de quelques jours de traitement, je me rendis compte qu'il était nécessaire d'interrompre la grossesse.

Bien que le pouls eût été jusque-là inférieur à 100 et qu'il n'eût atteint ce degré de fréquence que le jour de la consultation, M. Pinard partagea mon avis. Au cours de la consultation, je manifestai à M. Pinard mon étonnement qu'une femme ayant pu mener antérieurement trois grossesses à terme eût cette fois-ci une intoxication devenant dangereuse pour sa vie. Mon maître me répondit qu'à peu près sûrement cette situation aurait pu être évitée si, dès le début des accidents, cette femme avait été soumise à une surveillance étroite et à une thérapeutique rationnelle.

Et cette affirmation magistrale confirmait ce que j'avais pu observer jusque-là et ce que j'ai vu depuis cette époque.

Le professeur Pinard a d'ailleurs formulé cette appréciation dans son rapport du Congrès de Rome (1906) en écrivant :

« Je suis convaincu que, par une médication appropriée, appliquée dès le début du syndrome-vomissement, on peut le plus souvent, sinon toujours, atténuer d'abord et faire disparaître ensuite les manifestations dues à la toxémie. »

C'est une question qui n'est pas tout à fait résolue que celle de savoir si chez une femme enceinte, soignée rationnellement dès le début de sa grossesse, on peut néanmoins être forcé d'interrompre la grossesse. M. Pinard a eu soin de faire une réserve en disant : « souvent, sinon toujours ». En 1909, après avoir vanté les bons effets du régime lacté absolu, il ajoute : « Malgré les très nombreux succès qu'il m'a donnés, j'ai eu à déplorer mon impuissance dans un certain nombre de cas. Je me contente de dire qu'il est surtout efficace lorsqu'il est conseillé dès le début des vomissements et suivi *rigoureusement.* »

Wallich, dans son intéressante communication à la *Soc. d'Obs., de Gyn. et de Pæd.*, a eu soin de distinguer « parmi les cas de vomissements incoercibles : d'une part, les cas qui cèdent au repos alimentaire, à la désintoxication par la diurèse, s'améliorent et guérissent sous l'influence des régimes hydrique, lacté ou végétarien ; et, d'autre part, ceux dans lesquels, malgré ces régimes, malgré la diurèse, les accidents persistent ».

Je ne nie point l'existence des faits de cette seconde catégorie, mais ils sont tout à fait exceptionnels si l'on surveille attentivement le traitement et si l'on a recours aux injections hypodermiques de sérum, que je crois — pour les raisons que j'ai dites ailleurs — supérieures en pareil cas aux lavements d'eau salée.

II. Discutant les indications de l'interruption de la grossesse chez une femme atteinte de vomissements graves, notre collègue Fieux est d'accord avec moi pour déclarer « qu'il vaut mieux, en cas de doute, pécher par excès de prudence que par temporisation excessive » ; il semble surtout redouter que, par suite d'une expectation prolongée, les femmes présentent ultérieurement des symptômes de polynévrite.

N'eût-il pas été utile de rappeler avec plus d'insistance que la femme enceinte, atteinte de vomissements graves, n'est pas seulement menacée de ces complications névritiques, mais que sa vie elle-même est en danger ?

Il est, en effet, profondément regrettable de constater qu'à l'heure actuelle encore des femmes meurent dans les premiers mois de la grossesse, dont la vie aurait très probablement pu être sauvée par une intervention tempestive.

Qu'il me soit permis de résumer ici quelques-unes des observations de femmes que j'ai vues mourir dans ces conditions et qui ont entraîné de longue date ma conviction sur l'utilité de l'intervention lorsqu'il y a doute sur l'indication opératoire.

Obs. I. — Vers 1892, je fus appelé par un confrère auprès d'une étrangère qui, enceinte pour la sixième fois, présentait des vomissements assez intenses. A deux de ses grossesses antérieures, les vomissements avaient été assez marqués pour légitimer l'interruption de la grossesse.

Au moment où je vis cette femme, l'état général était satisfaisant, l'amaigrissement peu marqué, et il n'avait pas été institué, à proprement parler, de traitement rationnel des vomissements. Je conseillai l'administration de petites quantités de liquide. Les jours suivants, les vomissements diminuèrent d'intensité, et le médecin pensa qu'il y avait là une amélioration réelle.

Une dizaine de jours après, je fus appelé d'urgence, vers 4 heures du soir, auprès de cette femme dont l'état général était des plus alarmants. Je la trouvai dans un état presque comateux, ayant de l'hémiplégie droite avec aphasie et rétention d'urine. Je fis immédiatement appeler mon maître le professeur Pinard, qui jugea comme moi la situation trop désespérée pour intervenir. La femme succomba dans la nuit même.

Obs. II. — En 1897, alors que j'étais assistant de mon maître le docteur Ribemont-Dessaignes à la Maternité de Beaujon, j'observai une femme de trente-trois ans, qui se présenta à la consultation le 17 novembre, ayant des vomissements depuis six semaines environ. L'utérus était un peu augmenté de volume, mais le diagnostic de grossesse ne put cependant être affirmé. Les vomissements ne furent arrêtés, ni par l'ingestion de petites quantités de lait et de champagne, ni par la faradisation des phréniques et des pneumogastriques.

Le pouls était rapide, les urines peu abondantes contenaient des traces d'albumine.

Pendant environ trois semaines, les choses durèrent dans le même état, pas d'hyperthermie, mais pouls très rapide se tenant toujours au-dessus de 100. Perte de poids de 7 kilogrammes.

Brusquement, au moment où l'on se demandait s'il ne fallait pas interrompre la grossesse, le 14 décembre, la malade est prise de dyspnée, le pouls s'élève rapidement à 130, 140 et 160, et devient imperceptible.

Pour la première fois, la température est de 38°6, puis l'état général devient très grave, et la femme succombe dans la journée avant qu'on ait pu intervenir.

Obs. III. — En 1896, je fus appelé par mon ami le docteur Méry auprès d'une secondipare enceinte de cinq mois, ayant depuis deux mois des vomissements intenses qui avaient résisté à toute thérapeutique, électricité comprise.

Lors d'une première consultation, le 5 novembre, l'amaigrissement n'étant pas très marqué, il fut décidé qu'on aurait recours à l'administration de liquide, faite par petite quantité, de demi-heure en demi-heure.

Les jours suivants, diminution marquée des vomissements, par contre, l'état général s'aggrave peu à peu.

Lors d'une seconde consultation, le 15 novembre, nous décidons d'un commun accord, Méry et moi, d'interrompre la grossesse.

Le 16 novembre, j'introduis un ballon Tarnier. La femme est dans un état très grave, la langue est sèche, rôtie; il y a du subdélirium. Sucre dans les urines. Elle meurt la nuit suivante avant que la cavité utérine ait été évacuée.

Il est possible de discuter ici le diagnostic de vomissements gravidiques en raison de ce fait qu'il y avait du sucre dans les urines, que ce n'est que dans les derniers jours de la vie de la femme qu'il y a eu retentissement marqué sur son état général.

Obs. IV. — J'ai eu l'occasion d'observer en 1900, à la Maternité de la Pitié, un fait non moins malheureux.

Une femme enceinte de trois mois et demi se présente à la fin de janvier, se plaignant de vomissements assez intenses. Faute de place à la Maternité elle est reçue dans un service de médecine. Elle y est soumise à une thérapeutique médicamenteuse variée. Les vomissements diminuent peu à peu. Malgré cette amélioration apparente, l'état général de la femme s'aggrave, et lorsque cette femme est évacuée dans le service de la Maternité son état général est des plus graves. Le pouls est très fréquent, les urines rares, l'amaigrissement très accusé; subictère.

J'introduis un petit ballon de Champetier dans la cavité utérine, mais la femme succombe peu de temps après, conservant dans l'utérus le ballon et l'œuf.

On peut reprocher à ces observations d'être bien résumées et bien incomplètes. Il n'en est pas moins vrai qu'elles constituent des faits positifs de femmes ayant présenté des vomissements graves, et chez lesquelles l'intervention n'a pas eu lieu ou a été trop tardive.

Il est bon de spécifier qu'à cette époque, M. Pinard n'avait pas encore insisté, comme il l'a fait depuis, non pas sur l'élévation de la température qui, pour Paul Dubois, caractérisait la période fébrile, mais sur l'importance de la fréquence du pouls.

Dans l'une de ces observations tout au moins, on n'est pas intervenu parce qu'il n'y avait pas d'élévation de température. Dans une autre, la cessation des vomissements a été prise pour un résultat favorable de la thérapeutique, alors qu'elle n'était que la traduction d'une intoxication profonde de l'organisme.

Si depuis dix ou quinze ans les accoucheurs interviennent à une époque plus hâtive chez une femme atteinte de vomissements incoercibles, il n'en est pas moins regrettable de constater que, trop souvent encore, l'intervention est trop tardive.

Notre collègue Fieux insiste avec beaucoup de raison, après P. Dubois et Pinard, sur l'importance de la fréquence du pouls; mais, oubliant sans doute que son rapport sera lu par d'autres que par des accoucheurs spécialistes, il n'a pas suffisamment rappelé que la diminution ou la cessation des vomissements, qui est le but souhaité par la malade et par le médecin, peut, dans certains cas, être un symptôme des plus graves, que l'on observe à la période terminale des vomissements.

Qu'il me soit permis, à l'appui de ces réflexions, de résumer ici deux observations de date relativement récente :

Dans l'une, la femme est morte malgré une intervention pratiquée trop tardivement; dans l'autre, elle a couru les plus grands dangers et présenté des symptômes très intenses de polynévrite et probablement d'intoxication bulbaire.

Obs. V. — Au commencement de janvier 1907, je fus appelé par un confrère en consultation avec un médecin des hôpitaux, pour une jeune étrangère, mariée depuis quelques mois, et qui était venue en Europe pour son voyage de noces.

Sur le bateau qui l'amenait, en novembre, de l'Amérique du Sud, elle se mit à vomir. Son médecin fit appeler en consultation un médecin éminent qui fit le diagnostic d'appendicite et conseilla l'intervention immédiate. Le chirurgien appelé par ce consultant constata une grossesse d'un mois environ et pensa que les vomissements étaient plutôt liés à cet état qu'à une crise appendiculaire.

Elle fut vue dans les premiers jours de décembre par un accoucheur des hôpitaux, qui constata la grossesse, et confirma le diagnostic de vomissements graves.

L'état ne s'améliorant pas, un autre de nos collègues fut appelé vers le 15 décembre et, ne trouvant pas d'indication opératoire, conseilla l'abstention.

Le médecin traitant continua le traitement médicamenteux, administra en particulier du chloral et constata avec plaisir que les vomissements diminuaient et même cessaient.

En examinant cette femme, dont l'état général depuis quelques jours était mauvais, je fus surpris de constater la présence de deux tumeurs : l'une, qui remontait jusqu'à l'ombilic, était médiane et régulière ; l'autre, siégeant dans l'hypochondre gauche, était de consistance plus ferme, nettement distincte de la première.

En introduisant une sonde dans l'urètre, je retirai un litre un quart d'urine : la tumeur médiane disparut. Il ne persista plus qu'une tumeur constituée par l'utérus gravide, dont cependant le volume semblait peu considérable pour un utérus gravide de deux mois et demi.

Pouls fréquent et un peu irrégulier; léger subdélire; un peu d'ictère des conjonctives.

Nous portâmes, mon collègue médecin des hôpitaux et moi, le pronostic le plus grave, déclarant que l'état de cette femme était pour ainsi dire désespéré, qu'on pouvait tenter l'interruption de la grossesse, mais que très probablement l'issue serait fatale.

La consultation avait lieu à 7 heures du soir. Vers 10 heures, la famille me fit demander d'intervenir. Le lendemain matin, la femme était dans un état des plus inquiétants : respiration mauvaise, pouls assez régulier, à 110.

J'introduisis une tige de laminaire que je changeai dans la journée. Le soir, l'état de cette femme s'était pour ainsi dire encore aggravé, et avant d'évacuer l'utérus, je prévins la famille que la mort pouvait survenir pendant l'intervention, ou que probablement la femme succomberait dans la nuit.

Malgré ce pronostic, la famille me supplia d'aller jusqu'au bout. Je retirai de la cavité utérine un œuf arrêté depuis quelque temps dans son développement. L'utérus était vidé vers 10 heures du soir et, à 2 heures du matin, la femme succombait.

Obs. VI[1]. — Il s'agit d'une jeune femme âgée de vingt-sept ans, enceinte pour la première fois, et auprès de laquelle je fus appelé par le docteur Herrenschmidt, ancien chef de clinique obstétricale, qui a bien voulu me remettre les notes pour la rédaction de cette observation.

Étant jeune fille, elle avait des règles irrégulières, douloureuses, ne revenant qu'à cinq ou six semaines d'intervalle; assez fréquemment, expulsion d'un caillot le premier jour des règles.

Elle se marie en 1904. Les règles deviennent encore plus irrégulières. En

1. Un résumé de cette observation a été publié (obs. VIII) dans le mémoire de H. Dufour et P. Cottenot sur les vomissements incoercibles de la grossesse dans leurs rapports avec les lésions du système nerveux. *Revue de neurologie*, n° 3, février 1910.

juin 1906, elle consulte son médecin, le docteur Herrenschmidt, parce qu'elle ne devient pas enceinte.

A l'examen, le docteur Herrenschmidt constate un utérus en antéflexion : l'orifice interne du col ne laisse pas passer l'hystéromètre à petite tête. Pendant dix jours, le docteur Herrenschmidt fait, à l'aide de laminaires, de la dilatation lente et progressive. Quelques jours après (22 juin), les règles surviennent, sans coliques. Pas de règles en juillet.

Au commencement d'août, nausées et vomissements dont l'intensité va en croissant, si bien qu'à la fin du mois, on est obligé de recourir aux lavements alimentaires. La jeune femme est pendant tout ce temps à la campagne, où elle est soignée par un ancien interne des hôpitaux.

La malade maigrit et ne quitte guère son lit. Le pouls se maintient au-dessus de 100. Quantité d'urine : un litre environ.

Vers le milieu du mois de septembre, il se produit une atténuation très notable des vomissements, coïncidant avec l'administration de bouillon de lactobacilline ; le pouls reste aussi fréquent.

Cette jeune femme est ramenée à Paris en automobile de la campagne où elle habite. Elle perd un peu de liquide sanguinolent. Ce suintement sanguinolent ne persiste pas. A ce moment, elle ne vomit plus qu'une ou deux fois par jour et arrive à garder près d'un litre de lait par jour.

Quantité d'urine : 700 grammes. Traces indosables d'albumine. Temp., 37°, mais l'amaigrissement est considérable; la femme n'a plus que la peau sur les os. Le pouls est à 130, assez bien frappé. Teint subictérique.

Les jours suivants, la femme, qui est soignée par le docteur Herrenschmidt, reste dans le même état, elle garde quelques aliments. Pas de fièvre, mais le pouls reste à 130 et quelquefois à 140. Elle est très faible.

Le 30 septembre, les urines tombent de 900 centimètres cubes à 200 centimètres cubes. Les vomissements réapparaissent, la femme se plaint d'avoir des bourdonnements d'oreilles et du brouillard devant les yeux.

Dès que cette femme avait été sous la surveillance d'Herrenschmidt, il avait immédiatement jugé son état grave et il pensait à la nécessité d'une intervention.

Son hésitation provenait seulement de ce que le confrère distingué qui avait soigné la malade avant lui avait constaté une atténuation très marquée des vomissements.

Je vis la malade le 1er octobre : me basant sur la fréquence du pouls (130 environ), sur l'amaigrissement marqué, une diminution de la force musculaire des membres supérieurs et sur la faiblesse des membres inférieurs, je conseillai à Herrenschmidt l'interruption immédiate de la grossesse. Il fut convenu avec lui que si l'évacuation spontanée de l'utérus ne se produisait pas rapidement à la suite de l'intervention, il y aurait lieu de vider l'utérus.

Le 1er octobre au soir, Herrenschmidt introduisit dans l'utérus un petit ballon Champetier de Ribes.

Le 2 octobre, il y a quelques douleurs. Le 3, je termine l'évacuation de l'utérus par un curage digital pratiqué sous chloroforme.

Les suites opératoires sont normales, mais l'état de la malade est très précaire. Le pouls monte à 160, les vomissements réapparaissent avec ténacité. Il se produit une sorte de délire calme. T., 37°; quantité d'urine, 250 grammes.

La malade se plaint d'éprouver d'assez violentes douleurs dans la jambe droite.

Le 6, raideur de la colonne vertébrale et de la nuque.

Le 8, incontinence des matières fécales et incontinence d'urine.

Le 10, abolition des réflexes patellaires. La femme a de la difficulté à détacher les talons du plan du lit. Pas de troubles sensitifs.

Le 12, petite escharre sacrée; paraplégie, plus marquée à droite. La femme ne peut détacher du lit le talon droit. Le délire est moins accusé.

La femme répond aux questions qui lui sont posées, mais elle a de l'amnésie absolue de tous les faits récents. Elle commence à s'alimenter convenablement, mais le pouls reste à 130. T., 37°; urine, 750 grammes.

13 octobre. — Aphonie presque complète, peu de délire, idées mélancoliques, nuit très agitée. T., 37°,5; P., 135 environ.

Le Dr Dufour, médecin des hôpitaux, est appelé en consultation. Il constate de la névrite, surtout marquée aux membres inférieurs. Sur son conseil, on commence le 24 l'électricité galvanique et l'on fait des séances d'électricité tous les deux jours, puis ensuite tous les jours.

Le 2 novembre, à 1 heure de l'après-midi, la malade est prise subitement de mouvements convulsifs des globes oculaires, de la tête et des bras. Cet état dure quelques secondes, puis tout rentre dans l'ordre et la femme cause tranquillement.

A 5 heures du soir, le pouls est tombé de 140 à 113, la température de 37°4 à 36°4.

A 7 heures, le pouls est de nouveau à 138.

A 10 h. 1/2, crise de convulsions cloniques, puis toniques, affectant tous les membres. Écume sanguinolente. Cet accès convulsif dure environ quatre minutes.

La femme ne reprend que très incomplètement et prononce des paroles incompréhensibles.

Deuxième crise à 10 h. 3/4, qui dure environ une dizaine de minutes.

Une troisième crise survient peu de temps après. A partir de ce moment, les crises deviennent subintrantes, puis diminuent peu à peu d'intensité.

Je suis appelé vers minuit auprès de la malade, assiste à quelques-unes de ces crises et porte, ainsi qu'Herrenschmidt, un pronostic grave. Traitement : lavements chloralés et inhalations de chloroforme.

3 novembre. — A 4 heures du matin, la malade est en état de résolution, il persiste du trismus. La femme fait des mouvements incessants de la tête et des bras. T. m., 38°,9. T. s., 40°. P., 160 environ, assez bien frappé. La femme est dans le coma.

A 11 heures du matin, on constate une ébauche du signe de Kernig, les pupilles réagissent.

Ponction lombaire : on retire environ 15 centimètres cubes de liquide. Pas d'hypertension, liquide limpide, légèrement albumineux, ne contenant que des globules rouges et des globules blancs dans la proportion du sang normal provenant de la ponction. Frictions de collargol, gavage.

Les jours suivants, le coma se dissipe peu à peu. T., 37°,5. P., 140. Grande confusion mentale avec hallucinations de la vue et de l'ouïe. Amnésie à peu près totale et hémianopsie gauche.

Peu à peu l'état s'améliore, mais la malade reste avec un pouls à 120 et une paralysie des groupes musculaires antérieurs de la cuisse et de la jambe. Électrisation méthodique galvanique et faradique. La malade fait ses premiers pas au printemps de 1907, et marche sans canne au mois de juillet.

A cette époque (juillet 1907), petite syncope incomplète et passagère, sans cause appréciable.

En octobre 1907, cette jeune femme est redevenue à peu près à son état normal, sauf qu'elle stoppe encore du pied droit (parésie des extenseurs du pied et des orteils). En mars 1908, elle marche tout à fait bien.

Une seconde grossesse est survenue en 1909, qui s'est terminée au printemps de 1910 par la naissance d'un très bel enfant. Cette grossesse n'a été incidentée que par quelques nausées et vomissements pendant les trois premiers mois et des traces indosables d'albumine pendant le dernier.

Cette observation est intéressante à plus d'un titre :

1° Fécondation survenue dans le mois qui suit une dilatation de l'utérus avec des laminaires;

2° Diminution des vomissements graves coïncidant avec une médication nouvelle, mais pouls restant anormalement fréquent;

3° Évacuation de la cavité utérine à l'aide de la pince de Doléris, des doigts, de la curette;

4° Phénomènes paralytiques graves avec crises convulsives menaçant les jours de la femme;

5° Grossesse ultérieure menée à terme avec naissance d'enfant vivant et bien portant.

Je pourrais rapprocher de cette observation une autre assez ancienne, qui remonte au mois d'octobre 1893.

Obs. VII. — Je fus appelé auprès d'une primipare enceinte de deux mois et demi et qui présentait depuis un mois des vomissements extrêmement intenses, pour lesquels différentes médications pharmaceutiques avaient été employées sans succès.

Cette femme était très amaigrie; le pouls oscillait autour de 100; il n'y avait pas d'élévation de température.

Comme il s'agissait d'une femme très nerveuse et que l'administration de liquide d'heure en heure n'avait pas été faite d'une façon méthodique, je conseillai d'y recourir et d'ajourner l'interruption de la grossesse, qui avait été proposée par le médecin traitant.

Je revis la malade six jours après; les vomissements avaient en partie cessé, mais je fus très effrayé de l'amaigrissement et du mauvais état général de cette femme, et je décidai l'interruption de la grossesse.

Quarante-huit heures après l'application d'un ballon Champetier, la femme expulsait un œuf entier; mais, pendant les seize jours qui suivirent, elle présenta un état général inquiétant, caractérisé surtout par du délire, de l'incontinence des urines et des matières fécales, et une paraplégie des membres inférieurs.

Ce ne fut qu'au bout de six mois qu'elle put marcher et reprendre ses occupations, conservant des troubles mentaux assez accentués, et en particulier de l'agoraphobie.

III. Si, dans certains cas, l'indication d'interrompre la grossesse est absolument formelle, la conduite à tenir peut être beaucoup plus délicate lorsqu'on a suivi la malade avec soin depuis le début des accidents et qu'on se demande s'il n'est pas temps d'intervenir.

J'ai été surpris que notre collègue Fieux ne formule pas d'une manière plus précise son opinion sur ce qu'il appelle « un moyen terme représenté par la méthode de Copeman ». Sans doute, en étudiant la pathogénie des vomissements, il montre que les idées théoriques sur lesquelles repose cette méthode sont fort discutables. Je regrette toutefois que notre collègue n'ait pas cherché à préciser, comme j'ai essayé de le faire à la *Société d'obstétrique, de gynécologie et de pædiatrie* (14 octobre 1907), quelle place peut tenir, dans la thérapeutique des vomissements incoercibles, la méthode qui consiste à agir sur le col en le dilatant (avec ou sans décollement des membranes).

Dans cette communication, je m'appuyais cependant sur une fort intéressante observation de M. Fieux qui, après avoir obtenu un succès à l'aide de la dilatation digitale du col et du décollement du pôle inférieur de l'œuf, ajoutait qu'« avant de recourir à l'avortement thérapeutique, il est légitime de s'adresser à ces mille petits moyens décrits et connus qui, *a priori*, paraissent étranges, mais qui n'en arrêtent pas moins le cours de cette affection décevante... ».

Notre collègue a-t-il changé d'avis et renonce-t-il pour toujours à essayer la méthode de Copeman dans les conditions et avec les réserves que j'ai formulées?

IV. Une autre réflexion m'est venue en lisant le rapport de notre collègue Fieux ; après avoir rappelé les signes sur lesquels on se base pour interrompre la grossesse, il insiste sur l'importance, au point de vue indication opératoire, de la *polynévrite* et de l'*ictère vrai*, et il ajoute : « Il est bien entendu aussi que, quel que soit l'acte dans lequel on trouve une de ces malades, l'abstention n'est jamais de mise. Si désespérée que soit la situation, il est de notre devoir de recourir au plus tôt à l'évacuation de l'utérus qui, rapidement exécutée, permet d'assister à de véritables résurrections. »

C'est là une affirmation courante : il est bien évident qu'en présence d'une femme chez laquelle on a laissé passer le moment opportun d'intervenir et qui est dans un état presque désespéré, l'accoucheur, qui a vu des améliorations si rapides survenir après l'évacuation de l'utérus, ne peut guère refuser de tenter, au risque d'un insuccès, la très minime chance que donne l'intervention. Et cependant, ne serait-il pas sage de préciser un peu les indications de ces interventions faites quasi *in extremis*? Notre collègue Fieux n'exagère t-il pas quelque peu lorsqu'il parle de « véritables résurrections » dans ces cas désespérés? A l'appui de cette affirmation, il aurait dû apporter quelques observations personnelles ou autres. Sans doute, notre collègue Fieux peut se retrancher derrière l'autorité, si compétente en la matière, de notre maître M. Pinard, qui écrit : « Non, il ne faut jamais s'abstenir! Une seule chose peut empêcher la mort : l'évacuation de l'utérus et, dans ce cas, faite aussi rapidement que possible. Oui, dans deux cas, deux fois la mort survint pendant ou aussitôt après mon intervention; je ne me reprocherai rien, car j'ai la conviction que mon intervention n'avait ni causé, ni hâté la mort; mais, plusieurs fois, j'eus l'immense joie d'assister à une véritable résurrection. Trois de ces rescapées purent, dans la suite, mener des gestations à terme. »

Malheureusement, ces observations ne sont pas publiées, et il est impossible de juger du degré de désespérance dans lequel se trouvaient ces femmes. N'y a-t-il donc pas des états tout à fait désespérés dans lesquels réellement toute intervention est inutile? N'y a-t-il pas de symptômes qui doivent faire hésiter l'opérateur? C'est une question qui mériterait d'être mieux précisée dans l'avenir.

Dans certains cas, l'état général de la femme est tel qu'il suffit, pour ainsi dire, de la voir pour comprendre que toute intervention est inutile et que la mort n'est plus qu'une affaire d'heures. Faut-il donc intervenir toujours et quand même lorsque la femme est pour ainsi dire dans un état voisin de l'agonie? Je ne le pense pas, et je m'appuie, pour émettre cette opinion, sur l'observation I, dans laquelle le professeur Pinard et moi fûmes d'avis de ne pas intervenir.

Il est évident également que mon intervention a été inutile, je pourrais presque dire illogique, dans l'observation V, puisque probablement, sous l'influence de l'état général de la femme, l'œuf était arrêté dans son développement. On pourrait me reprocher de n'avoir fait ce diagnostic qu'après coup, ayant l'œuf sous les yeux. Mais, lorsqu'on se trouve en présence d'une femme qui est en danger de mort, quel est le clinicien assez sûr de lui pour affirmer, lors d'un premier examen, qu'un œuf est arrêté dans son évolution?

V. Je me permets de signaler à mes collègues l'importance du signe de la *rétention d'urine*. Je l'ai retrouvé dans l'une des obsevations du mémoire si documenté du professeur Pinard, qu'il a communiqué l'année dernière à la Société d'obstétrique, de gynécologie et de pædiatrie.

VII. Il est un dernier point sur lequel je me permets d'appeler l'attention de mes collègues.

Lorsqu'un médecin est appelé en consultation auprès d'une femme qui a des vomissements graves, sa situation est particulièrement délicate. Il doit se refuser à conseiller l'interruption de la grossesse s'il trouve que le traitement institué jusque-là n'a pas été rationnel ou suffisamment rigoureux, et surtout s'il ne trouve pas dans les caractères du pouls une indication suffisante. Mais il doit préciser, au besoin par écrit, que cet avis n'est que temporaire, que l'état général de la femme peut se compliquer assez rapidement et nécessiter une intervention qui, dans certains cas, peut devenir urgente.

Dans l'observation V, il est probable que si, le 15 décembre, j'avais été appelé auprès de cette jeune femme, j'aurais partagé l'avis d'un de mes collègues de ne pas interrompre la grossesse; et cependant, en réalité, pour avoir chance de tirer cette femme d'affaire, il eût fallu provoquer l'expulsion de l'œuf quelques jours plus tard, alors que les vomissements commençaient à cesser.

Ainsi donc, que le médecin soit appelé à soigner une femme atteinte de vomissements graves, soit comme médecin traitant, soit comme médecin consultant, il doit se rappeler qu'il n'est peut-être pas de cas médical qui nécessite une surveillance plus rigoureuse, plus continue que cette singulière complication de la grossesse.

Je résume ma pensée sur les différents points que j'ai ici effleurés à propos du rapport si intéressant de notre collègue Fieux :

1° Lorsqu'une femme présente, dès les premiers mois de la grossesse, des vomissements un peu anormaux par leur fréquence et leur intensité, il importe qu'elle soit soumise à une surveillance médicale rigoureuse et au traitement, aujourd'hui classique, par le repos au lit, par la diète hydrique, par le régime lacté ou lacto-végétarien, les grands bains tièdes, les lavements chloralés et les injections hypodermiques de sérum artificiel.

2° Lorsque, en raison des symptômes graves qui menacent la santé ou la vie de la femme, la question de l'interruption de grossesse se pose, mieux vaut pécher par excès de prudence que par trop de confiance et ne pas faire courir à la femme les dangers qui résultent d'une trop longue hésitation. Dans les cas douteux, il peut être exceptionnellement indiqué de recourir à la dilatation du col à l'aide de laminaires.

3° Lorsqu'un médecin est appelé en consultation pour juger s'il faut ou non interrompre la grossesse chez une femme qui a des vomissements graves, il doit bien spécifier — s'il conclut pour l'abstention — que cet avis n'est valable que pour la situation actuelle; il doit, d'accord avec le médecin traitant, rappeler à la famille que la cessation des vomissements n'est un signe favorable qu'à la condition d'être accompagné d'une amélioration des symptômes (diminution de la fréquence du pouls, augmentation de la quantité des urines, etc.).

4° Lorsqu'on veut interrompre la grossesse chez une femme pour laquelle on a trop temporisé, il est utile, après dilatation de la cavité cervicale, de procéder à l'évacuation de l'utérus, comme Doléris l'a conseillé, à l'aide de sa pince spéciale, en utilisant le doigt et la curette.

5° Bien que l'interruption de la grossesse soit suivie généralement d'une amélioration assez rapide et de la guérison, il y a cependant lieu de s'abstenir dans certains cas où l'état de la femme est réellement désespéré. La rétention d'urine est généralement un signe de mauvais augure.

M. WALLICH (de Paris). — Nous venons d'entendre une mise au point parfaite de l'état de la question des vomissements incoercibles. On ne peut entamer à sa suite que des questions de détails.

Il n'est pas irrationnel d'engager sa thérapeutique en admettant deux ordres de vomissements incoercibles : ceux qui se manifestent chez les nerveuses; ceux qui apparaissent à la suite d'une intoxication, dont l'origine est actuellement difficile à préciser.

Comme on ignore à quelle sorte de malade on a affaire, il n'y a rien à perdre de commencer à la traiter en nerveuse, traitement psychique, électrique, médicamenteux, mais toujours prescrit avec une assurance et une confiance parfaites. Si cela réussit, tant mieux, mais si cela échoue, il reste le régime et l'interruption de la grossesse.

Le régime lacté à doses fractionnées, recommandé par Pinard ; l'eau progressivement lactée, comme cela m'a réussi dans quelques cas; la diète hydrique, en dernier lieu, sont prescriptions banales. Ce régime, associé aux lavements de sérum, aux injections de sérum salé, permet de remonter le taux des urines. Mais, comme je l'ai indiqué ailleurs, les malades ne sont pas guéries; elles font des polynévrites ou meurent. Comment meurent-elles? Intoxiquées? Peut-être; mais, à cette hypothèse, il convient d'en joindre une autre, et il faut nous demander si un certain nombre de femmes ne succombent pas aux suites de l'inanition.

La diète hydrique, la simple alimentation au bouillon de légumes constituent des régimes d'inanition qui ne peuvent être continués indéfiniment.

Je pense qu'il faut désormais se préoccuper plus qu'on ne l'a fait jusqu'ici des conséquences graves de ce défaut d'alimentation, et qu'il est nécessaire, après l'application des régimes d'inanition, de tenter le retour à l'alimentation. Quand ce retour est considéré comme impossible, je crois qu'il devient nécessaire de voir dans les menaces de l'inanition une indication à l'avortement.

Ces indications à l'avortement, M. Pinard les a précisées en indiquant l'élévation persistante du pouls à 100 pulsations. Je crois qu'on pourrait avec avantage un peu étendre sa formule, en donnant l'accélération persistante du pouls comme indication d'avortement. Il m'a été donné d'observer des cas où mon intervention a été trop tardive pour avoir attendu ce chiffre de 100 pulsations, et M. Pinard a lui-même signalé un cas mortel sans accélération considérable, cas unique dans la pratique, il est vrai.

En résumé, la thérapeutique doit comprendre trois étapes :

1° Régime avec action psychique et médicamenteuse;

2° Régime lacté, hydrique et retour à l'alimentation;

3° Il faut provoquer l'avortement, si impossibilité de retour à l'alimentation ou accélération persistante du pouls.

Cette méthode thérapeutique me semble la plus rationnelle, en attendant le jour où nous pourrons, à la lumière d'une nouvelle pathogénie, instituer de nouveaux traitements.

M. Ch. ACHARD. — Si je me permets de prendre la parole dans une discussion qui devrait être réservée aux accoucheurs, c'est que la description magistrale de M. Pinard[1] et le rapport si clair de M. Fieux me paraissent avoir rendu l'étude des vomissements de la grossesse accessible au médecin le plus incompétent en obstétrique.

Il y a quelques années[2], à propos de trois cas de vomissements gravidiques guéris sous l'influence de la médication alcaline ou du lavage de l'estomac, j'ai fait ressortir le rôle que me paraissaient jouer, dans la physiologie pathologique de ces accidents, certains troubles gastriques d'une part, et, d'autre part, ce que j'appelais l'aptitude vomitive, c'est-à-dire la facilité particulière et bien connue avec laquelle surviennent certains vomissements sous les influences les plus diverses.

Défenseur de la théorie toxique, M. Pinard a bien voulu, néanmoins, faire une place à l'aptitude vomitive. Il admet que lorsqu'on voit, chez certaines femmes, persister les vomissements alors que tout phénomène toxique a disparu, on peut considérer le déclanchement du centre nerveux hyperexcitable comme la cause de cette persistance.

Quant à l'action réflexe à laquelle j'attribuais l'excitation bulbaire, M. Pinard lui substitue l'action toxique. C'est également à l'intoxication que le rapport, d'ailleurs éclectique, de M. Fieux attribue le premier rôle. Mais il montre aussi que la lumière n'est pas faite sur la nature et l'origine des multiples poisons dont on a soupçonné l'intervention et qui peut-être, dans certains cas, unissent leurs effets.

Je ne fais nulle difficulté de reconnaître que beaucoup de troubles imputés naguère à des phénomènes réflexes sont attribués aujourd'hui à des effets toxiques, et particulièrement à des vices des sécrétions internes. Cette modification de nos idées pathogéniques repose incontestablement, dans certains cas, sur des faits précis, et il se peut qu'elle se justifie un jour pour divers accidents qui surviennent chez la femme enceinte.

Mais la théorie ne peut manquer d'exercer son influence sur la thérapeutique. Aussi M. Pinard signale-t-il les bons effets du régime lacté, ou tout au moins du régime lacto-végétarien, qui tous deux sont considérés comme antitoxiques par excellence, mais qui, à vrai dire, sont aussi

1. A. PINARD, *Des vomissements de la gestation*. Bull. de l'Acad. de médecine, 26 avril 1910, p. 539.

2. Ch. ACHARD, *Vomissements graves de la grossesse*. Semaine médicale, 6 mars 1901, p. 73.

recommandés généralement aux gastropathes. Par contre, il dénonce l'influence néfaste d'un régime réputé toxique, comportant les œufs, la viande, le bouillon gras.

Toutefois, je relève dans le rapport de M. Fieux que certains malades ne tolèrent pas le lait, mais supportent mieux le bouillon de légumes et même un peu de cervelle de mouton.

Or, c'est à propos de cette diététique que l'observation suivante me paraît offrir quelque intérêt.

Mme Lecl..., née Blanche Guib..., âgée de trente ans, entre à l'hôpital Necker, salle Peter, n° 32, le 24 juin 1910. Elle est enceinte de six mois et demi et se plaint de vomissements répétés qui empêchent toute alimentation.

Antécédents familiaux. — La mère de la malade a eu quatre grossesses normales au cours desquelles sont survenus quelques vomissements qui ne paraissent pas avoir mérité le nom d'incoercibles.

Antécédents personnels. — La malade a été réglée à treize ans; les règles sont régulières, mais chaque époque est précédée de quatre ou cinq jours de malaise général et parfois de syncopes, de nausées, rarement de vomissements.

Mariée à dix-neuf ans et demi, la malade a eu huit grossesses accompagnées de vomissements abondants.

Première grossesse en 1901. Vomissements à partir du troisième mois, si fréquents et si intenses que la malade se fit soigner à Beaujon; ils persistèrent malgré le régime lacté. Au sixième mois, la malade expulsa brusquement l'œuf entier.

Deuxième grossesse. Vomissements abondants, mais intermittents, depuis le début de la grossesse jusqu'à la fin. Présentation vicieuse, mort de l'enfant quelques heures après l'accouchement.

Troisième et quatrième grossesses. Vomissements fréquents, mais non incoercibles. Accouchement à sept mois et demi d'un enfant mort dans la troisième grossesse. Enfant à terme dans la quatrième : cet enfant est actuellement très bien portant.

Cinquième grossesse. Vomissements fréquents, interrompus par l'accouchement, à terme. Mais trois jours après l'accouchement, les vomissements reprennent très abondants, verdâtres, et empêchent toute alimentation. Au bout de quinze jours, ils diminuent, puis disparaissent.

L'enfant, qui est malingre, se nourrit mal, vomit et meurt à six semaines.

Sixième grossesse en 1907, normale. L'enfant, une fille, naît à terme, assez chétif, mais il vit et est actuellement bien portant.

Bien qu'il n'y ait pas eu de vomissements pendant la gestation, ils apparaissent quatre jours après l'accouchement, incoercibles pendant quinze jours.

Septième grossesse. Vomissements à partir du deuxième mois jusqu'à six mois et demi. Puis ils disparaissent pendant un mois et la malade se nourrit abondamment. A sept mois et demi, elle fait un violent effort pour porter un seau très lourd, et le lendemain, elle accouche d'un enfant bien constitué. Mais cet enfant se nourrit mal, vomit et meurt à six semaines.

Huitième grossesse, un an après la dernière couche. Le début s'est passé d'une façon normale, mais au sixième mois, le 17 juin, les vomissements sont survenus brusquement, au dîner, raconte la malade, tandis qu'elle mangeait du lapin rôti; un bol de bouillon qu'elle prit ensuite fut également rejeté. Depuis, aucun aliment n'est toléré.

État actuel. — La malade est très affaiblie et amaigrie. Elle vomit un liquide verdâtre sans mélange d'aliments. Elle ne tolère aucun aliment et rend même l'eau qu'elle boit.

Les urines sont rares et contiennent des traces d'albumine. La température est à 38°.

Le foie est normal à la percussion ; pas d'ictère. La région gastrique n'est pas douloureuse Rien au cœur ni aux poumons.

On essaye les boissons glacées, eau, thé, lait, qui ne sont pas tolérées.

Les jours suivants, même état. Le pouls se maintient toujours au-dessus de 100, entre 100 et 116.

On essaye alors des aliments plus épais, des bouillies de farine, qui sont moins mal supportées. Les vomissements diminuent de fréquence, mais subsistent. Le pouls reste au-dessus de 100. Les urines sont toujours au-dessous du litre. La faiblesse est toujours très marquée.

Le 5 juillet, on donne du bouillon et de la viande crue hachée qui sont bien tolérés. Les vomissements cessent le jour même.

Les jours suivants, les vomissements ne se reproduisent que rarement et à propos d'un essai d'aliment qui répugne un peu à la malade. On lui donne peu à peu, en effet, de la viande rôtie, du poisson, un peu de lait. Mais elle se refuse à prendre des légumes et des pâtes.

Les urines montent au dessus du litre et atteignent même deux litres le 11 juillet. Le pouls reste au-dessus de 100. Les forces reviennent et la malade engraisse.

Elle sort le 17 juillet, ayant repris une alimentation presque normale, ne vomissant plus, et ayant gagné 11 kilos. Le pouls est à 96.

La malade a été revue un mois plus tard. Elle continue à ne pas vomir et à s'alimenter régulièrement. Son état général est excellent.

Remarquons tout d'abord chez cette malade l'aptitude vomitive qui existait à un degré remarquable, puisque six des sept grossesses précédentes s'étaient compliquées aussi de vomissements plus ou moins persistants et que deux fois même les vomissements avaient apparu ou reparu quelques jours après l'accouchement.

D'autre part, ce cas rentre bien dans la catégorie de ceux auxquels M. Pinard assigne une origine toxique. Le poison de l'auto-intoxication gravidique, en effet, n'agit pas seulement, selon lui, sur le bulbe en provoquant le vomissement, mais il produit encore, entre autres troubles, la tachycardie [1], dont la signification clinique est très importante, car M. Pinard n'est pas éloigné de faire de cette tachycardie un signe différentiel entre les vomissements de nature vraiment toxique et ceux qui, cessant sous une influence morale, pourraient être rattachés à une origine purement névropathique. Or, la malade dont je viens de rapporter l'histoire avait une tachycardie permanente, son pouls oscillant entre 100 et 116. De plus, la persistance de cette tachycardie ne permet-

1. A ce propos, je ferai remarquer que la tachycardie est mentionnée (110 pulsations) dans une des observations publiées dans mon précédent article, et que la guérison survint après des lavages de l'estomac.

tait pas de ranger ce cas parmi ceux dans lesquels, selon M. Pinard, les vomissements survivent à l'auto-intoxication.

En raison de cet ensemble de troubles et de l'état cachectique de la malade, la question de l'interruption de la grossesse pouvait se poser. Je ne crus pas néanmoins devoir d'emblée prendre ce parti, parce que dans quatre des grossesses antérieures les vomissements n'avaient pas empêché l'accouchement à terme et que, dans la septième, ils avaient spontanément cessé à six mois et demi sans intervention obstétricale.

Je commençai donc par essayer le régime exclusivement lacté, lait et tisanes, qui ne procura aucun résultat satisfaisant, puis je prescrivis les bouillies au lait, et les vomissements diminuèrent un peu sans disparaître, le pouls restant au-dessus de 100 et les urines au-dessous du litre. Jugeant inutile de prolonger ces régimes réputés antitoxiques, j'essayai le bouillon et la viande crue : aussitôt, les vomissements cessèrent, l'urine dépassa le litre, les forces revinrent et l'ascension du poids fut rapide. Tandis, en effet, que, pendant les régimes du lait et des bouillies lactées, l'accroissement pondéral n'était en moyenne que de 150, puis 375 grammes par jour, il s'éleva, avec le bouillon et la viande, à 580 et 680 grammes. Quant au pouls, il ne commença à descendre au-dessous de 100 qu'une dizaine de jours après le changement de régime.

Je ne m'attarderai pas à chercher l'explication de ce résultat thérapeutique. Il me paraît superflu de discuter, par exemple, le rôle possible de la réhydratation par une solution chlorurée comme le bouillon, ou d'envisager la question des aptitudes digestives de la malade, ou celle de la cessation d'une intoxication intestinale engendrée ou entretenue par certains aliments, comme il arrive chez certains nourrissons qui ne tolèrent ni lait ni bouillon, mais se trouvent bien du bouillon de légumes et même de la viande crue. Je ne pourrais qu'émettre à cet égard des hypothèses, dont ce cas unique ne me permettrait pas de tenter une démonstration.

Ce que je veux simplement faire ressortir de cette observation, c'est que la nature, l'origine, l'existence même des poisons auxquels on rapporte les vomissements de la grossesse restent hypothétiques. A défaut donc d'une thérapeutique vraiment pathogénique, le plus sage n'est-il pas, quand le régime préconisé généralement échoue, d'en essayer un autre, quelque contraire qu'il puisse sembler aux théories?

M. NUBIOLA (de Barcelone) déclare que l'on ne peut pas réunir en un seul groupe tous les vomissements incoercibles de la grossesse Il insiste sur la nécessité du traitement antitoxique. Il voudrait que l'on s'engage dans la voie de l'opothérapie (rein, corps jaune) pour éviter l'interruption de la grossesse. Actuellement, on fait beaucoup pour sauvegarder les intérêts de l'enfant. Il faut souhaiter que l'avortement provoqué pour vomissements incoercibles puisse être banni de la thérapeutique obstétricale.

M. Jules ROUVIER (d'Alger). — Dans presque tous les cas, les vomissements relèvent d'une intoxication, ainsi que l'enseigne M. Pinard. M. Achard a cherché à soulever un coin du voile et à entrevoir la nature de cette intoxication.

M. Rouvier croit qu'on ne fait pas une part assez large aux intoxications digestives. En Orient, les vomissements incoercibles sont très rares. L'alimentation journalière des familles par le *lében* — lait fermenté très énergique — à base de ferment lactique, est généralisée dans toutes les provinces. Cet usage joue peut-être un rôle prophylactique.

M. BILLON (de Marseille). — Dans certaines maladies, on pratique la jéjunostomie contre l'inanition due aux vomissements. M. Billon se demande si, dans les vomissements très graves, on ne pourrait pas faire aussi la jéjunostomie, ce qui permettrait de relever l'état général de la malade, que l'on pourrait alors désintoxiquer par des saignées et des injections de sérum.

M. LEPAGE. — Cette opération a été pratiquée dans un cas où le diagnostic de grossesse n'avait pas été posé et où l'on croyait à une affection stomacale. Malgré l'intervention, on fut obligé d'interrompre la grossesse *in extremis* et la femme mourut.

M. ANDÉRODIAS (Bordeaux). — Il est un fait avéré et qu'a bien mis en relief M. Fieux dans son rapport, c'est que les vomissements graves de la grossesse sont l'apanage des premiers mois de la gestation. Ils sont ordinairement compris entre les premières semaines et le commencement du cinquième mois. C'est ce que nous avons observé dans huit cas répartis sur ces trois ou quatre dernières années, cas dont la moitié furent assez graves pour nécessiter la provocation de l'avortement. Dans ces huit cas, les vomissements se terminèrent, avec ou sans intervention, du troisième au quatrième mois.

Chez deux autres malades, nous avons vu survenir des vomissements graves dans la deuxième moitié de la grossesse Au premier abord, il semblait que l'on avait affaire à des vomissements gravidiques ; mais, en y regardant de plus près, on pouvait se convaincre, surtout chez l'un des malades, que ces vomissements n'avaient pas les caractères de ceux des premiers mois de la gestation et les symptômes qui les accompagnaient n'étaient pas ceux des vomissements gravidiques.

Dans un cas, que nous avons déjà publié, il s'agissait d'une femme de vingt ans, primipare, qui fut atteinte d'une fièvre typhoïde légère vers trois mois et demi de grossesse.

La maladie suivit son cours normal et, au moment de l'apparition des premiers mouvements actifs, tout était rentré dans l'ordre. C'est juste à ce moment, quatre mois et demi, que les vomissements firent leur apparition, et allèrent en augmentant jusqu'au sixième mois, s'accompagnant d'un amaigrissement considérable, avec perte totale des forces. La température, tombée après la typhoïde au-dessous de 37°, remontait à 38, 39° et atteignait 40°, avec pouls à 130. En présence de cet état et des syncopes nombreuses qui paraissaient présager une fin prochaine, je me décidai, sans grand espoir du reste, à interrompre la grossesse. L'intervention fut couronnée de succès; après l'accouchement prématuré rapide, les vomissements cessèrent comme par enchantement et la fièvre tomba rapidement au-dessous de 37°.

Dans cette observation, rapidement résumée, il est évident que la fièvre typhoïde est pour quelque chose dans l'apparition des vomissements; peut-être la grossesse a-t-elle été une cause prédisposante; c'est possible, mais l'infection typhique a été, selon toute probabilité, le *primum movens* des vomissements.

Dans l'observation que nous donnons ci-dessous, l'origine extragravidique des vomissements est peut-être plus difficile à déceler, mais nous croyons cependant qu'on peut la trouver.

Vomissements graves survenant dans la deuxième moitié de la grossesse; amélioration. — Accouchement prématuré d'un enfant mort, quelques heures après la naissance, d'hémorragies multiples. — Occlusion intestinale chez la mère; opération; mort.

X..., trente-six ans, institutrice, est portée le 18 décembre 1909 à la Maternité. Elle est dans un état grave, dû à des vomissements incessants qui se sont produits à l'occasion d'une grossesse.

Antécédents héréditaires. — Père bien portant; mère souffrant du ventre depuis quelque temps.

Antécédents personnels. — Nourrie par une nourrice jusqu'à dix-huit mois, mais ne sait à quel âge elle a marché. Premières règles à quatorze ans sans accident. A eu de fréquents maux de tête depuis l'enfance. A trente ans, a été soignée pour métrite et salpingo-ovarite double. Ni syphilis, ni tuberculose.

La malade est primipare; le père de l'enfant, bien portant, est âgé de soixante ans.

Grossesse actuelle. — Elle a eu ses dernières règles du 26 avril au 1er mai 1909. Presque dès le début de la grossesse, elle a présenté des vomissements; le premier eut lieu trois semaines après la fin des dernières règles; mais jusqu'à la fin du troisième mois (fin septembre), elle n'en eut pas plus de sept à huit. C'est en octobre (cinq mois) qu'ils augmentèrent de fréquence pour devenir inquiétants en novembre. Mais ce n'est guère que fin novembre et commencement de décembre qu'ils se répétèrent fréquemment dans la journée.

Dès le début, ces vomissements avaient lieu le soir, à peu près à la même heure, vers dix ou onze heures; comme la malade ne prenait pas de nourriture le soir, c'est donc le repas de midi qu'elle vomissait; les aliments n'étaient pas digérés et elle pouvait reconnaître la nourriture qu'elle avait absorbée. En même temps elle ressentait dans la région stomacale une brûlure intense qui était augmentée par le décubitus dorsal.

Dans le mois qui a précédé son entrée à la Maternité, les vomissements sont devenus si intenses et si fréquents que l'état général de la malade s'en est vivement ressenti. L'amaigrissement est devenu considérable et est dû, non seulement aux vomissements. mais à la petite quantité d'aliments qu'elle absorbe (seulement un peu de lait et de bouillon).

Comme ces vomissements résistent à toutes les thérapeutiques employées, la sage-femme chez qui elle était pensionnaire, effrayée par une série de syncopes alarmantes, l'amène à la Maternité.

Examen. — 18 décembre. C'est une femme de taille moyenne, très amaigrie, très anémiée, cachectisée même. Elle répond nerveusement aux questions qu'on lui pose, et paraît assez anxieuse au sujet de son état de santé. Elle a de nombreux rêves. Elle n'a jamais eu de crise nerveuse; des réflexes sont conservés; pas de zones d'anesthésie ni de rétrécissement concentrique du champ visuel.

Elle nous raconte l'histoire de ses troubles gastriques, telle que nous l'avons rapportée. Les vomissements surviennent une heure à une heure et demie après l'ingestion des repas; ils sont colorés par de la biliverdine et contiennent quelques grains d'amidon, des levures, des globules graisseux et de rares hématies (analyse du 18 décembre).

L'examen de l'estomac par la percussion est gêné par le développement de l'utérus gravide; il ne semble pas cependant qu'il soit dilaté; il n'est pas douloureux à la pression.

La langue sèche, saburrale; foie non augmenté de volume, pas douloureux. Pouls à 100, assez faiblement frappé; température, 36°4; poids, 49 k. 300.

Au point de vue obstétrical, le ventre est assez volumineux pour sept mois de grossesse; il y a un peu de liquide amniotique en excès et le fœtus est très mobile. Les bruits du cœur sont bien frappés.

Les urines sont rares et très colorées.

Analyse des urines du 18 décembre (M. LABAT) :

Volume des vingt-quatre heures.......	200 grammes.
Densité à + 15........................	1031
Réaction..............................	hyperacide.
Aspect................................	louche.
Sédiment..............................	presque nul.
Urée..................................	14 grammes par litre.
Acide phosphorique total..............	2 grammes.
Chlorure de sodium....................	4,70 —
Indican...............................	léger excès.
Albumine..............................	néant.
Glucose...............................	néant.
Pigments biliaires....................	néant.
Urobiline.............................	grande quantité.
Acétone et acide doacétique...........	grande quantité.

Quelques leucocytes.

Vu l'état général de la malade, celle-ci n'est pas laissée seule, et une élève sage-femme la surveille de jour et de nuit, sans quitter la chambre.

Grâce à cette surveillance, on arrive à l'alimenter un peu en lui faisant prendre souvent, mais peu à la fois. Il faut bien dire qu'elle vomit presque tout; mais elle arrive cependant à garder quelque nourriture, que l'on varie autant que possible. Du 18 décembre au 10 janvier son état s'améliore très légèrement; son poids, du reste, en témoigne :

Le 18 décembre..................	49 k. 300
Le 28 décembre..................	51 k.
Le 6 janvier......................	52 k. 500
Gain......	3 k. 200

La température ne monte pas au-dessus de 36°8 et le pouls ne dépasse pas 96°.

La malade éprouve très souvent une sensation de brûlure au niveau des régions stomacale et dorsale; elle a des épistaxis assez fréquents et les vomissements sont quelquefois teintés de sang.

Comme médication, il n'y a guère à signaler que les injections de sérum artificiel, les lavements nutritifs et des pilules d'adrénaline, lesquelles ne paraissent avoir influencé en rien la situation.

Les selles sont normales; elles sont expulsées facilement au moyen de lavements.

L'élimination urinaire est inférieure à la normale; voici les résultats des analyses qui ont été faites :

	29 décembre.	3 janvier.	7 janvier.	10 janvier.
Volume des 24 heures.	275	300	450	500
Densité à + 15......	1023	1023	1030	1026
Réaction...........	hypoacide.	légèrᵐᵗ hypoacide.	hypoacide.	normalemᵗ acide.
Aspect.............	louche.	louche.	très louche.	louche.
Sédiment	abondant.	abondant.	abondant.	abondant.
Urée...............	24,50 par litre.	16,50	25	22,50
Acide phosphor. total	2,15	2	2,30	2,30
Chlorure de sodium.	3,50	2,35	4,35	2,35
Indican............	normal.	léger excès.	léger excès.	deux fois normal.
Albumine. Glucose. Pigments biliaires...	néant.	traces de mucine. néant.	néant.	néant.
Urobiline..........	tr. grande quant.	grande quantité.	présence.	présence.
Acétone et corps acétylés.............	grande quantité.	grande quantité.	néant.	néant.
Urates acides.......	abondants.	quelques urates acides.	urate d'ammoniaque assez abondant.	urates acides avec déchets épithéliaux et rares leucocytes.

Comme on peut s'en rendre compte par ces analyses successives, l'élimination urinaire devient plus abondante et tend vers la normale. En tant qu'éléments anormaux, nous ne trouvons qu'une assez grande quantité d'urobiline et d'acétone.

Le 10 janvier, à 10 h. 30 du soir, la malade commence à souffrir et entre à la salle de travail. Il faut remarquer qu'elle n'est pas encore à terme; il s'en faut d'un mois environ. Les membranes se rangent à 11 heures laissant écouler un liquide teinté de sang. La dilatation est complète à 7 heures du matin. On termine par une application de forceps qui amène un garçon du poids de 2 k. 800. Celui-ci naît étonné, mais il est rapidement ranimé.

Le placenta pèse 610 grammes et ne présente aucune marque de dégénérescence.

Presque immédiatement après la naissance, l'enfant a une hématurie; le liquide uriné, recueilli, est envoyé à l'analyse. C'est du sang presque pur; il s'est coagulé, en effet, comme ce dernier et a laissé exsuder un sérum ne contenant que des traces d'urée.

Examiné soigneusement, l'enfant ne présente aucune autre hémorragie.

Il semble viable; cependant, on est frappé par la décoloration anormale des téguments.

Dans la nuit qui suit la naissance, la sage-femme nous fait remarquer que l'enfant est de plus en plus pâle et que ses extrémités sont froides. Elle le démaillotte et trouve ses langes souillés de sang venant de la vessie; le méconium rendu est aussi coloré par le sang, enfin des traces de sang sont également remarquées au niveau des lèvres. On remarque une ecchymose au niveau de la voûte palatine, des pétéchies au niveau du membre inférieur gauche et du pariétal gauche. Pas d'écoulement sanguin par le cordon ligaturé. L'enfant meurt le lendemain, 12.

L'autopsie n'a pu être faite.

Après l'accouchement, la malade n'a pas eu de vomissements et a pu s'alimenter légèrement; les deux premiers jours, tout paraît devoir aller normalement; l'utérus se contracte bien et revient sur lui-même.

Le soir du 12 janvier (deuxième jour après l'accouchement), le pouls, qui s'était maintenu aux environs de 80, monte à 110, la température restant à 36°.

Le 13 janvier, on donne à la malade un lavement glycériné, qui reste sans effet; le 14, elle prend une limonade purgative qui ne donne pas plus de résultat, malgré l'aide d'un nouveau lavement. Le pouls oscille autour de 100. La température est inférieure à 37°. Jusqu'au 16, on essaye, mais en vain, de lutter contre la constipation. Malgré tout, la malade est bien, n'a aucun vomissement; son ventre n'est pas ballonné.

Mais le 16, dans l'après-midi, brusquement, on constate un changement considérable dans l'état général de la malade. Les extrémités se refroidissent, le pouls devient irrégulier, intermittent. Des vomissements alimentaires se produisent avec hoquet et subdélirium. Dans les heures qui suivent, la langue devient sèche, rôtie, avec des fuliginosités sur les bords; le ventre se ballonne, les anses intestinales se dessinent nettement, et le tympanisme remonte jusque sous les fausses côtes, détruisant la matité du foie. Ni gaz, ni matières émis.

Je vois la malade à dix heures du soir; le pouls n'est même plus perceptible. Pensant qu'elle ne passerait pas la nuit, je juge une intervention impossible.

Je me contente de faire mettre dans le rectum une longue sonde qui reste en place jusqu'au lendemain matin, mais ne donne issue à aucun gaz. On soutient les forces de la malade au moyen d'injections sous-cutanées de caféine, d'huile camphrée et de sérum.

Le 17, l'état général est toujours très grave; il y a des vomissements noirs et fétides; cependant, le pouls se sentant encore un peu, je fais appeler le docteur Guyot, chirurgien des hôpitaux, qui intervient en faisant une colectomie au niveau de la région initiale du côlon ascendant, après anesthésie à la cocaïne. Le gros intestin est énorme, distendu à l'extrême; une fois ouvert, il projette avec force au dehors une grande quantité de liquide intestinal, noirâtre et fétide.

Après l'opération, la situation paraît s'améliorer, on peut compter le pouls (130); la température se relève, et, sous l'influence du sérum, de la caféine, spartéine, éther, etc., le mieux se maintient.

Le soir, on refait le pansement; il s'est écoulé encore une certaine quantité de liquide noirâtre; le ventre s'est considérablement affaissé.

La malade est sondée, et on retire 300 cmc d'urine qui sont envoyés à l'analyse. En voici le résultat :

Densité à + 15°	1041.
Réaction	hypoacide.
Urée	32 gr. par litre.
Acide phosphorique total	3 grammes.
Chlorure de sodium	2,90, —
Indican	3 fois normal.
Albumine	traces.
Glucose	9,55.
Pygments biliaires	néant.
Urobiline	grande quantité.
Acétone	néant.

Leucocytes et quelques hématies.

Le 17, état stationnaire; on constate, le soir, que la malade a expulsé par le rectum des matières noirâtres; du reste, l'anus artificiel n'a presque pas fonctionné. Urines claires et assez abondantes. La température s'élève à 37°8.

Dans la nuit il se produit un léger vomissement fécaloïde, avec délire et agitation.

Le 19, on constate une escharre sacrée assez superficielle; le pouls est à 146, la température s'élève à 39°2. La respiration est difficile et bruyante; pas de signes pulmonaires.

La malade meurt dans la nuit.

L'autopsie a été pratiquée le lendemain. A l'ouverture de l'abdomen, on trouve les anses intestinales peu distendues; une seule chose frappe : c'est, au niveau de l'angle gauche du côlon, un rétrécissement assez peu accusé, siégeant entre deux portions un peu dilatées; au toucher, cet endroit ne présente aucune induration et a au contraire la consistance des parties adjacentes. L'intestin une fois ouvert, la paroi ne présente rien de particulier.

Estomac normal, sans tumeur ni exulcérations, soit au niveau de l'organe même, soit au niveau du pylore.

Les autres organes paraissent sains.

Des fragments ont été prélevés pour l'examen microscopique; celui-ci n'est pas encore terminé.

Chez notre malade, l'évolution des vomissements a affecté l'allure des vomissements propres à la grossesse; et, s'ils étaient survenus dans les trois ou quatre premiers mois, nous ne chercherions peut-être pas à en discuter la pathogénie.

Nous croyons que l'occlusion intestinale qui s'est produite après l'accouchement est pour quelque chose dans l'apparition des vomissements;

sinon l'occlusion elle-même, du moins les phénomènes morbides qui ont abouti à sa formation et qui ont passé inaperçus.

Nous signalons également l'état de l'enfant qui a présenté des hémorragies viscérales (vésicales et intestinales) dès la vie intra-utérine, puisque le liquide amniotique était teinté de sang, et que l'enfant a uriné du sang aussitôt après la naissance. Il est évident qu'un tel état indique une intoxication profonde de l'organisme, et nous regrettons infiniment que l'erreur d'une infirmière nous ait empêché de faire l'autopsie de l'enfant et de soumettre ses organes à un examen microscopique.

Mais quelle a été la cause de l'occlusion? A cela, il nous est impossible de répondre. L'opération n'a pas permis d'en trouver l'origine; et à l'autopsie, nous n'avons rien rencontré qui pût nous mettre sur la voie d'un diagnostic. Du reste, après l'opération, le cours des matières s'était rétabli; l'obstruction n'avait été que passagère.

Par ces deux exemples que nous venons de citer, on peut voir combien il est important d'analyser de près les observations avant de faire le diagnostic de vomissements gravidiques.

M. GARIPUY (Toulouse). — Le rôle du tube digestif est démontré par les résultats du régime alimentaire et de l'hyperpurgation.

M. PINARD (de Paris). — Avant d'émettre mon opinion sur le sujet lui-même, je tiens à remercier particulièrement mon collègue, le professeur Achard, d'avoir bien voulu nous apporter ici le fruit de son observation et de sa haute autorité. Oui, je le répète après lui, le concours de nos confrères médecins nous est particulièrement précieux pour l'étude du sujet en discussion. Grâce à leurs observations, il deviendra plus facile de diagnostiquer les vomissements purement gravidiques et les vomissements venant compliquer la grossesse, par suite d'une cause quelconque.

Après avoir écouté tous les orateurs, il m'est agréable de constater que *l'origine, la nature toxique* des vomissements gravidiques n'a été contestée par personne.

Et maintenant, je puis dire que je considère le lumineux rapport de Fieux comme la mise au point la plus claire, la plus complète que nous possédions sur les vomissements gravidiques. J'applaudis entièrement à toutes ses conclusions.

Oui, toute femme qui vomit de par le fait exclusif de la gestation est une femme malade qui doit être surveillée et traitée.

Oui, les caractères du pouls constituent à l'heure actuelle les signes les plus certains nous permettant de juger l'intensité plus ou moins grande de l'intoxication du système nerveux et, d'après ma longue expérience, lorsque les pulsations sont d'une façon permanente au-dessus de 100 par minute, il faut interrompre la gestation, la vie de la femme étant en danger ou au moins l'intégrité de son système nerveux. Je sais bien que ce critérium est arbitraire, je n'ignore point que des femmes ont succombé sans que chez elles le pouls se soit élevé à 100 — ou du moins sans qu'on ait constaté chez elles plus de 100 pulsations — mais ces cas sont absolument exceptionnels.

Je ne dis pas non plus que toute femme présentant des vomissements toxi-gravidiques et dont le pouls est au-dessous de 100 ne puisse guérir sans interruption de la gestation, mais j'affirme que si ces faits existent, ils sont tout à fait rares. J'arrive maintenant aux observations qui ont été adressées au rapporteur par mon ami Lepage.

Si je l'ai bien compris, notre collègue reproche à Fieux d'intervenir dans certains cas trop tôt, c'est-à-dire d'évacuer l'utérus alors que la grossesse aurait pu continuer. Il semble ne reconnaître aux caractères du pouls qu'une valeur indicative contestable.

D'autre part, il se refuse d'intervenir dans des cas « désespérés », dit-il.

Eh bien, je déclare que ni l'amaigrissement, ni la quantité ou la qualité des urines, ni l'état du sang, ne constituent pour moi un critérium aussi sûr que l'accélération du pouls, pour interrompre la grossesse. Et ma longue expérience n'a fait que fortifier ma conviction à ce sujet.

J'ai laissé la grossesse évoluer chez des femmes à l'aspect squelettique, qui n'avaient plus la force de faire le moindre mouvement dans leur lit, qui avaient des troubles de la vue, uniquement parce que chez elles le pouls restait absolument normal. Et la suite a prouvé que j'avais eu raison. L'organisme de ces femmes a triomphé de l'intoxication ; chez elles, le rétablissement a été complet, elles ont accouché de beaux enfants et n'ont jamais présenté d'accidents consécutifs portant sur le système nerveux.

Quant à la doctrine des *bras croisés*, en face des cas soi-disant désespérés, j'avoue que non seulement je ne m'y rallierai jamais, mais encore que j'en suis l'adversaire. Je suis médecin, je veux toujours rester médecin, c'est-à-dire être l'homme luttant partout et quand même pour conserver la vie. Je ne veux pas croire que Lepage ait peur d'engager sa responsabilité! Et d'abord, à quoi reconnaît-il que le cas est absolument désespéré? que la femme va certainement mourir? J'ai vu, je le reconnais, des femmes mourir pendant mon intervention; j'avais prévenu l'entourage de ce qui pouvait se passer, et ma conscience ne m'a jamais rien reproché parce que je sais que mon intervention n'a pas causé la mort et ne pouvait que l'empêcher. Il m'est arrivé aussi d'interrompre la grossesse chez des femmes qui semblaient mourantes et qui ont guéri, et j'ajoute qui seraient mortes sans mon intervention. Aussi, je proclame que, dans les cas les plus désespérés en apparence, le médecin a non seulement le droit, mais le devoir d'intervenir.

M. FIEUX (de Bordeaux). — Je remercie bien cordialement ceux de nos collègues qui ont lu si scrupuleusement mon rapport et qui m'ont si aimablement argumenté. — Tout d'abord, je ferai remarquer à M. Achard que l'observation qu'il vient de nous rapporter est pour nous, accoucheurs, d'un haut intérêt; ce sont là des faits que nous devons avoir constamment à l'esprit en présence d'une femme enceinte atteinte de vomissements graves. Son observation est à peu près superposable aux deux faits que vient de nous soumettre M. Andérodias qui a bien montré que, chez ces malades atteintes de vomissements tardifs et fébriles, il s'agissait de vomissements symptomatiques d'une affection intercurrente.

Ce sont là, je le repète, des vomissements *pendant la grossesse*, et non point des vomissements *de la grossesse*.

M. Wallich, à l'occasion du traitement, vous a exposé des conclusions qui, j'"en suis heureux, me paraissent tout à fait conformes à celles qui figurent dans mon rapport.

Enfin, je m'arrêterai un peu plus longuement à l'argumentation de M. Lepage, car elle me montre que sur certains points nous ne sommes pas en accord parfait. A mon pessimisme, qu'il s'est, je crois, exagéré, il oppose un optimisme qui évidemment peut s'accorder avec certains faits cliniques; il n'en est pas moins vrai, et il le sait aussi bien que moi, que nombre de femmes, quoique suivies d'une façon très attentive, meurent ou bien doivent être sauvées par l'avortement thérapeutique.

Aux observations qu'il vient de nous lire, je pourrais lui en opposer une autre tout aussi convaincante et qui du reste me paraît très démonstrative à propos d'une autre question que nous discuterons tout à l'heure.

Pour la fréquence du pouls, je crois qu'au fond nous sommes d'accord, car je pense et j'ai dit comme lui que la fréquence du pouls, dans le cas qui nous occupe, ne constitue pas, bien entendu, un critérium absolu, mais n'en représente pas moins un signe de premier ordre.

M. Lepage me reproche d'avoir fait si peu de cas, à propos du traitement, de la méthode de Copeman. Eh bien! j'avoue qu'à l'heure actuelle, après avoir étudié de très près les observations de Copeman et celles qui sont relatées dans les thèses récentes, après avoir réfléchi à celle que j'ai publiée moi-même il y a quelques années avec un certain enthousiasme, j'en retire l'impression que la manœuvre de Copeman est surtout une manœuvre à action psychique.

Enfin, M. Lepage me fait un grief de ce que j'ai recommandé l'intervention même dans les cas qui *semblent* désespérés. En présence de cas semblables, il préfère l'abstention opératoire. Mais qu'est-ce qu'il appelle les cas désespérés? A part la rétention d'urine (il voulait dire, je pense, anurie ou oligurie) qui ne paraît pas du reste un critérium absolu, je n'ai pas vu dans le tableau qu'il nous a tracé de signe permettant de mettre sur une femme l'étiquette : femme perdue, femme qu'il faut abandonner. J'ai vu guérir, avec et même sans intervention, des malades qui *a priori* paraissaient bien être de ces « femmes à laisser mourir ».

M. LEPAGE (de Paris). — Je remercie notre collègue Fieux de la réponse très courtoise qu'il a bien voulu faire aux réflexions que je vous ai soumises sur son important rapport.

Il a répondu à la question que je lui avais faite au sujet de l'emploi de la méthode de Copeman par la critique des observations de cet auteur. Je me permets de lui rappeler qu'avant lui j'ai fait cette critique et d'une manière plus serrée, dans une communication faite en 1907 sur ce sujet à la Société d'obstétrique, de gynécologie et de pædiatrie. Je n'y critiquais pas seulement la valeur des observations de Copeman, mais je me suis permis de faire ressortir l'insuffisance obstétricale de cet auteur, puisque, dans un cas, il n'a pu arriver à rompre les membranes.

Et cependant, en admettant que les observations de Copeman soient sans valeur, il en est d'autres — et celle rapportée par notre collègue Fieux en est un très bel exemple — où la dilatation du col a produit l'arrêt des vomissements et a permis à la grossesse de continuer. Sans doute, la malade du docteur Fieux était une hystérique, mais cependant, s'il n'avait pas eu recours à la méthode de Copeman, il est probable qu'il eût été obligé d'interrompre la grossesse.

Je regrette que dans sa réponse notre collègue Fieux ne nous ait pas dit les raisons pour lesquelles il semble avoir abandonné, dans certains cas bien spécifiés, toute idée de recourir à cette méthode comme procédé intermédiaire de thérapeutique entre l'abstention et l'évacuation de l'utérus.

Mon maître, M. Pinard, a trouvé dans mes paroles une sorte de contradiction qui prouve que — bien que j'aie pris soin d'écrire ma communication — je n'ai pas exprimé ma pensée d'une façon suffisamment claire; à aucun moment je n'ai reproché à notre collègue Fieux de recourir trop hâtivement à l'évacuation de l'utérus.

M. Pinard déclare qu'en présence d'une femme dans un état *désespéré*, un médecin n'a pas le droit de s'abstenir. Les observations que je viens de rapporter prouvent que je n'ai jamais manqué à cette règle de tenter, au risque d'un échec quasi certain, de sauver la femme chez laquelle on a trop attendu pour interrompre la grossesse.

La seule réserve que j'ai faite s'applique à ces expressions de « résurrections », « d'intervention *in extremis* » : je me demande si elles ne sont pas exagérées.

Je persiste à croire que, dans certains cas où la femme est quasi mourante, l'évacuation de l'utérus n'a aucune chance de succès, et qu'il vaut mieux, à tous points de vue, ne pas pratiquer une intervention qui ne peut être utile à la femme : je m'appuie d'ailleurs sur l'opinion formulée (Voy. Obs. I) par M. Pinard qui, avant même d'examiner complètement la femme, vit du premier coup d'œil qu'elle se mourait et fut d'avis qu'il ne fallait pas tenter l'impossible.

Je demande donc à ce qu'une petite réserve soit faite sur ce point, dans un enseignement qui est, à l'heure actuelle, classique.

Quant à la rétention d'urine, — c'est bien en effet la rétention d'urine et non l'anurie ou l'oligurie dont j'ai parlé, — je n'ai point dit, comme me le reproche M. Pinard, qu'elle constitue presque une contre-indication à l'intervention évacuatrice de l'utérus; j'ai simplement appelé l'attention de mes collègues sur ce fait que, dans certains cas où la femme succombe malgré une intervention même rapide, on note ce signe de rétention d'urine, et qu'il y a peut-être lieu dans l'avenir d'en tenir compte au point de vue de l'abstention opératoire.

2° RAPPORT DE MM. AUDEBERT ET GILLES

RAPPORT

DE LA

LITHIASE BILIAIRE AVEC LA GROSSESSE ET L'ACCOUCHEMENT

DISCUSSION

M. HARTMANN (de Paris). — M. Audebert, dans son rapport si clair, si étudié, a très justement insisté sur la nécessité de penser à la lithiase biliaire lorsque, chez une femme enceinte, on se trouve en présence de troubles gastralgiques. Je crois qu'il aurait pu de même appeler notre attention sur la nécessité qu'il y a à *penser à la cholécystite* lorsque, *chez une femme qui vient d'accoucher*, on constate des accidents fébriles. Pour un cas semblable d'accidents infectieux graves survenus après l'accouchement, mon maître M. Pinard, éliminant toute cause utérine, pensa à la vésicule biliaire et fit le diagnostic de cholécystite infectieuse *post partum*. Chez cette femme dans un état très grave, après injection de 1.500 centimètres cubes de sérum, je fis une cholécystotomie, limitant mon intervention au minimum et me contentant de placer un drain. Quelques jours plus tard, le calcul sortait spontanément. Depuis cette époque, sept ans écoulés, la malade est restée guérie. Je l'ai revue cette année.

J'arrive maintenant à la question du *traitement*. Mon ami Audebert vient de nous dire qu'au cours de la grossesse, il faut se comporter comme en présence d'une appendicite et attendre le refroidissement. Je proteste contre cette comparaison. En présence d'une appendicite aiguë vraie, il n'y a pour moi aucune hésitation à avoir, il faut opérer et opérer immédiatement. Refroidir, c'est exposer la malade sinon à la mort, tout au moins à une série d'accidents graves. Au contraire, en présence d'une cholécystite, qui expose moins à la perforation et aux accidents graves, je conseille d'attendre le refroidissement des lésions.

Au point de vue de l'indication de l'opération et du choix du mode opératoire, il y a de plus à établir de grandes distinctions entre les cas.

Chez une femme enceinte, en présence d'une lithiase du canal cholédoque, je chercherai à provoquer médicalement la progression du calcul vers l'intestin, surtout si la grossesse est déjà assez avancée. Pour cela, je ferai prendre, pendant trois jours consécutifs, de l'huile d'olive, non pas une cuillerée à soupe, c'est inutile, mais un grand verre chaque matin; le quatrième jour, 35 à 40 grammes d'huile de ricin. J'ai vu plusieurs fois cette thérapeutique suffire pour amener l'évacuation du calcul et pense qu'en l'absence d'angiocholite suppurée fébrile, elle constitue le traitement de choix du calcul du cholédoque.

En présence d'une cholécystite motivant une intervention, la cholécystotomie, traumatisant au minimum la femme, est, comme l'a dit M. Audebert, indiquée au cours de la grossesse.

Après l'accouchement, les indications sont les mêmes que celles posées en général en dehors de tout état puerpéral. Ici, je me sépare un peu de notre rapporteur et ne pense pas que la cholécystectomie soit indiquée dans tous les cas.

La conduite variera suivant l'état de la vésicule. Aux vésicules épaisses très malades, avec état infectieux, convient la simple ouverture de la vésicule; aux vésicules moins malades, en l'absence d'accidents infectieux aigus, convient la cholécystectomie; aux cholécystites calculeuses, compliquées de calcul du cholédoque, convient la cholécystectomie combinée avec la cholédochotomie et le drainage de l'hépatique.

M. FIEUX (de Bordeaux). — Je voudrais appuyer une des conclusions du rapport de M. Audebert en vous apportant l'histoire résumée d'un fait qui me paraît nettement démontrer l'influence de la puerpéralité sur les accidents de lithiase biliaire, et qui pourrait prouver ainsi que l'apparition de cette lithiase n'est pas toujours la conséquence des modifications anatomiques que la grossesse apporte à l'organisme maternel.

Une dame a deux premières grossesses sans incidents; une troisième grossesse est, au début, troublée par des symptômes tels que l'on pose le diagnostic de grossesse tubaire : il s'agissait simplement d'une latéro-flexion de l'utérus gravide avec kyste de l'ovaire droit. L'ovariotomie est pratiquée et la grossesse suit son cours, troublée par quelques coliques hépatiques qui apparaissent dans le courant du huitième mois.

Accouchement à terme.

Dans les mois qui suivent, les accidents reprennent avec intensité et accompagnés de fièvre. On pratique une cholécystectomie; la vésicule biliaire renfermait neuf calculs.

Après une période de repos et de santé excellente, quatrième grossesse dont les deux derniers mois sont tourmentés par des coliques hépatiques violentes avec poussées fébriles intermittentes. Néanmoins, l'accouchement a lieu d'une façon heureuse.

Période de calme complet pendant un an et demi.

Puis, à partir de ce moment, on assiste au début de quatre autres grossesses, toutes terminées par des avortements de deux mois et demi à quatre mois, et chaque fois le début de la gestation était le signal d'un véritable déchaînement de coliques hépatiques accompagnées souvent d'élévations de température. Ces crises de douleurs atroces et répétées avaient poussé la malade à la morphinomanie, et j'ajoute que deux curettages avaient vainement essayé d'enrayer des ménorrhagies dont l'abondance devenait croissante.

Devant cet état qui peu à peu devenait inquiétant, mon collègue Chavanez se décida à pratiquer une hystérectomie vaginale. A partir de ce jour, l' « état de mal biliaire » disparut d'une façon complète et cette dame jouit à l'heure actuelle d'une santé absolument satisfaisante.

M. BAR (de Paris). — La lithiase biliaire est un des accidents communs de la grossesse, mais j'ai peine à croire que le chiffre de 90 p. 100, que citent MM. Audebert et Gilles et qui représenterait, d'après Schrœder, la fréquence avec laquelle on rencontrerait la lithiase biliaire à l'autopsie des femmes ayant eu des parturitions, ne soit pas exagéré.

C'est l'observation clinique, plus que l'examen anatomique, qui prouve la fréquence avec laquelle la grossesse est traversée par des accidents de lithiase biliaire.

Or, à s'en rapporter à l'examen clinique, on peut, si on considère les crises de gastralgie éprouvées si souvent par les femmes enceintes comme dues à de véritables coliques hépatiques, tenir le chiffre de 90 p. 100 pour exact.

J'ai, en ce qui me concerne, signalé ailleurs[1] la relation qui existe entre l'excrétion d'une bile lourde et les ébauches de coliques hépatiques, que l'on considère trop souvent comme des crises de gastralgie ou comme des crises douloureuses d'hyperchlorhydrie. Mais l'observation oblige bien à reconnaître que les crises douloureuses d'hyperchlorhydrie ne sont pas rares à la fin de la grossesse, et qu'il ne faudrait pas tomber aujourd'hui dans la faute d'attribuer toute crise gastrique douloureuse à une colique hépatique.

Le diagnostic n'est pas toujours facile à faire entre ces deux ordres de phénomènes douloureux. Les difficultés sont d'autant plus grandes que l'hyperchlorhydrie douloureuse peut se produire et se produit souvent chez les femmes enceintes cholémiques. Le moment d'apparition des phénomènes douloureux, leur atténuation par le régime hyperchloruré, leur siège, leur disparition immédiate après l'accouchement, sont de précieux éléments de diagnostic qui laissent pourtant quelquefois place au doute.

N'acceptons donc pas de chiffre trop précis pour indiquer la fréquence de la lithiase biliaire chez la femme enceinte, mais acceptons cette vérité clinique que cette fréquence est grande, très grande.

Je me propose de présenter quelques observations à propos de deux points de la question justement étudiée avec détails par nos rapporteurs : 1° la pathogénie; 2° la symptomatologie.

Pathogénie. — MM. Audebert et Gilles ont justement fait le procès du ralentissement de la nutrition, conséquence de l'état gravidique et cause de lithiase biliaire. Pour moi, j'ai longuement insisté, dans le livre que j'ai publié sur la nutrition pendant la grossesse, sur la fragilité des bases de cette conception, qui a été si longtemps acceptée comme indiscutable. J'ai montré comment les modifications apportées par la grossesse à la nutrition représentent un état physiologique particulier qui se distingue autant de la nutrition ralentie que s'en distingue celui de l'enfant à l'état de croissance[2].

Mais quelle peut être la cause de cette fréquence si grande de la lithiase chez la femme enceinte? MM. Audebert et Gilles se sont prononcés pour l'infection par le coli-bacille.

Ce n'est pas moi, après ce que j'ai écrit sur la coli-bacillose gravidique,

1. *Leçons de pathologie obstétricale*, fasc. II, p. 505.
2. Bar, *Leçons de pathologie obstétricale*, fasc. II, 1907, p. 844.

après ce que j'ai fait écrire par mes élèves, Cathala[1], par exemple, sur l'infection coli-bacillaire des voies urinaires, après la confirmation de ces recherches par Boquel et Papin[2]; ce n'est, dis-je, pas moi qui songerais à restreindre le rôle de l'infection coli-bacillaire.

Cependant, y a-t-il toujours infection à l'origine de la lithiase biliaire? La lithiase qui ne commence pas, à vrai dire, au moment où se forme le calcul, mais qui, cliniquement, doit être tenue pour exister dès que la bile devient assez épaisse pour constituer une sorte de boue circulant lentement, se collant en quelque sorte aux parois des voies biliaires, la lithiase, ainsi comprise, se produit cependant chez des femmes qui n'ont ou qui ne présentent aucun signe d'infection.

N'existe-t-il pas une déviation de la nutrition favorisant la formation de cette bile boueuse qui précède si souvent les calculs et les précède si bien qu'elle peut exister seule sans que se forment jamais de calculs? Je le pense, et j'ai indiqué un cycle qui conduirait à la formation de cette bile boueuse[3]. J'ai placé la cause initiale dans les besoins du fœtus en fer et dans une fragilité particulière des globules sanguins pendant la grossesse; la cause seconde et immédiate, dans une destruction plus facile des globules dans le foie. J'ai formulé ainsi les phases de ce cycle :

Besoins de fer : Hématolyse; Polycholie; Bile boueuse; Cholémie.

On ne peut pas accepter cette interprétation, la discuter, montrer son inexactitude, critiquer la base que je lui ai donnée; cependant, elle existe, et je dois dire que jusqu'à présent les faits semblent la confirmer.

J'ai montré que l'étude de l'élimination du fer et du soufre plaide en sa faveur, et je puis faire remarquer ici que les conclusions que j'ai tirées de mes recherches sur la nutrition de la femme gravide viennent d'être confirmées par Hoffström, qui, à l'instigation de son maître Heinricius, vient de publier un si beau travail expérimental sur la nutrition de la femme enceinte. Mes élèves Daunay et Devraigne[4] ont montré la réalité de la fragilité globulaire pendant la grossesse. La clinique montre enfin la réalité de la cholémie gravidique, réalité acceptée aujourd'hui par tous.

Sans vouloir imposer mon interprétation, je la présente encore au-

1. Cathala, *Pathogénie et étude clinique de la pyélo-néphrite gravidique*. Thèse de Paris, G. Steinheil, 1904.

2. Boquel et Papin, *Deux observations de colibacillose au cours de la puerpéralité*. Société obstétricale de France, 1905.

3. *Leçons de pathologie obstétricale* : le Fer, pp. 486-509; le Soufre, pp. 509-566; les Pigments urinaires, pp. 737-746; Conclusions, p. 858.

4. *Société obstétricale de France*, XIe session, p. 239.

jourd'hui comme plausible, comme ne méritant pas d'être passée sous silence.

Je reconnais toutefois que cette conception pathogénique n'est pas exclusive de la théorie pathogénique bacillaire; elle ne vise qu'à établir l'existence d'une cause première pouvant parfois intervenir seule, pouvant très souvent favoriser l'action d'une cause seconde, l'infection, qui, je le reconnais, peut, dans certains cas, exister seule.

Comment cette cause première peut-elle intervenir pour favoriser l'infection?

J'ai écrit que la bile visqueuse était moins active qu'une bile normale, que dans les cas où elle existait des fermentations anormales pouvaient plus facilement s'établir dans l'intestin, qu'elle s'infectait vite et que les conditions devenaient favorables à la production d'angiocholites [1].

Je crois encore aujourd'hui cette interprétation exacte.

Symptomatologie. — Le second point que je veux viser se rapporte à la clinique pure.

MM. Audebert et Gilles ont décrit en termes excellents « l'état de mal biliaire », la colique vésiculaire, et ils attribuent ces états cliniques à la présence de gros calculs vésiculaires, qui souvent ne peuvent être et ne sont pas éliminés.

Cet état est bien réel, mais il peut exister sans qu'il y ait des calculs vésiculaires. Je m'explique.

Les chirurgiens ont longuement décrit l'abcès péri-appendiculaire, la péritonite d'origine appendiculaire, et peu à peu on en est venu à confondre les conséquences de l'appendicite avec l'infection de l'appendice elle-même. Cependant, celle-ci peut exister avant que l'infection se soit étendue au delà de l'organe. Il y a une phase prémonitoire de l'abcès, parfois fort longue, souvent non dépassée, qui est vraiment la maladie de l'appendice.

Bien avant la grande infection coli bacillaire des voies urinaires, étudiée si magistralement par les chirurgiens, il existe, et je l'ai montré, une période présuppurative de la pyélo-néphrite gravidique [2].

De même, bien avant la formation des calculs, on peut observer un véritable « état de mal biliaire ». Il existe souvent ce que je pourrais appeler une période précalculeuse de la lithiase biliaire, et on l'observe chez des femmes qui n'ont pas et n'auront peut-être jamais de calculs.

Les femmes chez qui la bile est épaissie ont un foie gros, lourd, sensible; chez elles, la vésicule est souvent volumineuse, souvent sensible,

1. *Leçons de pathologie obstétricale*, 1907, p. 505.
2. BAR, *Société d'obstétrique de Paris*, 1904.

parfois douloureuse spontanément ou à la pression; quelquefois, elle est seulement augmentée de volume et non douloureuse à la pression.

Ces femmes ont un léger subictère; la pigmentation de leur peau est abondante. On observe chez elles de la constipation, parfois des poussées de diarrhée bilieuse qui amène une sédation; l'inappétence est habituelle.

Cet état peut se poursuivre sans incident plus marqué et, quelques jours après l'accouchement, les malades se plaignent de crises plus ou moins douloureuses, d'une crise de gastralgie survenant du cinquième au deuxième jour. Ces crises marquent l'élimination de la boue biliaire sous la poussée d'une bile plus abondante et plus fluide; elles marquent souvent la fin de la maladie.

Dans les selles, qui sont alors diarrhéiques, on ne trouve pas trace de calculs.

Ces crises douloureuses peuvent être larvées, à peine marquées, ou plus accentuées et attirant vivement l'attention, se présenter pendant la grossesse. Elles sont l'indice de tentatives d'évacuation de la boue biliaire; une légère accentuation du subictère, une petite augmentation de la sensibilité hépatique, parfois un peu de diarrhée l'accompagnent.

C'est « l'état de mal biliaire » dans sa forme atténuée, mais tenant, et c'est là le point sur lequel j'insiste, non pas à la présence de calculs vésiculaires, mais à une simple boue qui le plus souvent sera éliminée, qui parfois seulement se transformera en blocs calculeux.

Cet état morbide est bien fait pour attirer notre attention, et j'ai cru devoir le signaler ici.

M. AUDEBERT remercie M. Fieux de son observation si intéressante. Il fait observer à M. Hartmann qu'il préconise aussi, dans son rapport, le traitement par l'huile d'olive trois matins de suite, et une purgation à l'huile de ricin le quatrième jour, dans les cas où on a un calcul arrêté dans le cholédoque. S'il ne s'est pas beaucoup étendu, dans son rapport, sur la complication cholécystite dans les suites de couches, il est néanmoins convaincu que c'est là le moment le plus dangereux. Il est convaincu aussi qu'il existe une période précalculeuse; la preuve en est qu'il a fait une place au traitement prophylactique dans son exposé du traitement médical.

TROISIÈME PARTIE

COMMUNICATIONS ET DISCUSSIONS

PREMIÈRE SECTION

GYNÉCOLOGIE

TRAITEMENT DES SALPINGO-OVARITES CHRONIQUES

PAR M. DE ROUVILLE

Professeur adjoint à la Faculté de Médecine de Montpellier.

Si l'intervention à chaud dans l'appendicite compte encore quelques partisans, l'unanimité est, je pense, acquise touchant la nécessité de l'intervention à froid dans les salpingo-ovarites, et c'est à cette conduite, comme aussi à la sûreté de notre technique, qu'est due l'excellence de nos résultats.

En dehors de l'évacuation éventuelle d'un foyer purulent septique par le ventre ou par le vagin, il est rare que le chirurgien ait à intervenir pendant la phase de refroidissement des lésions, et l'hystérectomie vaginale ne se trouve qu'exceptionnellement indiquée, aux cas de poches purulentes multiples et inaccessibles à la colpotomie; c'est là, du reste, quelque exceptionnelle qu'elle puisse être, une des indications les moins contestables de cette merveilleuse opération. Je voudrais dire ici, en me basant sur 130 faits personnels scrupuleusement observés, ce que je pense du traitement des salpingo-ovarites chroniques.

Il y a des femmes chez lesquelles, après une phase plus ou moins longue d'inflammation aiguë et subaiguë, persistent des lésions incontestables au toucher; mais ces femmes ne souffrent pas; ce sont là, et le professeur Pozzi a bien noté le fait, des lésions de guérison; on les découvre à l'occasion d'un examen pratiqué pour toute autre cause; ces lésions mortes peuvent, dans certains cas, nécessiter une intervention chirurgicale par les troubles de compression qu'elles déterminent sur les organes voisins (rectum, nerfs, etc.). Je suis intervenu deux fois, dans ces conditions, avec succès. Mais l'immense majorité des salpingo-ovarites chroniques sont douloureuses et, en dehors des poussées aiguës dont elles peuvent devenir le siège, déterminent un état continu de sensibilité douloureuse du bas-ventre, qui s'oppose à tout travail un peu pénible, et, par leur retentissement sur l'état général, constituent une véritable infirmité permanente. Si, dans la clientèle privée, il est possible, par une thérapeutique de longue haleine, d'obtenir une guérison fonctionnelle équivalente à une quasi-guérison anatomique, les faits en grand nombre, que j'ai personnellement observés, me portent à conclure que le traitement non opératoire est, dans la classe pauvre, le plus souvent inefficace et ne sert qu'à faire perdre à ces femmes, obligées de travailler pour vivre et faire vivre leur famille, un temps précieux ; car si une amélioration, parfois considérable, déterminée par le traitement dont le repos est l'essentiel élément, est de règle après un séjour prolongé dans nos salles. et peut faire croire à la malade que sa guérison est enfin obtenue, nous ne saurions, quant à nous, partager cette illusion ; toutes les malades sorties de mon service se croyant guéries et refusant l'intervention, qu'instruit par l'expérience je les pressai d'accepter, me sont revenues, ramenées à l'hôpital par le retour des douleurs, des troubles intestinaux, par l'altération progressive de leur santé générale, et vous retrouverez leurs observations au chapitre des salpingo-ovarites chroniques opérées par le vagin ou par le ventre, de façon radicale ou économique.

Je dis radicalement ou économiquement; car il est loin de ma pensée et de ma pratique de vouer à une castration inéluctable toutes les femmes atteintes de salpingo-ovarites chroniques douloureuses. Et ici se pose le grave et angoissant problème du traitement conservateur dans les annexites chroniques. Problème grave, puisque de sa solution va dépendre la perte ou le maintien de la fécondité d'un grand nombre de femmes; problème angoissant, car je n'en connais pas de plus sérieux et de plus difficile à résoudre, je n'en sais pas qui mette à une plus rude épreuve la conscience du chirurgien; n'est-ce pas ici le lieu de répéter que la guérison sociale est une question morale? Enlever tout ce qui est malade et définitivement perdu pour la fonction, mais respecter la fonction en en respectant les organes, tel est le double but que tout gynécologue, conscient de ses devoirs, doit se proposer avant toute intervention. L'ablation de l'utérus et des annexes est aujourd'hui chose le plus souvent facile et d'une grande bénignité, et les malades n'ont que trop de tendance à nous affranchir de notre réserve par le désir nettement exprimé d'être débarrassées d'un coup de la totalité de leurs organes et de se voir ainsi guéries pour toujours; et il faut reconnaître que, seule, l'ablation totale donne la certitude d'une guérison complète et définitive; en sorte que si nous n'entrevoyions nous-mêmes la possibilité d'atteindre le même but à moins de frais, je veux dire de guérir sans stériliser, notre parti serait vite pris. Mais les faits se multiplient qui montrent que l'objectif physiologique en gynécologie n'est pas une utopie, et sur trente-deux opérations conservatrices, je compte à l'heure actuelle trente-deux guérisons complètes et trois grossesses.

Nous sommes évidemment, Messieurs, tous d'accord sur le principe; mais chacun se fait naturellement, sur l'opportunité de son application, une opinion conforme aux résultats de sa pratique, et tandis que Hyde, par exemple, pense que « le courant dans le sens de la conservation a été trop rapide », nous voyons Walther Manton (de Détroit) baser sur ses nombreux succès une estimation des plus favorables. La raison de ces divergences et de la variabilité de nos résultats tient aux difficultés d'appréciation relativement à l'état de santé ou de maladie de certaines annexes, et, en dehors des cas où la bilatéralité manifeste des lésions ne saurait laisser aucun doute sur la nécessité d'une ablation totale, combien sont nombreux les cas où, pièces en mains, nous hésitons sur le sort à faire subir à un ovaire et à une trompe, et nous prenons hâtivement une détermination que, seule, nous inspire une impression superficielle; nous enlevons ou nous conservons ces organes sans trop savoir pourquoi, remettant à l'avenir le soin de nous renseigner sur le plus ou moins d'opportunité de notre décision.

En l'absence de critérium anatomique nous permettant d'apprécier à coup sûr l'état sain ou pathologique d'un ovaire, j'estime que c'est à la clinique que nous devons demander la solution du problème, et, par la recherche très attentive de la sensibilité normale ou pathologique de l'ovaire, qu'avec un peu d'habitude de l'examen gynécologique on arrive à apprécier de façon très suffisante, j'ai pu, dans maintes circonstances, fixer, très approximativement, avant l'intervention, ma conduite opératoire, qu'est venue par la suite justifier le résultat obtenu. Il va de soi que l'examen direct de l'ovaire et de la trompe, complément indispensable de l'exploration préopératoire, ne saurait être pratiqué avec trop de soin.

J'ai renoncé, comme bien d'autres, à l'ignipuncture de l'ovaire, ayant dû réopérer huit malades chez lesquelles l'ovaire, ignipuncturé lors de la première intervention, avait doublé de volume, contracté des adhérences et déterminait de vives douleurs. J'ai eu recours chez trente-deux malades à la résection de l'ovaire, après extirpation des annexes du côté opposé et vérification préalable, par le cathétérisme, de la perméabilité de la trompe; toutes ces malades ont guéri et trois sont devenues enceintes. J'ai toujours fait cette résection très large, respectant seulement la zone de tissu ovarien avoisinant immédiatement le hile.

En dehors de la destruction d'adhérences péritubaires, déviant et coudant la trompe, je n'ai jamais eu recours aux opérations conservatrices sur cet organe; la salpingotomie n'a donné, jusqu'à ce jour, que des résultats problématiques, et si le pavillon est oblitéré, je conserve des doutes sur l'aptitude au fonctionnement normal du conduit tubaire après création d'une bouche artificielle. L'oblitération de la trompe m'a paru toujours nécessiter l'extirpation de l'ovaire, et j'avoue ne pas saisir l'intérêt que peut offrir chez une femme privée de ses trompes la conservation d'un ovaire qui, au cas de salpingo-ovarites, a toutes chances d'être infecté. Je suis, à cet égard, de l'avis de J.-L. Faure : « Il vaut mieux, chez une femme à laquelle l'extirpation des trompes enlève toute possibilité de devenir mère, risquer les troubles légers d'une castration totale plutôt que de voir persister des douleurs et affronter une opération ; il est plus grave de conserver des ovaires malades que de sacrifier des ovaires sains. »

Ma statistique d'opérations conservatrices porte sur quarante cas; j'ai dû réopérer huit malades pour leur enlever les annexes que j'avais cru pouvoir conserver en totalité ou en partie ; les trente-deux femmes ont guéri; je rappelle que trois sont devenues enceintes.

Autrement simples sont les termes du problème, au cas de lésions manifestement bilatérales ; le traitement conservateur perd ici tous ses droits; dès lors, plus de fonctions à respecter ; l'unique but à poursuivre est l'extirpation de la totalité des lésions, sans arrière-pensée de conservation possible. Mon expérience personnelle tend à me faire admettre la rareté des annexites anatomiquement unilatérales, et en présence d'une salpingo-ovarite cliniquement unilatérale, chez une femme proche de la ménopause ou ménopausée, je cours volontiers à l'extirpation totale. Et la question qui se pose maintenant est celle de la voie à suivre pour pratiquer cette extirpation.

Contrairement à la presque unanimité de mes collègues français, je reste partisan convaincu de la voie vaginale, dont les indications, pour être fort restreintes, n'en sont pas moins pratiquement fort précises. J'ai dit, au Congrès de chirurgie, en 1909, dans quelles limites je suis resté fidèle à l'hystérectomie vaginale, et la thèse de mon élève Bochot (Montpellier, 1908-1909) résume, sur ce point, ma pratique. Je ne reviendrai donc pas ici sur les indications que je reconnais à cette excellente opération, me bornant à formuler à nouveau le regret que l'hystérectomie vaginale, opération toute française et dont on apprécie de plus en plus en Allemagne les merveilleux résultats, soit, à l'heure actuelle, presque universellement abandonnée chez nous.

Je n'ai fait qu'une fois la salpingectomie unilatérale par le vagin ; la voie haute est, en pareil cas, infiniment préférable. Ma dernière série d'hystérectomies vaginales pour annexites chroniques porte sur quatorze cas, tous suivis de guérison complète et définitive; sur ces quatorze cas, je n'ai observé qu'une fistulette stercorale, cicatrisée en huit jours.

Ma dernière série d'hystérectomies abdominales pour salpingo-ovarites porte sur trente-quatre cas; j'ai fait vingt et une fois l'hystérectomie subtotale et treize fois l'hystérectomie totale; toutes mes malades ont guéri. En principe, mes préférences sont en faveur de l'hystérectomie subtotale, sinon plus bénigne, du moins plus simple et plus rapide; mais ces avantages ne me rendent point exclusif, et j'ai toujours recours à la totale, lorsqu'un bon drainage (rupture d'un foyer purulent, hémostase difficile imparfaite) me paraît indiqué (je draine par le vagin), et lorsque le col n'est pas indemne (cervicite chronique, ectropion, éversion de la muqueuse, lacération). Je n'ai jamais beaucoup redouté le « péril vaginal », qui me paraît du reste réduit à zéro, depuis que systématiquement je stérilise le vagin à la teinture d'iode avant mes interventions. Je suis également très éclectique en ce qui concerne le choix des procédés opératoires; la disposition des lésions est ici mon seul guide.

Cinq fois seulement, j'ai laissé l'utérus en place après ablation des deux annexes; je pensais, en conservant cet organe qui me paraissait sain, favoriser le maintien de la statique pelvienne normale; mais je pense aujourd'hui que l'hystérectomie est le complément indispensable de l'ablation bilatérale des annexes, même dans les cas d'ovarites puerpérales que caractérise, cliniquement et anatomiquement, la localisation exclusive des lésions aux ovaires infectés par la voie lymphatique; car, d'une part, je n'ai jamais observé, après mes hystérectomies, de troubles pelviens d'ordre statique, et, d'autre part, une de mes opérées, dont j'ai conservé l'utérus, continue à souffrir du ventre, et je vais être obligé de l'hystérectomiser secondairement.

L'ovariectomie double, sans hystérectomie, me paraît au contraire indiquée, de par sa simplicité et sa rapidité d'exécution, chez certaines femmes sans antécédents d'infection (puerpérale ou gonococcique), dont les ovaires sclérokystiques sont le siège exclusif des douleurs et dont l'utérus, peu ou prou augmenté de volume, mobile et insensible, saigne volontiers et présente parfois quelques petits fibromes facilement énucléables. Chez quatre malades, arthritiques, nerveuses, que des douleurs nettement ovariennes intolérables et n'ayant cédé à aucune médication locale ou générale rendaient véritablement impotentes, j'ai pratiqué l'ovariectomie avec le plus grand succès. Mais il ne s'agit pas là d'infection salpingo-ovarienne, et je n'insiste pas.

Les accidents consécutifs à l'ablation bilatérale des ovaires me paraissent, si je m'en tiens aux faits que j'ai personnellement observés, avoir été singulièrement exagérés. Plusieurs de mes opérées ont beaucoup engraissé; d'autres, plus rares, ont accusé des bouffées de chaleur et un certain énervement; mais ces troubles, inconstants d'ailleurs, sont toujours allés en s'atténuant progressivement jusqu'à disparaître au bout de quelques mois. Une seule de mes malades, très neurasthénique avant l'intervention, a vu son état nerveux s'aggraver après, dans des proportions inquiétantes; mais le terrain était chez elle bien préparé! Aussi la crainte de voir apparaître ces troubles entre-t-elle pour une très faible part dans mes préoccupations de gynécologue conservateur. Toutes mes opérées d'ovariectomie double ont vu disparaître leurs règles; chez deux malades, une métrorrhagie est apparue dès le lendemain de l'intervention, a duré deux jours et a cessé pour ne plus se reproduire. Je ne saurais me prononcer exactement sur le degré d'efficacité de l'opothérapie ovarienne ou du seul corps jaune, dont je ne manque jamais de faire usage quand l'indication s'en présente; cette action m'a toujours paru d'une interprétation difficile. Je note, en terminant, que, chez la grande majorité de mes opérées, l'appétit génital est resté ce qu'il était avant; chez quelque-unes, il est devenu plus vif; chez aucune, je n'ai constaté sa diminution ou sa disparition. Je n'ai jamais eu recours aux greffes d'ovaire.

M. A. SIREDEY. — J'ai écouté avec beaucoup d'intérêt la remarquable communication de M. de Rouville, et tout en faisant quelques réserves en faveur du traitement médical, je ne suis pas éloigné de m'associer à ses conclusions. Il me semble qu'il y a lieu, lorsqu'on discute l'utilité d'une intervention dans les affections chroniques des annexes, de tenir compte de leur nature. En effet, les salpingo-ovarites évoluent de façon très différente selon qu'elles relèvent d'une infection puerpérale ou d'une blennorrhagie. Dans le premier cas, les lésions sont plus intenses et plus diffuses au début, les menaces de suppuration pelvienne sont plus accentuées, le danger immédiat plus grand, mais bientôt les accidents s'apaisent, les lésions regressent peu à peu, et si l'on a évité la suppuration, le repos prolongé, des cures thermales auront le plus souvent raison de la maladie. Il n'est pas rare, dans ces conditions, d'obtenir des guérisons complètes et définitives par le simple traitement médical. On voit même nombre de femmes recouvrer l'intégrité de leurs fonctions génitales, puisqu'elles ont des conceptions et des grossesses suivies d'accouchements normaux. L'infection blennorrhagique est souvent localisée à la muqueuse tubaire et même, lorsqu'elle paraît beaucoup moins inquiétante au début, elle entraîne plus souvent l'oblitération de la trompe, la formation de petites tumeurs kystiques qui se compliquent d'adhérences, et constitue une cause fréquente de stérilité. Les altérations de ce genre ne bénéficient que faiblement du traitement médical proprement dit. Les phénomènes de périsalpingite, les réactions péritonitiques du début ayant cédé sous l'influence du repos, l'amélioration ne s'accentue pas, les lésions restent indéfiniment stationnaires et motivent plus souvent l'intervention du chirurgien.

Ces considérations pèsent, à mon avis, d'un grand poids sur la décision à prendre. Dans les infections d'origine puerpérale, s'il n'y a pas de suppuration pelvienne, on peut attendre et attendre longtemps, l'observation prolongée des malades permettra, en général, de constater des progrès ininterrompus. Dans les annexites blennorrhagiques, il y aura moins d'intérêt à prolonger le traitement médical quand on sera en présence de lésions persistantes n'ayant plus de tendance à régresser, menaçant de faire souffrir indéfiniment les femmes et de compromettre leur santé générale.

Mais je reconnais qu'il est parfois très difficile d'établir ce diagnostic avec toute la précision désirable, car les malades elles-mêmes ne peuvent pas nous renseigner sur des antécédents pathologiques qu'elles ignorent. De plus, il est très fréquent de rencontrer des infections mixtes, une blennorrhagie contractée vers la fin de la grossesse ou une vieille blennorrhagie localisée depuis longtemps au col, se propageant à toute la muqueuse utérine et gagnant celle des trompes après l'accouchement.

Un interrogatoire minutieux de la femme et du mari, une étude approfondie des circonstances qui ont précédé ou accompagné l'infection, la marche des accidents, les caractères des écoulements, l'examen microscopique des sécrétions, — que l'on ne pratique pas assez, — sont autant d'éléments qui peuvent faire reconnaître l'étiologie de la maladie et influer sur les déterminations à prendre.

Il est permis actuellement de compter sur l'appoint que pourront nous prêter les recherches de chimie biologique, déjà fort encourageantes, qui sont basées sur la recherche de la déviation du complément. De récents travaux[1] ont montré que cette réaction était d'accord avec les données de la clinique. Elles seront sans doute utilisées dans un avenir prochain.

En attendant, un examen clinique approfondi permettra déjà d'arriver à des conclusions fermes dans un grand nombre de cas.

M. HARTMANN (de Paris). — Je crois que nous devons approuver les opinions émises par nos collègues de Rouville et Siredey touchant les avantages du traitement conservateur dans les salpingo-ovarites. La tendance à donner une importance de plus en plus grande au traitement conservateur existe, du reste, actuellement dans presque tous les pays, en particulier en Allemagne. Amann, qui autrefois a publié des statistiques extrêmement importantes d'opérations d'annexites, opère de moins en moins; actuellement, dit-il, il n'intervient plus guère qu'en présence

1. *Soc. médic. des hôp. de Paris*, juillet 1910.

de lésions tuberculeuses. Personnellement, j'interviens aussi de moins en moins.

Il y a toutefois un certain nombre de cas où la répétition des crises conduit à opérer. Il n'y a alors pas de discussion sur ce qu'il y a à faire. Il faut enlever à la fois les annexes et l'utérus. La seule question discutée est celle de la voie à suivre. Contrairement à M. de Rouville, j'opère systématiquement par l'abdomen. La conservation de l'utérus sans les annexes est un non-sens et M. de Rouville a eu grandement raison de l'abandonner.

M. Auguste POLLOSSON (de Lyon). — Je suis plus partisan que M. de Rouville de la voie abdominale, qui permet mieux d'observer les lésions et d'être conservateur.

En outre, je pense que M. de Rouville s'est prononcé d'une manière trop sévère contre la salpingostomie; je viens, en effet, d'observer un cas de grossesse chez une femme opérée d'une ablation unilatérale des annexes et d'une salpingostomie de l'autre côté.

DES PYOSALPINX NON TUBERCULEUX CHEZ LES VIERGES

PAR M. P. BÉGOUIN

Professeur agrégé, chirurgien des hôpitaux de Bordeaux.

Chez la femme, le pyosalpinx fermé et bilatéral est banal : les accouchements, les avortements, la gonococcie, et assez souvent aussi la tuberculose, en sont les causes vulgaires.

Chez la vierge, les plus habituelles de ces causes ne se rencontrent plus, et lorsque les antécédents et l'état général ne permettent pas de soupçonner la tuberculose, en face d'une masse inflammatoire pelvienne, l'on ne pense pas à une annexite suppurée, mais à une appendicite, à un kyste de l'ovaire à pédicule tordu ou à quelque autre cause analogue.

Cependant, le pyosalpinx non tuberculeux peut exister chez les vierges.

D'abord, à la suite de l'appendicite : il est classique que, dans certains cas, l'inflammation se propage de l'appendice à la trompe, et il n'y a pas d'exception pour les vierges. Le plus souvent, l'annexite n'est pas suppurée (Thèse de Loewenhart, Paris, 1903-1904). Mais le fait peut se rencontrer et j'ai eu moi-même l'occasion d'en observer un cas.

Une jeune fille de quinze ans et demi fut prise, le 10 août 1903, d'une appendicite aiguë, pour laquelle elle entra le 10 août dans mon service, à l'hôpital Saint-André. L'état s'aggravant malgré le traitement médical, j'intervins le

20 août. L'appendice, purulent, était au contact de la trompe droite; celle-ci était augmentée de volume, et par le pavillon la pression faisait sourdre du pus. Je l'enlevai en même temps que l'appendice.

L'examen histologique des deux pièces fut fait par le professeur agrégé Verger : il s'agissait d'inflammation banale sans tuberculose. La malade guérit simplement.

Mais ces salpingites suppurées, d'origine appendiculaire, sont unilatérales, et la trompe ne forme pas une poche purulente fermée; ce ne sont pas de vrais pyosalpinx.

J'ai eu deux fois l'occasion de rencontrer, chez des vierges, des pyosalpinx véritables, fermés et bilatéraux, non tuberculeux, tout à fait analogues à ceux que l'on rencontre chez les femmes.

J'observai l'un de ces deux cas chez une vierge de trente-trois ans, Mlle Louise M..., qui me fut envoyée, le 29 juin 1909, dans mon service de l'hôpital Saint-André, pour une appendicite à répétition. L'intervention montra, en effet, un appendice malade, mais, d'une simple appendicite folliculaire et pariétale, sans péri-appendicite; il n'était pas en contact avec les annexes. Celles-ci étaient cependant transformées en deux pyosalpinx, du volume d'une mandarine, et je dus faire la castration utéro-annexielle. La guérison se fit sans incident.

Le pus, examiné par le professeur Sabrazès, ne contenait pas de microbes (aérobies au moins) et la paroi des trompes ne présentait aucune lésion tuberculeuse.

Bien qu'aujourd'hui, plus d'un an après l'opération, Mlle Louise M... jouisse d'une excellente santé, et que rien chez elle ne fasse soupçonner la tuberculose, je n'affirmerais pas l'existence du pyosalpinx non tuberculeux chez les vierges, si je ne pouvais vous rapporter que ce seul cas, des inoculations n'ayant pas été faites, ni des coupes histologiques multipliées de la paroi; mais j'ai eu l'occasion d'en observer un autre qui me paraît plus probant.

Une jeune fille vierge de seize ans, Mlle V..., est atteinte, en mai 1909, d'accidents aigus fébriles, qui sont d'abord rapportés à une entérite, puis à une pelvipéritonite.

Appelé en consultation, je constate par le palper abdominal combiné au toucher rectal, dans le petit bassin en arrière de l'utérus, une masse arrondie du volume d'un gros poing, qui est rénitente et entourée d'une couronne de péritonite adhésive.

La jeune fille étant vierge et d'une santé florissante, qui, ainsi que ses antécédents, éloignait l'idée de tuberculose, je fais le diagnostic non pas de pyosalpinx, mais de kyste dermoïde de l'ovaire à pédicule tordu.

Les accidents fébriles disparus, j'intervins. Au lieu d'un kyste de l'ovaire, je rencontrai un double pyosalpinx banal, comme celui que nous rencontrons chez les femmes; et je dus faire la castration utéro-annexielle, après évacuation au Dieulafoy du pus des poches salpingiennes. L'opération fut un peu laborieuse, quelques gouttes de pus souillèrent les serviettes protégeant le champ opératoire, et la jeune malade fut dans un état très grave pendant la fin du deuxième jour; puis tout s'arrangea et la guérison survint dans le temps accoutumé. Aujourd'hui, plus d'un an après, la santé de cette jeune fille est parfaite.

Le pus, examiné par le docteur Brandeis, ne contenait aucun microbe aérobie, mais des microbes anaérobies en grand nombre.

Les parois des poches purulentes, examinées en plusieurs points, ne présentaient aucune lésion tuberculeuse, ni aucun bacille de Koch.

Ce fait semble probant : le pyosalpinx fermé bilatéral peut donc exister chez les vierges en dehors de la tuberculose.

Dans les recherches que j'ai faites dans la littérature médicale, je n'ai trouvé aucun cas semblable, mais j'ai trouvé des faits de péritonite, à la suite de salpingite suppurée, chez des petites filles ou chez des jeunes filles plus âgées et vierges.

Riedel a en effet publié dans les *Arch. f. klin. Chir.*, 1906, qu'au cours de 49 laparotomies, entreprises pour des appendicites aiguës sur des fillettes de moins de dix ans, neuf fois, au lieu d'une appendicite, il a trouvé une salpingite purulente, comme cause de la péritonite; dans deux cas où le pus fut examiné, il contenait des streptocoques.

Et sur 348 laparotomies faites pour péritonites chez des femmes ou jeunes filles plus âgées, il rencontra deux fois, chez des jeunes filles vierges, cette même salpingite suppurée comme cause de la péritonite.

Riedel considère que, chez ces neuf petites filles et chez deux jeunes filles, l'infection s'était faite par le vagin et l'utérus.

Il est bien probable que, chez mes deux dernières malades, l'infection a été également ascendante : toutes les deux avaient en effet des pertes blanches abondantes, et la seconde avait remarqué que, depuis plusieurs mois, ses pertes avaient pris une couleur brunâtre et une odeur souvent très forte qui la préoccupait.

Chez les malades de Riedel, l'infection avait pu arriver jusqu'au péritoine et déterminer une péritonite suraiguë, qui dans tous les cas a été mortelle; mais on comprend qu'une infection moins virulente puisse se localiser à la trompe et créer un pyosalpinx. La fréquence de ces pyosalpinx fermés bilatéraux non tuberculeux chez les vierges est peut-être moins rare qu'on ne le croit généralement.

M. POZZI. — Le point capital de l'intéressante communication de M. Bégouin est la démonstration qu'il existe chez les jeunes filles vierges (et probablement aussi chez la femme déflorée) des suppurations de nature spéciale — un peu indéterminée — pour lesquelles des études ultérieures sont utiles. Il ne faut pas perdre de vue cependant que les suppurations chez les vierges ont, le plus souvent, pour origine la tuberculose, si bien qu'il faut toujours y penser tout d'abord. En outre, je ferai remarquer qu'il ne suffit pas que l'hymen existe pour que la contamination blennorrhagique n'ait pu être effectuée. J'ai observé un assez grand nombre de vaginites blennorrhagiques et un nombre moindre, mais notable, de pyosalpinx de même nature chez des vierges, dues à des rapprochements sexuels incomplets. En outre, la contamination peut, on le sait, se faire fortuitement, ainsi que le prouve la fréquence chez la petite fille de vulvo-vaginites transmises par des linges, des éponges ayant servi à une personne de son entourage. Or, le gonocoque, aux périodes tardives de l'évolution, peut parfois ne pas pouvoir être décelé, quoiqu'il ait sûrement existé au début.

Donc, je le répète, presque toujours c'est la tuberculose (difficile à diagnostiquer d'emblée) et, plus souvent qu'on ne le croit, c'est l'infection blennorrhagique qui causent les rares cas de salpingite chez les jeunes filles vierges comme chez les femmes déflorées.

Il y a pourtant des cas rares où ces infections ordinaires ne peuvent être incriminées ; il faut les colliger.

J'ai présente à l'esprit une observation personnelle, où la cause de l'infection n'a pu être déterminée chez une jeune vierge. Cette jeune fille, de très bonne famille, n'offrant aucune trace de vaginite ni aucune tare tuberculeuse, me fut montrée, il y a une dizaine d'années, par mon excellent confrère le Dr Landowski. Elle présentait depuis quelque temps une douleur vive dans la région de l'ovaire gauche et une fièvre rémittente avec dépérissement progressif. J'obtins de faire l'examen par le toucher vaginal sous le chloroforme. Je constatai tous les signes physiques d'une salpingite unilatérale gauche avec extension de la tumeur inflammatoire en avant. J'avoue que, par exclusion, j'inclinais vers le diagnostic de tuberculose et je déclarai qu'il faudrait probablement faire la laparotomie. (La famille s'y opposait formellement.) Je dus aller à la recherche du pus que faisaient prévoir les signes locaux et généraux. Vu la topographie insolite de la tumeur, je fis une colpotomie *antérieure* avec décollement très élevé de la vessie et des adhérences. J'évacuai ainsi un demi-verre à bordeaux de pus crémeux (dont malheureusement l'analyse ne fut pas faite.) Je m'attendais à n'avoir qu'une rémission et à voir la lésion évoluer, car je la supposais d'origine bacillaire. Mais, à ma grande satisfaction, l'amélioration s'accentua peu à peu, et la jeune fille guérit complètement. J'ai eu de ses nouvelles pendant les premières années qui ont suivi mon intervention. Elle avait repris une excellente santé.

Donc, il n'y avait pas à songer ici à la tuberculose, pas plus qu'à la blennorrhagie. S'il y avait eu des troubles intestinaux, et surtout si la lésion eût siégé à droite, j'aurais pu incriminer une propagation d'infection intestinale (par adhérence de l'appendice notamment), mais cette hypothèse était insoutenable.

Ce fait est intéressant précisément à cause de l'absence des causes habituelles de l'infection, qui le rapproche de certains faits de M. Bégouin. Il montre qu'il existe des causes rares et indéterminées de l'infection salpingienne, comme je le disais en commençant, qui réclament des études ultérieures. La virginité de la femme, qui exclut le streptocoque d'origine puerpérale et rend moins probable le gonocoque, ne suffit pas à permettre de créer une classe spéciale de *salpingite virginale*; ce mot ne peut désigner une espèce, mais bien un groupe assez complexe, où il existe encore bien des inconnues.

M. REYMOND. — Je ne me permettrai pas de donner mon opinion dans cette question ; j'apporte un fait.

J'eus l'occasion d'opérer une jeune vierge présentant une salpingo-ovarite purulente double, que l'examen négatif du pus et des parois de la trompe m'obligèrent à considérer comme non tuberculeuse : quelques mois après, cette jeune fille revenait, présentant une péritonite bacillaire.

LES MÉTRORRAGIES VIRGINALES

ÉTUDE HISTOLOGIQUE DE LA MUQUEUSE UTÉRINE DANS UNE FORME PARTICULIÈRE DE MÉTRORRAGIE OBSERVÉE CHEZ DES JEUNES FILLES

PAR

M. A. SIREDEY et M. HENRI LEMAIRE

Médecin de l'hôpital Saint-Antoine. Chef de laboratoire à l'hôpital Saint-Antoine.

I.

Les hémorragies utérines ne sont pas rares chez les jeunes filles. Elles sont le plus souvent en rapport avec de simples troubles fonctionnels qui relèvent de la santé générale et ne s'accompagnent d'aucune altération appréciable de l'appareil génital.

Le mémoire de Durosiez[1], les leçons du professeur Landouzy[2], la

1. DUROSIEZ, « Le rétrécissement mitral primitif. » *Arch. générales de médecine.*
2. LANDOUZY, Leçons professées à la Charité, 1881-1886.

thèse de son élève M^rss Marshall ont depuis longtemps fait connaître les ménorragies dues au rétrécissement mitral primitif.

Divers auteurs ont appelé l'attention sur les hémorragies utérines chez les albuminuriques (Saizy)[1], chez les paludéennes (Lardier)[2]. Dalché[3] a montré l'influence des affections hépatiques, et en particulier de la lithiase biliaire, sur les métrorragies.

Les auteurs anciens signalaient les métrorragies comme une conséquence fréquente de la chlorose; mais, comme l'a judicieusement fait remarquer le professeur Hayem, la chlorose est plus souvent l'effet que la cause des pertes de sang,

L'un de nous a signalé[4] les ménorragies essentielles des jeunes filles neuro-arthritiques, qui revêtent quelquefois la forme d'une tare familiale et semblent occasionnées par des tendances congestives, indépendantes de toute lésion, puisqu'elles cèdent assez facilement sous l'influence du repos et d'un régime approprié.

Enfin, plus récemment, on a décrit des hémorragies utérines liées au syndrome polyglandulaire; elles dépendent d'altérations des glandes vasculaires sanguines ou d'un développement incomplet du corps thyroïde, de l'hypophyse, coïncidant avec un certain degré d'insuffisance ovarienne.

Dans tous les faits de ce genre, il n'existe pas de véritables lésions anatomiques et les pertes de sang sont uniquement imputables aux troubles circulatoires, que ceux-ci aient leur origine dans le cœur ou dans le système nerveux vaso-moteur, par voie réflexe ou sous l'influence de certaines toxines (arthritisme, syndrome polyglandulaire, etc.).

II.

Dans un autre groupe de faits, les hémorragies utérines sont liées à des altérations du parenchyme utérin ou des ovaires.

Dans les ménorragies des neuro-arthritiques, G. Richelot attribue une part prépondérante aux phénomènes vaso-moteurs, mais il dénonce l'accroissement du volume de l'utérus, l'hypertrophie, qui aboutira plus tard à la sclérose.

1. Saizy, « Les troubles des organes génitaux de la femme au cours des affections rénales. »

2. Lardier, *Bullet. méd. des Vosges*, 1888.

3. Dalché, *Soc. méd. des hôpitaux*, 1897.

4. A. Siredey, « Les ménorragies essentielles des jeunes filles ». *Journ. des Praticiens.*

Bien que peu prononcées, ces lésions sont en rapport avec un processus de dystrophie chronique à évolution lente.

D'autres auteurs ont décrit des altérations variées des vaisseaux et du parenchyme utérin, survenues sous l'influence de diverses maladies infectieuses.

C'est ainsi que Quénu et Schmidt[1], Aug. Pettit et Pichevin[2], Paul Petit[3] ont rencontré, au cours d'hémorragies persistantes, de gros utérus à la fois hypertrophiés et extraordinairement vascularisés à la suite de fièvre typhoïde. Quénu avait insisté sur l'aspect angiomateux de quelques-uns de ces utérus. Il s'agit là d'artérites comme on en observe assez souvent dans divers organes à la suite de maladies infectieuses.

A ces exemples, il convient d'ajouter les faits de syphilis utéro-ovarienne dont Ozenne[4] poursuit l'étude depuis une vingtaine d'années, et qui donnent lieu, tantôt à des altérations parenchymateuses ou vasculaires de l'utérus avec ou sans augmentation de volume de l'organe, tantôt à de la sclérose ovarienne avec artérites diffuses.

On a même observé des hémorragies utérines chez des hérédo-syphilitiques, et, à défaut de démonstration anatomo-pathologique, on a pu du moins en fournir la preuve thérapeutique (Trépant, d'Amiens, et Muratow, de Kiew).

A côté de ces pertes de sang, en rapport avec des lésions parenchymateuses ou vasculaires relevant de maladies infectieuses, nous ne citerons que pour mémoire les métrorragies que l'on observe au cours de la fièvre typhoïde (épistaxis utérines de Gubler), de la variole, de la scarlatine, de certaines variétés de purpura, etc., qui ne reposent sur aucune lésion anatomique appréciable et doivent être considérées comme de simples épisodes de ces diverses affections.

Y a-t-il lieu de faire une place, dans ce cadre, aux infections d'origine intestinale, comme l'ont réclamé, à l'exemple du professeur Budin, quelques-uns de ses élèves? Cette conception paraît un peu exagérée et elle ne repose pas sur des données très précises. Il est possible qu'une constipation excessive, aboutissant à la rétention, dans le rectum et dans l'S iliaque, de masses stercorales volumineuses, provoque une

1. SCHMIDT, *Th.*, 1891.

2. Aug. PETTIT et PICHEVIN, « Lésions vasculaires et métrorragies. » *Sem. gynécol.*, 1896.

3. Paul PETIT, « Angioscléroses et métrorragies rebelles. » *Journ. méd. de Paris*, 1898.

4. OZENNE, *Soc. médic. du IXe arrondissement, de 1892 à 1908*, et *Congrès de Rouen*, 1904.

certaine compression du plexus veineux utéro-ovarien et entretienne de la congestion dans l'appareil génital, mais il est peu probable que celle-ci, chez de jeunes sujets, aille jusqu'à produire des pertes de sang.

III.

Il ne faut pas oublier que l'utérus des vierges, même dans le jeune âge, n'est pas absolument à l'abri des tumeurs, qui sont plus communes à une époque plus avancée de la vie. C'est ainsi que l'un de nous a rencontré plusieurs fois des corps fibreux de l'utérus chez des jeunes filles au-dessous de vingt-cinq ans. Dans un cas, chez une jeune fille de vingt ans, un corps fibreux du volume d'une noix s'était pédiculisé; tombé dans la cavité utérine, il se présentait au niveau du col sous la forme d'un polype fibreux et donnait lieu à des hémorragies continues. La tumeur fut enlevée par M. Blum; elle était constituée par un myome pur.

Nous avons observé également un cas de sarcome racémeux du col utérin chez une jeune fille de vingt-deux ans, qui évolue actuellement depuis PLUS DE SEPT ANS[1], et dont nous avons pu faire plusieurs fois l'examen histologique.

Enfin, nous avons rencontré chez une jeune fille de dix-huit ans un épithélioma pavimenteux du col utérin, dont l'évolution était déjà suffisamment avancée pour empêcher toute intervention chirurgicale.

Ce sont là des faits exceptionnels, d'un diagnostic relativement facile, et qui ne comptent que pour une bien faible part parmi les causes des métrorragies virginales.

IV.

Cette notion, aujourd'hui bien établie, de l'influence prédominante des troubles de la santé générale et plus exceptionnellement des néoplasmes sur les métrorragies des jeunes filles, ne doit pas faire perdre de vue les altérations banales de l'appareil génital, en particulier celles qui résultent de métrites, de salpingo-ovarites, analogues à celles que l'on observe chez des femmes mariées, et qui sont dues à des infections locales.

On sait que celles-ci s'observent avec une certaine fréquence, même

1. Cette affection a débuté durant l'été de 1903 et la jeune fille est encore vivante.

chez les vierges les plus authentiques. Or, il ne s'agit pas seulement des infections banales, en quelque sorte autochtones, d'origine saprophytique, mais bien réellement de blennorragies, le plus souvent accidentelles, qui peuvent engendrer les mêmes lésions de la muqueuse, les mêmes complications tubo-ovariennes que chez la femme mariée, donnant lieu plus tard, comme chez celle-ci, à des hémorragies plus ou moins graves. Ces faits rentrent dans la pathologie génitale commune et ne sauraient mériter une place à part dans la pathologie virginale.

Les faits sur lesquels nous croyons devoir appeler l'attention de nos collègues nous paraissent quelque peu différents de tous ceux que nous venons de passer en revue et ne trouvent nettement leur place dans aucun des cadres que nous venons d'esquisser.

Nous avons eu l'occasion d'observer, au cours de ces dernières années, quatre cas de métrorragies persistantes dont l'évolution clinique semblait en dehors des conditions ordinaires: l'examen histologique des débris de la muqueuse dans trois de ces cas nous a donné des résultats qui offrent un réel intérêt et qui confirment les hésitations que nous avait laissées l'étude clinique de ces faits.

Nous résumons ici brièvement ces quatre observations qui présentent une analogie frappante :

Observation I. — Jeune fille de quatorze ans, originaire de l'Amérique du Sud, réglée à onze ans, régulièrement. Sa mère et ses deux sœurs réglées de façon normale, sans exagération.

Cette jeune fille est bien portante; elle n'a eu aucune maladie grave. La menstruation s'est établie dans des conditions normales, sans douleur. Il n'existait pas de leucorrhée.

Dès la première année, le flux menstruel est plus abondant et plus prolongé que chez ses deux sœurs. On n'y prit pas garde, mais c'est surtout à partir de la treizième année que les règles augmentèrent d'une façon inquiétante. L'écoulement sanguin avait une durée habituelle de neuf à dix jours et laissait la jeune fille pâle et fatiguée. On essaya de lui faire garder le lit pendant toute la durée de la perte menstruelle : le résultat fut à peu près nul. On employa le seigle ergoté, l'ergotine, les préparations d'hydrastis, d'hamamelis, les injections très chaudes, prolongées et répétées; tout fut inutile. Les hémorragies ne cessèrent pas d'augmenter; elles duraient de quinze à vingt jours par mois et faisaient place, dans l'intervalle, à un liquide rosé, de sorte qu'il se produisait un écoulement de sang à peu près ininterrompu.

L'un de nous, appelé à voir la malade à cette époque (juillet 1903), fut frappé de sa faiblesse et de sa pâleur. La muqueuse et les téguments étaient d'un blanc mat, le pouls petit et fréquent, 112-116. On ne constatait pas de souffles organiques aux divers orifices du cœur, mais des bruits anémiques très nets à la base.

Pas de sensibilité à la palpation de l'abdomen, même à la partie inférieure des fosses iliaques.

Le toucher rectal décelait une légère déviation du corps utérin en arrière.

L'utérus était de volume normal. Aucune sensibilité insolite de l'utérus ou des annexes. Hymen intact et résistant.

En raison de l'anémie très prononcée de la malade, de son épuisement, il était absolument indispensable de recourir à un traitement local pour arrêter l'hémorragie. On décida de rompre l'hymen, de dilater l'utérus et de procéder à un curettage.

Après dilatation au moyen de laminaires, le curettage fut pratiqué. On retira de l'utérus une bouillie noirâtre assez épaisse avec de petits débris de muqueuse, qui ne furent l'objet d'aucun examen microscopique.

La guérison était complète au bout de trois semaines; les règles sont revenues normalement et tout s'est bien passé depuis.

La malade, examinée de nouveau six ans plus tard, ne présentait rien d'anormal. Les hémorragies ne se sont pas reproduites.

Observation II. — X..., âgée de seize ans, est présentée plusieurs fois, par sa mère, à la consultation gynécologique de l'hôpital Saint-Antoine, du mois d'août 1909 au mois de janvier 1910, pour des pertes de sang prolongées.

Aucun passé génital, pas de leucorrhée, pas de vulvite. Aucune maladie grave.

Réglée à treize ans, sans douleur; la menstruation, normale au début, devint plus abondante à l'âge de quinze ans. En avril 1909, elle prit un caractère hémorragique et dura plus de six semaines. La malade resta pendant deux mois dans le service à ce moment. En raison de l'intégrité de l'hymen et de son étroitesse, on pratiqua le toucher rectal qui ne révéla aucune modification appréciable de l'utérus et des annexes.

La malade fut maintenue rigoureusement au lit et, devant l'insuccès des préparations d'ergotine, d'hydrastis, d'hamamelis, on eut recours à des pansements vaginaux à la gélatine et à des injections hypodermiques de sérum gélatiné à 2/100. Les pertes s'arrêtèrent et, pendant quatre mois, les règles furent un peu moins abondantes, et surtout moins prolongées.

A la fin de novembre 1909, elles parurent à la date habituelle, sans malaise particulier, et ne s'arrêtèrent pas, malgré le séjour au lit. De légères recrudescences de l'écoulement marquèrent l'époque des deux menstruations suivantes, et, à la fin de janvier, les parents de cette jeune fille se décident à la faire entrer à l'hôpital pour y suivre le traitement local dont on leur avait démontré la nécessité.

A son entrée, l'examen par la voie rectale et par la voie vaginale ne fit constater aucune augmentation de volume de l'utérus, aucune altération des annexes. Un petit spéculum introduit dans le vagin montra un col légèrement béant qui admettait facilement l'hystéromètre, et, quand on l'introduisait dans la cavité utérine, on avait la sensation de passer sur une surface irrégulière, rugueuse, toute formée de petites bosselures.

Après anesthésie et dilatation à l'aide de bougies d'Hegar, on procéda au curettage.

La curette ramena des débris de muqueuse qui furent examinés au microscope.

Guérison complète au bout de quinze ou seize jours.

La malade a quitté l'hôpital après les règles suivantes qui se passèrent normalement.

Elle a été revue depuis. La guérison s'est maintenue; l'état général s'est promptement relevé.

Observation III. — Z..., jeune fille de seize ans, dont la santé générale était satisfaisante avant les accidents qui l'amènent à l'hôpital.

Aucune maladie grave dans l'enfance, pas de vulvite, pas de leucorrhée, aucun passé génital.

Réglée à douze ans, sans douleur, avec abondance exagérée de l'écoulement sanguin.

Depuis mars 1909, les pertes de sang augmentèrent notablement. Au mois de septembre, elles revinrent à leur date habituelle et ne s'arrêtèrent plus. Elle entra dans le service à la fin d'octobre; on lui imposa le repos absolu au lit, on lui fit des pansements vaginaux gélatinés et des injections hypodermiques de sérum gélatiné. Les hémorragies cessèrent, mais reprirent peu après que la malade eut quitté l'hôpital. En janvier, elles présentèrent une grande abondance et l'obligèrent à entrer de nouveau à l'hôpital.

L'hymen un peu lâche permet d'examiner l'utérus et les culs-de-sac vaginaux qui paraissent normaux.

L'utérus est légèrement antéfléchi, de volume normal; il n'est pas sensible à la pression. Son orifice est légèrement entrebâillé et admet facilement un hystéromètre de dimensions ordinaires. Celui-ci, en pénétrant dans la cavité utérine donne la sensation d'un frottement sur une surface irrégulière, dépolie

Le curettage après anesthésie ramène des débris de muqueuse un peu épais qui sont soigneusement conservés pour l'examen histologique. Les suites de l'intervention ont été normales, et, vers la fin de mars, la malade quittait l'hôpital après une époque menstruelle d'apparence physiologique.

Les hémorragies ne se sont pas reproduites depuis cette époque [1].

Observation IV. — M..., âgée de vingt ans. Cette jeune fille a toujours habité l'Auvergne où elle est née, elle vit dans de bonnes conditions d'hygiène, et, en dehors de la rougeole, de la coqueluche, elle n'a eu aucune maladie sérieuse. Réglée à quinze ans, elle ressent quelques coliques dans les heures qui précèdent l'apparition du flux sanguin, mais il n'existe pas de dysménorrhée à proprement parler. Irrégulière pendant la première année, la menstruation s'est bien réguralisée depuis.

Vers dix-huit ans, sans aucun accident local, sans trouble de la santé générale, les règles commencèrent à devenir plus abondantes, en même temps qu'elles durèrent plus longtemps. A dix-neuf ans, elles se prolongeaient pendant quinze, dix-huit jours chaque mois, laissant la jeune fille très épuisée, très anémiée.

Elle fut soumise par son médecin à divers traitements : repos pendant les règles; ergotine, hydrastis, hamamelis, etc., par la voie gastrique, par la voie hypodermique; préparations de fer, d'arsenic, rien n'y faisait. Les pertes ne cessaient pas d'augmenter, se produisant d'une manière ininterrompue. Si elles cessaient pendant six ou huit jours, elles étaient remplacées par un écoulement blanc rosé assez abondant.

Il est à remarquer que cette jeune fille, soignée et bien surveillée, n'a jamais eu de vulvite, jamais de pertes blanches avant ses hémorragies.

Sa mère, réglée normalement, n'a pas eu jusqu'ici d'affection génitale.

La malade n'a qu'un frère bien portant.

En juillet 1909, elle alla faire une cure à la Bourboule où elle prit des bains

---

1. Pendant l'impression de ce mémoire, la malade est revenue à l'hôpital pour de nouvelles métrorragies. Elle a subi un nouveau curettage dont les produits n'ont pas encore été examinés.

chauds, dont la température fut progressivement élevée jusqu'à 39°. Loin d'être calmées, les pertes de sang augmentèrent, elles prirent de plus en plus le caractère hémorragique et ne cessèrent pour ainsi dire plus.

L'un de nous vit cette jeune fille, pour la première fois, dans les derniers jours de septembre 1909. Il existait une anémie profonde avec décoloration des muqueuses, refroidissement des mains et des pieds, souffles anémiques à la base du cœur. La palpation de l'abdomen ne révélait rien d'anormal. Le toucher rectal ne permettait de constater aucune altération de l'utérus et des annexes. L'utérus de volume normal, très légèrement antéfléchi.

On conseilla l'hydrothérapie froide, l'usage alternatif de cachets de lécithine de 0,20 cent. et de l'opothérapie tyro-ovarienne. Ce traitement sembla provoquer une amélioration qui se maintint pendant près de trois mois. Les pertes diminuèrent, ne dépassant guère dix à douze jours, et furent remplacées le reste du mois par un suintement à peine rosé; en même temps, l'état général se relevait de façon très satisfaisante.

Mais le père de la malade eut à ce moment une grave maladie qui l'emporta au bout de quelques semaines. A la dépression morale causée par le chagrin s'ajoutèrent de grandes fatigues physiques; les pertes de sang reparurent et ne s'arrêtèrent plus.

C'est en vain qu'au mois de mars un nouvel essai d'hydrothérapie fut tenté à Paris, en même temps qu'on reprit la médication qui avait paru donner quelque résultat; l'hémorragie continua.

L'examen pratiqué par la voie vaginale fit constater que l'orifice cervical était légèrement entrebâillé. Sa cavité laissait pénétrer l'hystéromètre qui rencontrait à la surface de la muqueuse des bosselures, des rugosités.

Le curettage fut conseillé et accepté; il fut pratiqué sous le chloroforme dans les premiers jours de mai et suivi de quelques attouchements à la teinture d'iode.

Guérison complète au bout de trois semaines; la première époque menstruelle parut avec un retard de quinze jours, elle eut une durée et une abondance normales; les époques suivantes survinrent régulièrement et dans des conditions normales.

L'état général se releva promptement et la jeune fille put reprendre peu à peu sa vie habituelle.

V.

EXAMEN HISTOLOGIQUE DES ÉLÉMENTS ENLEVÉS PAR LE CURETTAGE.

A un faible grossissement, la muqueuse utérine paraît manifestement épaissie, en même temps qu'elle est criblée d'orifices correspondant à la section des tubes glandulaires.

Ceux-ci, au lieu d'être arrondis, réguliers, sont remarquablement agrandis et festonnés.

Au contraire, le chorion a conservé son apparence normale, il n'est nullement épaissi et forme entre les glandes des travées régulières, minces, qui contrastent avec le développement exagéré des glandes (*fig. 1*).

A un fort grossissement, ces caractères sont encore plus nettement différenciés. Le chorion est constitué par ses éléments normaux, c'est-à-dire par des cellules rondes ou un peu allongées, très régulières, à peine plus serrées que de coutume. On distingue çà et là, entre ces cellules, surtout au voisinage des glandes, des capillaires très développés et gorgés de sang. Quelques-uns même sont rompus et les globules rouges

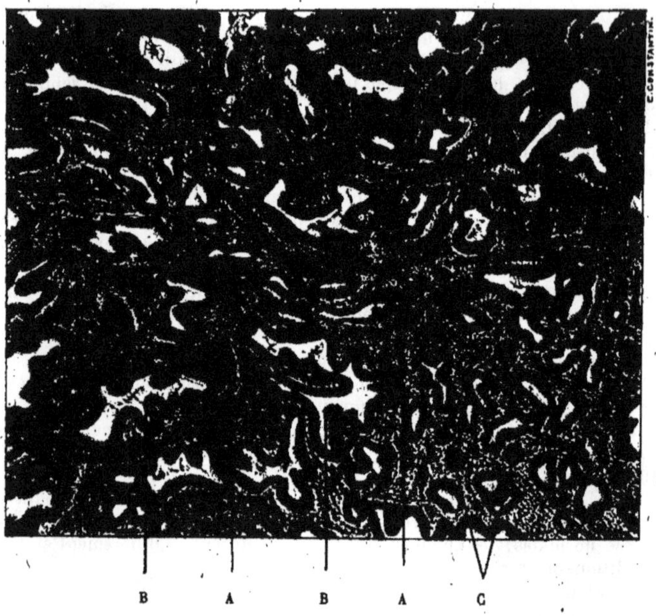

FIGURE 1.

Métrorragies virginales. Coupe de la muqueuse utérine. Ensemble. (Grossissement : 100 diamètres.)

A, chorion ; B, glandes très déformées ; C, bourgeons de cellules épithéliales glandulaires.

du sang sont répandus entre les éléments du chorion, mais on ne constate nulle part de leucocytes, mononucléaires ou polynucléaires, de cellules en voie de migration, pas plus au pourtour des glandes que dans des régions plus éloignées. On aperçoit en quelques points de petits amas nodulaires que l'on pourrait, à un examen superficiel, prendre pour des leucocytes, mais il suffit de les observer attentivement pour reconnaitre que ce sont des cellules de l'épithélium, remplissant le fond d'un cul-de-sac glandulaire. Un certain nombre de ces amas se trouvent d'ailleurs en continuité directe avec des tubes glandulaires.

La déformation des glandes est extrêmement prononcée ; quelques-unes sont simplement dilatées, d'autres sont très sinueuses, irrégulières ; leurs bords dessinent à l'intérieur des petites saillies papilliformes ; en certains points, elles sont si nombreuses et si développées

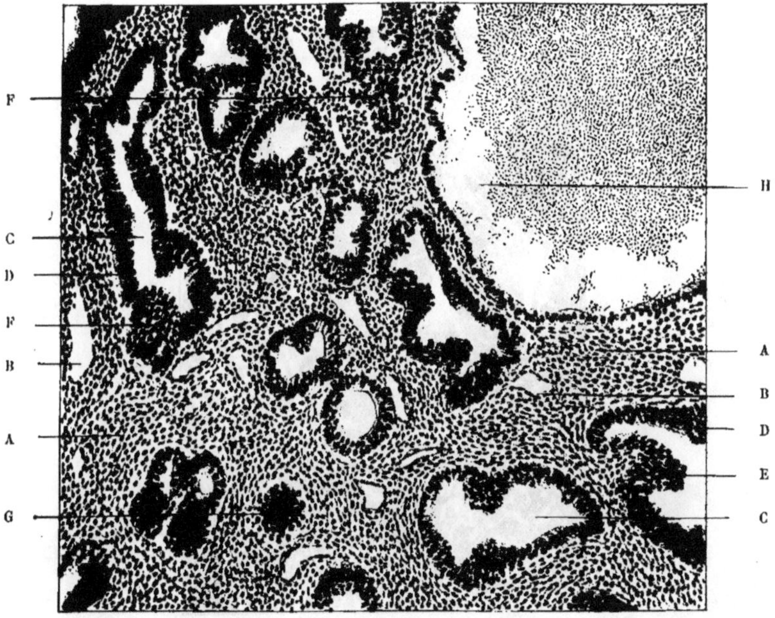

FIGURE 2.

Métrorragies virginales. Coupe de la muqueuse utérine. (Grossissement : 100 diamètres.)

A, celluloses du chorion ; B, capillaires sanguins ; C, glandes déformées ; D, épithélium glandulaire disposé en plusieurs couches formant en E des saillies intra-glandulaires, en F des bourgeons dans le chorion ; G, îlots des cellules glandulaires ; H, glandes kystiques contenant du sang.

qu'elles sont presqus en contact les unes avec les autres ; mais si étroite que soit la bande de chorion qui les sépare, ses éléments conservent leurs caractères normaux sans interposition d'aucune cellule migratrice (*fig. 2*).

Les modifications observées ne portent pas seulement sur la conformation des tubes glandulaires, mais plus remarquablement encore sur la disposition des cellules épithéliales qui les tapissent. Celles-ci ont bien conservé leur forme cylindrique avec leur noyau très développé au voisinage de leur point d'implantation. Elles sont en voie de multiplication très active, leurs dimensions paraissent accrues, elles sont tassées les unes contre les autres, contribuant à la production de ces saillies papilliformes que l'on distinguait à un faible grossissement, et sur un grand nombre de glandes elles sont disposées en deux ou trois couches superposées (*fig. 3*).

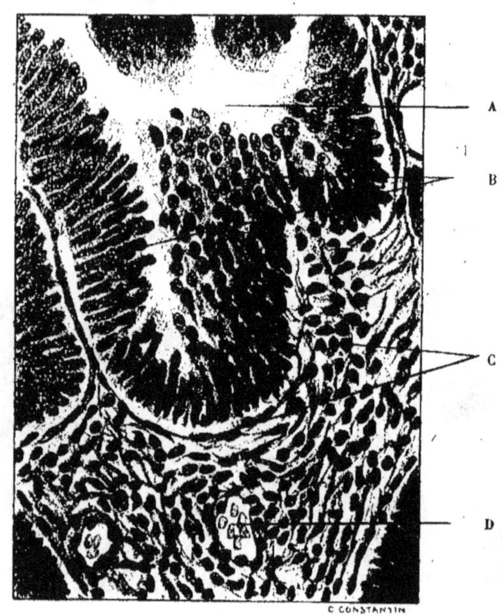

FIGURE 3.

Métrorragies virginales. Coupe de la muqueuse utérine. Détail. (Grossissement : 360 diamètres.)

A, glande; B, épithélium glandulaire en couches multiples; C, cellules du chorion; D, capillaire sanguin.

Toutes ces cellules prennent facilement les matières colorantes et leurs noyaux nettement imprégnés présentent en quelques points des figures de karyokinèse.

La membrane basale sur laquelle elles reposent est normale; nulle part elle n'est défoncée et franchie par les cellules épithéliales, malgré l'active prolifération dont celles-ci sont le siège.

On ne constate entre les cellules épithéliales ou dans la cavité des glandes aucun leucocyte en voie de migration. Quelques glandes renferment des globules rouges extravasés.

VI.

En résumé, quatre jeunes filles indemnes de toute affection génitale antérieure ont présenté des métrorragies persistantes assez graves pour nécessiter le curettage.

Une étude histologique minutieuse des débris enlevés chez trois d'entre elles par la curette nous a permis de constater des lésions identiques essentiellement limitées à la muqueuse utérine, et particulièrement à celle qui tapisse les glandes.

Elles consistent en une prolifération active, intense, qui, sans modifications appréciables du chorion, a provoqué une multiplication accentuée et un développement insolite des glandes, dont les contours, agrandis, festonnés, irréguliers, donneraient aux préparations microscopiques une physionomie inquiétante si l'on ne constatait partout une intégrité absolue de la membrane basale.

Il s'agit là de véritables *productions adénomateuses* comparables à celles que Menetrier[1] a pu étudier à la suite d'irritations chroniques de l'estomac et de l'intestin.

Si l'on compare ces altérations à celles que nous avons maintes fois relevées dans les métrites, soit sur des débris de muqueuse arrachés par la curette, soit sur des coupes d'utérus enlevés en même temps que les annexes malades, on est frappé à première vue des différences qu'elles présentent. Il est de règle, dans les métrites, que les lésions soient généralisées à toute l'épaisseur de la muqueuse. La multiplication des glandes, leurs déformations s'accompagnent toujours de réactions très prononcées et souvent prédominantes du côté du chorion muqueux (*fig. 4*). Celui-ci est le siège d'une prolifération active ; en même temps que ses cellules sont en voie de multiplication, on constate, surtout au voisinage des glandes, la présence de nombreuses cellules migratrices, leucocytes mononucléaires et polynucléaires ; il n'est pas rare de rencontrer de petits abcès miliaires dans l'épaisseur de la muqueuse. Dans les métrites chroniques, ces altérations interstitielles l'emportent quelquefois sur les lésions glandulaires, aussi bien dans les formes hémorragiques que dans les formes catarrhales de ces affections. Ces phénomènes de diapédèse ne sont pas limités au chorion et il n'est pas rare de rencontrer des leucocytes en voie de migration à travers le revêtement épithélial des glandes.

Ces infiltrations cellulaires diffuses sont d'ailleurs un des caractères

1. Menetrier, « Cancer » *in* Traité de médecine et de thérapeutique, 1909.

importants des processus inflammatoires d'origine infectieuse dont les métrites nous fournissent un remarquable exemple.

Elles ont fait complètement défaut dans les trois cas que nous venons de rapporter. Or, il est intéressant de rapprocher cette importante particularité anatomo-pathologique des détails fournis par l'observation

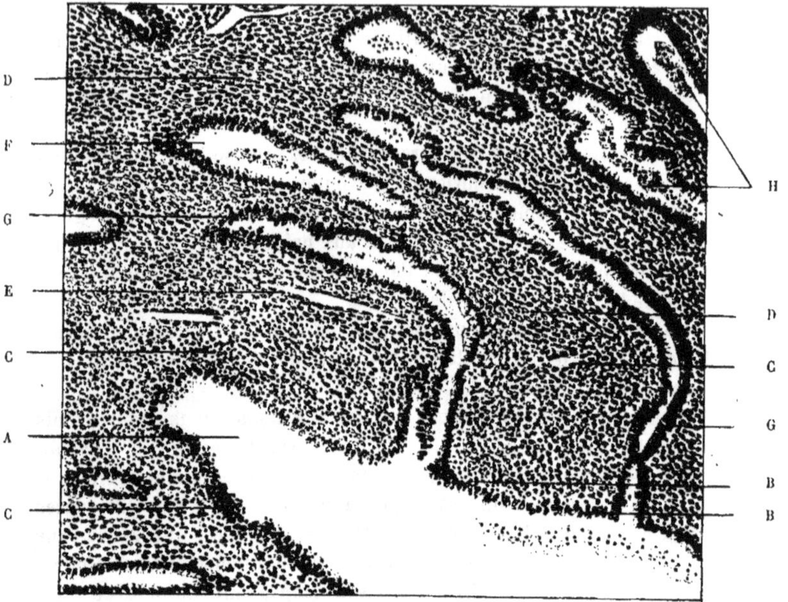

FIGURE 4.

Métrite d'origine blennorragique. Coupe de la muqueuse utérine.
(Grossissement : 100 diamètres.)

A, cavité utérine; B, épithélium de la cavité utérine traversé par des leucocytes; C, leucocytes infiltrant le chorion; D, chorion; E, vaisseaux capillaires; F, glandes; G, épithélium glandulaire; H, exsudat purulent leucocytique contenu dans les glandes et la cavité utérine.

clinique. Aucune de nos malades n'avait présenté dans ses antécédents les symptômes d'une infection génitale.

L'absence de vulvite, de leucorrhée, de toute réaction du côté des annexes aurait déjà pu être invoquée contre l'hypothèse d'une infection.

L'interprétation des faits que nous soumettons à l'appréciation de nos collègues n'en est que plus difficile.

S'agit-il d'une hyperplasie épithéliale idiopathique, indépendante de tout processus infectieux, méritant d'être classée parmi les adénomes primitifs?

Or, on sait, depuis les remarquables travaux de Menetrier, que les adénomes ne sont souvent que la première étape d'affections cancéreuses.

Malgré leur localisation, il n'est nullement démontré que les altérations que nous avons observées soient de véritables adénomes, et il serait excessif de supposer que nos malades soient, plus que d'autres, menacées de néoformations plus graves.

Chez toutes celles dont les débris muqueux ont été examinés, les pertes de sang duraient depuis plusieurs mois et on n'a jamais observé de phénomènes inquiétants, en dehors de l'anémie. La jeune fille qui a fait l'objet de notre première observation clinique, en tous points semblable aux suivantes, a été revue six ans plus tard parfaitement bien portante. De plus, les hémorragies du jeune âge n'ont jamais été relevées, à notre connaissance, dans les antécédents des cancéreux.

Rien n'autorise donc à voir dans ces altérations un processus néoplasique.

Il est vrai qu'elles diffèrent notablement des altérations ordinaires des métrites, et qu'on ne trouve ni dans l'évolution clinique de la maladie, ni dans les lésions histologiques les caractères habituels des processus inflammatoires consécutifs aux affections utérines.

Aussi sommes-nous forcés de convenir que la pathogénie de ces formations adénomateuses nous échappe et que nous ne saurions en donner une explication précise.

Doit-on invoquer une irritation d'ordre chimique imputable à des modifications particulières des sécrétions, à des troubles humoraux encore inconnus?

S'agit-il plutôt d'une infection fruste, insidieuse, de très faible virulence, peut-être d'origine saprophytique, datant du jeune âge et évoluant avec lenteur sans s'accompagner d'aucune réaction interstitielle? Cependant une marche aussi insolite ne répond guère à ce que l'observation clinique et l'expérimentation nous ont appris sur les processus infectieux les plus atténués.

A l'heure actuelle, il ne nous paraît pas possible de répondre à ces questions. Il faut convenir, d'ailleurs, que la pathologie virginale des organes génitaux renferme encore bien des points obscurs.

Quoi qu'il en soit, en présence de métrorragies persistantes, rebelles, que n'explique aucun trouble de la santé générale et qui résistent aux efforts vains de la thérapeutique médicale, on devra, même chez une jeune fille, songer à des lésions de la muqueuse utérine pour lesquelles le curettage constitue le traitement de choix.

HÉMORRAGIES DUES AUX GROSSESSES TUBAIRES

SANS RUPTURE DE LA TROMPE

PAR M. ÉMILE REYMOND

Chirurgien de la Maison départementale de la Seine (Nanterre).

Le titre indique suffisamment que nous éliminons de cette étude tous les cas où la trompe présente une rupture, que son pavillon fût ouvert ou fermé. Nous avons préféré aussi ne pas y faire rentrer certaines observations antérieures à 1904 et dont nous n'avons pas gardé les pièces. Ce qui fait l'intérêt des huit observations que nous apportons, c'est qu'elles sont complètes, que les malades ont été suivies, les pièces conservées et étudiées histologiquement.

Antécédents personnels. — Une des malades, mariée depuis peu, n'a jamais eu d'enfant; une seconde a accouché normalement de quatre enfants; la troisième a souffert d'une blennorragie peu de temps avant la grossesse tubaire. Aucune de ces trois malades n'a eu de fausse couche.

En revanche, les cinq autres malades présentent des analogies intéressantes. Dans une première période, elles ont eu des couches normales et nombreuses, deux ont quatre enfants, les autres ont trois, cinq, sept enfants. Après cette période, vient celle des avortements : toutes ont des fausses couches. Enfin, celle de la grossesse tubaire qui, pour trois d'entre elles, se produit l'année qui suit la dernière fausse couche, et pour les deux autres, deux ans après.

Début. — La moitié des malades n'accusait aucun *retard des règles ;* dans l'autre moitié, on constate deux malades ayant deux semaines de retard, une malade ayant trois semaines, une deuxième six semaines.

On ne peut établir de rapport précis entre le retour des règles et l'âge de l'œuf trouvé dans la trompe; dans certains cas, il semblerait cliniquement que l'évolution de la grossesse tubaire n'ait pas arrêté les règles; il est plus vraisemblable de supposer que, très près de son début, la grossesse a déjà déterminé des pertes vaginales que la malade a prises pour ses règles; mais du fait qu'il y a perte vaginale, faut-il en conclure que l'avortement est définitif? S'il en était ainsi, la malade, qui n'a remarqué aucun retard dans ses règles, c'est-à-dire qui a eu dès le début de sa grossesse tubaire des pertes sanguines, devrait toujours présenter au cours de l'intervention un œuf très petit, arrêté de bonne heure dans son évolution; or, il n'en est pas ainsi dans tous les cas : l'œuf peut avoir pris un développement assez considérable. L'examen histologique explique assez bien ce qui semble d'abord une contradiction.

Nous verrons, en effet, tout à l'heure, que l'œuf peut se décoller partiellement, fournir une quantité assez considérable de sang qui s'échappe par l'utérus ou tombe dans le péritoine, sans pour cela cesser de contracter sur la paroi salpingienne des adhérences qui lui suffiront à se nourrir et à augmenter de volume.

La *douleur* angoissante, indication fréquente de la rupture de la trompe, manquait dans tous les cas que nous rapportons, sauf dans un seul.

Il en fut de même en ce qui concerne la *syncope*.

La seule malade (obs. II) qui ait présenté brusquement une douleur

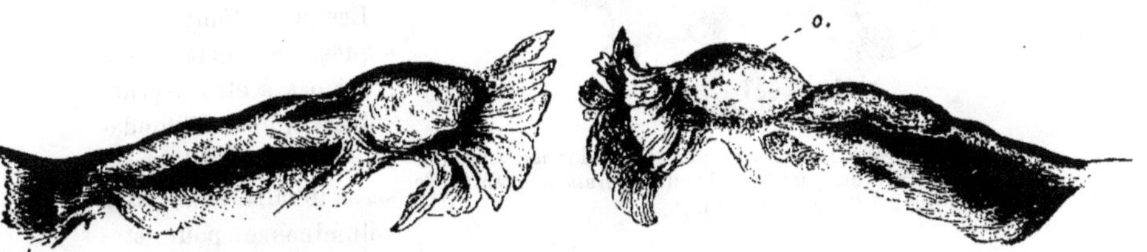

FIGURE 1.

Trompe droite, face antérieure et face postérieure (Observation II).

O. Œuf intra-tubaire, gros comme un grain de maïs.

syncopale du début, vit cet accident survenir au lendemain d'une longue marche, pendant les efforts de la défécation. Or, elle présente (*fig. 1*) l'œuf le plus petit que nous ayons jamais observé; il avait le volume d'un grain de maïs (0, *fig. 1*). était toujours adhérent à la muqueuse de la trompe et avait déjà déterminé une hémorragie d'un litre et demi de sang dans le péritoine.

L'*hémorragie vaginale* est le signe du début que nous trouvons le plus constant : mal indiqué par les malades. il demande à être constaté *de visu*, étant donné les caractères spéciaux de l'hémorragie; il n'a pas manqué dans un seul de nos cas.

En résumé, le début est rarement brusque; en dehors des signes de grossesse que peut présenter la malade, les symptômes s'établissent *sournoisement*.

Symptômes. — Une seule fois, avons-nous dit, la *douleur* apparut brusquement; dans les autres cas, elle se présenta sous forme de poussées successives, allant souvent en augmentant et paraissant avoir été en rapport avec la présentation de l'œuf à l'orifice du pavillon, qui se dilate progressivement jusqu'à acquérir les dimensions d'une pièce de 5 francs.

La *syncope* est en rapport avec l'abondance de l'hémorragie : nous l'avons constatée dans les cas d'inondation péritonéale; elle peut survenir sans que l'entourage de la malade s'en aperçoive; c'est dire combien est utile la surveillance d'une malade soupçonnée de grossesse tubaire avec pavillon ouvert.

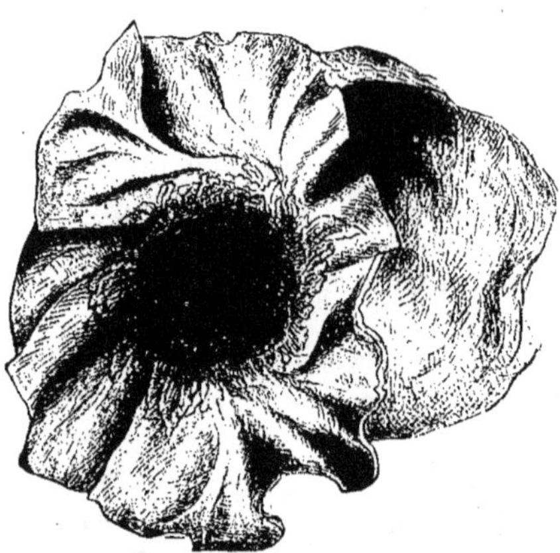

FIGURE 2. — La paroi propre du pavillon fait un collier autour du pavillon; l'œuf apparaît au centre de celui-ci (Observation V).

Les pertes sanguines n'ont jamais fait défaut; plus ou moins abondantes, elles paraissent cesser parfois pour reparaître ensuite.

Les symptômes physiques de l'hématocèle n'ont pas à être décrits.

Dans un cas d'inondation péritonéale, la grossesse tubaire était assez volumineuse pour être décelée par le toucher; dans un autre, il n'en était pas de même, la présence de l'œuf ayant à peine déformé la trompe (obs. I); toutefois, le cul-de-sac correspondant était douloureux.

Diagnostic. — Celui-ci nous a paru toujours plus délicat dans cette forme que dans l'éclatement de la trompe, la douleur initiale, la syncope, le retard des règles pouvant manquer.

Les pertes sanguines doivent attirer l'attention, mais peuvent prêter à confusion alors que l'hématocèle n'est pas constitué; plusieurs de nos malades nous étaient envoyées avec le diagnostic de fausse couche.

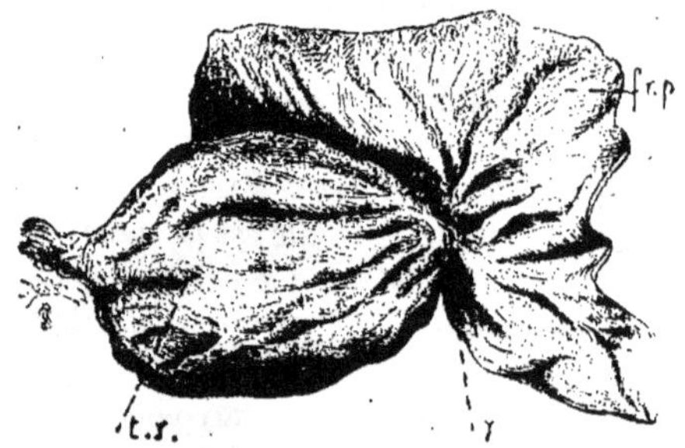

FIGURE 3. — (Observation IV.)

f. v. p. Fragment de la paroi propre de l'hématome.
y. z. Trompe contenant l'œuf et communiquant avec l'hématome.
z. Rétrécissement à la hauteur du pavillon.

Anatomie pathologique. — L'hémorragie, dans deux cas, se présenta sous forme d'inondation péritonéale : le sang répandu dans tout le péritoine fut évalué dans un cas à 2 litres, dans l'autre à 1 litre et demi. Il n'était aucunement en rapport avec le volume de l'œuf.

Dans les six autres cas, l'hémorragie constitua une tumeur sanguine localisée, jamais sous-péritonéale, comme cela peut avoir lieu en cas de rupture tubaire, toujours intra-péritonéale.

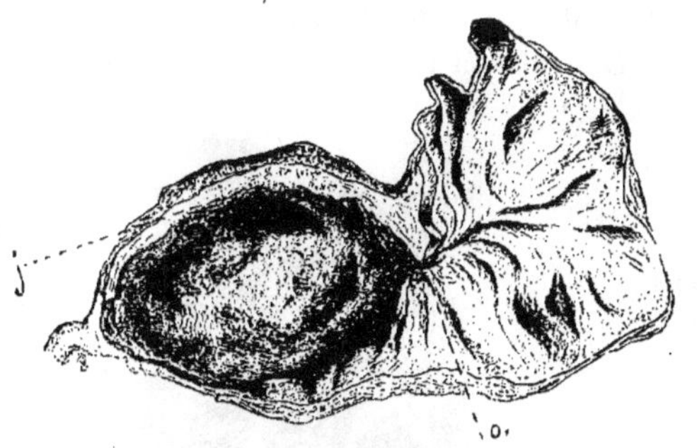

Figure 4. — La même pièce que celle de la figure précédente, ouverte et vue par la face opposée (Obs. IV).

j. Insertion de l'œuf à la partie moyenne de la trompe.
o. Orifice du pavillon.

De l'étude des pièces correspondant aux six observations, il résulte nettement que la localisation de l'hémorragie ne tint pas à une disposition pathologique préexistante, mais à ce que l'hémorragie fut assez peu abondante et progressive pour que des adhérences d'abord et une paroi propre ensuite aient eu le temps de constituer une enveloppe à l'hématome.

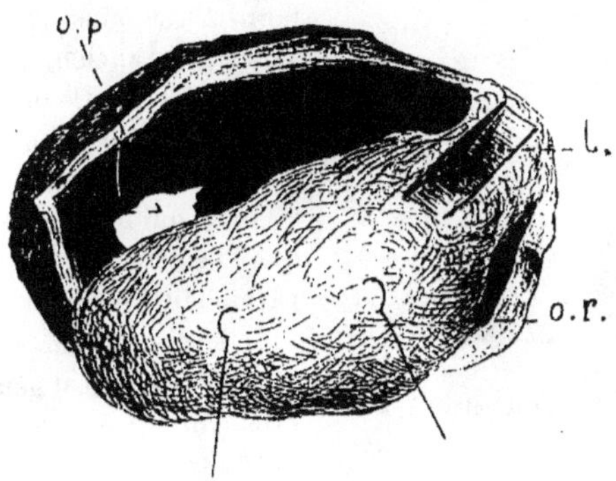

Figure 5. — Grossesse isthmique, trompe ouverte.

o. p. Orifice du pavillon vu par l'intérieur de la trompe.
o. r. Œuf incliné.
l. Lumière de la trompe dans un fragment correspondant à l'insertion de l'œuf.

Cette poche sanguine communique dans les six cas avec l'intérieur de la trompe par l'intermédiaire du pavillon. Elle a un volume, une situation, une forme différant suivant les cas, mais son enveloppe a une constitution analogue. Elle est formée par les parois du bassin, l'utérus, les annexes, le tube digestif, en particulier l'S iliaque, l'épiploon et enfin la paroi propre de l'hématocèle qui constitue sa seule enveloppe dans une étendue variable suivant les cas. Cette paroi propre a une constitution qui ressort bien de l'étude comparée des différentes pièces.

Quand le sang coule par le pavillon, des adhérences se forment tout autour de l'épanchement entre tous les éléments recouverts du péritoine qui emprisonnent dès lors cet épanchement. Si l'on intervient à ce moment, il suffit d'écarter les viscères à peine adhérents pour tomber directement sur la collection sanguine.

Mais bientôt la séreuse qui recouvre les éléments divers se double elle-même d'une membrane dont l'épaisseur et la résistance ne tardent pas à devenir considérables : c'est la paroi propre. Les viscères, surtout ceux qui sont mobiles, intestins, épiploon, tendent à se libérer de cette paroi propre qui, à ce niveau, reste la seule enveloppe de l'hématome.

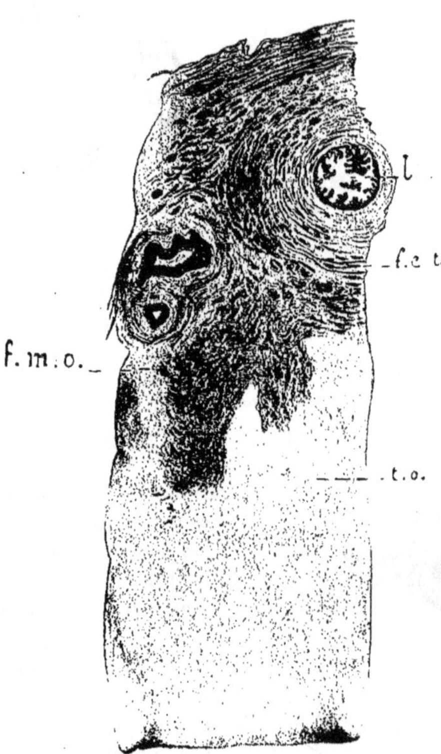

Figure 6. — Coupe du fragment enlevé à la pièce ci-dessus.

l. Lumière de la trompe.
f. c. t. Faisceau musculaire de la couche profonde transversale.
f. m. o. Faisceau musculaire longitudinal.
t. o. Tissu de l'œuf d'apparence amorphe.

Cette tendance de la paroi propre à se détacher des organes qu'elle recouvrait tout d'abord paraît aller en augmentant. C'est ainsi que, dans un cas ancien, nous enlevâmes facilement avec la trompe une tumeur pendant à son pavillon et qui n'était autre que l'hématocèle dont la paroi était intacte.

Celle-ci affecte une disposition qui est généralement la même vis-à-vis du pavillon : celui-ci, au début de l'hémorragie, baigne dans le sang liquide et continue à y baigner alors que les organes emprisonnent l'épanchement. La fausse membrane, se constituant alors, fait un collier à la trompe plus ou moins près du pavillon dont les franges resteront d'abord libres pour venir se coller ensuite par leurs faces externes sur la face interne de la paroi propre. Le pavillon, dès lors, ne pourra plus se fermer. Si on le considère par l'intérieur de l'hématome qu'on a ouvert (*fig. 2*), il présente l'aspect d'une fleur épanouie dont le centre correspond à l'orifice tubaire généralement très agrandi, atteignant parfois des dimensions d'une pièce de 5 francs.

Toujours nous avons trouvé à l'œuf un caractère placentaire bien plus qu'embryonnaire.

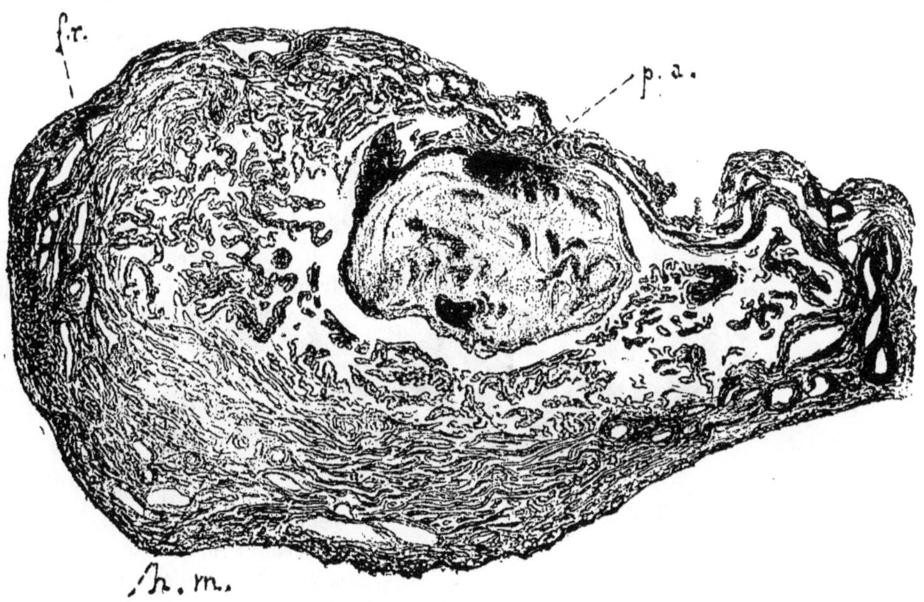

FIGURE. 7. — Coupe de la trompe et de l'œuf (Observation III).

f. r. Franges hypertrophiées. — *h. m.* Hypertrophies du tissu musculaire. — *p. a.* Paroi amincie au niveau de l'insertion de l'œuf.

Dans six cas, il était encore dans la trompe ; dans deux seulement, il paraissait avoir franchi le pavillon pour tomber dans l'hématome et encore n'était-ce que partiellement, une partie de l'œuf restant adhérente à son insertion.

L'œuf reste-t-il souvent libre dans la trompe, comme un pois dans un sifflet d'enfant, suivant l'expression de Bland Natton? Nous n'en avons pas trouvé un seul cas et, de fait, ce n'est pas l'orifice du pavillon dilaté, prêt à un accouchement, qui aurait empêché la sortie de l'œuf, mais toujours celui-ci restait adhérent à la paroi de la trompe.

Où se trouvait cette insertion primitive? On a prétendu que dans la forme que nous étudions, l'œuf était toujours fixé à la partie externe de la trompe, près du pavillon, et que c'était justement sa présence qui, en empêchant les franges de se reployer en dedans, permettait à la trompe de rester ouverte.

Dans un seul cas, nous avons trouvé l'œuf inséré près du pavillon (*fig. 1*). L'insertion se trouvait généralement à la partie moyenne (*fig. 4*). Dans un cas, elle se trouvait au niveau de l'isthme, ce qui n'avait pas empêché l'œuf de remplir toute la trompe (*fig. 5*) et de se présenter au pavillon (*fig. 1*).

Ces insertions au niveau de l'isthme peuvent donner lieu à des erreurs d'interprétation. Dans le cas que nous rapportons, une coupe de la paroi salpingienne correspondant à l'insertion de l'œuf (*fig. 5*) permet de découvrir la lumière de la trompe (*fig. 6*). On eût pu conclure que la grossesse isthmique était pariétale, ou mieux s'était développée dans un des culs-de-sac si nombreux à ce niveau. Mais des coupes en série permirent de constater qu'il n'en était rien, que l'œuf s'était bien développé dans la lumière de la trompe. Mais celle-ci, comme chaque fois que la trompe est distendue, avait présenté dans la région de l'isthme des coudures multiples qui permettent, sur une coupe faite perpendiculairement à la trompe, de trouver plusieurs fois sa lumière.

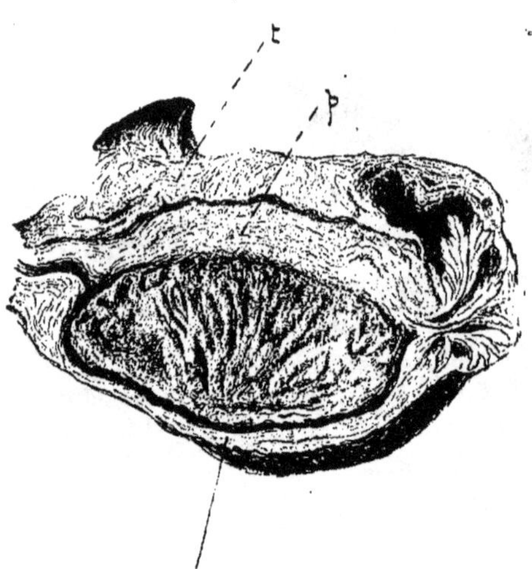

FIGURE 8. — (Observation I.)

p. Hypertrophie de la paroi au niveau de l'insertion.
t. Tissu néoformé doublant la trompe.

D'une façon générale, la paroi de la trompe nous a paru épaissie, les muscles hypertrophiés, surtout les fibres longitudinales; en ce qui concerne la paroi de la trompe au niveau de l'insertion placentaire, nos constatations ont été l'inverse de ce qu'il est classique de décrire : dans un seul cas, la paroi était amincie et paraissait être rongée par les villosités placentaires (*fig. 7*); mais, dans tous les autres cas, la paroi, loin d'être amincie au niveau de l'insertion placentaire, présentait un épaississement plus ou moins marqué (*fig. 4* et *8*).

La muqueuse de la trompe porteuse de l'œuf était beaucoup moins modifiée que dans les formes de grossesse utérine, où le pavillon est fermé; les franges avaient souvent pris un développement considérable (*fig.* 7), et alors même que l'épithélium était anormal, il n'avait pas de tendance à tomber.

Nous n'avons pas trouvé davantage, ni dans l'utérus, ni dans la trompe du côté opposé, cette constitution de caduques qui a été décrite et considérée comme constante.

La trompe opposée présentait de la salpingite dans un seul cas (*fig.* 9); dans tous les autres, la muqueuse était normale, pourvue presque toujours de cils vibratiles : les lésions que présentait extérieurement la trompe étaient secondaires, dues aux adhérences.

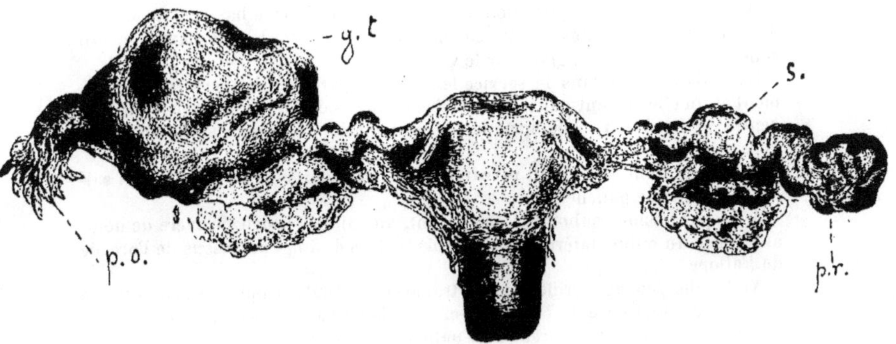

FIGURE 9.

g. t. Grossesse tubaire. — *s.* Salpingite. — *p. o.* Pavillon ouvert, mais dont l'orifice est rétréci.

Traitement. — Aussitôt le diagnostic établi, nous avons pratiqué la laparatomie, deux fois dans un état général très grave; il nous est permis de croire que ces deux dernières malades étaient perdues si l'opération avait été différée. Il est peut-être utile d'insister sur ce point, alors qu'une tendance se produit chez certains chirurgiens à ne pas vouloir opérer au cours de grandes hémorragies et à laisser attendre sous la glace.

Quatre fois nous nous sommes contenté d'enlever la trompe malade, quatre fois nous avons pratiqué l'hystérectomie, une fois parce que l'autre trompe présentait de la salpingite, les trois autres parce qu'il s'agissait de cas anciens où les annexes opposées étaient enveloppées d'adhérences.

Nos huit cas nous ont fourni huit guérisons sans accidents. Une de nos opérées est actuellement enceinte de trois mois.

Comme conclusions, nous dirons que l'intervention est de règle absolue, qu'elle a chance d'être d'autant plus économique qu'elle est plus précoce.

Observation I.

Alpoldine A..., âgée de vingt-sept ans, entrée dans le service le 10 juillet 1907.

Antécédents héréditaires. — Mère bien portante. Père mort, cause inconnue.

Antécédents personnels. — Rhumatismes pendant trois mois il y a six ans. Réglée à dix-sept ans. Règles normales non douloureuses. Avortement de quatre mois suivi de curettage il y a deux ans et demi.

Symptômes. — Il y a cinq semaines, la malade a eu un retard de règles de huit jours. Après ce laps de temps, le sang est apparu moins rouge, moins abondant que pendant les autres époques menstruelles.

Quatre jours après l'apparition du sang, douleurs dans le bas-ventre, surtout du côté gauche. Vomissements, en particulier le matin. Pas de fièvre, appétit conservé : repos au lit, glace sur le ventre.

La malade entre dans le service le 10 juillet parce qu'elle perd continuellement et qu'elle ressent par moments des douleurs dans le côté gauche du bas-ventre. A l'examen : abdomen légèrement météorisé. Aucun signe tégumentaire.

Palpation douloureuse au niveau du fond de l'utérus et dans la région salpingo-ovarienne gauche.

A la percussion, submatité remontant, au milieu, à deux travers de doigt au-dessus du pubis, latéralement, à trois travers de doigt au-dessus de l'arcade de Fallope.

Au toucher, col dur, orifice déchiré transversalement; atrophie de la muqueuse sur la lèvre antérieure du col : celui-ci regarde en bas, un peu en avant.

L'utérus mobile, douloureux à la palpation, remonte à trois travers de doigt au-dessus de la symphise.

Corps gros, dur, mobile.

Cul-de-sac antérieur occupé par le corps utérin.

Rien dans le cul-de-sac latéral droit.

Gros empâtement occupant tout le cul-de-sac latéral gauche.

La palpation bimanuelle permet de délimiter une masse du volume d'une petite orange, remontant au-dessus de l'arcade de Fallope.

Le cul-de-sac postérieur, douloureux, est également occupé par une masse plus petite, semi-fluctuante, qui paraît faire corps avec la masse du cul-de-sac latéral gauche. Les doigts ramènent un sang coagulé et noirâtre.

Le 12 juillet, toucher vaginal. Col regardant en bas, orifice petit.

Cul-de-sac antérieur libre. On sent difficilement le corps utérin.

Cul-de-sac postérieur, masse volumineuse adhérente peut-être au fond à l'utérus.

Cul-de-sac latéral gauche, annexes peu douloureuses.

Cul-de-sac latéral droit rempli par une masse qui continue celle du cul-de-sac postérieur.

Opération, le 23 juillet. Ouverture de l'abdomen. Grosse masse adhérente à l'épiploon et à l'intestin. Sérosité abondante agglutinée dans des poches sous-séreuses : aspect de frai de grenouille.

La tumeur correspond aux annexes droites : elle remplit la fosse iliaque droite, descend jusque dans le Douglas, présente de toutes parts des adhérences étroites, difficiles à rompre.

A gauche, les annexes adhèrent à l'S iliaque : petit abcès entre les adhérences.

Hystérectomie subtotale : deux divisions.

Pièces. — A droite, l'œuf, du volume d'une amande (*fig. 8*), s'insère en haut à la partie moyenne de la trompe. La paroi de celle-ci est, à ce niveau, plus considérable qu'à tout autre. L'examen histologique montre qu'il s'agit bien d'une hypertrophie de la couche musculaire. La trompe est dilatée surtout dans sa moitié externe. L'ovaire est normal.

A gauche, annexes normales.

Observation II.

H..., âgée de trente-quatre ans, entrée dans le service le 29 novembre 1908.

Antécédents personnels. — Règles régulières depuis l'âge de seize ans. Fièvre typhoïde en 1896. Mariée en 1901.

1er enfant, 8 novembre 1902, fille;

2e enfant, 19 juin 1904, fille;

3e enfant, 22 juin 1905, garçon, 3 k. 615;

4e enfant, 22 février 1908, garçon, 3 k. 930.

Accouchements normaux. Le dernier dans le service. La malade est sortie le quatorzième jour. Depuis ce dernier accouchement, règles peu abondantes comme d'habitude, mais irrégulières, toutes les trois semaines; pas de pertes blanches, pas de fausse couche.

Le 20 novembre, la malade est légèrement souffrante; douleurs névralgiques dans la tête, pas de nausées ni de douleurs abdominales.

Le 28 novembre, la malade, bien portante, fait 6 kilomètres à pied.

Le 29 novembre, à 8 heures, en allant à la selle, douleurs violentes et brusques dans l'abdomen que la malade compare à une déchirure ou au déplacement d'un organe abdominal. Nausées et vomissements alimentaires. Bien que les douleurs abdominales continuent, la malade vaque à ses occupations.

A 11 heures, brusque syncope sans augmentation de douleur.

La malade entre à l'hôpital : l'interne de garde constate la pâleur de la face; le pouls est bon, bien frappé : 90. Contraction abdominale. Douleurs plus violentes côté des annexes droites.

Le toucher montre un utérus gros, rejeté en avant, contracturé, très douloureux. Le col assez mou, rien du côté des annexes.

Epreintes rectales et vésicales.

A 1 heure, deuxième syncope plus violente, perte de connaissance complète, sueur profuse. Perte de quelques gouttes de sang par le vagin.

Le cul-de-sac de Douglas est empâté et le toucher très douloureux : glace sur le ventre, diète absolue.

Le lendemain soir, 30 novembre, les douleurs sont calmées, mais une nouvelle syncope se produit à 6 heures du soir, le pouls est petit. Température, 37°6. Bourdonnements dans les oreilles, vertiges : caféine.

Dans la nuit, nouvelle syncope avec vomissements.

Opération. — Le lendemain matin, 1er décembre, incision ombilico-pubienne, la malade étant mise en position de renversement incomplet pour éviter si possible l'envahissement par le sang de la partie diaphragmatique du péritoine.

Les anses nagent dans un sang très liquide de couleur veineuse; elles sont rapidement protégées par des compresses.

Position de Trenclenburg complète.

L'utérus apparait gros et mou. Le fond de l'utérus est attiré par une pince de Richelot. Une exploration rapide montre que le sang vient des annexes droites qui sont circonscrites par deux pinces placées à angle droit.

Ablation des annexes droites.

Évacuation avec la main des caillots remplissant le cul-de-sac de Douglas. Ligature du ligament large droit. Moignon de trompe touché au thermo, enfoui sous surjet péritonéal.

La malade redressée horizontalement, puis basculée les pieds en bas, il s'écoule encore une quantité de sang liquide qu'on peut évaluer à 300 grammes; l'hémorragie totale dépasse 1 litre.

Toilette rapide du péritoine.

En raison de la quantité de sang perdu, pas d'appendicectomie.

Drains dans le cul-de-sac de Douglas.

Fermeture en trois plans.

Suites normales.

Pièces. — La trompe droite est à peine augmentée de volume, sauf dans la proximité du pavillon (*fig. 1*). C'est là que se trouve l'œuf du volume d'un grain de riz.

Son insertion sur la paroi est encore résistante malgré l'hémorragie abondante : les coupes faites à ce niveau permettent de constater un amincissement de la paroi tubaire et un grand nombre de villosités choriales.

Les franges sont très nombreuses, aplaties contre l'œuf; elles ne manquent qu'au niveau de l'insertion; les cellules sont intactes.

Observation III.

Joséphine F..., âgée de vingt-quatre ans; entrée dans le service le 10 mars 1909.

Antécédents personnels. — Réglée à quatorze ans et demi. Règles régulières, mais très abondantes et revenant tous les vingt jours pendant les deux dernières années. Aucun passé génital.

Mariée depuis deux mois (22 décembre). Dernières règles le 18 janvier, normales. Quelque temps après, douleurs dans le ventre, nausées le matin, douleurs au niveau des seins qui augmentent de volume. La malade pense à une grossesse.

Huit jours avant son entrée dans le service, douleur sourde, à droite surtout, qui, augmentant de jour en jour, présentait des paroxymes successifs. Légère perte sanguine, discontinue. Pas de douleur brusque, pas de signe d'hémorragie interne, bien que la malade soit pâle. Le pouls est bon, bien frappé.

L'examen au palper et au toucher démontre qu'il n'y a rien dans le cul-de-sac postérieur ni dans le cul-de-sac latéral gauche. Le cul-de-sac latéral droit non empâté est douloureux. Le col un peu mou est légèrement entr'ouvert. Utérus mobile.

Les douleurs calmées par la glace reprennent plus vives au bout de quelques jours dans le bas-ventre, surtout à droite.

Au toucher, on trouve dans le cul-de-sac latéral droit une collection dure, tendue, douloureuse qui fait penser à une grossesse extra-utérine.

État nauséeux qui n'existait pas auparavant.

Les pertes rosées vaginales sont devenues noirâtres, absolument comparables au sang déjà caillé d'une hématocèle rétro-utérine.

Opération, le 16 mars :

Incision ombilico-pubienne. Le péritoine avant son ouverture apparaît noir verdâtre. Incisé, il laisse voir les anses intestinales séparées par des caillots et du sang noirâtre. Il y a environ 1 litre de sang dans le péritoine, dans les fosses iliaques, entre les anses intestinales; peu de chose dans le Douglas. La trompe droite est noirâtre, du volume du pouce; il s'agit bien d'une grossesse tubaire. On l'enlève, laissant l'ovaire dont on cautérise la partie antérieure. On enfouit ensuite le moignon de la trompe et la tranche du ligament large en faisant un surjet prenant la face antérieure du ligament large en avant et l'ovaire en arrière.

On éponge soigneusement les caillots et le sang épanché en mettant la malade en position presque verticale, après avoir maintenu les anses avec des compresses.

Fermeture du ventre sans drainage en trois plans.

Le lendemain, la malade est très bien ; pouls bien frappé; température, 37°3; aucune douleur abdominale ; plus de pertes vaginales.

Le surlendemain, la malade rend par le vagin un gros caillot de sang noirâtre. Elle a quelques vomissements, quelques coliques intestinales sèches provoquées par le passage de gaz. Température, 37°1. Pouls un peu rapide, mais bien frappé.

La malade se lève le quinzième jour.

Le 12 octobre 1910, un an et demi après l'opération, alors même que nous rédigions notre observation, la malade se présente dans notre service : elle est enceinte de deux mois et demi environ, la grossesse paraît suivre un cours normal.

Pièces. — La trompe droite a le volume du pouce.

C'est à la partie moyenne que nous trouvons inséré l'œuf dont le volume est celui d'une noisette (*fig. 7*).

Au niveau de l'insertion sur la trompe, villosités nombreuses : paroi de la trompe amincie à ce niveau.

Cette insertion est le siège de l'hémorragie, mais l'œuf tient toujours à la paroi.

Sur tous les autres points de la trompe, les franges sont normales, l'épithélium sain muni de cils.

Cette remarque est à rapprocher de la grossesse ultérieure que devait présenter la malade.

Observation IV.

Rosalie B..., âgée de vingt-huit ans; entrée dans le service le 19 octobre 1909.

Antécédents héréditaires. — Parents bien portants.

Antécédents personnels. — Ictère émotif il y a six ans. Coliques hépatiques il y a cinq ans. Réglée à douze ans; règles régulières, pas douloureuses, durant quatre jours. Quelques pertes blanches dans l'intervalle des règles.

Accouchement normal il y a sept ans; enfant vivant bien portant. Fausse couche il y a deux ans et demi sans complications. Les règles sont restées régulières jusqu'aux dernières vers le 15 juillet. Le 12 août, la malade commence à perdre du sang et, depuis ce moment, les pertes n'ont pas cessé. Elles sont constituées par du sang tantôt rouge, tantôt noirâtre. De temps en temps, les pertes diminuent et la malade ressent alors des douleurs abdominales violentes qu'elle compare à des douleurs d'accouchement. Depuis le mois d'août également, la malade a parfois à son réveil des nausées suivies de crachats glaireux abondants. Son appétit a augmenté; elle a eu des envies, mangeant des aliments qu'elle n'aimait pas ordinairement. En même temps, les seins grossissaient et étaient le siège de picotements. La malade est habituellement constipée. Elle est obligée de se relever la nuit pour uriner, mais la miction n'est pas douloureuse.

A l'examen, la palpation abdominale fait percevoir une tumeur du volume d'une grosse orange du côté gauche. Cette tumeur paraît mobile et est indolore.

Au toucher, on trouve le col utérin petit, mou, regardant directement en bas, orifice entr'ouvert.

Le cul-de-sac antérieur est occupé par le corps utérin rejeté à droite par la tumeur dont il est séparé par un sillon très net.

Le cul-de-sac latéral gauche bombe dans le vagin. La muqueuse est lisse et mobile sur la tumeur. Celle-ci est tendue et fluctuante.

Le cul-de-sac postérieur est occupé par la tumeur.

Le cul-de-sac latéral droit est libre.

Opération, le 31 octobre 1909.

Incision ombilico-pubienne : les anses intestinales baignent dans du sang noirâtre.

A gauche, masse du volume d'une grosse orange adhérente à l'intestin; l'ablation est facilitée par la section et l'introduction de la main entre la tumeur et l'utérus.

Hématome et trompe sont enlevées en bloc.

Pièces. — Hématome presque intacte, communique avec la trompe par le pavillon (*fig. 3*). L'œuf adhère dans la partie moyenne de la trompe à sa paroi supérieure (*fig. 4*).

Observation V.

Louise R..., âgée de trente et un ans; entrée dans le service le 11 novembre 1909.

Antécédents personnels. — Règles régulières indolores, durant de trois à quatre jours, depuis l'âge de douze ans et demi.

Pas de pertes dans l'intervalle. Syphilis il y a dix ans.

Un enfant de onze ans et demi vivant et bien portant.

2e enfant, il y a dix ans, mort-né.

3e enfant, il y a sept ans, mort à neuf mois de tuberculose.

La malade à cette époque devient veuve et se remarie.

Un 4e enfant, il y a cinq ans et demi, vivant et bien portant; un 5e il y a cinq ans. Fausse couche de deux mois et demi l'année dernière.

Dernières règles, le 7 août.

Le 27 septembre, la malade est prise dans la rue d'une douleur abdominale violente et rentre aussitôt se coucher. Les douleurs cessent et la malade se lève trois jours après. En même temps, elle a des pertes sanguines peu abondantes.

Une seconde crise douloureuse apparaît quinze jours après la première. La malade appelle un médecin qui l'envoie dans le service.

État actuel. — La malade présente une décoloration prononcée des téguments. Elle ne souffre plus du ventre, mais a encore quelques pertes de sang.

A l'examen par le toucher, on constate :

Col volumineux, légèrement induré, regardant en bas et un peu en arrière; orifice large; lèvre antérieure volumineuse présentant une induration plus considérable que la lèvre postérieure (petit corps fibreux?). Mobilité nulle du col.

Le cul-de-sac antérieur permet de sentir le corps utérin très dur.

Le cul-de-sac postérieur présente une masse du volume du poing, de consistance ferme, faisant corps avec l'utérus.

Dans le cul-de-sac latéral gauche, on sent le prolongement de la masse décrite en arrière. De même dans le cul-de-sac latéral droit.

Par le palper, on constate que le fond de l'utérus remonte à cinq travers de doigt au-dessus du pubis. La mobilité utérine est très diminuée.

Opération, le 16 novembre.

Incision ombilico-pubienne conduisant de suite sur l'épiploon adhérant peu à la paroi antérieure, très adhérent aux parties profondes (gros intestin, poche sanguine, fond de l'utérus).

Une ponction faite dans la poche sanguine, à droite de la ligne médiane, ne donne qu'une petite quantité de sang, celui-ci se trouvant presque totalement en caillots qui représentent 1 litre de liquide. On essaie de séparer la poche sanguine du gros intestin, mais l'adhérence est telle que le gros intestin présente une paroi si mince, qu'on considère cette manœuvre comme dangereuse.

On décolle la poche sanguine de la paroi postérieure de l'utérus; celui-ci est aplati d'avant en arrière de telle façon que son épaisseur est diminuée de moitié.

Le décollement relativement aisé est poursuivi jusqu'au fond du cul-de-sac de Douglas; puis la main remonte sur la face antérieure du sacrum qu'elle sent directement, le rectum se trouvant complètement rejeté à gauche.

La main poursuivant le décollement aboutit dans un cul-de-sac rempli de caillots sanguins, dont le fond est limité par l'attache du méso de l'S iliaque.

Les parties du côlon limitant la collection sanguine (anse oméga, partie inférieure du côlon descendant) sont libérées des fausses membranes qui les enveloppent. On constate que la poche sanguine englobe les annexes du côté droit.

Annexes gauches malades; la trompe semble tout d'abord fermée. L'hystérectomie paraît indiquée; la section du vagin très vasculaire, gros drain dans le vagin, gros drain pariétal.

Pièces. — Annexes gauches : ovaire scléro-kystique, contenu hémorragique des kystes. Pavillon de la trompe presque fermé; celle-ci contient un liquide séro-purulent.

Annexes droites : trompe non dilatée dans sa portion interne, qui présente des flexuosités.

En dehors des flexuosités, la trompe est dilatée au point de recevoir facilement l'index et le médius à la fois. Le pavillon est grand ouvert; il accepte le pouce; les franges épaissies ont pris des proportions considérables : elles se prolongent sur la face interne des parois de la poche sanguine qui communique largement avec cette partie externe de la trompe.

A l'intérieur de celle-ci, au milieu des caillots, se trouve un œuf ayant le volume d'un petit œuf de poule.

On constate qu'il est accepté dans la partie dilatée de la trompe et qu'en pressant sur celle-ci on le fait saillir à l'orifice du pavillon; mais il est toujours adhérent à la paroi de la trompe.

Observation VI.

Hortense P..., âgée de trente-deux ans; entrée dans le service le 13 décembre 1909.

Antécédents personnels. — Aucune maladie antérieure; règles régulières, durant de quatre à cinq jours, depuis l'âge de douze ans.

Mariée à trente ans. Pas d'enfant. Peut-être en avril 1908 une fausse couche, après un retard de trois semaines.

Depuis trois mois, la malade a des règles très abondantes durant cinq à six jours. Des hémorragies surviennent entre les règles. En même temps, elle ressent des douleurs lombaires, mais pas de douleurs abdominales fixes; pas de fièvre.

Son état général est bon.

A l'examen, le col est petit, regardant en arrière, de consistance normale.

Dans le cul-de-sac antérieur, masse dure répondant au corps utérin, basculé.

Rien dans le cul-de-sac latéral gauche.

Le cul-de-sac latéral droit est légèrement douloureux, mais on n'y trouve qu'avec peine un empâtement semblant haut placé.

Au palper bi-manuel, l'utérus, difficile à sentir à travers la paroi abdominale adipeuse, paraît remonter à quatre travers de doigt au-dessus du pubis; à la percussion, la matité sus-pubienne est plus marquée à droite.

Palpation abdominale, profonde, douloureuse au niveau de la fosse iliaque droite.

A un second examen, les signes physiques sont plus accentués; la mobilité de l'utérus est très diminuée, le col rejeté à gauche.

Le cul-de-sac latéral gauche est étroit, profond, difficilement accessible.

Le cul-de-sac postérieur profond, difficilement accessible, permet toutefois de percevoir très loin une masse dure.

Limite supérieure, trois travers de doigt sous l'ombilic.

Opération, le 18 décembre 1909.

Incision ombilico-pubienne. Paroi très vasculaire, épaisse et musclée. Quelques adhérences épiploïques masquent les organes du petit bassin. L'épiploon relevé en haut est épais, de couleur noirâtre; il entraîne avec lui des caillots de sang.

On aperçoit dans le petit bassin, à droite et au milieu, une masse du volume du poing qu'on pourrait prendre pour le fond de l'utérus, mais qui en diffère par sa teinte plus foncée et sa résistance spéciale.

En décollant cette masse, on aperçoit, sur un plan inférieur et plus à gauche, les annexes gauches, au-devant desquelles se trouve le fond de l'utérus et entre eux un orifice qui s'agrandit à mesure qu'on rompt les adhérences et qui conduit dans une partie correspondant au cul-de-sac de Douglas rempli par 300 grammes environ de caillots foncés.

Les annexes gauches sont congestionnées; ovaire scléro-kystique, le pavillon a son orifice parfaitement libre.

En conséquence, ablation des seules annexes droites, y compris le ligament rond du côté droit qui a fait corps avec la masse annexielle.

Surjet sur le ligament large de façon à enfouir les moignons et à raccourcir les ligaments. Le cul-de-sac de Douglas est vidé de ses caillots; l'ovaire gauche ponctionné au thermo en cinq endroits; drainage abdominal du cul-de-sac de Douglas; fermeture de la paroi en trois plans; suites normales.

Pièces. — L'ovaire est de taille normale, adhérent à la tumeur salpingienne. Celle-ci est du volume d'une grosse mandarine (*fig. 5* et *6*).

L'insertion de l'œuf est isthmique, ce qui ne l'empêche pas de remplir la cavité de la trompe et de se présenter au pavillon.

Le pavillon est dilaté de façon à présenter un orifice grand comme une pièce de 2 francs. Par cet orifice, masqué primitivement de caillots, l'œuf fait saillie (*fig. 2*).

Tout autour du pavillon et faisant par rapport aux franges comme un second pavillon extérieur au premier, se trouvent des membranes d'apparence organisée, et qui, chez la malade, contribuent à fermer la cavité de Douglas remplie de caillots. Cette cavité, de ce fait, communique directement avec l'intérieur de la trompe.

Observation VII.

Marie B..., âgée de vingt-six ans ; entrée dans le service le 16 mars 1910.

Antécédents personnels. — Réglée à treize ans, mariée à dix-sept ans.

Première grossesse à dix-neuf ans : garçon à terme, vivant.

Deuxième grossesse à vingt ans : fille à terme, vivante.

Troisième grossesse à vingt et un ans : fille morte à deux mois.

Quatrième grossesse à vingt-cinq ans : avortement de deux mois et demi. Hémorragie importante; pas de température; un mois et demi de séjour au lit pour douleurs dans la jambe droite faisant craindre une phlébite.

Depuis cet avortement (janvier 1909), la malade continue à souffrir du ventre, particulièrement au moment de ses règles et surtout du côté droit. Elle a des douleurs irradiées dans la cuisse droite. Ses règles restent régulières jusqu'à fin janvier 1910. Fin février, la malade attend ses règles, qui arrivent seulement le 7 mars. Ces règles sont douloureuses, surtout du côté droit. Le 14 mars, douleurs violentes dans l'abdomen, toujours du côté droit; la malade, dont les règles étaient terminées, perd de gros caillots en abondance.

Le 16 mars, entrée de la malade dans le service de chirurgie. Douleurs vives dans l'abdomen, du côté droit; pertes sanguines peu abondantes.

Le palper combiné au toucher montre une masse volumineuse à droite de l'utérus; col ramolli.

Température : environ 38°.

Pouls assez faible, rapide, 120 à 130 pulsations. Application de glace sur l'abdomen et injections chaudes.

Examen, le 19 mars :

Percussion : matité de quatre travers de doigts au-dessus du pubis.

Col haut placé, ramolli; orifice petit regardant directement en bas.

Cul-de-sac antérieur : masse du volume du poing environ, dure, paraissant correspondre au col utérin en auto-flexion.

Cul-de-sac postérieur très haut placé; exploration difficile; rien d'anormal.

Cul-de-sac latéral droit empâté, un peu douloureux.

Cul-de-sac latéral gauche plus libre.

Au palper et toucher combinés on constate un empâtement considérable correspondant aux annexes du côté droit.

Du 20 au 23 mars, douleurs abdominales moins vives; suppression de la glace. Léger suintement sanguin continuel à la vulve. Rétention d'urine. On est obligé de sonder la malade. A la palpation, la douleur persiste dans le côté droit du bas-ventre.

Le 28 mars, nouvel examen. Le col est plus mobile.

Empâtement du cul-de-sac postérieur plus facile à explorer qu'auparavant.

Cul-de-sac antérieur : masse moins grosse, douleur assez vive lorsqu'on repousse en haut le col et qu'on laisse la masse abdominale dans le fond utérin.

Cul-de-sac latéral droit : *idem*.

Opération, le 29 mars 1910.

Incision ombilico-pubienne. A l'ouverture du péritoine, on trouve un demi-litre environ de *sang en caillots*, soit dans le péritoine, soit dans le petit bassin. La partie supérieure du péritoine ne paraissant pas envahie par le sang, on la protège par des compresses. Les caillots masquant les organes du petit bassin sont enlevés à la main; l'hémorragie vient des annexes droites; les annexes gauches sont adhérentes; le pavillon de la trompe semble fermé.

Hystérectomie abdominale totale. L'utérus, les annexes et la grossesse extra-utérine sont enlevés en bloc. Le petit bassin est débarrassé autant que possible de ses caillots.

Drain vaginal; pas de drain abdominal.

Pièces. — Grossesse extra-utérine de la trompe droite ayant donné une hémorragie de moyenne abondance, localisée dans le petit bassin. Le sang est en totalité transformé en caillots; les adhérences de l'utérus, des annexes, de l'intestin et des parois constituaient un début d'hématocèle, sans toutefois présenter la néo-enveloppe, la paroi propre qui n'avait pas encore eu le temps de se constituer.

Utérus mou, muqueuse épaisse recouverte d'un léger enduit de sang. Au microscope, pas de caduque, mais un épithélium présentant des caractères de métrite et une muqueuse infiltrée de sang.

Annexes gauches volumineuses, ovaire scléro-kystique, trompe adhérente, enveloppée de caillots sanguins anciens. Le pavillon est fermé par recroquevillement des franges sur elles-mêmes. L'épithélium de la trompe offre les caractères de salpingite : il est cubique; partout, il est en place.

Annexes droites : ovaire scléro-kystique.

Trompe. — La grossesse tubaire siège dans la moitié externe de la trompe. Celle-ci est enveloppée de caillots qui y adhèrent; elle apparaît non rompue et présentant un pavillon ouvert.

Le pavillon est augmenté de volume, les franges épaisses et bourgeonnantes. Son orifice, comme préparé à un accouchement prochain, présente le diamètre d'une pièce de 0 fr. 50; on y introduit facilement le petit doigt.

L'œuf a le volume d'un œuf de poule dont la grosse extrémité regarde le pavillon.

L'insertion sur la muqueuse de la trompe est résistante. Son point d'implantation paraît être à la partie inférieure de la trompe, et c'est, en effet, à ce niveau que la paroi de celle-ci paraît le plus mince.

Le volume et la disposition de la trompe sont normaux dans sa moitié interne, ce qui explique que l'hémorragie se soit faite en même temps par l'utérus et par le pavillon.

Observation VIII.

Renée P..., âgée de vingt et un ans; entrée dans le service le 14 mai 1910.

Antécédents personnels. — Réglée à treize ans. Grossesse à dix-neuf ans : un enfant à terme, vivant; suites de couches normales. Réglée très régulièrement.

Depuis trois mois, pertes jaunes, tachant le linge, très abondantes; vaginite très nette; aucun signe d'uréthrite. En avril dernier, métrorragie abondante durant quinze jours. En même temps, douleurs violentes dans le côté gauche de l'abdomen.

A l'examen, utérus normal, col plutôt mou; culs-de-sac antérieur et latéral droit libres. Culs-de-sac latéral gauche et postérieur donnant au toucher la sensation d'une masse volumineuse aux dépens des annexes gauches.

Le palper combiné au toucher montre que la masse annexielle gauche est douloureuse; son volume est à peu près celui d'une orange.

Deux jours plus tard, le 16 mai, nouvel examen.

Col rejeté à droite, regardant directement en bas; orifice large, lèvres molles.

Cul-de-sac postérieur rempli par le col qui gêne le toucher.

Cul-de-sac latéral gauche occupé par une masse volumineuse se confondant avec l'utérus, le repoussant du côté droit. Cette masse paraît remonter jusqu'à une ligne horizontale passant par l'épine iliaque antéro-supérieure.

Le palper combiné au toucher montre une masse du volume d'une grosse orange, immobile, douloureuse; les parois ne sont pas dures, mais tendues.

Opération, le 17 mai.

Incision ombilico-pubienne. Adhérence du grand épiploon, dont l'extrémité plonge dans le cul-de-sac de Douglas, coincé entre l'intestin et les annexes. Liquide louche, dont on fait une prise à la pipette.

Toutes les adhérences sont intimes; on doit sectionner l'extrémité du grand épiploon.

L'S iliaque est étroitement fixé à la masse des annexes gauches; il en est séparé à petits coups de ciseaux.

On constate alors que la grosse masse remplissant la fosse iliaque gauche est formée par les annexes, très volumineuses, ainsi que par le ligament large et le ligament rond, très adhérents.

La trompe paraît avoir enveloppé l'ovaire de dehors en dedans, de haut en bas, pour venir, par son pavillon, plonger dans le cul-de sac de Douglas.

La main est glissée dans ce cul-de-sac et essaie de libérer les annexes gauches de bas en haut; à ce moment, sort du Douglas du pus jaune, épais, d'apparence gonococcique.

Une ponction au centre de la tumeur ne donne qu'une petite quantité de sang.

Hystérectomie totale, très facile à droite, rendue délicate à gauche par l'épaisseur considérable dans tous les ligaments.

Cet épaississement se continue fort loin, dans tout le côté gauche du petit bassin.

Gros drain vaginal.

Résection épiploïque.

Pièces. — La pièce, regardée par la face postérieure, présente l'aspect suivant :

Une grosse masse, constituée par les annexes gauches et les fausses membranes qui les enveloppaient et faisaient communiquer la trompe avec le cul-de-sac de Douglas.

L'ovaire, du volume d'une mandarine, est enveloppé par la trompe même,

La trompe, doublée d'adhérences, a le volume de quatre doigts réunis. Le tissu des fausses membranes est épais, lardacé.

On ouvre la trompe au-dessus de son pavillon et on constate que les franges de celui-ci sont en partie recroquevillées sur elles-mêmes et hypertrophiées.

laissant toutefois ouvert l'orifice externe. Il ne reste dans la trompe que des débris de l'œuf: ils sont adhérents à la partie moyenne.

L'ovaire est triplé de volume.

A droite, l'ovaire est scléro-kystique; la trompe a des franges épaissies ecchymotiques.

M. POZZI. — Je désire insister sur la nécessité indiquée par M. Reymond d'opérer immédiatement toute grossesse utérine déterminant une hémorragie intra-péritonéale. L'expectation est très dangereuse. Une rémission dans les symptômes est souvent trompeuse ; les hémorragies procèdent parfois par temps successifs, et une hématocèle rétro-utérine très petite peut n'être que le prélude d'une inondation péritonéale survenant à l'improviste, et quand on est hors d'état de lui porter secours.

Une seconde remarque que je désire présenter est relative à la technique opératoire. J'ai été frappé de la proportion très grande d'hystérectomies complémentaires faites pour les grossesses tubaires compliquées ou non de rupture. Je crois que cette pratique n'est justifiable que dans les cas exceptionnels d'absolue nécessité, par exemple pour obtenir l'hémostase quand tous les autres moyens sont demeurés impuissants. En effet, il faut toujours conserver à la femme la possibilité d'avoir encore des enfants; en outre, il faut ne pas l'exposer sans nécessité aux inconvénients de la castration complète. La crainte d'une seconde grossesse ectopique ne doit pas être invoquée ; elle ne saurait faire pencher la balance. Je sais bien qu'il est très tentant de terminer par une ablation large et expéditive une opération faite sur une femme anémiée, où l'on redoute la syncope. Mais il faut résister à la tentation et je reproche doucement aux jeunes chirurgiens de ne pas le faire. Pour ma part, sur des centaines d'opérations de grossesses ectopiques profluentes ou rompues, je ne me souviens pas d'avoir sacrifié l'utérus plus de cinq ou six fois. A ce propos, j'attire l'attention sur un moyen hémostatique précieux et trop négligé, pour se rendre maître des hémorragies en nappe de la surface de l'utérus où l'on a décortiqué les adhérences. Alors, en effet, l'utérus, vasculaire comme s'il était gravide, est la source la plus ordinaire des suintements capillaires persistants contre lesquels tout échoue, compression, ligatures multiples, et qui prolongent dangereusement l'opération. Or, le thermocautère est alors une ressource particulièrement précieuse. Il m'est arrivé plusieurs fois de *rôtir* littéralement une large surface de l'utérus, en produisant une mince escharre noire, une croûte sur laquelle suintaient encore seulement quelques gouttelettes de sang. (Dans un cas, ma hardiesse parut si grande à mon distingué chef de clinique M. Bender, qu'il ne pouvait croire à son succès qui fut complet.) J'ajoute qu'il faut toujours alors faire un drainage large avec des mèches de gaze et un tube combinés. L'escharre produite par le thermocautère est, il faut s'en souvenir, très mince; cet instrument *grille* plutôt qu'il ne détruit profondément les tissus, comme le fait le cautère actuel. Celui-ci emmagasine beaucoup de calorique, tandis que le Paquelin ne rayonne pas au loin.

LES TRAUMATISMES DE L'ISTHME UTÉRIN

Par M. ROULLAND (de Paris).

Je n'ai pas l'intention de refaire ici l'histoire des déchirures du col, mais d'insister seulement sur certains traumatismes intéressant la partie sus-vaginale du col ou isthme utérin.

Ayant eu occasion de voir à la Maternité de Saint-Antoine, dans le service de mon maître M. Doléris, un certain nombre de traumatismes de cette région de l'utérus, j'ai cru intéressant d'insister sur quelques points concernant leur pathogénie et leur évolution clinique.

***

Et d'abord, que faut-il entendre par ce mot « isthme utérin »?

Si on considère un utérus non gravide par l'extérieur, on voit le corps utérin recouvert de son revêtement péritonéal séparé du col par une partie rétrécie non résistante, sorte d'anneau musculaire, intermédiaire aux deux. d'une hauteur de 1 cent. 1/2 en avant, de 1 centimètre en arrière; c'est l'isthme utérin qui a les mêmes limites que le parametrium.

Vu sur une section de l'utérus, l'isthme n'est en réalité qu'un anneau chez la nullipare et cet anneau correspond à ce qu'on appelle l'orifice interne, point où la masse des fibres musculaires du corps utérin semble s'arrêter brusquement en formant un relief circulaire transversal, orifice interne.

Au-dessous de ce relief, commence la cavité elliptique du col; sur cette cavité, il est impossible de délimiter l'isthme comme on peut le faire à la rigueur par l'examen extérieur. Cependant les histologistes sont d'accord pour considérer que des faisceaux de fibres circulaires ou très obliques constituent la charpente, le segment vaginal du col. De telle sorte qu'en réalité l'isthme devrait être limité entre le bord supérieur de ce sphincter et le relief de l'orifice interne.

Malgré l'abondance des détails et les efforts nombreux des anatomistes et des histologistes, il règne sur ce point spécial des limites de l'isthme une certaine obscurité tant qu'il est question de l'utérus non gravide.

Et si on envisage, non plus l'utérus normal de la nullipare, mais un utérus de *multipare*, déformé par des grossesses nombreuses, les limites de cette région, nécessairement augmentée de longueur, sont encore plus difficiles à préciser. L'isthme sera ici non plus un anneau, mais un canal.

A notre avis, un seul repère permet de se faire une idée pratique de ce segment intermédiaire au col et au corps de l'utérus ; ce repère nous est fourni par l'angle de flexion qui existe dans la plupart des utérus à cet endroit même. Sur un utérus antéfléchi, l'angle de flexion sera saillant vers la cavité de l'utérus au niveau de la paroi antérieure, et rentrant au niveau de la paroi postérieure. Ce sera l'inverse s'il s'agit d'une rétroflexion. Et si l'on a affaire à un utérus mobile, mal involué ou débile congénitalement, l'anneau isthmique réalisera précisément cette charnière envisagée par M. Doléris dont la minceur et la souplesse relative contrastent avec la rigidité du corps et du col proprement dit. C'est encore cette région de l'isthme qui apparaît démesurément étendue dans les cas d'allongement d'origine atrophique du segment supérieur du col.

Au cours de la grossesse, l'isthme utérin subit une sorte d'étirement et, sa surface augmentant, son épaisseur diminue : d'après Hofmeier, elle est de 11 millimètres à trois mois, 5 à sept mois, 4 à neuf mois.

Les descriptions des histologistes diffèrent notablement quand il s'agit de déterminer la constitution de l'isthme utérin : c'est que l'aspect de cette région diffère beaucoup suivant que l'on considère la paroi utérine chez une nullipare ou chez une multipare, au moment ou en dehors des règles et pendant la gestation.

On s'accorde généralement à reconnaître que l'isthme reçoit seulement quelques fibres musculaires venant de la couche interne et externe de l'utérus, la couche moyenne, c'est-à-dire la plus épaisse et la plus résistante, faisant défaut. Ces faisceaux musculaires sont séparés par quelques fibres élastiques et des bandes de tissu conjonctif.

Pendant la gestation comme au moment des règles, mais avec une plus grande intensité, les différents tissus de l'utérus subissent une imbibition spéciale, les cellules conjonctives et même musculaires sont pour ainsi dire distendues par la sérosité, et c'est à cette particularité, plus marquée en cette région que dans le reste de l'appareil génital, que l'isthme doit sa mollesse extrême qui lui permet de se distendre facilement, de façon à contenir, au cours de certains avortements, l'œuf tout entier. Si l'on ajoute à cela la moindre résistance créée par les nombreux vaisseaux qui traversent la paroi de l'isthme et qui se ramifient dans son épaisseur, vaisseaux très développés au cours de la grossesse, on comprendra que l'isthme devient une région particulièrement vulnérable, soit au cours d'un avortement, soit au cours de l'accouchement ou des suites de couches immédiates.

Notre maître et ami M. Durante, chef de laboratoire à la Maternité de Saint-Antoine, a bien voulu examiner avec nous des coupes sériées d'isthme utérin à l'état gravide et à l'état non gravide. Voici les conclusions auxquelles il est arrivé :

Il y a, au cours de la grossesse, à la fois une multiplication considérable et une augmentation de volume des fibres musculaires ; en outre, dans certaines portions, par suite d'une circulation plus active et de la dilatation des capillaires, on observe un certain degré d'imbibition des tissus qui en dissocie les éléments.

Dans *l'utérus non gravide*, la paroi, à ce niveau, épaisse de 1 centimètre, est, sauf au niveau de la muqueuse et d'une mince zone immédiatement adjacente, uniquement formée d'un tissu musculaire, lisse, très dense. Les coupes montrent que les faisceaux musculaires enchevêtrés sont très serrés les uns contre les autres. Ils sont constitués par des cellules musculaires, fusiformes, grêles, uninucléées, à protoplasma assez transparent. Chacune d'elles est limitée et séparée de sa voisine par une trabécule conjonctive formant un réseau et dont l'épaisseur est très notable par rapport au volume des cellules musculaires qui en occupent les mailles.

En dehors de ce réseau conjonctif intra-fasciculaire, on en retrouve entre les faisceaux et en quantité plus notable dans les espaces qui suivent les gros vaisseaux. Mais jamais, cependant, ce tissu conjonctif n'est très abondamment représenté.

Les vaisseaux ont une paroi épaisse, solide et très particulièrement musculaire.

Dans *l'utérus à terme*, l'aspect est tout différent.

La région de l'isthme a plus que doublé en hauteur. Elle paraît plutôt amincie, cet amincissement étant plus apparent que réel par suite de l'augmentation de ses dimensions verticales.

.·.

On peut, sur les coupes, y reconnaître trois couches bien distinctes.

La *zone externe*, qui occupe environ la moitié de l'épaisseur, est franchement musculaire. Mais les fibres contractiles ont un diamètre quatre à cinq fois plus fort qu'à l'état non gravide. Considérablement allongées, ayant même fusionné ensemble par leurs extrémités, elles dessinent souvent de longues bandes qui, à la striation près, ressemblent à des fibres striées de moyen volume. Leur protoplasma est plus trouble.

Le tissu conjonctif intra-fasciculaire, au lieu de dessiner un étroit réseau à travées plutôt épaisses, est représenté au contraire par des fibrilles extrêmement déliées qui forment un réseau trop large pour les fibres musculaires qui y sont contenues.

Il y a à la fois hypertrophie, multiplication des éléments contractiles et *diminution de la cohésion des éléments de la paroi.*

Dans la *zone moyenne*, l'espacement des fibres contractiles est extrêmement marqué. Elles sont souvent largement dispersées au sein d'un tissu conjonctif lâche, très vasculaire, œdémateux et abondamment infiltré de noyaux qui les uns sont d'origine conjonctive, les autres représentent des éléments musculaires atrophiés. Les fibres musculaires sont ici de taille très variable; la plupart hypertrophiées comme dans la zone externe, mais plusieurs longues, minces, dessinant des zigzags semblant en voie d'atrophie. Un certain nombre enfin, en voie de disparaître, sont réduites à des amas de protoplasma contractile autour d'un noyau.

Les vaisseaux sont très nombreux. Leurs tuniques, tant interne qu'externe, sont formées d'éléments gonflés et hypertrophiés.

Dans la *zone interne* où l'on retrouve quelques culs-de-sac glandulaires, les mêmes altérations se retrouvent, mais plus marquées encore. Les fibres musculaires dissociées à l'extrême deviennent rares, la plupart semblant avoir disparu au milieu d'un tissu œdématié et fortement infiltré de petites cellules; un grand nombre sont réduites à l'état de noyaux qui se reconnaissent à leur taille et à leurs réactions colorantes des noyaux conjonctifs. Les vaisseaux ont, au maximum, les modifications précédentes.

Ce qu'il faut retenir de cet examen comparatif, c'est que, par l'hypertrophie de ses éléments musculaires, la paroi utérine gravide et l'isthme en particulier est susceptible de développer une vigueur considérable; par contre elle est infiniment moins résistante aux violences mécaniques par suite de la moindre cohésion de ses éléments, c'est ce qui explique ses déchirures et ses perforations si faciles.

*
* *

Les traumatismes de l'isthme utérin procèdent généralement d'une déchirure du museau de tanche remontant au segment inférieur ou d'une violence directe, perforation instrumentale, véritable fausse route cervicale faisant un trou au travers de la paroi.

Nous allons rappeler d'un mot le mécanisme de ces traumatismes assez fréquents chez les multipares; il ne faut pas oublier qu'il s'agit de femmes ayant subi une sorte de déchéance génitale : artères athéromateuses, veines ectasiées et variqueuses, et partant troubles nutritifs du côté de l'utérus dont le tissu altéré se sclérose et devient d'une friabilité qui le prédispose aux ruptures.

Les déchirures de l'isthme, *qui sont la continuation d'une déchirure du museau de tanche*, siègent au niveau de la commissure du col et s'étendent aux faces latérales de l'isthme. Cette face, appelée par Doléris le hile de l'utérus, est le point de pénétration des vaisseaux, artères, veines lymphatiques et des nerfs; c'est une véritable lame criblée d'une friabilité particulière. Ces déchirures auront pour occasion le volume trop considérable de l'enfant ou plutôt les manœuvres obstétricales, forceps, basiotripsie, version, délivrance artificielle.

Mais le vrai clou de ces traumatismes, c'est la persistance d'un nodule cicatriciel résistant qui siège à l'angle d'une ancienne lacération plus ou moins profonde. L'impossibilité de la distension égale de l'anneau cervical au moment du travail fait que, sous l'influence d'une manœuvre brusque ou d'une contraction violente, la déchirure se produit exactement à la limite du tissu normal et de la cicatrice inextensible.

Dès lors, le traumatisme porte exclusivement sur l'isthme et peut s'étendre à toute la hauteur du segment inférieur. Nous avons montré dans un précédent travail[1] que les dangers de ces traumatismes résident surtout dans une hémorragie qui se limitera si les artères gardent leur contractilité normale, qui deviendra incoercible si elles sont dégénérées.

Ces mêmes traumatismes peuvent s'aggraver d'une déchirure transversale, en avant ou en arrière, les tissus de l'isthme n'opposant qu'une faible résistance, mais ces variétés rentrent dans l'histoire générale des ruptures utérines et je n'y insisterai pas autrement,

Les nodules fibreux, cause de ces déchirures, peuvent avoir, on le sait, des causes très diverses : ce sera une déchirure cervicale de peu d'importance, ce sera la cicatrice d'une opération ancienne sur le col, la persistance d'un crin ou d'un fil d'argent qui s'est légèrement infecté et a donné lieu à un nodule cicatriciel.

Les *traumatismes directs* de l'isthme sont autrement intéressants et bien moins connus. Ils résultent d'une façon constante de l'action vulnérante d'un instrument mal dirigé. Les agents de ces traumatismes sont les cathéters, les sondes intra-utérines, les bougies de Hégar, les canules qui servent soit à des irrigations utérines, soit à des manœuvres abortives. Nous possédons déjà des documents assez nombreux sur ces diverses perforations; il nous a été donné d'en voir un certain nombre et nous insisterons sur quelques-unes de leurs particularités.

1. *Hémorragies dans les ruptures utérines.* Roulland. Congrès de la Société obstétricale de France, octobre 1908.

Ces traumatismes ont pour siège presque constant la paroi postérieure de l'isthme et il faut en voir la cause dans la direction même de l'axe utérin à ce niveau. Normalement, l'axe utérin subit une légère courbure au niveau de l'isthme; cette courbure s'augmente notablement par l'antéflexion du corps de l'utérus gravide. Il y a là une véritable coudure, un V ouvert, l'axe du col se prolongeant avec l'axe du vagin, l'axe du corps formant un angle avec lui. Une main inexpérimentée, connaissant imparfaitement la direction du canal cervical, ira butter sur la paroi postérieure de l'isthme. C'est ce qui se passe lorsqu'on met une laminaire dans un utérus antéfléchi et qu'on n'a pas soin de donner à sa tige la courbure nécessaire : on dilate alors l'isthme et le col, l'orifice interne n'étant pas franchi. On fait en poussant successivement les laminaires de plus en plus grosses une encoche parfois assez profonde dans l'isthme. Rarement on a ainsi des perforations, et quand elles surviennent, elles ne donnent pas lieu à des accidents bien sérieux.

Pendant le cours de la grossesse ou après l'accouchement, la friabilité spéciale de l'isthme le fait céder à la moindre violence. C'est ce que l'on voit assez fréquemment dans l'avortement provoqué. L'avorteuse introduit dans le col un hystéromètre ou une canule en os, assez souvent employée à cet usage et, ignorante de l'anatomie de l'utérus, elle ne respecte pas la courbure isthmique; rencontrant un obstacle, elle croit trouver l'œuf et, voulant le perforer, elle pousse brusquement et passe au travers de la paroi de l'isthme.

Nous avons été souvent frappés du peu d'accidents que causent ces perforations de l'isthme. A peine une douleur locale, parfois un frisson, une perte de sang insignifiante; la température monte à 38°, pour retomber souvent le lendemain aux environs de 37°5; le pouls, qui est aux environs de 100 ou 120, devient normal au bout de quelques heures.

Les suites immédiates sont la plupart du temps très simples, à moins qu'une infection grave complique la scène, ce qui n'est pas fréquent aujourd'hui. Nous citerons les deux cas suivants de perforation au cours d'avortement criminel dont les suites furent particulièrement simples :

Observation 214 (*Hôpital Saint-Antoine*).

Mme D..., vingt-quatre ans, blanchisseuse, réglée à quinze ans irrégulièrement, a eu trois grossesses à terme (1904, 1905, 1907) normales avec accouchements normaux. Elle a eu ses dernières règles du 10 au 13 septembre 1908 et entre le 12 novembre suivant à l'hôpital Saint-Antoine, se plaignant de douleurs abdominales vives et de pertes colorées.

Interrogée à son entrée, elle avoue avec quelque difficulté s'être fait avorter quatre jours auparavant : elle s'est introduite dans le col une longue canule en os; à ce moment, elle a ressenti une violente douleur et n'a pas laissé couler l'injection préparée. Elle a pu continuer à marcher chez elle et à faire son ménage; ce n'est que le lendemain, souffrant du côté droit du ventre, qu'elle dut rester au lit.

Un médecin appelé, constatant qu'elle perdait du sang noir et que son utérus était volumineux, l'envoya à l'hôpital avec le diagnostic d'avortement.

Nous l'examinons à son entrée : sa température est à 38°5, son pouls bat à 120; elle a les traits tirés et se plaint de céphalées. A l'examen, son utérus remonte à environ trois travers de doigt au-dessus du pubis; le col, légèrement ramolli, est fermé et semble difficilement perméable.

La mobilisation de l'utérus réveille une douleur assez vive du côté droit : le cul-de-sac latéral est légèrement douloureux et empâté. Comme la malade ne perd rien, on la laisse au repos. Glace sur le ventre jusqu'au lendemain.

13 novembre. — Elle a perdu du sang pendant la nuit et se plaint de douleurs abdominales vives. Mise en position obstétricale, on essaye après injection vaginale la dilatation du col avec bougies de Hégar. Le col résistant violemment, on met une laminaire n° 18. Température, 37°8-38°. Pouls, 100.

14 novembre. — On enlève la laminaire et on donne une injection vaginale. La malade expulse alors spontanément quelques débris placentaires accompagnés de nombreux caillots et d'un sang noir sirupeux.

Une bougie de Hégar introduite dans l'utérus, on sent au niveau de l'isthme un léger sursaut. L'utérus mesure 19 c. 1/2. En introduisant un doigt dans le col on sent à la face postéro-latérale droite un orifice à l'emporte-pièce par lequel s'écoule un peu de sang. Il s'agit évidemment d'une perforation isthmique faite au cours de la tentative d'avortement.

On écouvillonne l'utérus, et on expulse de nombreux débris ovulaires, on badigeonne la cavité utérine à la glycérine créosotée au dixième et on met une mèche de gaze iodoformée très légèrement créosotée.

Le soir, la température monte à 38°1; le pouls bat à 90. Le ventre est souple, légèrement douloureux à droite. Glace sur le ventre.

15 novembre. — Température, 37°4. On enlève la mèche intra-utérine, on donne une injection vaginale à faible pression. La malade n'ayant eu aucune évacuation intestinale, on fait une irrigation d'un litre d'eau bouillie glycérinée.

16 novembre. — Température, 37°4; pouls, 100; la malade se sent très bien et s'étonne qu'on la force à rester au repos. On sent à droite un léger empâtement douloureux. On applique sur le col après injection vaginale un tampon imbibé de glycérine iodée.

18 novembre. — Température, 37°2; pouls, 80. La malade se dit guérie, elle ne perd plus rien; son ventre est à peine sensible du côté droit.

20 novembre. — Au toucher on sent un utérus de volume à peu près normal légèrement attiré à droite, et portant collée sur son tiers inférieur latéral droit une petite masse sensible du volume d'un œuf de pigeon. Cette masse se prolonge par une traînée dure analogue à une corde tendue vers la région droite de la fosse iliaque. On continue les tampons de glycérine iodée, les injections chaudes.

27 novembre. — La masse douloureuse a disparu. Il ne persiste plus qu'un empâtement au niveau du cul-de-sac vaginal droit.

La malade reste couchée jusqu'au 8 décembre, époque où elle quitte l'hôpital. Elle n'avait plus à ce moment comme tout vestige de sa perforation isthmique qu'une petite induration en corde presque au niveau du cul-de-sac latéral droit. Son état général est excellent.

N° 932 *Hôpital Saint-Antoine, 1910.*

Joséph. L..., trente-trois ans, VI-pare. Les quatre premières grossesses furent normales : la cinquième, en 1907, fut marquée par une présentation du siège, tête retenue derrière pendant trois heures. (Garçon mort-né.)

Les dernières règles datent de fin octobre. Cette femme arrive à la Maternité de Saint-Antoine le 5 juillet 1910, à 2 heures du matin; elle a expulsé un siège dans l'ambulance qui l'a amenée la tête retenue derrière. Le siège est à gauche, les bras relevés. Abaissement du bras antérieur sans difficulté, dégagement du postérieur. L'extraction du fœtus se fait facilement par la manœuvre de Mauriceau, suivie aussitôt de l'expulsion spontanée du placenta.

Naissance d'un garçon mort-né de 4.550 grammes. A la suite de l'expulsion du placenta, légère hémorragie qui cède à une injection vaginale chaude.

7 juillet. — La malade se plaignant de vives douleurs abdominales est examinée attentivement; on constate un ventre légèrement tendu et douloureux. Il n'y a eu aucune évacuation intestinale, malgré un verre d'eau de Sedlitz la veille.

Au toucher, M. Funck-Brentano constate une déchirure du col s'étendant au segment inférieur, saignant très peu. Le doigt introduit dans la fente pénètre assez avant dans la région isthmique de l'utérus.

A la palpation, douleur très vive dans la région rétro-rénale gauche.

Pouls bien frappé à 96; température, 37°5. Tout est préparé en vue d'une intervention possible.

On met la malade au repos, glace sur le ventre.

A 3 heures de l'après-midi, le facies de la malade est meilleur, son pouls est à 92; température rectale, 37°5; quelques gaz ont été évacués après lavement d'huile de 1 litre.

Devant l'état relativement bon de la malade, on n'intervient pas. Sérum, 500 grammes.

A 5 heures du soir, lavement évacuateur glycériné : selle immédiate.

11 heures du soir, température rectale 38°2. Pouls, 100. Un vomissement bilieux assez abondant.

8 juillet. — Le facies est bon. Le ventre souple. Lait, bouillon glacé qui sont bien supportés, 300 grammes de sérum, deux injections vaginales.

A 9 heures du soir, frisson, température, 39°2; pouls, 120. La douleur rétro-rénale est beaucoup moins vive.

9 juillet. — La malade a bien dormi, elle se plaint de douleurs très vives dans la région s'étendant de la fosse iliaque gauche à la région rétro-rénale. A l'examen on constate un empâtement à gauche, remontant en pointe vers le rein.

A l'interrogatoire, on apprend que la malade a ressenti des douleurs dans cette région trois à quatre jours avant d'accoucher et il lui était impossible de se coucher de ce côté.

Le ventre est devenu souple, l'utérus est normal, non douloureux. Température, 38°5. Pouls, 100.

10 juillet. — Nuit bonne. L'amélioration continue.

11 juillet. — La douleur persiste dans la région située entre les fausses côtes gauches et la crête iliaque, très légère défense musculaire.

12 juillet. — La malade va bien, elle ne ressent plus aucune douleur ni à la palpation, ni spontanée. Sa température est à peu près normale; pouls à 96.

L'utérus dévié à droite remonte à trois travers de doigt au-dessous de l'ombilic : on sent au palper un gros empâtement de la base du ligament large, remontant à quatre travers de doigt au-dessous de l'ombilic et venant affleurer l'arcade crurale.

A partir de ce moment, la malade continua à aller de mieux en mieux et sortit de l'hôpital trois semaines plus tard.

Revenue en septembre, elle dit se porter très bien. Au toucher, on constate une encoche en V ouvert fixant le col et l'isthme utérin au parametrium gauche. L'empâtement du ligament large est réduit à l'état d'une corde tendue non douloureuse.

***

Le gros danger des traumatismes de l'isthme utérin est *l'infection* à tous les degrés.

La situation même de cette région, entourée d'un manchon conjonctivo-vasculaire où la crosse de l'utérine donne ses branches importantes; où le plexus veineux utéro-vaginal donne une intrication de branches particulièrement développées au cours de la grossesse; où d'importants pelotons lymphatiques venant du vagin, du col et de l'isthme traversent ce tissu cellulaire pour ramper à la base du ligament large en se rendant aux ganglions hypogastriques; où enfin l'important plexus nerveux latéro-cervical ou utérin-vaginal constitue un réseau très serré entourant le lacis veineux, et formant les ganglions de Lde et les ganglions vésicaux (Krause).

L'infection se propageant à travers la brèche isthmique pourra revêtir toutes les formes : paramétrite suraiguë, donnant lieu à une septicémie généralisée, forme rare, et beaucoup plus fréquemment aux formes lentes, insidieuses, évoluant sans caractères bruyants. L'infection reste alors localisée au manchon para-utérin.

C'est alors une véritable cellulite pelvienne, favorisée par l'épanchement sanguin : l'état anatomique de cette région permet à cette lésion de revêtir de suite un caractère spécial, celui d'un phlegmon ayant tendance à la diffusion plutôt qu'à l'abcès circonscrit. Cette lymphangite aboutit parfois aux véritables phlegmons de la gaine hypogastrique bien décrits par M. Pierre Delbet[1].

Ce processus infectieux se termine par la résolution lente ou par la suppuration. Celle-ci est rare et se voit surtout dans les cas où le liquide d'une injection a pénétré à travers la plaie isthmique dans le paramétrium. Cette suppuration peut même persister assez longtemps comme dans le cas suivant que nous avons observé tout récemment :

1. P. Delbet, *Suppurations pelviennes chez la femme*, p. 152 et suiv. Paris, 1891.

Observation.

Adèle P..., âgée de trente-deux ans, a eu trois enfants : l'un en 1902 à terme, vivant; le second en 1904, présentation de l'épaule, version, enfant vivant.

En 1906, accouchée à Saint-Antoine, elle eut une hémorragie précédant l'accouchement; enfant vivant.

En 1909 elle a eu une fausse couche de deux mois, sans complication.

Les dernières règles datent du 7 au 10 novembre.

Elle a eu, au cours de sa grossesse, de l'œdème des membres inférieurs.

Trois semaines avant son accouchement, elle a ressenti des douleurs abdominales vagues dont elle précise mal le caractère.

Le 19 août, elle perd les eaux à 3 heures du soir.

A 1 h. 15 du matin, elle accouche (sommet) normalement. La délivrance fut normale et expulsée un quart d'heure après l'accouchement.

Avant l'accouchement, la température de la malade était à 38°5. Après l'accouchement, on lui donne une injection intra-utérine après la délivrance. Il est assez difficile de préciser ce qui se passa à ce moment; la malade fut prise d'un frisson violent qui dura près d'une demi-heure. Sa température monta à 40°6 et le pouls battait à 120. Un traumatisme de l'isthme, dont la cause est difficile à déterminer, se produisit certainement à ce moment et le liquide de l'injection pénétra en assez grande quantité dans le paramétrium. La malade n'ayant pas été touchée, on ne s'aperçut pas de la perforation isthmique.

Le 20 août. — La température est à 39°, le pouls à 140. Le ventre légèrement douloureux à la palpation, on sent un empâtement à la fosse iliaque gauche remontant vers la région lombaire. Le ventre est ballonné, on donne une purgation (huile de ricin), on met de la glace sur le ventre et on fait des injections chaudes.

Le 21 août. — La malade a quelques vomissements, la douleur est toujours très vive dans le côté gauche. Un lavement ramène une quantité importante de matières très fétides et de gaz. Le ventre, tendu les jours précédents, est ramolli. Température, 38°6; pouls, 140. Glace sur le ventre, lait glacé. La malade urine abondamment, pas d'albumine.

Le 22 août. — La malade a un ventre plus souple, ses douleurs sont moins vives, et elle perd des lochies fétides abondantes et sales. Au toucher, on trouve un col petit, entr'ouvert. En introduisant l'index dans le canal cervical, on pénètre à 2 centimètres du bord libre du col dans un petit trou à l'emporte-pièce dans lequel le doigt pénètre difficilement. En retirant le doigt, on livre issue à une grande quantité de pus fétide (1/2 litre). Une pince courbe introduite dans le petit orifice isthmique s'engage dans une cavité assez profonde remplie de pus qui s'écoule peu à peu. On place un drain et on ordonne des injections vaginales à très faible pression. Température, 38°5; pouls, 120.

On donne 80 centimètres cubes de sérum antistreptique de Roux. Trois jours de suite, en deux fois, injection de 40 centimètres cubes le matin, et une injection le soir.

Le 24 août. — La malade a une évacuation intestinale abondante; le pus s'écoule toujours très fétide et en quantité assez grande. Température, 38°4-38°-8.

Le 25 août. — La douleur si vive au niveau de la fosse iliaque gauche s'atténue, il s'écoule du vagin une certaine quantité de pus et un peu de sang noirâtre. Température, 38° 5 - 39° 5.

Le 26 août. — On touche la malade, et un doigt introduit dans le petit orifice isthmique, on glisse un drain que l'on laisse à demeure. On met une mèche vaginale qui est changée deux fois par jour au moment où l'on donne une injection vaginale. Le soir, la température est à 38° 5.

Le 27 août. — La température est tombée à 37° 8 ; le pus se draine bien, il est toujours abondant et fétide. Température, 38° 5 le soir.

L'état reste stationnaire; la température, oscillant entre 37° 5 le matin et 38° 6 le soir, jusqu'au 31, où la température monte à 39° 8, le pouls battant à 125. En même temps apparaît une phlébite de la jambe droite.

On immobilise la malade et on laisse le drain, on donne quatre injections par jour; le pus étant très fétide, on replace chaque fois une mèche vaginale.

Le 2 septembre, à 1 heure de l'après-midi, la malade a brusquement une crise de suffocation avec vomissements; douleurs vives au niveau de l'épigastre, pas de toux ni de crachats Cette crise passée ne laisse aucune trace. Température, 37° 5 - 38°.

La suppuration continue et l'état général devient moins bon.

Le 5 septembre. — La température monte à 39° 5 et le pouls à 120. On constate, le lendemain, les signes d'une phlegmasie gauche.

Le 9 septembre. — Le pus devenant moins abondant et les douleurs abdominales devenant moins vives, on touche la malade; le drain s'est déplacé, et il y avait rétention de pus qui, alors, s'écoule très abondamment.

On ne remet pas de drain, la position de la malade, avec ses deux phlébites, rendant tout examen très difficile.

La malade suppure abondamment, sans diminution sensible, avec une température variant entre 37° et 39° jusqu'au 18 septembre.

Le 19 septembre. — La température baisse à 37° et remonte le soir seulement à 37° 8. La malade se sent mieux ; le pus diminue de quantité et de fétidité; il persiste un léger empâtement de la fosse iliaque gauche. Des phlébites, il ne persiste qu'un léger œdème insensible.

Le 8 octobre. — La température est devenue normale et les pertes peu abondantes. Au toucher, la perforation isthmique a diminué notablement et on y introduit difficilement l'index. Le vagin est douloureux et enflammé; on met quelques jours, tous les matins, une mèche iodoformée, imbibée de glycérine iodée.

Le 20 octobre. — On examine la malade, les jambes écartées; un hystéromètre, introduit dans la cavité isthmique, disparaît presque complètement dans une cavité qui semble avoir décollé le péritoine très loin.

Le 7 novembre. — La malade se lève et on commence les massages. L'écoulement vaginal disparaît complètement et les jambes reviennent peu à peu. Actuellement, la malade est complètement guérie et ses jambes ont repris leur usage.

Nous ne saurions trop insister sur la lenteur de l'évolution de ces lymphangites juxta-cervicales : l'empâtement de la région para-isthmique dure des semaines et souvent des mois, elle amène comme une rétraction des ligaments utérins qui entraînent le corps de l'utérus du côté de la paramétrite. Enfin le méso-salpinx, le méso-ovarium étant eux-mêmes atteints peuvent donner lieu à des complications annexielles, d'autant plus violentes que ces organes avaient été eux-mêmes touchés antérieurement.

La plaie isthmique se comble lentement de tissu cicatriciel, conjonctif, dur, qui peut inclure dans ses mailles de nombreux filets du plexus nerveux utéro-ovarien, et de ces corpuscules para-cervicaux, sortes de centres nerveux, décrits par Keiffer. C'est peut-être là qu'il faut trouver la cause de certaines subinvolutions que l'on rencontre à la suite des déchirures du col. C'est là aussi qu'il faut chercher l'origine de certaines névralgies pelviennes qui, peu à peu, augmentent d'intensité, au point de devenir intolérables. Si on a affaire à une femme nerveuse, ces douleurs prennent une proportion énorme, au point de devenir une obsession. La neurasthénie s'installe, les fonctions digestives s'altèrent et on constate souvent une dénutrition progressive et parfois inquiétante.

*
* *

Sombre est donc l'avenir gynécologique de ces malades ; plus sombre encore est leur avenir obstétrical . la grossesse sera douloureuse ; l'accouchement sera difficile, souvent impossible, ou alors au prix d'une rupture de tout le segment inférieur de l'utérus, qui cédera devant le tissu cicatriciel inextensible. Toutes ces raisons militent impérieusement en faveur d'un traitement immédiat de la déchirure de l'isthme, possible seulement dans les déchirures du col s'étendant au segment inférieur, à condition qu'elles soient diagnostiquées assez tôt. A l'aide de valves, on mesure l'étendue de la solution de continuité et on fait quelques points de suture qui, s'il n'y a pas d'infection, amèneront une réunion par première intention.

Mais si le diagnostic n'est fait que quelque temps après l'accouchement, si la malade est à coup sûr déjà assez sérieusement infectée, il faut se borner à désinfecter la plaie et le vagin, et à mettre la malade au repos avec glace sur le ventre. C'est alors plus tard, quand le processus inflammatoire sera complètement éteint, qu'on pourra entreprendre un traitement rationnel et définitif des lésions cicatricielles.

L'intervention aura pour but de libérer l'isthme utérin de ses adhérences anciennes et de supprimer le tissu cicatriciel pour obtenir une réunion par première intention,

Lorsque l'utérus a repris sa forme et ses dimensions normales, l'isthme utérin, de quelques centimètres qu'il atteignait pendant la grossesse, est réduit à 1 centimètre. Peu à peu donc, les adhérences se sont pour ainsi dire limitées, tassées et il s'est reformé d'une façon plus ou moins irrégulière une insertion vaginale.

Si l'on examine alors le col à l'aide de valves ou d'un speculum, il apparaît irrégulier, présentant latéralement une encoche profonde, le canal cervical ayant l'aspect d'une fente limitée par l'insertion vaginale ; à ce niveau aussi, il y a une dépression mal comblée par un tissu dur, irrégulier, plissé en éventail autour de la brèche cervicale.

Le premier point est de s'assurer de l'étendue des tissus cicatriciels en profondeur. Le meilleur moyen sera le toucher intra-cervical, après dilatation lente, à l'aide de laminaires. Cette dilatation aura un double but : elle éclairera la lésion en permettant d'en mesurer l'étendue, elle assouplira les tissus néoformés et les libérera, en partie au moins, des adhérences du paramétrium.

Si, après dilatation, on introduit l'index dans l'orifice du col, on se rendra compte que, du côté sain, le museau de tanche et l'isthme ont leur épaisseur normale de 1 centimètre à 1 cm. 1/2, tandis que du côté opposé, il aura l'épaisseur d'une pellicule, laissant parfois percevoir les battements des branches de l'utérine adhérentes. C'est très exceptionnellement que l'utérine elle-même est prise dans la cicatrice ; il est d'ailleurs facile de la repérer et d'éviter de la sectionner.

Cette opération sera celle bien connue d'Emmet, qui consiste à libérer d'abord très prudemment au ciseau le col et l'isthme de leurs adhérences au paramétrium, puis d'enlever en coin le tissu cicatriciel pour faire une suture linéaire. Nous donnons pour cette suture notre préférence au catgut qui se résorbe assez rapidement, sans laisser de traces profondes comme le font les soies, crins ou les fils métalliques, et qui donnent par là même moins de chances d'infection, la réunion par première intention étant là une cause essentielle de succès.

Enfin, si le col est atteint de métrite interstitielle, on pourra joindre une opération de Schrœder à la précédente, complément indispensable pour que le résultat soit complet.

LES FORMES ANATOMIQUES ET CLINIQUES DU PROLAPSUS. DÉDUCTIONS THÉRAPEUTIQUES

PAR M. H. VIOLET,

Chef de clinique gynécologique à la Faculté de Lyon.

Au point de vue statique, le système génital de la femme peut être divisé en deux étages, un étage supérieur ou pelvien et un étage inférieur ou périnéal.

L'étage supérieur comprend l'utérus et l'ampoule vaginale ; il répond à l'aponévrose pelvienne supérieure ou aponévrose sacro-recto-génitovésico-pubienne (Pierre Delbet) avec ses expansions sur le col utérin et sur les parties latérales du dôme vaginal.

L'étage inférieur comprend la vulve et le vagin dans sa traversée périnéale. Il répond à l'aponévrose moyenne comprenant dans son dédoublement les transverses profond et superficiel du périnée, formant en arrière du vagin le triangle recto-vaginal ou noyau central du périnée (Farabeuf) et en avant le trigone uro-génital des classiques.

Ces deux étages sont séparés par les releveurs de l'anus. Ces muscles forment un véritable diaphragme musculaire pelvien : mais ce diaphragme musculaire joue un rôle beaucoup plus à l'état dynamique qu'à l'état statique, c'est-à-dire que sa contraction synergique à celle des muscles de la paroi abdominale retient les organes pelviens lors de l'effort, mais ne joue qu'un faible rôle dans le maintien d'organes parfaitement suspendus par des formations aponévrotiques solides.

Ces formations aponévrotiques de l'étage supérieur méritent qu'on s'y arrête un peu plus longuement. Elles ont été décrites par les anatomistes français sous le nom de *membrane cervico-vagino-pelvienne* (Farabeuf), *enveloppe-viscères, soutien-viscères* (Petit) ; par les anatomistes allemands sous le nom de *fascia visceralis* (Rosthorn), *fascia pelvis* (Waldeyer), *fascia endo-pelvina* (Langer).

Elles doivent être étudiées sur une coupe horizontale et sur une coupe sagittale antéro-postérieure para-médiane.

Sur une coupe horizontale, elles se présentent sous l'aspect d'une toile tendue entre les parois du bassin et le col utérin. Cette toile aponévrotique vient s'insérer sur le col utérin en lui formant deux demi-bagues latérales.

Cette toile aponévrotique est doublée çà et là de formations musculaires lisses, principalement en arrière, au niveau des ligaments utéro-sacrés et, en avant, au niveau des ligaments vésico-utérins.

Sur une coupe sagittale antéro-postérieure on peut voir que cette aponévrose, au lieu d'être une simple toile, présente des formations sagittales qui font que cette aponévrose s'étend de la face inférieure du péritoine à la face supérieure du releveur. Cette lame sagittale est facile à mettre en évidence non seulement au niveau des ligaments utéro-sacrés, car c'est là où elle présente sa plus grande hauteur, mais encore latéralement au niveau où cette lame accompagne les artères vaginales et aussi en avant au niveau des ligaments vésico-utérins.

En somme, cette aponévrose et ses expansions forment, au col utérin et à l'ampoule vaginale, comme deux demi-gaines laissant deux points faibles, l'un en avant entre les ligaments vésico-utérins ou racines antérieures du ligament large, l'autre en arrière entre les ligaments utéro-sacrés ou racines postérieures des ligaments larges. L'hiatus postérieur est limité en bas par l'aponévrose recto-vaginale, sur laquelle convergent les fibres postérieures de l'aponévrose pelvienne supérieure. L'hiatus antérieur est limité en avant par la fusion de l'aponévrose moyenne avec l'aponévrose supérieure au niveau des branches antérieures des releveurs de l'anus.

L'existence et la constitution de cette aponévrose, ses expansions, ses points faibles sont bien connus d'après les descriptions anatomiques.

Que cette aponévrose constitue le véritable soutien de l'utérus et de l'ampoule vaginale, c'est ce que la clinique et la technique des hystérectomies nous enseignent chaque jour.

Au point de vue clinique, lorsque avec une pince tire-col on abaisse l'utérus à la vulve, on sent nettement, à un moment donné, une résistance. Cette résistance est due à l'aponévrose en question.

Si on pratique cette même manœuvre sur une femme anesthésiée, on sent que, sous l'influence de la traction, il se forme, en arrière du col utérin et latéralement, une corde tendue, qui s'oppose à la descente de l'utérus, pendant que le muscle releveur de l'anus est dans le relâchement le plus absolu.

Le rôle de cette aponévrose, comme soutien de l'utérus et de l'ampoule vaginale, est bien mis en évidence au cours des hystérectomies abdominales pour cancer. C'est la section de cette lame aponévrotique sous-urétérale qui permet l'ascension de l'utérus et du dôme vaginal, alors que le vagin n'est point encore incisé.

En somme, l'anatomie permet de distinguer au système génital de la femme, au point de vue statique, deux étages : un étage supérieur ou pelvien et un étage inférieur ou périnéal. C'est ce qui existe pour le rectum ; quant à la vessie, elle est uniquement pelvienne.

Les lésions peuvent porter isolément ou concomitamment sur les deux étages. Il peut y avoir des lésions de l'étage supérieur avec un étage inférieur solide ; il peut y avoir des lésions de l'étage inférieur ne retentissant en rien sur un utérus très bien fixé ; il peut y avoir des lésions concomitantes des deux systèmes, et on admet alors généralement que c'est l'affaiblissement de l'étage inférieur qui a favorisé le relâchement ou la chute de l'étage supérieur. Nous laisserons de côté ce point de pathogénie, pour le reprendre à propos de chacune des *formes anatomiques et cliniques des prolapsus*, que nous allons essayer d'esquisser.

I. *Lésions de l'étage inférieur.* — Au niveau de l'étage inférieur, les lésions sont assez simples.

La vulve est agrandie, le triangle recto-vaginal peut être déchiré sur une plus ou moins grande étendue ; en avant, le trigone uro-génital peut être dilacéré.

Suivant la forme et l'étendue, on aura soit du *déroulement* simple de la muqueuse, de l'éversion (colpocèle postérieure, colpocèle antérieure) ou des *hernies* (cystocèle, uréthrocèle, rectocèle). La *rectocèle* est une hernie à travers l'écartement des feuillets aponévrotiques du triangle recto-vaginal déchiré. Si la déchirure périnéale a porté jusqu'à la paroi rectale sans l'intéresser et que l'aponévrose n'ait point été reconstituée par dessus, il se produira une hernie. A ce moment, la pression intra-rectale positive vient chaque jour refouler un peu plus la paroi antérieure du rectum qui n'est plus soutenue. Pour que la rectocèle se produise, il faut que la déchirure intéresse tout le triangle recto-vaginal jusqu'à la paroi rectale. Si la déchirure a été encore plus étendue, qu'elle intéresse le sphincter et une partie de la paroi antérieure du rectum, il ne pourra plus y avoir de hernie, du fait que la seule paroi qui aurait pu donner naissance à la hernie s'est écartée, entraînée par la déhiscence aponévrotique.

Ces cas de rectocèle ou de déchirure complète du périnée intéressant le sphincter sans prolapsus utérin sont bien connus.

Cette lésion de l'étage inférieur peut exister isolément et constituer la seule forme de prolapsus; au-dessus de la déchirure de l'aponévrose moyenne, la sangle des releveurs peut être conservée et l'aponévrose supérieure intacte.

Une rectocèle, quelque volumineuse qu'elle soit, ne retentit en rien sur la statique utérine; elle retentit beaucoup moins sur l'étage supérieur qu'un affaissement, un effondrement en masse de cet étage inférieur.

Pour obtenir la cure de cette lésion, il faut aller chercher les bords aponévrotiques déchirés de chaque côté de la paroi rectale herniée et les suturer en avant de lui.

Existe-t-il, parmi les cystocèles basses, des hernies de la portion inférieure de la vessie, du trigone vésical, associées à de l'urétrocèle par déchirure de l'aponévrose moyenne?

Certainement. Mais ici il convient de faire remarquer que si latéralement et en arrière la distinction des étages est très simple, en avant elle est moins facile. Aussi, décrirons-nous les hernies de la vessie avec les lésions de l'étage supérieur.

II. *Lésions de l'étage supérieur.* — Au niveau de l'étage supérieur, nous pouvons observer trois formes anatomiques et cliniques de prolapsus.

1° *L'affaissement en masse des organes pelviens*, suite du relâchement, de la trop grande extensibilité de cette sangle supérieure. La caractéristique anatomique de cette forme de prolapsus, c'est que, au cours de cet affaissement, les organes conservent leurs rapports les uns avec les autres, c'est qu'il n'y a ni *dislocation* ni *hernie*.

Cette forme peut être *congénitale* ou *acquise*.

J'ai eu l'occasion, tout récemment, d'observer un très joli cas de cette forme *congénitale*, que je crois pouvoir considérer comme dû à la trop grande élasticité et au relâchement de cette sangle supérieure, vu qu'il s'agissait d'une nullipare sans lésion du plancher périnéal Il s'agissait d'une jeune femme de vingt-huit ans, mariée depuis trois ans, sans enfant ni fausse couche, qui vint me consulter parce que, chaque fois qu'elle va à la selle, sa matrice sort. Elle a cette sensation depuis quelques années. A l'examen, on trouve une vulve étroite, un périnée excellent, des releveurs très actifs, un vagin profond, un utérus en antéversion physiologique un peu gros. Si l'on engage la malade à pousser, on voit se produire à travers une vulve étroite le bombement de la paroi vaginale antérieure, puis, à mesure que ce bombement s'accentue, la lèvre antérieure du col, puis l'orifice du col, puis, dans un dernier effort plus considérable, la lèvre supérieure. Si l'on suit le mécanisme par lequel cet utérus est descendu, on voit que la lèvre antérieure du col étant attirée par la paroi vaginale antérieure, l'utérus se met progressivement en position verticale, puis en rétroversion. Dès que l'effort cesse, tout rentre dans l'ordre spontanément s'il n'y a que la lèvre antérieure du col à la vulve, après une très légère réduction lorsque le col tout entier apparaît à l'extérieur. Dans la position debout, dans la marche, cette femme n'éprouve aucune sensation de chute.

De quoi s'agit-il, au point de vue anatomique? D'une trop grande élasticité de l'aponévrose de soutien de l'utérus et du plancher vésical; d'un relâchement de l'étage supérieur.

La forme *acquise* est peut-être une des formes les plus fréquentes des prolapsus. Elle se présente, au point de vue clinique, à peu près avec la même allure que la forme congénitale; mais ici le périnée a souffert, il n'a plus la même résistance que sur une femme normale. La distance entre l'anus et la vulve peut être conservée, mais, si l'on met deux doigts dans le vagin et un doigt en avant de l'anus, on constate que le périnée n'a point d'épaisseur, point de consistance; c'est un de ces périnées où il n'y a que de la façade, il n'y a rien derrière.

Les pubaux-rectaux ont conservé leur contractilité, mais ils sont écartés de la ligne médiane; d'autre part, les fibres supérieures des releveurs sont complètement effondrées. Ici, il y a non seulement des lésions de l'étage supérieur, mais des lésions des deux étages. Si l'on engage la malade à pousser, celle-ci étant en position gynécologique, on voit la paroi antérieure du vagin se dérouler peu à peu au dehors, faisant un bombement quelquefois très marqué. Le col utérin est en général attiré en bas par le déroulement de la paroi vaginale.

Si l'utérus est en rétroversion, sous l'influence de l'effort, le col utérin vient rapidement s'engager dans l'hiatus vulvaire, en même temps que la paroi vaginale antérieure se déroule. Si l'on examine le prolapsus lorsqu'il est constitué, on constate que l'orifice externe du col occupe le sommet de la masse prolabée; le relief du museau de tanche par rapport à l'insertion de la paroi antérieure du vagin est conservé; c'est à 1 centimètre, 1 centimètre et demi que débute la paroi vaginale; il n'y a aucune déformation du cul-de-sac; une sonde introduite dans la vessie montre que cet organe a conservé avec le col et l'isthme utérin ses rapports normaux.

Réduit-on le prolapsus, on constate en général l'utérus en rétroversion, mais cet utérus donne surtout la sensation d'un utérus très mobilisable, qu'on peut élever, dévier latéralement, remettre en avant avec une facilité remarquable.

Cette forme de prolapsus, d'affaissement en bloc de l'étage supérieur, survient le plus souvent chez des femmes à ptoses abdominales et parois abdominales relâchées. Les parois vaginales sont flasques et avachies.

Les lésions peuvent longtemps rester à ce stade, mais, sous l'influence d'un effort brusque, il peut s'ajouter à cet affaissement en masse un certain degré de dislocation, de luxation utérine. Par suite de l'affaissement, le col et l'isthme viennent faire cette saillie à la vulve; pour que l'utérus franchisse l'hiatus vulvaire, il faut qu'il y ait luxation utérine.

C'est à ce point de vue que la situation sociale de la patiente entre en ligne de compte. Au premier degré de cette forme, le prolapsus génital est aussi répandu chez les femmes de la bourgeoisie que chez les femmes du peuple; les premières échappent à la luxation utérine qui guette les autres et vient tôt ou tard compliquer ces lésions.

En somme, cette forme de prolapsus répond à l'affaissement en bloc de la sangle *supérieure* sans dislocation ni hernie. La dislocation utérine peut survenir comme complication, mais il ne peut jamais y avoir de hernie.

C'est une espèce d'éventration pelvienne à la faveur de la laxité de l'aponévrose supérieure et à la faveur de l'effondrement du plancher périnéal.

2° *Deuxième forme.* — La deuxième forme à étudier, c'est ce que nous appellerons *la dislocation utérine.* Au point de vue anatomique, la dislocation utérine est caractérisée par le déplacement isolé de l'utérus. Au point de vue pathogénique, il est impossible d'expliquer cette lésion sans un arrachement traumatique, une déchirure sous l'influence de l'effort des fibres aponévrotiques soutenant l'utérus; c'est une véritable luxation utérine. Cette luxation se produit sous l'influence de l'effort. Elle peut se voir soit chez des *nullipares*, soit chez des accouchées récentes, soit chez des femmes à la *ménopause*. Le rôle de l'effort est très facile à relever dans les anamnestiques. Cette forme de prolapsus est caractérisée par la chute isolée de l'utérus, n'entraînant que peu ou point la vessie dans sa chute. Le plus souvent, il s'agit d'un utérus petit, en rétroversion ou vertical, ce que l'hystérométrie ou le toucher rectal peuvent montrer. Dans les degrés avancés avec luxation de l'utérus hors de l'hiatus vulvaire, il y a inversion des culs-de-sac vaginaux, mais pendant longtemps cette inversion peut n'intéresser que le tiers ou la moitié supérieure du vagin, et il reste un cylindre externe engainant les parties prolabées; le point de réflexion du vagin s'est abaissé, mais il reste un cul-de-sac qui permet au doigt de faire le tour du cylindre prolabé. La vessie ne fait point partie du prolapsus; la sonde vésicale indique que la vessie est restée dans le ventre, il est impossible de l'engager dans les parties prolabées; elle vient buter contre le corps utérin, elle est plus facilement sentie au-dessus de lui par le toucher rectal. La distension de la vessie avec de l'eau ne détermine aucune saillie, aucune modification de la paroi vaginale antérieure inversée.

Au cours de la laparotomie, on constate, en effet, que c'est le péritoine du cul-de-sac vésico-utérin qui est descendu avec l'utérus, qui a subi l'abaissement utérin; c'est lui qui tire sur le péritoine vésical et entame la portion péritonéale de la vessie dans l'entonnoir créé par la descente de l'utérus. Dans cette forme, il s'agit donc d'un utérus petit, vertical ou rétroversé; on en coiffe parfaitement le fond par le toucher rectal et même dans les cas les plus extrêmes dont le fond est senti à travers les parois vaginales antérieure et postérieure inversées, avec conservation d'un cylindre externe vaginal engainant. Ces quelques signes et, en plus, la faible part que prend la vessie dans cette forme de prolapsus permettront facilement de la reconnaître. Quels sont les facteurs étiologiques de cette dislocation utérine? Nous avons dit, au début, que l'effort jouait un rôle prépondérant dans la genèse de cette lésion. Mais il faut, en plus, certaines conditions favorisantes, et parmi elles, en premier lieu, la situation de l'utérus en *rétroversion*.

Il faut aussi un certain état de moindre résistance et de manque d'élasticité de l'appareil de suspension utérine. Cette dislocation utérine, qui peut survenir à n'importe quelle période de l'affaissement en masse de l'étage supérieur, s'observe surtout chez les femmes à la ménopause ou après la ménaupose. Les lésions du plancher pelvien sont-elles une condition favorisante de cette lésion? C'est possible. Sont-elles une condition nécessaire? Non. Le prolapsus utérin primitif tel que nous venons de le décrire, la hernie utérine, se produit à travers l'hiatus génital des pubo-rectaux, sans qu'il soit besoin que ceux-ci soient effondrés. Cette luxation utérine peut être observée chez des nullipares.

3° *Troisième forme.* — Cette troisième forme comprend plusieurs types cliniques réunis sous la même rubrique anatomique et pathogénique : les *hernies*. Au lieu d'être un affaissement général de l'aponévrose, il y a un trou dans cette aponévrose.

La première forme que nous décrivons, c'est la *hernie pré-utérine avec allongement du col.* Ici, l'utérus est resté en place, très bien fixé, vertical ou en antéversion légère; ses moyeus de fixation ne sont nullement relâchés. Il est très difficile de l'abaisser avec une pince de Museux; par le ventre, après laparotomie, il offre aux tractions la même résistance.

Malgré cette fixation utérine excellente, il existe un gros prolapsus faisant saillie hors de la vulve, la lèvre antérieure du col est allongée; en avant d'elle, le cul-de-sac antérieur forme un jabot, dans lequel on sent très bien les parois de la vessie vide, et que l'on voit se distendre si l'on remplit la vessie.

Le cul-de-sac postérieur est resté intact, avec sa profondeur normale; la paroi vaginale postérieure ne présente aucun effondrement. Un doigt étant placé derrière le col et le pouce étant en avant, déprimant le jabot pré-utérin, on sent un cordon dur, arrondi, en général du volume de l'index : c'est le col allongé, mais nullement hypertrophié.

L'hystéromètre montre un allongement considérable de la cavité utérine : on mesure souvent 10 à 12 centimètres et même davantage quelquefois.

Vient-on à réduire ce prolapsus dans le vagin, on se rend très bien compte, par le toucher et le palper combinés, que cette réduction ne s'est accompagnée d'aucun changement dans la situation du corps utérin.

Celui-ci reste à sa place et la réduction du prolapsus s'opère par ce fait que le col allongé se met pour ainsi dire en accordéon.

L'exploration vaginale permet encore, le prolapsus étant réduit, de se rendre compte du siège de l'effondrement aponévrotique. Les doigts qui refoulent le prolapsus peuvent s'engager ainsi, juste en avant du col et de l'isthme, dans un biatus dont on peut sentir les bords tranchants, plus ou moins réguliers, et à travers lequel les doigts sentent ce qu'il y a dans le ventre, le corps utérin fibromateux, une tumeur ovarienne, par exemple, comme nous avons pu le faire dans deux cas différents, comme si on en était séparé par une simple feuille de papier.

Cette forme avec allongement du col respectant les attaches de l'utérus, solidement fixé en bonne position, peut rester limitée à une déhiscence triangulaire préutérine longue de 2 à 3 centimètres; il reste en place, derrière la symphyse, une partie du vagin et de la vessie, mais, à mesure que le prolapsus s'accroît et que la vessie s'engage dans cet orifice herniaire, la déhiscence de l'aponévrose s'agrandit, et, dans les cas les plus avancés, il y a une grande fente allant de l'utérus jusqu'à la symphyse. A ce degré, on peut engager non pas un ou deux doigts dans l'orifice herniaire; on y passerait les quatre doigts de champ. A travers cette fente, on sent les organes abdominaux, le fond utérin par exemple, presque à nu, comme cela arrive lorsqu'on palpe à travers un orifice d'éventration abdominale dans lequel il n'existe que la peau et le péritoine.

La face postérieure de la symphyse est sentie sur toute sa hauteur avec le moindre détail.

A côté de cette forme de hernie préutérine avec allongement hypertrophique du col, il en existe sans cet allongement; ce sont les cas où le trou aponévrotique, au lieu d'exister au ras de l'utérus, est placé plus près de la symphyse et ceux où l'utérus est en rétroversion.

J'ai été très frappé de ce fait que, dans les cas de rétroversion utérine concomitante, une hernie antéutérine peut devenir assez considérable sans qu'il y ait d'allongement hypertrophique du col. Je crois que l'explication est facile à donner.

En effet, l'allongement hypertrophique résulte de la traction des parois vaginales repoussées par le contenu herniaire.

Celles-ci, refoulées par la hernie, tirent sur le col, et si les éléments de suspension utérine sont intacts, si l'utérus ne descend pas, le col s'allonge.

Dans le cas où il y a rétroversion, le col de l'utérus se met dans l'axe du vagin, descend beaucoup plus bas et permet un abaissement assez considérable des parois vaginales, sans que celles-ci aient à tirer sur le museau de tanche.

Je n'ai pas trouvé à ce fait d'autre explication, et je crois qu'à un degré plus considérable de la hernie, le même phénomène d'allongement se produirait, même sur un utérus rétroversé, à moins que celui-ci, mal contenu au niveau de ses attaches, ne descende en même temps que la hernie augmente.

En tout cas, il faut savoir qu'il existe des formes sans allongement hypertrophique du col : ce sont les hernies basses rétro-pubiennes, les hernies avec rétroversion.

Mais autant les premières sont caractéristiques, faciles à diagnostiquer pour quelqu'un de prévenu, autant les secondes exigent un examen soigneux et une recherche de l'orifice herniaire, du trou aponévrotique par lequel a glissé la vessie.

Toutes ces formes de hernies préutérines sont des hernies acquises; elles se font à travers les lames antérieures de l'aponévrose pelvienne supérieure.

Ce sont des hernies parapéritonéales glissant dans le tissu cellulaire sous-péritonéal, à travers ces déhiscences aponévrotiques. Dans un cas avec allongement du col, nous avons trouvé un cul-de-sac péritonéal descendant en avant de l'utérus, jusqu'à 2 centimètres du museau de tanche; dans ce cas, la hernie parapéritonéale se compliquait d'une hernie péritonéale.

Tout récemment, nous avons eu l'occasion d'enlever une grosse tumeur ovarienne avec ascite chez une femme présentant un cas type de hernie préutérine avec allongement hypertrophique du col. Chez cette malade, l'utérus était resté admirablement fixé, et cependant il sortait hors de la vulve une saillie du volume du poing, formée par la paroi antérieure vaginale et la lèvre antérieure du col allongée.

Ce prolapsus s'était accentué avec l'augmentation de volume du ventre, et l'hypertension abdominale due à l'ascite et à la tumeur ovarienne avait fait apparaître, en l'espace de trois à quatre mois, cette grosse saillie de la paroi vaginale, qui avait échappé à la malade. L'hypertension abdominale avait révélé la hernie.

Dans ce cas, nous avons pu, par le toucher vaginal combiné au palper intra-abdominal, nous rendre compte du point où portait l'effondrement de l'aponévrose antéutérine.

Le péritoine du cul-de-sac vésico-utérin descendait très bas, venait au contact de la lèvre antérieure du col allongé ; les connexions de l'utérus et de la vessie étaient nulles, tandis que dans la majorité des cas de hernie préutérine, c'est la vessie qui descend en avant du col dans l'hiatus herniaire et que c'est par l'intermédiaire de ses tractus musculaires, qui vont de l'un à l'autre organe, qu'elle étire et allonge le col, créant ces adhérences si intimes qu'on est obligé de disséquer entre la vessie et le col utérin lors de l'intervention.

A côté de la hernie *préutérine*, il existe une forme un peu plus rare, mais peut-être encore plus caractéristique : c'est la hernie *rétro-utérine* ou *hernie du Douglas*. Ici aussi l'utérus est resté en bonne position, en antéversion à sa hauteur normale, et cependant un énorme prolapsus fait saillie à la vulve, constitué uniquement par le déroulement de la paroi postérieure vaginale.

J'en ai vu trois cas : deux qui ont été opérés par moi-même ; un troisième opéré par mon maître et ami, M. Tixier. Dans ce dernier cas, il s'agissait de lésions plus complexes, mais qui, pour la compréhension et la justification de la pathogénie, n'en sont pas moins intéressantes. Dans les deux cas que j'ai eu l'occasion d'observer et d'opérer, il s'agissait d'un prolapsus du cul-de-sac postérieur vaginal et du péritoine du Douglas sans rectocèle, faisant à la vulve une tumeur du volume d'un œuf. Dans les deux cas, l'utérus était en bonne position, élevé; il n'y avait point de cystocèle. La déchirure périnéale avait consisté en un éculement du périnée avec écartement, disjonction ou déchirure des releveurs de l'anus. Le sphincter anal était intact, mais, chose particulière chez ces deux malades, la cambrure lombaire était très marquée, l'abdomen très proéminent, le sacrum fortement déjeté en arrière; la symphyse, très développée, était presque horizontale, l'orifice vulvaire très reporté en arrière, si bien que l'éculement du périnée découvrait, dès lors, le point faible postérieur. L'utérus et la vessie, très en avant, se trouvaient protégés et soutenus par la symphyse.

Dans le cas qui a été opéré à la clinique par M. Tixier, et que j'ai pu observer, il s'agissait d'une femme qui avait cette même disposition de bassin; mais, chez elle, l'effondrement du plancher pelvien ayant été bien plus considérable et la déchirure périnéale ayant intéressé, avec le noyau central du périnée, le sphincter anal et la cloison recto-vaginale jusqu'en un point assez élevé, la hernie postérieure s'était faite sur la portion du péritoine en rapport avec la paroi antérieure du rectum, au lieu de se faire, comme dans nos deux observations, sur le vagin, au niveau du cul-de-sac postérieur.

Dans ce cas, l'utérus était resté en situation normale, le cul-de-sac postérieur vaginal avait bénéficié de la bonne statique utérine et la hernie s'était faite par glissement du péritoine rectal.

Ces cas de hernie rétro-utérine étaient d'ailleurs bien connus; ils étaient autrement étiquetés, autrement interprétés. Ils étaient désignés sous le nom d'élytrocèle postérieur, ce qui ne préjugeait en rien sur leur nature. A notre avis, on avait mal mis en relief l'origine de ce prolapsus avec le point faible de l'aponévrose sacro-recto-génitale et avec des fissures dans cette aponévrose.

Il faut considérer ces prolapsus comme des *hernies rétro-utérines* dont l'orifice interne est formé par l'écartement des ligaments utéro-sacrés, par la déhiscence des lames sagittales postérieures.

A côté de ces deux formes cliniques existant à l'état isolé : hernie antérieure ou hernie postérieure sans prolapsus utérin, il existe des hernies avec abaissement utérin léger; il existe surtout *l'association de ces deux hernies*. L'existence simultanée de la hernie pré- et rétro utérine constitue une forme bien spéciale des gros prolapsus. Dans ces cas, il y a un allongement considérable des deux lèvres du col.

L'utérus est vertical, le corps utérin est senti par la main abdominale, alors qu'il existe une grosse masse prolabée hors de la vulve.

Cette forme clinique se reconnaîtra toujours :

1° A l'allongement hypertrophique du col portant sur la portion sus-vaginale, formant comme un cordon aminci, du volume du doigt, qu'on sent très bien à travers les parois vaginales et décelable à l'hystéromètre;

2° A l'existence d'un jabot derrière la lèvre postérieure du col, dépassant le niveau du museau de tanche, correspondant à la saillie du Douglas;

3° A la déformation, à l'effacement de la lèvre antérieure par le glissement de la vessie, que la sonde vésicale montre descendue jusque dans le museau de tanche effacé.

Ces quelques signes cliniques nous permettent de reconnaître la part qui revient aux hernies, même dans les gros prolapsus.

Nous nous proposons, dans tous ces cas, d'essayer de tirer parti de la radiographie, la vessie étant remplie d'une solution de collargol et un hystéromètre étant placé dans l'utérus.

Le diagnostic de ces hernies est très important au point de vue du traitement, car :

1° Dans les cas où le prolapsus est tout entier formé par une *hernie*, les traitements jusqu'ici classiques sont illusoires;

2° Dans les cas mixtes où il y a, avec de l'abaissement utérin et avec de la dislocation utérine, des amorces herniaires ou des hernies constituées, il convient de remédier à chacune de ces lésions.

En somme, on peut résumer les formes anatomiques et cliniques des prolapsus dans le tableau suivant :

Étage inférieur :

1° Affaissements ou déroulements simples :

Colpocèle antérieure;
Colpocèle postérieure.

2° Hernies :

Uréthrocèle;
Cystocèle basse rétro-pubienne;
Rectocèle.

Étage supérieur :

1° Affaissement en masse sans dislocation ni hernie;
2° Dislocation utérine;
3° Hernies.

A) Hernie pré-utérine avec allongement du col et utérus en position élevée;
B) Hernie pré-utérine sans allongement du col avec utérus en rétroversion ou abaissé;
C) Hernie rétro-utérine avec utérus en bonne position;
D) Hernies pré- et rétro-utérine concomitante avec allongement du col.

Ces lésions des deux étages peuvent, en clinique, s'associer dans des combinaisons très variées, que nous ne voulons pas entreprendre d'esquisser ici. On peut pour cela se reporter au bel ouvrage d'Halban et Tandler (Vienne, 1907), qui contient des quantités de planches décalquées d'après nature sur des coupes congelées. Malgré la richesse de leur documentation anatomique, je crois que ces auteurs sont arrivés à une conclusion fausse en faisant, des prolapsus, des hernies à travers l'hiatus des releveurs de l'anus. La clinique nous montre que des formes de prolapsus existent là où les releveurs sont suffisants. C'est au niveau de l'aponévrose pelvienne supérieure que se fait la déhiscence herniaire; c'est à ce niveau qu'il faudra faire porter la restauration. La suture directe des releveurs de l'anus telle qu'on l'a préconisée assure une bonne réfection périnéale; elle ne corrige pas les amorces herniaires et ne met pas à l'abri des récidives, comme nous l'avons montré dans le *Lyon chirurgical* (septembre 1909).

Au point de vue *thérapeutique*, nous dirions : lorsque l'on a affaire à des hernies à travers l'aponévrose de soutènement, à travers *le fascia visceralis*, *l'aponévrose pelvienne supérieure* et ses expansions, ce sont ces fascias qu'il faut disséquer et suturer.

En avant, a-t-on affaire à une forme sans allongement du col, la technique sera de beaucoup plus facile. Il faut disséquer la vessie de la muqueuse vaginale, jusqu'à ce qu'on rencontre un plan aponévrotique latéral résistant, qu'on suture après avoir réduit la vessie.

Si l'on a affaire à une forme avec allongement du col, il ne faut pas amputer le col utérin comme qui amputerait un gros nez, c'est-à-dire en coupant au hasard ce qui dépasse, mais disséquer la vessie en avant de l'utérus jusqu'à ce qu'on rencontre les lames aponévrotiques latérales.

A la méthode ancienne d'*avivement simple* nous croyons devoir substituer celle *de la dissection et de la recherche des plans aponévrotiques qu'on suture et derrière lesquels on refoule la vessie*. En avant, cette lame n'est autre que le feuillet antérieur de l'aponévrose sacro-recto-génitale, qui va se perdre en avant sur les ligaments pubo-vésicaux et les insertions antérieures des releveurs de l'anus.

En avant, il convient donc de distinguer deux *modus faciendi*.

S'agit-il d'une hernie pré-utérine dont le maximum est au voisinage du col dans le cul-de-sac antérieur, il faut aller chercher les lames antérieures de l'aponévrose sacro-recto-génito-vésicale au niveau du col, suivant la technique que nous avons décrite dans les *Annales de Gynécologie*, août 1910.

S'agit-il d'une cystocèle basse, d'une hernie rétro-pubienne, il convient également de disséquer la vessie, jusqu'à ce qu'on rencontre le point où l'aponévrose vient doubler la muqueuse.

On sent également à ce niveau les deux cordes des branches antérieures des releveurs de l'anus qu'on peut rapprocher de la vessie à l'aide d'un ou deux points. Mais il faut garder ces points pour la fin, car, en les serrant dès le début on fait se dessiner davantage le relief des pubo-rectaux et on craint de s'égarer sur cette sangle perpendiculaire au vagin, alors que l'aponévrose de soutènement de la vessie, qui vient se perdre en ce point sur les branches antérieures des releveurs, est parallèle à l'axe du vagin.

En arrière, au niveau de la hernie postérieure, nous ouvrons franchement le péritoine, nous disséquons, refoulons ou excisons ce cul-de-sac péritonéal, et de chaque côté nous allons chercher les fibres résistantes de la lame sagittale postérieure que nous suturons.

Si la hernie postérieure se complique de rectocèle, c'est-à-dire si aux lésions de l'étage supérieur s'ajoutent des lésions de l'étage inférieur, il faudra les réparer à part, c'est-à-dire rentrer l'utérus après que la restauration du cul-de-sac postérieur aura été faite et traiter les lésions de l'étage inférieur soit par avivement, soit par dédoublement.

Il faut, avant d'entreprendre la cure d'un prolapsus, bien étudier les lésions anatomiques de chaque état et se contenter de réparer les désordres que l'on y constate. Il est inutile souvent de soumettre de telles malades à des restaurations périnéales et nous avons guéri des hernies pré- ou rétro-utérines par la restauration seulement de l'étage supérieur où s'étaient produites ces lésions.

La thérapeutique rationnelle de la *dislocation utérine*, c'est l'*hystéropexie* ou l'*hystérectomie*.

L'affaissement en masse sans hernie est celle qui est justiciable au mieux des opérations classiques : *colporraphie antérieure* et *colpopérinéorraphie postérieure*.

La colporraphie antérieure ne présente ici rien de particulier; les fascias sont affaissés, relâchés, mais il n'y a point de hernie, partant point d'orifice herniaire à suturer.

En faisant un resserrement considérable du vagin sur la paroi antérieure et postérieure, on rendra une certaine tonicité aux parois vaginales; en rapprochant dans la périnéorraphie tout ce qu'on peut saisir des releveurs de l'anus, on fera un plancher périnéal épais et solide; mais par quel moyen remédier à la statique utérine?

L'*hystéropexie* conserve toute sa valeur. On peut considérer qu'en fixant l'utérus à la paroi abdominale, on assure le maintien de tout cet étage supérieur dont l'utérus est le centre.

Mais l'hystéropexie n'est pas le seul moyen de réaliser ce problème. Le vagin ayant été fortement resserré sur la paroi antérieure comme sur la paroi postérieure, il ne reste plus à réparer que la rétroversion de l'utérus. Celle-ci peut être justiciable d'un *raccourcissement des ligaments ronds par voie inguinale* et on peut obtenir par cette autre triade opératoire des résultats également bons.

Une autre façon de remédier à la statique utérine c'est *la vagino-fixation.* Un point au catgut passant au niveau de l'isthme applique fortement le corps utérin en avant, et repousse dès lors le col en arrière. Par cette vagino fixation, on tend les aponévroses de soutien de la vessie, en même temps qu'on corrige au mieux la rétroversion. C'est elle que nous avons employée dans la majorité des cas.

En somme, les prolapsus génitaux comprennent plusieurs variétés anatomiques qui exigent chacune leur traitement, et lorsqu'on formule le diagnostic de prolapsus, il faut préciser les lésions qui seront à réparer à l'étage périnéal ou à l'étage pelvien.

(Cette conception des prolapsus a été déjà exposée en partie dans le *Lyon chirurgical* (septembre 1909) et devant la *Société des Sciences médicales de Lyon* (avril 1909). Nous l'avons depuis trouvée exposée, à peu près sous la même forme, par M. le professeur Bumm, devant la *Société d'Obst. et de Gynécologie de Berlin* (in *Centr. für Gynæk.*, 28 mai 1910). Au *Congrès de Toulouse,* M. le professeur Pozzi, qui nous a fait le grand honneur de s'intéresser à notre communication, nous a dit avoir entendu Polk exposer à peu près les mêmes idées, au centenaire de l'Ovariotomie, l'année dernière, en Amérique.)

TRAITEMENT DES CYSTOCÈLES PAR FIXATION VÉSICALE UTÉRINE

Par M. Émile REYMOND

Chirurgien de l'Asile départemental de la Seine (Nanterre).

Le traitement, en deux temps, des prolapsus vésico-utérins peut être facilité par un procédé que nous avons déjà décrit : au cours du temps vaginal on libère la vessie de toutes ses adhérences périnéales, on la refoule dans l'abdomen et on l'y maintient en reconstituant sous elle la sangle du releveur de l'anus.

Dans le temps abdominal la vessie se présente volumineuse, gênant l'hystéropexie : avant de faire celle-ci, on effondre de chaque côté les ligaments larges et, par ces fenêtres, on attire en arrière de l'utérus les bords latéraux de la vessie qu'on suture entre eux.

Ayant eu l'occasion de pratiquer une laparotomie à une malade opérée auparavant par ce procédé, nous avons pu constater que le manchon vésical péri-utérin, ainsi constitué, demeurait en place.

HÉMORRAGIES UTÉRINES DANS UN CAS D'OBLITÉRATION COMPLÈTE DE L'ORIGINE DU COL

Par M. Émile REYMOND

Chirurgien de l'Asile départemental de la Seine (Nanterre).

Les fibromes de la cavité utérine peuvent adhérer à la paroi interne de celle-ci et présenter des pédicules secondaires; ceux-ci peuvent être très vasculaires.

Supposons, comme l'indique la figure ci-jointe, l'existence d'un gros polype fibreux intra-utérin traversant le col et descendant dans le vagin.

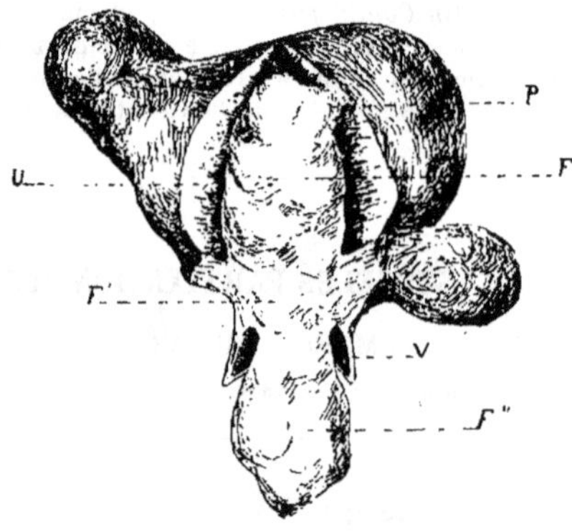

Fig. 1. — L'utérus et le cul-de-sac vaginal sont ouverts en avant.

F, fibrome pédiculé intra-utérin; — F', le même adhérant au col et confondu avec lui; — F'', le même intra-vaginal; — U, paroi antérieure de l'utérus ouvert; — P, pédicule du fibrome; — V, cul-de-sac vaginal.

Supposons que des adhérences intimes s'établissent entre le fibrome utérin et la face interne du col dont la lumière disparaît. Cette disposition peut donner lieu à des difficultés d'interprétation clinique.

La malade présente des pertes sanguines abondantes : le toucher fait d'abord songer à un polype fibreux faisant saillie hors du col; on cherche celui-ci : il n'en existe pas trace, il est confondu avec le polype fibreux (F'); un cul-de-sac vaginal normal entoure la base de la tumeur F''.

Celle-ci représenterait-elle le col lui-même hypertrophié? Mais l'examen direct ne révèle aucun orifice du museau de tanche. En revanche, il permet de constater que l'hémorragie se fait en nappe sur toute la portion vaginale du polype utérin.

CANCER DU COL UTÉRIN PROPAGÉ A LA VESSIE ET AUX URETÈRES.
INDICATIONS OPÉRATOIRES

Par M. Aug. POLLOSSON
Professeur de chirurgie gynécologique à la Faculté de Lyon.

L'extension du cancer du col utérin au bas-fond vésical et à l'embouchure des uretères est une des complications les plus graves et constitue, au point de vue des indications chirurgicales, les plus grandes difficultés. On peut même dire que ces propagations, lorsqu'elles sont diagnostiquées d'avance, sont considérées, d'une manière générale, comme les contre-indications les plus absolues à une intervention radicale, de sorte que les difficultés opératoires auxquelles nous avons fait allusion se rapportent d'habitude à des extensions non diagnostiquées ou dubitativement soupçonnées.

Les cancers du col propagés à la paroi vaginale, surtout à la paroi antérieure, font penser à un envahissement en profondeur, atteignant les parois vésicales, et font souvent renoncer à une intervention radicale. Nous pensons, d'après l'observation de quelques cas, que cette appréciation pessimiste est souvent exagérée, que cet envahissement en surface, même avec des bourgeonnements volumineux, laisse souvent indemnes les parois vésicales et que le clivage reste possible dans des conditions satisfaisantes.

Les envahissements vésicaux ont plus souvent pour point de départ les cancers à développement intra-cervical. La propagation se fait par le tissu cellulaire qui unit le col à la vessie. C'est tout d'abord la musculature vésicale qui est envahie. Dans les cas plus avancés, le cancer gagne la sous-muqueuse, puis la muqueuse vésicale.

Quels sont les éléments de diagnostic de cet envahissement?

Le toucher vaginal révèle une induration du cul-de-sac vaginal antérieur, induration fixée en arrière du col, mais le débordant en avant et latéralement; les mouvements communiqués à l'utérus dans le sens vertical entraînent le bas-fond vésical.

La cystoscopie fournit des renseignements importants. On peut constater l'intégrité de la muqueuse et la présence d'une saillie formée par le bombement de la tumeur qui soulève le bas fond à la manière d'une prostate. Si la sous-muqueuse est le siège d'un gonflement œdémateux, on constatera l'aspect blanchâtre de la muqueuse, la présence de petites saillies en colonnes délimitant des logettes plus prononcées qu'à l'état normal. L'aspect bulleux indique un envahissement plus prononcé. Enfin l'envahissement de la muqueuse laisse voir des bourgeons, des ulcérations, des vascularisations anormales.

Nous attachons une grande importance à l'examen par le toucher digital intra-vésical après la dilatation de l'urèthre. Le toucher peut indiquer le glissement de la muqueuse sur les plans sous-jacents, ou au contraire la fixité dans des cas où la cystoscopie laisse une hésitation. En outre, quand la muqueuse est envahie, la cystoscopie, laissant observer des champs limités, ne permet pas de bien apprécier l'extension de la tumeur; le toucher précise l'étendue et les limites du mal.

Enfin dans certains cas où la cystoscopie a donné des notions négatives, le toucher permettra de constater un bourgeon ou une ulcération qui avaient échappé à l'examen.

Parfois l'extension à la vessie ne se révèle qu'à la laparotomie par un froncement du péritoine au niveau du cul-de-sac antérieur. Enfin l'extension peut être reconnue seulement pendant la dissection de l'utérus en avant.

Les extensions à la portion terminale des uretères peuvent quelquefois être diagnostiquées d'avance. Les distensions d'un rein par hydronéphrose ou rétention pyélitique peuvent être perçues à la palpation, à la condition d'être attentivement et systématiquement recherchées. La cystoscopie peut montrer des orifices urétéraux œdémateux ou éversés. Le cathétérisme des uretères peut montrer un défaut de perméabilité ou bien encore déceler, en arrière d'une partie rétrécie, la rétention d'une quantité d'urine assez considérable dans l'uretère distendu.

Mais, le plus souvent, l'envahissement des uretères est constaté au cours même de l'intervention pendant la dissection de ces conduits. Le développement du cancer dans leur paroi est d'ailleurs exceptionnel, nous n'en avons observé que deux cas; on peut donner cliniquement le nom d'envahissement à l'englobement de l'uretère dans une masse néoplasique paramétritique.

Dans l'état actuel, la plupart des opérateurs considèrent comme des contre-indications absolues : 1° les extensions vésicales avec envahissement de la muqueuse; 2° les envahissements de la musculature nets et étendus.

Les raisons qui font abandonner les interventions dans ces cas sont les suivantes : 1° l'opération est rendue bien plus grave par les résections partielles de la vessie et des uretères; 2° à la suite de ces interventions, les pertes de substance vésicale peuvent être d'une réparation difficile ou impossible, d'où résulte l'infirmité d'une fistule urinaire; 3° les envahissements de la vessie correspondent à des cas si mauvais que la récidive est à peu près certaine.

Mais, relativement aux cas où la musculature vésicale est seule envahie, il faut reconnaître que le diagnostic anté-opératoire peut faire défaut, et c'est pendant la dissection de l'utérus en avant que l'on est conduit à enlever une portion du muscle vésical envahi. On peut être conduit à une extirpation d'une partie de l'épaisseur du muscle vésical, ou bien à l'extirpation partielle de la musculature dans toute son épaisseur, avec intégrité de la muqueuse; parfois enfin, ces ablations se compliquent d'une déchirure accidentelle de la muqueuse vésicale.

Que doit-on faire dans ce cas?

Le plus souvent on devra reconstituer, par une suture soignée à deux plans, la perte de substance vésicale.

Mais il est des circonstances où une suture convenable est chose vraiment impossible. Si la musculature est détruite dans une zone large, non seulement les sutures d'oblitération sont difficiles, mais la déchirure s'agrandit parfois pendant les tentatives de restauration. On peut, à notre avis, lorsque de pareilles difficultés sont réunies, et lorsque l'opération a été déjà longue et grave, renoncer à l'oblitération et abandonner la déchirure en fermant le péritoine au-dessus d'elle. La fistule vésico-vaginale établie pourra être ultérieurement traitée.

Ces complications d'extension vésicale s'associent souvent à des difficultés analogues du côté de la portion terminale des uretères. Les uretères englobés dans le cancer sont d'une dissection difficile, leur tunique externe peut être dilacérée, leur isolement complet les expose à des nécroses, et, d'autre part, le ménagement de ces canaux à travers le tissu néoplasique conduit à une intervention moins large et favorise les récidives. Il vaut mieux parfois prendre la décision de sectionner l'uretère à son entrée dans le néoplasme et d'enlever plus largement le paramètre cancéreux.

On sera conduit, dans ces cas, à établir de suite une urétéro-cysto-anastomose.

Mais la résection de la portion terminale de l'uretère englobé par le néoplasme peut s'associer aux envahissements du bas-fond vésical. Dans ce cas, les reconstitutions de la vessie ouverte et de l'uretère sectionné deviennent particulièrement difficiles et parfois impossibles.

Nous avons été conduit, dans des cas de ce genre, à abandonner la reconstitution de la vessie, à fixer simplement l'uretère dans la paroi saine de la vessie déchirée, et, après avoir fermé le péritoine pelvien au-dessus de la déchirure vésicale, à laisser la malade avec une fistule vésico- et urétéro-vaginale.

Nous avons ultérieurement traité la fistule urinaire par une opération de colpocléisis, établi aussi haut que possible dans la cavité vaginale.

Dans nos 200 premiers cas d'opération de Wertheim, nous avons noté 23 fois des blessures opératoires de la vessie ou des uretères, 14 cas de blessure de la vessie seule, 5 cas de blessure de l'uretère seul, 4 cas de section simultanée de la vessie et d'un uretère.

Les 14 cas de blessure de la vessie seule se divisent en 7 cas où la suture immédiate a été pratiquée et en 7 cas où l'on n'a point fait de suture. Les 7 cas avec suture comportent 6 cas avec guérison et 1 cas de fistule secondaire suivie de mort par infection urinaire.

Sur les 7 cas sans suture, 1 malade a été perdue de vue, 3 sont mortes soit immédiatement, soit d'accidents urinaires tardifs, 1 a eu une récidive rapide et n'a pu être réopérée, 2 ont été traitées ultérieurement par l'opération du colpocléisis. Sur ces deux malades, l'oblitération a été suivie de succès, l'une d'elles est morte deux ans et demi après son opération, sans que nous puissions dire d'une façon précise la cause de sa mort; l'autre est encore vivante, en bonne santé, sans récidive, quatre ans après son intervention.

Les 5 cas de blessure de l'uretère seul se divisent ainsi : 3 fois il s'agissait de sections latérales incomplètes qui ont été suturées et qui ont guéri ; 2 fois la section de l'uretère était complète, dans 1 de ces cas nous avons fait une urétéro-cysto-anastomose immédiate suivie de guérison, la malade est vivante et bien portante depuis quatre ans et demi; dans l'autre cas, la section trop élevée de l'uretère ne permettant pas une cysto-anastomose, nous avons fait une ligature oblitérante de l'uretère : guérison opératoire, récidive et mort cinq mois et demi après.

Dans 4 cas, nous avons eu des blessures combinées de la vessie et d'un uretère. Dans 1 cas, nous avons fait une restauration immédiate, implantation de l'uretère et fermeture de la plaie vésicale, les sutures n'ont pas tenu; fistule vésicale et urétérale secondaire, mort de pyélo-néphrite trois mois après. Une malade a gardé sa fistule et n'a pas été revue. Deux malades ont été laissées sans suture vésicale et opérées secondairement par colpocléisis, donnant dans les 2 cas un rétablissement fonctionnel parfait. L'une d'elles a eu une récidive du cancer au bout d'un an ; l'autre, opérée en mars 1905, est encore en parfaite santé, cinq ans et demi après son opération.

Après avoir exposé l'ensemble de ces faits, nous voulons insister sur les résultats du colpocléisis secondaire. Il a été pratiqué dans 4 cas, 2 fois pour des fistules vésicales et 2 fois pour des fistules vésicales et urétérales. Les oblitérations ont toutes été suivies de succès. Des 2 premières malades, l'une est vivante après quatre ans, et l'autre est morte deux ans et demi après. Des 2 dernières, l'une a eu une récidive au bout d'un an, l'autre est en bonne santé après cinq ans et demi.

Les résultats opératoires du colpocléisis ont donc été favorables dans les 4 cas et dans 2 cas les résultats ont été durables et persistent après quatre et cinq ans et demi. Ces résultats nous conduisent à donner le conseil de renoncer, dans certains cas difficiles, aux restaurations immédiates et de recourir à ces interventions secondaires. Il est bon d'attendre un délai de six mois au moins après l'intervention primitive pour entreprendre l'oblitération vaginale. De cette manière, les chances de récidive sont suffisamment écartées. L'implantation de l'uretère doit être faite dans la portion saine de la vessie déchirée ; cette conduite est préférable à la simple fixation du bout urétéral aux bords de la déchirure vésicale.

Faisons remarquer, en outre, que cette implantation de l'uretère dans la vessie déchirée est réalisable dans des cas où, si la restauration vésicale était faite, l'implantation urétérale deviendrait impossible. La paroi de la vessie déchirée, très mobilisable, remonte aisément du côté de l'uretère sans déterminer de traction, tandis que, si l'on commençait par la suture vésicale, un uretère sectionné en un point élevé ne pourrait plus être abaissé jusqu'à la vessie.

Ces faits et résultats se rapportent à des cas où les sections de la vessie ou de l'uretère ont été nécessitées par des extensions du néoplasme qui n'avaient pas été diagnostiquées d'avance.

Ils nous ont conduit à une conclusion intéressante, à admettre comme logique, dans certaines conditions favorables, l'ablation systématique d'une portion de la vessie et d'un uretère dans des cas où les lésions cancéreuses de ces organes seraient d'avance diagnostiquées et reconnues.

Nous avons pu réaliser cette intervention dans un cas, au mois de mars de cette année :

Il s'agissait d'une malade présentant un volumineux cancer du col utérin étendu à la vessie et à l'uretère droit. Ces extensions avaient été diagnostiquées avant l'opération par le toucher, par la cystoscopie et par le toucher intravésical. L'extension à la vessie envahissait non seulement le muscle, mais la muqueuse sur une étendue large comme une pièce de 2 francs, cette surface bourgeonnante et ulcérée siégeait sur la partie latérale droite de la vessie. La cystoscopie avait montré, en outre, l'existence d'une petite ulcération cratériforme, remplie de bourgeons néoplasiques, au niveau de l'orifice vésical de l'uretère droit. L'envahissement et la compression de l'uretère étaient, en outre, manifestés par une dilataiton notable du rein droit. Si on faisait abstraction de ces extensions, le cas ne paraissait pas trop défavorable, l'utérus présentant encore une certaine mobilité. C'est dans ces conditions que l'opération fut décidée. Son exécution a été facile et rapide, car la section de la vessie, prévue et décidée d'avance, de même que la section de l'uretère droit à son entrée dans le paramètre cancéreux ont évité la perte de temps d'une dissection, toujours longue dans les cas difficiles. Le sacrifice prévu de la vessie et de l'uretère a permis, en outre, de dépasser d'emblée les limites du cancer au lieu de s'en rapprocher comme dans les cas où l'on veut ménager ces organes. Aucune restauration de la vessie largement ouverte n'a été tentée, l'uretère a été simplement implanté dans la paroi vésicale. Après oblitération du péritoine pelvien, l'abdomen a pu être refermé sans drainage. Les suites opératoires ont été simples. La malade, à l'heure actuelle, est en parfaite santé; six mois après son opération, elle ne présente aucune récidive. Je me propose d'intervenir bientôt pour guérir sa fistule urinaire et, en me basant sur les cas précédemment observés, il n'est pas impossible d'espérer une guérison durable.

La pièce opératoire représente un bloc unique : l'utérus, les annexes, les paramètres, la portion supérieure du vagin, le bas-fond vésical et la portion intraligamentaire de l'uretère droit. Dans ce cas, l'uretère n'est pas simplement englobé dans le néoplasme, mais envahi, et des bourgeons cancéreux sont visibles dans l'uretère, au niveau de son embouchure vésicale et au voisinage de sa section supérieure.

Il est bien entendu qu'une intervention radicale, dans des cas où l'extension du cancer utérin à la vessie ou à l'uretère sont connus, ne peut être indiquée que dans des conditions particulières. Il faut, pour intervenir dans de pareils cas, que l'opération se présente à d'autres points de vue d'une manière favorable, c'est à-dire que le cancer utérin ne soit pas trop étendu dans les paramètres, que l'utérus ait une certaine mobilité, que l'état général de la malade ne montre pas de cachexie. Si ces conditions sont réalisées, il ne faut peut-être pas considérer les envahissements néoplasiques de la vessie et de l'uretère comme des contre-indications absolues.

TROIS OBSERVATIONS D'HYSTÉRECTOMIES ABDOMINALES SUBTOTALES POUR FIBROMES.

Par M. Ch. FAGUET (de Périgueux).

Ancien chef de clinique chirurgicale à la Faculté de Bordeaux.

« L'hystérectomie abdominale pour fibromes de l'utérus, considérée jusqu'à nos jours comme l'une des interventions les plus meurtrières de la chirurgie, paraît devoir être, à l'avenir, aussi bénigne que les autres interventions abdominales. » Telle était la conclusion d'un mémoire fait en collaboration avec M. le docteur J. Vitrac[1], publié dans la *Revue de*

1. Ch. Faguet et J. Vitrac, *Revue de chirurgie*. Paris, juin 1895, p. 152.

chirurgie de Paris, en 1895, et d'une communication faite au premier Congrès de gynécologie, d'obstétrique et de pædiatrie de Bordeaux[1].

Ce travail reposait sur un certain nombre d'observations inédites et contenait l'exposé de la technique opératoire suivie par mon maître, M. le professeur M. Lanelongue (de Bordeaux), dont j'avais l'honneur d'être le chef de clinique. Nous préconisions l'hystérectomie abdominale supra-vaginale avec traitement rétro-péritonéal du pédicule, procédé qui n'est autre, en somme, que celui que l'on connaît aujourd'hui sous le nom d'hystérectomie subtotale.

Depuis cette époque, les méthodes opératoires se sont améliorées, l'outillage s'est perfectionné, la chirurgie, devenue plus simple, s'est « démocratisée[2] » et l'hystérectomie, tout en restant une opération grave, est devenue aujourd'hui une opération relativement bénigne, qui peut être pratiquée avec succès par de modestes chirurgiens de province. Toutefois, si la technique opératoire de cette intervention est actuellement bien réglée et considérée comme classique, il n'en est pas moins vrai que le traitement du pédicule reste encore une des questions les plus controversées; aussi semble-t-il que s'il n'est pas encore possible de dire quel est le meilleur procédé ou quelles sont d'une façon précise les indications respectives de l'hystérectomie totale et de l'hystérectomie subtotale pour fibromes, il est du devoir de chacun d'apporter à la discussion les faits qui lui sont personnels, afin de contribuer pour sa part à la solution du problème.

« Les avantages de l'hystérectomie subtotale consistent essentiellement dans la plus grande simplicité, la plus grande rapidité et la moindre gravité de l'opération[3]. » Cette opinion si autorisée de M. le professeur Pozzi est un puissant argument en faveur de cette intervention, qui presque toujours me paraît devoir être préférée à l'hysterectomie totale, bien que cette dernière soit théoriquement plus séduisante. En outre, les observations que je rapporte — ajoutées à celles que j'ai déjà publiées antérieurement[4] — achèvent de me convaincre que l'hystérectomie subtotale est applicable à la très grosse majorité des cas.

La technique opératoire que j'ai employée est celle dont l'idée première est due à Schrœder et qui est caractérisée par la ligature isolée des utérines, la confection de deux petits lambeaux sur le col et la réfection du péritoine par-dessus le moignon. C'est le procédé — avec quelques modifications de détails — qui se trouve décrit dans tous les

1. LANELONGUE et Ch. FAGUET, Séance du 9 août 1895.
2. L.-G. RICHELOT, *XXIIe Congrès de chirurgie*. Paris, 1909.
3. S. POZZI, *Traité de gynécologie*, 4e édition. Paris, 1905, t. I, p. 457.
4. Ch. FAGUET et J. VITRAC, *loc. cit.*

livres classiques et notamment dans le *Traité de gynécologie* de M. le professeur S. Pozzi.

OBSERVATION I. — *Fibrome de l'utérus (paroi antérieure) à évolution rapide. Hystérectomie abdominale subtotale. Guérison.*

Elina G..., trente-huit ans, célibataire, a eu ses premières règles à seize ans, régulières et plus abondantes à partir de vingt-cinq ans. Quelques années plus tard, à trente-deux ans, l'abdomen commence à augmenter de volume et M. le docteur R. Chaminade constata peu de temps après l'existence d'une tumeur abdominale. En 1907, je fus appelé à examiner Elina G... et j'affirmai l'existence d'un fibrome utérin peu volumineux, à tendance hémorragique, pour lequel je conseillai Salies-de-Béarn. Malgré cinq saisons en deux ans et demi, sous la direction de M. le docteur David, la tumeur augmenta rapidement de volume et l'intervention chirurgicale devint indispensable.

Opération le 28 novembre 1908, avec l'assistance de MM. les docteurs Gadaud et R. Chaminade. Aucun incident opératoire, péritonisation complète, drainage abdominal (trois jours), injections de sérum chirurgical, etc.

Suites opératoires normales; la malade se lève le vingt et unième jour et quitte la maison de santé le vingt-quatrième.

Examen de la pièce. — La tumeur enlevée est un fibrome utérin interstitiel, développé surtout aux dépens de la paroi antérieure de la matrice, pesant 3 kil. 700 grammes.

Elina G..., revue récemment — 10 septembre 1910 — jouit d'une excellente santé depuis qu'elle a été opérée.

OBSERVATION II. — *Fibrome de l'utérus (paroi postérieure) enclavé dans le petit bassin; coprémie. — Hystérectomie abdominale subtotale. — Guérison.*

Léonie L..., quarante-six ans, institutrice, a eu ses premières règles à dix-sept ans, irrégulières et douloureuses. Trois fausses couches sans cause apparente, jamais de grossesse à terme, hémorragies et douleurs plus fortes depuis décembre 1908. M. le Dr Tocheport constate, au mois d'avril 1909, un fibrome utérin enclavé dans le petit bassin et comprimant l'intestin, dont il gêne l'évacuation; symptômes de coprémie.

Opération le 29 juin 1909, avec l'assistance de MM. les Drs Gadaud et Tocheport. Aucun incident à signaler; péritonisation complète et drainage; le drain et la mèche de gaze sont enlevés au bout de 48 heures, mais en raison d'un suintement séro-sanguinolent assez abondant, un nouveau drain est introduit dans l'angle inférieur de la plaie abdominale et laissé en place pendant deux jours.

Suites opératoires normales; toutefois, il y a lieu de signaler une particularité : le seizième jour après l'opération, Léonie L... a ressenti un malaise analogue à celui qu'elle éprouvait à l'approche de ses règles et le lendemain elle a vu apparaître du sang en petite quantité. Le toucher vaginal n'a rien révélé d'anormal, pas d'empâtement, pas de douleur dans les culs-de-sac vaginaux. L'examen au spéculum a montré que l'orifice du col laissait suinter du sang un peu noirâtre; cet écoulement sans importance a duré 48 heures et n'a pas reparu.

Examen de la pièce. — La tumeur enlevée est un fibrome pur du poids de *un kilo cinq cent soixante grammes,* développé aux dépens de la paroi postérieure de l'utérus.

4 juillet 1910. — Léonie L... a pu reprendre sa classe depuis la rentrée d'octobre dernier et sa santé reste parfaite.

OBSERVATION III. — *Très volumineux fibrome de l'utérus. — Hystérectomie abdominale subtotale. — Guérison.*

Juliette C..., trente-huit ans, a toujours eu une bonne santé jusqu'au début de la maladie actuelle qu'elle fait remonter à cinq ans? Elle a eu une grossesse normale il y a dix-huit ans et une fausse couche de deux mois et demi, six ans après son accouchement. Règles régulières, ni métrorrhagies, ni leucorrhée. Le seul symptôme observé par Juliette C... est la présence d'une tumeur abdominale indolente, peu gênante tout d'abord, mais qui depuis un an a rapidement augmenté de volume et a pris dans ces derniers mois un développement énorme, à un point tel que la marche est devenue très pénible et très difficile. Pas de pertes hémorragiques, règles à peu près normales comme durée et quantité.

Le diagnostic de fibro-myome utérin probablement kystique est le plus vraisemblable et la malade demande à être débarrassée de cette énorme tumeur qui constitue pour elle une infirmité presque incompatible avec l'existence.

Traitement préparatoire pendant un mois : repos, lait, vin de Huchard, etc.

Opération le 8 novembre 1909, avec l'assistance de MM. les Drs Gadaud et Colombet. Le ventre ouvert et la tumeur mise à nu, deux ponctions faites avec le trocart à kystes de l'ovaire sont négatives et montrent que la tumeur est solide dans sa totalité; écoulement de sang assez important, mais rapidement arrêté par le pincement et la ligature des artères utérines.

L'hystérectomie subtotale est faite rapidement et terminée sans accidents, malgré le volume considérable de la tumeur. Pas de schock opératoire.

Suites opératoires absolument normales. Juliette C... quitte la clinique chirurgicale le vingt-quatrième jour après avoir été opérée, et des nouvelles récentes — 12 juillet 1910 — permettent de dire qu'elle est en très bonne santé.

Examen de la pièce. — La tumeur enlevée est un fibrome du poids de *dix-sept kilos cinq cents grammes,* développé dans l'épaisseur du ligament large gauche — fibrome intra-ligamentaire, variété abdominale (S. Pozzi), — l'utérus très allongé est dévié obliquement à droite; ses parois sont très hypertrophiées.

Il m'a paru intéressant de rapporter ici ces trois observations, qui ont trait à des cas bien différents les uns des autres, pour montrer que l'hystérectomie abdominale subtotale a le grand avantage d'être applicable presque toujours et justifier la préférence que je lui conserve.

SUR LES AVANTAGES DE L'HYSTÉRECTOMIE SUBTOTALE

Par M. J.-L. FAURE

Professeur agrégé à la Faculté de médecine de Paris,
Chirurgien de l'Hôpital Cochin.

Qui donc eût dit, il y a quelques années, après la discussion de la Société de chirurgie d'où l'hystérectomie subtotale sortit victorieuse, qu'elle serait attaquée de nouveau et que, de nouveau, il faudrait se lever pour prendre sa défense? Il semble extraordinaire qu'une question aussi simple, je dirai presque aussi évidente, prête encore à la discussion, et puisque beaucoup de chirurgiens, et non des moindres, pensent encore que la question n'est pas résolue et viennent parler de nouveau en faveur de l'opération totale, je ne veux pas laisser passer l'occasion qui se présente aujourd'hui sans dire encore une fois ce que je pense à ce sujet et pourquoi je le pense.

Ce sont surtout des jeunes qui viennent, en employant d'ailleurs les mêmes arguments que j'employais moi-même il y a une douzaine d'années quand je défendais la totale, nous montrer que l'esprit humain est toujours le même et qu'en chirurgie, plus que partout ailleurs peut-être, il n'y a que l'expérience personnelle qui compte, il n'y a que ce que l'on a vu, de ses yeux vu, qui ait quelque valeur et qui puisse entraîner une conviction ferme.

Il y en a même qui ne discutent plus. Et pour eux, il est évident que l'hystérectomie totale est supérieure à sa rivale. Celle-ci a quelque chose d'incomplet, d'inachevé, d'antichirurgical, qui répugne à l'esprit et qui blesse les grands principes.

Une malade à laquelle on a laissé le col continue à souffrir, elle est exposée à toutes sortes d'accidents, — elle n'est pas guérie, en un mot, — et l'opération qu'elle a subie est une opération insuffisante, et que quelques-uns même qualifient de mauvaise. Bien plus, Chaput va même jusqu'à prétendre que l'hystérectomie subtotale prédispose au cancer du col. Il semble être, il est vrai, jusqu'ici, tout seul de son avis.

Qu'y a-t-il, en réalité, d'exact dans tous ces reproches? Peu de chose à la vérité, et les femmes qui, après avoir subi une hystérectomie subtotale, souffrent parce qu'on leur a conservé le col sont la rare exception. J'en ai opéré beaucoup à l'hôpital, et un bon nombre en ville. J'ai pu suivre celles-ci, bien entendu, d'une façon plus active que les malades de l'hôpital. Je n'en connais pas une seule qui soit gênée par l'existence de son col. A l'hôpital, j'en ai revu beaucoup, et celles auxquelles j'ai regretté de ne pas avoir enlevé le col sont infiniment rares. Lorsque je les revois, je les examine systématiquement sous ce rapport. L'immense majorité ont un col petit, atrophié, parfaitement sain, et j'ai la conviction absolue qu'après l'hystérectomie subtotale, le col diminue considérablement de volume, au point de prendre souvent l'aspect et la dimension d'un col de nullipare. Assurément, si on a laissé en place un col très malade, énorme, ulcéré, il peut, après l'opération, rester encore malade et gêner quelquefois celle qui le porte, et par les pertes qu'il détermine et par les douleurs liées au reste d'infection qui persiste à son niveau. Mais c'est là un cas exceptionnel, qui fait suite à la conservation de cols très malades, et qu'il vaut mieux évidemment ne pas conserver à l'heure de l'opération.

Les faits qui s'observent quelquefois après l'hystérectomie subtotale, et dont on lui fait grand grief, n'ont bien souvent rien à voir avec elle. Elles sont dues à des réinoculations, à des vaginites blennorragiques, la plupart du temps, et s'observent tout aussi bien lorsque le col a été enlevé.

Les femmes qui souffrent de la conservation de leur col sont donc rares. Elles sont peut-être moins communes que celles qui souffrent parce qu'on le leur a enlevé. Et celles-ci se rencontrent quelquefois qui se plaignent de souffrir, dans certaines conditions, après l'hystérectomie totale, soit de la brièveté de leur vagin, soit de la sensibilité de la cicatrice qui en constitue le fond.

L'argument qui a été mis en avant par Richelot, qui reproche à la subtotale de conserver un col qui peut devenir le siège d'un cancer, a plus de valeur. Il est certain qu'on a vu quelquefois un cancer se développer un certain temps après l'opération sur le moignon du col. Le fait n'est pas aussi commun qu'on veut bien le dire, et personnellement, sur un nombre d'hystérectomies subtotales qui ne doit guère être inférieur à 2.000, je n'en ai jamais vu. Mais il existe et on en a cité un certain nombre d'observations. Si le fait était aussi fréquent que l'a observé Chaput, qui, sur un peu plus de cent observations, en a, si je ne me trompe, observé cinq cas, au point que cette fréquence lui fait croire que l'hystérectomie subtotale prédispose au cancer, il faudrait certainement renoncer à l'opération. Mais la série des cas observés par Chaput est une série malheureuse, tout à fait exceptionnelle, et que personne n'a jamais vue ni sans doute ne reverra. Il me paraît incontestable que le nombre des cancers qui se développent sur le moignon cervical ne s'élève pas à 1 p. 100 des cas. Or, on a souvent observé, et dans une proportion peut-être aussi importante, sinon davantage, le développement d'un cancer au fond du vagin après l'hystérectomie totale! Et cela n'a rien d'étonnant pour qui sait la prédilection du cancer pour le tissu de cicatrice. L'ablation du col, dans l'hystérectomie totale, ne met donc pas sûrement la malade à l'abri d'un cancer possible. Sans qu'on puisse à ce sujet donner des chiffres précis, il semble qu'on observe à peu près autant de cancers du fond du vagin après l'hystérectomie totale que de cancers du col après la subtotale, et c'est là, dans ces conditions, un argument qui perd à peu près toute la valeur qu'il semblait avoir au premier abord.

Que reproche-t-on encore à l'hystérectomie subtotale? La difficulté du drainage! Mais c'est encore un reproche qui ne supporte pas l'examen!

Et d'abord, dans la grande majorité des cas, dans les trois quarts au moins, dans presque tous ceux où l'on n'opère pas sur des foyers suppurés, le drainage est inutile, et l'on voit déjà bien des cas où cet argument est sans valeur. Quand on juge bon de drainer, le drainage abdominal est presque toujours suffisant, à condition qu'il soit bien fait, avec un drain qui ne soit perforé latéralement qu'à son extrémité inférieure, de façon à pouvoir conduire directement au dehors les liquides accumulés dans le Douglas. Ce drainage est excellent et, je le répète, presque toujours suffisant.

Il est cependant incontestable que, dans les cas graves, dans les cas infectés, le drainage vaginal, qui se fait au point le plus déclive, est supérieur au drainage abdominal. Mais pour y parvenir, point n'est besoin d'enlever le col. Il suffit, d'un coup de ciseaux, d'inciser en arrière, sur la ligne médiane, la tranche postérieure du col et le vagin qui lui fait suite jusqu'au fond du Douglas. Un drain vaginal, placé dans ces conditions, draine tout aussi bien que celui que l'on place après désinsertion complète du vagin, et l'extirpation totale du col.

Et voilà encore un argument qui, à nos yeux, est à peu près sans valeur.

Les derniers reproches que l'on fait à l'hystérectomie subtotale sont donc plus qu'exagérés, — ce sont des reproches théoriques et qui ne résistent pas à l'examen des faits.

Mais ce n'est pas tout, et si je crois que l'hystérectomie subtotale procure une guérison aussi parfaite que la totale, je prétends que, pour beaucoup d'autres raisons, elle lui est supérieure et de beaucoup.

Et d'abord, elle est infiniment plus simple et plus rapide, — je ne parviens pas à comprendre comment certains chirurgiens peuvent trouver qu'au point de vue technique, il n'y a aucune différence sensible entre les deux opérations, — et je me demande si cela ne tient pas avant tout à ce qu'ils connaissent mal la technique qui, dans la plupart des cas, fait de l'hystérectomie subtotale une opération merveilleusement réglée et qui ne laisse pour ainsi dire place à aucune surprise. Assurément, il ne faut rien exagérer, et l'hystérectomie totale est souvent elle-même extrêmement facile; mais dans ces cas eux-mêmes, elle ne saurait pour ainsi dire jamais être faite avec l'aisance qu'accompagne l'hystérectomie subtotale. Et dans un certain nombre de cas, en revanche, chez certaines femmes obèses ou dont le fond du bassin présente des infiltrations inflammatoires, l'hystérectomie totale peut devenir véritablement très difficile. J'entends très difficile à bien faire, car il est presque toujours facile de mal faire une opération. On ne saurait contester qu'il soit beaucoup plus simple de sectionner le col au niveau de l'isthme — car c'est là qu'il faut le sectionner — que de désinsérer le vagin.

Cette facilité se traduit, d'ailleurs, brutalement par une plus grande rapidité, et très souvent, dès que le ventre est ouvert et que le cas est simple, il faut quelques secondes à peine pour enlever l'utérus et les annexes, lorsqu'on se contente de sectionner l'utérus au niveau de l'isthme. Mais le temps que l'on gagne au cours de l'exérèse proprement dite est insignifiant à côté de celui que l'on économise dans l'hémostase.

Les études très intéressantes de Charrier sur l'irrigation du col, sur la zone avasculaire et le triangle hémorragique, qui peut être tout entier saisi avec une seule pince et lié avec un seul fil, le conseil que donne Gosset de saisir toutes les branches cervico-vaginales par une pince placée parallèlement au bord latéral du vagin, près de son insertion cervicale, ne font pas qu'il ne soit infiniment plus simple de saisir le tronc même de l'utérine, au niveau de l'isthme, au moment même où cette artère commence à remonter le long du bord de l'utérus. Sans doute, dans les quelques cas où le col est trop malade pour qu'on puisse le conserver et où il sera préférable de faire une hystérectomie totale, ce sont là des détails qu'il est bon de connaître et des conseils qu'il est utile de suivre. Mais il est certain, il est évident qu'en fait l'hémostase de la totale est plus longue et beaucoup plus délicate, le suintement sanguin post-opératoire est beaucoup plus abondant, beaucoup plus commun, et les accidents d'hémorragie pouvant aller jusqu'à la mort beaucoup plus fréquents. Nous en connaissons tous, et, comme il arrive bien souvent en pareille circonstance, ils ne sont pas tous publiés !

En outre, ces manœuvres d'hémostase, ce pincement des vaisseaux pré-cervicaux, ne se font pas sans faire courir à l'uretère un certain danger. Pour peu qu'il y ait quelque infiltration pré-cervicale, que le décollement du tissu cellulaire qui entoure le col se fasse mal et que la mobilité de l'uretère soit compromise, celui-ci est menacé par les pinces et même par les ciseaux ou le bistouri qui viennent découvrir le col, et je considère comme certain que, dans l'hystérectomie totale, les blessures de l'uretère sont infiniment plus fréquentes que dans la subtotale. Dans celle-ci, l'uretère est difficile à atteindre; dans celle-là, il est souvent difficile à éviter, et c'est là un argument de grande valeur en faveur de la conservation du col.

Ce n'est pas tout. Dans l'hystérectomie subtotale faite au niveau de l'isthme, l'insertion des ligaments utéro-sacrés est respectée, le col reste suspendu au milieu du bassin dans sa situation normale et la statique pelvienne demeure intacte. Il en est de même de la statique vésicale. Dans la subtotale, la section du col se faisant au niveau du cul-de-sac cervico-utérin, la vessie n'est pas touchée et les rapports du bas fond de la vessie avec la partie supérieure du vagin et avec la face antérieure du col utérin ne sont en aucune façon modifiés. Dans la totale, au contraire, la face postéro-inférieure de la vessie est mise à nu, séparée du col utérin, parfois du cul-de-sac vaginal antérieur et de la partie sous-jacente du vagin. Outre qu'elle risque d'être blessée, ce qui n'est pas extrêmement rare, il me semble, après la guérison des troubles vésicaux, dont la pathogénie est assez obscure, mais qui n'en existent pas moins en fait, on observe, beaucoup plus souvent après la totale qu'après la subtotale, des douleurs vésicales, des cystalgies, des tumeurs qui ne s'accompagnent d'aucune lésion de la muqueuse visible par la cystoscopie, mais qui n'en existent pas moins et gênent parfois beaucoup les malades.

La subtotale laisse aussi au vagin sa conformation et sa longueur normale, et ce n'est pas une considération sans valeur. Je ne connais aucune femme qui se soit plainte d'avoir conservé son col. J'en connais, au contraire, auxquelles une trop grande brièveté du vagin et l'existence d'une cicatrice terminale douloureuse ont rendu pénible tout rapport sexuel, et qui ont eu de ce fait leur existence sérieusement troublée.

La subtotale n'ouvre pas le vagin. C'est encore là un élément de supériorité sur l'opération rivale. Il est facile de dire que le péril vaginal n'existe pas, que l'infection ne vient jamais du vagin, et qu'il est en tout cas facile de désinfecter celui-ci.

Ce sont là des affirmations qu'il est impossible d'accepter. Sans doute, il ne faut pas exagérer le péril vaginal, mais il est de toute évidence que l'asepsie du vagin est, pratiquement, impossible à réaliser, comme d'ailleurs l'asepsie de tout tégument en contact avec l'extérieur. Les moyens mécaniques, les lavages, les brossages, l'air chaud, la teinture d'iode qui n'a pas ici la valeur qu'elle a sur la peau à cause de l'humidité du vagin, rendent évidemment de grands services. Mais il est bien clair que la stérilisation parfaite d'un vagin, où séjournent les sécrétions d'un col plus ou moins infecté, est impossible. L'ouverture d'un vagin peut donc être une cause d'infection et, sans qu'il soit possible d'en faire la démonstration absolue, il est évident qu'elle l'est quelquefois.

En tout cas, nul ne saurait contester que l'hystérectomie subtotale réalise à un plus haut degré le type des opérations aseptiques, et c'est encore là une supériorité que rien ne saurait lui enlever.

Enfin, il est en faveur de la subtotale un dernier argument qui vaut à lui seul tous les autres. L'hystérectomie subtotale est moins grave que la totale. Sans doute, c'est là un fait qu'il est impossible de démontrer. Lorsqu'une malade vient à succomber, il est presque toujours impossible de dire quel a été l'accident initial qui a fini par provoquer la mort, et quand une malade meurt d'infection après une subtotale, par exemple, nul ne peut dire ce qui serait arrivé si elle avait subi une totale, et réciproquement. Mais, à défaut d'une démonstration mathématique impossible à faire, il y a l'impression — qui résulte, chez M. Chapuis, de ce qu'il a vu — et il y a aussi l'évidence.

Il n'est pas possible qu'une opération comme la totale, plus difficile, plus longue, plus hémorragique, moins parfaitement aseptique, qui menace plus sérieusement l'uretère et qui, en résumé, provoque un délabrement pelvien beaucoup plus considérable, ne soit pas plus grave que la subtotale, plus rapide, plus simple, dont l'hémostase est plus sûre, l'asepsie plus parfaite, qui fait courir à l'uretère moins de dangers et laisse le bassin presque intact.

Évidemment, nul ne saurait donner un chiffre précis et évaluer en un pourcentage quelconque la différence de perte des deux opérations. On peut avoir de longues séries blanches dans la totale et perdre la subtotale la plus bénigne en apparence. Tout se voit et tout peut se voir. Mais, je le répète parce que cela est évident, il n'est pas possible que, *toutes choses égales d'ailleurs*, l'hystérectomie totale ne soit pas, dans une certaine mesure, plus grave que la subtotale.

S'il en est ainsi, — et il en est ainsi, — et il ne peut pas ne pas en être ainsi, — cessons de discuter. Adoptons une fois pour toutes l'hystérectomie subtotale et réservons la totale aux quelques cas où le col est suspect ou vraiment trop malade pour pouvoir être conservé.

Nous nous donnerons moins de peine, nous guérirons plus de malades et nous les guérirons mieux !

OPÉRATIONS SUR LE REIN ET GROSSESSE

PAR M. POUSSON

Professeur à la Faculté de Bordeaux.

La néphrectomie occupant de nos jours la place si honorable que vous savez dans la thérapeutique d'un grand nombre de néphropathies, il importe d'envisager ses résultats éloignés dans ses rapports avec certains actes sociaux ; indemnité à la suite d'un accident du travail ayant nécessité l'ablation d'un rein, assurance, service militaire, mariage. C'est à ce dernier point de vue que je voudrais tirer quelques conclusions de l'analyse de soixante-six observations que j'ai réunies.

Mais, avant d'entrer dans la discussion des conditions dans lesquelles on peut autoriser ou non à se marier une femme privée chirurgicalement d'un rein, permettez-moi de rappeler quelques données expérimentales et cliniques démontrant que l'existence est compatible avec cette mutilation. Les physiologistes d'abord, puis les chirurgiens, ont surabondamment établi qu'on peut enlever à un animal les deux tiers et même les trois quarts de la masse totale des reins, sans rupture de l'équilibre organique. Cette réduction à l'extrême du champ sécrétoire de l'urine est compensé par une hypertrophie de la portion restante du parenchyme. Cette hypertrophie se produit, dans l'espèce humaine aussi bien que chez les animaux, non seulement lorsque le rein a été enlevé par un traumatisme, mais même lorsque l'opération a été faite pour une affection quelconque ayant préalablement plus ou moins profondément désorganisé l'organe. Bien plus, il arrive fréquemment dans ce cas que l'hypertrophie du rein adelphe est déjà constituée au moment où l'on intervient, méritant bien ainsi l'épithète de providentielle. Mais cette hypertrophie persiste-t-elle et le rein en conserve-t-il indéfiniment le bénéfice, de manière à assurer la sécrétion urinaire dans toute son intégrité? On peut répondre, d'une façon générale, par l'affirmative à cette question; toutefois, le rein restant peut subir des altérations légères ou graves, dont il faudra tenir grand compte pour se prononcer en faveur de l'aptitude au mariage des femmes néphrectomisées.

Sur soixante-six femmes devenues enceintes, plus ou moins longtemps après avoir subi l'extirpation du rein, je ne relève que sept fausses couches ; les cinquante-neuf autres firent sans incident les frais de leur grossesse et accouchèrent à terme. Parmi elles, quarante-six n'eurent qu'une seule grossesse, huit en eurent deux, et cinq en eurent trois. Chez toutes, les suites de couches furent exemptes de toutes complications, malgré les opérations obstétricales qui, chez un petit nombre, durent être faites : telles que forceps, craniotomie.

Le plus grand nombre de ces femmes allaitèrent leur enfant : l'une de mes opérées se plaça même comme nourrice mercenaire.

Toutes ces néphrectomisées, ultérieurement grosses, étaient vivantes au moment de la publication de leurs observations, à l'exception de cinq, qui moururent longtemps après leur accouchement, de telle sorte que la grossesse ne peut être accusée de leur décès. En ce qui concerne les enfants, tous étaient vivants et bien portants en naissant, et je ne relève que la mort de deux, l'un à l'âge de un mois, emporté par la coqueluche, et l'autre à quinze mois, par la méningite tuberculeuse.

Les résultats précédents doivent faire cesser les appréhensions de ceux qui pensent encore qu'une femme néphrectomisée ne peut supporter les charges de la maternité; mais il n'en découle pas que l'on doive permettre le mariage dans tous les cas et, pour ainsi dire, les yeux fermés. Avant de se prononcer, il faut s'enquérir, en outre, de la santé générale et du fonctionnement de l'appareil cardio-vasculaire et du foie, émonctoire vicariant de la plus haute importance, de l'état anatomique et fonctionnel du rein restant et de la nature de la néphropathie ayant exigé l'intervention.

Les moyens que nous avons de juger la valeur du rein sont nombreux ; ils se complètent les uns par les autres, et aucun d'eux ne devra être négligé. Prenant en considération, à ce point de vue, l'examen urologique des néphrectomisées, on peut classer les espèces cliniques en trois catégories. Dans la première, le rein restant fonctionnant intégralement, l'autorisation de se marier peut être accordée sans hésitation ; dans la seconde, la sécrétion urinaire étant troublée quantitativement et qualitativement, cette autorisation ne sera donnée qu'après un examen suivi et répété des urines; dans la troisième, les urines étant profondément altérées, toute idée de mariage sera proscrite. Mais, même dans ce cas, il n'est pas impossible que les femmes néphrectomisées mènent à bien une grossesse et ses suites, car j'ai relevé quelques observations de malades, ayant un rein profondément altéré et infecté, pissant du pus en abondance, qui ont eu des grossesses heureuses.

La nature de l'affection ayant réclamé la néphrectomie doit être prise en considération dans la solution du problème que nous poursuivons, mais son importance est moins grande qu'on pourrait le croire *a priori*. Sur trente-deux néphrectomisées pour tuberculose, je ne relève que trois avortements, les vingt-neuf autres grossesses ont évolué normalement et se sont terminées à terme par la naissance d'un enfant vivant, à l'exception d'un seul. Quant à la santé de ces mères, elle n'a pas été ébranlée par la grossesse, car les trois qui sont mortes ont succombé plus ou moins longtemps après leur accouchement. Sur dix femmes opérées pour lithiase, je ne note qu'une seule fausse couche ; chez les neuf autres, la gestation ne fut pas contrariée, et leur état général se maintint bon, bien que quelques-unes eussent un rein très altéré et suppuré, donnant lieu à une pyurie plus ou moins intense. Chez dix opérées pour pyonéphrose, pyélonéphrite ou abcès du rein, la gestation, la parturition et ses suites ont été normales, sans donner lieu au moindre incident. Il en a été de même chez trois opérées pour hydrophénose. Dans deux cas d'opération pour fistule urétérale, je trouve un avortement et une grossesse à terme. Une néphrectomie pour néphrite hématurique a été suivie d'une grossesse normale. Enfin, huit interventions pour néphropathies de nature non indiquée n'ont eu aucun retentissement sur les grossesses subséquentes.

Si je ne puis tirer de l'analyse de ces soixante-six faits de néphrectomies suivies de grossesse des conclusions sans appel touchant l'aptitude au mariage, j'ai cru qu'il était bon d'attirer votre attention sur une question qui dépasse les intérêts de l'individu pour s'étendre à ceux de la société.

NÉPHRECTOMIE ET GROSSESSE

Par M. HARTMANN

Professeur à la Faculté de Paris.

Beaucoup de médecins craignent de voir une grossesse survenir chez une femme ayant subi une opération rénale, en particulier chez une femme néphrectomisée.

Cette crainte est-elle justifiée? Quelques-uns le croient, en se fondant sur des raisons théoriques.

En fait, il n'est pas démontré que le coefficient uro-toxique soit augmenté ; selon quelqnes-uns, il est, au contraire, diminué pendant le cours de la grossesse. Comme le fait remarquer Bar, « on est surpris du contraste qui existe entre la pauvreté de la science et l'intransigeance de ceux qui considèrent la théorie de l'hépato-toxémie gravidique comme intangible et définitive ». Nous ne pouvons donc nous appuyer, pour élucider le problème, sur des recherches encore insuffisantes. Mieux que toutes les considérations tirées de travaux incomplets, les faits vont nous permettre de répondre à la question que nous venons de poser.

Personnellement, nous avons noté le développement de grossesses sur sept de nos opérées.

Obs. I. — F..., dix-huit ans; le 2 août 1904, *néphrotomie* pour anurie. Le 9 janvier 1907, accouchement à terme d'un enfant pesant 3 kil. 500; en 1909, deuxième accouchement à terme sans incidents.

Obs. II. — F..., vingt-six ans; enceinte de trois mois; le 22 novembre 1907, *néphrotomie* pour pyélo-néphrite. Continuation de la grossesse. Accouchement à terme sans incidents.

Obs. III. — F..., trente ans; *néphrotomie*, le 30 août 1900, pour pyonéphrose calculeuse. En 1904, accouchement à sept mois d'un enfant qui n'a vécu qu'une heure. La malade avait fait, antérieurement à l'opération, en février 1900, une fausse couche de deux mois.

Obs. IV. — F..., vingt-trois ans; *néphrectomie* pour pyonéphrose gauche, le 30 décembre 1903. Au début de 1905, accouchement à terme à la suite d'une grossesse sans incidents.

Obs. V. — F..., vingt-six ans; *néphrotomie*, le 18 septembre 1893, pour pyonéphrose calculeuse. Le 14 septembre 1894, accouchement à terme d'une fille que la malade nourrit jusqu'à la fin de 1895. Le 13 septembre 1896, deuxième accouchement à terme; la mère nourrit l'enfant six semaines. Le 13 juin 1898, troisième accouchement à terme.

Le 8 juin 1898, *néphrectomie*. En mai 1901, quatrième accouchement à terme sans incidents. La mère a nourri l'enfant.

Obs. VI. — F..., trente-quatre ans; *néphrectomie* pour tuberculose, le 28 janvier 1894, au troisième mois d'une grossesse. Celle-ci continue et la malade accouche à terme sans incidents. En 1896, nouvelle grossesse, nouvel accouchement à terme.

Obs. VII. — F..., vingt-cinq ans; *néphrectomie* pour tuberculose, le 3 août 1904. Accouchement à terme d'un enfant bien portant, le 26 août 1909.

Dans ces sept observations, l'évolution de la grossesse ne semble avoir été influencée en rien par l'opération rénale antérieure. Il en a été de même chez une malade que nous n'avons pas opérée, mais pour laquelle on nous a demandé notre avis au point de vue de la possibilité d'un mariage. Après avoir constaté que les urines étaient normales et que le résultat des inoculations au cobaye était négatif, nous avons donné notre autorisation.

Obs. VIII. — F..., vingt-deux ans; néphrectomisée par Israël pour tuberculose rénale en 1903. En 1904, accouchement normal; deuxième accouchement en 1906; troisième accouchement en 1909. Les trois enfants sont bien portants.

A ces huit observations, nous pouvons ajouter seize autre faits, qui nous ont été communiqués.

Obs. IX (Couvelaire), — F..., *néphrectomie* pour pyonéphrose calculeuse, par Albarran, en mars 1908. Le 1er août 1909, accouchement spontané d'un enfant vivant pesant 3.800 grammes.

Obs. X (Hurry Fenwick). — F..., vingt-quatre ans; *néphrectomie* gauche pour tuberculose en 1908. Accouchement à terme d'un enfant vivant en 1903.

Obs. XI (Hurry Fenwick). — F..., vingt-sept ans; *néphrectomie* gauche pour tuberculose en 1897. Accouchement à terme d'un enfant vivant, en 1904.

Obs. XII (Hurry Fenwick). — F..., vingt et un ans, *néphrectomie* gauche pour tuberculose. A eu, depuis l'opération, cinq fausses couches et trois enfants vivants.

Obs. XIII (Rochet). — F..., *néphrectomie* pour tuberculose, deux ans après devient enceinte et accouche à terme sans incidents; a nourri quatorze mois.

Obs. XIV (Rochet). — F..., *néphrectomie* pour tuberculose, dix-huit mois après devient enceinte, accouche à terme sans incidents.

Obs. XV (Rochet). — F..., *néphrectomie* pour uronéphrose : treize mois après devient enceinte, accouche sans incidents, mais ne peut nourrir à cause de crevasses du mamelon. Dix-huit mois plus tard, deuxième accouchement normal, à terme, d'un enfant que la mère a nourri au sein.

Obs. XVI (Rochet). — F..., *décapsulation des deux reins* pour néphralgie; trois ans après, grossesse normale et accouchement d'un enfant vivant.

Obs. XVII (Pillet). — F..., vingt-trois ans; *néphrectomie* gauche pour tuberculose; était enceinte de cinq mois et demi, continuation de la grossesse, accouchement à terme d'un enfant pesant 3.750 grammes.

Obs. XVIII (Pauchet). — F..., trente-deux ans; *néphrectomie* pour pyonéphrose en 1902, deux grossesses. Va bien en 1909.

Obs. XIX (Pauchet). — F..., trente-sept ans; *néphrectomie* pour uronéphrose énorme. Une grossesse va bien en 1909.

Obs. XX (Pauchet). — F..., vingt-deux ans; opérée d'abord d'un abcès périrénal et néphrectomisée, *néphrectomie* pour rein tuberculeux en 1896, a eu depuis lors trois grossesses sans incidents et a nourri. Se porte toujours bien (1909).

Obs. XXI (Pauchet). — F..., vingt-six ans; *néphrectomie* pour tuberculose rénale en 1899, une grossesse depuis sans incidents, a eu une grippe grave, se porte assez bien.

Obs. XXII (Pauchet). — F..., vingt-huit ans; *néphrectomie* pour rein tuberculeux, en 1902. Une grossesse sans incidents. A eu une pleurésie. Se porte bien en 1909.

Obs. XXIII (Pauchet). — F..., trente ans; *néphrectomie* pour rein tuberculeux, en 1903. Une grossesse sans incidents. Se porte bien en 1909.

Obs. XXIV (Pauchet). — F..., trente-deux ans; *néphrectomie* pour rein tuberculeux, en 1906. Deux grossesses sans incidents. Se porte bien en 1909.

Dans ces 24 observations, l'opération rénale ne semble avoir eu aucune influence sur les grossesses ultérieures.

Si nous rapprochons ces 24 observations de 89 faits antérieurement publiés, nous arrivons à un total de 113 opérations sur le rein accompagnées ou suivies de grossesse, qui vont nous permettre de poser quelques conclusions.

Opérations au cours de la grossesse : 35 cas.

Néphrectomies : 28.

Deux de ces cas méritent une mention spéciale :

Celui de Cragin, où la néphrectomie fut faite, au moment du terme, par la voie vaginale, pour désobstruer la filière pelvienne dans laquelle se trouvait un rein kystique déplacé; l'accouchement se fit le lendemain sans incidents.

Celui de Twynam, qui, trois semaines après la néphrectomie, fit l'avortement artificiel pour prévenir des accidents absents jusqu'alors.

Restent 26 cas : 2 ont succombé; 1 femme est morte avec de l'éclampsie éclatant le lendemain d'une néphrectomie pour uronéphrose; 1 est morte d'embolie; elle était profondément infectée et avait une phlébite. Des 24 autres cas (5 uronéphroses, 3 néoplasmes, 3 pyélonéphrites, 2 pyélites, 3 pyonéphroses calculeuses, 1 calcul, 1 kyste du rein, 1 kyste hydatique, 5 tuberculoses), 2 ont avorté, les 22 autres ont mené leur grossesse à terme sans incidents.

Néphrotomies : 5.

Dans 4 cas, la grossesse a continué normalement. Dans 1, la malade est morte, ayant accouché prématurément le lendemain de l'opération ; 1 *néphropexie* et 1 *incision d'abcès périnéphrétique* n'ont en rien modifié l'évolution de la grossesse.

De l'ensemble de ces faits, il résulte que, dans la presque totalité des cas, l'opération rénale n'a exercé aucune action sur l'évolution de la grossesse et que réciproquement la gravidité ne semble pas avoir aggravé le pronostic de l'intervention rénale. Nous pouvons donc conclure que *la grossesse n'est pas une contre-indication à la néphrectomie.*

Grossesse après opération sur le rein : 78 cas.

Néphrectomies : 74.

De ces 74 néphrectomisées (38 pour tuberculose, 8 pour pyonéphrose, 10 pour pyonéphrose calculeuse, 3 pour rein calculeux, 4 pour pyélonéphrite, 2 pour fistule urétérale, etc.), 72 avaient mené de 1 à 4 grossesses à terme, avec ou sans fausses couches concomitantes; 2 avaient avorté simplement (dans un cas il s'agissait d'une néphrectomie pour fistule urétérale, dans l'autre d'une malade en évolution, tuberculose pulmonaire rapide).

A part 2 cas de femmes mortes, une d'éclampsie, une d'insuffisance rénale, pendant les suites de couches, le rein unique avait suffi, bien qu'il fût lui-même malade dans plusieurs cas et que l'accouchement eût été quelquefois pénible, par suite de l'existence d'un rétrécissement du bassin, d'une lenteur dans la dilatation du col, etc.

Néphrotomies : 3 (dont 1 pour anurie).

1 opérée a eu un avortement; 1, deux grossesses à terme; 1, trois grossesses à terme.

Décapsulation bilatérale des reins : 1, une grossesse à terme.

Il ressort de ces faits qu'après les opérations sur le rein, *après la néphrectomie* en particulier, *la grossesse suit son évolution normale, que l'accouchement se fait sans incidents, que la mère peut allaiter son enfant.* Ces conclusions sont peut-être en contradiction avec les idées *a priori* de quelques médecins. Elles résultent nettement des faits que nous avons rassemblés. Elles concordent avec l'opinion d'Israël, qui nous écrivait, dans ces derniers temps, qu'il avait noté, chez 8 de ses néphrectomisées pour tuberculose, 15 grossesses, et qui ajoutait qu'il n'avait jamais vu d'influence défavorable de la néphrectomie, ni sur la grossesse, ni sur l'accouchement.

On a donc le droit d'autoriser le mariage des jeunes filles ayant subi une néphrectomie, même lorsque cette dernière a été pratiquée pour des lésions tuberculeuses. Il suffit de s'assurer par l'examen des urines, en particulier par la méthode des inoculations, que tout bacille a disparu et que, par conséquent, il n'y a aucun risque à courir de ce côté.

M. PINARD (de Paris). — Il y a quelques mois, j'ai présenté à la *Société d'obstétrique, de gynécologie et de pædiatrie* une observation montrant que la grossesse évolue normalement après une néphrectomie pour rein tuberculeux. J'ai été très heureux d'entendre les communications de nos collègues qui établissent d'une manière irréfutable que la néphrectomie n'est pas une contre-indication au mariage et ne gêne en rien le développement de la grossesse. J'y trouve la confirmation de ce que m'avait montré l'histoire de la malade que j'avais eu l'occasion d'observer.

URÉTHRITE PROLIFÉRANTE HÉMORRAGIQUE

Par M. NOGUÈS (de Paris).

Il y a quelques années, je communiquai à l'Association française d'urologie une observation assez curieuse d'uréthrorragie; il s'agissait d'un malade dont l'urètre antérieur était le siège constant d'un abondant écoulement sanguin ; il n'existait cependant ni cancer, ni tuberculose et, en fait de lésions anatomiques, on ne relevait autre chose que les lésions banales de l'urétrite chronique. Il y avait donc une disproportion manifeste entre la cause et l'effet et il était indéniable que l'origine de cette hémorragie était ailleurs. Nous la trouvâmes, en effet, dans une affection hépatique, que la symptomatologie et l'évolution permirent d'étiqueter cirrhose hypertrophique avec ictère chronique. C'était bien là la cause réelle de ces hémorragies, car, au bout d'un certain temps, le malade présenta du purpura, du mœlena, des hémoptysies, des épistaxis, et finalement il expira complètement exsangue.

C'est une observation analogue que je communique aujourd'hui, avec cette différence que les symptômes ont été beaucoup moins sévères et qu'elle s'est terminée par une guérison complète et définitive.

Il s'agit d'une femme de ving-huit ans, grande, blonde, à peau diaphane et irritable, ne présentant aucun antécédent héréditaire. Elle a eu trois enfants qui ont toujours été très bien portants, le premier à seize ans en 1896, le dernier en 1904. Entre le deuxième et le troisième accouchement apparurent quelques troubles utérins consistant en pertes et en douleurs, qui motivèrent deux curettages, l'un en 1901 et l'autre en 1903.

De 1904 à 1907, l'état général fléchit légèrement, le système nerveux perd son équilibre; il existe un perpétuel état de fatigue que rien ne légitime, et bientôt apparaissent quelques troubles plus importants de l'appareil circulatoire : il y a fréquemment un léger œdème des extrémités, surtout le matin au réveil et, en même temps que des boutons d'acné, la malade aperçoit sur tout le corps, principalement au moment de ses règles, des taches bleues, qui, par leur siège et leur aspect, ont tous les caractères de taches purpurines. Un médecin consulté à ce moment prescrit un traitement dans lequel le chlorure de calcium tient la première place.

En 1906 et 1907, la malade fait une saison aux eaux arsenicales de Lévico, dans le Tyrol autrichien. Le 6 août 1907, pour la première fois, elle constate quelques gouttes de sang pur à la fin de la miction et cette uréthrorragie devient rapidement plus abondante, au point que, certains jours, elle se demande si elle n'a pas ses règles; peu à peu le saignement devient continu et ne cesse que par intervalles très courts. Mais c'est au saignement que se réduit, pour ainsi dire, toute la maladie; il n'existe aucun trouble fonctionnel : les urines sont claires, la vessie a sa capacité normale; les mictions ne sont ni fréquentes ni douloureuses, mais le jet d'urine est moins puissant et, à certains moments, la malade ne vide sa vessie qu'avec le secours d'un effort abdominal.

C'est en novembre 1907 que je pratique mon premier examen : l'attention est d'abord attirée par quelques boutons d'acné, mais surtout par des taches de purpura. Ces taches existent partout sur le cou, la poitrine, les jambes, mais elles sont plus marquées au voisinage des articulations; elles n'existent pas, d'ailleurs, qu'au niveau de la peau et on en trouve sur les muqueuses, en particulier sur la paroi postérieure du vagin. Ces taches sont extrêmement fugaces et disparaissent d'une visite à l'autre.

L'aspect du méat ne présente rien de bien spécial; en écartant ses lèvres, on voit une muqueuse rouge turgescente, froncée, donnant par expression une petite quantité de sang, mais il n'y a là rien qui rappelle le prolapsus classique de l'urètre. Les boules exploratrices de différents calibres sont toutes arrêtées à environ 12 ou 15 millimètres en arrière du méat, et en insistant pour franchir ce point, on provoque de la douleur et du saignement. L'arrêt de la boule exploratrice est brusque et n'est pas précédé, comme il arrive parfois chez l'homme, de cette sensation de resserrement qui est dû à une diminution progressive du calibre. Cette exploration, en un mot, ne donne pas l'impression d'un véritable rétrécissement uréthral, et ce qui confirme cette impression, c'est que le passage, refusé aux instruments en gomme, est accordé très facilement aux sondes-béquilles et surtout aux instruments métalliques d'un calibre très supérieur, cystoscope et uréthroscope.

La cystoscopie montre l'intégrité parfaite du col du corps de la vessie; la position et l'aspect des orifices urétéraux sont normaux. L'urétroscopie fait voir que la totalité de la longueur de l'urèthre est le siège de ces modifications de structure que nous avons déjà constatées au niveau du méat : muqueuse plus rouge encore que normalement, aspect framboisé, bourgeonnante, saillante dans la lumière du tube et saignant très facilement.

Le diagnostic de cette lésion était assez difficile, car l'aspect n'était celui d'aucune affection classique : il ne s'agissait ni de polype ni de procidence simple de la muqueuse. On ne pouvait pas, non plus, rattacher cette lésion à une infection gonococcique, la malade n'ayant jamais été contaminée et les nombreux examens bactériologiques pratiqués sur les produits de raclage ayant montré l'absence de tout gonocoque. Il ne s'agissait pas, non plus, d'un néoplasme, car il n'y avait pas ces gros bourgeons qui auraient rempli tout l'urètre dans le cas de tumeur maligne à début remontant à plusieurs mois. Enfin, cette lésion n'était pas, non plus, la première étape de cette forme de tuberculose hypertrophique et sténosante de l'urètre féminin, dont MM. Legueu et Duval et surtout M. Hartmann avaient publié de très beaux cas. Deux cobayes furent inoculés, en effet, avec les premières gouttes d'urine émises à la miction du réveil, et sacrifiés l'un au trentième, l'autre au quarantième jour. L'autopsie ne montra chez eux aucune trace de tuberculose.

Le diagnostic le plus probable restait donc celui d'urétrite proliférante hémorragique, qui devait se vérifier complètement.

La malade, préoccupée et ennuyée de ce saignement continuel, réclamait un traitement énergique. Nous commençâmes par les substances cathérétiques qui ont fait leurs preuves dans les inflammations chroniques de l'urètre. Le nitrate d'argent, le protargol, l'argyrol, l'huile goménolée, furent employés soit seuls, soit associés à la dilatation. Mais l'échec de cette double médication fut complet; l'écoulement sanguin restait constant et même pendant les quarante-huit heures qui suivaient l'application du topique, il était sensiblement plus abondant. Il devenait évident que l'action de ces médicaments était trop superficielle et que seule une thérapeutique capable de diminuer l'hyperhémie et la prolifération des couches muqueuses et sous-muqueuses avait chance de donner une guérison définitive. Aussi eûmes-nous recours aux cautérisations faites avec la fine pointe du galvano-cautère à travers le tube endoscopique. Après anesthésie locale, les bourgeons vasculaires les plus saillants furent d'abord abrasés, puis quelques pointes de feu profondes et même quelques raies de feu furent pratiquées dans la moitié antérieure du canal, mais en ayant bien soin de laisser entre elles des ponts de muqueuse suffisants pour éviter une rétraction cicatricielle trop grande. Six séances furent ainsi faites d'avril à juin 1908, et déjà à ce moment on notait une amélioration évidente. En juillet, la malade partit pour le bord de la mer, et les pertes s'espacèrent de plus en plus jusqu'en novembre, date de leur disparition complète.

Cette malade a été régulièrement suivie, et depuis deux ans la guérison s'est parfaitement maintenue. Il n'y a jamais eu ni écoulement sanguin ni la moindre difficulté à uriner.

Cette observation me paraît intéressante à trois points de vue : le premier, c'est qu'elle confirme la conclusion à laquelle j'arrivais en 1902, à savoir que les lésions d'urétrite ne sont pas capables à elles seules de donner lieu à des hémorragies aussi abondantes, et qu'il faut en pareil cas soupçonner une cause générale, de préférence une hématopathie primitive ou secondaire. Le second est que le traitement topique habituel échoue dans ces formes proliférantes : seul le traitement chirurgical peut donner des résultats durables, mais ce traitement varie lui-même avec l'étendue des lésions. Dans le cas qui nous occupe, étant donné que cette infiltration de la muqueuse allait d'un bout à l'autre de l'urètre, on ne pouvait songer à une autre médication que celle que nous avons employée et encore fallait-il l'employer avec prudence pour ne pas provoquer une rétraction cicatricielle. Mais si, au lieu d'occuper la longueur totale de l'urètre, les lésions étaient restées limitées au tiers ou même à la moitié antérieure du canal, peut-être nous serions-nous arrêté à un traitement plus radical et plus expéditif à la fois. Il aurait consisté à décoller par une incision circulaire la muqueuse urétrale jusqu'à la limite du tissu sain, à exciser ce cylindre et à suturer la partie restante à la muqueuse vestibulaire. Cette opération, qui respecte le sphincter, ne compromet en rien la continence vésicale.

Le dernier côté intéressant de cette observation est l'arrêt que subissaient toutes les boules exploratrices, faisant ainsi croire à un rétrécissement qui n'existait pas cependant, puisque l'on pouvait introduire aisément un cystocope et un urétroscope de gros calibre. Ce fait est d'observation sinon journalière, du moins fréquente, et montre que le rétrécissement vrai chez la femme est beaucoup plus rare qu'on ne le croit et que ce diagnostic doit être fait avec la plus grande réserve.

La blennorragie ne produit pas et ne peut pas produire chez la femme les lésions cicatricielles et sténosantes qu'elle occasionne chez l'homme; il n'y a en effet aucune similitude à établir au point de vue anatomique dans l'un et dans l'autre sexe; l'urètre féminin est l'analogue de l'urètre prostatique et si les rétrécissements existent encore à ce niveau, ils sont encore des raretés pathologiques. Le corps spongieux manque en effet ici, et c'est lui qui, par l'oblitération des lacs vasculaires sanguins, est seul capable de fournir une couche épaisse au tissu inodulaire pour pouvoir oblitérer un canal de dimension comme celui de l'urètre. Sur ce point il ne subsiste aucun doute et le mémoire d'Imbert a montré que, dans toutes les observations publiées sous le titre de rétrécissement blennorragique chez la femme, il fallait chercher ailleurs que dans la blennorragie l'étiologie de ces lésions.

Mais si le rétrécissement vrai, le rétrécissement anatomique, est exceptionnel chez la femme, il existe d'autres causes qui peuvent amener les mêmes symptômes subjectifs et objectifs. La première réside dans les urétrites proliférantes comme celle dont notre malade offre un exemple : on conçoit que ces urétrites puissent, par les formations polypeuses ou végétantes auxquelles elles donnent lieu, diminuer le calibre du canal. Il se peut aussi qu'une certaine laxité de la muqueuse urétrale, en favorisant la formation de plis dans lesquels se chausse le bec de l'instrument, puisse amener des difficultés de cathétérisme. Ce fait est d'observation journalière chez l'homme où la boule exploratrice vient s'encapuchonner dans la muqueuse trop mobile du cul-de-sac du bulbe, quand l'opérateur n'a pas soin de tirer fortement sur la verge pour effacer cette dépression.

Enfin le spasme urétral, le spasme analogue à celui que l'on observe couramment chez l'homme, existe sans conteste chez la femme. En effet, si le sphincter urétral occupe toute la longueur du canal, il n'est pour ainsi dire complet qu'au voisinage du col vésical; il forme là un sphincter urétral strié, appelé souvent aussi sphincter vésical externe. Or, ce sphincter, au lieu de venir mourir insensiblement, se termine parfois brusquement par un bord net que l'on sent fréquemment chez la femme avec un explorateur à boule, et c'est à son niveau que se produit le spasme.

M. HARTMANN. — L'observation de M. Noguès est importante parce qu'elle nous apporte une contribution à l'étude des urétrites de la femme encore très mal connues. Comme lui, je crois qu'on a beaucoup abusé du diagnostic rétrécissement et que bien des observations publiées sous cette rubrique correspondent à des déviations du canal, dues à la présence de végétations dans sa cavité. Ces urétrites végétantes, très rares chez l'homme, se rencontrent, au contraire, assez souvent chez la femme. J'ai eu l'occasion d'en observer plusieurs cas et d'arriver à la guérison en pratiquant, après anesthésie locale, leur destruction au galvano-cautère à travers la lumière d'un urétroscope. Mes observations confirment donc, en tous points, celle si intéressante que vient de nous apporter M. Noguès.

SUR LE PINCEMENT DU COL DANS LA MÉTRORRAGIE

PAR M. MAURICE POLLOSSON

Professeur à la Faculté de Lyon.

I. — Je reviendrai sur une communication antérieure faite l'année dernière au Congrès de chirurgie.

Je conseillai, comme moyen de traitement des hémorragies utérines, un procédé : le pincement à demeure du col utérin. Ce procédé, que j'avais déjà employé il y a vingt-quatre ans, que d'autres chirurgiens avaient également tenté, était tombé dans l'oubli. J'entrepris de le rétablir. Il s'agit là d'un moyen d'une simplicité stupéfiante : on s'étonne qu'il ne soit pas entré dans l'esprit de tout le monde et qu'il ne soit pas universellement répandu. J'ai entrepris de démontrer son innocuité. Je possède actuellement 21 cas qui en témoignent.

Mais ces derniers jours il m'est arrivé brusquement bien des assentiments, des approbations autorisées, des faits nouveaux.

Aussi je me présente devant vous avec plus de force, plus d'autorité et, je ne le dissimule pas, plus de joie, quand je songe au développement que peut prendre l'extension de cette idée.

II. *Instrumentation.* — L'instrument que j'employai primitivement, et que d'autres chirurgiens ont utilisé depuis, fut la pince de Museux.

La pince de Museux ne doit être conseillée que comme instrument *d'urgence;* elle a le défaut d'être trop volumineuse, trop lourde, de comprimer le col avec trop de force. A quoi bon employer un instrument de 150 ou 200 grammes là où suffit un instrument de 20 grammes et même dans certains cas de 2 grammes?

J'estime que le procédé ne s'est pas répandu parce que les chirurgiens n'ont pas pensé à autre chose qu'à l'instrument de Museux.

J'ai fait construire l'instrument suivant, que je considère comme l'instrument de choix, l'instrument de la majorité des cas. C'est une pince à griffes, à quatre dents, de 20 grammes de poids, de 17 centimètres de longueur, munie de crans d'arrêt du côté de ses branches. Cette pince m'a toujours suffi.

La voici.

J'ai fait construire d'autres instruments; j'en donne la raison :

1° Une pince analogue à la précédente, mais à six dents. Elle m'a été demandée par quelques-uns de mes confrères.

2° Une pince analogue aux précédentes, mais à branches démontables. Moins gênante dans les suites pour les malades.

3° Une agrafe utérine, d'une grande simplicité, utilisable surtout quand le col est très descendu.

Ces instruments, fabriqués par Collin, se trouvent chez Collin à Paris et chez Durillon à Lyon.

III. *Cas observés.* — 3 personnels ; en tout 21.

Fibromes	11
Salpingo-ovarites	3
Hémorragie par débris placentaire après avortement	1
Hémorragie de la ménopause	1
Hémorragie dans le cancer de l'utérus	1
Hémorragie à la suite d'extirpation d'un fibrome du col	1
Hémorragie abondante au moment des règles, de cause inconnue	3

Effets de l'opération. — Arrêt immédiat et définitif de l'hémorragie. L'instrument a été laissé en place, le plus souvent, environ vingt-quatre heures, d'un jour au lendemain. La malade a été gardée au lit, au repos. Elle ne s'est aperçue de rien. Aucun des symptômes à craindre à la suite de l'intervention ne s'est montré.

Pas de douleur.

Pas d'infection.

Pas d'hémorragie intra-péritonéale (absence souvent constatée par laparotomie ultérieure).

IV. *Conclusion.* — Je laisse de côté les hémorragies de l'accouchement ou qui suivent l'accouchement; question à étudier. Je n'en possède pas de cas.

Parlons des hémorragies de l'avortement ou de l'état non puerpéral.

Dans toute hémorragie de cette nature, les résultats ont été constamment immédiats et parfaits. Ne voyant pas d'obstacle théorique, je conseille donc d'avoir recours à la compression temporaire du col, qui devient pour moi le mode de traitement des hémorragies de l'utérus. En réalité, le mécanisme de la guérison se fait par le procédé habituel : formation d'un caillot et d'un caillot de petit volume, Cette formation est immédiate au lieu de se faire au bout d'un temps plus ou moins long. Je ne vois pas en quoi et pourquoi la malade serait plus exposée à l'infection.

DE LA PATHOGÉNIE DE LA HERNIE INGUINO-SUPERFICIELLE UN CAS D'HYDROCÈLE INGUINO-SUPERFICIELLE DU CANAL DE NÜCK

Par M. J. VANVERTS

Professeur agrégé à la Faculté de médecine de Lille,
Chirurgien des hôpitaux,
Membre correspondant de la Société de chirurgie.

La variété de hernie inguinale décrite par Küster sous le nom de *hernie inguino-superficielle* et par Le Fort sous celui de *hernie pré-inguinale* se rencontre exceptionnellement[1].

Dans le premier travail d'ensemble publié en France sur cette question, Marion[2] n'avait pu en réunir que onze observations[3], dont deux personnelles.

A ces onze cas il faut ajouter un cas très ancien de Salzmann[4], deux cités sans aucun détail par Berger[5], un de Broca[6], deux d'Arrou[7], un de

1. Nous rappelons que, dans la hernie *inguino-superficielle* ou *pré-inguinale*, le sac, après avoir franchi l'orifice inguinal externe, s'est développé dans le tissu cellulaire sous-cutané de l'abdomen, de la racine de la cuisse ou du périnée. Cette variété de hernie inguinale se distingue donc nettement d'une autre variété dans laquelle le sac s'est insinué entre les couches musculaires qui constituent la paroi abdominale. A cette seconde variété s'applique la dénomination de hernie inguinale interstitielle. Beaucoup d'auteurs, tels J. F. C. A. Gacready (*A treatise on ruptures*, London, 1897, 143), W. A. Eccles (Interstitial herniae and their treatment, *Lancet*. 1808, II, 1695) et R. Göbel (Ueber interparietale Leistenbrüche, *Deutsch. f. Chir.*, 1900, LVI, I), désignent à tort, sous le nom général de hernie interstitielle ou intrapariétale, la hernie propéritonéale, la hernie interstitielle vraie et la hernie inguino-superficielle.

2. G. Marion, De la hernie inguino-superficielle. *Bull el Mém. de la Soc. anatomique*. Paris, 1899, LXXIV, 993.

3. Ces observations sont celles de Huecke, Bourdon, Le Fort, Küster (3 cas), Broca, Busch, Goyrand, Marion (2 cas).

4. Salzmann, Ueber eine regelwiedrige Lage des Hodens. *Medicinisches Correspondenzblatt des Würtembeigisehen 7 ärlzlichen Vereins*, 1864, XXXIV, 351. Ce cas est relaté dans le travail de Moschcowitz (voy. plus loin.)

5. Paul Berger, Art. Hernies inguinales congénitales du *Traité de Chir. de Duplay et Reclus*. Paris, 2e édition, 1898, VI, 217.

6. A. Broca, *in* P. Barbarin, Hernie inguino-superficielle contenant le diverticule de Meckel. *Bull. et Mém. de la Soc. anatomique*. Paris, 1899, LXXIV, 924. Ce cas, publié au cours de l'impression du mémoire de Marion, n'est pas compris dans la statistique donnée par cet auteur, mais il est cité par lui en note (p. 1002).

7. J. Arrou, *in* J. Vaillant, *De la hernie inguino-superficielle*. Thèse 1900-1, n° 401, obs. IX et X.

Marion[1], un de Goebel[2], un de Moschwitz[3], six de Coley[4], un de Foisy[5], trois d'Erdmann[6], un d'Odiorne et Simmonds[7], un de Warred[8], un de Garré[9], onze recueillis dans la littérature médicale par Ebner[10] et ayant échappé aux auteurs précédents[11], un de Sellenings[12] et un de Pablazzo[13].

Tous ces faits, qui sont au nombre de quarante-six, ont été observés chez l'homme.

Dans quelques rares cas, le testicule était descendu dans les bourses. En général, il était situé en ectopie.

Pour les cas où le testicule n'est pas descendu dans les bourses et, s'éloignant du trajet qu'il suit dans sa migration normale, s'est placé sous la peau des régions inguinale, crurale ou périnéale, on admet d'ordinaire que la vaginale qui entoure cet organe, et qui est restée en communication avec le péritoine par l'intermédiaire du canal vagino-péritonéal non oblitéré, constitue un sac inguino-superficiel « tout prêt pour recevoir l'intestin. Ici le sac est perforé » (Marion). Il a accompagné le testicule dans sa migration anormale.

Cette pathogénie ne peut s'appliquer aux cas où le testicule est en sa

1. G. Marion, *in* M. Scemama, *Des hernies inguino-superficielles.* Thèse de Paris, 1901-2, n° 521, obs. XII.

2. R. Göbel, Zur Kenntniss der Hernia inguinalis superficialis. *Deuts. Zeitsch. f. Chir.*, 1902, LXV, 161.

3. A.-V. Moschowitz, Inguino-superficia hernia (Küster). *Med. Record,* 1903, LXIII, 52.

4. W.-B. Coley, Results of one thousand operations for the radical cure of inguinal and femoral hernia performed between 1891 and 1902. *Ann. of Surg.*, 1903, XXXVII, 801 (820).

5. E. Foisy, Hernie inguino-superficielle étranglée (variété abdominale) avec ectopie testiculaire. Opération; guérison. *Bull. et Mém. de la Soc. anatomique*, 1903, LXXVIII, 69.

6. J.-F. Erdmann, Strangulated hernia. *Med. Record*, 1904, LXV, 407.

7. W.-B. Odiorne et Ch.-C. Simmonds, Undescended testicle; study of 77 cases. *Ann. of Surg.*, 1904, XL, 962 (obs. LVI, p. 983).

8. Warren, cité par Odiorne et Simmonds, *Trav. cité* ci-dessus.

9. Garré, *in* A. Ebner, Ueber ektopische Inguinalhernien; mit besonderer Berücksichtigung der superficiellen Form und einem Beitagg zur Kasuistik derselben. *Beitr. z. klin. Chir.*, 1905, XLVII, 546.

10. Ebner, *Trav. cité* ci-dessus.

11. Ces onze cas sont ceux de Fano, Curling, Moynihan, Wahl, Mac Ready (six cas), Luxemburger.

12. E. Sellenings, Superficial inguin. hernia, with report of a case. *Med. News*, 1905, LXXXVI, 489.

13. G. Palazzo, Ernia inguino-superficiale; strozzamento da testicolo ritenuto nel canale inguinale. *La Clinica chirurgica* ,Milan, 1908, XVI, 769.

place normale, dans les bourses, et à ceux où il est situé dans l'abdomen, dans le canal inguinal ou à l'orifice externe de celui-ci.

Il ne peut plus, dans ces conditions, être question de sac préformé, écrit Marion, et il faut admettre que le sac, dans son développement progressif, s'est trouvé arrêté et n'a pu pénétrer dans les bourses. L'obstacle qui s'oppose à cette pénétration peut, du reste, être de nature diverse : imperméabilité des bourses dans lesquelles le testicule n'est pas descendu (Broca); présence du testicule en ectopie inguinale, qui barre la route du côté du scrotum; port d'un bandage (cette cause pouvant être invoquée pour les cas où le testicule est descendu dans les bourses).

Un fait que j'ai eu l'occasion d'observer récemment me semble présenter un certain intérêt au point de vue de la pathogénie de la hernie inguino-superficielle. Il s'agit d'une *hydrocèle inguino-superficielle du canal de Nück.*

Il s'agissait d'une jeune fille de treize ans, non encore réglée, qui, huit jours avant que je fus appelé à l'examiner, avait, en sautant à la corde, ressenti une légère douleur dans l'aine droite. Cette douleur disparut rapidement; mais elle reparaissait quand une pression était exercée sur la région où elle s'était montrée et au niveau de laquelle s'était développée une petite grosseur allongée.

Dans la région de l'aine droite existe une tuméfaction allongée parallèlement à l'arcade crurale et située au niveau de celle-ci ou un peu au-dessus. Elle part de l'orifice inguinal externe qui n'est pas dilaté et se dirige en dehors, jusqu'à la partie moyenne de l'arcade. Elle a une forme parfaitement cylindrique. Elle a une consistance liquide et ne présente en aucun point de partie solide. Par la pression, on arrive à la réduire en partie. La toux ou l'effort la rend plus volumineuse et plus tendue. Du côté de la grande lèvre, la tumeur n'envoie aucun prolongement.

Me basant sur la réductibilité de cette tumeur, sur son accroissement sous l'influence de la toux, sur sa consistance et sur son siège, je conclus, non sans quelque réserve, à un hydrocèle d'un canal de Nück situé en ectopie inguino-superficielle et communiquant avec le péritoine.

L'opération confirma ce diagnostic. Le canal de Nück renfermait du liquide séreux. Il était développé parallèlement à l'arcade crurale et se terminait en cul-de-sac à la partie moyenne du pli inguinal. A sa partie interne, il se recourbait à angle aigu et se continuait avec un canal étroit, admettant une sonde cannelée, qui traversait le trajet inguinal d'avant en arrière et débouchait dans le péritoine. Il n'existait aucun prolongement de ce canal vers la grande lèvre. L'orifice inguinal externe n'était pas dilaté.

La dissection du canal de Nück, qui était assez mince, fut facile. Celui-ci fut lié et réséqué, puis un fil ferma complètement l'anneau inguinal.

Les suites de cette petite opération furent normales.

Bien qu'il ne s'agisse pas d'une véritable hernie inguino-superficielle, l'observation précédente doit en être rapprochée, puisqu'elle concerne en somme une hernie inguino-superficielle en puissance. Elle est donc intéressante à commenter au point de vue de la pathogénie de cette hernie.

Remarquons d'abord qu'elle est le premier exemple, à ma connaissance, de hernie inguino-superficielle chez la femme. Je n'ai pas, d'autre part, trouvé de faits d'hydrocèle inguino-superficielle du canal de Nück.

La théorie du sac préformé s'applique naturellement à ce cas, puisque le sac existait avant la production de la hernie, celle-ci ne s'étant pas encore développée au moment où je fus appelé à examiner, puis à opérer la jeune fille qui est le sujet de cette observation.

Mais, l'ectopie testiculaire ne pouvant ici être mise en cause pour expliquer l'existence du sac inguino-superficiel, la théorie que nous avons exposée plus haut n'est pas applicable aux cas de ce genre. Il faut admettre, dans ces conditions, que l'ectopie du canal de Nück est primitive et qu'il s'agit d'un trouble primitif de développement de ce canal. Au lieu de se prolonger comme d'ordinaire dans la grande lèvre, celui-ci, après avoir franchi le canal inguinal, s'est glissé entre la peau et l'aponévrose du grand oblique.

Cette existence de l'ectopie primitive du canal péritonéo-vaginal, clairement démontrée dans le cas que j'ai observé, ne doit-elle pas être invoquée dans beaucoup — sinon dans la plupart — de cas de hernies inguino-superficielles? J'ai tendance à le penser. Est ce bien le testicule ectopié qui, comme on l'admet généralement, est la cause de ces hernies en cas de sac préformé? N'y a-t-il pas, dans ces conditions, une ectopie primitive du canal péritonéo-vaginal? Ectopie testiculaire et ectopie sacculaire ne sont-elles pas deux troubles de développement dus à une même cause, dont nous ignorons la nature, mais indépendants l'un de l'autre? Cette opinion me semble d'autant plus soutenable que mon observation est un exemple typique d'ectopie primitive du sac et que l'on tend de plus en plus à ne plus rendre absolument solidaires l'évolution du canal péritonéo-vaginal et celle du testicule.

Ne peut-on du reste soutenir que, dans les cas où le sac est considéré comme s'étant développé progressivement et n'étant pas préformé, on a peut-être eu tort de nier la préformation du sac inguino-superficiel? Une hernie a, en effet, pu se développer, à un âge parfois avancé, dans un sac congénital et ectopié.

C'est à une conclusion analogue que sont arrivés Berger[1], Baudet[2],

1. Paul BERGER, Sur quelques variétés de la hernie inguinale congénitale chez la femme. *Bul. et Mém. de la Soc. de chir.*, 1891, XVII, 283. — Du même, La hernie inguino-interstitielle, *Rev. de chir.*, 1902, XXV, 1.

2. R. BAUDET, La hernie inguino-interstitielle; anatomie; pathogénie. *Arch. gén. de chir.*, 1907, I, 81.

Cohn[1], Bérard et Stéfani[2], Patel[3]. Ces auteurs, étudiant la pathogénie de la hernie inguino-interstitielle, ont montré, avec preuves à l'appui, que le sac interstitiel n'était pas formé par refoulement aux dépens du sac primitif et qu'il était préformé au même titre que le sac inguinal. La hernie interstitielle n'est jamais acquise; elle est toujours congénitale, diverticulaire, due à une anomalie primitive de développement du canal péritonéo-vaginal. L'ancienne théorie de Tillaux, qui faisait dépendre de l'ectopie testiculaire ou de l'étroitesse de l'orifice inguinal externe la production de la hernie interstitielle, est donc reconnue fausse.

Appliquant aux hernies propéritonéales et inguino-superficielles la même pathogénie, les auteurs précédents ont émis l'hypothèse que ces deux variétés de hernie inguinale étaient aussi dues à une anomalie primitive de développement du canal péritonéo-vaginal. Cette hypothèse est confirmée, en ce qui concerne la hernie inguino-superficielle, par l'observation que j'ai rapportée au cours de ce travail.

M. PATEL. — Je ne puis que confirmer l'exactitude de la théorie que vient d'indiquer M. Vanverts : qu'il s'agisse de hernies inguino-superficielles, interstitielles ou propéritonéales, elles paraissent consécutives à la production de diverticules du sac herniaire. Si l'on distend progressivement des conduits vagino-péritonéaux, on voit souvent se former des diverticules. On peut donc dire dans leur ensemble qu'il s'agit de hernies dans un sac herniaire.

SUR UN CAS DE TUBERCULOSE ET CANCER DU COL UTÉRIN

PAR

M. CHAMAYOU et M. TOURNIER

Chirurgien Interne

des hôpitaux de Toulouse.

On a cru pendant longtemps qu'il y avait en quelque sorte incompatibilité entre la tuberculose et le cancer, et que ces deux affections ne pouvaient évoluer simultanément chez le même individu. Les acqui-

1. S. Cohn, Klinische Studien über den Processus vaginalis peritonei. Mit besonderer Berücksichtigung der Genese der interparietalen Leistenbrüche. *Arch. f. klin. chir.*, 1907, LXXXII, 281.

2. L. Bérard et J. Stéfani, La hernie inguino-interstitielle chez la femme. *Lyon chir.*, 1909, II, 261.

3. M. Patel, *in* J. Cristini, *La hernie inguino-interstitielle chez la femme* Thèse de Lyon, 1909-1910.

sitions récentes de la pathologie ont démontré qu'il fallait s'inscrire en faux contre cette assertion, et les cas de néoplasmes se développant chez des tuberculeux, de même que les cas de tuberculose et de cancer du même organe — le sein par exemple — sont aujourd'hui relativement nombreux. Le fait que nous allons rapporter viendra donc s'ajouter à cette liste.

La malade en question est une jeune femme de vingt-huit ans, qui entra au mois de mars dernier dans le service de M. le Dr Chamayou pour lésions suspectes du col.

L'interrogatoire de la malade ne permet de relever aucune tare organique héréditaire dans ses antécédents. Son passé lui-même n'est pas extrêmement chargé; nous relevons une rougeole à l'âge de trois ans, une coqueluche à cinq ans. Elle a été réglée à quatorze ans; ses règles ont toujours été régulières, non douloureuses.

Elle a eu trois grossesses avec accouchements normaux et enfin une fausse-couche. Celle-ci s'est produite au mois de novembre 1909. Au mois de juillet, la malade, qui jusque-là avait toujours été bien réglée, est sujette à des hémorragies utérines qui se répètent tous les huit, quinze jours ou trois semaines. Ce sont des hémorragies peu abondantes, d'une durée de deux jours en moyenne; elles ne s'accompagnèrent pas de douleurs ni d'expulsion de caillots; mais vers le milieu du mois de novembre, la malade a ressenti des douleurs utérines pendant deux jours, puis a expulsé un fœtus paraissant âgé de quatre mois. Hémorragie consécutive très peu abondante.

Tout semblait rentré dans l'ordre, lorsque quinze jours après la malade se mit à perdre de nouveau. Cette fois, ce fut une hémorragie abondante avec expulsion de gros caillots noirâtres. Depuis cette époque, la malade perd presque quotidiennement, mais pas très abondamment. En outre, ce suintement sanguin s'accompagne de quelques pertes blanches et jaunâtres, et parfois de douleurs utérines au reste pas très intenses.

Cet ensemble de phénomènes a amené du côté de l'état général un amaigrissement sensible et une déperdition des forces accentuée. Le facies est très anémié, les téguments et les muqueuses sont d'une pâleur extrême, mais blancs et nullement de la teinte jaune paille des cancéreux. On note encore quelques palpitations, des sueurs nocturnes depuis le mois de novembre.

A l'examen local, on relève les données suivantes : le toucher vaginal permet de sentir un col volumineux, très mamelonné, de consistance légèrement ramollie. Le col semble absolument criblé de saillies mamelonnées, à surface lisse, non douloureuses à la pression. L'examen au spéculum confirme les données du toucher; il n'y a pas d'érosions.

Le corps de l'utérus est mobile et n'est pas sensiblement augmenté de volume; il n'est pas douloureux. Les sécrétions ne présentent pas de caractères spéciaux.

L'examen des divers appareils pratiqué à plusieurs reprises ne révèle rien que de normal.

En présence de ces renseignements cliniques, le diagnostic de cancer du col fut aussitôt porté. Une biopsie fut faite et l'examen pratiqué par M. le professeur Rispal montra qu'il s'agissait de lésions épithéliales et tuberculeuses du col utérin. Celles-ci se pénètrent l'une l'autre et sur les préparations il est aisé de reconnaître, à côté de cellules épithélioïdes, de cellules géantes et de l'infiltration bacillaire, des cordons, des boyaux de cellules épithéliales.

La malade refusa de se soumettre à l'intervention proposée et quitta le service au début du mois d'avril 1910. Elle est revenue au mois d'août, mais l'extension des lésions était telle que toute intervention chirurgicale fut jugée impossible. On pratiqua cependant une nouvelle biopsie et cette fois l'examen microscopique ne permit de constater que du cancer, soit que la coupe ait intéressé seulement une portion uniquement cancéreuse, soit que, chose plus vraisemblable, le processus néoplasique se soit greffé sur le processus tuberculeux et l'ait absorbé.

En tous cas, il nous a paru intéressant de rapporter cette observation en raison de la rareté de cas semblables. Déjà la tuberculose primitive du col utérin n'est point chose excessivement fréquente ; mais la coexistence de lésions bacillaires et cancéreuses du col nous a semblé exceptionnelle. Dans nos recherches, nous n'avons trouvé cité qu'un fait pouvant se rapprocher de celui-ci. C'est le cas de Hugo Azasz qui a trait à un utérus tuberculeux avec col cancéreux chez une malade suspecte de tuberculose pulmonaire.

M. DURANTE. — La présence de cellules inflammatoires et de cellules géantes me paraît insuffisante pour permettre d'affirmer la tuberculose. Ces lésions sont trop banales, les cellules géantes en particulier, qui se retrouvent dans des cas trop divers. Il faudrait rechercher les bacilles.

Ces cas seraient également utiles à la discussion de l'étiologie du cancer et de ses rapports avec la tuberculose déjà soulevée dans d'autres organes.

FIBROME UTÉRIN SPHACÉLÉ AU COURS DE LA GROSSESSE

PAR M. G. CHAVANNAZ

Professeur de clinique gynécologique à la Faculté de Bordeaux.

Le sphacèle des fibromes utérins est chose relativement rare, et un pareil accident au cours de la grossesse doit être considéré comme tout à fait exceptionnel.

M. Lefour, dans sa thèse d'agrégation, ne lui consacre que quelques lignes, et M. Pozzi, dans son traité, ne fait que le signaler.

Cornil n'en parle point dans sa communication à l'Académie de médecine sur les altérations anatomiques des organes pendant la grossesse.

De même, la thèse de Turner reste muette sur ce point.

Keiffer, Pujol, Joubert, Delettrez signalent le sphacèle des fibromes au cours de la grossesse, mais ne l'étudient pas de près, et on peut dire que, sur cette question, la littérature se borne presque à quelques observations, celles de Coppie, Krukenberg, Thorn, Taylor, Frank et Renaud.

C'est précisément cette rareté, cette pénurie de documents qui m'a poussé à vous communiquer un cas que j'ai rencontré dans ma pratique.

Voici l'observation de ma malade :

Mme X..., âgée de vingt-cinq ans, a toujours joui d'une bonne santé; elle n'a présenté que quelques légères atteintes de grippe.

Les premières règles se sont montrées à l'âge de quinze ans. Depuis, elles sont revenues le 26 ou le 27 de chaque mois; elles duraient quatre à cinq jours, n'étaient pas accompagnées de caillots, mais elles étaient douloureuses.

En dehors de la période des règles, le ventre n'était le siège d'aucune douleur. Il n'y avait pas de constipation, pas de troubles de la miction.

C'est donc dans des conditions de santé en apparence parfaite que se trouvait la malade, lorsqu'elle se maria le 19 avril 1910. Il est bon cependant de noter à ce sujet que les règles, contre toute attente, étaient survenues le 17; elles durèrent deux jours.

Le jour même de son mariage, Mme X... part en automobile pour faire son voyage de noces. Six jours plus tard, il y a une petite perte sanguine.

Au mois de mai, les règles ne se montrent pas; la patiente éprouve quelques douleurs de tête, une sensation de fatigue, de la tuméfaction des seins et quelques légères nausées. Le médecin de la famille pense logiquement à un début de grossesse.

Le 12 juin, Mme X... est fatiguée, elle éprouve dans le ventre de petites coliques comme si ses règles allaient revenir. Elle sort cependant en automobile. Elle ressent douloureusement toutes les secousses que lui imprime la voiture et a une sensation marquée de froid. Rentrée chez elle, la malade urine très difficilement et avec douleur.

Le lendemain 13 juin, les accidents douloureux augmentent, la miction est impossible, et on doit recourir au cathétérisme; le ventre est ballonné. La malade fait appeler son médecin ordinaire, le Dr Cayla. Notre confrère constate que la température est de 39° avec pouls à 110. Il prescrit l'application de glace sur le ventre et l'emploi des injections sous-cutanées de morphine.

Cet état persiste avec de simples variations dans la température, lorsque nous sommes appelé en consultation le 15 juin.

La malade a le facies pâle, fatigué, mais non péritonéal. Le ventre est un peu ballonné. Après cathétérisme vésical rendu indispensable par la rétention d'urine, nous procédons à l'examen.

La palpation décèle, dans la région hypogastrique et dans la partie inférieure de la fosse iliaque droite, une tuméfaction dont les contours sont difficiles à préciser. Le toucher montre un col ramolli. Le corps utérin est volumineux, et il est flanqué en avant et à droite d'une masse ayant à peu près la grosseur d'un petit poing de femme. Cette masse est assez dure et à peu près confondue avec l'utérus; elle occupe le cul-de-sac antérieur et le cul-de-sac droit.

D'ailleurs, ces détails sont difficiles à préciser en raison des douleurs éprouvées par la patiente.

Les seins sont augmentés de volume, les aréoles sont pigmentées anormalement, la pression fait sourdre une goutte de liquide au niveau d'un des mamelons; il y a quelques nausées.

Le pouls est à 110, le thermomètre marque 38°. Nous hésitons comme diagnostic entre hématocèle antélatéro-utérine consécutive à un avortement tubaire, et grossesse dans un utérus fibromateux avec sphacèle, mais nos préférences vont nettement à la première de ces opinions.

Pour des raisons diverses, la malade n'entre dans une maison de santé que six jours plus tard, soit le 21 juin.

Au moment de l'entrée, l'état local persiste; cependant le ventre est moins douloureux et la miction spontanée s'est reproduite.

Le 22 juin, nous pratiquons la laparatomie.

Le ventre ouvert, nous voyons aussitôt que l'utérus, d'apparence gravide, porte sur sa face antérieure une tumeur de forme arrondie, de coloration foncée, tout à fait sessile, ayant les caractères d'un fibrome. Ce fibrome est réuni par des fausses membranes fibrineuses avec le péritoine pariétal et l'intestin, au niveau de sa portion inférieure et droite.

Nous faisons une large incision sur la tumeur, ouvrant sa capsule, et nous pratiquons facilement la myomectomie. Cependant, si la cavité utérine n'est pas ouverte, le fond même de la plaie ne semble guère être constitué que par la muqueuse utérine. La réparation paraît possible et nous allons commencer la suture de l'utérus, mais auparavant nous faisons pratiquer par un assistant la section du fibrome extirpé.

La tumeur se montre à la coupe avec la couleur violacée et noirâtre, caractéristique du sphacèle.

Dans ces conditions, nous n'osons persister dans le traitement conservateur et nous pratiquons l'hystérectomie subtotale avec ablation des annexes droites; l'ovaire gauche est conservé.

Le moignon du col, après thermocautérisation, est drainé par le vagin. La péritonisation est pratiquée avec soin. Le ventre est refermé en laissant un drain de caoutchouc à l'angle inférieur de la plaie.

L'opération est bien supportée, mais est suivie d'une ascension thermique à 38°2 qui se maintient durant trente-six heures. Le drain est enlevé au bout de quarante-huit heures.

La guérison *per primam* est obtenue.

La pièce extirpée montre un utérus volumineux ne portant d'autre fibrome que celui qui a nécessité l'opération. Cet utérus contient un petit fœtus d'environ 2 centimètres de longueur.

L'examen microscopique pratiqué par notre préparateur M. Nadal a fourni les résultats suivants :

La tumeur myomateuse est gravement atteinte dans sa totalité. Les altérations microscopiques sont plus profondes encore que ne le faisait prévoir l'examen macroscopique; des zones étendues sont entièrement mortifiées.

Ailleurs, il n'y a plus de noyaux sains; la plupart présentent des atteintes pycnotiques extrêmement prononcées; quelques-uns ne réagissent plus aux matières colorantes.

Le corps protoplasmique des fibres musculaires a subi presque en tous ses points une dégénérescence granulo-graisseuse et a de ce fait un aspect trouble caractéristique.

Le paroi utérine est saine, elle présente seulement une hypertrophie très manifeste de ses éléments contractiles. Le stroma fibreux est extrêmement réduit.

Quant aux caduques, elles offrent des caractères d'ensemble à peu près normaux, mais cependant elles paraissent assez vivement infiltrées d'éléments embryonnaires.

Je ferai suivre cette observation de quelques réflexions.

Quelles sont tout d'abord les causes pouvant être invoquées pour expliquer le sphacèle d'un fibrome au cours de la grossesse?

Dans quelques cas, il ne saurait y avoir de doute. La malade de Coppie, par exemple, avait un fibrome à pédicule tordu, et cette torsion expliquait nettement la mortification de la tumeur.

En cas de fibrome interstitiel ou sous-muqueux, doit-on voir dans le sphacèle le résultat d'une infection ou d'une action mécanique isolées ou combinées? C'est ce que nous ne saurions dire.

La symptomatologie est ordinairement fruste et se borne avant tout à de la fièvre avec des accidents douloureux locaux et une réaction péritonéale plus ou moins intense.

Le diagnostic reste douteux, et il est des cas où il a été fait seulement à l'autopsie.

Chez notre malade, nous avons pensé avant tout à une hématocèle antélatéro-utérine consécutive à un avortement tubaire. Un seul point nous faisait formuler des réserves en faveur d'un fibrome sphacélé, c'était la température. Celle-ci avait atteint un soir 39°, chiffre qui dépasse celui pouvant tenir à un simple épanchement sanguin que la femme résorbe.

Il y a probablement dans cette élévation thermique un signe diagnostique important.

Un point très délicat est celui qui vise le traitement.

Les rares faits que nous avons pu réunir ne nous permettent pas d'avoir sur ce sujet une opinion absolument ferme.

Il est bien évident que le salut est dans la seule intervention chirurgicale, il faut supprimer la tumeur. L'évacuation simple de l'utérus s'est montrée néfaste et ne saurait être discutée.

Quand le fibrome est pédiculé, la question de conservation doit se poser et nous croyons qu'elle doit être résolue par l'affirmative. Dans le cas de Coppie, on put constater, en effet, à l'autopsie, que si le fibrome était gangrené, l'utérus, par contre, était resté sain.

En présence d'un fibrome unique non pédiculé, la myomectomie est-elle aussi de mise? Chez notre malade, nous en avons pratiqué les premiers temps, mais tenant compte de la minceur de la paroi utérine, des risques de rupture et d'infection, nous avons préféré terminer par une hystérectomie subtotale très basse.

C'est là encore la méthode qui nous semble la plus sûre, et si elle a constitué pour notre malade un sacrifice bien pénible, il ne faut pas oublier qu'elle a amené la guérison.

Enfin, en cas de fibromes utérins multiples, l'hystérectomie nous paraît devoir s'imposer sans discussion.

LIGATURES ET SUTURES MÉTALLIQUES

PAR M. NANTA (de Toulouse).

M. le professeur Jeannel emploie, depuis 1905, des fils métalliques, en fer ou en nickel, pour faire ses sutures et ligatures — les fils et les agrafes employés sont abandonnés dans les tissus. Dans sa thèse de doctorat (Paris, 1908), M. le Dr R. Jeannel a exposé les avantages opératoires de cette méthode. Quant aux avantages post-opératoires (solidité, asepsie de la suture, etc.), après les avoir étudiés, il indiquait que le corps étranger abandonné dans les tissus était bien toléré par eux (s'appuyant en cela sur une expérience vieille de trois ans déjà) et que, par conséquent, les avantages post-opératoires étaient durables et définitifs; mais ces indications méritaient d'être confirmées.

C'est ce que nous avons tenté de faire en pratiquant l'examen du tissu, qui, chez certains opérés de M. le professeur Jeannel, renfermait des agrafes et des sutures métalliques depuis plusieurs années.

Nos pièces proviennent en partie de malades qui avaient été opérés auparavant et que nous avons revus dans le service de M. le professeur Jeannel; en partie d'autopsies que nous avons faites dans divers services de médecine sur des malades opérés auparavant et morts de maladies aiguës. Nous avons ainsi examiné sept fragments de tissus qui renfermaient trois fils en nickel et quatre en fer.

Sur toutes nos pièces, l'opération datant d'un an et demi, deux ans, trois ans et même quatre ans, nous avons vu que le métal et que l'organisme se comportent de la même manière. Voici ce que nous avons trouvé :

Le tissu cicatriciel est épais, enveloppant les fils d'une couche large de 2 à 5 ou 6 millimètres, d'autant plus épais que le nœud métallique est plus compliqué. Ainsi, les sutures abdominales, qui sont formées d'un simple point avec double nœud serré et coupé très ras, donnent une cicatrice relativement mince et souple. Tandis que les sutures du canal inguinal, dans la hernie de l'homme, formées d'un point plus large, donnent deux gros noyaux fibreux dont on devine le rôle dans l'obturation du trajet herniaire.

Lorsqu'on incise la cicatrice, on trouve l'agrafe ou le fil rouillé s'il est en fer (le tissu voisin étant lui-même imprégné de rouille), noirci s'il est en nickel. L'extraction en est d'ailleurs difficile. Dans certains cas, le métal (fer) a été résorbé, laissant simplement une trace de rouille.

Aussi M. le professeur Jeannel, M. le Dr Dambrin ont-ils incisé la paroi abdominale de divers malades qu'ils avaient laparatomisés deux ou trois ans auparavant sans retrouver les sutures qu'ils y avaient laissées.

Nous devons dire toutefois que, pour les agrafes *en nickel*, les choses se passent différemment dans quelques cas. Lorsque l'agrafe est placée immédiatement sous la peau, ou devant un plan osseux résistant, où elle est exposée à mille petites contusions qui déterminent une irritation constante de la région voisine, elle est moins bien tolérée. La cicatrice s'épaissit, et tout au contact du nickel il se fait une réaction inflammatoire qui peut aboutir à la suppuration — aseptique, ainsi que nous l'avons vérifié — et même à l'expulsion de l'agrafe.

Mais cela est une exception, et en chirurgie générale, aussi bien qu'en gynécologie, M. le professeur Jeannel n'a reconnu que peu de contre-indications à l'emploi des sutures métalliques. Ce n'est que dans l'opération de Halsted (extirpation du sein) qu'il fait encore ses ligatures au catgut, ayant remarqué que les ligatures métalliques, comprimées contre la paroi thoracique, forment des nodules gênants pour le malade et qu'un chirurgien peut prendre pour une récidive du cancer opéré.

L'examen microscopique est très démonstratif et montre nettement l'innocuité du corps étranger.

Tout autour de lui, en effet, se rencontrent d'abord une zone riche en cellules et en vaisseaux très mince, puis une zone fibreuse très épaisse, celle qui constitue vraiment la cicatrice. On y voit clairement deux sortes de phénomènes : d'abord l'enkystement, puis la résorption du métal — lorsque ce métal est du fer; — nous n'avons pu trouver trace de résorption pour le nickel.

Enkystement : Le tissu fibreux, constitué par quelques cellules conjonctives et par de nombreuses fibres très denses, entoure le nickel en formant une poche close, parsemée de quelques petits vaisseaux et de quelques éclats de fer émigrés çà et là. La réaction inflammatoire y paraît réduite au minimum, les cellules d'infiltration y sont rares. Ce n'est que dans quelques cas rares, autour d'agrafes en nickel, ainsi que nous l'avons dit plus haut, que nous avons pu constater une réaction vive, caractérisée par une infiltration abondante de leucocytes de toutes sortes et par la suppuration de la poche.

Résorption : En plongeant les coupes dans une solution de ferrocyanure de potassium, puis dans une dilution d'acide chlorhydrique, on voit qu'elles se colorent assez vivement en bleu; les sels de fer donnent cette coloration bleue.

Sur les coupes colorées par les procédés ordinaires, on reconnaît, autour du métal, une couronne de capillaires congestionnés, entourés de macrophages (et parfois de cellules géantes) bourrés de blocs de pigment ferrique. Le pigment, couleur de rouille, est quelquefois si abondant qu'on le distingue à l'œil nu. Enfin, comme nous l'avons dit plus haut, la surface du métal s'écaille et les écailles émigrent dans le voisinage en formant un foyer de résorption nouveau.

Il nous semble qu'il y a des conclusions intéressantes à tirer de ces faits :

1° Le corps étranger est enkysté, maintenu en place et renforce la cicatrice jusqu'à ce qu'il soit résorbé. C'est une sorte de suture armée, analogue, pour ainsi dire, au ciment armé.

2° Il est véritablement exclu de l'organisme par une barrière fibreuse infranchissable.

3° Le fer est résorbé. Nous n'avons constaté la résorption complète que dans deux cas, au bout de trois et quatre ans. Mais il n'est pas douteux que, dans la suite, on ne puisse vérifier que l'usure lente, dont nous indiquons le processus, aboutisse à la disparition complète du métal lorsque les conditions sont favorables.

LES KYSTES MUQUEUX DES PETITES LÈVRES

PAR MM. AUDEBERT ET MÉRIEL

Professeurs à la Faculté de Toulouse.

Aux petites lèvres, les productions kystiques sont assez rares, surtout quand elles atteignent un gros volume. Les kystes gros comme un pois chiche sont un peu plus fréquents. Il ne se passe pas d'année sans que nous ayons l'occasion d'en observer un ou deux exemples, parmi les malades de la consultation de nos cliniques. C'est tout à fait par hasard qu'on les découvre, car, à ce stade de début, ces kystes ne sont pas gênants, sont indolores, et c'est pour toute autre lésion que les femmes viennent se soumettre à l'examen.

Morestin[1] a publié un cas de kyste de la petite lèvre, gros comme un petit œuf, à contenu rougeâtre et filant, et qui siégeait à la face externe du repli. Bluhm[2] rapporte deux cas de kystes, gros comme de petites pommes, tandis que Kelly relate un cas de kystes multiples et petits, dont les dimensions variaient de 1/2 à 2 centimètres de diamètre.

1. MORESTIN, Soc. Anat., 21 mars 1902.
2. BLUHM, Centrabl. f. Gyn., 1902, n° 5.

L'un de nous a observé un cas de kyste du volume d'une noix; la tumeur, ainsi que le montre le dessin, était bilobée, formée par deux lobes d'égal volume et superposés à la face interne de la petite lèvre.

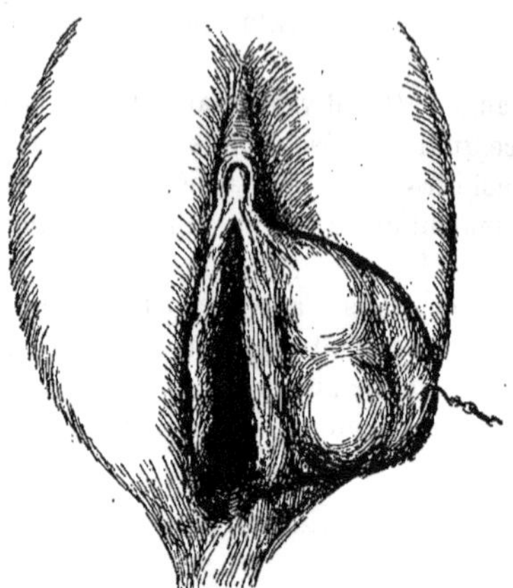

Fig. 1. — Kyste bilobé (poids : 36 gr.).

Observation I. — **Gros kyste muqueux multiloculaire de la petite lèvre gauche.**

Nancy Moulas, quarante-trois ans, du Gers. Mariée à vingt-deux ans, deux enfants (salle Saint-Louis, nº 10, 26 mai 1900).

Début : Il y a vingt-cinq ans, par un petit nodule à la partie moyenne de la lèvre gauche; c'est surtout depuis deux ans qu'elle a grossi. Point de douleur, gêne seulement à la marche et pendant les rapports sexuels.

La tumeur, allongée de haut en bas, ovoïde, est formée en apparence de deux grands lobes verticaux et parallèles, séparés par un sillon peu profond qui correspond au bord libre de la petite lèvre, et divisés chacun en deux lobes secondaires, supérieur et inférieur, par un sillon superficiel courbe. Elle est partout molle et fluctuante, comme remplie de liquide. Les téguments qui la recouvrent ne sont pas modifiés.

La tumeur est rattachée par sa force postérieure à toute la hauteur de la petite lèvre, qui lui forme un pédicule membraneux large de 1 centimètre, de sorte qu'elle flotte librement à droite et à gauche. Ce pédicule, formé par l'adossement des téguments externe et interne de la lèvre, est épais de 5 à 6 millimètres et haut de 5 centimètres. Le reste de la vulve est normal.

Jamais de contusions vulvaires. Pas de varices.

L'opération consista à étreindre, entre les mors d'un clamp droit, le pédicule au ras de son insertion. Puis, avec le thermocautère chauffé au rouge sombre, on coupe au-devant du clamp. Suture, pansement.

Guérison parfaite sans incident.

Examen de la tumeur. — Poids : 39 grammes.

A la coupe, on constate macroscopiquement qu'il y a : en dehors, la peau ;

puis, une couche de tissu conjonctif lâche très mince, et une membrane propre qui circonscrit une grande cavité kystique. Cette cavité est cloisonnée à l'intérieur, par des croissants membraneux, en quatre grandes loges et deux petites. La concavité de ces croissants regarde vers le centre de la grande cavité qui est commune à toutes les loges.

La paroi propre de ce kyste est lisse, blanchâtre, extrêmement mince.

Le kyste est rempli par une matière filante, couleur café au lait foncé, ayant la consistance de la colle épaisse.

Sa quantité est de 30 grammes environ.

Au microscope, il présente de nombreux globules muqueux, des globules rouges altérés et une multitude de granulations pigmentaires.

Examen de la paroi. — Celle-ci est formée par une lame de tissu conjonctif comprise entre deux revêtements épithéliaux.

L'épithélium extérieur est un épithélium pasimenteux stratifié, ne présentant rien d'anormal. Le derme sous-jacent présente, par places, une riche végétation de fines papilles.

Au-dessous se trouve un tissu conjonctif, assez pauvre en éléments cellulaires, ne présentant nulle part de traces d'inflammation; quelques glandes sébacées hypertrophiées. On y trouve encore un grand nombre de vaisseaux largement béants gorgés de sang et donnant à la préparation l'aspect d'un tissu caverneux.

Enfin l'épithélium intérieur est difficile à caractériser : il a presque entièrement disparu à la suite, sans doute, de manipulations nécessitées par l'examen macroscopique. Cependant, si l'on en juge par ce qui reste, il serait constitué par une seule rangée de cellules longues, prismatiques, à noyau ovale. Il n'y a pas trace de glandes du côté de l'épithélium intérieur.

Voici d'autres observations personnelles de ces kystes, dont le volume est moins considérable, mais dont la forme, le siège et l'étude histologique nous ont paru mériter d'être rapportées.

Observation II. — Clémentine B..., âgée de cinquante-cinq ans, entrée salle Saint-Louis, nº 13, pour un polype de la lèvre postérieure du col utérin, fut reconnue atteinte d'un kyste de la petite lèvre droite; son ablation eut lieu le 9 février 1910. Il s'agissait d'une petite tumeur ovoïde mesurant environ 1 centimètre de diamètre et qui siégeait sur la face externe de la petite lèvre; à la coupe, il en sortit un liquide visqueux de teinte sucre d'orge.

Voici les résultats de notre examen histologique.

Le kyste se trouvait inclus dans la muqueuse, et les faisceaux fibreux qui constituaient la partie profonde du derme se continuaient sans ligne de démarcation nette avec l'enveloppe du kyste, ce qui fait qu'on ne peut assigner à la paroi de ce dernier de limites précises.

En arrière, et plus profondément, se trouvait une couche de tissu conjonctif lâche renfermant de nombreuses glandes sébacées. Nous avons fait représenter sur un dessin une coupe intéressant toute la paroi et s'étendant depuis la peau jusqu'à l'épithélium propre du kyste. Superficiellement se trouve la muqueuse de la petite lèvre : elle comprend un épithélium pasimenteux stratifié dont on distingue nettement les deux couches habituelles (couche cornée et couche malpighienne avec leurs subdivisions), et un derme assez épais formé de trousseaux de fibres conjonctives contenant de rares fibres élastiques, et qui se continue jusqu'à l'épithélium propre du kyste. Ce dernier est constitué par une assise unique de petites cellules régulièrement disposées les unes à côté des autres, et appartenant au type cubique.

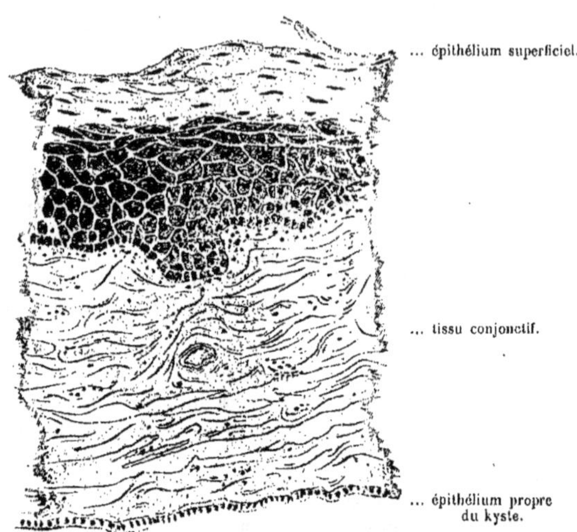

FIG. 2. — Coupe d'une paroi de kyste des petites lèvres.

La structure de cet épithélium nous permet d'éliminer toute idée de transformation kystique des glandes sébacées, et nous pensons avoir affaire, dans le cas présent, à un ***vestige embryonnaire du système uro-génital.***

OBSERVATION III. — **N° 221. Année 1909.** (Clinique obstétricale.)

Jeanne X..., vingt-neuf ans, ménagère, enceinte pour la cinquième fois, entre à la clinique le 16 décembre 1909, à sept mois et quart de grossesse.

Antécédents héréditaires. — Rien à signaler.

Antécédents personnels. — Nourrie au sein jusqu'à vingt mois, elle a marché à dix-huit mois. Menstruée à quatorze ans; depuis, époques régulières. Pas de maladies graves antérieures aux grossesses.

Les deux premières grossesses sont menées à terme. Accouchements spontanés et peu laborieux. Les enfants, d'un volume normal, ont été nourris au sein de leur mère.

Les deux grossesses suivantes, d'un père différent, sont interrompues avant terme : l'une, à trois mois, volontairement, au moyen d'une injection intra-utérine; l'autre, à quatre mois, accidentellement, à la suite d'une chute.

Les céphalalgies nocturnes et l'alopécie que la malade a éprouvées au cours de ces deux grossesses permettent de soupçonner la syphilis comme cause de ces deux avortements.

Grossesse actuelle d'un troisième père.

Dernières règles du 20 au 26 avril.

Pas d'accidents pendant la grossesse, sauf quelques vomissements pendant les trois premiers mois, quelques pertes blanches, ainsi que de légères pertes rosées, pendant le septième mois, qui cèdent sous l'influence du repos.

A l'examen obstétrical, rien de remarquable, mais à l'examen des organes génitaux externes, on remarque, au niveau de la vulve, deux petits kystes siégeant, en fer à cheval, sur les faces supéro-internes des petites lèvres.

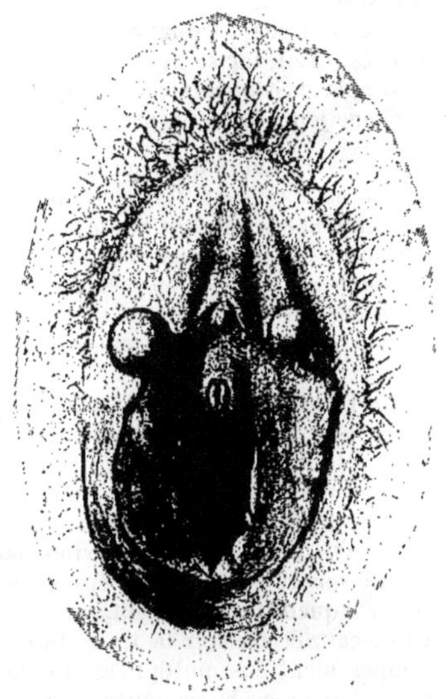

Fig. 3. — Kyste bilatéral des petites lèvres.

L'accouchement a lieu le 28 décembre, à neuf heures du soir, d'un garçon vivant, né avant terme, pesant 2.200 grammes.

Durée du travail : environ dix heures, dont quelques minutes seulement pour la période d'expulsion.

Délivrance naturelle quinze minutes après l'expulsion du fœtus.

Suites de couches absolument normales.

Le développement de l'enfant laisse, par contre, à désirer; après une chute de 200 grammes, il ne retrouve son poids initial qu'un mois après sa naissance, sous l'influence du traitement des prématurés : couveuse, gavage, bains sinapisés, frictions à l'alcool, etc.

A l'examen de la vulve, on constate : à droite, une tumeur du volume d'une noisette, siégeant sur la face interne et sur le bord libre de la petite lèvre, à l'union de son tiers antérieur avec son tiers moyen. Cette tumeur est sessile et fait corps avec la petite lèvre. A son niveau, la muqueuse est amincie et laisse transparaître la coloration blanc jaunâtre du kyste. Du côté gauche existe une seconde tumeur présentant les mêmes caractères, mais un peu plus petite (volume d'un gros pois), et rattachée seulement à la face interne de la petite lèvre par un pédicule court et épais.

A la palpation, on constate que ces deux tumeurs sont indolentes et présentent une consistance assez ferme. Elles sont adhérentes à la face profonde de la muqueuse, que l'on ne peut faire glisser à leur surface. Elles sont, par contre, mobiles sur les plans profonds.

Les deux tumeurs ont apparu à peu près simultanément, il y a sept ans. Elles ont grossi peu à peu, jusqu'à acquérir le volume actuel. Depuis, la femme a mené à bien deux grossesses et deux accouchements qui n'ont apporté aucune modification dans le volume et dans l'aspect de ces deux tumeurs. Il en est de même de la grossesse actuelle.

M. le professeur Audebert procède à l'ablation, quinze jours après l'accouchement (12 janvier). Du côté droit, incision, dissection de la tumeur, suture à la soie. Du côté gauche, simple excision aux ciseaux après ligature du pédicule.

Ablation des fils le dixième jour. Réunion par première intention.

Examen microscopique. — Il s'agit de deux kystes, l'un de la grosseur d'une cerise, l'autre du volume d'un pois. La paroi du kyste (de chacun des kystes, car les deux sont semblables) est formée d'une couche unique de cellules cylindriques, dont la forme est bien conservée par endroits, mais qui, ailleurs, sont aplaties et deviennent cubiques ou même plates.

La fixation de la pièce a été très défectueuse et ne permet pas de reconnaître si les cellules sont muqueuses ni si elles ont conservé tous les caractères des cellules glandulaires.

Cette couche cellulaire est circulaire, mais on peut trouver deux ou trois légères invaginations dans le tissu environnant, à peine indiquées, qui rappellent l'aspect des culs-de-sac glandulaires.

En dehors de la couche cellulaire cylindrique se trouve une lame basale continue et un feutrage de fibres conjonctives qui forme transition avec le tissu conjonctif environnant. Toutefois, l'épithélium pavimenteux de la muqueuse de la petite lèvre est à peine séparé par quelques épaisseurs de fibres conjonctives de la paroi du kyste à laquelle il est tangent.

Il est impossible, à ce niveau, de trouver la trace du canal excréteur de la glande, bien que les coupes aient été multipliées. Le contenu du kyste est formé par un réseau de matière amorphe coagulée (mucus ou fibrine?) renfermant des leucocytes morts et quelques cristaux.

On trouvera des exemples de kystes des petites lèvres de dimensions moins volumineuses dans la thèse de Weber (Paris, 1898), dans un article de Sneguireff (*Arch. f. gyn.*, LXII, n° 1) et dans une communication de Resinelli et Peckham au *Congrès français de chirurgie* en 1903).

Au point de vue symptomatologique et thérapeutique, ces tumeurs ne présentent pas grand intérêt; le seul point à rechercher dans leur histoire, c'est la pathogénie.

Il s'agit presque toujours, disent les auteurs, de kystes sébacés ou de kystes muqueux développés aux dépens des petites glandes muqueuses de la face interne des petites lèvres.

Les kystes des petites lèvres peuvent provenir de différentes origines.

1° *Des glandes sébacées de la région.*

2° *Des vestiges embryonnaires de la partie inférieure du canal de Wolff (canal de Gartner).*

On sait depuis Klein (1897) que les canaux de Wolff courent tout le long du vagin jusqu'au bord libre de l'hymen. On peut donc admettre qu'au cours du développement, un vestige de ce canal a été entraîné dans la région vulvaire, et là a pu donner naissance à un kyste qui présenterait comme caractéristique *un épithélium prismatique simple*. Néanmoins, les débris du canal de Wolff se font de plus en plus rares à mesure que l'on se rapproche de la vulve, ce qui rend cette origine peu probable (sauf le cas de J. Bondi, voir plus loin).

3° *Aux dépens de l'urètre.*

Au moment de la formation du conduit urétro-vésical, par abaissement de l'éperon de Kolliker, un groupe cellulaire, ou un bourgeon émané de ce conduit, peut être entraîné dans le tissu mésodermique ambiant et donner naissance plus tard à un kyste. Il présenterait un *épithélium prismatique simple.*

4° *Aux dépens des conduits de Muller.*

Lors de la fusion des deux canaux et de leur conversion en segment utérin et en segment vaginal, l'épithélium pavimenteux de la partie vaginale polifère forme un cordon plein. Ce cordon, pendant la moitié de la vie utérine, bourgeonne par toute sa périphérie et envoie dans les tissus ambiants des prolongements épithéliaux capables de s'isoler accidentellement et de rester inclus dans une région musculo-conjonctive; ils se transformeraient ultérieurement en kystes. *L'épithélium serait pavimenteux stratifié du type vaginal.*

5° *Aux dépens d'un diverticule urétéral.*

Dans le cours du développement et de l'allongement du conduit utéro-vaginal, un diverticule urétéral détaché du bourgeon rénal ou un bourgeon rénal supplémentaire peuvent être entraînés et venir donner naissance à un kyste.

L'épithélium est pavimenteux stratifié sans papilles dermiques.

6° *Aux dépens des glandes de Skene.*

Glandes en grappe s'ouvrant par deux conduits de chaque côté de l'urètre.

Épithélium pavimenteux stratifié.

7° *Aux dépens de glandes vulvo-vaginales aberrantes.*

Épithélium pavimenteux stratifié.

D'après Bondi (de Vienne)[1], qui rapporte huit observations recueillies dans le service du professeur Lott, avec examen histologique fait au laboratoire du professeur Albrecht, ces huit cas concernent des femmes âgées de 25, 26, 32, 42, 45, 47 et 53 ans. Toutes, sauf une, ont eu des enfants.

1. Bondi. *Monatschrift f. geh. und gyn.*, 1908, t. XXVIII, n° 6, déc^bre^, p. 648.

Dans cinq cas, il n'y avait qu'un kyste; dans deux autres, les lésions étaient multiples et deux fois bilatérales; enfin, chez l'une d'elles, il y avait un kyste à chaque petite lèvre, comme dans le cas de l'un de nous, rapporté plus haut.

En rapprochant ces constatations personnelles des données publiées par Bluhm, Reklinghausen, Brandt, etc., Bondi arrive aux conclusions suivantes : contrairement à ce qu'on observe sur les autres parties de la vulve, les petites lèvres sont assez souvent atteintes de kystes muqueux.

Au point de vue histologique, on peut distinguer deux types de ces tumeurs : celles qui sont pourvues d'un revêtement épithélial cilié et celles qui n'en ont point. Sous l'influence d'une prolifération active intéressant l'épithélium ou le tissu conjonctif, ces kystes — quel que soit le groupe auquel ils appartiennent — peuvent être le point de départ de formations papillomateuses (adéno-cystomes de Bluhm). Quant à la pathogénie, au mode de développement de ces productions kystiques, elle n'a pas encore été suffisamment élucidée; il est probable que quelques-unes d'entre elles proviennent du canal de Wolff ou plutôt des portions aberrantes de ce conduit, tandis que d'autres auraient eu pour point de départ des glandes vestibulaires.

Évolution clinique banale; gêne ou éruption intertrigineuse, suppuration de la tumeur.

MUQUEUSE UTÉRINE ET GROSSESSE TUBAIRE DANS SES DIVERSES PHASES

Par M. MÉRIEL

Professeur agrégé, chargé de cours de clinique chirurgicale, Chirurgien des hôpitaux de Toulouse,

Et M. J.-P. TOURNEUX

Interne des hôpitaux de Toulouse.

On sait depuis longtemps que la présence d'un ovule fécondé au niveau d'une trompe n'amène pas seulement une série de réactions du côté de la paroi tubaire, mais qu'elle exerce encore une action des plus nettes sur l'utérus, amenant ainsi un certain nombre de manifestations, changements de poids, de volume, de consistance, de coloration; cette action s'exerce de plus sur l'élément cellulaire lui-même, et c'est ainsi que l'on a été amené à observer, au cours des grossesses tubaires, des modifications assez importantes de la structure de la muqueuse utérine.

La nature exacte de ces modifications n'est connue que depuis une période relativement récente; en effet, si Ruysch, Hunter et Demnan avaient déjà, il y a deux siècles, signalé l'existence de ces lésions, ils s'étaient complètement mépris sur leur caractère; aussi fallut-il arriver jusqu'à Lawson Tait pour en avoir la véritable signification. Depuis cette époque, de nombreux auteurs, Kölliker, Ercolani, Conradet Langhans, Abel, Dobbert, Pozzi, Pilliet, Couvelaire, Cazeaux, Schultze, Meyer, Weinberg, se sont occupés à différentes reprises de cette question, tant au point de vue clinique qu'au point de vue anatomo-pathologique.

Nous avons eu l'occasion d'observer deux cas de grossesse tubaire qui ont nécessité une intervention (hystérectomie abdominale) et dans lesquels nous avons pu faire l'examen de la muqueuse utérine : ce sont les résultats de cette étude, ainsi qu'un certain nombre de considérations que nous en avons tiré, que nous avons l'honneur de vous soumettre.

Voici donc nos observations suivies des examens histologiques.

Observation I. — Hélène B..., âgée de trente-cinq ans, réglée à douze ans, mariée à vingt-six ans, a eu successivement, à vingt-huit ans et à trente ans, deux fausses couches. Cette femme, réglée jusqu'ici d'une façon régulière, ne vit pas de règles au mois d'avril 1910. Vers le début du mois de mai, elle ressentit subitement une violente douleur primitivement localisée dans le flanc gauche, mais qui s'étendit bientôt à tout l'abdomen; puis survinrent des métrorragies assez abondantes qui se calmèrent au bout de quelques jours et ne laissèrent subsister que des pertes sanguines légères qui elles-mêmes disparurent au bout de peu de temps. Au mois de juillet, la malade, souffrant toujours et se trouvant très fatiguée, vint à l'Hôtel-Dieu où l'on constata l'existence d'une grosse collection annexielle gauche. Une intervention eut lieu le 8 juillet et mit à jour une trompe énorme, refoulant l'utérus à droite et ayant contracté de fortes adhérences avec l'intestin ; en présence de pareille situation, on pratiqua l'hystérectomie latéro-latérale de Kelly.

L'examen de la muqueuse utérine a montré une paroi légèrement épaissie mesurant 2mm 5. La surface libre présente une limite très nette constituée par un épithélium à cellules cylindriques légèrement aplaties et dépourvues de cils. Dans l'épaisseur du chorion qui paraît normal, on rencontre de nombreuses glandes coupées suivant des axes divers et présentant des dimensions un peu exagérées; leur paroi est constituée par des cellules prismatiques. Tout autour des glandes et répartis assez irrégulièrement, on remarque des vaisseaux sanguins assez distendus et gorgés de globules; les vaisseaux sont formés d'une simple couche endothéliale. Entre les vaisseaux sanguins et les nerfs se trouvent des suffusions sanguines abondantes, surtout dans la région profonde de la muqueuse, dans la zone avoisinant la couche musculaire. Le stroma conjonctif ne présente pas de différences manifestes de densité; il semble bien un peu plus clair à la périphérie que dans la région profonde, mais on sait qu'il en est ainsi dans les muqueuses normales, et il est impossible d'y délimiter les trois couches dont parlent Conrad et Langhans. En aucun point de nos préparations, nous n'avons trouvé de cellules déciduales.

Observation II. — Joséphine D..., âgée de trente-cinq ans, réglée à treize ans, mariée à vingt-deux ans, eut une grossesse à terme l'année suivante et n'a jamais présenté ni fausse couche, ni pertes blanches ou rouges durant l'intervalle de ses règles. Ces dernières furent toujours normales et régulières jusqu'au mois de septembre dernier (6 septembre 1908). Elles disparurent à partir de cette date et manquèrent pendant tout le mois d'octobre.

Le 13 novembre, vers midi, à la suite d'une légère fatigue, la malade ressentit un point douloureux dans la région hypogastrique ; cette douleur augmenta peu à peu et dura environ deux ou trois heures, puis disparut. Le soir, la malade eut une légère perte de sang, qui se renouvela le lendemain, en même temps que les douleurs de la veille revenaient plus vives et plus fortes. Elles augmentèrent encore le surlendemain, accompagnées cette fois d'hémorragies plus violentes : ces douleurs qui, primitivement, étaient localisées seulement à la région hypogastrique, gagnèrent tout l'abdomen, s'irradiant dans les lombes, la face interne des cuisses et la région périnéale ; en même temps, la malade était prise d'une céphalée atroce et de vomissements. Au bout de quelques heures de souffrance, la malade expulsa des lambeaux de membranes qu'à l'examen histologique M. le professeur Rispal, à qui elles furent confiées, reconnut être des débris de muqueuse utérine. Cet état se continua le lendemain, puis les douleurs cessèrent, ainsi que la céphalée et les vomissements ; seule, persista une légère hémorragie.

Cette dernière continua les jours suivants, augmentant peu à peu d'abondance : aussi, la malade, anémiée et très fatiguée de cette perte de sang continue, se décida à venir à l'hôpital le 28 novembre. Examinée le soir même, elle se présentait, malgré son anémie, dans un état général de santé assez bon, température et pouls normaux, rien au poumon, ni au cœur, ni au rein. L'examen physique permit de constater à la palpation abdominale une douleur assez vive, localisée dans la partie droite de l'hypogastre. Au toucher vaginal combiné au palper, on remarqua un utérus légèrement augmenté de volume, ramolli et repoussé à gauche. A droite, on sentit une tumeur dure, du volume d'une petite orange, facile à saisir entre la main abdominale et le doigt vaginal ; son palper fut très douloureux.

S'appuyant sur l'histoire de la maladie et les résultats de l'examen gynécologique, on pensa à une grossesse tubaire.

Le 4 décembre, la malade fut opérée par M. le professeur Cestan. La laparotomie médiane découvrit dans le ligament droit un gros hémato-salpinx, auquel adhérait une anse du gros intestin ; le décollement de cette anse intestinale amena l'évacuation d'une quantité notable de caillots et de sérum sanguin. La poche vidée, on fit l'hystérectomie totale.

Nous avons fait l'examen histologique de la muqueuse utérine et voici quels en sont les résultats :

L'épaisseur de la muqueuse est d'environ 2 millimètres ; la surface libre est assez régulière, mais n'est limitée qu'en certains points par un épithélium cubique ; dans les autres régions, le chorion est directement en rapport avec la cavité utérine. Ce chorion renferme un très grand nombre de glandes dont l'épithélium est desquamé par places et une énorme quantité de vaisseaux sanguins. Entre les glandes et les vaisseaux sanguins se trouvent de larges suffusions sanguines dont le nombre et l'étendue augmentent encore du côté de la musculeuse. Le stroma constitue un tout homogène et on ne peut y distinguer différentes zones. Nous n'avons pas non plus trouvé de cellules déciduales.

En examinant nos préparations, nous avons été frappés des différences qui existent entre elles : l'épaisseur de la muqueuse varie de plus d'un demi-millimètre; l'épithélium est prismatique dans un cas, il est nettement cubique dans l'autre; dans le premier cas, cet épithélium est continu; dans le second, il n'existe que par places; les glandes sont moins abondantes et moins développées dans la première muqueuse que dans la seconde; enfin, dans notre première observation, nous trouvons une vascularisation beaucoup moins intense que dans la deuxième. Il n'y a qu'un seul point de commun, c'est l'absence complète de cellules déciduales.

A quoi peuvent donc tenir de semblables variations de structure? Dans un article paru en 1904 dans les *Annales de gynécologie*, Cazeaux a présenté deux observations de grossesse tubaire, dans lesquels il fit l'examen de la muqueuse utérine, et lui aussi a trouvé des différences assez notables dans ses deux examens.

Devons-nous invoquer, pour expliquer les variations de structure que nous avons rencontrées, le siège de la grossesse tubaire, plus ou moins rapproché de l'utérus, ou encore la différence d'âge de ces grossesses, comme l'a fait Cazeaux? Nous ne le pensons pas; la réaction utérine est, croyons-nous, complètement indépendante du point de fixation de l'œuf dans la trompe, et nous ne pensons pas non plus que l'âge de la grossesse puisse amener dans la structure de la muqueuse des variations aussi profondes que celles que nous avons rencontrées. Il est un point dont Cazeaux ne semble pas avoir tenu compte et qui nous paraît présenter une grande importance : nous voulons parler de l'expulsion de la caduque.

Cette expulsion a lieu dans la presque unanimité des cas; elle ne se présente certes pas toujours sous la forme de dysménorrhée membraneuse; bien souvent, il n'y a que des lambeaux plus ou moins grands dont la recherche est souvent assez difficile dans un grand nombre de cas; même, ainsi que l'a montré Pilliet, il n'y a qu'une désagrégation moléculaire, et ce n'est que par le plus grand des hasards que l'on peut retrouver des traces de la muqueuse exfoliée.

Il est bien évident que l'expulsion de la caduque amène des modifications considérables dans la structure de la muqueuse utérine, et que l'on trouvera toujours une disposition différente suivant qu'il y aura eu de la dysménorrhée ou qu'il n'y en aura pas eu. Si l'on peut, en effet, examiner un utérus quelques heures après les accidents de la grossesse tubaire, alors que la caduque n'a pas encore été expulsée, comme cela semble résulter de la première observation de Cazeaux, on a de fortes chances de rencontrer une muqueuse dans toute son intégralité; mais si l'on ne fait cet examen que quelques jours après que ces accidents se sont produits, il est certain que l'on ne trouvera plus qu'une muqueuse incomplète, dont seule existera la portion basale. Pilliet nous en donne un certain nombre d'exemples.

Quelque temps d'ailleurs après la chute de la caduque, il se fait un travail de réparation et de restauration utérine analogue à celui qui s'effectue après le stade menstruel et après l'accouchement : c'est à ce stade que répondent nos deux observations et, croyons-nous, la deuxième observation de Cazeaux. Il est facile d'expliquer les différences que nous avons trouvées dans nos deux observations. Dans notre premier cas, notre examen a été fait deux mois après les accidents tubaires, et la muqueuse utérine a eu le temps de se reconstituer en entier, ne gardant que de légères traces des altérations qu'elle avait subies. Au contraire, dans le deuxième cas, l'avortement tubaire n'avait eu lieu que trois semaines avant nos recherches, et nous avons trouvé une muqueuse en plein travail de restauration, montrant par les lésions qu'elle présentait encore toutes les modifications qui l'avaient frappée. Il est donc tout naturel que nous ayons reconnu des variations importantes, et aussi croyons-nous pouvoir avancer que ces différences de structure, que l'on rencontre à l'examen des muqueuses utérines, proviennent de l'expulsion ou de la non-expulsion de la caduque et du travail de restauration épithéliale qui se fait après cette expulsion.

On peut encore se demander quelle est l'origine de la transformation de la muqueuse utérine au cours de la grossesse tubaire. Elle est à peu près inconnue, disait Cazeaux en 1904, et cependant, ajoutait-il, « on peut admettre, avec M. le professeur Pozzi, qu'elle est de nature mixte et due à la fois à des phénomènes trophiques d'ordre réflexe ou sympathique, analogues à ceux qui se passent simultanément dans les mamelles et aussi à l'augmentation générale de la circulation pelvienne. » Cette transformation résulte, pensons-nous, de la continuation du stade menstruel.

Ainsi que l'ont montré Henle, Kundrat, Léopold, Wendeler et Bond, au moment de la menstruation, il se passe une série de phénomènes anatomiques du côté de l'utérus et du côté de la trompe ; aussi ces deux organes sont-ils disposés, à des degrés bien différents, il est vrai, à recevoir l'ovale fécondé. Que cet ovale se fixe soit dans la trompe, soit dans l'utérus, ces phénomènes que nous venons de signaler continueront leur évolution ; c'est que si, au premier abord, les phénomènes de la menstruation, qui se passent tant du côté de la trompe que du côté de l'utérus, paraissent indépendants les uns des autres (on sait qu'après l'ablation des trompes, les règles persistent), ils sont cependant étroitement

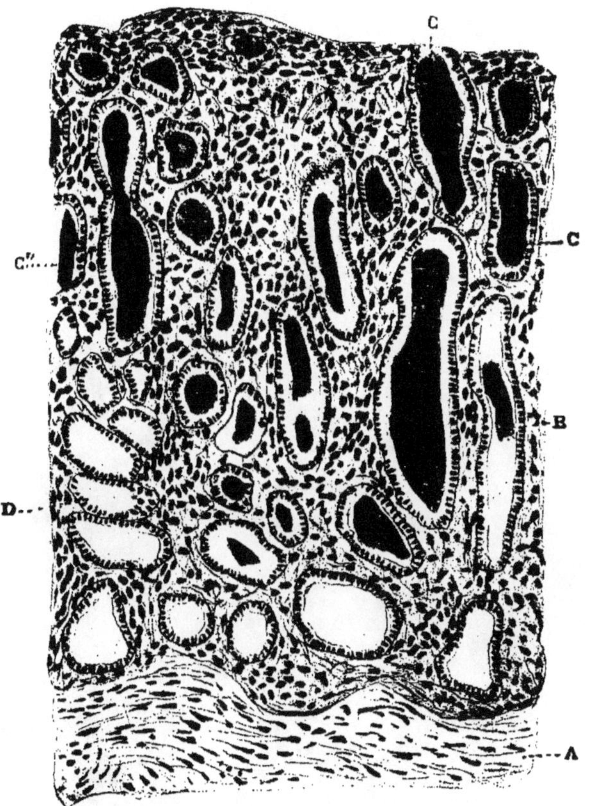

Muqueuse utérine dans un cas de grossesse tubaire.

A. Muscle utérin.
B. Muqueuse.
C, C', C''. Glandes gorgées de sang.
D. Glandes normales.

liés, car ils sont sous la dépendance d'un corps directeur, qui les fait naître pour ainsi dire, et qui est l'ovaire. Born et Fränkel ont prouvé que le corps jaune, glande à sécrétion interne, avait pour fonction de préparer la muqueuse à recevoir la greffe de l'œuf fécondé, d'en assurer la fixation et le développement.

Tant que dure la grossesse, il se caractérise par son volume considérable, signe de son activité; mais qu'un avortement vienne à se produire, le corps jaune s'atrophiera presque immédiatement et cessera dès lors de présider au développement et à la nutrition de la muqueuse utérine. Celle-ci, livrée à ses propres ressources, continuera à évoluer encore pendant un certain temps; mais elle est cependant frappée à mort et ne tardera pas à disparaître, c'est-à-dire à s'exfolier.

On voit donc que tant que la grossesse tubaire évolue normalement, il ne se passe pas de phénomènes du côté utérin; la muqueuse modifiée pendant la période menstruelle continue lentement son évolution comme si la descente de l'œuf n'eût subi qu'un temps d'arrêt dans la trompe et qu'il dût bientôt venir se fixer sur elle. C'est que le rôle du corps jaune existe toujours et que ses produits de sécrétion viennent exercer une action directe sur les vaisseaux utérins; mais du moment où ces produits de sécrétion ne sont plus élaborés au moment où le corps jaune commence à s'atrophier, la muqueuse utérine est atteinte profondément dans sa vitalité, et sa chute sera un symptôme plus ou moins tardif de l'interruption de la grossesse tubaire.

LE DRAINAGE LATÉRAL DANS LES LAPAROTOMIES

PAR M. MÉRIEL

Professeur agrégé, chargé de cours de clinique chirurgicale,
Chirurgien des hôpitaux de Toulouse.

En dépit de tout ce qui a déjà été écrit, la question du drainage dans les laparotomies est loin d'être résolue. De temps à autre, on se prononce pour ou contre le drainage, et il est curieux que sur ce point de technique l'accord n'ait pu se faire, tandis qu'il existe pour bien d'autres détails de technique générale. Aussi n'est-il pas encore trop tard pour reparler encore sinon de l'opportunité du drainage où malgré tout chacun garde sa manière de faire, mais pour dire deux mots du meilleur drainage abdominal quand on doit y avoir recours.

Je déclare tout d'abord que je suis volontiers partisan du drainage dans les laparotomies gynécologiques qui ont entraîné l'ouverture accidentelle ou voulue d'une cavité naturelle ou artificielle. Les kystes de l'ovaire et les hystéropexies exceptées, je recours très souvent au drainage. Sans doute, il est plus élégant de clore complètement la paroi abdominale et d'attendre sans crainte — au moins apparente — la suite des événements que de témoigner par la mise en place d'un drain des inquiétudes que peut donner une opération laborieuse. Mais l'élégance n'a que faire quand il s'agit de la sécurité des opérées et j'estime — sans vouloir insister sur des choses connues — que le tube à drainage en permettant de surveiller ce qui se passe dans le pelvis et parfois d'y porter remède, ne doit pas être systématiquement écarté de notre outillage. Je garderai toujours le souvenir d'hématomes intra-péritonéaux, insidieusement survenus chez certaines opérées d'un de mes maîtres, que le modeste drain eût permis de reconnaître et peut-être, grâce à une nouvelle laparotomie, de sauver de la mort.

J'en pourrais dire autant pour certaines septicémies post-opératoires que la leucoprophylaxie intra-péritonéale m'a permis de tirer d'affaire. Assurément, le drain ne peut rendre aseptique une laparotomie qui ne l'a pas été, mais il avertit de ce qui se passe au niveau du péritoine pelvien et finalement d'y porter tel remède qui convient. J'ai pu comparer les résultats des partisans et des adversaires du drainage et j'avoue que ces derniers avaient de moins beaux succès que les autres. Aussi je reste fidèle au drainage, sauf dans les cas dont j'ai déjà parlé, et je n'ai pas à m'en plaindre puisque sur quarante-deux laparotomies faites depuis deux ans, à l'hôpital et en ville, je n'ai pas eu de mortalité.

Toutefois, je ne méconnais pas qu'un des inconvénients du drainage — même le drainage des quarante-huit premières heures que j'emploie — est d'affaiblir la partie inférieure de la suture par l'hiatus d'abord qu'il crée, puis par la sérosité qui souvent se produit en ce point et en retarde la cicatrisation. L'orifice du drainage se comble alors par seconde intention et met plus de temps à se fermer que le reste de la plaie. Il en résulte un point faible dans la cicatrice et par suite une amorce d'éventration. Pour éviter tout cela et conserver les avantages du drainage, j'utilise volontiers le drainage latéral que j'ai vu souvent employer par mon maître M. Cestan (dont il n'est pas l'inventeur), après les salpingectomies. Je fais passer le drain à travers une boutonnière faite à droite ou à gauche, selon la disposition du péritoine pelvien, selon les parties plus ou moins suspectes qu'il faut drainer, boutonnière qui est pratiquée à travers le muscle droit et la peau par ponction au bistouri. Le drain est suivi par une pince de Kocher qui est passée à la suite du bistouri dans la boutonnière. Au bout de quarante-huit heures, si tout se passe bien, c'est-à-dire s'il ne sort par le drain que quelques gouttes de sérosité claire, je retire celui-ci, et le muscle droit, dont les fibres avaient été simplement écartées pour le passage du drain, revient sur lui-même, refermant comme un rideau la brèche qui existait, et finalement, le parallélisme des orifices cutané et musculaire se trouvant détruit, le trajet créé s'oblitère rapidement. J'ai rarement observé un retard notable dans sa cicatrisation. Ce drainage latéral (de quarante-huit heures) me paraît réunir tous les avantages du principe et éviter ses inconvénients.

M. J. VANVERTS. — Je ne m'étendrai pas sur la première partie de la communication de M. Mériel, qui concerne les indications du drainage à la suite des laparotomies — question dont la discussion m'entraînerait trop loin. — Je dois cependant dire que, contrairement à la tendance actuelle de beaucoup de chirurgiens, je crois que le drainage présente parfois des avantages dont on a tort de se passer.

J'insisterai au contraire sur la seconde partie de la communication de M. Mériel, au sujet du *mode de drainage* après la laparotomie. Comme M. Mériel, j'emploie depuis un an environ le drainage à travers le muscle grand droit, comme l'a proposé Rastouil au Congrès français de chirurgie de 1907. Il ne me semble pas douteux, en effet, d'après mes observations, que la présence d'un drain, même pendant un jour ou deux, au niveau de la plaie suturée n'expose à l'éventration, soit qu'une légère suppuration se produise à ce niveau, soit que la réunion se fasse par première intention.

Le drainage à travers le grand droit permet la cicatrisation parfaite de la plaie de laparotomie et n'expose pas à l'éventration au niveau du point musculaire traversé par le drain, si l'orifice créé est petit et fait par section du muscle parallèlement aux fibres musculaires et par dilacération de celles-ci. Au bout d'un jour ou deux de drainage, ces fibres tendent à se rapprocher après l'enlèvement du tube et à fermer l'orifice.

Pour cette raison, je pratique le drainage à travers le muscle et non au niveau de son bord externe.

M. HARTMANN. — Je n'insisterai pas sur le mode spécial de drainage recommandé par M. Mériel. Je reste fidèle au drainage médian qui, pratiqué avec un simple tube de caoutchouc, sans mèches de gaze, ne m'a pas semblé prédisposer aux éventrations. C'est du moins ce qui ressort de l'examen de mes anciennes opérées. Chez une même, drainée pendant un temps assez long, il y avait bien une éventration, mais elle siégeait au voisinage de l'ombilic, la région correspondante au drain étant nette et solide.

Le point que je désire relever c'est que, par une sorte de choc en retour, on revient à ce drainage abdominal, qu'un certain nombre de gynécologistes tendaient à rejeter dans ces dernières années. Les conclusions actuelles concordent avec celles qui résultaient de l'étude d'un millier de cas de cœlictomies consécutives, exactement 998, que j'ai récemment publiées dans les *Annales de Gynécologie*. Jamais je n'ai eu à me repentir d'avoir drainé; quelquefois, au contraire, j'ai eu le regret d'avoir refermé complètement l'abdomen.

Cela ne veut pas dire que j'ai drainé dans tous les cas; mais je pense que toutes les fois qu'il y a eu rupture de poches suppurées, lésion de la paroi intestinale, toutes les fois qu'il reste des surfaces donnant un suintement sanguin, il est prudent de placer un drain. Les distinctions entre les pus aseptiques et les pus septiques, fondées sur des constatations rapides de laboratoire, préconisées par quelques gynécologues allemands, me semblent inutiles; l'inconvénient du drainage est si minime que je ne vois pas pourquoi, en cas de doute, on le laisserait de côté.

DEUXIÈME SECTION

PÆDIATRIE

A. — CHIRURGIE

OSTÉOMYÉLITE DE LA ROTULE

PAR M. DUCUING

Interne des hôpitaux de Toulouse.

A l'occasion d'un cas d'ostéomyélite de la rotule observé dans le service de M. le professeur Jeannel, nous avons essayé de faire une étude de cette affection. Nous avons recueilli quinze observations.

Douze des malades observés sont des enfants de moins de quatorze ans; c'est pourquoi nous croyons devoir résumer aujourd'hui devant vous le travail que nous avons fait.

Pour ne pas abuser de votre patience, nous ne lirons aucune observation et nous présenterons notre communication sous forme de conclusion.

I. — ANATOMIE.

Quelques détails anatomiques sont nécessaires pour la compréhension du sujet. Voici les points les plus importants à retenir :

1° La partie osseuse de la rotule est extra-articulaire grâce à la disposition de son cartilage postérieur et de la synoviale qui s'insère exactement sur le pourtour de ce dernier.

2° La structure de la rotule est serrée. L'os est formé d'une coque périphérique très compacte et d'un noyau central constitué par des travées qui se coupent à angle droit, ne laissant entre elles que des espaces très petits. Il en résulte une densité relativement élevée pour un os court.

3° L'ossification se fait rapidement. Vers l'âge de douze ans, tout le processus de formation est terminé. L'os se développe aux dépens du périoste, mais surtout aux dépens d'un noyau de formation qui naît, vers l'âge de deux ans et demi, en plein tissu cartilagineux L'enveloppe cartilagineuse qui entoure le noyau osseux diminue progressivement, et chez l'adulte elle n'est plus représentée que par le cartilage postérieur de la rotule. C'est entre sept et dix ans que l'os se développe avec le plus d'intensité.

4° La vascularisation de la rotule est considérée comme très peu abondante par les différents auteurs. Ils en tirent des conclusions pour expliquer la rareté de l'ostéomyélite rotulienne.

Il est bien vrai que chez l'adulte la vascularisation est presque nulle; mais il existe une courte période, entre sept et dix ans, où l'on constate, en même temps qu'un développement osseux très intense, une vascularisation abondante.

Ces détails anatomiques ont été mis en évidence par Röpke, *in Archiv für klinische chirurgie* de 1904.

Après l'âge de douze ans, les vaisseaux disparaissent progressivement.

II. — Étiologie.

Cette structure serrée, cette densité élevée, cette rapidité de l'ossification, cette courte durée de la vascularisation expliquent pourquoi les ostéites de la rotule sont rares et surtout pourquoi l'ostéomyélite est exceptionnelle.

Dans toute la littérature médicale nous avons pu recueillir seulement quinze cas. Ceci n'a rien d'étonnant, car Trendel, sur mille cinquante-huit cas d'ostéites spontanées, a noté un seul cas d'ostéomyélite de la rotule.

L'âge de prédilection pour cette affection est compris entre sept et dix ans (3 cas sur 15). Elle est exceptionnelle au-dessus de douze ans. Ceci se comprend si l'on se rappelle que tout le processus de développement et de vascularisation est éteint au-dessus de cet âge.

III. — Anatomie pathologique.

Les ostéomyélites de la rotule peuvent se diviser en deux grands groupes au point de vue anatomo-pathologique, suivant que le processus infectieux détruit l'os en totalité ou en partie. Les ostéomyélites totales ne sont pas rares. Il est fréquent, en effet, de voir la rotule s'éliminer en entier, comme une palette noirâtre, laissant pour obturer l'hyatus articulaire son cartilage postérieur seulement.

Une rotule détruite en partie comble sa perte de substance. Une rotule détruite en entier peut se reproduire complètement. Cette reproduction est fonction de l'âge du malade. Au-dessous de douze ans, elle peut être considérée comme la règle ; au-dessus de trente ans, comme l'exception.

L'ostéomyélite de la rotule entraîne quelquefois des complications articulaires. Les plus graves sont les arthrites. Le pus envahit l'articulation soit en tarodant le cartilage postérieur de la rotule, ce qui est rare, soit en perforant les culs-de-sac synoviaux. Certaines arthrites ont une pathogénie difficile à établir. Il est probable que dans ces cas l'infection se fait par voie lymphatique ou sanguine.

La nature microscopique des lésions ostéomyélites de la rotule ne présente rien de particulier.

IV. — Symptomes.

Si nous mettons de côté les phénomènes généraux qui caractérisent essentiellement les formes aiguës, et les phénomènes de suppuration à rechutes qui caractérisent les formes à répétition, quelques caractères très importants sont communs à toutes ces formes :

1° Le début entre sept et dix ans. Age qui correspond, comme nous l'avons déjà dit, au maximum d'intensité du processus ostéogénitique et à la plus grande vascularisation.

2° La déformation caractéristique du genou. Celui-ci, en effet, est surtout déformé en avant, le creux poplité restant libre, à moins que nous ayons une complication articulaire.

3° L'attitude en extension de la jambe, attitude recherchée par le malade afin de relâcher son quadriceps crural.

4° La sensation au-devant du genou d'une tumeur dont la rotule n'occupe pas le point le plus saillant.

5° La perception très nette d'une douleur acquise en un point bien précis de la rotule.

6° L'indolence des chocs portés sur le talon et quelquefois la conservation de la marche la jambe étant fixée en extension, phénomènes qui résultent de l'intégrité des surfaces articulaires tibiales et fémorales.

V. — Diagnostic.

Les symptômes qui précèdent nous permettent, lorsqu'on peut arriver à les grouper, d'établir le siège de la suppuration. Le diagnostic doit être, avant tout, anatomique, et la question à trancher est la suivante : « La suppuration est-elle articulaire ou péri-articulaire ? »

L'arthrite se reconnaîtra par des symptômes qui peuvent s'opposer un à un aux symptômes précédemment cités.

1° Déformation cylindrique du membre, le creux poplité n'est pas libre ;

2° Genou fléchi pour écarter les surfaces malades et augmenter la capacité articulaire ;

3° Marche absolument impossible ;

4° Choc sur le talon douloureux.

En outre, nous devons ajouter que les symptômes généraux existent toujours et sont excessivement graves.

Si la lésion suppure, l'introduction d'un stylet profondément dans l'artère, l'issue de pus à la pression des culs-de-sac trancheront le diagnostic.

Enfin, comme dernier et important élément de diagnostic, nous aurons recours à la radiographie. Nous verrons, dans le cas d'arthrite, la rotule refoulée en avant, loin de la trochlée ; au contraire, dans les affections suppurées de la rotule, celle-ci est appliquée contre l'extrémité inférieure du fémur, la collection est prérotulienne.

Le siège de la suppuration étant établi, il faut en fixer la nature. Le diagnostic étiologique des formes aiguës est aisé; la tuberculose revêt rarement cette allure. Au contraire, le diagnostic des formes chroniques est plus malaisé, et souvent c'est seulement l'examen du pus après l'ouverture de l'abcès qui permettra de reconnaître le bacille de Kock ou les baciles ordinaires de l'ostéomyélite.

VI. — Pronostic.

Le pronostic *quoad vitam* ne se pose pas, à moins de complications ; seul le pronostic fonctionnel nous intéresse.

Chez l'enfant, tout d'abord, le pronostic est bon. En effet :

1° Les complications sont peu à craindre à cause de l'épaisse couche cartilagineuse qui sépare l'os de l'articulation ;

2° La reproduction de la rotule est la règle si cet os est éliminé.

Chez l'adulte, le pronostic fonctionnel est moins bon. Cependant, même alors que la rotule ne s'est pas reproduite, le malade peut conserver le bon fonctionnement de son membre.

VII. — Traitement.

Nous devons envisager :

1° Le traitement opératoire;

2° Le traitement post-opératoire.

Le premier soin du chirurgien doit être d'enlever l'os malade, dût-il enlever toute la rotule.

Dans cette opération, on doit veiller attentivement :

1° A ménager le périoste rotulien.

2° A ne pas perforer le cartilage postérieur de la rotule, qui met l'articulation à l'abri de l'infection. Cette opération est particulièrement délicate chez l'adulte, car l'épaisseur du cartilage est de 2 millimètres seulement.

Les lésions osseuses étant enlevées, on rabat sur la perte de substance les plans sus-jacents et le périoste avec un soin tout particulier.

Le traitement post-opératoire est non moins important.

Il consiste essentiellement : à placer le membre dans une gouttière rigide afin d'empêcher sa flexion; à le relever à 80° environ sur le plan du lit, de façon à éviter le plus possible la traction du quadriceps crural. (Cette position sera maintenue quelques jours, puis on abaissera progressivement le membre.)

On lutte contre l'atrophie en massant les muscles, et contre l'ankylose du genou en mobilisant l'articulation d'une façon précoce.

Ce traitement bien conduit donne de très bons résultats.

Chez les enfants, la rotule se reforme complètement et le membre reprend son parfait fonctionnement ; chez l'adulte, les résultats sont parfois surprenants, même si la rotule ne se reproduit pas.

Nous ne saurions mieux terminer ce résumé qu'en rappelant les paroles de Berger concernant le malade qu'il opéra et auquel il enleva complètement une rotule qui ne se reproduisit pas.

« Je n'ai pas besoin de vous dire, écrit cet auteur, que toute douleur, toute sensibilité anormale même de la région qui était autrefois le siège de crises douloureuses, a complètement disparu. Soit que le malade fléchisse le genou, soit qu'il touche avec la main la région antérieure du genou, jamais il ne ressent de douleur.

« La flexion du genou dépasse l'angle droit et surtout, point essentiel à noter, l'extension active complète du membre inférieur peut se faire par l'action seule du triceps. Elle permet à M. F... de marcher longtemps sans boiter et sans éprouver de fatigue, de monter et de descendre les escaliers comme tout le monde, de monter à cheval, de chasser toute la journée soit à pied soit à courre, de vivre comme s'il n'avait rien eu de ce côté ! »

CARIE SIMULTANÉE DES INCISIVES SUPÉRIEURES

PAR M. A. HERPIN

Ancien aide d'anatomie, dentiste des Quinze-Vingts.

Le docteur Dubreuil-Chambardel, de Tours, a attiré récemment l'attention sur un genre de carie affectant les jeunes sujets et localisé sur les dents supérieures appartenant au groupe incisif. Nous avons eu depuis l'occasion d'observer une jeune fille de vingt-cinq ans qui en offre un exemple assez frappant. Jusqu'à l'âge de seize ans, elle ne présenta aucun trouble dentaire; à ce moment, elle eut une fièvre typhoïde assez longue, et, à la suite, en quelques mois, ses quatre incisives supérieures se désagrégèrent jusqu'au niveau du bord gingival, cette carie ayant évolué d'une façon suraiguë. Or, neuf ans plus tard, un examen minutieux des autres dents de cette jeune fille ne nous a pas permis de découvrir, tant à la mâchoire inférieure qu'à la mâchoire supérieure, une lésion quelconque de carie.

Cette localisation si nette d'un processus de destruction mérite d'être rapprochée de cas analogues observés au cours de la convalescence de la fièvre typhoïde (artérites et gangrène consécutive). Elle tend de plus à individualiser les dents du groupe incisif, ainsi que la portion d'os maxillaire qui les supporte, os incisif dont la nécrose a été souvent observée.

L'indépendance anatomique relative de cet os peut contribuer à fournir une explication de ces faits, comme semble le démontrer une autopsie que Dubreuil Chambardel a eu la bonne fortune de faire sur un de ses sujets : « La dissection du maxillaire supérieur permit de constater que cet os, dont l'ossification était achevée, présentait une disposition anatomique qui est assez exceptionnelle sans être cependant d'une très grande rareté. Les os incisifs n'étaient pas soudés au corps du maxillaire et s'articulaient par une suture très nettement indiquée. Cette disposition était bilatérale. Une coupe de l'os a montré que les vaisseaux artériels du corps du maxillaire supérieur, c'est-à-dire la dentaire postérieure, ne pénétraient pas dans l'os incisif pour s'anastomiser avec les branches de la dentaire antérieure, comme cela a lieu normalement. »

Ces faits sont encore intéressants car ils montrent, dans une question aussi controversée que celle de la pathogénie de la carie dentaire, l'influence prépondérante qu'il faut attribuer aux troubles de la nutrition des organes intéressés, ces troubles modifiant leur composition chimique et leur résistance vis-à-vis des agents pathogènes de la carie.

DES HERNIES ÉTRANGLÉES CHEZ L'ENFANT

Par M. Louis VERDELET

Chirurgien de l'hôpital des Enfants de Bordeaux.

Ayant eu l'occasion d'opérer dans mon service de l'hôpital des Enfants trois cas d'étranglement herniaire chez des enfants en bas âge, j'ai pensé qu'il était intéressant de publier ces observations et de les faire suivre de quelques réflexions.

Observation I[1]. — Il s'agit d'un petit garçon de trois mois, qui entre à l'hôpital des Enfants le 7 août 1902.

La maladie a débuté par l'absence de selles et des vomissements, et les parents se sont aperçus qu'il portait dans l'aine gauche une tumeur grosse comme un œuf de poule.

C'est dans ces conditions qu'il vient à l'hôpital des Enfants dans le service de M. le Dr Courtin que je suppléais à ce moment. On constate que cette

1. Cette observation a été mentionnée dans une statistique que j'ai publiée sur l'étranglement herniaire dans la *Gazette hebdomadaire des sciences médicales de Bordeaux*, 26 avril 1903.

tumeur, douloureuse, dure, sonore et irréductible, est une hernie inguinale étranglée.

Je vois le malade à la visite, le 8 au matin, et pratique, sous chloroforme, la kélotomie suivie d'une cure radicale. La hernie contenant de l'intestin grêle était une hernie congénitale, mais avec son anneau relativement large. Suites opératoires normales. Ablation des sutures le 11. Le malade quitte l'hôpital le 18 août parfaitement guéri.

Observation II. — Le 26 novembre 1909, un enfant de dix-huit mois est amené dans mon service pour une hernie inguinale gauche assez volumineuse, qui entre et sort facilement. Dans la nuit, sous l'influence de cris et d'efforts, elle devient subitement irréductible et s'accompagne de tous les symptômes de l'étranglement herniaire.

Le 27 novembre, dans la matinée, je pratique, sous chloroforme, la kélotomie suivie de la cure radicale de la hernie. L'intestin grêle était étranglé dans cette hernie.

Les suites opératoires furent caractérisées par ce fait que le malade fit un adéno-phlegmon de la fosse iliaque[1], ce qui retarda sa guérison.

Il est sorti de l'hôpital le 1er janvier 1910.

Observation III. — Il s'agit d'un enfant de dix-huit mois, dans le passé duquel nous trouvons l'existence de troubles digestifs assez sérieux (entérite) accompagnant la présence d'une hernie inguinale droite assez volumineuse. Cette hernie, généralement bien réductible, devenait beaucoup plus volumineuse et douloureuse au moment des crises d'entérite.

Le 2 mai 1910, cette hernie, sur la fin d'une nouvelle crise d'entérite, devient plus volumineuse, irréductible et s'accompagne des symptômes de l'étranglement herniaire, avec cependant un peu de fièvre.

Le malade entre à l'hôpital et, le 4 au matin, je l'opère. Hernie inguinale droite étranglée avec dedans un appendice gros et long, très rouge, malade.

Ablation de l'appendice. Cure radicale de la hernie, le tout avec chloroforme. Guérison.

Depuis, l'état du malade s'est amélioré d'une façon notable ; il a bien repris et son entérite paraît guérie, ce qui laisse bien supposer que l'appendice jouait un rôle sérieux dans l'étiologie de cette maladie[2].

L'étranglement herniaire chez l'enfant, et surtout l'étranglement herniaire opéré, est encore à l'heure actuelle une question fort complexe où on trouve des opinions très diverses.

Si nous ouvrons, en effet, le *Traité des maladies de l'enfance* de Grancher, nous trouvons dans l'article de Broca relatif à ce sujet : « L'étranglement herniaire est assez fréquent chez l'enfant et surtout chez l'enfant au-dessous de deux ans[3] » ; mais, par contre, le *Traité de*

1. Cette observation a été publiée dans un travail fait par mon interne sur les adéno-phlegmons de la fosse iliaque. Fouquet, *Gazette hebdomadaire des sciences médicales de Bordeaux*, 22 mai 1910.

2. Les pièces de cette opération ont été présentées à la Société d'anatomie de Bordeaux, le 30 mai 1910, par mon interne, M. Fouquet.

3. Grancher et Comby, *Traité des maladies de l'enfance*, t. III, p. 17.

chirurgie nous dit : « Ces cas sont des exceptions, les cas d'accidents d'étranglement restent fort rares jusque vers la fin de l'adolescence[1] » ; et dans un travail de Bilhaut nous voyons : « Les faits d'étranglement herniaire sont tellement rares chez les tout jeunes enfants que des chirurgiens d'enfants très réputés disent n'en avoir jamais rencontrés[2]. »

Et de fait, si on vient à faire quelques recherches dans les statistiques des chirurgiens, on voit que Gosselin, Saint-Germain n'en mentionnent aucun cas; que Guéniot dit en avoir rencontré un en dix ans; que Féré[3] en relève cinquante-six cas entre huit jours et deux ans; que Heyfelder, Robinson, Dupuytren, Gerster, Martin[4], etc., n'en mentionnent que quelques cas.

On comprend aussi que ces cas puissent passer facilement inaperçus, car bien souvent la réduction se fait presque spontanément, ce qui explique qu'« en raison de ces étranglements légers, certains chirurgiens ont insisté sur la bénignité de cette complication[5] »; mais, si on veut se rendre compte de cette fréquence, il est utile surtout de s'en rapporter aux cas qui ont nécessité une intervention, et dans ces conditions, on sera amené à voir justifier ce dire de Haveman que « la hernie étranglée et opérée chez l'enfant est une rareté[6] ».

Les quelques recherches que nous avons pu faire à cet égard sont assez démonstratives.

Nous trouvons, en effet, dans le travail cité de Haveman que Wimmer (*Dissertation*, Leipzig, 1868) en avait opéré un cas; que Ravolh (*Deutsche Klinik*, 1858) en mentionne 30 cas opérés; que Schmidt en rapporte 64 et Knoblort, en 1890, en donne 87 cas.

Stern[7] fait une statistique de la kélotomie chez les nourrissons et arrive à un chiffre de 17 cas opérés chez l'enfant contre 1.900 opérés chez l'adulte.

Enfin, plus récemment, nous trouvons la thèse de Heurtaud[8], qui en mentionne 22 cas nouveaux chez des enfants au-dessous de deux mois. Somme toute, les cas opérés seraient plutôt en petit nombre.

Au point de vue de l'âge, il est intéressant de noter que l'étranglement se rencontrerait surtout dans le courant des deux premières années (Broca) et plus particulièrement pendant les deux premiers mois

1. DUPLAY et RECLUS, *Traité de chirurgie*, t. VI, p. 589.
2. BILHAUT, *Annales de chirurgie et d'orthopédie*, Paris, 1907, p. 33.
3. FÉRÉ, *Revue de chirurgie*, 1881, t. I, p. 266.
4. MARTIN, *Société de chirurgie*, 10 juillet 1889.
5. GRANCHER et COMBY, *Traité des maladies de l'enfance*, t. III, p. 17.
6. HAVEMAN, *Deutsche med. Wochenschrift*, 23 août 1894.
7. STERN, *Centralblatt für Chirurgie*, 1894.
8. HEURTAUD, *Thèse de Bordeaux*, décembre 1908.

(Heurtaud), pour se retrouver ensuite vers la fin de l'adolescence.

Au point de vue du siège, c'est la hernie inguinale qui donne lieu le plus aux phénomènes d'étranglement.

La symptomatologie est à peu près la même que chez l'adulte; ce qui mérite, seulement, d'attirer l'attention, c'est son début quelquefois très brusque, surtout « s'il s'agit d'une hernie jusque-là méconnue[1] ».

Mais souvent, après des phénomènes très brusques, il suffit d'une pression très légère inconsciente, qui fait tout rentrer dans l'ordre, pour voir disparaître les accidents. C'est même peut-être là une des causes de différence dans l'interprétation de la fréquence ou de la rareté des accidents herniaires.

Parmi les phénomènes qui doivent aussi être signalés, il faudrait peut-être aussi mentionner les entérorragies herniaires, qui ont été particulièrement étudiées dans la thèse de mon ami le docteur Castagnol[2], et qui, d'après Haveman[3] se rencontreraient encore assez fréquemment chez l'enfant.

Le diagnostic est généralement facile, à la condition d'examiner sérieusement le malade; seuls, certains cas de péritonisme dus à la présence d'une adénite, d'un kyste du cordon enflammé, etc., peuvent, comme je l'ai fait voir dans un travail sur *Les Erreurs de diagnostic dans les hernies*[4], induire le chirurgien en erreur.

Enfin, il faut également signaler l'engouement herniaire des nourrissons, bien étudié par Broca[5] et qui peut parfois simuler l'étranglement.

Reste enfin la question du traitement.

Souvent, l'étranglement herniaire cède à des pressions modérées; mais il faut bien savoir que là, comme chez l'adulte, la réduction rapide s'impose, car l'intestin résisterait encore moins longtemps : Wimmer nous dit, en effet, « qu'au bout de trois jours, on n'a plus de chances de succès[6] ».

Faut-il user de l'anesthésie? Cette pratique est, en effet, utile. Dans un travail relatif à cette question, Goinard répond par l'affirmative. « Oui, dit-il, étant donné la bénignité du chloroforme dans le jeune âge; quelques gouttes d'ailleurs suffisent[7]. »

Le contenu de la hernie étranglée peut être des plus variables et de

1. GRANCHER, *Traité des maladies de l'enfance*, t. III, p. 17.

2. CASTAGNOL, *Thèse de Bordeaux*, 1900-1901.

3. HAVEMAN, *Deutsche med. Wochenschrift*, 23 août 1894.

4. VERDELET et ROCHER, *Gazette hebdomadaire des sciences médicales de Bordeaux*, mars-avril 1901.

5. BROCA, *Presse médicale*, 1er juin 1907.

6. WIMMER, *Med. Wochenschrift*, 23 août 1894.

7. GOINARD, *Bulletin médical de l'Algérie*, 15 mai 1908.

ce fait pourront surgir, suivant les cas, des indications particulières.

Sans insister sur l'état de l'intestin, gros ou petit, qui peut nécessiter parfois, si les lésions sont anciennes, des mesures spéciales, il faut savoir que l'on peut être parfois appelé à réséquer l'épiploon, qui se trouve dans la hernie; que parfois l'ablation d'une trompe herniée peut également s'imposer. Mais là où la question devient intéressante, c'est lorsque, comme dans notre observation III, on se trouve en présence de l'appendice. L'ablation de cet organe chez de tout petits enfants est toujours une chose assez sérieuse; aussi dans ces cas est-il permis d'hésiter.

La meilleure ligne de conduite, croyons-nous, est celle qui est donnée par Lejars[1] : « Si l'appendice est intact ou ne présente d'autres lésions que la congestion et l'œdème qui résultent des désordres circulatoires communs à tout le contenu herniaire, on le réduira, et s'il est adhérent et volumineux, et que les conditions le permettent, on fera œuvre prévoyante en le réséquant. »

Doit-on enfin profiter de cette kélotomie pour faire la cure radicale de la hernie?

Certes, cette pratique doit toujours être observée, comme le dit Broca[2]: « J'ai coutume de toujours pratiquer la kélotomie suivie de cure radicale et j'en ai d'excellents résultats. »

Mais il n'est pas nécessaire de recourir à des procédés bien compliqués. « Il suffit, en effet, de trois ou quatre points de suture prenant toute l'épaisseur de la paroi et passant au-devant du cordon[3] » pour obtenir une cure radicale.

Heurtaud, dans son travail[4], fait une remarque analogue : « Nous ne croyons pas qu'il soit nécessaire de prendre ici, pour fermer le canal inguinal, toutes les précautions que l'on prend chez les enfants âgés ou les adultes. Après résection du sac, deux points de catgut suffisent, dans la plupart des cas, à réunir les piliers et à amener une fermeture complète de l'orifice. »

Tout ceci concorde, du reste, avec ce que j'ai déjà mentionné sur ce sujet dans un travail relatif à l'étranglement herniaire, quand je disais que chez nombre de malades, où je n'avais fait au cours de kélotomies que des essais incomplets de cure radicale ou même pas[5], j'avais obtenu de bons résultats.

1. Lejars, *Chirurgie d'urgence*, p. 559.
2. Broca, *in Traité des maladies de l'enfant*, t. III, p. 20.
3. Broca, *id.*, p. 23.
4. Heurtaud, Thèse de Bordeaux, 1908-09, p. 27.
5. Verdelet, *Gazette hebdomadaire des sciences médicales de Bordeaux*, 26 avril 1903.

TOISE ET PÈSE-BÉBÉ

Par M. E. CADENAULE, de Bordeaux.

J'ai l'honneur de présenter au Congrès de pædiatrie la photographie (ci-contre) du plateau d'une petite bascule, dite bascule de comptoir, qui, élevée sur un socle à hauteur convenable, me sert de pèse-bébé à la consultation de nourrissons que je dirige à la Policlinique de Bordeaux.

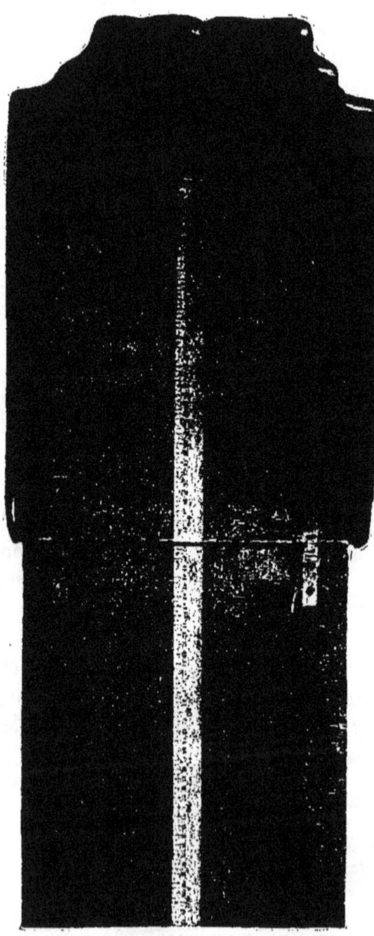

Toise et pèse-bébé (le plateau de la balance).

Comme on peut s'en rendre compte par la photographie, le plateau de cette bascule a été agrandi par une rallonge articulée que j'ai fait ajouter. De plus, dans l'épaisseur même du plateau et de sa rallonge, et sur la ligne médiane, j'ai fait fixer une toise horizontale, à demeure, d'une longueur de 82 centimètres, ne présentant aucune saillie et permettant d'obtenir très facilement et très rapidement la taille de tous les enfants de zéro à deux ans qui me sont amenés.

Le maniement de cette toise est des plus simples : une des dames assistantes de la consultation pèse d'abord le bébé. Elle étend ensuite l'enfant sur la plate-forme, dans l'axe de la toise, puis applique, en la saisissant entre les mains, sa tête contre la paroi au fond du plateau, le vertex sur le 0 de la toise. En même temps, une seconde dame assistante ou la mère de l'enfant appuie de la main gauche sur les genoux pour placer les membres inférieurs en extension complète, et réunissant les talons avec la main droite, elle note le chiffre qu'ils ont atteint sur la toise. Il est bien entendu qu'au préalable, une feuille de papier imperméable a été interposée entre la tête de l'enfant et la paroi de la balance; cette feuille de papier est changée pour chaque bébé; c'est à dessein que, pour cette petite opération, j'emploie toujours deux personnes. J'estime d'abord que la mensuration est ainsi plus exactement faite, et, en second lieu, je me déclare opposé à la méthode qui consiste à remplacer l'une des deux personnes par une mentonnière en étoffe, par exemple, que l'on fixe au fond du plateau de la balance et dans laquelle on passe la tête de l'enfant.

Ce procédé me paraît présenter les deux inconvénients suivants :

1° La mentonnière ne s'adapte pas toujours d'une façon parfaite à tous les enfants et peut, de ce fait, devenir une cause d'erreur dans l'appréciation de la taille;

2° Elle peut servir d'agent de contagion si elle n'est pas changée pour chaque enfant et désinfectée après chaque consultation.

Depuis quatre ans, le procédé que j'emploie et que j'ai appliqué à mille vingt-huit enfants m'a donné entière satisfaction. Aussi ai-je cru bon de le signaler à l'attention du Congrès de pædiatrie, surtout au moment où il devient de plus en plus intéressant de connaître et de noter la taille des nourrissons, notamment chez les enfants retardés dans leur croissance (atrophiques, hypotrophiques). Ces derniers, en effet, ont bien plutôt l'âge de leur taille que l'âge de leur poids, et chez eux, c'est la taille qui sert de point de repère pour la fixation de la ration alimentaire. Il est donc indispensable à tout puériculteur d'avoir à sa disposition un moyen simple et rapide de mensuration pour les tout petits qu'il dirige.

UN CAS D'IMPERFORATION ANO-RECTALE CHEZ UN PRÉMATURÉ OPÉRÉ PAR LA VOIE ABDOMINO-PÉRINÉALE. GUÉRISON.

PAR

M. CH. RÉMY, et M. BLOCH-WORMSER,

Professeur agrégé à la Faculté de Paris. Ancien interne des hôpitaux de Paris.

Les observations de laparotomie pratiquée chez des nouveau-nés ne sont pas nombreuses. Ce fait s'explique par la double raison que les indications en sont fort restreintes, pour ne pas dire exceptionnelles, et aussi qu'il est d'opinion courante, parmi les accoucheurs et pædiatres, que le nouveau-né est incapable de supporter une opération grave telle que l'ouverture large de l'abdomen.

Le cas d'imperforation ano-rectale que nous avons opéré avec succès par la voie abdomino-périnéale nous paraît intéressant, moins par le procédé employé pour rétablir la continuité de l'intestin et donner issue au méconium que parce qu'il constitue un exemple de tolérance parfaite d'un nouveau-né pour la laparotomie. Ce fait acquiert encore un surplus de valeur démonstrative par cette circonstance qu'il s'agit, en l'espèce, d'un prématuré.

Le 28 décembre 1909, dans la soirée, est amenée à notre clinique la jeune M. J..., qui est née la veille, à quatre heures de l'après-midi. La sage-femme qui l'a mise au monde s'est inquiétée de l'absence d'issue du méconium. Cette enfant est née prématurément; la mère, en effet, a eu ses dernières règles le 13 avril précédent et ne devait accoucher que dans la deuxième quinzaine de janvier. C'est son sixième enfant; les autres vivent, à l'exception d'un seul qui est mort, à treize mois, de méningite. Le nouveau-né, quoique d'apparence chétive, paraît bien constitué. Il n'a pas été pesé à sa naissance, mais des pesées effectuées ultérieurement, après sa guérison, permettent d'affirmer que son poids initial devait à peine atteindre 2 kilogrammes. Il ne présente pas d'hypothermie. L'anus est bien conformé; l'écartement des ischions est normal et le détroit inférieur ne semble pas rétréci. Le petit doigt, introduit dans l'anus, est arrêté à 1 ou 2 centimètres de profondeur; il ne perçoit, au fond de ce cul-de-sac, aucune impulsion nette, mais une tuméfaction vague et diffuse. Nous croyons inutile de rechercher si l'on aperçoit par transparence cette teinte brunâtre qui a été décrite dans les cas où l'ampoule rectale n'est pas haut située, car ce signe nous semble infidèle et trompeur. Enfin, il ne paraît pas exister de communication anormale avec les voies urinaires ou génitales. Mais, outre la malformation rectale, on constate un arrêt de développement de la phalangette de l'auriculaire gauche : l'ongle est absent et c'est à peine si l'on aperçoit une trace de sillon onguéal.

Convaincus qu'il est impossible de diagnostiquer à coup sûr la distance approximative à laquelle on trouvera le bout inférieur de l'intestin, nous nous décidons à pratiquer une laparotomie exploratrice, pour ne pas perdre du temps en recherches prolongées et qui risquent de rester infructueuses. Il s'agit, il est vrai, d'un enfant chétif, né prématurément, mais il ne présente encore aucun signe d'occlusion intestinale ni de stercorémie, et deux observations antérieures, sur lesquelles nous reviendrons, nous ont convaincus que les nouveau-nés sont capables de supporter la laparotomie.

L'opération a lieu le 29 décembre, à neuf heures du matin. Après avoir administré quelques gouttes de chloroforme, après asepsie rapide de la peau à la teinture d'iode diluée, on fait une incision de 6 centimètres environ, allant de la symphise pubienne à l'ombilic, qui est contourné sur la gauche. On écarte l'ouraque et le pôle supérieur de la vessie, qui masquent l'intestin. Aussitôt le péritoine incisé, les anses intestinales étant maintenues par deux doigts coiffés d'une compresse, l'index de la main droite va explorer le petit bassin et se rend compte que le rectum a presque sa longueur normale. Le bout inférieur de l'ampoule est séparé par une distance d'un centimètre environ du sommet de l'infundibulum anal, auquel il est relié par un repli du péritoine. En exerçant une pression sur le contenu de l'ampoule, on peut la faire glisser sous la séreuse et l'amener au contact du doigt introduit dans l'anus. Désirant terminer l'opération rapidement, condition essentielle du succès, nous nous décidons pour la technique suivante : une pince de Kocher est introduite dans l'anus et va se coiffer du cul-de-sac anal imperforé. Ainsi revêtue de cette sorte de cône, on la fait glisser sous le repli péritonéal jusqu'au contact de l'ampoule rectale, qui est maintenue hypertendue par le doigt intra-abdominal.

Lorsque le contact entre les deux bouts intestinaux est bien établi, d'un coup sec nous faisons pénétrer la pince dans le rectum; puis nous ouvrons largement ses mors en tirant légèrement à nous de façon à attirer l'intestin. Immédiatement se produit une issue abondante de méconium d'apparence normale.

Tandis que l'un de nous maintient l'orifice béant, l'autre ferme rapidement le ventre par une suture en un plan. On remplace ensuite la pince par un gros drain numéro 30, long de 10 centimètres, qu'on fait pénétrer profondément dans l'ampoule rectale et qu'on fixe par un point de suture à la marge de l'anus.

La perte de sang a été insignifiante, la quantité de chloroforme inhalée presque nulle. L'intervention a duré à peine dix minutes.

Les suites en furent absolument régulières. Dès son réveil, l'enfant prit le sein et téta avec avidité.

La température resta normale les jours suivants.

L'écoulement du méconium, puis de selles jaunes et bien digérées, continua sans accident. Jamais l'enfant n'eut de vomissement et à aucun moment on n'eut à noter le plus petit signe de réaction péritonéale.

Le drain fut enlevé le quatrième jour et remplacé par un autre de calibre un peu inférieur. Le cordon tomba le cinquième jour; les fils furent retirés le huitième, et la réunion fut parfaite, sauf un petit suintement séreux qui se produisit à l'extrémité supérieure de l'incision, au voisinage de la plaie ombilicale, et qui disparut en quelques jours.

Le drain fut supprimé définitivement le huitième jour; mais, à ce moment, l'introduction du doigt permet de constater une tendance à la sténose, sur une hauteur d'un demi-centimètre environ. On éprouve nettement, au-dessus de l'anneau sphinctérien, une deuxième sensation de constriction non élastique; au delà, on entre dans une cavité large, à bords évasés. Le cathétérisme dilatateur fut, dès lors, pratiqué journellement, soit à l'aide de pinces-clamps dont on ouvrait progressivement les mors, soit avec des bougies métalliques, puis au moyen du petit doigt. Au bout de quinze jours, les séances n'eurent lieu qu'à intervalle de deux jours; elles devinrent successivement bi-hebdomadaires, puis hebdomadaires. A partir de la fin de mars, l'enfant fut revue régulièrement tous les quinze jours; depuis le mois de juillet, on l'examine une fois par mois.

Le rétrécissement diminua progressivement de hauteur et de résistance. Depuis plusieurs mois, il n'est plus perceptible et le doigt explorateur éprouve la même sensation que lorsqu'il pénètre dans un anus normal.

De plus, la séance de dilatation, qui déterminait au début l'apparition d'un suintement sanguinolent, ne provoque plus la moindre éraillure de la muqueuse.

Tout dernièrement, à l'aide d'un petit spéculum Ani, nous avons contrôlé par la vue nos sensations tactiles. La muqueuse rectale s'est montrée de coloration normale, sans ulcération, et l'œil nu n'apercevait pas de tissu cicatriciel.

L'anus est resté parfaitement continent et, d'autre part, jamais, depuis sa naissance, l'enfant n'a présenté le moindre signe d'obstruction intestinale.

Malheureusement, sa croissance ne fut pas aussi satisfaisante. La mère, malgré nos objurgations, interrompit l'allaitement au sein au bout de quinze jours, aussitôt que la guérison opératoire de sa fille fut devenue définitive. On dut recourir au lait stérilisé : l'accroissement pondéral du nourrisson s'en ressentit et fut lent quoique continu. Tout dernièrement, il y a quinze jours, il a failli succomber à une atteinte de diarrhée infantile, qui a cédé rapidement à la diète hydrique, suivie de l'administration de bouillon de légumes, puis de lait Lepelletier. Actuellement, elle a huit mois et demi; elle se ressent encore de cette crise, puisque son poids n'est que de 4k250; mais ses digestions sont redevenues bonnes et elle regagne le poids perdu.

Quant à la cicatrice abdominale, elle paraît solide, et quoique le ventre soit un peu globuleux par suite de l'alimentation défectueuse, on ne constate aucune tendance à l'éventration.

L'observation que nous venons de relater soulève deux questions : celle de la tolérance du nouveau-né vis-à-vis des opérations graves telles que la laparotomie, et, d'autre part, celle de la conduite à tenir dans le cas particulier d'imperforation ano-rectale.

Or, si l'on fait des recherches dans la littérature médicale, on trouve précisément que cette opération a été pratiquée surtout (nous dirions presque exclusivement si nous étions certains d'avoir fait des recherches complètes) dans les cas d'imperforation. Nous ne tenons pas compte, bien entendu, de l'anus contre nature pratiqué d'emblée, car cette opération ne constitue pas une ouverture large de l'abdomen.

L'opinion de beaucoup d'auteurs est que les nouveau-nés ne supportent pas la laparotomie. La plupart ne conseillent d'y recourir qu'en dernière analyse, alors que précisément elle a toutes les chances d'échouer. Dans une discussion récente de la Société obstétricale soulevée à l'occasion d'un cas de Quertant[1], nous trouvons ces paroles textuelles de M. Bouchacourt : « Les chirurgiens viendront nous proposer la laparotomie; mais les nouveau-nés ne la supportent pas. »

Les résultats publiés jusqu'à ce jour semblent lui donner raison, car presque toutes les opérations ont été suivies de mort. Mais si on analyse les faits de près, on constate que toujours le nouveau-né avait résisté au choc opératoire proprement dit.

Voici d'abord les cas de P. Delagénière[2], qui, en 1894, fut le premier à proposer la laparotomie systématique et préalable à toute incision périnéale. La mort survint dans l'un au neuvième jour à la suite de broncho-pneumonie; dans l'autre, elle fut consécutive à la diarrhée verte (cinquième jour). Enfin, dans l'observation III, ce furent des convulsions qui emportèrent le nourrisson au troisième jour.

De même, dans deux cas de Civel[3] (de Brest), les enfants moururent à sept mois (diarrhée verte) et au bout de quatre jours. Si notre jeune

1. *Bull. Soc. obst.*, Paris, 1908, p. 179.
2. P. Délagénière, *Arch. prov. de chir.*, t. III, 1894, p. 405.
3. *In* th. Hardouin, Paris, 1908.

opérée avait succombé il y a quinze jours à sa crise d'entérite, cela n'eût rien enlevé à la valeur démonstrative de son observation.

L'un de nous[1] a eu l'occasion de laparotomiser antérieurement deux nouveau-nés. Le premier était atteint d'imperforation ano-rectale de la même variété que notre cas actuel. Il ne fut opéré qu'à la fin du deuxième jour, alors que des recherches infructueuses avaient été faites par l'infundibulum anal. Il présentait des signes avancés de stercorémie; les anses intestinales étaient dilatées et se dessinaient sous la paroi. L'ouverture du ventre ne permit pas, pour cette raison, de voir le fond du petit bassin. L'ampoule put cependant être abaissée et fixée au périnée. Mais l'enfant mourut au bout de trente-six heures, avant que l'issue du méconium ait eu lieu.

L'autre cas se rapporte à un enfant atteint de développement incomplet des parois abdominales, et qui présentait autour de l'ombilic, sur une zone de plusieurs centimètres, un étalement du tissu gélatineux de Warthon. Celui-ci bombait sous la tension abdominale, formant une sorte de hernie ombilicale, et il semblait certain qu'après la chute du cordon, la cavité abdominale serait largement ouverte. On tenta de faire une suture après avivement. Le ventre fut naturellement ouvert au cours de cette tentative qui peut être qualifiée de véritable laparotomie. L'enfant supporta le choc opératoire, mais les sutures lâchèrent à cause de la surdistension abdominale, et la mort survint le troisième jour.

En somme, dans tous les cas que nous venons de rapporter, jamais le nouveau-né n'a succombé immédiatement à l'acte opératoire; presque toujours la survie a atteint au moins trois jours; une fois, elle fut même de sept mois. Et cependant l'intervention a eu lieu souvent dans de mauvaises conditions, alors que l'intoxication stercorémique était déjà très avancée. Or, n'est-il pas admis par tout le monde que, même chez l'adulte, les laparotomies pratiquées pour occlusion intestinale avec stercorémie donnent une léthalité élevée?

Mais, dira-t-on, nous admettons que le nouveau-né soit capable de résister au choc de la laparotomie. Pourquoi la pratiquer systématiquement dans des cas où l'opération périnéale aurait conduit au même résultat et sans les mêmes risques?

Certes, dans les cas simples, l'incision inférieure permet de découvrir facilement l'ampoule rectale. Mais quel est le critérium du cas simple? Lorsque le détroit inférieur du bassin est manifestement rétréci, que les ischions sont anormalement rapprochés, lorsque le doigt introduit dans le cul-de-sac anal ne perçoit pas d'impulsion nette qu'il existe d'autres malformations, lorsque l'anus proprement dit est bien conformé, on a

1. Ch. Rémy, *Journal de clin. et de thér. infant.*, 1895.

beaucoup de chances de se trouver en présence d'un rectum incomplètement développé, haut situé, qu'on atteindra difficilement par le périnée. Mais ces cas sont exceptionnels. Le plus souvent, il est absolument impossible de diagnostiquer d'avance à quelle hauteur approximative on trouvera l'intestin.

Or, ne fait-on pas alors une exploration aveugle dont les points de repère deviennent d'autant plus vagues qu'on est obligé de remonter plus haut? Ne risque-t-on pas de se trouver en présence d'anomalies insoupçonnées, d'ouvrir la vessie à la place du rectum, tout en se tenant à proximité du coccyx et du sacrum, suivant la technique habituelle?

En réalité, toutes les fois qu'on ne trouve pas l'ampoule à 2 ou 3 centimètres de profondeur, l'opération devient pénible et les recherches très difficiles, malgré la résection du coccyx qui ne donne pas un jour très considérable. On opère au fond d'un puits où la moindre échappée peut amener des désastres, et l'on risque, en fin de compte, après une grande perte de temps, de ne pas trouver l'ampoule rectale.

C'est ainsi que, dans une observation de Brun[1] (de Marseille), on ne découvre pas l'intestin lors d'une première intervention, et on doit se contenter de tamponner la plaie avec de la gaze. Le lendemain, on sent bomber une poche que l'on perfore à la sonde cannelée, et d'où s'écoule un peu de méconium mêlé de gaz inodores. L'orifice est dilaté et les bords en sont fixés à la peau. Mais l'enfant succomba le lendemain, de péritonite aiguë.

Dans une autre observation de Melchior Robert[2], on rechercha inutilement l'ampoule jusqu'à 7 centimètres de profondeur. La laparotomie pratiquée ensuite permit de constater un arrêt de développement presque total du gros intestin.

Enfin Mouchet[3] rapporte un cas où il trouva le rectum à 8 ou 9 centimètres de hauteur, mais après des recherches longues et laborieuses qui eussent été peut-être moins heureuses en d'autres mains.

En somme, il nous semble qu'on peut faire, entre la voie inférieure et la voie combinée, le même parallèle qu'entre l'hystérectomie vaginale et l'abdominale. La première conserve, certes, des indications indiscutables; mais personne n'aura l'idée d'y recourir actuellement dans les cas où le diagnostic topographique des lésions n'est pas très nettement établi, où l'on a besoin de voir exactement ce que l'on fait.

Dès l'instant où il est prouvé qu'un nouveau-né peut supporter la laparotomie exploratrice, et nous croyons l'avoir démontré, il est indiqué

1. *In* th. Passemard, Montpellier, 1907, obs. IV.
2. *Ibid.*, obs. V.
3. *In* th. Hardouin, *loc. cit.*

de la pratiquer dans l'imperforation ano-rectale préalablement à toute recherche périnéale, à moins que l'on n'ait la certitude d'atteindre facilement l'ampoule par la voie inférieure seule.

Bien entendu, il faut que l'imperforation ait été reconnue de bonne heure, que l'enfant soit amené sur la table d'opération avant l'apparition des signes d'occlusion et de stercorémie. Dans le cas contraire, la résistance au choc opératoire et à l'infection est considérablement diminuée, comme chez l'adulte; de plus, le ballonnement gênera les manœuvres intra-abdominales. Dans notre observation, l'opération n'a été pratiquée qu'au milieu du deuxième jour, mais il n'existait encore aucun symptôme d'occlusion.

Quant au siège de l'incision, nous avons préféré la laparotomie médiane à la latérale, telle qu'elle est préconisée par Delagénière et Chalot, pour la raison qu'elle donne plus de jour et facilite le relèvement de la masse intestinale ainsi que l'exploration du petit bassin. De plus, l'hémorragie est moindre et c'est un élément important pour un nouveau-né. La seule particularité qu'il ne faut pas oublier est la présence de l'ouraque et de la vessie qui n'est pas encore descendue à sa place définitive : on en évite facilement la blessure.

Enfin, le procédé que nous avons employé pour établir la communication entre l'infundibulum anal et l'ampoule rectale nous apparaît comme une technique d'exception inspirée par les circonstances : la distance entre les deux cavités était très réduite; nous étions certains de ne pas blesser le péritoine; enfin, la durée de l'opération se trouvait considérablement diminuée, ce qui constituait une condition essentielle du succès chez un prématuré. De plus, elle n'était possible qu'à la condition de pouvoir surveiller l'enfant pendant longtemps afin d'éviter la tendance à la sténose qui était inévitable. Dans la plupart des cas, une fois l'ampoule repérée, on la fixera par une double collerette de points de suture à la peau du périnée préalablement incisée. Nous n'avons pas à entrer dans les détails de cette technique.

Quel est l'avenir réservé à notre petite opérée? Les statistiques de la thèse d'Hardouin[1] démontrent qu'un petit nombre seulement de ces opérés pour imperforation, quelle que soit la voie employée, arrivent à l'âge adulte. Mais elles comprennent beaucoup de cas anciens. Aussi, rien ne permet de supposer que notre jeune laparotomisée ne surmontera pas les difficultés qu'elle a rencontrées dans son développement, du fait de sa qualité de prématurée et de son alimentation défectueuse, plutôt que de celui de l'opération subie.

1. *Loc. cit.*

TRANSPLANTATION DE TISSU ADIPEUX POUR LE TRAITEMENT DES CICATRICES DÉPRIMÉES DE LA FACE ET DU COU

Par M. NOVÉ-JOSSERAND

Professeur agrégé, chirurgien des hôpitaux de Lyon.

J'ai eu deux fois recours à la greffe de tissu adipeux pour combler des cicatrices déprimées de la face ou du cou.

Le premier cas remonte à 1900. Il s'agissait d'une fille de douze ans qui présentait, à la suite d'une ostéite du malaire, une cicatrice adhérente et profondément déprimée, ayant l'étendue d'une pièce de 20 centimes.

L'intervention consista à libérer les bords de la cicatrice, à enlever complètement la peau qui en tapissait le fond, et à transplanter dans cette plaie un fragment de graisse prise à la cuisse de la malade.

La plaie fut réunie avec des fils métalliques fins. Elle se réunit par première intention, les fils furent enlevés au bout de six jours et il n'y eut aucune élimination secondaire.

La malade fut présentée, un mois après l'opération, à la Société de chirurgie de Lyon où on constata que le résultat esthétique ne laissait rien à désirer.

Le second cas est plus récent. Il s'agit d'une jeune fille de vingt ans qui présentait, à la suite d'un abcès froid de la région sus-claviculaire, une dépression profonde de 2 à 3 centimètres, assez grande pour admettre l'extrémité du petit doigt.

J'ai procédé de la même façon que dans le cas précédent : après avoir disséqué les bords de la cicatrice, de façon à les mobiliser très complètement, j'ai enlevé toute la peau qui tapissait la cavité et j'ai comblé cette dernière avec un morceau de graisse empruntée à la cuisse. La réunion s'est faite aussi sans incident, sans élimination du transplant. J'ai pu suivre la malade près de deux ans après l'opération et j'ai vu qu'aucune dépression ne s'est reproduite. La cicatrice est à peine visible et le résultat esthétique est absolument parfait.

Je crois que cette méthode n'est applicable que lorsque la lésion première est guérie depuis assez longtemps pour qu'on soit sûr d'obtenir une asepsie parfaite. Dans le second cas, le fragment adipeux transplanté atteignait presque le volume du petit doigt; il s'est greffé néanmoins sans difficulté. On peut donc transplanter des masses adipeuses d'un certain volume, et ceci ouvre des horizons intéressants à la chirurgie esthétique.

ÉVOLUTION DES URÈTRES ARTIFICIELS OBTENUS AU MOYEN DE LA GREFFE AUTOPLASTIQUE

Par M. NOVÉ-JOSSERAND
Professeur agrégé, chirurgien des hôpitaux de Lyon.

J'ai en vue, dans cette communication, d'étudier l'évolution des urètres artificiels obtenus par la méthode de la tunnellisation avec greffe, dans la forme grave d'hypospadias. Dans ces dernières années, j'ai eu l'occasion de suivre de près, et pendant un temps assez long, cinq de mes opérés, et c'est le résultat de cette observation que je vous apporte aujourd'hui.

Je vais d'abord rappeler en quelques mots le principe de la méthode. Celle-ci comporte trois temps : dans le premier, on redresse la verge s'il y a lieu, on dérive les urines par une large urétrostomie périnéale, et on ferme le méat hypospade en disséquant l'extremité de l'urètre sur une longueur de 1 centimètre environ, et en enfouissant profondément le moignon urétral après l'avoir fermé par une ligature.

Dans le second temps, on fait un conduit sous-cutané prolongeant l'urètre jusqu'au bout du gland et on le tapisse au moyen d'une greffe dermo-épidermique enroulée sur une sonde qui est fixée à demeure.

Le porte-greffe est retiré au bout de huit jours ; on surveille alors l'organisation du nouveau canal et on entretient son calibre par des cathétérismes prudents. Ce travail demande environ deux mois. A ce moment, si le nouvel urètre n'a pas un calibre suffisant, on l'agrandit en faisant une urétrotomie interne, comme s'il s'agissait d'un rétrécissement banal, et on rétablit le cours normal de l'urine en fermant la fistule perinéale.

J'ai actuellement employé cette méthode dans quatorze cas. Dans tous j'ai obtenu un urètre artificiel persistant. Trois ont conservé une fistule plus ou moins importante, les onze autres n'ont aucune fistule.

L'urètre artificiel se prête bien à la fonction urinaire et même à la fonction génitale. Un des opérés a même contracté une blennorragie qui est probablement la cause de la persistance de sa fistule.

Sur cinq de mes opérés, j'ai pu suivre pendant longtemps l'évolution du nouvel urètre, et c'est sur ce point que je voudrais attirer votre attention, car il est de toute importance pour juger la valeur de cette méthode.

Hypospadias pénien.

1° *D..., âgé de sept ans.* — Réfection du canal le 16 février 1905. Un an plus tard, le 15 février 1906, le canal avait le calibre d'une sonde n° 12 et il le conservait le 25 février 1909, soit quatre ans après l'opération.

On fit alors une urétrotomie interne après laquelle le malade fut sondé régulièrement jusqu'au 25 mai et qui porta le calibre de l'urètre jusqu'au n° 18. Ce résultat s'est maintenu, et le 10 mars 1910, le canal, qui n'avait pas été cathétérisé depuis six mois, admettait toujours la sonde n° 18.

Hypospadias pénien.

2° V..., *huit ans.* — Réfection du canal, le 15 février 1908, avec une sonde n° 17. Le nouveau canal se rétrécit d'abord rapidement et, le 27 avril, il n'admettait plus qu'une sonde n° 10. On fit alors l'urétrotomie interne suivie de cathétérisme régulier jusqu'au 30 octobre 1908. On atteint à ce moment le calibre 16.

Trois mois plus tard, le 18 décembre 1908, le canal, laissé au repos pendant toute cette période, admettait un n° 18 et ce résultat se maintenait le 25 mai 1910, soit dix-huit mois plus tard.

Ce cas est très intéressant parce qu'il montre l'influence nocive des cathétérismes trop répétés. Il prouve aussi que l'on peut obtenir, par l'urétrotomie, un accroissement considérable du canal qui a, dans ce cas, presque doublé de calibre.

Hypospadias pénien.

3° P..., *dix ans.* — Réfection du canal le 28 avril 1908. Le nouveau canal se rétrécit peu, il resta perméable au n° 14 sans variations pendant un an.

Le 26 mai 1909, on fit l'urétrotomie interne après laquelle le calibre du canal s'éleva jusqu'au n° 18. Un an plus tard, en juillet 1910, la sonde n° 18 passe toujours facilement.

Hypospadias péno-scrotal.

4° G..., *treize ans.* — Réfection du canal le 12 février 1908. Cette opération fut suivie de la formation d'un abcès, assez volumineux, au niveau du point de raccord de l'urètre naturel avec l'urètre artificiel. Il en résulta une poche assez grande qui rendait les cathétérismes difficiles, et pour éviter les fausses routes, je repérai le trajet du canal en mettant un fil à demeure. Cette manœuvre, que j'avais employée souvent sans inconvénient, parut ici avoir pour effet de propager l'infection le long du canal artificiel, dont le revêtement suppura et prit une teinte grisâtre. Après la suppression du fil, ces accidents disparurent bien vite, mais le canal montra alors une tendance marquée à se rétrécir.

Le 1er avril, il admettait encore une sonde n° 12, et le 27 avril, il était tombé au 10. Pendant les sondages on avait l'impression d'une paroi dure, résistante, dépourvue d'élasticité.

L'urétrotomie. faite le 29 avril, permit de remonter le calibre jusqu'au 16, mais le canal restait dur et tendait encore un peu à se rétrécir, de sorte que le 28 octobre il n'admettait plus que le 15.

Je fis alors une seconde urétrotomie qui permit d'atteindre le 18, et ce résultat s'est maintenu jusqu'ici, c'est-à-dire depuis deux ans, mais le malade vient encore se faire sonder une fois par mois.

Hypospadias péno-scrotal.

5° J..., *treize ans et demi.* — Réfection du canal le 26 février 1909. Le canal se rétrécit un peu dans les semaines suivantes et, le 15 avril 1909, il n'admet plus que la sonde n° 13.

L'urétrotomie interne, faite le 7 mai 1909, permet d'atteindre le 19. Le résultat se maintient le 26 juillet 1910.

Ces cinq observations, dans lesquelles l'évolution de l'urètre artificiel a été suivie régulièrement pendant une durée de dix-huit mois à quatre ans, démontrent que sa persistance est assurée sans qu'il soit nécessaire de l'entretenir par des sondages réguliers. Dans un seul cas, nous avons eu à lutter contre une tendance marquée au rétrécissement; mais celle-ci s'explique bien par les conditions défavorables dans lesquelles la greffe s'est trouvée au début par suite de l'infection urétrale et du contact trop prolongé du fil laissé à demeure. Et encore, dans ce cas, nous avons pu, à force de soins, obtenir un résultat définitif qui paraît satisfaisant puisque cet urètre reste au calibre 18 depuis deux ans

Nos observations montrent, de plus, qu'il est possible d'agrandir le canal par l'urétrotomie interne, et que l'accroissement de calibre obtenu de cette façon se maintient. Nous avons, en effet, suivi nos malades pendant douze à quatorze mois après l'urétrotomie, sans observer de rétrécissement.

Je voudrais, en terminant, ajouter quelques mots pour insister sur les moyens les plus propres a assurer la persistance du nouvel urètre et à éviter son rétrécissement ultérieur.

La première chose est d'éviter l'infection. Cela n'est pas facile; très souvent, après l'application de la greffe, il se fait autour d'elle, et particulièrement vers son extrémité inférieure, un foyer de suppuration qui risque de la nécroser en partie et de créer ensuite des difficultés de cathétérisme exposant aux fausses routes.

Ces abcès ont deux causes principales : la formation d'hématomes sur les côtés du porte-grefle et le contact des urines; car, malgré l'urétrotomie périnéale, une partie des urines suit le bord supérieur du canal et vient presque dans la place.

Dans mes dernières opérations, j'ai cherché à éviter cet inconvénient en faisant l'urétrotomie périnéale très large et en mettant une sonde à demeure dans la vessie après le deuxième temps. J'ai pu obtenir ainsi une évolution tout à fait aseptique.

Le deuxième danger qui menace le nouveau canal vient des cathétérismes. Il faut d'abord éviter les fausses routes en passant toujours les sondes sur conducteur et avec une grande prudence. Il faut, de plus, que les sondages soient rares et non dilatateurs. On a trop de tendance à procéder comme dans un urètre atteint de rétrécissement inflammatoire. L'urètre résultant de la greffe n'a pas l'élasticité d'un canal naturel; il ne supporte donc pas bien la dilatation. Celle-ci a pour effet d'enlever les cellules épidermiques qui sont à sa surface et de provoquer des fissures qui s'infectent ensuite et peuvent occasionner une tendance au rétrécissement. Il faut donc s'abstenir de faire de la dilatation forcée et cesser les sondages dès qu'ils ne paraissent plus nécessaires à l'entretien du canal. Il n'est pas possible de fixer pour cela une date uniforme, il y a trop de variations d'un cas à l'autre. Il faut procéder par tâtonnements, en espaçant de plus en plus les sondages jusqu'au moment où le calibre paraît immuable.

SUR L'OPÉRATION DE L'EXSTROPHIE VÉSICALE

Par M. DENUCÉ

Professeur de clinique chirurgicale infantile et orthopédie à l'Université de Bordeaux.

Un inconvénient grave que laisse après lui, même avec un succès aussi complet que possible, l'emploi, dans la cure chirurgicale de l'exstrophie de la vessie, des procédés auto-plastiques est la persistance définitive de l'incontinence d'urine. L'absence de sphincter rend, en effet, cette persistance inévitable. Aussi a-t-on songé, pour remédier à cet inconvénient, à dériver le cours des urines vers la cavité intestinale en y abouchant les uretères. On constitue ainsi une sorte de cloaque, où les urines, ainsi que les matières fécales, peuvent être retenues jusqu'à un certain point, grâce à l'action du sphincter anal. Mais cette méthode, malgré tous les perfectionnements qui lui ont été apportés, expose les opérés au danger d'une infection ascendante des organes urinaires. Soubottin s'est proposé, en conservant les avantages que donne la dérivation de l'urine dans le gros intestin, d'empêcher l'infection ascendante des uretères et des reins. Il met la vessie exstrophiée en communication avec le rectum, mais, en même temps, il crée, aux dépens de la paroi rectale, en cloisonnant le rectum, une sorte d'urètre artificiel, aboutissant à l'anus, commandé par le sphincter anal et permettant à l'opéré de retenir ses urines sans que celles-ci puissent se mélanger aux matières fécales.

Ayant constaté les inconvénients et les dangers des autres procédés et séduit par les avantages théoriques de l'opération de Soubottin, j'ai, dans un cas, pratiqué cette dernière en suivant, aussi exactement que possible, les indications de l'auteur. J'ai eu un échec complet, et il m'a été possible de faire, à ce sujet, les observations suivantes. Tout d'abord, le procédé de Soubottin est constitué par un ensemble complexe d'actes opératoires longs et causant d'importants traumatismes : 1° résection du coccyx et du sacrum à la Kraske; 2° incision longitudinale médiane de la paroi postérieure du rectum pour obtenir l'accès dans le rectum; 3° incision longitudinale médiane de la paroi antérieure du rectum, incision de la paroi vésicale exstrophiée que l'on fait hernier à travers l'incision précédente, et création, en réunissant les lèvres de ces deux incisions, d'un orifice anastomotique vésico-rectal; 4° tracé autour de cet orifice anastomotique d'un lambeau pris dans la muqueuse rectale, occupant le tiers de la circonférence rectale et descendant jusqu'au rebord anal, puis suture des bords latéraux de ce lambeau, de façon à créer, en arrière de l'anastomose vésico-rectale, un canal dans lequel s'ouvre cette anastomose et qui, complètement séparé du rectum, s'ouvre en bas à l'anus; 5° fermeture de l'incision postérieure du rectum et de la plaie des parties molles; 6° enfin, cure de l'exstrophie vésicale qui peut être faite dans une autre séance. L'opération, ainsi conduite, donne lieu à un choc dont un enfant se relève difficilement. En deuxième lieu, le lambeau pris sur la muqueuse d'un organe ayant subi toute une série de traumatismes considérables est exposé à se sphacéler; tout au moins, il est difficile de compter sur la réunion parfaite de ses bords.

Dans mon cas, l'opéré s'est remis péniblement du choc, et les jours suivants, la suture du lambeau s'est désunie progressivement de bas en haut, tandis que, malgré tous les efforts tentés pour la maintenir, l'anastomose vésico-rectale se fermait complètement.

Malgré tout, je restai persuadé des avantages qu'il y avait à dériver l'urine dans le rectum, tout en séparant l'urine des matières fécales au moyen d'un cloisonnement, et m'efforçai de combiner un procédé opératoire n'offrant pas les inconvénients que m'avaient donnés celui de Soubottin. De plus, outre la longueur et la complexité de l'opération, la gravité des traumatismes, le danger pour la cloison intrarectale de se sphacéler ou de se rompre, et pour l'anastomose de se refermer, j'envisageai la possibilité d'un autre inconvénient plus tardif et d'une nature différente. Pour la cure de l'exstrophie, Soubottin emploie un lambeau emprunté soit au scrotum, soit à la peau de l'abdomen. De deux choses l'une, ou la paroi antérieure de la vessie sera constituée par un double plan cutané comme dans le procédé de Wood Le Fort, et l'opéré sera exposé à toutes les complications tardives que cause la nature cutanée de cette paroi; ou la partie supérieure de la muqueuse vésicale exstrophiée sera rabattue sur sa partie inférieure comme dans le procédé de Segond. Dans ce dernier cas, la capacité du réservoir vésical ainsi obtenue, même en y ajoutant la cavité de l'urètre artificiel, est si petite que la contention de l'urine sera à peu près illusoire. Comme, dans le cas qui nous occupe, le procédé de Segond me paraît être le seul admissible, il faut remédier à la capacité insuffisante du réservoir urinaire sus-anal.

Voici donc le procédé, répondant à ces diverses considérations, que j'ai employé dans un cas récent. Il se compose de plusieurs temps que peuvent séparer des intervalles plus ou moins longs.

Le *premier temps* comporte *la création d'une anastomose vésico-rectale*. J'obtiens cette anastomose par l'application d'une pince analogue à un petit entérotome et dont le modèle a été réalisé sur mes indications par M. Creuzan, le fabricant bordelais d'instruments chirurgicaux. Les deux branches de cette pince sont séparables, s'articulent, offrent des courbures différentes, portent à leur extrémité une plaque mobile et, côté du manche, une crémaillère permettant d'effectuer la pression nécessaire. L'index gauche est introduit dans le rectum et dépasse la limite supérieure du sphincter; l'index droit déprime la paroi vésicale et, allant à la rencontre du gauche, s'assure qu'au niveau choisi les deux parois, rectale et vésicale, sont bien en contact direct. La branche rectale, guidée sur le doigt, est mise en place : la branche vésicale est placée à son tour, puis articulée. La pression exercée est d'abord modérée, puis on l'augmente rapidement jusqu'à striction complète. Au bout de quatre jours, dans mon cas, presque sans douleur, l'orifice était ouvert et l'anastomose établie. On enlève la pince, et pendant quelque temps, au moins trois semaines on calibre l'orifice en y passant matin et soir des bougies, arrondies, analogues aux bougies urétrales.

. Quand les bords de l'orifice anastomotique sont non seulement bien cicatrisés, mais suffisamment souples, on procède à l'exécution du *deuxième temps :* non plus simplement la création d'un urètre artificiel, mais la *création d'un réservoir vésical supplémentaire intra-rectal avec abouchement anal*. Pour aborder le rectum, j'ai renoncé au Kraske, qui cause trop de délabrements, et me suis inspiré des recherches de Jeannel, de Morestin et de mon regretté maître Farabœuf. Le sujet étant couché sur le côté gauche, les cuisses fléchies sur le bassin et le tronc incurvé en avant, on commence l'incision cutanée à quelque distance en arrière du rebord anal et on remonte, en suivant le sillon interfessier, jusqu'à la partie moyenne de la crête sacrée. Au début, près de l'anus, l'incision doit être superficielle pour ménager le sphincter. Quand on arrive à la pointe du coccyx, on incise à fond jusqu'au plan osseux. La pointe du coccyx étant dégagée, avec une cisaille courbe, ou simplement de forts ciseaux, le coccyx, puis le sacrum sont divisés sur la ligne médiane, d'arrière en avant et de bas en haut, jusqu'au niveau des avant-derniers trous sacrés postérieurs. Des écarteurs, agissant à la manière de leviers, aidés au besoin d'un coup de cisaille transversal entamant de chaque côté l'extrémité supérieure de la division osseuse longitudinale, rejettent latéralement les moitiés du coccyx et des deux pièces sacrées inférieures. On arrive ainsi directement, comme l'a montré Farabœuf, sur la paroi rectale postérieure. Celle-ci est attirée en arrière, dans la plaie, avec une pince à griffes. Un aide introduit alors dans l'orifice anastomotique vésico-rectal une sonde métallique mousse, ce qui permet de s'assurer qu'on est bien au-dessus du niveau de cet orifice. Une pince flexible de Doyen est alors placée en travers du rectum : on s'assure qu'elle est dans un plan perpendiculaire à l'axe du rectum, qu'elle est à la hauteur voulue et qu'elle ne dépasse pas en avant le bord antérieur de l'intestin. (Inutile de dire qu'avant l'opération, toutes les précautions nécessaires ont été prises pour vider et aseptiser le rectum autant que possible.) Immédiatement au-dessous de la pince, le rectum est sectionné transversalement avec des ciseaux. Le segment inférieur est saisi avec des pinces à griffes : son orifice supérieur est amené dans la plaie et, avec un instrument mousse, par exemple des ciseaux fermés dont on n'emploiera les lames qu'en cas de besoin et avec les plus grandes précautions, on détache, sur les deux tiers postérieurs de sa circonférence, la tunique muqueuse de la couche musculaire. On pousse cette séparation en bas aussi loin que possible vers l'anus. Il faut avoir grand soin de ne pas entamer la muqueuse. Mieux vaut empiéter un peu sur la couche musculaire; mais en bas, il faut respecter absolument l'intégrité du sphincter. L'orifice de la muqueuse est alors suturé d'avant en arrière par une série de points séparés au catgut, et complètement fermé. On pourrait, au besoin, invaginer vers en bas cette ligne de sutures et la consolider par une deuxième rangée de points séparés ou un surjet.

L'opérateur se reporte alors vers l'anus et fait une incision cutanée courbe occupant les deux tiers postérieurs du rebord anal. Il dissèque la muqueuse anale, la séparant des couches musculaires sphinctériennes, et rejoint les parties préalablement disséquées, qu'un aide, au besoin, peut jalonner avec un instrument mousse. Ici encore, il faut épargner soigneusement la muqueuse et séparer les tissus autant que possible avec un instrument mousse. Un peu de compression ou de tamponnement intra-anal a facilement raison de l'hémorragie. On passe alors sous la muqueuse des pinces fines de Terrier avec lesquelles on saisit le segment rectal supérieur débarrassé de la pince de Doyen. On l'attire en bas, l'introduisant entre la muqueuse et la couche musculaire sous-jacente, et on le fixe, en suturant, par des points séparés, les bords de son orifice, en avant à la muqueuse anale postérieure, en arrière à la peau. On crée ainsi une double cavité juxtaposée formée en avant par un réservoir urinaire supplémentaire que constitue la muqueuse rectale, suturée en haut, mais intacte partout ailleurs, et en arrière par le rectum dont la continuité avec l'anus a été rétablie. En sectionnant le rectum plus ou moins haut, on donne à ce réservoir urinaire la capacité qu'on veut. L'abaissement du segment rectal supérieur n'offre aucune difficulté. La séparation de ce réservoir et de la cavité rectale est absolue. Le sphincter commande les deux conduits et assure la contention de l'urine aussi bien que des matières fécales qui, à aucun moment, ne pourront se trouver en contact.

La plaie postérieure est drainée et suturée.

Le drain est supprimé le plus tôt possible, de façon à ce que la plaie puisse se cicatriser complètement. Dans mon cas, le petit opéré s'est remis sans incident de l'opération. Le drain a été enlevé le troisième jour. Le dixième jour, la plaie était entièrement cicatrisée et le réservoir intra-rectal restait étanche, ce qu'on peut constater en injectant de l'eau stérilisée par l'orifice anastomotique et en s'assurant que le liquide ne reflue pas dans le rectum proprement dit.

Le *troisième temps* consiste dans *la fermeture de la vessie exstrophiée*. J'ai dit déjà qu'il me semblait indispensable d'employer pour ce temps un procédé analogue à celui de Segond. La muqueuse vésicale est libérée à la partie supérieure et avivée sur tout son pourtour. La partie supérieure est rabattue sur l'inférieure et suturée sur toute l'étendue des bords, en ne laissant pour le drainage et comme orifice du sûreté qu'une petite solution de continuité latérale, juste au-dessous de la plicature. Cet orifice latéral et supérieur me semble devoir être plus facile à fermer ultérieurement que l'orifice inférieur et médian indiqué par Soubottin. La suture doit, au contraire, être établie avec un soin spécial au niveau de ce point médian inférieur qui correspond au point de départ de la gouttière urétrale.

Par-dessus ce plan muqueux profond, on établira un plan cutané superficiel, soit par fermeture directe, ce qui sera sans doute bien rarement possible, soit par rapprochement ou glissement de lambeaux latéraux, soit par relèvement d'un lambeau scrotal ou préputial, soit par tout autre moyen. Dans mon cas, j'ai uni directement après avivement la partie supérieure des bords cutanés de la fente et facilité l'union de leur partie inférieure en créant deux lambeaux latéraux à base supérieure. L'incision limitant un des deux lambeaux permet le passage du drain.

Quand on se sera assuré que la dérivation de l'urine se fait bien, le drain sera supprimé, et son orifice avivé et fermé par un ou deux plans de sutures. L'opération, une fois terminée, assure, l'exstrophie vésicale ayant été fermée, la transformation de la vessie en réservoir étanche communiquant librement avec un réservoir annexe, intra rectal, entièrement séparé de la cavité intestinale; ce réservoir forme un conduit qui aboutit à l'anus en même temps que le rectum et en avant de lui. Le sphincter commande les deux conduits et assure la contention en même temps de l'urine et des matières fécales qui, cependant, restent toujours séparées.

Une variante de ce procédé, que je compte employer dès que j'en aurai l'occasion, comporterait les modifications suivantes : le temps préliminaire dans lequel on établit la communication anastomotique entre la surface vésicale exstrophiée et la cavité rectale serait supprimé, et dans le premier temps on irait, par la voie sacro-coccygienne, à la recherche du rectum qu'on sectionnerait transversalement; puis, après occlusion de son orifice muqueux supérieur, le segment distal serait tunnellisé et le segment proximal abaissé à travers ce tunnel et fixé à l'anus, ainsi que je l'ai décrit plus haut. Dans un deuxième temps, on ferait l'implantation des uretères dans le réservoir rectal, l'extirpation de la vessie exstrophiée et la fermeture de la fissure abdominale.

L'emploi de ce procédé pourrait devenir nécessaire si, dans le cas opéré par moi, l'orifice anastomotique, établissant la communication entre la vessie refermée et le réservoir rectal, venait à s'atrésier.

SUR UN POINT PARTICULIER DE L'HISTOIRE DE LA COXALGIE DOUBLE

Nécessité de respecter, en pareil cas, la luxation iliaque lorsqu'elle s'est produite d'un côté,

Par M. E. KIRMISSON

Professeur de clinique chirurgicale infantile à la Faculté de Paris.

Beaucoup moins rare qu'on ne pourrait le croire au premier abord, la coxalgie double constitue une affection grave. Elle peut, du reste, être envisagée à un double point de vue, soit comme localisation de la tuberculose, soit au point de vue orthopédique. C'est uniquement ce dernier côté de la question que je me propose d'envisager ici. Encore n'ai-je pas l'intention de l'examiner sous toutes ses faces. Je désire me limiter à un point très restreint, savoir la nécessité qui s'impose en pareil cas au chirurgien de respecter la luxation iliaque lorsqu'elle s'est produite sur l'une des articulations atteintes.

Le principal danger de la coxalgie double, c'est, en effet, d'aboutir à la double ankylose coxo-fémorale, avec ou sans attitude vicieuse des membres inférieurs. L'attitude vicieuse qui mérite surtout d'attirer l'attention, c'est l'entre-croisement des membres inférieurs, décrit, depuis les travaux des chirurgiens anglais, sous les noms de jambes en croix ou en ciseaux. Quand pareille position existe, on peut, au moyen d'une ostéotomie sous-trochantérienne, se proposer de la corriger. Toutefois, l'inconvénient de cette manière de faire, c'est de laisser persister la double ankylose. L'idéal serait évidemment de combiner les avantages de solidité que donne l'ankylose d'un côté à la mobilité du côté opposé, réalisé par la résection de la tête fémorale. C'est à cette conclusion qu'ont abouti la plupart des chirurgiens qui se sont occupés de la question; mais ce n'est pas chose facile et exempte de gravité que de faire la résection de la hanche dans les cas où la tête est solidement fixée dans la cavité cotyloïde par des adhérences. Nous avons aujourd'hui dans l'excision cunéiforme du col avec interposition musculaire une méthode à la fois plus facile et plus bénigne. Je dois à la vérité de dire que l'expérience que j'en ai faite dans un cas n'a pas été couronnée de succès, mais la cause en est dans l'imperfection de technique que j'ai suivie. L'expérience aidant, nul doute que la méthode de l'interposition musculaire appliquée dans ce cas particulier ne fournisse les meilleurs résultats. Nous avons, du reste, dans le couturier, le tenseur du fascia lata et le moyen fessier des muscles qui se prêtent admirablement à cette intervention.

Mais le mieux est de tâcher d'éviter l'ankylose double dans les cas où elle n'est pas encore constituée. Nous en avons une excellente occasion chez les malades où la coxalgie a abouti, d'un côté, à une luxation de la tête dans la fosse iliaque externe. Sans doute, pareilles luxations pathologiques, surtout dans les cas où elles surviennent dans les premières périodes de la maladie, répondant à la forme que j'ai décrite sous le nom de luxations soudaines du début de la coxalgie, ne présentent aucune difficulté spéciale de réduction. Mais vouloir les réduire dans les cas où l'une des hanches est préalablement atteinte d'ankylose me semblerait une véritable faute. Cette faute, je l'ai commise moi-même autrefois par manque de réflexion suffisante. Je fais allusion ici à un jeune enfant de cinq ans et demi que j'avais soigné aux Enfants-Assistés pour une coxalgie droite. Il me fut présenté de nouveau à l'hôpital Trousseau, souffrant de la hanche gauche. Bientôt survint de ce côté une luxation iliaque qui se compliqua d'abcès. Je fis chez ce malade la ponction de l'abcès et réduisis la luxation; après quoi, j'appliquai un appareil plâtré. L'enfant ne me fut pas présenté de nouveau; je le perdis de vue, et c'est seulement au bout de nombreuses années que je le retrouvai à la consultation orthopédique de l'Hôtel-Dieu. La luxation s'était reproduite; le membre, à la vérité, présentait un raccourcissement marqué et une notable flexion de la cuisse sur le bassin avec adduction; mais il devait à la reproduction de la luxation de posséder une mobilité suffisante qu'eût dû faire disparaître l'application prolongée d'appareils plâtrés maintenant la réduction. L'évolution naturelle de la maladie avait donc fourni un résultat bien supérieur à celui qu'eût donné la méthode illogique de traitement à laquelle j'avais eu primitivement recours.

Un second enseignement de même ordre m'a été fourni par un petit malade qui me fut adressé autrefois à l'hôpital Trousseau par mon excellent collègue et ami le professeur Fournier. Il s'agissait d'un jeune garçon de sept ans atteint de coxalgie gauche. Il y avait chez lui luxation de la tête dans la fosse iliaque externe; je fis sous le chloroforme la réduction de cette luxation et m'efforçai de la maintenir à l'aide d'un appareil plâtré. A quelque temps de là, le même enfant me fut présenté aux Enfants-Malades, avec tous les symptômes d'une coxalgie droite au début. Bientôt se montra un abcès crural qui fut guéri par une seule ponction, suivie de l'injection d'éther iodoformé. Mais la coxalgie elle-même, traitée par l'application d'un appareil plâtré, aboutit à une ankylose complète dans l'extension, jointe à une position moyenne d'abduction. L'enfant était donc menacé d'une double ankylose coxo-fémorale; mais, fort heureusement pour lui, la réduction que j'avais faite du côté gauche ne s'est pas maintenue, et aujourd'hui il présente, avec une ankylose complète du côté droit, des mouvements assez étendus de flexion et d'extension du côté gauche, qui est le siège de la luxation.

Ces deux faits étaient plus que suffisants pour m'éclairer sur la conduite à tenir désormais en pareil cas, et je me promis bien à l'avenir de respecter la luxation iliaque quand je viendrais à la rencontrer sur l'une des hanches d'un malade atteint de coxalgie double. Un jeune garçon de mon service m'a fourni, cette année, l'occasion de mettre en pratique cette règle de conduite. Il s'agit d'un jeune garçon de dix ans et demi entré aux Enfants-Malades pour une coxalgie double. Chez lui, la hanche droite avait été prise la première. Dix-huit mois plus tard, la hanche gauche se prit à son tour. A son arrivée dans le service, l'enfant présentait à droite une abduction marquée, jointe à une rotation complète en dehors; à gauche, un volumineux abcès compliquait une luxation iliaque et faisait saillie au côté externe de la hanche. L'abcès a été traité et guéri par trois ponctions suivies d'injections d'éther iodoformé. Quant à la luxation, je me suis bien donné de garde d'y toucher. Aujourd'hui, le malade présente, à droite, une ankylose presque complète; à gauche, au contraire, grâce à la luxation, il reste une quantité considérable de mouvements. Le raccourcissement mesure 2 centimètres; mais il est bien évident qu'une résection de la hanche eût amené un raccourcissement plus prononcé. A l'aide de béquilles et d'une bottine surélevée du côté gauche, le malade marche sans difficulté.

Tel est, Messieurs, le petit point sur lequel je désirais attirer votre attention. Il me paraît présenter, dans l'histoire de la coxalgie double, un intérêt réel. Aussi, comme il n'a pas encore été signalé, j'ai cru bien faire en en faisant ici l'objet d'une courte communication.

APPAREIL POST-OPÉRATOIRE DE LA LUXATION CONGÉNITALE DE LA HANCHE CHEZ LE NOURRISSON

Par M. PETIT DE LA VILLEON

Chirurgien des Enfants de la Policlinique de Bordeaux,
Ancien Chef de Clinique de la Faculté.

En matière de luxation congénitale de la hanche, l'intervention chirurgicale donnera des résultats d'autant meilleurs qu'elle sera pratiquée plus tôt chez des enfants plus jeunes; c'est là une donnée scientifique à laquelle tous les chirurgiens d'enfants et les chirurgiens orthopédistes se sont ralliés, je crois; et ceci est vrai tant au point de vue des résultats fonctionnels que des résultats anatomiques.

Nous sommes tous d'accord pour proclamer l'utilité d'un diagnostic précoce et d'un traitement précoce, mais nous reconnaissons également tous que, pour aborder l'étude du diagnostic et la thérapeutique utile de cette malformation chez le nourrisson, nous nous heurtons de suite aux plus grandes difficultés. Je me réserve d'exposer ailleurs le résultat de mes études au sujet du diagnostic de la luxation congénitale de la hanche chez le nourrisson, et j'exposerai seulement dans cette note quelle est aujourd'hui la pratique personnelle à laquelle je suis arrivé et qui me permet de mettre en œuvre, de façon efficace, le traitement précoce de la luxation congénitale de la hanche chez le nourrisson.

Supposons chez un nourrisson le diagnostic fait (et nous verrons ailleurs par quels procédés d'investigation clinique on peut, même chez les très jeunes enfants qui n'ont pas fait leur premier pas, l'établir avec certitude); peut-on utiliser, après l'opération de Lorenz, les appareils habituels que l'on emploie comme mode de contention?

Non, tous ces appareils sont inutilisables. En effet, leur type classique et bien défini est celui qui a été institué et répété par Lorenz, Hoffa, Kirmisson, Calot, Ducroquet, etc., et tous se résument en essence en ceci : une gaine plâtrée, orientant et maintenant le membre opéré dans la position voulue par chacun, prend son point d'attache et de solide fixation sur une ceinture plâtrée qui s'enroule *autour de la ceinture pelvienne*, se moulant exactement sur elle. L'appareil laissant libre l'abdomen ne remonte pas au-delà d'une ligne située sensiblement à mi-chemin du rebord supérieur de la symphyse pubienne et du point ombilical. En arrière et sur les côtés, l'appareil suit les contours du rebord supérieur du grand bassin en les dépassant très légèrement. Par contre, cette ceinture plâtrée descend très bas, le plus bas possible, au niveau du périnée. Le couteau de l'orthopédiste dessine à ce niveau une petite échancrure qui suffit tout juste à dégager les orifices naturels, urinaire en avant, rectal en arrière, si bien que sur les appareils pour luxation bilatérale, par exemple, nous n'ouvrons dans le plâtre au niveau du périnée qu'une petite fenêtre en forme de cœur, laquelle nous délimitons avec parcimonie.

Cet appareil ainsi conçu, ainsi exécuté, est parfait d'une façon habituelle chez l'enfant un peu grandet et nous donne les meilleurs résultats, mais il est ainsi inapplicable chez le nourrisson. Pourquoi? Pour une raison toute simple, toute physiologique, c'est que le jeune enfant, sans crier gare et sans demander, se souille à tout instant en évacuant le contenu de sa vessie et de son intestin, si bien que ces liquides urinaires et excrémentitiels émis à toute heure du jour et de la nuit forment à tout moment un milieu spécial dans lequel baigne toute la partie basse de l'appareil plâtré, lequel aura vite fait d'être imprégné d'urine et de matières fécales, ramolli et complètement déconsolidé. Ce sera là l'œuvre de quelques jours à peine et il faudra vite débarrasser l'enfant d'un appareil qui ne sert plus à rien; trop heureux si on ne découvre pas en dessous de lui des érosions et des plaies des téguments produites par le contact de cette cuirasse infectée.

Le chirurgien a donc ainsi perdu le bénéfice de son opération. C'est là un déboire profond, et cependant il était à prévoir, car un jeune enfant qui n'est pas encore propre et qui ne sait pas demander, aux heures des besoins naturels, fût-il confié aux soins de la mère la plus tendrement assidue, ne pourra pas tolérer l'appareil que j'ai décrit plus haut, l'appareil classique, qui embrasse la ceinture pelvienne en approchant de près la région périnéale et en couvrant la racine de la cuisse.

Comme d'autres, je me suis heurté à cette difficulté d'un ordre vulgaire, je le veux bien, mais formelle; et, dans mon désir de ne pas renoncer pour les jeunes enfants aux bénéfices d'une opération faite en temps opportun, et dans des conditions maxima de sécurité et d'efficacité, j'ai cherché.

Depuis longtemps, on a essayé de tourner la difficulté en incorporant au plâtre de l'appareil des substances diverses qui auraient comme résultat de le rendre impénétrable aux liquides organiques; on n'a pas eu de résultats appréciables que je sache, et les efforts dans cette voie sont restés vains. On a songé alors à recouvrir l'appareil d'un enduit protecteur, d'un vernis imperméable aux liquides, et ici chacun a mis en œuvre des procédés divers : enduits de parafine, enduits de cire, laquage en ripolin, vernissage, émaillage, etc. ; l'un des meilleurs est de terminer l'appareil après sa dessication par l'application d'une ou plusieurs couches de celluloïd ; mais tous ces procédés, en dépit de l'ingéniosité et de l'habileté que chacun y a développées, tous ont échoué, car ils ont tous un inconvénient majeur et inévitable, c'est que tous, s'ils recouvrent la face externe de l'appareil, ne recouvrent pas la face interne, celle qui regarde la peau, et qu'en conséquence l'appareil sera vite attaqué et ramolli par les liquides qui auront cheminé et stationné entre l'appareil et la peau.

Du reste, ce ramollissement du plâtre ne se produirait-il pas, et aurait-on trouvé une technique permettant d'imperméabiliser la face interne comme la face externe de l'appareil, qu'il persisterait encore ce fait menaçant de la stagnation des liquides d'évacuation entre la peau et l'appareil, si bien qu'il serait je crois impossible d'éviter les accidents d'érosion et d'ulcération du système tégumentaire.

Comme d'autres, j'ai été instruit en cette matière par des échecs ; il fallait donc chercher dans une autre voie.

Dans la construction de mes appareils, je me suis dès lors attaché à dégager autant que possible le périnée, à m'éloigner autant que possible des orifices naturels. Et ainsi je remontais peu à peu les limites inférieures de mon appareil. Mais j'étais parallèlement entraîné à remonter dans d'égales proportions ses limites supérieures ; et du reste, puisque je renonçais délibérément à prendre un point d'appui précis, un contact solide sur la ceinture pelvienne, je devais chercher à prendre ailleurs le point d'appui dont j'avais besoin pour fixer l'ensemble de l'appareil.

C'est en suivant cette idée que je suis arrivé, par des étapes successives, à l'appareil que voici : il me paraît avoir solutionné toutes les difficultés discutées plus haut, il me donne toute satisfaction, et je l'emploie maintenant d'une façon systématique chez le jeune enfant.

Son but est de dégager complètement le périnée, les régions fessière et sacrée, la région pubienne et la face interne de la cuisse dans son tiers supérieur, en un mot toutes les régions qui sont susceptibles d'être mises en contact avec l'urine ou les matières fécales.

Voici, à grands traits, la description du nouvel appareil. Il consiste essentiellement non pas dans une ceinture plâtrée épousant les formes du bassin et de la ceinture pelvienne comme l'appareil jusqu'ici employé, mais en une haute gaine plâtrée enveloppant à la manière d'un corset toute la partie moyenne du cylindre thoraco-abdominal. Sur cette gaine, le segment de l'appareil qui immobilise le membre est fixé par un pédicule long et étroit, le membre opéré étant du reste fixé dans la position qui convient à chaque temps opératoire et à chaque cas particulier.

Les contours inférieurs de l'appareil dessinent une ligne qui passe en avant, sensiblement au-dessus du rebord supérieur de la symphyse pubienne, gagne au dehors le niveau de l'épine iliaque antéro-inférieure, puis suit une direction régulièrement courbe qui vient rejoindre en arrière une horizontale passant par la base du sacrum, très au-dessus de la partie terminale du sillon interfessier. De ce point, la ligne, s'incurvant régulièrement de façon à regarder en bas et en dedans, gagne la face interne de la cuisse en un point qui est situé à peu près à l'union de son tiers supérieur avec son tiers moyen et, de là, le contour regagne son point de départ.

Le contour inférieur de la gaine qui immobilise le membre est situé à une hauteur variable, comme dans les appareils classiques de l'école autrichienne ou de l'école française, suivant le cas et les indications.

Le contour supérieur de la partie enveloppante thoraco-abdominale dessine une ligne régulière qui passe par un plan horizontal déterminé par la ligne mamelonaire. Cette partie est légèrement fenêtrée en avant, dégageant l'abdomen au-dessus de l'ombilic; elle peut être également fenêtrée en arrière en un point à peu près symétrique.

L'appareil est inamovible; il est tapissé en dedans et en dehors par une couche de tissus en jersey de coton. Il permet parfaitement l'application de la méthode ambulatoire de Lorenz, à laquelle, pour ma part, je suis parfaitement attaché pour tous les cas où la chose est possible. J'ai vu ainsi de jeunes enfants faire avec l'aide de leurs parents leurs premiers pas dans cet appareil et continuer à marcher. La chose est surtout possible dans la deuxième position Lorenz.

En somme, il se compose de deux segments, *un segment thoraco-abdominal fenêtré* et *un segment crural* fixé sur le premier. Son mérite est de dégager complètement les deux fesses, la région sacrée, le périnée, la région pubienne, le pli génito-crural et les parties hautes de la face interne de la cuisse ; en un mot, toutes les *zones dangereuses de l'orthopédiste.*

L'appareil post-opératoire de la luxation bilatérale est construit sur le même type de la même façon. Je n'insiste pas.

On me demandera : 1° L'appareil est-il efficace? 2° Est-il bien toléré?

Je répondrai : 1° Oui, l'appareil est efficace; je l'emploie maintenant de façon systématique et j'ai toujours observé avec lui une contention parfaite. La contention est aussi bonne qu'avec l'appareil classique ; j'oserai même dire qu'elle m'a paru, dans tous les cas, être meilleure ; en effet, mieux fixé, il a moins de tendance à basculer que la simple ceinture embrassant la ceinture pelvienne. L'adaptation est plus exacte et, partant, la fixation plus rigoureuse. L'appareil ne descend pas, étant solidement fixé dans son ensemble par l'exactitude avec laquelle il se moule sur les formes du tronc.

De plus, l'appareil ainsi construit permet à toutes les mères, aussi bien qu'aux auxiliaires mercenaires, de tenir un nourrisson propre et d'éviter les souillures dangereuses.

Je répondrai : 2° Oui, l'appareil est bien toléré. L'expérience me le prouve chaque jour, car je l'emploie chez le nourrisson tel que je viens de le décrire. En ce qui concerne les fonctions gastriques et intestinales, la façon dont le segment thoraco-abdominal est largement fenêtré en avant assure leur exécution facile et, en ce qui concerne les fonctions cardio-respiratoires, elles sont également assurées dans leur amplitude normale grâce à ce fait que l'appareil est construit de telle façon qu'il n'existe aucune constriction, qu'il dégage toute la moitié supérieure du thorax et que la fenêtre abdominale satisfait largement aux exigences de la respiration diaphragmatique.

Tel est l'appareil que j'emploie maintenant systématiquement, je le répète, dans le cas de luxation congénitale de la hanche chez le nourrisson. C'est dire que je puis ainsi tourner les difficultés spéciales que comporte le jeune âge du sujet et que je puis, en rendant possible l'opération, lui conserver le bénéfice des circonstances anatomiques tout particulièrement favorables dans lesquelles il se trouve vis-à-vis de la cure opératoire de la luxation congénitale de la hanche.

Je réalise ainsi le desideratum et le but que j'indiquais en commençant : opérer de bonne heure afin d'opérer dans les conditions les plus favorables en vue de s'assurer les résultats les meilleurs.

ABSENCE CONGÉNITALE D'APOPHYSES ÉPINEUSES ET SCOLIOSE CONGÉNITALE

PAR M. GOURDON

Directeur du service de massage et d'orthopédie à l'hôpital des enfants de Bordeaux.

M. GOURDON présente un cas de scoliose congénitale gauche localisée à la région lombaire dans lequel la radiographie a décelé la présence d'une sixième vertèbre lombaire supplémentaire. Il existait aussi une atrophie complète des apophyses épineuses des 10e, 11e, 12e vertèbres dorsales. Malgré ces malformations primitives, la déviation du rachis ne fut apparente qu'à quinze ans.

DE LA TORSION DU FEMUR COMME CAUSE PRÉDISPOSANTE DE LA LUXATION DE LA HANCHE

PAR M. GOURDON

Directeur du service de massage et d'orthopédie à l'hôpital des enfants de Bordeaux.

M. GOURDON rapporte deux observations de malades présentant des troubles de la marche : oscillation, fatigue, douleurs passagères sans caractère défini. Chez l'un, âgé de dix ans, la radiographie décela qu'il s'agissait d'une antéversion du col du fémur; chez l'autre, âgé de trente-huit ans, l'examen des pièces anatomiques du bassin montra, de même, une déviation antérieure très marquée du col fémoral. Dans ces deux cas, la cavité cotyloïde était bien formée.

L'auteur fait ressortir que, dans les troubles fonctionnels des membres inférieurs sans cause appréciable, l'attention doit être portée vers les malformations possibles de la partie supérieure du fémur. On peut remédier à la torsion de l'extrémité fémorale supérieure chez le tout jeune enfant par le redressement manuel et par l'ostéoclasie ou l'ostéotomie chez les sujets plus âgés.

Quelques auteurs considèrent la torsion du fémur comme le facteur pathogénique le plus important de la luxation congénitale de la hanche; l'auteur pense que ce n'est pas le seul facteur, mais qu'il faut qu'il existe aussi un arrêt de développement de la cavité cotyloïde.

UN CAS DE DÉFORMATION SYMÉTRIQUE DES DEUX POIGNETS

DU TYPE DUPUYTREN-MADELUNG

PAR M. CODET-BOISSE

Chirurgien de l'hôpital suburbain des Enfants, à Bordeaux.

Après Dupuytren[1] et Malgaigne[2], Madelung[3], en 1878, décrivit une déformation du poignet : « sub-luxation se produisant en dehors de tout traumatisme, le plus souvent au moment de l'adolescence ». Affection dès lors nettement individualisée et connue sous le nom de maladie de Maladung et à laquelle M. Kirmisson[4] a proposé la dénomination de luxation progressive du poignet chez les adolescents.

En 1885 et 1891, Duplay[5] et à sa suite Pierre Delbet[6], Destot[7], etc., signalèrent : « une affection qui présente un aspect semblable à celle de Madelung, mais qui n'est qu'une incurvation à concavité antérieure de l'extrémité inférieure du radius ». Depuis, des auteurs nombreux ont écrit sur la question. Pour les uns, Kirmisson, Gasne[8], Gaudier[9], il éxiste deux lésions distinctes : « l'une, signalée par Madelung, se produisant au niveau même de l'articulation et consistant dans un changement de direction de la surface articulaire du radius, sans modification de la diaphyse; l'autre, consistant dans une incurvation rachitique de

1. BÉGIN, *Dict. abrégé des sciences médicales*, t. XIII, p. 493, art. *Radio-carpien*, et séance de l'Acad. de médecine, 29 juin 1841.
2. MALGAIGNE, *Traité des fractures et des luxations*, t. II, p. 712.
3. MADELUNG, *Die spontane subluxation der Hand nachvorne*, Archiv für Klin. Chirur., t. XXII, p. 394, 1878-1879.
4. KIRMISSON, *Les difformités acquises de l'appareil locomoteur*, p. 363.
5. DUPLAY, Archives générales de médecine, 1885, et Clinique chirurgicale de l'Hôtel-Dieu, 1900.
6. Pierre DELBET, *Leçons de clinique chirurgicale*, 1899.
7. DESTOT et GALLOIS, Revue de chirurgie, 1898.
8. GASNE, *Déformations rachitiques et tardives du poignet. Sub-luxation de Madelung et radius curvus*. Revue d'orthopédie, 1er mars 1906. 17e année, n° 2, p. 153.
9. GAUDIER, *Déformation rachitique symétrique des deux poignets par radius curvus*. Revue d'orthopédie, 1er mai 1909. 20e année, n° 3, p. 263.

l'extrémité inférieure de la diaphyse radiale ». Pour d'autres, au contraire (Duplay, Delbet, Poulsen, Sauer, Putti, Lenormant[1]), la prétendue subluxation de Madelung n'existerait pas et les déformations seraient dues seulement et toujours à une incurvation diaphysaire ou épiphysaire du radius. L'opinion demeurant incertaine et les observations étant malgré tout assez rares, il m'a paru intéressant de publier le fait suivant.

Il s'agit d'une jeune fille, Berthe C..., âgée de seize ans, exerçant la profession de repasseuse, qui a été adressée à ma consultation, le 25 mai 1910, par M. le professeur agrégé Verger, pour une déformation de ses deux poignets s'accompagnant de douleurs et de gêne.

Rien à noter dans les antécédents héréditaires chez les grands-parents, pas plus que chez le père et la mère, qui sont vivants et bien portants. On ne trouve pas trace d'alcoolisme ni de syphilis. La jeune patiente a quatre frères ou sœurs qui sont bien portants et normaux.

Berthe C... ne présentait à sa naissance aucune anomalie; elle fut nourrie au sein par sa mère jusqu'à dix mois. Elle commença à marcher vers quinze ou seize mois. On ne peut nous donner de précision sur l'apparition des premières dents. Durant toute la première enfance, l'enfant fut bien portante n'ayant pas en particulier présenté des troubles gastro-intestinaux sérieux. Avant l'âge de neuf ans, deux ou trois bronchites extrêmement légères, puis excellente santé jusqu'à l'âge de treize ans.

A ce moment, elle entre en apprentissage chez une repasseuse. Les journées de travail sont longues, de 7 heures à 7 heures, avec dix heures au moins de travail effectif. Un an après l'entrée en apprentisage, Berthe C... ressent des douleurs aux poignets qui commencent à se déformer. Elle continue, malgré tout, son métier et peu à peu déformations et douleurs s'accentuent pour atteindre le point où elles sont actuellement. Voyant cet état s'aggraver après deux années passées à l'atelier, Berthe C... quitte le repassage. Depuis (il y a un an), les déformations n'ont pas augmenté et les douleurs sont restées les mêmes. Ces douleurs sont assez peu vives, mais presque continues. Elles ont leur maximum au niveau de l'extrémité inférieure du cubitus et s'irradient le long de l'avant-bras. Elles sont plus accusées à droite qu'à gauche. Le travail les augmente. Le repassage est devenu même impossible. Les mouvements spontanés du poignet sont assez peu douloureux, leur exagération, en particulier l'hyperextension, est pénible. Aucun traitement n'a été fait jusqu'à ce jour.

L'enfant est de taille moyenne, d'embonpoint et de développement médiocre; elle paraît de bonne santé générale.

Si on examine ses poignets, on est immédiatement frappé par la saillie exagérée de l'extrémité inférieure du cubitus et le déplacement en avant de la main par rapport à l'avant-bras. Voici plus en détail l'aspect des déformations.

Poignet droit. — Examiné de profil par le bord cubital surtout, on est immédiatement frappé par la saillie très accusée de l'extrémité inférieure du cubitus. Celle-ci fait un relief, témoignant non seulement d'un vice de position, mais aussi d'une augmentation de volume. La main entière se trouve sur un

1. Lenormant, *Un nouveau cas de radius curvus*. Revue d'orthopédie, janvier 1907. 18e année, p. 1.

plan inférieur à l'avant-bras, cette dénivellation en marche d'escalier se fait au niveau du cubitus par une pente brusque; elle est telle que si on prolongeait l'axe de l'avant-bras, le corps serait presque entièrement au-dessous de lui. Le métacarpe est en légère hyperextension sur le carpe, ce qui ramène l'extrémité digitale des métacarpiens au même niveau que le plan antibrachial supérieur. La main est très légèrement déviée sur le bord cubital. Cette déviation paraît encore un peu plus accusée si on examine le poignet par sa face palmaire. Sur cette face, la déformation en marche d'escalier est très nette, inverse de ce qu'elle est sur la face dorsale. Les tendons fléchisseurs font une saillie marquée sous les téguments, surtout le grand et le petit palmaire.

La palpation confirme toutes ces données, elle montre que le cubitus n'a plus avec le carpe de connexions normales. Son extrémité est augmentée de volume et douloureuse à la pression; au-dessous de lui est une dépression où s'enfonce le doigt. On ne peut déterminer aucun mouvement de « touche de piano » indiquant une réduction ou pseudo-réduction. Le radius, au contraire, paraît à la palpation avoir conservé sa forme et son volume normal et ses rapports normaux avec le carpe. Il n'y a certainement pas de luxation véritable du carpe sur le radius.

Les mouvements normaux dans la flexion sont limités dans l'extension qui, spontanément, ne dépasse guère 30 à 35°. Les mouvements d'inclinaison latérale sont conservés. La pronation et la supination sont gênées, la supination surtout. La mobilisation forcée, en particulier l'hyperextension, est douloureuse.

Au-dessus du poignet, l'avant-bras ne paraît pas déformé; il en est de même de l'articulation du coude et du bras.

Poignet gauche. — Les déformations sont à peu près les mêmes, un peu moins accentuées cependant. Le déjettement de la main sur le bord cubital est presque nul. Au niveau du coude gauche, on note un léger degré de cubitus-valgus. La pression sur l'extrémité inférieure du cubitus est aussi douloureux à gauche qu'à droite.

Les mensurations donnent les mêmes résultats à droite et à gauche : circonférence du poignet, 16 centimètres (au niveau du cubitus); distance de l'épicondyle à l'apophyse styloïde du radius, 20 centimètres; distance de l'épitrochlée à l'apophyse styloïde du cubitus, 19 centimètres.

Au dynamomètre, la pression de la main droite est de 27 kilos, de 19 à 20 kilos de la main gauche.

L'examen de l'enfant ne révèle pas d'autres malformations, ni de tares rachitiques. Il n'y a pas en particulier de scoliose, mais seulement une légère cyphose dorsale. Il n'y a pas de points douloureux au niveau de la colonne vertébrale.

L'état général de Berthe C... est bon et elle ne paraît présenter aucune lésion viscérale. L'auscultation est négative.

Nous avons pratiqué nous-même l'examen radiographique dans les trois positions suivantes :

1° De face, la main reposant sur la plaque par sa face dorsale;
2° *Id.*, la main reposant sur la plaque par la face palmaire;
3° De profil reposant sur la plaque par le bord cubital.

L'examen de ces diverses radiographies a montré les lésions suivantes :

a) *Du côté du carpe.* — Les espaces interosseux manquent de netteté par suite de l'impossibilité de faire reposer le carpe à plat sur la plaque. Le trapèze, trapézoïde, grand os et os crochu, paraissent normaux. Le scaphoïde paraît avoir glissé vers le bord cubital, et au lieu d'entrer en contact avec le radius par son extrémité seulement, il est entièrement couché sur la face articulaire radiale avec laquelle il entre en contact par la totalité de son bord convexe. Le semi-lunaire semble s'être insinué entre le radius et le cubitus; ce n'est qu'une apparence causée par l'inclinaison de la surface articulaire du radius. Le pyramidal ne paraît pas modifié.

b) *Du côté du cubitus.* — Une augmentation de volume de son extrémité inférieure. La surface carpienne de cette extrémité inférieure est déformée et semble présenter une double inclinaison : latérale vers le radius et antéro-postérieure vers la face palmaire du poignet. De profil, on voit nettement que le cubitus a perdu toute connexion avec le carpe; il y a une véritable luxation cubito-carpienne. Il ne paraît pas y avoir, tout au moins dans le sens transversal, de diastasis de l'articulation radio-cubitale.

c) *Du côté du radius.* — La diaphyse présente en son milieu une courbure à concavité cubitale un peu plus accusée que normalement. La crête d'insertion de la membrane interosseuse est élargie. Mais le maximum de déformation est au niveau de l'épiphyse carpienne. Celle-ci est complètement modifiée dans son orientation. La courbure à convexité dorsale est tout d'abord plus grande que normalement. De plus, la surface articulaire, au lieu d'être perpendiculaire à l'axe longitudinal du radius, est doublement déviée. Transversalement, elle s'incline vers le cubitus de 45 degrés environ; dans le sens antéro-postérieur, fait très important, au lieu de regarder directement vers le carpe, elle s'incline pour regarder en avant la face palmaire, et cela surtout au voisinage de l'articulation cubito-radiale. Le cartilage de conjugaison n'apparaît plus qu'à peine dans la région externe sous la forme d'un trait noir irrégulier.

En somme, pas de luxation radio-carpienne, mais luxation cubito-carpienne; légère courbure de la diaphyse radiale, et surtout déformation de l'épiphyse inférieure du radius, telle que sa surface articulaire, orientée d'une part vers le cubitus, d'autre part vers la face palmaire, entraîne avec elle le carpe et crée la difformité.

Ces lésions anatomiques sont sensiblement les mêmes à droite et à gauche.

Les douleurs ressenties par la malade, quoique d'intensité moyenne, étant, par leur presque continuité, le fait clinique le plus important chez elle, je me suis surtout attaché à les faire disparaître, et cela par des bains d'air chaud (110 à 120 degrés) dans une caisse de Bier. Associé au repos, ce traitement a apporté, de façon très heureuse, le soulagement recherché, et la difformité n'inquiétant pas autrement la malade, je n'ai pas, sur le désir de l'intéressée, cherché à la corriger par une intervention.

Telle est l'observation de ma malade, observation qui, on le sait, est entièrement superposable à beaucoup déjà publiées. C'est le même âge d'apparition des lésions, leur même évolution propensive sans traumatisme. Cette évolution et l'aspect caractéristique des déformations ne permettent pas d'hésitation dans le diagnostic. Il s'agit bien d'un cas de maladie de Madelung ou de radius-curvus bilatéral. Mais devons-nous dire maladie de Madelung ou radius-curvus?

D'après Gasne [1], la maladie de Madelung peut présenter des types différents allant de la simple luxation cubito-radiale inférieure jusqu'à

1. GASNE, *loc. cit.*

la luxation radio-carpienne en passant par la luxation cubito-carpienne. Notre observation rentre donc dans un de ces types, puisqu'il y a une luxation cubito-carpienne évidente. Elle rentre aussi dans la catégorie des déformations décrites sous le nom de radius-curvus, puisqu'il existe une légère exagération de la courbure radiale à concavité palmaire Quelques-uns des symptômes donnés comme caractéristiques de chaque groupe pouvant se rencontrer chez le même malade, la séparation entre ces deux groupes est peut-être fragile.... En lisant d'ailleurs les observations et les mémoires publiés, on voit que dans les descriptions de l'un et de l'autre groupe deux faits sont constamment signalés, c'est d'abord la luxation carpo-cubitale et ensuite la déformation de la surface articulaire du radius caractérisée par une orientation anormale (fait signalé par Gasne aussi bien à propos de la maladie de Madelung que du radius-curvus).

Dans les observations récentes en particulier qui s'accompagnent d'examens radiographiques (Lenormand, Vittorio Putti[1], Jacoulet[2], Gaudier), les déformations osseuses portant sur le radius sont constantes, et les figures qui accompagnent ces observations, presque identiques aux nôtres, montrent nettement l'existence de ces lésions anatomiques : légère exagération des courbures radiales, orientation anormale de la surface articulaire du radius, absence de luxation vraie du carpe sur le radius. A mesure que les cas de ce genre se font de plus en plus nombreux, les observations de maladie de Madelung vraie, c'est-à-dire de sub-luxation carpienne véritable, se font de plus en plus rares. Je n'ai pu en trouver aucune récente s'accompagnant d'un examen radiographique où apparaisse nettement l'existence d'une luxation carpo-radiale. Kolliker[3], dans un assez récent article didactique sur la déformation de Madelung, publie même à l'appui de sa description une radiographie sur laquelle on constate l'absence de toute luxation carpo-radiale, mais par contre l'existence d'une légère courbure radiale à concavité palmaire. On serait donc tenté de se ranger à l'avis de ceux qui contestent l'existence de la luxation progressive de Madelung. En tous les cas, si elle existe, elle paraît singulièrement rare, exceptionnellement même à côté des cas étiquetés radius ou carpus curvus. Pour ma part, il me semble qu'il n'y a là qu'une question de degrés et que la parenté est

1. Vittorio Putti, *Sur la déformation de Madelung*, avec figures. (Revue d'orthopédie, mai 1909, 20e année, no 3, p. 207.)

2. Jacoulet, *Un cas de maladie de Dupuytren-Madelung.* (Revue d'orthopédie, 21e année, no 1, janvier 1910, p. 25.)

3. Kolliker, *Handbuch der orthopädischen Chirurgie-Joachimsthal*, t. II. Kolliker article : *Die Dupuytrensche und Madelungsche Deformität der Haugelenkes*, p. 34 (1905-1907).

étroite entre ces déformations du poignet, dont les causes sont d'ailleurs les mêmes. Quel que soit le nom qu'on lui donne, l'essentiel me paraît être précisément cette déformation du radius, non pas seulement l'exagération des courbures, mais bien surtout l'orientation anormale de la surface articulaire du radius avec le carpe. Cette lésion anatomique est très nette dans les observations déjà citées de Lenormand, Putti, Jacoulet, très nette dans la nôtre, aussi bien à droite qu'à gauche. A elle seule, elle explique la déformation des poignets, la luxation carpo-cubitale, et on conçoit que si elle s'exagérait encore, un traumatisme léger répété, professionnel ou autre (cas de Kirmisson; effort pour soulever un tapis), pourrait déterminer une véritable luxation du carpe sur le radius. De même que le genu-valgum n'est pas causé par une courbure anormale de la diaphyse fémorale, mais bien par une lésion portant sur l'extrémité articulaire du fémur, de même ici c'est une déformation de la surface articulaire du radius qui entraîne et commande la déviation du carpe.

Si la nature des lésions anatomiques a prêté à discussion, il en est de même de la pathologie et l'étiologie de l'affection.

Rapprochant la maladie de Madelung des autres déformations de l'adolescence, telles que la scoliose, le genu-valgum, le pied plat valgus, la plupart des auteurs, aujourd'hui, sous l'impulsion de Duplay et surtout de Kirmisson, attribuent au rachitisme tardif une importance prépondérante dans la pathogénie de ces déformations. Depuis quelques années, avec Poncet et Leriche[1], la tuberculose à forme inflammatoire a été invoquée comme cause de ces diverses lésions. Pour intéressante que soit cette opinion, elle ne paraît pas avoir trouvé encore dans l'examen des faits sa définitive confirmation. Quoi qu'il en soit, d'ailleurs, tous les auteurs s'accordent à ne pas voir dans la seule action mécanique la cause des déformations du type Madelung. Cette action mécanique ne peut créer une déformation que si elle agit sur un terrain préparé. Mais s'il est insuffisant, le rôle de la surcharge mécanique n'en est pas moins de première importance, sinon nécessaire. Dans le plus grand nombre des cas, cette surcharge mécanique professionnelle ou autre doit être, en effet, considérée comme la véritable cause déterminante.

L'exagération des mouvements de flexion, de supination, de pronation, d'extension, ont été tour à tour invoqués comme pouvant déterminer la déformation de Madelung. Vittorio Putti a cherché à établir, en

1. Leriche, *Sur un cas de maladie de Madelung bilatérale par lésion du cartilage de conjugaison radial.* (Revue d'orthopédie, 20e année, n° 6, novembre 1909, p. 495.) — Poncet et Leriche, *La maladie de Madelung; ses modalités, sa pathogénie.* (Gazette des Hôpitaux, 9 février 1909.)

se basant sur des examens de pièces anatomiques, que seule la surcharge agissant *la main étant placée en hyperextension* pouvait déterminer la déformation de Madelung. Voici à ce propos comment il s'exprime[1] : « ... On pourrait difficilement expliquer l'obliquité cubito-palmaire du plan articulaire du radius et le glissement du ménisque carpien sans recourir à une forte extension dorsale de la main, c'est-à-dire à cette posture par laquelle le ménisque carpien se trouve poussé sur l'espace plus palmaire de la surface radiale. Si, dans ces rapports, la main doit fonctionner comme soutien, c'est-à dire si elle doit supporter cette portion du carpe que l'avant-bras peut lui transmettre, il arrivera que les plus fortes sollicitations de pression ne seront pas également distribuées sur tout le plan articulaire du radius, mais de préférence sur son bord palmaire, et d'ici directement au segment palmaire du cartilage de croissance, qui, dans sa partie cubito-palmaire, est bien plus près que dans tout autre du plan d'articulation de l'épiphyse. Voilà donc les conditions dans lesquelles doit se mettre, à mon avis, l'articulation radio-carpienne, afin que le radius puisse se déformer (chez des individus prédisposés) selon la préparation que je viens de décrire... »

Le cas que je rapporte confirme pleinement cette manière de voir. Pendant dix heures, chaque jour, notre malade faisait, pour le glaçage et le repassage du linge, un effort continu et énergique, les deux mains étant en hyperextension. En examinant sur un squelette articulé comment dans cette position de la main se transmet la poussée du carpe, on se rend compte facilement que le semi-lunaire et le scaphoïde exercent surtout leur pesée sur le bord palmaire de la cupule radiale et dans la partie la plus voisine du cubitus. On conçoit très bien alors que cette pression, localisée et continue, si elle s'exerce sur des os prédisposés et à la période de croissance, crée la déformation que nous avons observée, soit par tassement de la surface articulaire, soit plutôt par altération du cartilage d'accroissement en ce point particulièrement comprimé, altération du cartilage que des examens radiographiques ont plusieurs fois mis en évidence.

En ce qui concerne le traitement, je n'ai pas cru devoir agir activement par des tentatives de correction orthopédique, encore moins par une ostéotomie, les déformations étant relativement peu accusées. Sur le désir de la malade et de son entourage, j'ai simplement cherché à calmer la douleur. Les bains d'air chaud dans une caisse de Bier m'ont donné à ce point de vue un excellent résultat. Sans m'exagérer la valeur d'un tel traitement, dont l'action n'est que momentanée, je me permets de signaler sa rapide efficacité. Cette thérapeutique très simple m'a

1. VITTORIO PUTTI, *loc. cit.*, p. 219.

rendu également des services dans des cas de pieds plats valgus douloureux. Il semble que, pour ces affections comme pour certaines douleurs de croissance, on puisse, par des séries de bains convenablement espacés, soulager son patient en attendant la période où les phénomènes douloureux cessent spontanément.

COTES CERVICALES ET APOPHYSITES CERVICALES LATÉRALES.

Par M. FROELICH

Chargé de cours de clinique chirurgicale infantile à la Faculté de Nancy.

Vous savez qu'il existe une malformation congénitale du squelette du cou consistant dans la présence de côtes ou d'appendices costaux supplémentaires au niveau de la septième vertèbre cervicale.

La côte surnuméraire peut être complète et aller s'insérer sur le sternum, elle peut être incomplète et se fixer à la première côte, ou s'arrêter en un point quelconque de son trajet.

Ces côtes cervicales, assez fréquemment, dans la proportion de un tiers des cas environ, occasionnent des troubles morphologiques et des phénomènes de compression.

Les premiers sont précoces et consistent dans une *scoliose cervico-dorsale* à convexité dirigée du côté anormal, du côté de la côte la plus saillante, lorsque la lésion est double.

Les *phénomènes de compression* sont en général plus tardifs, ils apparaissent à sept ans, neuf ans, douze ans, ou même à l'âge adulte.

Ces phénomènes de compression sont temporaires ou permanents. Ils consistent en douleurs au cou et dans les bras, en atrophie des muscles et en paralysie ;

Ou encore en troubles de la circulation.

Ces lésions nécessitent une intervention qui consiste dans l'ablation de la côte cervicale.

Celle-ci est presque toujours suivie de guérison.

Vous trouverez tous ces renseignements dans la littérature médicale et en particulier dans un travail qui paraîtra incessamment dans les *Archives générales de chirurgie.*

Les points particuliers sur lesquels je désire attirer votre attention aujourd'hui, c'est que chez des enfants nous avons trouvé des côtes cervicales associées à des légions osseuses temporaires d'une durée variable, de nature inflammatoire, qui se terminent par la guérison et qui siègent dans la côte surnuméraire ou dans son équivalent, l'apophyse transverse cervicale.

La durée temporaire des phénomènes de compression a déjà été signalée, et nous en avons recueilli une observation.

La cause de ces compressions temporaires peut être multiple, mais dans deux observations que nous allons brièvement vous relater, elle semble bien due à une ostéite de croissance, à une apophysite cervicale latérale qui a accompagné la malformation, mais qui pourrait aussi survenir indépendamment de cette malformation (obs. III et obs. IV).

Il s'agit donc de deux enfants : un garçon de dix ans et une fillette de quatorze ans, atteints de douleurs au niveau de la région latérale du cou avec irradiation dans l'épaule, de poussées fébriles, d'un état général peu satisfaisant, et chez lesquels on découvre, comme siège des douleurs, des côtes cervicales et des apophyses costiformes augmentées de volume.

Cet état dure deux ans chez l'un, dix-huit mois chez l'autre. Puis disparaît et la guérison survient.

J'ai pensé que ces lésions peuvent être appelées apophysites cervicales latérales et que ces mêmes phénomènes inflammatoires peuvent se rencontrer indépendamment de toute malformation, et expliquer des faits de guérison rapide et intégrale d'affections prises pour des lésions bacillaires de la colonne cervicale.

Remarquons que dans la thèse de Sétier, inspirée par Jaboulay, de Lyon, l'auteur a trouvé chez deux sujets atteints de côte cervicales une hyperleucocythémie, comme chez les sujets infectés; un de ces malades avait en plus une exostose de croissance.

Ce qui indiquerait au moins une prédisposition à l'infection des sujets présentant des côtes cervicales.

La cause de l'infection serait probablement à rechercher, non pas dans une lésion bacillaire, mais dans une lésion ostéomyélitique due aux staphylocoques.

Observation I. — **Côte cervicale gauche. — Phénomènes de compression pendant deux mois et scoliose.**

Marguerite M..., âgée de douze ans, nous est amenée, le 14 juin 1910, parce qu'elle se tient mal. Les parents remarquent qu'elle incline un peu la tête à droite et qu'elle semble avoir l'épaule droite plus élevée que la gauche.

L'enfant n'a pas d'antécédents, le père est mort d'un accident, la mère est bien portante.

Enfant unique.

Il y a six à sept mois, l'état général de l'enfant devient mauvais; en même temps, elle se plaignit de douleurs, de pesanteur et de gêne commençant au niveau du cou, à gauche, et s'irradiant dans le bras.

Ces douleurs persistèrent pendant six semaines, puis disparurent complètement. Elle passa deux mois au bord de la mer sur les conseils de notre collègue Haushalter. L'état général se rétablit complètement.

Examen. — Actuellement semble se bien porter; de tempérament lymphatique, un peu nerveuse. En examinant la colonne vertébrale, nous constatons une scoliose cervico-dorsale gauche, dorsale droite, puis lombaire gauche à petit rayon.

Saillie costale et lombaire peu marquée.

Sur le côté gauche du cou, à sa partie inférieure, on remarque une légère saillie, la base de la nuque est asymétrique. Les apophyses épineuses des deuxième, troisième et quatrième vertèbres dorsales sont atrophiées et séparées l'une de l'autre. Soupçonnant une scoliose congénitale, nous faisons une radiographie et nous constatons l'existence d'une côte cervicale à gauche partant de la septième vertèbre cervicale et allant se terminer sur la partie moyenne de la première côte. Au niveau de la première vertèbre dorsale existe un fragment osseux en forme de coin, d'où part la première côte normale.

On voit, en outre, sur la radiographie, la deuxième et la troisième côte droite qui sont soudées l'une à l'autre au niveau de leur tiers proximal.

Le pouls au niveau des deux radiales est identique comme force.

En plaçant la main en arrière du chef claviculaire du sterno-mastoïdien à la base du cou, à gauche, on perçoit les pulsations de la sous-clavière.

La pression sur le cou n'est pas douloureuse, mais on sent à gauche la saillie de la côte surnuméraire.

Les mouvements du bras ne produisent aucune modification dans les pulsations radiales.

Il existe sur l'épaule gauche, sur la moitié gauche du moignon de l'épaule et sur le bras gauche, une circulation colatérale veineuse très prononcée et qui avait déjà été remarquée par M. Haushalter.

Observation II. — **Surélévation congénitale de l'omoplate gauche, côte cervicale à droite. — Scoliose.**

Il s'agit d'une petite fille de sept ans présentée par M. Frœlich à la Société de médecine de Nancy, le 26 janvier 1910. Elle est atteinte de malformation consistant dans la surélévation de l'omoplate gauche qui est plus petite que la droite.

La ligne des apophyses épineuses est rectiligne, le bras peut être placé en abduction, mais ne peut être élevé plus haut. Au palper, on sent la saillie de l'angle spinal supérieur de l'omoplate; on la voit qui trouble la ligne de l'épaule. L'enfant présente, en outre, une petite malformation thoracique du côté gauche.

Les quatre premières côtes appartiennent à une circonférence de rayons plus grands que les côtes suivantes; il y a donc une encoche en escalier sur la partie latérale gauche du thorax.

A la radiographie, on voit d'une part la saillie de l'omoplate surélevée, et entre la septième vertèbre cervicale gauche et la saillie de l'omoplate, une production osseuse qui va à la rencontre de l'angle supérieur spinal de l'omoplate. Mais on constate, en outre, l'existence à droite d'un fragment de côte surnuméraire partant de la septième vertèbre cervicale et s'insérant après un trajet de 2 centimètres sur la première côte.

On constate l'existence d'une scoliose cervicale gauche et cervico-dorsale droite. On voit aussi sur la radiographie la solution de continuité du thorax à gauche et dans cette solution de continuité un fragment de côte incomplète.

Malgré ces malformations multiples, l'aspect extérieur de l'enfant est presque normal.

On voit aussi l'intercalement, entre la deuxième et la troisième vertèbre dorsale, d'un fragment vertébral surnuméraire triangulaire d'où part la troisième côte droite.

L'angle supérieur de l'omoplate gauche surélevé fut excisé; à son niveau existait une petite tumeur de tissu lipomateux embryonnaire.

Sur le trajet entre cet angle et la colonne vertébrale, on percevait à travers la plaie un petit noyau dur du volume d'un gros pois. Il était composé d'une coque fibreuse qui se prolongeait, d'une part, vers le rachis et, d'autre part, vers l'omoplate et qui contenait dans son centre deux noyaux de fibrocartilages articulés l'un avec l'autre par leur noyau.

Après l'opération, l'élévation du bras gauche était possible et n'était plus douloureuse.

OBSERVATION III. — **Côtes cervicales doubles et apophysites cervicales latérales.**

V..., de Malzéville (Meurthe-et-Moselle), âgé de douze ans et demi, jeune collégien, est soigné par nous ainsi que par M. Haushalter depuis trois ans.

Il y a un peu plus de trois ans, son état général devint moins bon et l'enfant se plaignit de douleurs au niveau des parties latérales du cou et dans le bras droit.

Dans ses antécédents nous remarquons une mère bien portante, le père a eu une iritis, deux frères et une sœur bien portante.

Au premier examen, nous notons : garçon assez bien constitué, plutôt gras. Le thorax est légèrement en entonnoir, pas d'autres signes de rachitisme.

Dents de Hutchinson. L'enfant tient le cou légèrement raide; cependant il fait les mouvements de flexion, d'extension et de rotation au niveau des premières vertèbres cervicales.

Les mouvements de flexion exagérée de toute la colonne cervicale, ainsi que les mouvements d'inclinaison latérale, sont très douloureux. La pression sur les apophyses épineuses n'est nullement douloureuse, mais la pression sur les apophyses transverses de toute la colonne cervicale est douloureuse. L'enfant marche avec prudence et hésitation. L'action de marcher brusquement sur le sol est ressentie dans le cou. Les deux mains sont froides, le pouls bat d'une façon égale des deux côtés. A droite, on sent les pulsations de la sous-clavière. En dehors du chef claviculaire du sternomastoïdien, le cœur et les poumons sont indemnes. M. Haushalter et moi nous posons le diagnostic d'arthrite cervicale et nous faisons porter une Minerve pour immobiliser la colonne cervicale.

Ce collier est porté pendant deux ans.

Les douleurs sont calmées, mais tout d'abord considérablement atténuées par l'immobilisation.

A plusieurs reprises, l'enfant a eu de fortes douleurs dans le bras droit et une sensation d'engourdissement et de parésie.

L'enfant fut encore soumis en plus à un traitement iodo-hydrargirique. L'état général fut assez mauvais par intervalles, l'enfant eut de l'amaigrissement. A aucun moment, la pression sur les apophyses épineuses cervicales ne fut douloureuse, tandis que la pression sur les apophyses cervicales latérales, surtout sur les dernières, resta douloureuse jusqu'au mois de novembre 1909.

Une radiographie montra l'intégrité des corps vertébraux de la colonne cervicale, mais révéla l'existence de côtes cervicales bilatérales et d'une augmentation de volume des apophyses transverses.

Depuis le mois de novembre dernier, l'enfant a repris ses classes, l'état général est revenu excellent, les accès de fièvre ont disparu.

Nous étions donc en présence, vraisemblablement, d'une apophysite cervicale de croissance chez un sujet atteint de côtes cervicales.

Remarquons que chez ce sujet le port du collier a légèrement déformé le maxillaire inférieur en le repoussant en avant et en dehors.

Cette déviation n'est cependant pas très visible extérieurement.

Observation IV. — **Côtes cervicales doubles et apophysites latérales cervicales.**

J. B..., de F... (Haute-Saône), est âgée de quatorze ans; elle a dix frères et sœurs bien portants; les parents également jouissent d'une excellente santé; elle a eu la rougeole et la varicelle étant toute jeune; depuis, elle s'est toujours bien portée. Les règles se sont installées d'une façon normale depuis un an.

Depuis six mois, la jeune fille s'est mise à souffrir sur le côté droit du cou à sa partie inférieure, cette douleur s'irradie jusqu'au moignon de l'épaule et quelquefois existe aussi à gauche. Ces douleurs sont telles à certains moments qu'elles donnent de l'insomnie.

L'état général s'est aussi altéré, l'appétit est aussi devenu moins bon et de temps à autre il se produit une poussée fébrile vespérale.

Le professeur Haushalter, consulté, donne un traitement reconstituant et un calmant pour les douleurs.

La situation ne se modifiant pas, M. Haushalter me l'adresse, pensant à l'existence d'une lésion osseuse cervicale.

3 février 1909. Examen. — Nous voyons une jeune fille grande, le cou élancé, la figure colorée, d'un état général assez bon; elle aurait cependant maigri.

La pression locale sur les apophyses transverses cervicales est douloureuse surtout à droite, ces douleurs ressemblent aux douleurs spontanées éprouvées par la jeune fille. Les mouvements du bras droit réveillent quelquefois ces douleurs, la pression sur les apophyses épineuses cervicales n'est pas douloureuse. Les mouvements de la colonne cervicale sont libres, la forte inclinaison latérale de la colonne cervicale en totalité réveille une douleur à la base du cou, surtout à droite.

A la palpation, on constate fortement saillantes les apophyses transverses des dernières vertèbres cervicales.

Les douleurs éprouvées par la jeune fille sont spontanées, très intenses, quelquefois accrues par la marche et le balancement des bras.

On perçoit en arrière du sternomastoïdien, à droite, les battements de la sous-clavière. Les deux mains sont également colorées comme la figure, mais elles ne présentent aucune différence de température. Les pulsations radiales sont égales, l'auscultation ne révèle aucune lésion ni au cœur, ni au poumon. Une radiographie montre une hypertrophie des apophyses transverses de la sixième vertèbre cervicale et deux côtes cervicales symétriques au niveau de la septième dirigées brusquement en bas et se soudant à la première côte.

Les corps vertébraux sont absolument normaux, ils ne présentent aucune trace de lésions bacillaires.

Nous pensons être en présence d'une inflammation de croissance (ostéomyélyte larvée des apophyses transverses et articulaires des dernières vertèbres cervicales chez une jeune fille présentant, en outre, des côtes cervicales).

Nous expliquons ainsi les douleurs et les poussées fébriles vespérales.

Nous conseillons, pour immobiliser complètement la colonne cervicale, le port d'un collier prenant point d'appui sur les deux épaules et soutenant la tête par l'occiput et le menton.

En même temps, nous prescrivons une préparation iodée.

22 avril. — Nous revoyons la jeune fille, les douleurs sont moindres depuis le port du collier, mais l'appétit laisse encore à désirer.

29 juin. — Nous revoyons la jeune fille, avec le docteur Haushalter; la guérison n'est pas encore obtenue, les douleurs sont en notable diminution. Une nouvelle radiographie donne les mêmes indications que précédemment.

La jeune fille va passer quelques semaines en Suisse.

28 octobre. — Les douleurs seraient de nouveau plus fortes et l'état général moins bon. L'enfant aurait maigri de 6 kilos.

30 décembre. — L'enfant aurait eu tous les soirs, pendant près de trois semaines, une température de 39 degrés.

La pression sur les apophyses transverses est toujours douloureuse, cependant les douleurs sont moindres. M. Haushalter se demande s'il ne s'agirait pas d'une lésion bacillaire, ce qui n'est pas notre avis.

Depuis ce moment-là, la situation s'est améliorée et progressivement les douleurs ont complètement disparu et les accès de fièvre également.

Nous avons donc été en présence d'une apophysite cervicale latérale chez un sujet présentant des côtes cervicales.

Observation V. — **Côtes cervicales doubles rudimentaires. — Scoliose cervico-dorsale douloureuse.**

Mlle de C..., dix-sept ans, nous est adressée, le 23 novembre 1908, par notre collègue le docteur Gilgun.

Elle avait une déviation de l'épaule depuis trois ans et des douleurs à la base du cou des deux côtés depuis un mois.

Il existe une scoliose cervico-dorsale gauche. La pression est douloureuse à la base de la nuque.

La radiographie fait découvrir des appendices existant au niveau de la septième vertèbre cervicale. Ces appendices sont douloureux spontanément et à la pression.

Traitement : repos, collier en cuir pour soutenir la tête.

Les douleurs disparurent au bout de quatre mois.

ABSENCE CONGÉNITALE DU PÉRONÉ

Par M. L. DIEULAFÉ

Professeur agrégé à la Faculté de médecine de Toulouse.

Sous le nom d'absence congénitale du péroné, on désigne une malformation complexe des membres inférieurs caractérisée, le plus souvent, en outre de l'absence du péroné, par une incurvation angulaire du tibia, une cicatrice cutanée siégeant en regard de cette saillie osseuse, une déformation et grande laxité de l'articulation tibio-tarsienne plaçant le pied en position de valgus équin, la déformation et la réduction numérique des os du tarse et du métatarse, le raccourcissement du segment tibial du membre intéressé.

L'incurvation angulaire du tibia, qui accompagne presque toujours l'absence du péroné, avait été tout d'abord considérée comme la lésion primitive; elle était consécutive à une fracture intra-utérine (Gurlt, Broca, Houel, Bradhurst, Little, Braun, Ilheu, Vilcoq).

Plus tard, surtout à la suite des idées de Dareste sur les malformations par arrêt de développement, c'est l'absence du péroné qui est caractérisée comme la lésion primitive la plus importante, et c'est sous ce nom que l'affection se trouve désignée (Hoffa, Nélaton, Pinard et Varnier, Kummel, Haudeck, Kirmisson).

Haudeck en réunit quatre-vingt-dix-sept observations; Kirmisson, en 1898, ajoute à ces cas connus six observations personnelles, puis viennent des observations de Boisset, Delanglade, Guéry, Frœlich, Walther, Infroit et Heitz, Villemin; trois observations de Mouchet publiées dans la thèse de Dubrac (Paris, 1903-04); des cas de Haim, Antonelli, Franke, Wiesinger, Blumenthal, Greco, Openschow, Baegel..

En ce qui concerne la lésion principale, l'absence du péroné, elle est plus fréquemment totale que partielle, plus fréquemment unilatérale que bilatérale.

J'ai eu l'occasion d'observer, tout récemment, deux cas où la malformation était bilatérale; je ne puis rapporter que l'une de ces observations; la deuxième était relative à un jeune enfant que je ne connais que depuis peu de temps et qui, ces jours derniers, vient d'être atteint de rougeole, au moment même où j'espérais compléter son examen par la radiographie.

L'enfant que j'ai observée et opérée était une fillette âgée de huit ans, admirablement développée en dehors du segment distal de ses membres inférieurs, exempte de toute autre difformité et présentant de la tête aux genoux une conformation normale et même une corpulence plus forte que pour une enfant de son âge. A l'examen, on est tout de suite frappé par l'extrême raccourcissement des jambes, encore plus marqué à gauche qu'à droite, une différence de 10 centimètres existant au bénéfice du côté droit. Par contre, tandis que la jambe du côté gauche est à peu près rectiligne, celle du côté droit est fortement incurvée, décrivant dans son tiers inférieur une courbe à convexité antéro-interne. Au sommet de cette convexité, la peau présente une cicatrice linéaire; cette cicatrice existait nettement au moment de la naissance, elle avait frappé l'attention des médecins qui avaient examiné l'enfant pendant les premiers mois.

Les deux pieds sont ballants et en attitude de valgus équin.

Chaque pied présente un allongement selon le grand axe, tandis qu'il est réduit de surface en sens transversal, réduction de surface à laquelle correspond une réduction numérique des os.

Il n'existe que trois orteils de chaque côté.

A la palpation des jambes, on se rend compte très aisément que le tibia existe seul, les muscles sont atrophiés, leurs tendons peu saillants, masqués par une couche adipeuse sous-cutanée assez abondante.

Le genou droit est normal, le genou gauche est dévié en genu-valgum.

La radiographie permet d'apprécier encore mieux les diverses lésions. On voit, en effet, l'absence des deux péronés, l'incurvation angulaire du tibia droit, la déviation en dehors et en arrière de la surface articulaire inférieure de chaque tibia, l'absence de l'épiphyse et du cartilage de conjugaison de l'extrémité supérieure du tibia gauche, et ce fait explique le plus grand raccourcissement de cette jambe, l'hypertrophie du condyle interne du fémur gauche dans laquelle se trouve la cause du genu-valgum, les malformations bilatérales tarsiennes et métatarsiennes : déformation de l'astragale, soudure partielle de cet os au calcaneum, absence du cuboïde et des cunéiformes, absence de deux métatarsiens et de la série des phalanges correspondantes.

Sur des radiographies du même sujet faites à l'âge de trois ans et que je dois à l'obligeance de M. le professeur Marie, on peut voir sur un squelette encore peu ossifié des lésions identiques à celles que nous observons aujourd'hui. En outre, fait intéressant, le tibia du côté droit, avec une incurvation diaphysaire pareille à celle que nous venons de relever en l'état actuel, paraît présenter une fissure oblique siégeant dans la région angulaire et marquant la trace d'un trait de fracture. Cette trace n'existe plus sur le tibia de huit ans.

Avec ces lésions, l'enfant ne peut se servir de ses pieds ni pour la station verticale, ni pour la marche, elle est ainsi atteinte d'une grave difformité. En cet état, comme en de nombreux cas analogues, plusieurs indications opératoires s'imposaient :

Redresser et raccourcir le tibia droit ;

Ramener en une bonne attitude les deux pieds et les fixer en position corrigée.

J'ai exécuté, en deux séances, ce plan opératoire

1° Opération sur la jambe droite. Anesthésie au chloroforme; par une incision placée sur la région antéro-interne du tibia, j'atteins cet os et je résèque un fragment cunéiforme qui permet de placer la jambe en position rectiligne et, par un mouvement de rotation du segment inférieur, de placer la surface articulaire inférieure en position normale par rapport à l'axe de la jambe. L'os réséqué était très dur, dépourvu de canal médullaire.

Les fragments osseux furent maintenus sans suture d'abord par une attelle de Bœckel, puis dans un appareil plâtré.

Après un mois, la consolidation était parfaite, tout appareil fut supprimé.

2° Opération sur les articulations tibio-tarsiennes. Lorsque la consolidation du tibia fut obtenue, je passai à l'exécution du deuxième temps : arthrodèse des deux articulations tibio-tarsiennes. Je fis précéder l'opération osseuse d'une ténotomie de chaque tendon d'Achille. Par une incision directe et interne, j'atteignis chacune de ces articulations, fis une résection modelante à l'aide de la gouge et de la curette sur les surfaces tibiale et astragalienne et pus ainsi placer le pied en regard de la jambe en une attitude normale pouvant permettre l'appui et la marche. Je ne fis pas de sutures osseuses. Chaque pied fut immobilisé dans une gouttière plâtrée. Après quinze jours, j'immobilisa chaque membre dans un petit appareil silicaté qui resta en place un mois L'enfant commença même à marcher vers la fin de son séjour dans le silicate.

Puis les membres furent soumis à des massages réguliers et, après un mois de ce traitement, on passa à la confection de chaussures permettant la marche. Du côté droit, pas de difficultés, bottine montante à large semelle; mais du côté gauche, il fallait adapter une bottine sur une jambe très courte, et c'était déjà une difficulté que d'engainer ce petit segment de membre atrophié ; en outre, il fallait, par une semelle doublée et un talon élevé, gagner la différence de longueur qui était maintenant de 5 centimètres (après résection du tibia et redressement des pieds); il fallait en même temps corriger la déviation axiale imposée par le genu-valgum. Pour obtenir ce triple résultat, il a fallu des tâtonnements de la part de l'orthopédiste, mais enfin on est arrivé à chausser convenablement l'enfant.

Elle marche maintenant, s'amuse avec les autres enfants, va en classe.

Elle n'en est pas moins une petite infirme avec ses genoux à ras de terre, mais l'infirmité est bien atténuée, puisqu'il n'existe plus aucun obstacle fonctionnel.

Ces cas tératologiques présentent un intérêt tout particulier puisqu'ils n'échappent pas à l'action chirurgicale qui, si elle ne peut remédier à toutes les malformations, a cependant l'avantage de corriger les lésions les plus importantes et d'adapter le membre à une attitude fonctionnelle.

En ce qui concerne la pathogénie de ces lésions, il faut s'en rapporter à la théorie de l'arrêt de développement; mais, en en élargissant le cadre, c'est un arrêt de développement dans la production duquel des phénomènes mécaniques (adhérences amniotiques) peuvent être parfois invoqués mais où le plus souvent la cause ne se trouve que dans une influence dystrophique agissant directement sur les centres d'ossification. La distribution multiple des malformations est bien en faveur de cette théorie.

Quant aux faits tels que la fracture intra-utérine du tibia, il faut les considérer comme des lésions secondaires et non comme des lésions causales.

Dans le cas particulier de ma malade, je n'ai relevé du côté des ascendants aucune tare ou aucune influence héréditaire pouvant expliquer la malformation; je dois cependant signaler que la mère avait éprouvé des fatigues et des chagrins durant les quelques mois ayant précédé sa grossesse.

A PROPOS DE DEUX CAS DE RÉSECTION DU COUDE POUR TUMEUR BLANCHE CHEZ L'ENFANT

Par M. P. GAUDIER

Professeur à la Faculté de médecine de Lille.

La résection du coude pour tumeur blanche de cette articulation es devenue une intervention rare, le diagnostic précoce, l'amélioration des méthodes thérapeutiques conservatrices ayant de beaucoup contribué à diminuer le nombre des grandes opérations pratiquées jadis à ce niveau : résections typiques ou atypiques; cependant, il est encore des cas particulièrement graves, dans lesquels l'étendue des lésions, la durée de la suppuration, l'état général commandent la suppression du foyer osseux malade. Quelques-uns, après cette résection, ne cherchent que l'ankylose en bonne position; d'autres, poursuivant un idéal, essayent d'obtenir une articulation nouvelle suffisamment solide et douée de mouvements aussi étendus que possible. On sait combien il est difficile d'y arriver, que l'on soit partisan des résections économiques ou des larges ablations osseuses, et la plupart du temps, on se contente d'une semi-ankylose, permettant au malade quelque usage de son membre, heureux surtout d'avoir mené à bien la guérison des lésions tuberculeuses.

Les deux observations que nous relatons plus loin nous ont paru intéressantes à reporter, surtout à cause de l'excellence du résultat obtenu et qui, dans ce cas, fut particulièrement rapide. Quelques détails de technique des pansements n'ont peut-être pas été étrangers à l'obtention de ce résultat.

Il s'agit de deux enfants, âgés respectivement aujourd'hui de treize et seize ans, porteurs d'ostéo-arthrite tuberculeuse du coude à forme particulièrement grave et qui nécessita une résection de l'articulation.

Observation I. — **Résection totale du coude droit pour tumeur blanche polyfistuleuse; ablation d'un segment osseux de 8 centimètres, dont 6 pour l'humérus; emploi pendant les pansements de la bande de Bier et de la pommade rouge écarlate; guérison en six mois : bonne solidité latérale, mobilité antéro-postérieure complète.**

Joseph C..., âgé de seize ans actuellement, entre au Sanatorium de Saint-Pol-sur-Mer, le 3 septembre 1906, pour une tumeur blanche du coude droit. Il y a trois mois que le coude s'est tuméfié et est devenu douloureux; les mouvements devinrent vite difficiles. L'état général est satisfaisant; pas de lésions pulmonaires, pas d'adénopathie; il existe des lésions du cuir chevelu qualifiées d'impétigo et qui paraissent suspectes. Le coude est fléchi à 135°, globuleux; les extrémités osseuses sont volumineuses, très douloureuses. Les culs-de-sac sont distendus par des fongosités, la peau est intacte. L'extension est impossible, la flexion est suffisante. L'atrophie musculaire est moyenne. Le poids est de 39 kil. 750. Le lendemain de son arrivée, le coude, fléchi à 80° environ, est immobilisé dans une gouttière plâtrée. Cette gouttière est renouvelée un mois après; l'état du coude est satisfaisant et il n'y a pas de tendance à la fistulisation.

Le 11 novembre, des plaques de favus du cuir chevelu et des ongles ayant été nettement constatées, l'enfant est évacué sur Paris, où il est soigné à l'hôpital Saint-Louis pour les lésions cutanées, tandis que son coude est surveillé dans le service provisoire de chirurgie infantile. Là on ponctionne l'articulation qui devient vite fistuleuse. Guéri de son favus, il rentre au sanatorium le 16 août 1909. Son état général est bien moins satisfaisant qu'au départ (poids, 38 k. 300). La lésion paraît considérablement aggravée; la tuméfaction considérable s'étend à la moitié inférieure du bras et à la moitié supérieure de l'avant-bras; les téguments sont rouges violacés, amincis. Il existe plusieurs fistules en arrière et en avant, dont une sur la ligne des vaisseaux; leurs bords sont ulcérés et de grosses fongosités s'épanouissent à leur surface.

La suppuration est abondante, jaune verdâtre; l'articulation est d'une sensibilité extrême, le bras immobilisé en flexion. Adénopathie axillaire, température, le soir, 38°5.

Pendant deux mois, des pansements répétés, des injections articulaires, le ventousage essayent de lutter contre cet état; mais, devant l'insuccès de la thérapeutique conservatrice, la résection est indiquée. L'état du coude est tel à ce moment que l'amputation a été considérée par un de mes assistants comme le seul traitement possible, la résection, à son avis, devant entraîner une mutilation osseuse trop considérable, une réparation par conséquent très longue avec un mauvais résultat fonctionnel.

Opération le 29 octobre; incision postérieure en baïonnette de 15 centimètres de long. Toute la région est infiltrée de pus et de fongosités et les muscles sont méconnaissables. Les extrémités osseuses sont dénudées; l'humérus, sectionné à 6 centimètres environ au-dessus de l'articulation et saisi dans une compresse, est alors décortiqué aisément de ses insertions musculaires en ruginant de haut en bas; il est friable et s'écrase. On résèque aussi 2 centimètres de radius et de cubitus. Il reste alors une grande cavité qui est curettée avec le plus grand soin et traitée ensuite par l'acide phénique pur et l'alcool, suivant la méthode de Phelps. Aucune suture; la plaie est bourrée de gaze aseptique et le bras fixé en bonne position en extension dans une gouttière plâtrée fenêtrée.

Nous passons sur le détail des pansements qui n'a rien de bien intéressant jusqu'au 4 décembre, où l'on commence à faire des applications quotidiennes de bandes de Bier deux heures par jour pour lutter contre le bourgeonnement de la plaie qui est excessif. Cette application, que nous avons déjà employée, nous a donné souvent d'excellents résultats, particulièrement dans les cas de bourgeonnement intempestif. L'effet de ce traitement se fait rapidement sentir, les bourgeons s'affaissent, le suintement diminue et, le 16 janvier, il n'existe plus qu'une vaste surface losangique bien rouge de niveau avec les téguments. Les os sont recouverts, il n'y a pas de clapiers, tous les points douteux ayant été d'ailleurs poursuivis avec l'acide phénique pur; les fistules antérieures sont cicatrisées. Pour épidermiser cette vaste surface, nous employons les applications de pommade au rouge écarlate, deux jours en suivant, avec quatre jours de repos consécutif pour éviter l'irritation. L'épidermisation se fait très régulièrement et, le 2 mai, tout est complètement cicatrisé.

L'articulation n'a pas été laissée immobile jusqu'à ce moment, au contraire, la position du bras et de l'avant-bras changeant à chaque pansement : extension ou flexion; le massage du bras et de l'avant-bras était également fait à chaque séance autant que cela était possible, et l'enfant, très docile quoique pusillanime, s'exerçait à des mouvements actifs; le membre reposant sur un plan horizontal, il s'essayait à la flexion, tandis que, l'ébauche de mouvement étant accomplie, il remettait passivement le bras en extension.

L'application de la bande de Bier et de l'acide phénique donnent un tissu cicatriciel extrêmement résistant, comme ligneux, qui enserre les extrémités osseuse comme avec une virole. Ce traitement n'est pas étranger au résultat et tous les mouvements sont possibles. L'enfant étend et fléchit l'avant-bras très facilement; l'extension ne dépasse pas l'horizontale; il y a très peu de mouvements de latéralité, et pourtant, comme on peut le voir sur les radiographies, il n'y a pas de reconstitution de nouvelles surfaces articulaires; le seul tissu très dur qui engaine les fragments osseux assure la solidité de la charnière.

L'état général de l'enfant suivait les progrès de la cicatrisation et les poids étaient : Décembre, 40,500; janvier, 43; février, 43,200; mars, 44,500;

juin, 45,500. L'enfant, à partir du mois de mai, avait quitté l'infirmerie et, entré dans la section des valides, passait au bord de la mer la majeure partie de ses journées.

En résumé, dans un cas de tumeur blanche du coude infectée et particulièrement grave, la résection très large, et j'insiste sur l'étendue de cette résection suivie de Phelps et d'hyperhémie par la méthode de Bier, avec application de pommade épidermisante, a donné au point de vue de la cicatrisation des lésions et comme résultat fonctionnel un résultat véritablement remarquable qui, certes, n'aurait pas été atteint aussi complet par d'autres méthodes.

La seconde observation est encore plus intéressante par la gravité du cas et la rapidité du résultat obtenu.

OBSERVATION II. — **Résection totale du coude gauche pour tumeur blanche chez un tuberculeux à manifestations multiples. Ablation d'un segment osseux de près de 8 centimètres, dont 6 pour l'humérus. Emploi, pendant les pansements, de la bande de Bier et de la pommade au rouge écarlate. Guérison en deux mois et dix jours; bonne solidité latérale, mobilité antéro-postérieure complète.**

Georges D.., âgé actuellement de treize ans, entre au sanatorium de Saint-Pol, le 15 avril 1910, pour des lésions tuberculeuses multiples. Le coude gauche est fléchi à 115° environ, tuméfié; le volume est trois fois celui du coude sain. L'atrophie des muscles du bras et de l'avant-bras est considérable; nombreux orifices fistuleux, suppuration abondante. L'extension est impossible, la flexion spontanée également; la flexion provoquée est possible jusqu'à angle droit. Tous ces mouvements sont très douloureux.

Il existe, en plus de la synovite fongueuse de la gaine des péroniers latéraux, de l'adénite cervicale fistulisée. Les poumons ne sont pas indemnes : à gauche, diminution du murmure respiratoire, submatité et bouffées de râles sous-crépitants dans l'espace interscapulo-vertébral; à droite, souffle plus intense qu'à gauche dans la région interscapulo-vertébrale, d'où il se propage à tout le sommet droit. L'enfant est très amaigri (poids : 25 kil.); il a des sueurs nocturnes et de la fièvre vespérale (t. : 38°2).

Des pansements appropriés, des injections articulaires ne donnent aucun résultat. La fièvre augmente et, localement, les lésions s'aggravent : la peau est distendue, violacée; la suppuration plus abondante. Il faut intervenir et, devant une pareille situation, l'amputation paraît l'unique moyen d'améliorer l'état général, en supprimant un foyer hypertoxique.

On se décide cependant pour la résection, en se basant sur les bons résultats obtenus chez le précédent malade et sur la possibilité de faire secondairement une amputation si cela ne va pas.

Opération, le 7 mai 1910. L'intervention est faite sous la bande d'Esmarch, en raison de l'état de l'enfant, qui ne peut supporter une opération sanglante. Incision postérieure en baïonnette, mise à nu des os, section de l'humérus et décortication de haut en bas, comme dans le cas précédent. Cette technique, applicable seulement chez l'enfant, en raison du décollement facile du périoste enflammé et épaissi, facilite beaucoup l'intervention, à la condition que l'os ne soit pas par trop friable; aussi vaut-il mieux le saisir dans une compresse qu'avec un davier de Farabeuf.

Six centimètres d'humérus sont ainsi réséqués, plutôt plus, et 2 centimètres de radius et de cubitus, au-dessous de la grande cavité sigmoïde.

Traitement de la plaie dans ses moindres recoins à l'acide phénique, tamponnement à la gaze stérile sans suture de la plaie; immobilisation dans l'extension. Le pansement est fait le plus rarement possible, chaque fois avec application de Phelps. La bande de Bier n'est employée qu'à partir du 22 mai; à ce moment, déjà, les autres lésions sont bien améliorées, plusieurs fistulettes du pied sont fermées, et au cou il ne reste plus que deux ou trois ulcérations gommeuses en voie de suppuration. L'enfant mange bien et son poids est de 25 kil. 500. La pommade rouge est appliquée le 25 mai pour la première fois et continuée jusqu'à la cicatrisation complète.

Celle-ci se fait très rapidement, avec un relèvement de l'état général parallèle (juin, poids : 27 kil. 500). De temps à autre, une cautérisation au nitrate d'argent s'impose pour réfréner le bourgeonnement de la plaie, et on passe un pansement au rouge. A la date du 22 juin, nous lisons dans l'observation : Il ne reste plus de la plaie qu'un liséré large d'un demi-centimètre et long de 3; les mouvements du bras sont assez étendus; l'enfant porte la main à sa bouche sans difficulté et la met sur sa tête.

Le 8 juillet, tout est fini. Le résultat opératoire et fonctionnel dépasse toute espérance : en un mois, l'enfant a grossi de 2 kilogrammes; les ganglions suppurés du cou sont cicatrisés, sauf un qui ne présente plus qu'une ulcération en surface; le pied est cicatrisé. Cou et pied n'ont été soumis qu'à des pansements ordinaires.

Les mouvements se font parfaitement.

La radiographie montre également qu'il n'y a pas encore de tendance à une reconstitution osseuse, quoique le périoste, dans l'un et l'autre cas, ait été conservé en grande partie, l'intervention ayant eu pour but principal d'enlever un os malade et de détruire par l'acide phénique les fongosités articulaires, sans s'occuper du périoste particulièrement. Cette reconstitution se fera-t-elle plus tard? Cela se peut, et ne pourra qu'ajouter à la solidité de l'articulation.

Il est permis de se demander, après la lecture de ces observations, pour quelle raison nombre de résections du coude se sont terminées souvent par un membre ballant; au cours de notre pratique, nous en avons observé, et nous pensons que l'immobilisation prolongée doit avoir un rôle important dans la genèse de cette complication de la résection.

DES DIVERS TRAITEMENTS DE L'OPHTALMIE PURULENTE DES NOUVEAU-NÉS

Par M. TERSON père, de Toulouse.

Les travaux les plus récents, publiés tant en France qu'à l'étranger, touchant le traitement de la conjonctivite purulente des nouveau-nés dans sa forme grave [1], de même que les communications sur ce sujet

1. J'appelle forme grave *ou présumée telle* (en l'absence de tout examen

faites à l'Académie de médecine, montrent une certaine divergence d'opinion des ophtalmologistes sur la valeur comparative des sels d'argent et sur la manière de conduire la médication.

Les uns « restent fidèles », selon une expression assez courante, au nitrate d'argent, avec des différences dans l'application, n'employant que très accessoirement les nouveaux sels d'argent de nature organique. Les autres, au contraire, ont adopté presque exclusivement ceux ci : le protargol, l'argyrol (pour ne citer que les plus en vogue), qu'ils préconisent à outrance, considérant comme surannée ou dangereuse l'ancienne médication par le nitrate d'argent.

N'y a-t-il point des deux côtés un peu de parti pris? Devons-nous simplement nous ranger parmi les partisans de l'un ou de l'autre de ces deux systèmes de traitement? Devons-nous, au contraire, pour faire un choix judicieux, rechercher les indications résultant de l'observation précise de chaque cas et combiner au besoin l'ancien et le nouveau traitement? Telles sont les questions que je viens exposer devant vous.

Je crois devoir, tout d'abord, affirmer les bienfaits constants de la médication par le nitrate d'argent, *quand la purulence est déjà bien établie*, si on l'applique en solution au pinceau, une ou deux fois par jour, sur les paupières bien renversées et rapprochées l'une de l'autre, neutralisée aussitôt après par le chlorure de sodium afin que la cornée reste indemne de tout contact avec le caustique.

Quant au degré de la solution pour ce genre de technique, la formule donnée dans l'*Encyclopédie française d'Ophtalmologie* me paraît assez heureuse : « Pas moins qu'au 1/50e, pas plus qu'au 1/30e. » Plus faible, elle peut être insuffisante pour l'obtention d'une guérison rapide et sans complications, quand une suppuration abondante s'oppose à son contact bien direct avec la muqueuse infectée. Plus forte, elle provoque une escarre dont l'élimination trop lente n'est pas sans dangers. C'est la pratique que j'ai suivie pendant plus de quarante années, la tenant de mon ancien maître Wecker, très utilement aidée, au besoin, de scarifications répétées. Je ne suis donc pas ennemi de la médication ancienne.

Mais j'ai eu, depuis quelques années, l'occasion réitérée d'observer des faits remarquables, impressionnants, à la suite de l'emploi des nouveaux sels d'argent, seuls ou aidés d'un désinfectant à dose modérée, le protargol d'abord, l'argyrol ensuite, qui ont modifié dans une certaine mesure mes opinions antérieures, d'autant plus intransigeantes pendant quelque temps que j'avais été appelé en consultation pour un grave in-

bactériologique) toute conjonctivite du nouveau-né débutant par un *gonflement plus ou moins considérable des paupières*, s'accompagnant rapidement d'une sécrétion abondante d'aspect purulent.

succès dû au protargol appliqué à dose croissante, heureusement atténué ensuite par le nitrate d'argent et les scarifications.

Ces faits nouveaux m'ont amené à reconnaître que les sels organiques d'argent, bien maniés, sont notre arme de choix pour prévenir (je ne dis pas guérir d'une façon absolue) les complications les plus redoutables.

Quelques très brèves considérations sont ici nécessaires pour bien préciser ma pensée à cet égard.

Nul n'ignore qu'au début de l'infection, c'est l'œdème inflammatoire qui domine, avec un gonflement quelquefois si considérable des paupières qu'on peut avoir grand'peine à les retourner, la sécrétion étant encore fluide, ascitique, pour ainsi dire, la vraie purulence ne venant remplacer que vers le troisième jour la sécrétion citrine primitive. Or, de l'avis de la plupart des cliniciens, c'est l'intensité de l'infiltration œdémateuse durant la première semaine qui, par la gêne apportée à la nutrition de la cornée, serait l'origine du processus aboutissant, secondairement en quelque sorte, à son infection et à sa nécrose.

L'ophtalmie blennorragique de l'adulte, à marche quelquefois foudroyante, peut, à cet égard, servir de modèle d'observation, de même que la conjonctivite pseudo-membraneuse, où les lésions cornéennes précèdent le franc établissement de la purulence.

Il s'agit donc, pour les premiers témoins de l'infection, la sage-femme ou le médecin accoucheur, bien plus de combattre l'intensité de l'œdème conjonctivo-palpébral que de lutter contre une suppuration presque inexistante à ce moment. C'est pour ce motif que nos maîtres conseillaient, avant la connaissance des nouveaux sels d'argent, de commencer les cautérisations seulement quand la suppuration est bien établie, croyant le nitrate d'argent susceptible d'augmenter momentanément l'infiltration palpébrale et de donner à l'infection les allures d'une conjonctivite à fausse membrane, si souvent désastreuse pour la cornée avant l'application de la sérothérapie. C'est dans la même pensée que l'on a conseillé les scarifications, si utiles, et les divers désinfectants : acide phénique, sublimé, que le permanganate a avantageusement remplacés. Enfin, c'est aussi par crainte de ces mêmes accidents que nous avons vu, dans le cours d'un demi-siècle, les praticiens abaisser de façon diverse le titre de la solution argentique de $\frac{1}{3}$ à $\frac{1}{10}$, $\frac{1}{30}$, $\frac{1}{40}$, $\frac{1}{50}$, $\frac{1}{100}$, $\frac{1}{200}$ et même $\frac{1}{600}$ (Burckart).

Mais en plus de cette contre-indication, *à la période de début*, le nitrate d'argent présente incontestablement et à toutes doses l'inconvénient fâcheux, *en médecine infantile*, d'être très douloureux ; et lorsqu'il faut renouveler deux fois par jour la cautérisation, cela devient pour le petit malade un véritable supplice qui le rend irritable à l'excès. Aussi a-t-on été conduit à tirer tout le parti possible de la médication par les nouveaux sels d'argent de nature organique, dont l'inappréciable avantage est d'être peu douloureuse, si l'on emploie le protargol; indolore même, si l'on s'adresse à l'argyrol. Ce mérite suffisait pour que chacun de nous eût le devoir de s'assurer si l'action médicamenteuse de ces sels est à peu près équivalente à celle du nitrate d'argent et s'ils ont un caractère nettement curatif.

Mon expérience personnelle réitérée, dans des cas d'une haute gravité, m'a paru démontrer que les sels organiques d'argent possèdent *contre la phase de début de l'infection* non seulement une équivalence d'action, *mais l'importante supériorité sur le nitrate, de pouvoir être appliqués sans danger, dès la première heure* et avec un résultat des plus saisissants, *contre l'œdème le plus intense, le plus dur;* et cela, à une dose très modérée et par cela même inoffensive; *à la condition toutefois de multiplier d'autant plus les instillations que le titre de la solution employée est plus faible et que les signes de l'infection sont plus accusés.*

C'est depuis que j'ai agi d'après ces idées, que j'ai vu les signes du début en apparence les plus violents s'atténuer rapidement, ne laissant après eux qu'une sécrétion assez peu virulente; ce qui permet déjà de rassurer l'entourage sur les suites de la maladie. Cette sécrétion cesse en effet souvent par la continuation d'instillations un peu moins fréquentes, dans un délai aussi court que par l'ancien système de traitement. Elle peut exiger une instillation journalière de plus de nitrate à $\frac{1}{100}$. Au pis aller, un petit nombre de cautérisations avec la solution au 50°, d'après les règles rappelées plus haut, en ont définitivement raison.

Quel est, du protargol ou de l'argyrol, le sel organique de choix? Les deux sont excellents; mais j'emploie de préférence l'argyrol pour les nouveau-nés et les jeunes sujets, parce qu'étant indolore, il se prête mieux à la pratique systématique, au début, des instillations *toutes les heures jour et nuit,* qui s'accomplit presque sans réveiller l'enfant. Nous ne devons pas oublier, en effet, comme l'a justement dit M. Lagrange dans sa réponse à M. Motais à l'Académie de médecine, « que le petit malade guérira d'autant plus vite qu'il s'alimentera mieux ».

L'argyrol à $\frac{1}{10}$ équivaut, paraît-il, au nitrate à $\frac{1}{100}$ comme bactéricide, et c'est la dose habituelle, qu'on peut doubler et tripler sans le moindre danger, si la détente ne semble pas se dessiner après vingt-quatre à quarante-huit heures.

Le protargol donne les mêmes résultats à $\frac{1}{20}$ seulement, qu'on porte à $\frac{1}{10}$ s'il y a lieu. Mais il est plus douloureux et partant moins commode chez les enfants pour le système d'instillations très fréquentes au début. Il présente, en outre, au dire de ceux qui l'ont le plus préconisé, le désagrément de provoquer sur la conjonctive bulbaire, pour peu que le traitement se prolonge, la coloration brun jaunâtre désignée sous le nom d'argyrose. J'ai été récemment consulté par une dame, dont les yeux, trop longtemps traités au protargol, avaient conservé depuis plusieurs années un aspect assez étrange, que rien n'avait pu atténuer. L'argyrol, plus soluble, ne présente pas cet inconvénient au même degré; et c'est un motif de plus pour le préférer.

Quant au permanganate, dont on a fait abus et dont entre parenthèses mon fils Albert a été, je crois, le promoteur (*Arch. d'opht.*, Paris, 1892), il peut aussi être très utile si la guérison est traînante; mais la solution à $\frac{1}{5000}$ employée largement deux ou trois fois dans les vingt-quatre heures suffit à titre d'adjuvant de la médication indiquée plus haut; des lavages fréquents à l'eau bouillie tiède devant écarter la suppuration pour ainsi dire à mesure de sa production.

Tel doit donc être, à mon sens, le traitement en quelque sorte successif et éclectique de l'ophtalmie purulente des nouveau-nés : les sels d'argent *indolores d'abord*, en instillations très fréquentes, comme pierre de touche de la gravité et de la résistance de la maladie; traitement qui peut être confié à l'entourage du malade et sera exécuté ponctuellement si les parents sont bien prévenus du danger de toute négligence à cet égard. Puis, au deuxième plan, le vieux traitement par le nitrate d'argent, un peu modernisé, qui, dans des mains habiles, restera toujours la pierre angulaire, si nos nouvelles armes un peu plus légères se montrent impuissantes à enlever les dernières traces de l'infection, dans les cas les plus rebelles ou compliqués.

Les lotions désinfectantes au permanganate de potasse (ou mieux de chaux), à la dose modérée de $\frac{1}{5000}$, compléteront la cure qui, en général, se terminera sans encombre si le mal a été pris à temps.

Si l'on est appelé trop tard et que la cornée soit déjà atteinte, les instillations de nitrate sont dangereuses à tous égards. S'il y a déjà une perforation de la cornée, la conduite à tenir doit varier selon son étendue. Si celle-ci est large, les *sels indolores* doivent seuls être employés pour éviter que le petit malade aggrave encore par des contractions violentes l'éventration de l'œil.

Si la perforation est étroite ou seulement imminente, l'habileté du spécialiste consistera à retourner les paupières sans appuyer sur le globe et à appliquer avec la plus grande prudence la solution de nitrate au 40e ou au 50e qui souvent conjurera le danger, avec l'adjonction d'instillations d'ésérine, bien mieux indiquées que celles d'atropine pour empêcher une trop forte hernie de l'iris.

J'ai cité au Congrès d'ophtalmologie de Paris, en 1906, deux cas des plus remarquables, dont l'un était une conjonctivite blennorragique d'adulte guérie sans complications, par la pratique que je recommande. J'ai montré le 1er mai 1909, à la Société de médecine de Toulouse (quatre jours avant la communication de M. Motais à l'Académie de Paris, sur les bons effets du protargol), un enfant, âgé de six semaines, *amené depuis trois jours seulement à notre consultation* avec les paupières absolument closes et pleines de pus, qui, *sous l'influence unique d'instillations d'argyrol à* $\frac{1}{10}$, *pratiquées d'heure en heure jour et nuit*, tenait déjà ses yeux ouverts, dont l'un nous laissait voir sa cornée à moitié détruite; et cet enfant, venu d'un département éloigné du nôtre, était remporté après une semaine presque entièrement guéri.

M. le professeur Audebert a eu l'occasion de voir avec moi une jeune fille, élève sage-femme, qui s'était inoculé par mégarde une conjonctivite purulente des plus intenses, présentant déjà une ulcération infectée de la cornée, que l'argyrol appliqué d'heure en heure, avec de fréquents lavages, a heureusement guérie.

J'ai tâché de faire ressortir la part de vérité nouvelle que nous devons aux progrès incessants de la chimie médicale moderne, tout en désirant conserver précieusement ce que nos prédécesseurs nous ont légué de bon et d'utile touchant une question vraiment sociale, dont l'intérêt reste vivant malgré les innombrables travaux qu'elle a suscités. Je termine en m'associant de tout cœur aux paroles émouvantes prononcées par M. le professeur Kirmisson à la séance d'ouverture de ce Congrès, touchant les souffrances imméritées de l'enfance, que nous devons éviter d'augmenter encore par des soins en apparence cruels, à moins d'une nécessité absolue.

ANOMALIES DE LA RÉFRACTION ET TICS DE LA FACE CHEZ L'ENFANT

PAR M. LAGRANGE, de Bordeaux.

Les tics de la face ont été étudiés avec une grande attention par beaucoup d'auteurs, qui en ont creusé la pathogénie et l'étiologie, et nous possédons sur ce sujet des travaux très documentés auxquels il semble que nous ayons peu à ajouter. Nous croyons cependant qu'une lacune considérable existe dans les meilleurs ouvrages publiés sur ce sujet; il n'est pas ou presque pas question des anomalies de la réfraction dans la genèse de ces contractions musculaires désignées sous le nom de tics et de spasmes cloniques de la face. Henri Meige et Feindel[1], qui ont très exactement exposé les idées et les travaux de Brissaud[2], passent complètement sous silence le rôle des anomalies de la réfraction dans l'apparition des tics palpébraux et oculaires dont ils donnent d'ailleurs une très bonne description.

Une seule variété de spasme musculaire a été rattachée par les neurologistes aux troubles de la vision ; c'est le torticolis oculaire.

Cette affection, déjà signalée par Bouvier, en 1858, a été décrite pour la première fois explicitement par Guignet, en 1874. Cet auteur en distingue deux variétés : le torticolis du premier degré, dans lequel il n'y a pas de lésions musculaires permanentes, et le torticolis du deuxième degré, dans lequel les muscles ont subi une rétraction musculaire évidente; ces deux formes dépendent d'ailleurs, avant tout, d'un vice de réfraction, notamment de l'hypermétropie.

Après Guignet[3], un très grand nombre d'auteurs se sont occupés de ce torticolis oculaire. Dalley[4] rapporte, chez des enfants, trois observations qu'il rattache « à une inégalité visuelle, par suite de laquelle ils

1. Henri MEIGE et FEINDEL, *Les tics et leur traitement*. Paris, 1902. — Henri MEIGE, *Les tics des yeux* (Annales d'oculistique, t. CXXIX, 1903).

2. BRISSAUD, *Tics et spasmes cloniques de la face* (Journal de médecine et de chirurgie pratiques, 25 janvier 1894).

3. GUIGNET, *Des attitudes dans les maladies des yeux et du torticolis oculaire* (Recueil d'ophtalmologie, avril 1874).

4. DALLEY, *Du torticolis occipito-atloïdien* (Bulletin général de thérapeutique, p. 439 à 441).

inclineraient la tête du côté opposé pour placer cet œil dans l'axe visuel et éviter la vision amblyopique ou diplopique ».

Landolt[1] a écrit, en 1890, un travail dans lequel il montre que la position vicieuse de la tête peut être la conséquence d'une parésie de l'oblique supérieur de l'œil gauche. Wadsworth (de Boston) a publié un fait dans lequel un strabisme *sursum vergens* paraissait être la cause d'une déviation de la face, de la tête et de la colonne vertébrale. Risley[2] et Nieden[3] ont observé des cas semblables; Richardson et Walton[4] admettent l'opinion de Kilburn, qui fait jouer un véritable rôle étiologique à l'hypermétropie dans l'évolution du torticolis. Hobly[5] fait nettement remarquer que la correction de la réfraction peut guérir certains cas de torticolis, et cite l'opinion de Yung et de Lorvet qui croient à l'influence des anomalies de la vision dans les déviations de la tête. Un peu plus tard, en 1905, J.-D. Van der Burch[6] a publié un important travail sur ce sujet; ajoutons enfin que Cruchet[7], dans son remarquable *Traité des torticolis spasmodiques*, a écrit sur le torticolis oculaire un intéressant chapitre, dans lequel le lecteur trouvera l'analyse et l'exposé judicieux de tous les documents que nous venons de signaler.

Après ces notions bien établies sur les relations qui existent entre le torticolis et les anomalies de la vision, il peut paraître étonnant que les auteurs qui ont le plus et le mieux étudié les tics de la face se soient peu ou pas occupés des troubles visuels, dans l'étiologie et le traitement de ces affections.

Dans son excellente étude sur *Les tics des yeux*, Meige dit bien : « Certains troubles de la vision peuvent aussi entraîner des mouvements ou des attitudes anormales des paupières qui deviennent de véritables tics. Des verres appropriés, en corrigeant les défauts de la vision, peuvent aider à corriger ces mouvements ou ces attitudes vicieuses. » Certes, c'est là une indication suffisante pour montrer que l'étiologie, sur laquelle nous voulons insister aujourd'hui, n'a pas passé inaperçue. Ce n'est pas assez pour établir l'importance de cette étiologie, et nous croyons qu'il y a lieu de soumettre à l'attention des pædiatres et des neurologistes les deux observations suivantes :

1. Landolt, *Torticolis oculaire* (Le Bulletin médical, pp. 573, 574, 1890).
2. Risley, *Transactions of the amer. ophtal. Society*, XXV, p. 381, 1889.
3. Nieden, *Centralblatt für Augenheilkunde*, Bd. 12, 1892.
4. Richardson et Walton, *The american Journal of the medical sciences*, 1895, pp. 27-42.
5. Hobly, *The Journal of the american medical association*. Chicago, décembre 1898.
6. Van der Burch, *Torticolis oculaire* (Semaine médicale, 18 octobre 1905).
7. Cruchet, *Traité des torticolis spasmodiques*. Masson édit., Paris, 1907.

Observation I. — Irène M..., âgée de onze ans, ne présente dans sa famille aucun antécédent héréditaire, en particulier aucune affection nerveuse méritant de retenir l'attention. Sa mère a fait cinq grossesses, dont trois fausses couches, à des périodes plus ou moins avancées. Le père jouit d'une santé excellente.

L'enfant est d'un tempérament un peu nerveux, irritable, mais ne présente aucun stigmate d'hystérie.

En avril 1908, cette fillette, commençant à aller à l'école, se plaint à ses parents de l'apparition d'un double blépharospasme, accompagné de contractions fibrillaires au niveau de l'orbiculaire des paupières. Peu à peu et rapidement, ces contractions se généralisent à tous les muscles de la face : front, joues, nez, lèvres, et jusqu'au sterno-cléido-mastoïdien.

D'abord espacés, ces tics arrivent à se succéder d'une façon ininterrompue, gênant énormément la malade et la défigurant. Elle éprouve surtout une grande fatigue causée par le blépharospasme presque permanent, et c'est à cause de cela qu'elle est conduite par ses parents à ma consultation de l'hôpital des Enfants, un an environ après le début de ces accidents.

Nous sommes frappé par la fréquence et l'intensité des mouvements convulsifs atteignant tous les muscles de la face et du cou, des deux côtés. Cette enfant n'a suivi aucun traitement. Je lui conseille l'emploi de l'atropine pendant quatre jours, et j'examine alors l'état de la réfraction qui est le suivant :

OD — 0.50 + 2 V = 1
OG — 0.50 + 2 V = 1

Je conseille le port de lunettes avec verres sphériques + 1 pour voir de loin et pour travailler, disant à la mère de consulter un neurologue, si au bout de huit jours elle n'a constaté aucune amélioration dans l'affection de son enfant. La semaine suivante, je revois la malade; les parents déclarent que l'enfant va beaucoup mieux. Les contractions au niveau des sterno-cléido-mastoïdiens, des muscles, des lèvres et de la joue, ont presque disparu. Le blépharospasme existe encore, mais les secousses sont moins fréquentes, surtout le matin au réveil.

Le 2 avril, la même amélioration persiste. Je ne constate plus aucun tic, sauf au niveau de l'orbiculaire des paupières. Il n'est fait usage d'aucun traitement.

Le 30 avril, un mois et demi environ depuis le port des verres, je revois la jeune M... complètement guérie. Les tics ont cessé. De loin en loin, toutes les deux minutes environ, on perçoit une légère contraction de l'orbiculaire. Les parents sont enchantés du résultat excellent obtenu si rapidement.

Depuis, à plusieurs reprises, j'ai pu constater à nouveau la guérison absolue de ma malade. En juillet 1909, notant une légère déviation des traits à gauche, je pensai à une parésie faciale droite, ou à une contracture permanente des muscles faciaux gauches. Un examen électrique a permis de voir que les réactions étaient physiologiques, normales. Cette déviation a, du reste, disparu complètement. L'usage des verres sphériques a, depuis, maintenu la guérison.

Observation II. — Marguerite H..., onze ans et demi, Bordeaux. Aucun antécédent dans la famille qui puisse être signalé. L'enfant est d'une nature délicate, chétive. Dans ses premières années, a eu le croup, la rougeole, la scarlatine, le tænia; très nerveuse, l'examen attentif ne révèle cependant aucun stigmate d'hystérie, aucune perversion de la sensibilité.

Au commencement de 1908, de préférence le soir, apparaissent des tics au niveau des paupières et des muscles de la joue. Intermittents d'abord, ils se succèdent bientôt, sans interruption, et se généralisent rapidement aux lèvres, au menton et même aux muscles du cou.

Effrayée, la famille de la jeune H... consulte M. le professeur Moussous, à l'hôpital des Enfants. Un traitement médical est institué (bromure de potassium, valériane, douches d'eau tiède) et est suivi très attentivement pendant plusieurs semaines. Elle fit même une cure d'air à Arcachon pendant un mois. Aucun changement dans l'état de l'enfant n'étant constaté, et celle-ci se plaignant de la gêne pour la lecture et le travail occasionnée par le blépharospasme, les parents nous la conduisent le 3 février 1909.

Encouragé par le succès de l'observation précédente, j'examine la réfraction après paralysie complète de l'accommodation par l'atropine.

Je note alors :

OD + 2.50 + 0.50 R. C.
OG + 2.50 + 0.50 R. C.

Je prescris + 1.50 de chaque côté à porter constamment.

Pendant les quelques jours qui suivirent, aucune amélioration bien évidente ne se produisit.

Le 27 février, seul le double blépharospasme a presque disparu. Les tics sont aussi fréquents au niveau du frontal, des muscles de la joue, des lèvres et du cou.

6 mars. — La famille déclare que l'enfant va beaucoup mieux. Les secousses sont en effet beaucoup plus rares (toutes les minutes environ). Le blépharospasme n'existe plus. Les contractions musculaires sont encore assez fortes au niveau des sterno-cléïdo-mastoïdiens.

29 avril. — L'enfant peut être considérée comme complètement guérie. Si l'on observe pendant quelques minutes les muscles de la face, on perçoit encore, de temps en temps, quelques secousses légères qui avaient même échappé à l'observation des parents. La jeune H... a repris ses études sans qu'aucune aggravation ne se soit produite dans son état. Je conseille le port constant des verres sphériques qui, depuis, ont bien maintenu la guérison.

Nous pourrions nous demander, au sujet de ces observations, si nos malades présentaient des tics ou des spasmes; ce sont là des détails qui intéressent surtout les neurologues, mais qui ne doivent pas laisser les oculistes indifférents.

On sait que, d'après Brissaud, dont les idées font autorité en la matière, un spasme est une réaction motrice résultant de l'irritation d'un point quelconque d'un arc réflexe spinal ou bulbo-spinal. Une cause matérielle, une épine irritative constitue le substratum anatomo-pathologique du spasme. Dans les tics, au contraire, il n'existe aucune cause matérielle d'irritation portant sur des centres bulbo-médullaires ou sur les nerfs : le tic est un trouble psychomoteur; il a une origine corticale.

Si l'on applique cette théorie à nos deux observations, nos malades avaient des spasmes et non des tics, car, chez eux, il existait une épine irritative, une cause matérielle : cette cause était le trouble de la réfraction et les efforts d'accommodation que ce trouble entraînait. Il est bien évident qu'il existait aussi chez ces jeunes sujets une cause prédisposante. Si les anomalies de la réfraction suffisaient à créer des spasmes cloniques de la face, ces spasmes seraient beaucoup plus fréquents qu'ils ne le sont; mais, certainement, les troubles visuels, les contractions exagérées du muscle ciliaire jouent le rôle du substratum anatomo-pathologique, que Brissaud réclame pour la production du spasme, et la preuve en est dans le résultat heureux qu'a donné, dans nos deux cas, la correction exacte du vice de la réfraction.

Point n'est besoin d'insister davantage sur la signification de ces deux faits; leur publication a le double but d'attirer l'attention des médecins d'enfants sur ces particularités, et d'inviter les spécialistes en ophtalmologie à rechercher et à faire connaître les cas analogues.

PARALYSIE VELO-PALATINE SECONDAIRE A UNE DIPHTHÉRIE LATENTE, INSIDIEUSE ET BÉNIGNE, STRICTEMENT LOCALISÉE AUX FOSSES NASALES.

Par M. ESCAT

Oto-rhino-laryngologiste des hôpitaux de Toulouse.

Gubler avait admis que la paralysie vélo-palatine sensitivo-motrice du type diphtérique pouvait succéder à toute autre angine que l'angine diphtérique.

A l'appui de cette doctrine, les partisans de Gubler invoquèrent quelques cas de paralysie pharyngée secondaire à une angine rouge observée dès son début et au cours de laquelle l'examen le plus attentif n'avait pu déceler le moindre exsudat fibrineux.

En revanche, les partisans de la nature constamment diphtérique de la paralysie velo-palatine opposaient à cette doctrine celle de l'infection diphtériqne du pharynx sans exsudat fibrineux, forme admise par Trousseau et par Peter, et vérifiée depuis par les recherches bactériologiques de Roux.

Mais, en dépit de ces arguments, les partisans des idées de Gubler n'ont point complètement désarmé; c'est ainsi que nous avons vu maints confrères accepter d'une façon très sceptique le diagnostif rétrospectif d'infection diphtérique posé sur la simple constatation d'une paralysie velo-palatine survenue cinq à six semaines après une angine bénigne quelconque à exsudat fibrineux ou non, et dont les symptômes n'avaient fait soupçonner ni à l'entourage ni au médecin une affection diphtérique.

Revenant à la charge, notre maître, le professeur Marfan, adversaire de la doctrine de Gubler, n'a pas craint dans ses leçons[1] d'affirmer à nouveau l'origine constamment löfflérienne des paralysies du type diphtérique.

D'après lui, en effet, aucun fait bien étudié ne serait venu encore démentir son opinion.

A l'appui de sa manière de voir, M. Marfan a invoqué les réserves qu'imposait à tout clinicien le résultat négatif de l'examen bactériologique d'un exsudat fibrineux.

« Lorsque la clinique dit diphtérie nettement, il faut agir comme si elle avait raison, même si le diagnostic bactériologique est en contradiction avec elle. J'ai observé des exemples désastreux des effets de l'abstention motivée par un examen bactériologique négatif, alors que la clinique disait diphtérie et qu'un second examen bactériologique venait la confirmer[2]. »

Les résultats de notre pratique sont en parfait accord avec ceux de notre maître.

Le but de notre communication n'est point de discuter l'étiologie des paralysies velo-palatines secondaires à une angine pseudo-membraneuse löfflérienne ou non, mais plutôt d'apporter une contribution à l'étiologie de la paralysie velo-palatine non précédée d'angine blanche et se présentant soit secondairement à une simple angine rouge à type érythémateux, soit avec les apparences d'une affection primitive, sans le moindre antécédent angineux.

L'observation nous a démontré, en effet, qu'une diphtérie strictement localisée aux fosses nasales, le plus souvent bénigne, latente, insidieuse et fatalement méconnue, si un examen rhinoscopique ne venait la déceler, pouvait, tout comme une angine de même nature et sans que l'angine ait nécessairement servi d'intermédiaire, se compliquer de paralysie velo-palatine.

Les faits que nous allons rapporter nous ont paru intéressants en ce sens qu'ils expliquent nettement l'étiologie löfflérienne d'une paralysie velo-palatine non précédée d'angine blanche et, à la rigueur, précédée de toute angine blanche ou rouge dont l'exsudat soumis à la culture a donné, au point de vue de la présence du bacille de Klebs-Löffler, un résultat négatif.

Il est de notion classique que l'invasion diphtérique débute par les amygdales palatines; de là l'habitude ancienne en clinique générale et pædiatrique de toujours rechercher dans l'oro-pharynx, et rien que dans l'oro-pharynx, la localisation primitive de la diphtérie.

Or, depuis bien des années, les rhinologistes avaient étudié les rhinites

1. A.-B. Marfan, *Leçons cliniques sur la diphtérie*. Paris, Masson, édit. 1905.
2. Communication orale.

fibrineuses primitives et montré que ces rhinites, en dépit de leur apparente bénignité, étaient le plus souvent de nature diphtérique.

D'autre part, on a fini par reconnaître que le croup diphtérique d'emblée n'était d'emblée qu'en apparence, succédant en réalité soit à une localisation primitive à l'amygdale linguale difficile à constater sans le secours du laryngoscope, soit à une localisation primitive au tissu adénoïde du naso pharynx, ainsi que l'a démontré M. Marfan.

A ces localisations primitives et insidieuses de la diphtérie, soit au laryngo-pharynx, soit au naso-pharynx, doit donc s'ajouter la localisation endo-nasale proprement dite, localisation particulièrement latente et insidieuse, dont la découverte immédiate ou rétrospective est susceptible de donner la clef de séquelles diphtériques faussement attribuées à d'autres infections.

Voici maintenant les cas observés par nous de diphtérie strictement endo-nasale compliquée de paralysie velo-palatine. Ces deux observations remontent déjà à plusieurs années.

Observation I. — J. R..., garçon de onze ans, observé le 14 avril 1897, se plaint d'enchifrénement et de suintement séro-sanguinolent par les narines depuis deux jours; rhinolalie fermée; la rhinoscopie antérieure montre un revêtement couenneux de la tête du cornet inférieur du plancher et de la région antéro-inférieure de la cloison, dans la fosse droite; exsudat fibrineux très discret sur le plancher, du côté gauche.

Rien à signaler dans l'oro-pharynx dont la muqueuse est normale.

Rhinoscopie postérieure rendue impossible par les spasmes pharyngés. Température normale. Prélèvement d'un fragment de fausse membrane et ensemencement d'un tube à culture.

Badigeonnages des deux fosses nasales au phénol sulfo-riciné; prescription de pommade nasale résorcinée.

La culture donna une colonie très nette de bacille de Klebs-Löffler.

L'état s'étant rapidement amélioré dès le lendemain de la première visite, les parents commirent la négligence de ne pas me ramener l'enfant, en dépit de ma recommandation; il ne fut donc pas soumis à la sérothérapie.

Mais au bout de cinq semaines environ, le jeune malade s'étant mis à nasonner et à regurgiter par les narines les liquides déglutis, la famille se décida à nous le ramener.

Je constatai une paralysie velo-palatine classique ainsi qu'un léger strabisme, avec diplopie intermittente, dilatation pupillaire, faiblesse musculaire générale et abolition du réflexe rotulien.

Tous ces symptômes disparurent d'ailleurs spontanément au bout de quelques semaines.

Observation II. — C. E...., fillette de cinq ans, observée le 3 août 1901. — Cette enfant nous est conduite pour du nasonnement, avec état fébrile léger (38°5), abattement et malaise. Nous observons, dans les deux fosses nasales, une rhinite pseudo-membraneuse assez confluente. Pas d'adénopathie.

Un tube à culture est ensemencé, mais ayant été malheureusement égaré, nous n'avons pu avoir le résultat bactériologique.

L'examen de l'oro-pharynx ne révèle rien d'anormal; pas trace d'angine; le naso-pharynx exploré à l'aide du miroir rhinoscopique, avec assez de facilité, contient des mucosités opaques; on constate en outre, sur la face nasale du voile, une plaque pseudo-membraneuse adhérente.

Badigeonnage endo-nasal et rétro-nasal avec la glycérine phéniquée forte; le badigeonnage naso-pharyngé entraîne la fausse membrane rétro-palatine.

Prescription de pommade endo-nasale à l'aristol.

Le lendemain, il persiste des fausses membranes dans la fosse nasale droite seulement; on n'en voit plus dans le naso-pharynx; l'oro-pharynx est toujours indemne. Température : 37°4.

En l'absence du résultat de la culture, nous pratiquons une injection de sérum antidiphtérique de 15 centimètres cubes. Le surlendemain, guérison complète de la rhinite. Six semaines après, paralysie velo-palatine classique, sans autres troubles paralytiques; le pharynx et le voile reprennent spontanément leurs fonctions au bout de quelques semaines.

En raison de l'absence de contrôle bactériologique, cette observation n'a certes pas la valeur scientifique de la précédente, mais elle a dans tous les cas une incontestable signification en tant qu'exemple de paralysie velo-palatine du type diphtérique secondaire à une rhinite pseudo-membraneuse sans angine concomitante.

Voilà donc deux cas de rhinite pseudo-membraneuse compliqués l'un et l'autre de paralysie velo-palatine, sans qu'on ait pu constater à aucun moment une extension des fausses membranes à la gorge.

Il est évident que sans l'examen rhinoscopique, ces deux cas de paralysie velo-palatine n'auraient pu être rattachés à une affection pseudo-membraneuse des premières voies, puisque dans ces deux cas la fausse membrane est restée dissimulée dans les cavités nasales.

Dans le premier cas, la nature löfflérienne de la rhinite est nettement démontrée par la culture; si dans le deuxième ce contrôle manque, il faut avouer que tout plaide d'autre part en faveur de la diphtérie.

Nous n'avons pas à rapporter ici les cas de rhinite fibrineuse diphtérique ou non diphtérique, non compliqués de paralysie velo palatine, que nous avons observés dans notre pratique; la relation de ces cas, qui dépassent une trentaine, ne présenterait ici aucun intérêt; il nous suffira toutefois de faire remarquer que deux cas de paralysie velo-palatine, sur trente-deux cas de rhinite fibrineuse, constituent une proportion intéressante.

De ces deux observations, il resterait à rapprocher les cas de paralysie velo-palatine du type diphtérique survenue chez l'enfant sans le moindre antécédent angineux, et apparue insidieusement sur le déclin d'un coryza ayant présenté pour le malade et l'entourage les allures d'un vulgaire rhume de cerveau.

Nous avons observé trois fois ce fait. Ne faut-il pas se demander, en effet, si dans les cas de ce genre, le prétendu coryza vulgaire qui a précédé la paralysie velo-palatine n'a pas été un coryza diphtérique, étant donné que la diphtérie nasale primitive, contrairement à la diphtérie nasale secondaire aux diphtéries malignes, est généralement bénigne, insidieuse, latente et passerait méconnue le plus souvent dans un examen rhinoscopique?

Cette bénignité symptomatique est même si flagrante que, dans la plupart des cas de diphtérie nasale primitive et monosymptomatique que nous avons eu à traiter, nous avons éprouvé les plus grandes difficultés à faire comprendre à l'entourage la nécessité de la sérothérapie, si facilement acceptée en revanche quand il s'agit d'angine ou de laryngite suffocante.

De nos observations, nous nous croyons donc autorisé à dégager les conclusions suivantes, qui sont d'ailleurs en parfait accord avec les doctrines classiques relatives à la pathogénie de la paralysie diphtérique :

1° *La diphtérie strictement localisée aux fosses nasales est susceptible de se compliquer de paralysie velo-palatine au même titre qu'une diphtérie pharyngée classique;*

2° *Une paralysie velo-palatine du type diphtérique, survenant insidieusement, sans antécédent angineux, peut être considérée comme d'origine diphtérique si elle a été précédée d'une rhinite fibrineuse, à plus forte raison si le bacille de la diphtérie a été décelé dans l'exsudat de la rhinite;*

3° *La nature diphtérique d'une paralysie velo-palatine non précédée d'angine diphtérique ne pourrait être mise en doute, le résultat de l'examen bactériologique du pharynx ayant été négatif, que si on pouvait faire la preuve que dans les quelques semaines qui ont précédé la paralysie, le sujet a été indemne de tout coryza fibrineux ou de tout coryza dans l'exsudat duquel le bacille diphtérique a été vainement cherché.*

CONTRIBUTION A L'ÉTUDE DES AFFECTIONS CONGÉNITALES DU NEZ ET DES FOSSES NASALES (KYSTE DERMOÏDE, OCCLUSION CONGÉNITALE) CHEZ L'ENFANT

PAR M. HENRI ABOULKER

Chef du service oto-rhino-laryngologique (Mustapha, Alger).

J'ai observé trois malades atteints d'affection congénitale du nez et des fosses nasales.

L'un était porteur d'un kyste dermoïde du dos du nez, les deux autres étaient atteints d'occlusion congénitale de l'orifice postérieur des fosses nasales.

L'enfant Pérez, âgé de deux ans, est amené à la consultation rhinologique de l'hôpital de Mustapha, il y a quelques mois.

Il présente sur le dos du nez une tuméfaction violacée qui recouvre les deux tiers supérieurs de l'arête nasale et s'étend jusqu'à la racine du nez. Au milieu de cette tuméfaction, un cratère à bords déchiquetés provenant d'une incision faite quelques semaines auparavant; de ce cratère sort un pus abondant, mêlé de parties graisseuses et de nombreux poils. Le diagnostic est simple : il s'agit d'un kyste dermoïde.

Les parois de la poche kystique sont disséquées ; elles s'étendent jusque près de la pointe du nez et en haut jusqu'à la région inter-sourcillière. Le kyste est solidement attaché au squelette nasal. Il faut renoncer à en isoler la partie adhérente, et on se contente de la gratter à la curette.

Thermo-cautérisations : Guérison. — Le kyste dermoïde du nez a été depuis longtemps décrit dans le traité des affections congénitales de M. le professeur Kirmisson.

Les deux autres malades que j'ai observés sont deux garçons de sept et neuf ans.

Voici leur histoire pathologique :

OBSERVATION I. — **Occlusion choanale osseuse droite congénitale.**

Un garçon de neuf ans nous est amené de Sétif, en janvier 1901, par son père, qui nous prie de le débarrasser de ses végétations adénoïdes. L'enfant, nous dit-on, dort la bouche ouverte et ronfle bruyamment. Il se développe mal, est plutôt chétif. Sa poitrine est aplatie et son nez coule abondamment. L'écoulement est plutôt purulent.

Je ne trouve pas de trace, à l'examen, de végétations adénoïdes. Les amygdales ne sont pas hypertrophiées. L'obstruction des fosses nasales paraît complète à droite, même dans les efforts d'inspiration et d'expiration nasale.

L'écoulement purulent est très abondant. Après nettoyage soigneux de la fosse nasale, je recherche soit un corps étranger, soit une obstruction choanale. Ce dernier diagnostic me paraît plus probable que le corps étranger, qui n'aurait pas, semble-t-il, déterminé une imperméabilité si complète de la fosse nasale.

Effectivement, le stylet rencontre une cloison choanale osseuse et complète. Nettoyage par irrigations et aspirations de pommades antiseptiques pendant quinze jours. Sous chloroforme, perforation de la cloison à la gouge et au maillet. Passage d'un gros drain qui est ramené par la bouche.

Assistance de M. le Dr Bacri.

OBSERVATION II. — **Occlusion, obstruction congénitale des choanes.**

Le 15 mai 19.., un jeune homme de seize ans vient consulter parce qu'il a des insomnies dues à une gêne de la respiration nasale. Cette gêne date de naissance et a augmenté à la suite d'un coup reçu sur le nez il y a un an.

La nuit, il ronfle d'une façon continue et très bruyamment. N'a jamais été malade.

Examen : Fosse nasale gauche normale, fosse nasale droite pleine de muco-pus. Cavum libre. Après un nettoyage soigneux des fosses nasales et cocaïnisation, il est impossible d'avoir la vue normale du cavum et du voile du palais. Un stylet promené dans toute la hauteur de la fosse nasale droite rencontre un mur osseux qui comble la choane.

Il s'agit d'un cas d'obstruction osseuse, congénitale, de la fosse nasale droite; ce cas nous a paru favorable pour vérifier l'opinion émise par certains auteurs sur l'action de l'obstruction nasale sur la respiration pulmonaire.

A cet effet, nous avons eu recours à M. le Dr Scherb, dont voici la note :

Le sujet a une configuration du thorax qui évoque l'idée d'emphysème.

Le poumon droit, surtout au sommet, respire moins bien que le gauche.

La respiration y affecte le type de l'emphysème, respiration rude, inspiration prolongée.

Pas de différence dans les vibrations.

État général très bon.

Le malade a refusé l'opération.

L'occlusion congénitale des choanes est une affection assez rare. Il en existe un peu plus d'une centaine de cas dans la littérature. J'ai eu, pour ma part, l'occasion d'en observer quatre cas.

J'ai vu une femme de quarante ans qui présentait une occlusion choanale double, déterminée par une membrane fibreuse, et un homme de trente-cinq ans, porteur de la même affection, constituée par une lame osseuse. Ces malades ont fait l'objet d'un travail que j'ai eu l'honneur de présenter au Congrès français de rhinologie en avril 1910.

Les deux autres malades atteints de cette affection, dont je viens de rapporter l'histoire, avaient tous deux une lésion unilatérale droite et la cloison internaso-pharyngienne était osseuse. L'occlusion congénitale se manifeste par les symptômes suivants :

Obstruction complète de la fosse nasale si la cloison est entière, presque complète si la cloison est perforée. Le malade respire difficilement par le nez, sauf dans le cas où l'autre fosse est largement perméable.

Du côté obstrué, l'écoulement purulent est abondant, et consécutivement à l'obstruction et à la suppuration nasale, il se développe une pharyngite plus ou moins intense.

A la rhinoscopie, on peut, si le petit malade se prête à l'examen, voir la cloison et se rendre compte de l'existence ou de l'absence d'une perforation. Mais le plus souvent ces petits malades sont indociles, on ne peut que soupçonner la lésion, et l'exploration au stylet seule permet d'approcher du diagnostic. Le toucher pharyngien, combiné à l'exploration au stylet, le fixera complètement.

Le diagnostic différentiel est à faire, on s'en doute tout d'abord avec les végétations adénoïdes; c'est la cause la plus fréquente d'obstruction nasale. On a vite fait d'éliminer cette hypothèse, puis l'idée qui se présente ensuite à l'esprit, lorsqu'on examine un enfant atteint d'obstruction nasale avec écoulement purulent unilatéral, c'est la possibilité d'un corps étranger. Les corps étrangers sont fréquents chez les enfants. Je me souviens précisément d'avoir été sur le point de diagnostiquer une occlusion unilatérale osseuse chez un enfant. Il avait le nez obstrué, respirait la bouche ouverte, ronflait en dormant; les fosses nasales étaient pleines de pus et saignaient abondamment. Enfin, le stylet me donnait, dans la profondeur de la fosse nasale, une sensation de contact osseux. Je nettoyai et asséchai largement la fosse nasale et finis par en tirer une perle fine. La maman l'avait laissée tomber d'un collier quelques mois auparavant, et, après l'avoir vainement cherchée, avait chassé sa domestique, convaincue de son indélicatesse.

On peut également songer, en présence d'un écoulement unilatéral, à une sinusite. Cette affection est exceptionnelle chez l'enfant dont les sinus sont peu développés. La rhinoscopie permet d'éliminer les diverses causes d'obstruction nasale, déviations et crêtes de la cloison, polypes, cornets hypertrophiés. La syphilis nasale s'accompagne d'altération osseuse et présente d'autres lésions des voies aériennes supérieures.

On peut, il est vrai, rencontrer l'occlusion congénitale dans un nez syphilitique. Ce cas s'est présenté précisément chez l'un des malades adultes dont je parlais tout à l'heure. Un examen attentif permettra de faire la part des deux affections.

Au point de vue pathogénique, trois hypothèses ont été émises (M. Maurice Boulay). La pathogénie de la malformation est loin d'être élucidée. Un fait est dûment établi : c'est qu'elle peut être réellement congénitale. Elle a été observée, en effet, chez des fœtus d'animaux et chez des fœtus humains. Quant au mécanisme de sa constitution, trois hypothèses ont été formulées, que nous nous contentons d'indiquer :

1° Le diaphragme se développe aux dépens du palatin, soit de dedans en dehors aux dépens de la portion verticale de l'os (Kundrat), soit de bas en haut aux dépens de la portion horizontale (Luschka), comme chez les fœtus arhinencéphales (Schrötter, Schwendt);

2° L'atrésie choanale n'est qu'une exagération de l'asymétrie parfois constatée entre les deux orifices postérieurs des fosses nasales (Hapmann); cette théorie s'appliquerait surtout aux occlusions marginales, les plus rares ;

3° La malformation est le résultat d'un trouble du développement normal des cavités nasales, elle serait due à la persistance et à l'ossification ultérieure de la membrane bucco-nasale qui sépare à l'origine la cavité nasale de la cavité naso-pharyngienne. Il se constituerait ainsi un os particulier, intimement soudé aux os voisins, auquel Bitot a proposé de donner le nom d'os triangulaire naso-palatin.

Le pronostic est celui d'une affection sans gravité. Le traitement, je l'ai réalisé chez un seul de mes petits malades; l'autre, présenté à la Société médicale d'Alger, crut, devant l'affluence, sa dernière heure venue et prit la fuite. Je ne l'ai plus revu.

Ce malade m'avait permis de faire une observation intéressante. J'ai recherché chez lui les relations de l'obstruction nasale et de la respiration pulmonaire. Notre regretté confrère le docteur Scherb, non prévenu, put constater une diminution du murmure vésiculaire au sommet droit. Il ne s'agissait nullement de tuberculose; le malade, très vigoureux, n'en présentait aucune trace.

A la gouge et au maillet, et de préférence avec le foret de dentiste ou le foret à main, on perfore sans grande difficulté la cloison osseuse.

Si l'on a affaire à une cloison membraneuse, le galvano-cautère suffit. Dans tous les cas, il est bon de maintenir un drain, le plus longtemps possible, dans les perforations opératoires.

En somme, cette affection évolue chez l'enfant avec les mêmes caractères que chez l'adulte et ne s'en distingue que par une difficulté plus grande dans le diagnostic et le traitement.

B. — MÉDECINE

NOTE SUR LE TRAITEMENT DE L'ECZÉMA DES JEUNES SUJETS PAR LE COALTAR

PAR M. P. BÉZY

Professeur de clinique infantile à l'Université de Toulouse.

Dans un intéressant article de la *Province médicale* du 30 janvier 1909, le docteur Mazoyer (d'Ax-les-Thermes) rend compte des résultats obtenus par le coaltar dans le service de dermatologie du professeur Audry. Je renvoie à cet article et aux importants documents qu'il renferme, me contentant de retenir ce qui nous intéresse spécialement.

C'est à Dind (de Lausanne) que revient l'idée de cette application du goudron, que Brocq essaya le premier en France. Le produit employé doit être le coaltar ou goudron de houille; les divers produits végétaux livrés par des pharmaciens peu scrupuleux ou ignorants, malgré les ordonnances médicales, se sont toujours montrés insuffisants ou dangereux. On ne doit employer que le produit de la distillation de la houille opérée dans les usines à gaz, et livrée directement au droguiste.

L'application se fait directement sur la peau; en cas de pyodermite ou d'infection, il faut préalablement désinfecter pendant un ou deux jours. On laisse sécher, et on renouvelle une ou deux fois, si c'est utile. Il ne faut pas couvrir une trop grande surface cutanée. Un peu de cuisson, au moment de l'application, est rapidement remplacé par un sentiment de bien-être. Le coaltar agit en diminuant l'état congestif local, comme siccatif, astringent, kératinisant, comme vernis protecteur et topique. Cette action doit être due à sa composition chimique (hydrocarbures de la série grasse et de la série aromatique, phénols mono et polyatomiques, ammoniaques composés, composés pyroliques, bases pyridiques et quinoléiques, d'après Pouchet). Cette application a surtout donné des résultats dans l'eczéma, dont le coaltar améliore les poussées, sans devoir être considéré comme un spécifique et encore moins comme une panacée des lésions de la peau.

Telles sont les indications générales données par Mazoyer; en ce qui touche spécialement la pédiatrie, il rapporte les heureux résultats obtenus dans un eczéma orbiculaire du sein, deux eczémas orbiculaires des lèvres chez des fillettes de huit et dix ans, et il recommande la prudence pour les applications chez les enfants.

D'après ces indications, j'ai employé à diverses reprises ce traitement dans l'eczéma des nourrissons. Bien que n'ayant que huit ou dix cas à relater, les résultats m'ont paru assez encourageants pour les signaler et demander un contrôle plus élargi.

J'ai procédé d'après les instructions ci-dessus, avec la plus grande prudence. Dans tous les cas, qu'il y ait pyodermite ou non, j'ai fait faire des applications de coton hydrophile imprégné d'eau cuite, pendant le temps nécessaire, pour bien déterger la surface : douze à vingt-quatre heures ont généralement suffi. Les caractères spéciaux de la peau de l'enfant m'ont paru rendre cette précaution utile; du reste, elle est presque toujours infectée quand le sujet vous est présenté. Si l'eczéma est étendu, je fais procéder par applications successives, ne couvrant que quelques centimètres carrés de surface (une joue, une partie de front, etc.). J'applique ensuite le coaltar brut, à l'aide d'un tampon de coton monté sur une baguette de bois. Je laisse la tache disparaître peu à peu, autorisant seulement la coquetterie maternelle à dissimuler un peu avec de la poudre de talc. En général, la tache disparaît en quatre ou cinq jours, présentant une surface très améliorée. Je n'ai pas eu à recouvrir d'un pansement, comme Mazoyer conseille de le faire en certains cas; cependant on peut l'employer, ne serait-ce qu'au point de vue esthétique, et aussi pour empêcher l'enfant de toucher au coaltar et d'en porter à la bouche, aux yeux ou ailleurs. Je n'ai pas eu non plus à employer les corps gras pour enlever le topique appliqué sur des régions intolérantes, et n'ai pas eu occasion d'employer les soins antiseptiques spéciaux, recommandés par Audry et Mazoyer, tels que savonnage ou applications d'éther, les applications d'eau bouillie m'ayant suffi pour les quelques cas traités jusqu'à ce jour.

Le premier cas fut celui d'un eczéma très étendu et ancien (l'enfant avait plus d'un an). J'eus un insuccès complet; le malade guérit, du reste un peu plus tard, à la suite d'un séjour à la campagne et d'un changement d'alimentation, conseillés par le professeur Audry.

Les autres cas sont tous des eczémas plus ou moins étendus de la face chez des nourrissons. Je me suis conformé à la technique indiquée plus haut et ai obtenu d'excellents résultats, même dans les cas où l'eczéma était recouvert de croûtelles d'impétigo. Je n'ai pas eu occasion de l'employer contre l'impétigo pur. En général, une seule application a suffi. Je n'ai constaté aucun inconvénient, mais certaines mères font des difficultés pour souiller la figure de leurs bébés. En revanche, grande est la satisfaction de celles qui obtiennent un résultat, car elles n'ignorent pas combien est longue et difficile à guérir cette affection qui défigure leurs enfants et leur occasionne de cruelles démangeaisons.

En résumé, les quelques tentatives que j'ai faites en traitant l'eczéma des nourrissons par le coaltar brut m'ont donné des résultats encourageants.

TEMPÉRATURE SOUS-VESTIALE CHEZ LE NOURRISSON; APPLICATIONS PRATIQUES

Par MM. AUDEBERT et MAUREL

Professeurs à la Faculté de médecine de Toulouse.

Dans cette courte étude, nous nous proposons :

1° De rappeler en quelques mots ce qu'est la température sous-vestiale chez l'adulte et chez l'enfant pendant la seconde enfance;

2° De dire ce qu'elle est chez le nouveau-né;

3° De signaler les services que la connaissance de cette température peut rendre au nourrisson;

4° Enfin, d'indiquer un moyen facile pour prendre cette température et utiliser les données qu'elle peut fournir.

I. — Notions générales sur la température sous-vestiale chez l'adulte et l'enfant pendant la seconde enfance.

Pendant que les obligations de ma situation de médecin de la marine de l'État me conduisaient à vivre tantôt dans les températures élevées des tropiques et tantôt sous les froides températures des côtes de la Norwège, je m'étais demandé quelles étaient les modifications que subissait la température de l'espace compris entre notre surface cutanée et le vêtement qui l'approche le plus; et dès cette époque, qui remonte vers 1870, j'avais été frappé du peu de variations que subit cette température. Mais c'est en 1881 et 1882, pendant que je prenais mes observations sur la température axillaire dans les différentes races[1], que j'ai

1. *Des variations de la température normale selon les climats et les races* (Société d'anthropologie, 1884, p. 748).

Influence du climat et de la race sur la température normale de

commencé à recueillir méthodiquement les nombreuses observations, dont je n'ai fait connaître le résultat qu'en 1905.

Celles qui concernent l'adulte et la seconde enfance furent communiquées à la *Société de biographie*, dans une série de notes successives, du 4 mars au 1er juillet 1905[1]. De plus, la même année, un de mes élèves, M. Zlataroff, a résumé dans sa thèse inaugurale, en même temps que mes observations, celles prises sur lui-même et sur quelques-uns de ses amis[2].

Or, toutes ces observations prises sur la température sous-vestiale et recueillies par des températures extérieures, qui ont varié de + 50 au soleil à — 10, et aussi sur les sujets des deux sexes et de tous les âges, sauf le nourrisson, nous ont d'abord conduits à cette conclusion, à laquelle nous attachons une réelle importance, que *la température sous-vestiale, malgré les grandes variations de la température extérieure, reste sensiblement constante. Elle ne descend guère au-dessous de 30° et ne dépasse guère 33°.*

Cherchant ensuite l'explication de cette constance, je suis arrivé à cette constatation : que ce sont ces températures de 30° à 32° qui nous sont *indifférentes*. Au-dessous nous avons froid, et au-dessus nous avons chaud ; or, c'est à ces températures indifférentes que j'ai donné le nom de *zéro physiologique*.

Dès lors, l'explication de la constance de la température sous-vestiale était trouvée : cette température reste constante parce que, lorsqu'elle tombe au-dessous, nous avons froid et nous nous couvrons davantage, et qu'au contraire, quand elle est au-dessus, nous avons trop chaud et nous nous découvrons.

Ainsi se dégage la loi qui régit nos vêtements. Ceux-ci ont pour but

l'homme (Académie des sciences, inscriptions et belles-lettres de Toulouse, février 1890).

Voir aussi : *Étude anthropologique des émigrants indiens* (Congrès d'anthropologie de Paris, 7 août 1878).

1. 1°) *Détermination du zéro physiologique cutané en général* (Société de biologie, 4 mars 1906; C. R., p. 412).

2°) *Recherches sur le zéro physiologique du tronc et des membres inférieurs* (Société de biologie, 1er avril 1905; C. R., p. 591).

3°) *Zéro physiologique cutané et températures normales périphériques* (Société de biologie, 6 mai 1905, p. 765).

4°) *Recherche de la température dans le lit; zéro physiologique* (Société de biologie, 20 mai 1905, p. 821).

5°) *Températures cubiliales et températures de l'appartement* (Société de biologie, 3 juin 1905, p. 947).

6°) *Considérations générales sur le zéro physiologique, ses conséquences, conclusions* (Société de biographie, 17 juin, p. 994).

2. Zlataroff. — *Du zéro physiologique cutané* (Thèse de Toulouse, 1905).

de nous faire vivre dans un espace sous-vestial nous donnant sensiblement une sensation de température *indifférente*, ni trop froide, ni trop chaude, ou une température légèrement au-dessus.

Mais, de plus, il restait à expliquer pourquoi ce sont ces températures comprises entre 30° et 32° qui donnent une sensation comprise entre celle de la chaleur et celle du froid. Or, la comparaison de ces températures avec la température périphérique des différentes régions nous en a donné l'explication : le zéro physiologique pour chaque région suit la température périphérique, et il lui est inférieur, d'une manière moyenne et approximative, de 3 degrés.

Pour le tronc :	temp. périphér.	34°74 ;	zéro physiol.	30 à 32°
Membres inf. :	id.	33°75 ;	id.	30 à 31°
Pieds :	id.	32°45 ;	id.	28 à 30°

soit toujours une différence de 3 degrés environ.

Ainsi donc, notre zéro physiologique pour le tronc est de 30° à 32°. Mais, comme la plupart d'entre nous préfèrent avoir la sensation d'une chaleur douce, sans toutefois dépasser la moiteur, nous maintenons notre température sous-vestiale vers 33 et 34°, sans arriver à celles de 35 ou 36° qui provoquent la sueur.

Ce qui précède nous conduit donc à ces conclusions, concernant l'adulte des deux sexes et l'enfant pendant la seconde enfance :

1° *Que la température périphérique règle le zéro physiologique;*

2° *Que le zéro physiologique règle la température sous-vestiale;*

3° *Que la température sous-vestiale règle nos vêtements.*

II. — Températures sous-vestiales chez le nourrisson.

Les indications que nous avons à faire connaître à ce sujet reposent :

1° Sur deux communications que j'ai faites à la Société de biologie en juillet 1905, en utilisant les observations prises dans le service de M. Audebert, et portant, la première, sur les enfants à terme[1], et la seconde, sur les prématurés[2];

2° Sur une communication faite en commun avec M. Audebert en mai 1906 et ayant porté sur la comparaison de la température rectale avec la température sous-vestiale[3];

3° Sur une thèse inspirée par M. Audebert à son élève, M. Daymard,

1. *Températures sous-vestiales et cubiliales chez le nouveau-né* (Société de biologie, 8 juillet, C. R., p. 73).

2. *Températures sous-vestiales et cubiliales chez les prématurés* (Société de biologie, 22 juillet 1905, p. 183).

3. Audebert et Maurel, *Températures sous-vestiales et températures rectales chez les nourrissons* (Société de biologie, 5 mai 1906, p. 776).

en 1909[1], dans laquelle l'auteur a comparé les températures rectales, inguinales et sous-vestiales, et portant sur 50 observations, dont 30 avec les courbes de températures ;

4° Enfin, sur des observations inédites prises dans le service de M. Audebert en 1907, 1908, 1909 et 1910, et dont les dernières ont été recueillies spécialement pour ce travail. Ces observations s'élèvent maintenant à 91 pour les enfants à terme et normaux, et à 25 pour les prématurés et les débiles.

Or, de toutes ces recherches, il résulte :

A. *Pour les enfants à terme et normaux :* 1° Que, de même que chez l'adulte, la température sous-vestiale chez ces sujets est sensiblement constante ;

2° Qu'elle est aussi en rapport sensiblement constant avec les températures rectale et inguinale ; et que, par conséquent, les températures sous-vestiales peuvent donner des indications au moins probables sur les autres ;

3° Que la température rectale étant entre 36°5 et 37°, la température inguinale serait entre 35°5 et 36°5, et la température sous-vestiale entre 34 et 35° ;

B. *En ce qui concerne les prématurés et les débiles :* 1° Que, même chez ceux qui sont élevés dans les couveuses, la température sous-vestiale reste souvent au-dessous de celle des normaux et que, parfois même, elle n'arrive pas à 32° ;

2° Qu'il y a également un rapport constant entre la température rectale et la sous-vestiale ;

3° Que, vu la tendance qu'ont ces enfants au refroidissement et le danger de ce refroidissement, il y a un sérieux avantage à suivre la température sous-vestiale, puisqu'elle nous permet d'apprécier sûrement la température centrale.

Telles sont les indications qui résultent de nos recherches; voyons maintenant quelle est l'utilité pratique que nous pouvons leur donner.

III. — Utilité de la température sous-vestiale chez le nourrisson :

1° La température périphérique réglant le zéro physiologique, et la température périphérique du nourrisson étant sensiblement la même que celle de l'adulte, nous devons admettre que le zéro physiologique du nourrisson est le même que celui de ce dernier ;

2° De là découle également cette conclusion : que, pour que le nour-

1. Daymard, Thèse de Toulouse, 1909.

risson n'ait ni trop chaud ni trop froid, il faut lui assurer sensiblement la même température sous-vestiale qu'à l'adulte, soit au moins entre 30° et 32°; et que, de plus, en lui supposant les mêmes tendances qu'à l'adulte, il doit avoir dans son espace sous-vestial une température de 33 à 34°, lui procurant un peu de moiteur. Or, si l'adulte, guidé par son zéro physiologique, peut modifier son vêtement, il n'en est pas de même du nourrisson ; et de là résulte la nécessité de lui assurer nous-mêmes cette température. Or, les observations suivies, prises dans le service de M. Audebert, établissent que, pour les nourrissons normaux, les températures données sont le plus souvent comprises entre 34 et 35°; mais, au contraire, je viens de le dire, que celle des prématurés et des débiles reste souvent au-dessous.

Nous pouvons donc déjà donner ces indications pratiques, que la température sous-vestiale du nourrisson ne doit guère descendre au-dessous de 33° et qu'elle ne doit pas dépasser 35°.

Mais, de plus, vu le rapport constant entre la température sous-vestiale et les autres, rectale et inguinale, il en résulte que les élévations de la première pourront nous faire supposer les élévations des autres.

La température sous-vestiale pouvant être enregistrée par un thermomètre maintenu sous les vêtements de l'enfant d'une manière constante, nous pourrons toujours savoir ainsi quelle est la plus haute température qu'il a présentée depuis la dernière observation, en même temps que celle qu'il présente au moment même.

Deux cas peuvent se présenter :

1° Avec toutes les apparences de la santé, un nourrisson peut avoir pendant la nuit une élévation fébrile de la température, qui aura cessé le matin. Or, cet accès de fièvre nous sera très utilement révélé par le thermomètre sous-vestial[1] ; et, dès lors, notre attention étant éveillée, nous en chercherons la cause et nous surveillerons la température inguinale. Ces accès de fièvre se montrent surtout dans la période de la dentition et dans celle du sevrage.

2° De plus, pendant les maladies reconnues, la température sous-vestiale pourra donner la température maxima depuis la dernière observation d'une manière absolument approximative.

En résumé, la température sous-vestiale présente pour le nourrisson les utilités suivantes :

1° *Pour tous les nourrissons, elle nous permettra de régler leurs vêtements;*

1. *Mouvements fébriles nocturnes méconnus* (Société de biologie, 1er juillet 1905).

2° *Pour les débiles et les prématurés, elle nous permettra, en outre, de régler la température de leur couveuse;*

3° *Elle nous permettra de suivre d'une manière constante les variations de la température sous-vestiale et, par conséquent, celles de la centrale, soit à l'état de santé, soit à l'état de maladie.*

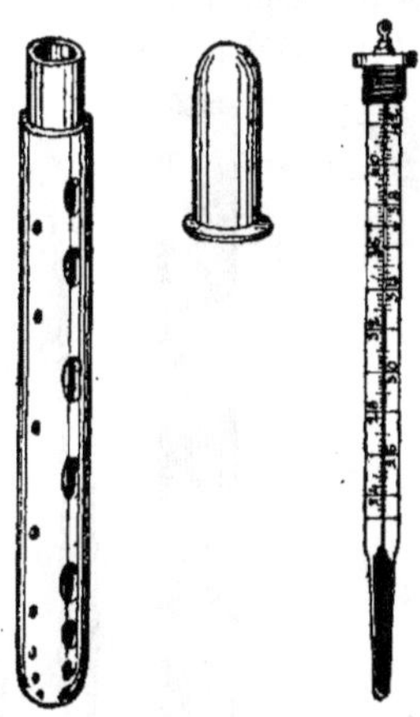

FIG. 1.

IV. — PROCÉDÉ DE LA TEMPÉRATURE SOUS-VESTIALE.

Au début de mes observations et pendant longtemps, je me suis servi, pour prendre la température sous-vestiale, d'un thermomètre à température humaine, simplement renfermé dans un étui en bois que j'avais fait percer d'un certain nombre de trous (*fig. 1*). Cet étui en bois, ainsi mauvais conducteur de la chaleur, empêchait le thermomètre de se mettre en contact direct avec la surface cutanée; et, en même temps, grâce à ses nombreux orifices, il laissait la température sous-vestiale agir sur le thermomètre. J'ai figuré cet instrument dans une note communiquée à la Société de biologie en 1905 (1er avril, p. 591).

Depuis, en s'inspirant des mêmes idées, on a construit en Allemagne un thermomètre *sous-vestial*, dont l'étui en métal est également percé de trous.

Enfin, pour faire entrer plus facilement le thermomètre sous-vestial dans la pratique, j'ai cherché à réduire beaucoup le volume du thermomètre et à l'enfermer dans un étui en métal non oxydable. De plus, je l'ai muni d'un anneau permettant de le suspendre au cou de l'enfant par un cordon ou une chaînette en argent ou en or, comme on le fait pour les objets de piété (*fig. 2*).

Grâce à ce cordon ou à cette chaînette, le thermomètre peut être retiré quand on veut sans déshabiller l'enfant et être replacé ensuite dans l'espace sous-vestial en le laissant glisser par son poids au-dessous des vêtements. On a ainsi non seulement la température du moment, mais aussi la température maxima depuis la dernière observation.

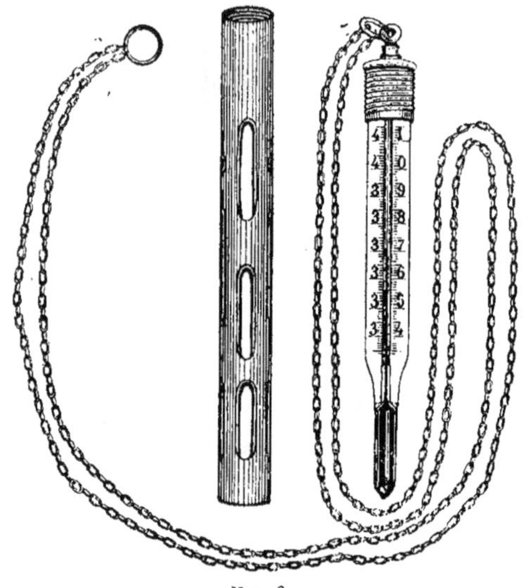

Fig. 2.

Telles sont les utilités que nous trouvons à la température sous-vestiale.

La connaissance de cette température peut-elle nous dispenser de prendre les autres? Nous ne le pensons pas. Nous croyons seulement, mais nous insistons sur ces deux avantages :

1° Qu'elle peut être utile chez tous les nourrissons et spécialement chez les débiles pour régler leur vêtement et, pour ces derniers, pour régler la température des couveuses;

2° Qu'elle peut nous faire constater des mouvements fébriles qui, sans l'observation de cette température, eussent passé inaperçus, et qui, par conséquent, eussent pu s'aggraver.

Ce sont ces deux utilités réunies qui nous ont engagés à appeler l'attention des pædiatres sur cette question. Nous serions heureux si nos collègues, d'abord, leur avaient trouvé quelque intérêt; et surtout si, après le leur avoir fait connaître, le thermomètre sous-vestial leur rendait quelques services.

DE LA NÉCESSITÉ D'ÉTABLIR UN MINIMUM POUR LA COMPOSITION DU LAIT DESTINÉ A ÊTRE CONSOMMÉ PAR LE NOURRISSON

Par M. MAUREL

Professeur à la Faculté de Toulouse.

Le Dr Maurel, en s'appuyant sur les analyses de lait de vache qui lui ont été communiquées par de nombreux laboratoires chargés de constater les fraudes alimentaires, analyses qui proviennent des différents parties de la France, constate :

1° Que les moyennes de ces analyses sont peu éloignées les unes des autres et qu'elles se rapprochent de la moyenne qui est donnée dans la plupart des auteurs, soit : 35 grammes de caséine, 40 grammes de beurre et 50 grammes de lactose, donnant environ 750 calories et 7 grammes de matières salines.

2° Mais que, dans toutes les régions, les laboratoires ont trouvé des laits naturels arrivant au plus à 650 calories et d'autres dépassant 850, soit une différence d'un quart.

Ces différences entre les laits naturels établies, il insiste sur la nécessité, pour l'hygiéniste et pour le médecin, d'avoir un lait d'une valeur à peu près constante aux trois points de vue suivants : la *caséine*, la *valeur totale en calories* et les *matières salines*.

L'hygiéniste, en effet, et le médecin calculent les différentes rations d'après ces trois indications; et, ces trois ordres de besoins établis, ils fixent la quantité de lait à donner d'après eux. Mais évidemment, pour que leurs évaluations correspondent aux besoins, il est indispensable qu'ils puissent compter que le lait ait une composition donnée. Sans cette assurance d'une composition moyenne et constante, leur évaluation perd toute garantie.

Le Dr Maurel réfute ensuite les objections qui ont été faites contre le minimum, notamment celles de favoriser le *mouillage* et de *faire refuser des laits naturels*. Pour le *mouillage*, il n'y aura que les laits trop riches qui y seraient exposés, et ils sont les plus rares. De plus, l'ébullition corrigerait les inconvénients qui pourraient en résulter. Quant aux laits naturels pauvres, ils pourraient sans inconvénient être utilisés par les industries laitières. Il est probable, du reste, que les éleveurs arriveraient facilement à relever la valeur de leur lait.

M. Maurel rappelle d'abord que le minimum existe déjà en Angleterre, en Prusse, en Suisse, en Danemark et dans certaines villes d'Italie, et ensuite que le Congrès international d'hygiène de Bruxelles (4 septembre 1903) a déjà émis un vœu en sa faveur. « *Il y a lieu de fixer par région des minima de teneur* en principes utiles, au-dessous desquels le lait ne peut être livré à la consommation. »

Or, au moins pour la France, la création des laboratoires pour la constatation des fraudes a rendu désormais la fixation de ce minimum des plus faciles pour chacune de leur région.

Le Dr Maurel, en terminant, reprend donc ces vœux et il conclut :

1° Que pour le dosage de l'alimentation qui s'impose de plus en plus à l'hygiéniste et au médecin, notamment en ce qui concerne le nourrisson, il est indispensable d'avoir des laits de composition sensiblement constante.

2° Que le procédé le plus pratique pour obtenir cette composition constante lui paraît être celui de fixer une composition minima au-dessous de laquelle le lait ne pourrait être vendu pour la consommation en nature, mais pour être utilisé par les différentes industries laitières.

3° Que vu les moyennes fournies par les divers laboratoires de France et vu aussi la forte proportion des albuminoïdes du lait de vache par rapport aux binaires, proportion qui dépasse presque du double celle que présente le lait de femme, on pourrait s'en tenir, par litre, aux conditions suivantes : 30 grammes de caséine, 750 calories comme valeur totale, et comme matières salines, vu la plus grande richesse dans le lait de vache que dans celui de la femme, ne pas dépasser 7 grammes.

VOMISSEMENTS INCOERCIBLES DU NOURRISSON

Par M. AZÉMA

Médecin-chef de la Maison dépositaire des Enfants assistés.

Nous avons eu, à plusieurs reprises, l'occasion d'observer chez les nourrissons de la Crèche des Enfants assistés des vomissements d'un genre particulier, sur lesquels les auteurs classiques ne paraissent pas avoir attiré suffisamment l'attention. Cependant, leur fréquence est assez grande, puisque nous avons pu en suivre quatre à cinq cas dans l'espace de quelques mois; et, comme on le verra tout à l'heure, leur gravité est suffisante pour que ces phénomènes méritent d'être mieux connus.

Voici comment se déroulent d'habitude les phénomènes que nous avons observés :

Il s'agit, en général, d'un nouveau-né parfois normal, mais plus souvent, sinon débile, du moins au dessous de la moyenne comme poids et développement. Nourri artificiellement dès les premiers jours ou confié à une nourrice mercenaire, il n'a pas tardé à présenter quelques désordres gastro-intestinaux : vomissements, diarrhée, etc., etc Jusqu'ici, rien de bien anormal ; mais soit que l'on n'ait apporté aucune modification au mode d'alimentation du nourrisson ou que le traitement institué soit resté sans effet, on voit bientôt les phénomènes changer d'allure. Les vomissements, qui, tout d'abord, étaient plus ou moins espacés, augmentent de fréquence, prennent un caractère nouveau et, par leur intensité extrême, mettent bientôt les jours de l'enfant en danger. Ces vomissements se présentent sous deux variétés : tantôt il s'agit de vomissements proprement dits, le lait étant rejeté après un séjour de quelque durée dans l'estomac ; tantôt des vomissements œsophagiens, le liquide ingéré étant rejeté immédiatement après l'absorption, après avoir franchi le cardia. Ils surviennent immédiatement après la tétée, avant que l'enfant ait quitté les genoux de sa nourrice ou dès qu'il a été remis dans son berceau ; ils sont brusques, partent en fusée et la plus grande partie du lait absorbé est rejetée d'un flot. Aussi a-t-on le plus souvent un vomissement unique, rarement plus de deux ou trois jusqu'à la tétée prochaine. Les régurgitations œsophagiennes, qui succèdent habituellement aux vomissements proprement dits et indiquent un état plus grave, se produisent de la façon suivante : l'enfant qui, malgré un état général précaire, a conservé son appétit, prend avec avidité le biberon ou le sein de sa nourrice, il fait deux ou trois succions énergiques, mais aussitôt il quitte le sein ou le biberon et, brusquement, d'un jet, sans qu'on ait eu le temps de parer à cet accident, il rejette le peu de lait qu'il vient de prendre. Une nouvelle tentative est faite, et de nouveau, après quelques tractions, le nourrisson abandonne le sein et rejette le lait absorbé. Et ce phénomène se reproduit à chaque essai d'alimentation.

Quelles que soient les précautions prises : tétées moins abondantes, plus espacées, changement de lait, changement de nourrice, rien n'arrête ces vomissements. Il ne s'agit pas d'une intolérance particulière pour tel lait ou tel autre liquide ; ni l'eau bouillie, ni le bouillon de légumes, ni le lait d'une nouvelle nourrice ne donnent un meilleur résultat. C'est un véritable spasme que réveille, toutes les fois, le contact du liquide sur la muqueuse gastrique ou œsophagienne. Et ce spasme est facilement constatable lorsqu'il siège sur l'œsophage, par la difficulté toute particulière que présente chez ces enfants le cathétérisme œsophagien, habituellement si facile chez le nourrisson.

L'état général de l'enfant, on le conçoit sans peine, ne tarde pas à se ressentir d'un tel état de choses. En deux ou trois jours, souvent avec une rapidité plus grande encore, l'aspect du nourrisson est complètement transformé, rendu presque méconnaissable tant l'amaigrissement a été rapide. Il présente alors l'aspect de l'athrepsique sur lequel nous n'insisterons pas longuement, car il n'a rien de spécial au cas qui nous occupe. La peau se plisse, les os font saillie, le facies ridé prend l'aspect vieillot, les fontanelles se creusent, etc., etc.

Des signes de spasmodicité plus ou moins généralisée peuvent s'ajouter à ces vomissements, mais ils sont inconstants et peuvent manquer d'une façon complète.

Des phases de rémission s'observent quelquefois durant quelques heures, une journée au plus, mais bientôt les vomissements reprennent avec une nouvelle intensité et la mort survient dans une sorte de cachexie par inanition ou par infection secondaire intestinale ou pulmonaire, à laquelle ces malades ne peuvent opposer une grande résistance.

Le pronostic n'est cependant pas toujours fatal, et l'on peut dire même que la guérison est la règle, si l'on a institué assez tôt le traitement approprié. Aussi importe-t-il de faire un diagnostic précis et rapide, puisque c'est de lui que dépendront en grande partie la gravité du pronostic et l'efficacité du traitement.

Si l'on n'avait constaté antérieurement à ces troubles la possibilité d'une alimentation normale chez ces enfants, la persistance et l'intensité des vomissements feraient songer à une malformation congénitale du tube digestif. Mais ici, les phénomènes anormaux sont survenus, soit dans le courant de la première semaine, soit au plus tard au premier ou deuxième mois, ce qui suffit à éliminer ce diagnostic. Il ne reste donc qu'une autre hypothèse plausible, c'est celle d'une tumeur pylorique. En effet, les troubles fonctionnels sont les mêmes dans les deux maladies, avec cependant quelques différences de détail sur lesquelles il est bon d'insister, puisque nous y trouverons les éléments d'un diagnostic différentiel. Ici, le vomissement se produit immédiatement après la tétée, ou même avant la tétée dans le cas de spasme œsophagien.

Dans la tumeur pylorique, le vomissement est toujours plus tardif, et c'est souvent après une demi-heure. une heure et plus encore de séjour dans l'estomac que le lait est rejeté. Il est en outre préparé par une phase de contractions péristaltiques pénibles pour l'enfant, qui manifeste sa souffrance par des cris et de l'agitation. Il suffit donc d'une observation attentive pour éviter l'erreur de diagnostic entre ces deux ordres de vomissements à pathogénie bien différente.

Le vomissement est ici dû à un spasme siégeant sur l'œsophage ou sur le pylore, et nous nous expliquons de la façon suivante la filiation des phénomènes : l'enfant a reçu un lait non adéquat (lait de vache, lait de nourrice mercenaire); il ne tarde pas à présenter les troubles habituels dans ce cas (diarrhée ou constipation, vomissements, etc.) se traduisant anatomiquement par une hyperhémie plus ou moins marquée de la muqueuse gastro-intestinale. L'organisme se défend contre l'absorption d'un lait non approprié par le vomissement; mais la réaction de défense peut dépasser le but, et c'est ainsi que, par leur répétition, les vomissements créent bientôt un état de spasme favorisé vraisemblablement par le sujet (nervosisme, insuffisance parathyroïdienne).

Quoi qu'il en soit de ces explications pathogéniques que nous laissons dans l'incertitude, nous aborderons maintenant la question du traitement au sujet duquel nous pouvons heureusement apporter plus de précisions.

Voici la conduite que nous avons adoptée et qui nous a toujours donné d'excellents résultats :

1° Ne pas se hâter de changer de nourrice (si l'enfant est au sein), mais supprimer toute alimentation. Soutenir l'enfant par des lavements salés et de petites injections de sérum artificiel.

2° Combattre la spasmodicité par des bains tièdes bi-quotidiens, accompagnés de massages légers du tronc et des membres.

3° Pratiquer un lavage de l'estomac avec de l'eau de Vals au bain-marie. Une demi-heure après le lavage, essayer de faire prendre une à deux cuillerées à café d'eau bouillie. Si l'eau est tolérée, on fera une nouvelle tentative une heure après en augmentant la quantité de liquide. Dans le cas où, par la suite, un autre vomissement surviendrait, pratiquer un nouveau lavage et procéder à un nouvel essai d'absorption d'eau bouillie.

Cette méthode est particulièrement efficace lorsque le spasme siège sur l'œsophage. Dans ce cas, le premier cathétérisme montre nettement l'existence du spasme qui rend particulièrement difficile le passage de la sonde; mais lorsque, avec un peu de patience, on arrive à vaincre l'obstacle et à pratiquer un premier lavage, on est surpris de l'efficacité rapide de cette manœuvre. Il est rare que deux ou trois lavages ne suffisent pas à vaincre définitivement le spasme et à rendre à l'estomac une tolérance suffisante pour permettre l'absorption de l'eau bouillie d'abord et bientôt du lait. Bien entendu, une extrême prudence est nécessaire pour la reprise de l'alimentation, et il n'est pas rare d'assister à un retour des vomissements si, encouragé par le premier résultat, on a permis trop vite des rations trop copieuses; mais, en général, la guérison se confirme et le nourrisson ne tarde pas à reprendre son embonpoint normal.

STATISTIQUE DU SERVICE DES ENFANTS ASSISTÉS

Par MM. LAUTRÉ et AZÉMA

Le service des Enfants assistés, tel qu'il a été réorganisé par M. le Dr Lautré, inspecteur de l'Assistance de la Haute-Garonne, fonctionne depuis le 1er mars 1909.

Ce sont les résultats obtenus depuis cette date que nous avons l'honneur de vous présenter aujourd'hui. Disons tout de suite que ces résultats n'ont pas déçu nos espérances; ils montrent combien cette réorganisation était nécessaire puisque, bien qu'imparfaite encore, elle nous a permis de diminuer d'une façon très considérable la morbidité et la mortalité chez nos pupilles. Il nous est même permis d'espérer pour l'avenir des résultats encore meilleurs, lorsque l'administration aura réalisé les améliorations matérielles indispensables pour le parfait fonctionnement de la crèche.

Le nouveau service des Enfants assistés, installé rue des Récollets, à l'ancienne maison des Orphelines, comprend une crèche et une pouponnière. A la crèche sont reçus les nourrissons de un jour à un an; à la pouponnière, les enfants de un à trois ans.

La crèche se compose d'une grande salle de 8 mètres de largeur sur 12 mètres de longueur où sont installés les nourrissons; vingt-quatre berceaux peuvent y trouver place; attenant à cette salle et séparée d'elle par une large baie se trouve le dortoir des nourrices. Ces deux salles sont largement éclairées et aérées, et ne laissent rien à désirer à cet égard. La pouponnière, de dimensions moindres que la crèche, est cependant largement suffisante pour les huit à dix poupons qui y séjournent habituellement. Une cuisine et une salle de bains complètent l'installation.

Le personnel comprend : un médecin chef et un médecin adjoint, une sage-femme logée dans l'établissement, deux infirmières, l'une pour le service de la crèche, l'autre pour celui de la pouponnière, enfin des nourrices au nombre de cinq à six.

Les enfants apportés à la crèche nous viennent, soit des services d'accouchement de l'hôpital, soit de la ville. Les premiers ont déjà séjourné une semaine ou deux dans les maternités ou ils ont été nourris par leurs mères; les seconds sont apportés dès le jour où le lendemain de leur naissance par les sages-femmes (toujours les mêmes) qui se sont occupées de l'accouchement.

Les enfants séjournent à la crèche pendant un mois et demi en moyenne. A cet âge, si leur accroissement a été à peu près normal et s'ils ne présentent aucun trouble digestif ou désordre général, ils sont placés en nourrice à la campagne, soit au sein, soit au biberon.

Dès leur entrée, les enfants sont vaccinés s'ils ne l'ont déjà été.

Le mode d'alimentation est l'allaitement au sein toutes les fois que la chose est possible. Mais lorsque le nombre des nourrissons est trop considérable étant donné le peu de nourrices dont nous disposons, ou lorsque l'état de l'enfant nous y oblige, nous avons recours soit à l'allaitement mixte, soit à l'allaitement exclusivement artificiel au lait de vache. Les nourrices pèsent toutes les tétées qu'elles donnent; nous sommes ainsi fixés sur les quantités de lait prises par les nourrissons et nous pouvons surveiller avec plus de précision leur alimentation ; ces pesées constituent en outre un stimulant pour les nourrices qui mettent tout leur amour-propre à donner aux enfants qui leur sont confiés les quantités de lait prescrites.

Pour l'allaitement artificiel, nous faisons stériliser le lait dans une marmite de Budin. Les biberons de la journée sont préparés le matin par l'infirmière qui distribue ensuite à chaque nourrice les biberons destinés à ses nourrissons. Ce système nous a paru le seul pratique dans un service comme le nôtre. Une seule personne manipule le lait et les biberons qui, hermétiquement clos jusqu'au moment de la tétée, ont le minimum de chances de s'infecter. Les quelques essais que nous avons faits d'allaitement par des laits préparés et stérilisés industriellement ne nous ont pas donné de meilleurs résultats et nous y avons renoncé, du moins comme mode d'alimentation générale de nos nourrissons.

Le nombre des enfants ayant séjourné à la crèche depuis l'ouverture, 1er mars 1909 jusqu'au 1er septembre 1910, est de deux cent quatre.

Au début, nous avions en moyenne dix à douze nourrissons; actuellement, nous descendons rarement au dessous de dix-huit et vingt, et il n'est pas rare que ce nombre atteigne vingt-quatre.

Le poids moyen des enfants à l'entrée a été de 3.035 grammes, ce qui est un chiffre assez élevé si on considère que le plus grand nombre de nos sujets sont des enfants de filles-mères, souvent très jeunes et primipares; trois seulement ont pesé moins de 2.000 grammes, une vingtaine n'atteignaient pas 2.500 grammes, les autres oscillaient pour la plupart entre 2.500 et 3.500 grammes. Le poids de sortie a atteint la moyenne de 3.308 grammes, accusant une augmentation de près de 300 grammes pendant le séjour à la crèche. Ce n'est certes pas le poids qu'aurait dû gagner un nourrisson allaité par sa mère, mais ce chiffre peut être considéré comme assez satisfaisant dans une crèche où bien des enfants, allaités au biberon dès leur naissance, ne progressent que très lentement et au prix de soins méticuleux.

La morbidité dans la crèche est assez élevée, si toutefois on considère comme maladie tous les troubles digestifs si fréquemment observés et si difficilement évitables dans une agglomération d'enfants nourris en grande partie artificiellement. Les désordres digestifs, depuis les plus légers jusqu'aux plus graves, constituent en effet la plus fréquente indisposition que nous ayons à combattre. Vomissements, diarrhée, érythèmes, toute la gamme des désordres plus ou moins rebelles et d'autant plus graves que l'enfant a été privé plus jeune du sein maternel. Nous avons opposé à ces troubles les médications classiques : diète hydrique, réduction de la ration alimentaire, bouillon de légumes, dyspeptine, pegnine Rozier, lavages de l'estomac et de l'intestin, etc..., autant de méthodes qui ne sauraient constituer une panacée universelle, mais qui, employées à bon escient, peuvent donner de bons résultats. En aucun cas cependant, elles ne peuvent remplacer le grand remède qu'est l'allaitement au sein.

Si nous retenons seulement les troubles digestifs assez sérieux, nous relevons trente-huit cas ayant demandé des soins attentifs. Presque tous se sont compliqués de muguet, malgré les précautions prises dans l'entretien des tétines; six enfants ont fait de l'athrepsie à la suite des désordres gastro-intestinaux survenus dans les premières semaines. Dans quelques cas, un eczéma de la face et du tronc est apparu avec les désordres gastro-intestinaux; enfin, un cas s'est accompagné de tétanie.

L'ictère idiopathique s'est présenté vingt-cinq fois; observé presque toujours chez des enfants de poids et de constitution normale, il a été bénin et n'a en rien entravé le développement des nourrissons qui en étaient atteints.

Une seule fois, nous avons eu à traiter une ophtalmie purulente qui s'est heureusement terminée sans laisser de lésions de la cornée.

Un enfant placé en dépôt a importé la varicelle dans la crèche; à la suite de ce premier cas venu du dehors, nous eûmes trois autres cas intérieurs absolument bénins.

Mais notre grande préoccupation est de dépister les premières manifestations de la syphilis héréditaire. Les nourrissons qui nous sont apportés nous arrivent sans le moindre renseignement; nous ignorons tout de leurs antécédents et nous devons cependant, sans tarder, prendre une détermination pour les allaiter soit au sein, soit au biberon. Attendre quelques semaines et donner le biberon à un enfant qui aurait pu prendre le sein, c'est lui enlever bien des chances de franchir sans encombre les premières semaines où le moindre trouble digestif peut avoir de graves conséquences, enlever l'enfant en quelques jours ou le conduire progressivement à l'athrepsie. Malheureusement, neuf fois sur dix, l'examen clinique ne permet pas de se prononcer d'une façon catégorique dès les premiers jours, et nous sommes à tout moment exposés à contaminer nos nourrices malgré la surveillance attentive que nous exerçons sur nos nouveaux arrivants. Nous avions espéré un moment que les nouvelles méthodes préconisées pour le diagnostic de la syphilis allaient nous être d'un grand secours et nous permettre d'établir sans le moindre doute un diagnostic que la clinique est trop souvent impuissante à poser. Mais les unes, comme le Wassermann et ses dérivés, sont trop compliquées et demandent pour être effectuées un laboratoire spécialement outillé que nous ne possédons pas; les autres, comme le Porges que nous avons mis en pratique pour un certain nombre de nos nourrissons, n'a pas une valeur suffisamment grande pour mériter une entière confiance. Il nous faut donc renoncer pour le moment à demander au laboratoire la solution du problème et tâcher de le résoudre sans son aide.

Nous avons été étonnés, en consultant les statistiques du service pendant les années précédentes, de voir le nombre relativement considérable de décès attribués à la syphilis héréditaire; nous en comptons huit à neuf tous les ans sur une moyenne de cent cinquante à cent soixante enfants, tandis que nous en avons rencontré seulement un cas indubitable contrôlé à l'autopsie, et deux cas douteux sur deux cent quatre enfants. Il est probable que, pour obtenir un chiffre aussi considérable, la plupart des atrophiques ont été considérés comme des syphilitiques héréditaires. La chose est peut-être prudente dans un service comme le nôtre, mais n'est pas toujours l'expression de la réalité.

Quelques-uns de nos pupilles ont présenté des malformations congénitales. Nous avons observé :

1 cas d'hématome du sterno-cleïdo-mastoïdien, et, circonstance intéressante, l'enfant présentant cette malformation avait été extrait par une césarienne;

1 cas d'hypospadias;

4 cas de hernie inguinale.

Le nombre des décès a été de 27. Le tableau ci-dessous donne les causes de ces décès :

Gastro-entérite	8
Vomissements incoercibles	1
Débilité congénitale	4
Broncho-pneumonie	3
Athrepsie	4

Mort subite :

1 hypertrophie du thymus. }	
1 pyodermite généralisée }	3
1 ? (pas d'autopsie) }	
Méningo-encéphalite	1
Syphilis héréditaire	1
Scléréme, cyanose	2

Deux des cas de broncho-pneumonie avaient été contractés à l'extérieur et les enfants nous furent apportés à la dernière période de l'affection; — de même pour le cas de méningo-encéphalite qui survint à la campagne où l'enfant avait été placé en nourrice.

Nous n'avons pas complètement perdu de vue les enfants sortis du service et placés en nourrice à la campagne. Nous avons pu constater quel bénéfice ils pouvaient retirer de leur séjour à la crèche, dont ils ne sortent qu'en état de supporter l'allaitement artificiel et ayant passé sans encombre le cap dangereux du premier mois.

Depuis le 1er mars 1909, 27 enfants sont morts à la campagne; ils ont succombé aux infections intestinales, aux affections des voies respiratoires, aux convulsions, etc... Donc, au bout de dix-huit mois de fonctionnement du service, sur 204 enfants qui nous ont été confiés, 150 ont survécu, dont un grand nombre aujourd'hui âgés de près d'un an sont à l'abri des affections gastro-intestinales qui tuent un si grand nombre de nourrissons pendant leur première année.

Si nous comparons maintenant les résultats que nous avons pu obtenir grâce à notre organisation matérielle et grâce aux bonnes nourrices dont l'administration ne nous a pas laissé manquer, nous voyons avec satisfaction que les sacrifices pécuniaires nécessités par cette nouvelle installation n'ont pas été vains.

Pendant les quatre dernières années 1905, 1906, 1907, 1908, un total de 656 enfants avaient donné à la crèche 234 décès, soit environ 35 °/o de décès. Pendant les dix-huit mois 1909-1910, nous avons perdu 27 nourrissons sur les 204 qui sont passés à la crèche, soit 13 °/o de décès. Il y a donc eu environ trois fois moins de décès depuis le fonctionnement de la maison dépositaire.

Si nous nous réjouissons grandement de ces résultats, nous n'hésitons pas à reconnaître qu'ils sont dus pour la plus grande part au dévouement inlassable de notre sage-femme, Mlle Frulin, qui accorde tous ses instants à la surveillance de nos nourrissons.

Pourrions-nous obtenir mieux encore? La chose est certaine. De très légères modifications à l'organisation matérielle nous y aideraient certainement. Enfin, un plus grand nombre de nourrices, aux moments d'encombrement, serait aussi la condition indispensable pour empêcher bien des décès évitables. Ce résultat sera facilement obtenu lorsque ces quelques lacunes auront été progressivement comblées et que nous aurons en main tous les éléments pour accomplir notre tâche dans les meilleures conditions possibles.

LE CHLORHYDRATE DE PHÉNOCOLLE DANS LA COQUELUCHE

Par M. G. CAZAL

Médecin de la Maison dépositaire des Enfants assistés de Toulouse.

Le nombre des médications proposées pour le traitement de la coqueluche s'allonge tous les jours, et bien peu, semble-t-il, résistent à l'épreuve du temps. Aussi est-ce avec un scepticisme quelque peu légitime que nous accueillons le plus souvent chaque nouvelle communication sur ce sujet.

Je n'hésite pas cependant à me faire le défenseur d'une médication qui n'a cessé depuis trois ans de me donner de bons résultats. Je veux parler du chlorhydrate de phénocolle que M. Martinez Vargas, de Barcelone, a été le premier à préconiser dans le traitement de la coqueluche (Congrès de gynécologie, d'obstétrique et de pædiatrie, Bordeaux, 1895).

Après avoir essayé, comme la plupart de mes confrères, toute la gamme des produits recommandés dans cette affection, le plus souvent avec des résultats médiocres, j'ai été amené à traiter quelques cas par le phénocolle, et, en présence des bons effets obtenus, je l'ai employé à peu près exclusivement dans tous les cas de coqueluche observés depuis trois ans. Il m'a été donné, cette année surtout, de l'expérimenter sur une grande échelle, les cas de coqueluche s'étant présentés avec une fréquence extraordinaire pendant plus de six mois. Avec aucun autre procédé je n'ai obtenu des résultats aussi rapides, aussi constants et aussi réguliers.

C'est en 1907 que, pour la première fois, j'ai prescrit le chlorhydrate de phénocolle chez une fillette de trois ans atteinte de coqueluche de moyenne intensité. L'enfant prit pendant trois jours de suite 0gr50 de ce médicament sans obtenir tout d'abord une amélioration apparente, ce qui décida la mère à cesser la médication. Les quintes diminuèrent les deux jours suivants pour reprendre ensuite leur intensité première. La médication fut reprise, amenant une nouvelle modification favorable des quintes, et continuée avec succès jusqu'à la guérison, qui fut complète une douzaine de jours plus tard.

Dans ce cas particulier, l'amélioration avait attendu trois jours à se manifester, vraisemblablement parce que la dose quotidienne de phénocolle était trop faible.

Peu de temps après, une épidémie de coqueluche étant survenue dans mon entourage, mes trois enfants furent atteints à peu près simultanément et soumis au traitement par le phénocolle dès que le diagnostic put être affirmé. Ils ont eu tous les trois une coqueluche légère, sans vomissements, dont la durée n'a pas dépassé vingt jours. C'est surtout la guérison rapide obtenue chez un de leurs petits amis qui a contribué à affermir ma confiance en l'efficacité de la médication. Cet enfant, âgé de six ans, ayant des reprises caractéristiques depuis le 22 juillet, fut traité par le bromoforme, du 25 au 31 juillet, sans que le nombre des quintes fût nullement influencé : 14 quintes le 29 et le 30 juillet, 16 quintes le 31. Le lendemain, le traitement par le phénocolle fut institué à la dose de 1 gramme par jour :

1er août	10 quintes.
2 —	6 —
3 —	5 —
4 —	3 —

A partir du 5 août, la toux avait perdu son caractère spasmodique.

Il s'en faut que, dans la grande majorité des cas, l'effet de la médication soit aussi radical et que la guérison soit obtenue après un traitement aussi court. Mais les résultats, en général, n'en sont pas moins remarquables si on les compare à l'insuccès de la plupart des traitements employés. Chez un enfant de trois ans ayant des reprises depuis huit jours, le phénocolle fait passer en vingt-quatre heures le nombre de quintes de 20 à 7, puis à 4 le lendemain, en même temps qu'elles devenaient plus courtes et que les vomissements disparaissaient. Après dix jours de traitement, il n'existait plus de toux spasmodique.

Chez une fillette de deux ans, n'ayant que quinze quintes par vingt-quatre heures, mais toutes d'une grande intensité avec vomissements et convulsions fréquentes, l'amélioration survint rapidement et les paroxysmes disparurent totalement après douze jours de traitement.

Les coqueluches plus graves avec un nombre de quintes élevé demandent nécessairement un traitement plus prolongé, mais presque toujours, lorsque la médication a été bien préparée et administrée régulièrement, la courbe des quintes subit dès le début une chute assez brusque, en même temps que les phénomènes concomitants, comme les vomissements, diminuent parallèlement à l'intensité des quintes.

Je citerai le cas d'une fillette de trois ans et demi, atteinte de coqueluche depuis le 10 mars et présentant après quelques jours trente-cinq, puis quarante quintes (18 mars), avec vomissements fréquents. A partir du 19, elle prend tous les jours 1 gr. 25 de phénocolle; le 20, les quintes tombent de quarante à vingt-six et à seize deux jours plus tard. Le 23, la médication étant suspendue pendant vingt-quatre heures, les quintes remontent à vingt et une avec vomissements répétés pour redescendre, après la reprise du phénocolle, à seize, puis treize et cesser totalement le 10 avril.

Voilà donc une coqueluche assez grave, rapidement améliorée par le phénocolle et définitivement guérie après trois semaines de traitement.

Je ne multiplierai pas davantage les observations qui sont toutes plus ou moins comparables, suivant leur gravité, aux exemples que j'ai rapportés. Depuis 1907, j'ai traité par le phénocolle plus de cent quarante cas de coqueluche d'intensité diverse. Presque toujours, les accès spasmodiques ont subi assez rapidement une diminution notable en nombre d'abord, en intensité ensuite. Dans tous les cas, la durée de la maladie m'a paru considérablement écourtée, relativement à la longueur désespérante de certaines coqueluches, la plupart non traitées ou même traitées par les médications recommandées. Dans aucun cas, même les plus intenses et les plus rebelles, je n'ai vu les quintes persister plus de trente à trente-cinq jours lorsque le traitement a été régulièrement suivi. Le plus souvent, c'est après quinze à vingt jours que la disparition des paroxysmes a été obtenue. Dans un assez grand nombre de cas, un traitement de dix jours a été suffisant pour faire disparaître entièrement les accès de toux spasmodiques.

Souvent, les parents, constatant les bons effets de la médication, ont administré eux-mêmes le phénocolle aux autres enfants de leur entourage.

Le phénocolle est une combinaison de glycocolle et de phénétidine. Son dérivé, le chlorhydrate de phénocolle, est un sel blanc, de saveur un peu amère et salée, soluble dans seize parties d'eau. On l'a employé comme antipyrétique et analgésique dans la phtisie, le rhumatisme, mais c'est surtout contre le paludisme qu'il agirait favorablement, toujours bien supporté même à doses élevées.

Dans la coqueluche, chez les enfants, le chlorhydrate de phénocolle doit être prescrit en potion gommeuse ou en solution additionnée de sirop pour en masquer la saveur quelque peu désagréable. Les doses quotidiennes que j'ai prescrites ont varié de 0 gr. 50 chez les enfants âgés de trois à cinq mois à 2 grammes chez les grands enfants. Les nourrissons supportent bien des doses assez élevées et à un an j'ai pu donner 1 gramme de phénocolle, plusieurs jours de suite, sans avoir constaté le moindre trouble attribuable à la médication, à part la coloration brune que le phénocolle a la propriété de communiquer aux urines. Par cette teinte particulière de l'urine, on peut se rendre compte de la rapidité de son élimination. Son innocuité est absolue et je n'ai jamais observé de troubles digestifs, ni diarrhée, ni vomissements, ni érythème, ni dépression cardiaque. Des doses fortes, même longtemps prolongées, ont toujours été bien tolérées. Après une dizaine de jours de traitement, il peut être utile de l'interrompre une journée, mais il sera bon de le reprendre sans retard, car à chaque interruption, surtout au début, on constate une recrudescence des paroxysmes. C'est là un fait que j'ai maintes fois observé et qui paraît témoigner d'une façon positive de l'action favorable du phénocolle sur l'élément spasmodique.

Cette action est généralement assez rapide, amenant le plus souvent, dès le premier jour, une modification des plus favorables. Il n'est pas rare de voir le nombre de quintes diminuer subitement d'un tiers et parfois de moitié. Toutefois, l'effet peut être plus tardif et ne se manifester qu'après vingt-quatre heures; quelquefois, mais rarement, après deux ou trois jours. L'intensité des paroxysmes est également atténuée, ce qui paraît diminuer en même temps la fréquence des vomissements et des convulsions qui accompagnent parfois les accès.

Chez les enfants traités de bonne heure, les vomissements ont été rarement observés et dans tous les cas n'ont constitué qu'un phénomène peu important; l'état général, par suite, n'a pas été gravement atteint. A part quelques épistaxis, quelques convulsions, sans parler de la bronchite habituelle, je n'ai pas observé de complications.

Je crois, avec M. Martínez Vargas, que le phénocolle, administré dès les premières quintes, éloigne le danger des complications pulmonaires, et pour ma part, sur une centaine de cas, traités cette année même par cette seule médication, je n'ai observé qu'un cas de congestion pulmonaire chez un enfant traité tardivement. Pas un seul cas de broncho-pneumonie n'a été constaté malgré que les nourrissons aient payé un assez large tribut à la récente épidémie.

Il est vrai, je m'empresse de l'ajouter, que durant la période des quintes, non seulement je ne conseille pas le changement d'air ni les sorties, mais au contraire je fais garder la chambre à tous les coquelucheux. C'est là une mesure qui me paraît d'une nécessité rigoureuse pendant les mauvais mois et qui ne devrait être transgressée qu'à la belle saison. J'estime que c'est la meilleure façon de prévenir les complications broncho-pulmonaires, souvent fatales, dans une affection qui y prédispose tout particulièrement. Le changement d'air ne me paraît utile qu'à la période de déclin, quand l'enfant ne présente plus qu'un petit nombre de quintes.

En somme, dans le traitement de la coqueluche, avec aucun des procédés habituels je n'ai obtenu des résultats comparables à ceux que m'a donnés le chlorhydrate de phénocolle. Ce médicament m'a paru agir comme sédatif puissant de l'élément spasmodique. En diminuant rapidement le nombre et l'intensité des quintes et conséquemment la durée de la maladie, le phénocolle atténue dans une large mesure la gravité d'une affection des plus meurtrières pour le jeune enfant.

DEUX CAS DE FIÈVRE TYPHOÏDE CHEZ DES NOURRISSONS

PAR M. CH. ACHARD

Professeur à la Faculté de Paris.

La fièvre typhoïde des nourrissons est intéressante à plusieurs égards. Les difficultés de son diagnostic la signalent à la sagacité des cliniciens, car son tableau symptomatique n'a rien de bien caractéristique et tantôt présente l'aspect d'une entérite banale, tantôt d'une simple bronchopneumonie, parfois encore d'un état de malaise fébrile sans localisation appréciable. Elle offre, d'autre part, au pathologiste, l'exemple frappant des différences qui peuvent séparer les réactions morbides aux divers âges de la vie. Pour l'hygiéniste, enfin, l'isolement relatif où vit le nourrisson circonscrit l'enquête étiologique dans un cercle plus étroit que lorsqu'il s'agit de rechercher la transmission de la maladie chez l'adulte.

Peut-être, pour ces motifs, trouverez-vous quelque intérêt aux deux observations suivantes :

OBSERVATION I. — Gobin (René), âgé de dix mois, entre à la crèche de l'hôpital Necker le 29 janvier 1908, salle Peter, n° 18, avec sa mère, atteinte de fièvre typhoïde.

Maladie de la mère. — Cette femme, âgée de trente-trois ans, est malade, chez elle, depuis trois semaines. A son entrée à l'hôpital, elle présente une stupeur très marquée; elle a de la céphalalgie, de la diarrhée, des taches rosées sur l'abdomen, la rate grosse, du gargouillement iléo-cæcal, la langue rôtie. Température, 40°7. Pouls, 120.

Séro-diagnostic positif à 1 p. 50.

Le 30 janvier, on donne des bains à 28°; la température se maintient au-dessus de 40° et atteint même 41°. Pouls petit, à 132.

Le 31, on donne les bains à 24°; la température reste toujours entre 40° et 40°8. Pouls incomptable, bruits du cœur sourds.

Le 1er février, les bains sont donnés à 22°; la température oscille entre 39°8 et 40°5; pouls toujours incomptable, tendance à l'embryocardie.

Le 2 février, la température s'élève à 41°9 et la malade meurt le matin.

A l'autopsie, lésions ulcéreuses des plaques de Peyer, ulcérations confluentes dans le cæcum. Cœur mou et flasque.

Maladie de l'enfant. — Nourri au sein par sa mère avant son entrée à l'hôpital, il paraissait en assez bonne santé. On a continué à lui faire téter le sein maternel jusqu'au 1er février, en complétant avec le biberon. Pendant ces trois jours, son poids s'est élevé de 6 kil. 625 à 6 kil. 750. Le 2 et le 3 février, le poids s'abaisse un peu à 6 kil. 700 et 6 kil. 710. Le 3, l'enfant pleure, on constate qu'il a 40°; il est très abattu, boit mal et dort peu. Il est constipé et on lui fait des lavages de l'intestin. Rien au thorax. On donne des bains à 32°, qui abaissent chaque fois la température d'un degré et même davantage.

Cet état persiste les jours suivants.

Le 7 février survient de la diarrhée. Le séro-diagnostic est franchement positif au 50e.

Le 8 février, l'état général est mauvais; l'enfant est déprimé, la diarrhée devient verte, la respiration est précipitée. La température, qui était le matin de 40°8, tombe le soir à 37°4. Le poids est descendu à 6 kil. 300, soit une perte de 450 grammes en huit jours.

Le 9 février, la température est de 39°2; l'état général est de plus en plus mauvais, la diarrhée est continue et verdâtre. Température du soir, 40°1. Mort dans la soirée.

A l'autopsie, le gros intestin présente une tuméfaction des follicules clos surtout marqués au cæcum et au commencement du côlon transverse. En outre, à la fin de l'iléon se trouve une plaque de Peyer non ulcérée, au stade d'infiltration. Rate grosse (50 grammes).

Observation II. — B... (Simone), âgée de onze mois, nourrie au sein par sa mère, présente, vers le 18 novembre 1907, un malaise général mal défini. Elle tète mal, elle est maussade, les nuits sont mauvaises. Sa mère remarque que la peau est surtout chaude. Il y a une petite toux légère, pas de diarrhée.

Le 25 novembre, on prend la température, qui est de 39°8 et 40°. L'examen du thorax ne dénote aucun signe pathologique. On ne constate pas non plus de symptômes méningés.

En raison de la température constamment élevée, qui oscille entre 38°5 et 40°8, en raison de l'état général et de l'absence de toute localisation apparente, on pense alors à la possibilité d'une fièvre typhoïde.

Le séro-diagnostic est recherché (3 décembre) : l'agglutination du bacille d'Éberth est franchement positive au 50e. Il n'y a pas de taches rosées. Il y a toujours eu de la constipation; c'est seulement à cette date que se produisent deux selles diarrhéiques. La rate est un peu volumineuse.

Puis la température descend par oscillation du 4 au 8 décembre et se maintient, à partir de cette date, entre 36° et 37°.

L'enfant a perdu 1 kilog. de son poids pendant sa maladie.

Elle se porte bien depuis trois ans.

Dans le premier cas, ce sont les symptômes d'entérite qui dominaient, et si notre attention s'est portée vers la fièvre typhoïde, c'est parce que la mère était elle-même atteinte de cette maladie. Le résultat positif du séro-diagnostic pendant la vie du petit malade et la constatation des lésions intestinales à l'autopsie ont confirmé nos prévisions. Dans le second cas, rien dans l'étiologie ne pouvait faire soupçonner la nature de la maladie; c'est la persistance de la fièvre, son intensité, sa continuité qui nous ont conduit à faire le séro-diagnostic.

L'origine de la fièvre typhoïde est toujours intéressante à rechercher chez le nourrisson, parce que le champ de la contamination est chez lui plus limité que chez l'adulte ou l'enfant plus âgé. Dans le premier cas, la contagion par la mère est évidente. Atteinte depuis trois semaines d'une fièvre typhoïde grave, seule, chez elle, avec quatre enfants, cette femme avait continué à donner le sein au nourrisson et à s'occuper de lui, dans la mesure de ses forces, sans prendre, bien entendu, aucune précaution pour éviter la contagion. C'est dans le cours de la maladie maternelle que s'est faite l'inoculation de l'enfant, car il était encore bien portant, en apparence, à son entrée à l'hôpital, et continua même de gagner du poids pendant quelques jours. Puis il baissa de poids, ce qu'on eût peut-être imputé, ainsi que la diarrhée qui survint avec la fièvre, à la substitution de l'allaitement artificiel à l'allaitement maternel, n'eût été la maladie de la mère.

Dans le second cas, l'enfant était nourri au sein par sa mère, femme fort soigneuse, surveillante de l'hôpital, dont le service et le logement occupaient un pavillon séparé, dans lequel aucun cas de fièvre typhoïde n'était alors et n'avait été depuis assez longtemps soigné. Le seul contact suspect auquel notre enquête nous ait permis de songer est celui d'une infirmière attachée à une autre salle de l'hôpital, qui soignait des typhiques et qui venait souvent chez la mère du nourrisson, dès son service fini, sans changer de vêtements, ni prendre sans doute d'autres précautions.

Il convient de noter que le nourrisson est loin de prendre constamment la fièvre typhoïde maternelle et que la transmission par le lait, en particulier, paraît fort exceptionnelle. C'est bien plutôt par les souillures de toute sorte, celles des linges et des doigts, que se fait la contagion. Bien qu'on proscrive, en général, l'allaitement par les femmes atteintes de fièvre typhoïde, — contrairement à la pratique usitée en cas de scarlatine, — j'ai plusieurs fois fait continuer l'allaitement maternel, lorsque la sécrétion lactée n'était point tarie, pendant une partie et même toute la durée de la maladie, sans qu'il en résultât pour l'enfant aucun inconvénient. Mais l'enfant était seulement présenté au sein pour la tétée, sans que la mère eût à lui donner aucun soin.

La fièvre typhoïde des nourrissons n'intéresse pas seulement l'hygiéniste par la manière dont ils prennent la maladie, mais aussi parce qu'ils peuvent la donner. Le nourrisson malade devient lui-même un danger de transmission d'autant plus redoutable que la nature de son mal est fort souvent méconnue. Il est vraisemblable que dans bien des cas le diagnostic n'est pas fait et aucune mesure de désinfection n'est prise. En manipulant les linges souillés sans prendre aucune précaution, mères et nourrices disséminent le germe de la maladie dans leur entourage. On connaît, d'ailleurs, des épidémies de fièvre typhoïde dont telle fut l'origine. C'est ainsi qu'une épidémie de douze cas, rapportée par Alice Oberdorfer[1], eut pour point de départ un nourrisson de onze mois, atteint de diarrhée avec séro-diagnostic positif. Une autre épidémie, relatée par Rommeler[2], frappa six personnes d'une famille amie dans laquelle avait été envoyé un enfant d'un an et demi, nourri par sa mère jusqu'au moment où elle prit la fièvre typhoïde, comme dans la première de nos observations. Cet enfant n'avait qu'un peu de diarrhée, mais le bacille d'Eberth fut trouvé dans ses selles et son sérum était agglutinant.

La notion de la fièvre typhoïde des nourrissons doit donc entrer dans les préoccupations du médecin d'enfants, non seulement pour éviter aux nourrissons les contacts infectieux, non seulement pour les soigner quand ils ont contracté la maladie, mais encore pour protéger l'entourage contre l'infection qu'ils leur peuvent communiquer.

UN CAS DE COUP DE FROID CHEZ L'ENFANT

Par M. P. BÉZY

Professeur de Clinique infantile à l'Université de Toulouse.

Le 15 mars dernier, je fus appelé auprès de la petite Yvonne K..., âgée de quatorze mois, nourrie, à ce moment, au lait de vache, mais ayant été d'abord nourrie au sein par sa mère. J'avais vu cette fillette, quelques mois auparavant, pour une légère poussée d'entérite et pour un adéno-phlegmon rétro-maxillaire, rapidement guéri après incision.

Au moment où je suis appelé, l'enfant, très bien portante la veille, avait été prise de vomissements, de fatigue générale, et avait une température de 40°3. Aucun écart de régime n'expliquait les vomissements; je ne pus trouver aucun signe ni dans la gorge, ni dans l'arrière-gorge, ni dans aucun organe examiné avec le plus grand soin. Je mis l'enfant à la diète, ordonnai quelques lavements frais, et vis, dès le lendemain, la température retomber à la normale et tout rentrer dans l'ordre. Cette enfant s'est très bien portée depuis.

1. A. Oberdorfer, *Lancet*, 29 janvier 1910.
2. Rommeler, *Münch. med. Wochenschr.*, 3 mai 1910.

Intrigué par ces symptômes tapageurs et cette guérison rapide, bien certain d'avoir examiné avec soin tous les organes, je fis une enquête sévère pour aboutir à un diagnostic, et j'appris alors que, la veille au soir, l'enfant était restée pendant une heure immobile devant une fenêtre ouverte, pour voir passer la cavalcade des étudiants. Or, ce jour là, il faisait très froid, et les personnes qui gardaient l'enfant, distraites, comme elle, par le spectacle, s'aperçurent, au moment de la rentrer seulement, qu'elle avait eu grand froid et que sa peau était violette.

Je me rappelai alors avoir lu une série d'observations analogues que Parrot avait publiées dans le *Progrès médical* du 13 mars 1880, sous le titre : *Coup de froid*. Après avoir relu cet article, je trouvai une analogie complète avec ma petite malade : action du froid, symptômes éclatant brusquement et consistant surtout en fièvre et vomissements, guérison rapide. Cet ensemble se trouvait réuni chez ma petite malade.

Parrot insiste sur ce fait que l'enfant n'est pas prévenu du refroidissement, sa peau étant « peu sensible, incomplètement éduquée, et, partant, peu vigilante ». Ce défaut de vigilance est porté à son maximum lorsque, comme dans l'espèce, l'attention du bébé est fixée par un spectacle attrayant.

Quelle est la pathogénie de ces accidents? Nous savons que le jeune sujet a, par rapport à son poids, une surface de déperdition de calorique très supérieure à celle de l'adulte, qu'il en est d'hypo et d'hyperrayonnants. S'agit-il d'une réaction de défense qui dépasserait les limites normales? Doit-on invoquer une paralysie momentanée par refroidissement des globules blancs défendant mal l'organisation contre un agent pyrétogène? Je n'ai pas de documents suffisants pour discuter la valeur de ces agents ou de tout autre. Dans tous les cas, ces nouvelles conceptions nous permettent d'envisager sous un aspect plus scientifique cette vieille pathogénie du froid que nos prédécesseurs avaient un peu trop généralisée.

L'origine *a frigore* a récemment été invoquée par le Dr Chambellan (*Clinique infantile*, 5 mars 1910) pour expliquer certains coryzas du nouveau-né, dont la prophylaxie consisterait à couvrir la tête du bonnet auquel nos anciens furent si fidèles.

Sans vouloir retourner en arrière, les faits de ce genre sont intéressants à signaler parce qu'ils nous incitent à étudier scientifiquement cet intéressant chapitre d'hygiène infantile, peut-être un peu trop délaissé aujourd'hui.

L'ANAPHYLAXIE A L'OVALBUMINE

Par M. P. BÉZY

Professeur de Clinique infantile à l'Université de Toulouse.

L'étude de l'anaphylaxie n'est plus confinée dans les laboratoires, et la clinique tire actuellement profit de la découverte de Richet. La pædiatrie en a déjà consacré certaines applications; c'est ainsi que Hutinel, en nous mettant en garde contre l'anaphylaxie, pour certains sujets, au sérum antiméningo-coccique, nous a évité de graves erreurs d'interprétation thérapeutique.

E. Lesné est récemment revenu sur ce sujet, rappelant les expériences d'Arthus, d'après lesquelles l'anaphylaxie peut se produire non seulement par des poisons, mais aussi par des albumines non toxiques (lait, ovalbumine, papaïne, extrait de petits pois, de curtilles, d'organes, peptones, sérum du sang). Des faits de pratique journalière ont démontré à cet auteur que cet état pouvait être créé chez certains sujets par voie digestive, comme le démontrent les expériences de Rosenau et Anderson.

C'est dans cette catégorie que rentreraient, d'après Lesné, certains phénomènes d'hypersensibilité secondaires à l'ingestion de certaines albumines, autrefois rapportés à des idiosyncrasies. Il rapporte, à l'appui de son appréciation, l'observation d'une fillette de huit ans qui, ayant bien supporté un œuf jusqu'à l'âge de sept ans, présenta peu à peu, à l'occasion de l'ingestion de cet aliment, même en très petite quantité, des phénomènes d'entérite, d'urticaire et d'empoisonnement aigu, avec accidents cholériformes.

J'observe, depuis plusieurs années, une jeune fille qui présente des accidents analogues. Jouissant d'une bonne santé, quoique pas très vigoureuse, issue de parents sains, bien nourrie, elle présenta, dès la seconde enfance, des phénomènes d'entérite assez intense. On ne tarda pas à s'apercevoir que ces symptômes s'aggravaient et s'accompagnaient de manifestations cutanées (érythèmes, urticaires) chaque fois que l'enfant mangeait des œufs. Depuis lors, ces manifestations n'ont fait que s'accentuer, et il me souvient avoir assisté, au début, à des crises d'entérite violentes qui nous impressionnaient vivement. La mère, fort intelligente, ne tarda pas à découvrir la cause du mal, qu'elle a évité depuis en supprimant les œufs de l'alimentation. On s'est assuré, à diverses reprises, qu'il ne s'agissait pas d'auto-suggestion, car des phénomènes d'intoxication se sont produits plusieurs fois alors que des quantités d'œufs très légères avaient été introduites dans l'alimentation sans que l'intéressée le soupçonne ni puisse s'en apercevoir.

Lesné observe que tous les sujets n'étant pas atteints, il faut admettre une prédisposition qui réside dans une altération plus ou moins profonde de la muqueuse digestive, laquelle n'arrête pas ou ne modifie pas le sensibilinogène de l'œuf.

Ne serait-il pas intéressant d'établir un parallèle entre ces réactions qui se produisent à l'entrée de notre organisme d'une part et, d'autre part, la lutte à laquelle se livrent, aux dépens de leur potentiel de réserve, les glandes digestives du nourrisson pour peptoniser ces albumines hétérogènes que Schlossmann a si heureusement appelées « aspécifiques » ? Dans les cas d'anaphylaxie par voie digestive, l'intestin donne dès le premier moment un avertissement salutaire qui invite à supprimer la cause ; dans les cas de lutte contre l'albumine aspécifique du lait de vache, par exemple, l'organisme semble d'abord réagir victorieusement, mais comme l'a bien fait observer Lesage, c'est au plus grand détriment de ses organes.

J'ai pensé que, comme le dit Lesné, les faits de ce genre étant peu connus, il serait intéressant d'appeler sur eux l'attention du Congrès.

UN CAS DE SYPHILIS HÉRÉDITAIRE A FORME GANGLIONNAIRE

Par M. P. BÉZY

Professeur de Clinique infantile à l'Université de Toulouse.

Il y a quelques années, je fus appelé auprès d'un enfant d'environ trois mois, porteur d'un coryza tenace. La mère, sur les conseils de la sage-femme, avait introduit une quantité considérable d'huile mentholée dans les narines de son bébé et, le résultat étant absolument négatif, se décidait à appeler un médecin.

L'enfant, nourri au sein par sa mère, était beau. Néanmoins, je pensai à un coryza hérédo-syphilitique et je dirigeai mon examen dans ce sens. L'examen de la peau, de la rate et des divers organes ayant été négatif, j'interrogeai la jeune mère avec la prudence exigée en pareil cas ; celle-ci, après m'avoir répondu qu'elle n'avait eu ni fausses couches ni accouchement avant terme, répondit négativement aux questions relatives à la possibilité d'une syphilis acquise par elle. Sans me laisser terminer, elle m'interrompit bientôt, me disant que, malgré mes finesses, elle comprenait très bien mon but et que je faisais fausse route, car elle savait très bien ce qu'était la syphilis et comment on la prenait; or, son mari était sain et elle ne s'était jamais exposée à la contracter avant ou depuis son mariage. Elle ajouta que, étant jeune fille, elle avait eu une éruption avec mal à la gorge et qu'un médecin, consulté, lui avait dit qu'elle était syphilitique; étant sûre qu'elle n'avait rien fait pour cela, elle se retira, mettant sur un pied d'égalité l'impertinence et l'ignorance de son médecin.

Je lui expliquai alors qu'une jeune fille pouvait être contaminée par d'autres voies que la voie génitale et je lui proposai de chercher avec elle les conditions dans lesquelles elle aurait pu être atteinte. Elle se souvint alors que les accidents avaient eu lieu au moment de la mort de son père et qu'à cette occasion il y avait eu réunion de la famille. Or, parmi les membres de la famille était un jeune cousin qui l'avait embrassée et que, sans autres relations, il y avait eu contact réitéré de leurs lèvres et de leurs langues. Peu après, elle avait su que le cousin s'étant marié avait contaminé sa femme, avait perdu plusieurs enfants « pourris » et était lui-même mort assez jeune.

Mon diagnostic rétrospectif s'éclairait donc singulièrement. J'ajoute qu'il fut confirmé par la réussite rapide du traitement par les frictions mercurielles, tout traitement local étant interrompu.

Ce que je n'ai pas encore dit, c'est que, en plus de la ténacité du coryza, mon attention avait été attirée par un engorgement ganglionnaire assez gros siégeant sous l'aisselle; aucune autre partie du système lymphatique ne me parut atteinte. Cet engorgement céda, comme le coryza, au traitement spécifique.

Coryza et engorgement ganglionnaire, tels furent les points de départ de mes recherches. Certes, le coryza était bien fait pour attirer mon attention, mais l'engorgement ganglionnaire chez un nourrisson en apparence sain et issu de mère qui nie tout antécédent spécifique mérite d'attirer l'attention, comme l'a bien indiqué Comby dans les *Archives de médecine des enfants*, d'octobre 1905, en rapportant deux observations analogues à celle que je viens de résumer.

Si l'importance des manifestations ganglionnaires dans l'hérédo-syphilis et l'utilité d'appeler l'attention des praticiens sur ce point est la principale cause qui m'a déterminé à publier ce fait, il en est d'autres sur lesquelles je désire appeler l'attention.

C'est d'abord l'imprudence de certaines sages-femmes qui, en présence d'un fait insolite, retardent l'appel au médecin et risquent, pour sauver leur amour-propre, de laisser infecter profondément un organisme.

Je désire aussi revenir une fois de plus sur la nécessité d'extérioriser son diagnostic, dans les cas de ce genre, et d'interroger les jeunes mères avec une extrême prudence. Le médecin qui avait examiné, le premier, plusieurs années avant, cette jeune fille, lui avait exposé un peu trop brusquement son diagnostic, exact du reste. S'il avait été plus prudent et plus façonné, comme je le fus après lui, il aurait gagné la confiance de sa jeune cliente, lui aurait fait comprendre la nécessité d'un traitement et aurait évité à l'enfant une contamination héréditaire.

De ce fait je conclus, après Comby, à l'importance considérable de l'examen du système lymphatique chez les jeunes sujets. Dans les cas suspects, il faudra toujours y insister, sans oublier, comme le conseille Marfan, l'examen de la rate. Le diagnostic de l'hérédo-syphilis est souvent assez difficile, surtout quand l'enfant et la mère paraissent indemnes, pour que la plus grande publicité possible soit donnée aux cas de ce genre.

PRÉSENTATION D'UN NOURRISSON DE QUATRE MOIS ATTEINT D'HYDROCÉPHALIE AVEC CONTRACTURE GÉNÉRALISÉE

PAR M. SECHEYRON

Chirurgien des hôpitaux de Toulouse.

Enfant né après dix ans de mariage.

Accouchement prématuré à huit mois, par le siège.

Naissance avec membre inférieur droit relevé en extension; maintien de cette position pendant huit jours.

L'enfant naît avec le front bombé, la tête forte; ne peut téter avant le huitième jour. La déglutition est difficile; aussi, pendant deux à trois mois, l'élevage de l'enfant est pénible.

L'enfant est inerte, les traits de la figure sont immobiles; les yeux semblent se fermer difficilement et paraissent vagues.

Le front est large, proéminent et est le type d'une forte hydrocéphalie.

Les membres supérieurs et inférieurs sont contracturés, sont pendants le long du corps et ne se déplacent guère. Il est possible toutefois de déterminer la flexion comme à une poupée articulée.

Les orteils et doigts ont tendance à se replier en griffe.

La tête est en légère extension.

La sensibilité est fort atténuée et retardée; les réflexes plantaires sont lents à se produire, peu prononcés. Ils ne sont point tout à fait abolis.

L'ouïe et la vue paraissent bien diminués.

L'intelligence est peu développée, l'enfant crie et se tait s'il est auprès de sa mère.

L'évolution de l'affection est remarquable. La contracture paraît améliorée, tandis que l'hydrocéphalie semble progressive.

Ces crises, survenues depuis un mois et demi, se répètent parfois deux à cinq fois pendant le jour, mais sont brèves, cinq à dix minutes; elles s'accompagnent de cris stridents et de soulèvements des membres supérieurs, de quelques mouvements convulsifs des globes oculaires.

Le sommeil apporte une sédation à ces troubles, aussi observe-t-on alors moins de rigidité des membres et même des mouvements automatiques avant le réveil complet.

Quelle est l'origine des lésions? La syphilis bien probablement, bien que les parents n'aient aucune trace d'antécédent spécifique connu ou avéré.

Le père est un peu nerveux, la mère est ma cliente depuis sept à huit ans et a subi un curettage avec dilatation pour métrite et col conique punctiforme.

La malade demande à être traitée, songeant surtout à la possibilité d'une grossesse après l'intervention.

L'origine de la spécificité n'a pu être démontrée au point de vue histologique. Une ponction lombaire n'a pu me donner que quelques gouttes d'un liquide assez clair, mais paraissant peu fluide.

M. le Dr Constantin a bien voulu faire l'examen difficile de ces quelques gouttes. Cet examen n'a pas permis de trouver un élément anatomique.

Quelle conduite doit-on tenir en présence de ce cas? Faut-il faire un drainage *ventriculaire?* Et quelle est la voie la meilleure? Convient-il de faire, comme il a été fait récemment, un drainage *continu*, ou bien convient-il simplement de recourir aux remèdes les plus héroïques : injection de sublimé, d'*hectine* en attendant la possibilité de recourir aux injections d'Erlich-Hatta? Le péril est pressant, car il y a toujours à craindre une mort subite ou du moins rapide.

L'hérédo-syphilis du nourrisson a été déjà traitée, avec succès, par le traitement d'Erlich appliqué à la mère-nourrice. Mais, ici, il en est autrement, en raison de l'allaitement au biberon.

Convient-il, surtout en présence des grossesses futures possibles, de traiter les parents par le traitement d'Erlich, par l'*hectine?* Quel est le moment le plus convenable? Avant toute grossesse ou bien dès le début de la grossesse? Il semble que dans l'occurrence, le mieux est de prévenir les parents, non seulement contre l'éventualité d'une grossesse malheureuse, mais aussi contre des accidents possibles de la syphilis dont la signature est donnée par le petit infirme.

Il conviendrait peut-être de faire l'examen *hématologique* des parents.

CIRCULATION COLLATÉRALE THORACIQUE ET ADÉNOPATHIE TRACHÉO-BRONCHIQUE

Par M. CANY, de La Bourboule.

Frappé du nombre d'enfants qui présentent une exagération du réseau veineux préthoracique, j'ai eu l'idée de rassembler les types les plus fréquents présentés par ces enfants, et de rechercher quelle pouvait être la cause capable de provoquer ces troubles circulatoires et la raison d'une disposition anatomique aussi uniforme.

Sur cinquante-huit enfants (garçons et filles) fournissant des symptômes légers ou intenses d'adénopathie médiastinale, j'ai noté trente-quatre garçons et vingt-quatre filles, soit une moyenne de :

60 % de garçons;

40 % de filles.

Dans son remarquable travail sur l'adénopathie[1], Barety donne, sur dix cas, six garçons et quatre filles.

Sur ces cinquante-huit enfants j'ai relevé la plupart des signes de l'adénopathie trachéo-bronchique, depuis une très légère rudesse expiratoire au voisinage du hile ou la simple résistance au doigt qui percute la paroi thoracique au niveau du médiastin, depuis la légère toux quinteuse et sèche à l'occasion du décubitus, jusqu'aux troubles sérieux de la compression médiastinale avec toux permanente, atteintes chroniques de tout l'arbre respiratoire : bronchites chroniques, asthme, etc.

Sur ces cinquante-huit cas, j'ai noté sept fois seulement l'absence de tout réseau veineux préthoracique, et sur les cinquante et un cas positifs vingt et un présentaient un réseau particulièrement développé. J'ai enfin constaté, surtout dans les cas de circulation collatérale intense, la coexistence de troubles assez sérieux de la cage thoracique : retard notable de développement du périmètre thoracique; atrophie de la ceinture scapulaire, de toute la musculature du tronc pouvant aller même jusqu'à un certain degré de scoliose commençante. Ces constatations étant de la

1. Barety, Thèse de Paris, 1874.

plus haute importance pour l'explication pathogénique des troubles circulatoires qui nous occupent.

*
* *

On peut, à mon avis, réunir sous trois groupes principaux les troubles de circulation collatérale thoracique que l'on peut observer chez l'enfant :

a) Un type de circulation collatérale thoracique supérieur;
b) Un type de circulation collatérale médio-thoracique;
c) Un type fruste ou incomplet.

a) La circulation collatérale thoracique, type supérieur, est de beaucoup le plus fréquent. La plupart du temps unilatéral, à droite surtout, il est constitué dans sa forme la plus simple par la dilatation de l'une des branches de la mammaire interne qui, partant du mamelon droit, se dirige obliquement de bas en haut et de dehors en dedans vers le *manubrium sterni*.

Presque toujours asymétrique et à droite (neuf fois sur douze cas), il peut cependant se présenter des deux côtés simultanément (trois cas). Parfois, enfin, il existe un réseau supplémentaire costo-axillaire, décrit par Braune[1], et qui décharge les intercostales dans les veines axillaires.

b) La circulation collatérale, type médio-thoracique, est moins fréquente mais plus complexe que la précédente. En tous cas, sa disposition anatomique est identique dans tous les six cas que j'ai observés.

Une anse vasculaire part d'un tiers inférieur du sternum à gauche et remonte vers le creux sous-claviculaire droit; c'est la partie la plus dilatée de l'anse vasculaire.

Des anastomoses partent de cette anse, soit vers le bas dans la direction des vaisseaux phréniques, soit vers le haut dans la direction du cou ou du creux axillaire droit. Dans ces cas surtout, j'ai noté les troubles les plus accentués de l'état général ou des organes thoraciques : je note deux cas de bronchites graves avec séquelles interminables, un cas d'asthme infantile avec dystrophie, deux cas d'adénopathie généralisée avec splénomégalie et troubles bronchiques graves.

c) Enfin le type fruste ou incomplet peut être constitué par une partie seulement de chacune de ces branches : portion ascendante de l'anse médio-thoracique, tronçon de l'arc veineux costo-axillaire, anastomose pré-sternale, etc...

1. Braune, *Die Venen der vorderen Rumpfwand*, 1884.

*
* *

Quelle est la signification de cette circulation collatérale?

Je n'ai pas à rechercher ici le mécanisme pathogénique ni l'origine des ganglions médiastinaux et de leur hypertrophie. Le travail de Barety[1], quoique datant de 1874, est encore ce que l'on a publié de plus complet sur ce sujet.

Néanmoins, il est permis de se demander quelle peut être la part de l'hypertrophie des ganglions dans la dilatation vasculaire constatée.

La première pensée qui vient naturellement à l'esprit et qui est signalée sans commentaires dans les quelques travaux publiés sur ce sujet, c'est qu'il s'agit simplement d'une compression médiastinale. Mais tous les auteurs sont muets sur le mécanisme de cette compression et sur ses conséquences.

*
* *

Normalement, le sang veineux des parois de la cage thoracique est ramené au cœur par les veines intercostales droites et gauches qui se jettent : à droite directement dans la grande azygos et à gauche indirectement dans la grande azygos, par l'intermédiaire de la petite azygos supérieure et de la petite azygos inférieure.

La grande azygos, remontant un peu à droite de la colonne vertébrale, pénètre par une anse recourbée en crosse dans la loge médiastinale, si bien décrite par Barety[2]; elle en occupe le fond, se trouve directement accolée à la grosse bronche droite, sur laquelle elle repose et passe entre cette bronche et le groupe ganglionnaire prétrachéo-bronchique droit[3].

D'autre part, fait important, chacune des veines intercostales chemine entre deux faisceaux du muscle intercostal interne, ainsi que l'a indiqué Souligoux[4].

Enfin, ainsi que l'a signalé Braune[5], les mouvements respiratoires provoquent un appel du sang veineux vers le creux axillaire, appel favorisé encore par la position des valvules dans les veines intercostales et par la présence normale de branches perforantes anastomotiques vers

1. Barety, *loc. cit.*
2. *Ibid.*
3. Barety, *loc. cit.*, p. 43.
4. Souligoux, *Espaces intercostaux et abcès froids des parois thoraciques*, Bull. Soc. anatomique, 1893, p. 518.
Le muscle intercostal interne, plus volumineux, présenterait deux chefs supérieurs, et ce serait entre ces deux insertions supérieures que se trouverait le tissu cellulaire vecteur des vaisseaux sanguins et lymphatiques, ainsi que des nerfs.
5. Braune, *loc. cit.*

la mammaire interne. Une autre anastomose intéressante est celle que la mammaire interne envoie vers l'arcade des jugulaires, ou *arcus venosus*, par l'intermédiaire duquel les jugulaires antérieures se déversent dans les sous-clavières droite et gauche en arrière de la fourchette sternale[1].

En considérant tous ces faits, il est logique de penser que toute compression exercée dans la loge médiastinale décrite par Barély comprimera la grande azygos et amènera une stase veineuse dans les intercostales et, par contre-coup, dans les branches perforantes anastomotiques qui relient ces intercostales aux veines axillaires ou aux vaisseaux du cou.

Cependant Barély, pièces anatomiques en main, croit que, « même entourée de ganglions, la veine azygos se crée une loge à leurs dépens » et il n'a vu qu'un seul cas de compression de ce vaisseau.

Il y aurait donc une autre cause à cette stase veineuse dans les veines intercostales et à sa conséquence immédiate : la dilatation du réseau veineux superficiel.

∴

Mon ami, le Dr Buy, professeur d'anatomie à l'École de médecine de Clermont-Ferrand, et moi-même, pensons qu'il faut attacher une grosse importance au fait anatomique, constaté par Souligoux, du cheminement des vaisseaux de la paroi thoracique entre les deux faisceaux du muscle intercostal interne.

En effet, il s'agit presque toujours de sujets touchés plus ou moins profondément dans leurs organes respiratoires, chez lesquels le thorax est plus ou moins immobilisé et fonctionne surtout dans sa portion diaphragmatique. Il en résulte, comme nous l'avons constaté plus haut, une atrophie marquée de toute la musculature du thorax, un rétrécissement du périmètre thoracique, etc.

Cette immobilité relative des muscles intercostaux a pour conséquence logique la diminution de l'appel veineux respiratoire et, par conséquent, un arrêt du sang dans l'intérieur des veines intercostales.

Ce mécanisme doit certainement entrer en jeu pour une grande part dans la production du réseau veineux préthoracique, et si l'on ne peut dénier, comme le veut Barély, toute action à la compression médiastinale des troncs de l'azygos et de la veine cave supérieure, du moins avant toute confirmation anatomique ultérieure, que le Dr Buy et moi avons l'intention de poursuivre, il est permis de tirer de ces faits certai-

1. C'est le *confluent veineux sus-sternal* dont parle Charpy. Charpy et Poirier, *Traité d'anatomie humaine*, t. II, Les veines.

nes indications utiles pour le traitement des troubles généraux ou locaux que révèle la présence d'un réseau collatéral veineux préthoracique manifeste.

Il est de toute évidence qu'une indication se pose d'abord d'une manière absolue, à savoir l'atténuation de l'hypertrophie ganglionnaire, et parmi les méthodes de thérapeutique locale les plus intéressantes et les plus efficaces, je tiens à signaler l'apport direct d'agents médicamenteux actifs au niveau même des masses ganglionnaires : notamment la pénétration d'eau chlorurée sodique brumifiée telle qu'elle se réalise dans des salles d'inhalation, à la Bourboule par exemple.

En effet, les travaux de Wywodzoff[1] démontrent que le tissu pulmonaire est abondamment irrigué par des vaisseaux lymphatiques qui suivent les capillaires des bronches jusqu'aux alvéoles terminales, et que ce réseau lymphatique est parcouru d'une manière constante par un apport ininterrompu de lymphe.

D'autre part, Sikorsky[2] a injecté des solutions colorées dans les poumons de chiens et de chats vivants, et il a recherché leur mode de pénétration dans l'organisme. La solution colorée est prise par un système très dense de canaux et de canalicules qui ont toutes les propriétés des vaisseaux lymphatiques. Cet auteur a pu suivre ainsi un réseau lymphatique complètement distinct et séparé du réseau circulatoire sanguin, et il a même décrit certaines cellules différenciées qui formeraient les ostiaalvéolaires de ces canalicules lymphatiques dans les alvéoles et dans les bronchioles.

Tous ces travaux confirment théoriquement et expliquent les résultats thérapeutiques obtenus par la pénétration des gouttelettes microscopiques (0µ6 à 12µ)[3] d'eau minérale chlorurée sodique et arsénicale, et leur action sur les ganglions médiastinaux par l'intermédiaire des canalicules lymphatiques pulmonaires.

⁂

Une fois remplie cette indication thérapeutique, il ne faut pas considérer comme terminé son rôle médicateur. Il reste, en effet, encore à combattre la stase sanguine en atténuant les conséquences d'une immobilisation et d'une atrophie souvent notable de toute la musculature thoracique.

Des mouvements de gymnastique raisonnée, d'ampliation du thorax,

1. Wywodzoff, *Die Lymphgefässe der Lunge* (Wien. Med., Jahrb., 1866).

2. Sikorsky, *Ueber Lymphgefässe der Lunge* (Centralblatt f. mediz., Wissenschaft, 1870, p. 817).

3. G. Cany, *L'atmosphère des salles d'inhalation brumifiée* (C. R. Ac. des Sc., mars 1909) ; — *L'inhalation des eaux minérales* (Rapport au Congrès d'hydrologie, Alger, 1909).

des massages dans les cas d'une inégalité marquée dans la musculature de l'un des côtés du thorax, de l'électricité même dans les cas intenses, doivent sans retard être mis en œuvre.

Enfin, on recourra avec fruit aux frictions excitantes, rubéfiantes, révulsivantes, qui activeront, elles aussi, la circulation périphérique et atténueront l'insuffisance du jeu rythmique normal des muscles de la cage, insuffisance aussi préjudiciable au développement satisfaisant des organes thoraciques que l'hyperplasie des ganglions lymphatiques médiastinaux.

Un mélange qui, à cet égard, m'a donné d'excellents résultats est le suivant :

Alcoolat de lavande		150 gr.
— de Fioraventi	aā	20 —
Alcool camphré		
Teinture de benjoin		10 —

* * *

Tels sont les quelques faits que j'ai jugés dignes d'être rapportés et dont j'espère poursuivre l'étude avec les conseils bienveillants de mon excellent maître, M. Charpy, et avec l'aide précieuse de mon ami le docteur Buy, auquel je tiens, en terminant, à adresser mes remerciements pour son amicale et savante collaboration.

ESSAI SUR LA SÉMÉIOLOGIE ET LA PATHOGÉNIE DE L'HYSTÉRIE INFANTILE

Par MM.

A. RÉMOND, de Metz, et Paul VOIVENEL,

Professeur de clinique psychiatrique, Chef de clinique des maladies mentales,

à la Faculté de Toulouse.

La pathogénie et l'évolution de l'hystérie infantile, qui permettent de considérer la névrose à cet âge comme un chapitre distinct d'une histoire générale des accidents qu'elle présente, ne se peuvent comprendre sans une analyse minutieuse des conditions physiologiques qui caractérisent précisément cette période de la vie. Pitres a prétendu que l'on naissait hystérique ; c'est là une forme élégante et légèrement paradoxale de dire que les conditions qui président au développement de l'organisme se prêtent, mieux que toute autre, à l'éclosion de la névrose. En revanche, il ne faut pas oublier que les modifications physiologiques de l'organisme au cours de son développement faciliteront ici plus qu'ailleurs la disparition des accidents par la seule transformation normale du terrain. Comme l'a dit Charcot, l'hystérie ne tient pas chez l'enfant.

L'organe le mieux développé chez l'enfant, c'est le tube digestif. C'est sur lui que viendront retentir toutes les irritations ou toutes les infections siégeant sur d'autres organes; c'est son hygiène qui exigera la surveillance la plus rigoureuse; c'est chez lui que naîtront et se développeront les maladies les plus graves qui puissent menacer la vie.

Le *déséquilibre intestinal* devra donc être classé en première ligne parmi les agents provocateurs de l'hystérie infantile. Toutefois, ce déséquilibre ne peut agir dans le sens qui nous intéresse que par l'intermédiaire du système nerveux. Dans l'enfance, la partie du système nerveux qui est la mieux développée, celle qui se rapproche le plus de ce qu'elle sera chez l'adulte, c'est le grand sympathique. Le centre le plus voisin de son état définitif est ce qu'on a appelé le « cerveau abdominal ». Cette prédominance du sympathique permet de comprendre : d'une part, l'importance des reflexes émanant du tube digestif ou convergeant vers lui; d'autre part, l'intensité et l'importance des réactions vaso-motrices. Cette *sensibilité de l'innervation vasculaire* est le deuxième facteur pathogénique que nous ayons à retenir.

En troisième lieu, nous devons envisager *l'état de la moelle*. Dans la moelle, la connexion entre les ganglions spinaux et les organes splanchniques et la surface cutanée, les relations entre les cellules de ces ganglions et celles des cornes de la moelle; enfin, les rapports entre les cornes et les systèmes musculaires lisse et strié constituent le premier arc réflexe dont l'adaptation soit complète; en outre, les voies centripètes sont déjà très importantes alors que le faisceau pyramidal présente encore de notables lacunes. Il en résulte une réactivité particulière qui explique la facilité avec laquelle se produisent dans les membres des contractures par irritation et des paralysies par épuisement des cellules des cornes antérieures. Baylac a fort judicieusement montré combien les peintres avaient souvent enregistré cette réactivité spinale exagérée chez l'enfant en dessinant les orteils de leurs Enfants Jésus en extension forcée. C'est à cette réactivité exagérée qu'il faut également attribuer les convulsions de l'enfance, les contractions anormales dans le domaine du tube digestif (vomissements, constipation spasmodique) et le méningisme particulièrement fréquent dans l'hystérie infantile, comme l'a montré Bézy. Cet état de la moelle constitue un troisième facteur.

En quatrième lieu vient se placer *l'état du cerveau*. Ici, les centres de projection sensitivo-sensoriels sont déjà développés, alors que la zone psycho-motrice l'est moins et les faisceaux d'association moins encore; il en résulte, pour ce qui est des centres de projection sensitivo-sensoriels, une autonomie relative de ces différents centres dont les relations avec la zone psycho-motrice sont encore représentées par des voies très simples, de même que leurs relations des uns aux autres se produisent surtout par l'intermédiaire des relais mésencéphaliques sous-jacents. Quant aux centres psychiques, ce sont ceux dont le développement est le plus tardif, de même que l'idée de moi est peut-être une de celles qui se forment le plus tard chez l'enfant. Il en résulte que s'il est vrai que l'hystérie est une dissociation de la personnalité, il existe chez l'enfant un état anatomo-physiologique éminemment favorable à la constitution de la névrose, puisque ici les associations sont rudimentaires. Il en résulte aussi que les centres sensitivo-sensoriels étant relativement indépendants, chacun d'eux pourra être le point de départ de phénomènes d'idéation qui prendront une importance d'autant plus grande que le contrôle en sera plus difficile; cela explique la valeur de certaines impressions dans la genèse des accidents hystériques. Cela explique également la facilité avec laquelle se succéderont les états d'humeur diamétralement opposés, puisque le lien des processus intermédiaires n'existe pas encore.

Enfin, les relations des centres sensitifs étant surtout assurées par le mésocéphale, les associations subconscientes joueront un rôle d'autant plus important que l'organe qui préside à leur formation sera déjà plus avancé comme développement que les centres supérieurs. Ce que nous avons dit de la différenciation plus tardive des zones psycho-motrices permet d'ailleurs de comprendre l'exagération de l'activité médullaire et la facilité plus grande des phénomènes d'épuisement dans la moelle.

Nous avons donc à la base de ce que nous devons considérer comme étant l'hystérie infantile quatre éléments pathogéniques.

Ces faits de physiologie générale devront être considérés comme la condition à la fois nécessaire et suffisante du syndrome. La séméiologie comprendra donc : des phénomènes digestifs (anorexie, gastralgie, vomissements incoercibles, pneumatose gastro-intestinale, péritonisme, pseudo-appendicite). L'importance du sympathique nous permet de comprendre l'intensité des manifestations d'ordre vaso-moteur (sueurs localisées, asphyxie des extrémités, œdèmes localisés, éruptions diverses, méningisme, colère, cauchemars, palpitations, tachycardie, dermographisme).

De l'indépendance relative de la moelle vis-à-vis du cerveau résulteront la facilité des convulsions, des tremblements, des contractions, des phénomènes choréiformes, de l'astasie abasie et des paralysies localisées, des mictions involontaires, des spasmes, de la dysarthrie, des myalgies, de fausses arthropathies.

Enfin, l'état du système cérébral éclaire d'une façon particulière le psychisme de l'enfant hystérique dont le morcellement physiologique permet de le rapprocher de celui qui se réalise chez l'adulte sous l'influence d'un état pathologique, ou qui se maintient jusque-là, grâce à la dégénérescence : mobilité et contraste, fabulation, idées subconscientes, hallucinations oniriques. Tout cet ensemble résulte de l'inégalité de date dans les différentes étapes du développement cérébral, si bien que le cerveau de l'enfant réalise de lui-même les conditions du psychisme hystérique. Cela explique aussi la facilité extrême avec laquelle ces états se manifestent et avec laquelle ils disparaissent, puisqu'il suffit que l'organe continue à se développer pour faire disparaître les conditions à la faveur desquelles ces troubles s'étaient produits. Quand on dit que l'infantilisme est un des caractères de l'hystérie adulte, on ne fait presque qu'affirmer que l'état mental des enfants est physiologiquement hystérique. En revanche, les délires proprement dits seront extrêmement rares parce que les conditions nécessaires à leur formation n'existent pas.

Les impulsions et les fugues ici très fréquentes s'expliquent de même par l'importance exagérée que peuvent prendre chez l'enfant certaines excitations d'une part et les associations subconscientes d'autre part, ce qui implique un défaut de contrôle.

Cette pathogénie générale et la séméiologie qui en découle permettent enfin de comprendre le rôle des agents provocateurs qui, chez l'enfant, seront principalement : d'une part ceux qui s'adressent à la nutrition, et d'autre part ceux qui viennent frapper le système vasculaire et sympathique, c'est-à-dire les émotions.

OBSERVATION I. — **Démence précoce à début hystériforme.** — A. R..., seize ans, fille naturelle, mère rachitique, frère mort tuberculeux à quatre ans.

Née à terme à la suite d'un accouchement particulièrement long; n'a jamais eu de convulsions.

Rougeole à six ans suivie de broncho-pneumonie.

Intelligence vive; va à l'école à partir de sept ans et est la première de sa classe.

Menstruation à treize ans, irrégulière, peu abondante, douloureuse. Dès l'âge de onze ans, constipation : entérite muco-membraneuse. Teint blafard; anémie.

A quatorze ans, à la suite d'une vive frayeur, crise d'hystérie avec convulsions toniques et mouvements désordonnés, délire tranquille et urines nerveuses.

La mère remarque que la mentalité de sa fille se modifie; elle devient nerveuse, a des crises d'excitation et de logorrhée et dans l'espace d'un an présente cinq nouvelles attaques d'hystérie.

Les modifications intellectuelles s'accentuent. La jeune R.,. ne peut plus aller à l'école. Elle est incapable de fixer son attention. Des stéréotypies, du maniérisme apparaissent, et quand nous la voyons, le déficit intellectuel, l'incohérence, la verbigération, l'exagération des réflexes tendineux nous font porter le diagnostic de démence précoce.

OBSERVATION II, due à l'obligeance du docteur Liautaud. — **Hystérie infantile : méningisme.** — Georges P..., quatorze ans.

Antécédents héréditaires. — Père mort alcoolique à la suite d'une attaque de *delirium tremens*, à soixante-cinq ans. Eut ce fils à cinquante et un ans (donc, fils de vieux).

Mère bien portante.

Antécédents collatéraux. — Un frère aîné mort à trois ans de méningite tuberculeuse.

Une sœur plus jeune que lui de trois ans, chétive et nerveuse.

Antécédents personnels. — Accouchement normal. Nourri au biberon. Donna à diverses reprises des inquiétudes; à trois ans eut une diarrhée tenace. Au moment de la dentition, convulsions.

En mai 1907, il dut garder le lit avec fièvre dépassant 38° et probablement d'origine intestinale. Constipation.

La mère, très nerveuse, craignant la méningite, manifeste à diverses reprises et très fortement ses craintes devant le petit malade. Elle rappelle que son premier enfant est mort de cette maladie, et chaque fois que l'enfant replie ses jambes ou s'agite un peu, elle dit que le premier enfant repliait lui aussi ses jambes et avait eu des convulsions.

L'enfant s'était mis au lit avec une céphalalgie qui augmenta deux jours; la fièvre, malgré la prise de 50 centigrammes de calomel, ne tomba pas et, le troisième jour, le petit malade eut un délire qui débuta la nuit par un cauchemar pendant lequel le malade, assis sur son séant, montrait avec terreur un coin de la chambre.

Le matin et la journée, subdélire.

Puis apparaissent des signes de méningite. Attitude en chien de fusil, photophobie et, par moments, opisthotonos.

Le troisième jour où ces signes méningitiques se montrent, la fièvre n'est que de 37°5. La veille, le malade avait reçu un lavement. Pouls, 80.

Le quatrième jour, vomissements, photophobie, contracture passagère.

On porte le diagnostic de méningite.

Les urines, rares et albumineuses les deux premiers jours, sont redevenues claires. Il n'y a plus d'albumine, mais il n'est pas possible de les recueillir pour faire une analyse complète.

On donne du bromure et on fait appliquer de l'eau très froide sur la tête en même temps qu'on fait donner des lavements d'eau bouillie froide.

Le cinquième jour, le malade ne délire pas; la photophobie et les contractures sont moins marquées.

Une ponction lombaire ne donne pas de modifications du liquide céphalo-rachidien.

Recherchant les modifications de la sensibilité, nous trouvons au niveau du membre inférieur droit la racine de la cuisse insensible au contact, froid, chaleur, douleur, l'anesthésie s'arrêtant à l'union du tiers supérieur avec le tiers moyen.

La température est à 37°. Le pouls à 72°.

Les vomissements persistent.

Les jours suivants, les vomissements seuls persistent, l'état général paraissant malgré cela se relever.

Il est possible de recueillir les urines dont voici l'analyse :

Volume des 24 heures, 1.100 ^{cm3}; acidité totale (en Ph. O^5), 2,55; chlorure, 6,25; urée, 25,40; acide urique total, 0,48; traces d'indoxyle, ni albumine, ni pigments biliaires.

A l'examen microscopique, quelques cristaux d'oxalate de chaux et quelques cellules épithéliales

Dès ce moment, devant la persistance des vomissements, alors que tous les autres symptômes disparaissaient, devant l'absence de signes du liquide céphalorachidien, l'anesthésie en bracelet de la cuisse droite et les antécédents, nous pensâmes à une hystérie infantile simulant une méningite, le point de départ de cette simulation ayant été la suggestion inconsciente faite par la mère.

Quinze jours après, les vomissements disparaissaient sous l'influence du valérianate d'ammoniaque, du bromure et de la suggestion.

Observation III (Résumée). — A. C..., treize ans. Fille.

Antécédents héréditaires. — Père bien portant. Mère a eu des crises d'hystérie.

Antécédents personnels. — N'a pas eu de convulsions et paraît s'être toujours bien portée, mais a toujours été difficile à mener. Mauvais caractère. Instabilité mentale; intelligence développée, mais étourdie; en classe, fait amuser ses camarades. Très caressante pour ses parents. Depuis un an, crises apparaissant à des intervalles variant de quinze jours à deux mois.

Ces crises sont précédées de congestion du visage et d'étouffements sans raison anatomique.

Les crises sont caractéristiques : sensation de boule, perte de connaissance incomplète, convulsion tonique, puis mouvements désordonnés auxquels font suite généralement des pleurs et une émission d'urines claires.

Rétrécissement du champ visuel. Anesthésie pharyngée absolue. Insensibilité de la cornée.

Pas d'ovarie.

L'isolement l'améliore.

Observation IV (Résumée). — **Folie hystérique**. — B. S..., onze ans.

Fille d'une mère nerveuse sujette aux crises de nerfs (quarante-deux ans) et d'un père d'une intelligence médiocre.

A un frère, âgé de seize ans, dément précoce.

Est prise, à propos de sa première communion, d'un véritable délire mystique.

A eu, pendant une nuit, un rêve dans lequel elle vit sainte Catherine qui l'exhortait à devenir, comme elle, une sainte.

Depuis, a des idées fixes subconscientes post-oniriques. Croit entendre des voix et quitte un jour la maison paternelle pour suivre la sainte, qu'elle voyait.

L'isolement, la persuasion, le bromure et des piqûres d'extrait de substance grise la guérirent au bout de deux mois. Actuellement, rien ne permet de penser à la démence précoce.

Rétrécissement actuel du champ visuel. Abolition du réflexe pharyngien.

Observation V. — **Hystéro-épilepsie infantile (troubles psychiques : fugues).** — Laurentine L..., quatorze ans; entrée à la clinique des maladies mentales de Toulouse le 9 avril 1909, mise en liberté le 18 mai.

Crâne : Circonférence, 56; courbe antéro-postérieure, 32; courbe bi-temporale, 25,5. Diamètres : antéro-postérieur, 19; bi-temporal, 11; maximum transverse, 14.

Face : Hauteur, 12,5; diamètre bimalaire, 14.

Nez : Hauteur, 5.

Oreilles : Hauteur, 5; hélix normal; lobule soudé.

Yeux : Pas d'inégalité pupillaire; anesthésie conjonctivale.

Cou : Légèrement hypertrophié; corps thyroïde saillant.

Organes génitaux : Pas encore réglée.

Réflexes : Cornéen très diminué; irien peu marqué à l'accommodation, normal à la lumière; pharyngien supprimé; patellaire plutôt exagéré à droite, paresseux à gauche; plantaire normal; pas de rétrécissement du champ visuel.

Antécédents héréditaires. — Mère morte nerveuse. Père buveur, apathique.

Antécédents collatéraux. — 1° Une sœur aînée, vingt ans, bien portante

2° Un frère mort, à un an, de méningite;

3° Une sœur morte, à quatre ans, de méningite;

4° La malade;

5° Une sœur qui présente des troubles de la vision très marqués.

Antécédents personnels. — Accouchement normal; nourrie au sein de sa mère.

Jusqu'à l'âge de quatre ans, pas de maladie à signaler. A quatre ans, elle fait une chute dans une cave, et cette chute l'effraie beaucoup. Sur ces entrefaites, fluxion de poitrine, puis fièvre typhoïde, qui la laissent fort anémiée.

Depuis lors, la malade, plusieurs fois chaque mois, sent au niveau de l'épigastre une boule qui monte comme pour l'étouffer. Il suffit alors qu'on lui souffle sur la langue pour faire disparaître cette sensation.

En même temps, elle devient particulièrement agitée.

A signaler quelques rares incontinences d'urine.

Elle est mise par sa famille dans une pension de religieuses où, pendant trois ans consécutifs, elle ne présente aucune de ces crises. Elle paraît très intelligente et est toujours classée dans les premiers rangs de sa classe.

Il y a dix-huit mois, à son retour dans sa famille, un chien lui saute dessus.

Depuis lors, une fois par semaine environ, la petite présente des crises toujours précédées de sensation de boule, sensation qui lui permet de sentir venir sa crise et de choisir le lieu de sa chute. Cette période d'avertissement est allée en diminuant. Habituellement, elle se met à courir et vient se jeter dans les bras de la personne qui est la plus rapprochée d'elle. Ses crises commencent par un cri, avec pâleur de la face, pupilles dilatées, convulsions toniques, salive sanguinolente. Elles ne sont pas suivies d'émission d'urine, et elle n'en garde pas le souvenir : ce sont des crises d'épilepsie. Dans l'intervalle, le caractère de la petite malade est très irritable. Elle frappe sa grand'mère et lui vole de l'argent.

Au service, elle présente un mélange de crises épileptiques et de crises différentes dont elle se souvient, qui se produisent sans cri, sans pâleur, sans écume, précédées de la boule et suivies d'urines claires, crises que deux piqûres de bleu de méthylène ont fait disparaître.

Ces crises sont de nature hystérique.

Comme autres manifestations de l'hystérie, signalons quelques zones d'anesthésie variables, un point ovarien marqué, l'anesthésie pharyngée et cornéenne et des fugues ayant absolument le caractère des fugues hystériques. En effet, la malade s'était échappée plusieurs fois de chez elle « pour être libre » et 'était toujours souvenue de ces fugues, alors que dans la fugue épileptique, d'une part, l'automatisme est absolu et, d'autre part, l'amnésie complète.

L'isolement, la suggestion ont fait disparaître les crises à caractère hystérique. Les autres sont devenues bien moins fréquentes.

OBSERVATION VI (Résumée). — **Hystérie infantile d'origine traumatique.** — H..., douze ans.

Père arthritique.

Le petit malade s'est toujours bien porté physiquement et intellectuellement jusqu'au printemps 1909, où il reçut un violent coup sur la tête.

A la suite de ce coup apparut une confusion mentale hallucinatoire, le malade étant la nuit en proie à de violentes terreurs pendant lesquelles il désignait un tableau terrifiant. Peu à peu, cette confusion mentale fit place à une hystérie caractérisée avec abolition du réflexe pharyngien, caractère mental hystérique, instabilité, cabotinisme du petit malade, besoin de voir les autres s'intéresser à lui.

Le petit malade est mis en observation, et l'isolement l'améliore considérablement.

BIBLIOGRAPHIE

BRIQUET, *Traité de l'hystérie*, 1859.

CAZAUBON, *De l'hystérie chez les jeunes garçons* (Thèse, Paris, 1884).

PEUGNIEZ, *De l'hystérie chez l'enfant* (Thèse, Paris, 1885).

Mlle GOLDSPIEGEL, *Contribution à l'étude de l'hystérie chez les enfants* (Thèse, Paris, 1888).

DUVOISIN, *Sur l'hystérie infantile* (Jahrbuch für Kinderheilk. Leipzig, 1889).

CHAUMIER, *Congrès de Grenoble*, 1885. — *Bull. de l'Acad. de médecine*, 1891.

BARDOL, *De l'hystérie simulant des maladies de l'encéphale chez les enfants* (Thèse, Paris, 1893).

BERNHEIM, SIMON, HAUSHALTER, *Société de médecine de Nancy*, 1894.

FISCHER (Thèse, Nancy, 1894).

BÉZY, *Société de médecine de Toulouse*, 1893-1894-1896.

— *Congrès de Bordeaux*, 1895.

— *Congrès des aliénistes et neurologistes* (Toulouse, 1897).

— *L'hystérie infantile* (chez Vigot), 1900.

BIBENT (Thèse, Toulouse, 1898).

BRUNS et THIEMICH (de Breslau). — 75e réunion des naturalistes et médecins allemands à Cassel, 1903.

WEILL (Thèse, 1904).

ALLANIC, *Vomissements hystériques chez l'enfant* (Archives médicales d'Angers, 30 octobre 1904).

CARRIÈRE et Ch. DANCOURT, *Nord médical*, 15 février 1905.

A. BROCA et HERBINET, *Nouvelle iconographie de la Salpêtrière* (juillet-août 1905).

ARSIMOLES, *Hystérie infantile avec hallucination.* (Bull. médical, 1906, p. 268.)

Mme NAGEOTTE-WILBOUTCHEVICH (Société de Pædiatrie, mai 1907).

GUINON, *L'hystérie infantile.*

ALARY (Thèse, Toulouse, 1909).

VERGER, *Le bilan de l'hystérie d'après les discussions récentes* (Journal de Bordeaux, 19 juin 1910).

HALBERSTADT, *Phénomènes hystériformes au début de la démence précoce* (Revue neurologique, 15 août 1910).

CONSIDÉRATIONS SUR LA CRIMINALITÉ INFANTILE

Par MM.

A. REMOND, de Metz, et Paul VOIVENEL,

Professeur de clinique psychiatrique — Chef de clinique des maladies mentales
à la Faculté de Toulouse.

Il est nécessaire, avant de parler de la criminalité infantile, de définir ce que nous voulons entendre par ce terme. Tout en limitant la période de la vie pendant laquelle seront commis les actes auxquels nous réserverons cette dénomination à celle qui précède l'âge de la majorité, nous croyons devoir ne considérer comme rentrant dans la criminalité infantile que les actes criminels accomplis dans des conditions physiologiques qui caractérisent l'infantilisme; c'est-à-dire qu'un acte commis par un mineur ne rentrera pas nécessairement dans ce cadre du fait seul de l'âge de celui qui l'aura commis. Il faut encore que le délinquant ait agi sous l'empire de certaines caractéristiques qui ne sont pas nécessairement conditionnées par le plus ou moins grand nombre des années.

Les anciens disaient déjà : *Malitia supplet ætatem;* si cet adage ne peut être conservé au point de vue légal (la loi ne pouvant admettre les questions d'espèce), il n'en est pas moins vrai qu'au point de vue philosophique il est au contraire nécessaire d'analyser les conditions qui permettent de comprendre le mécanisme psychologique d'actes anormaux.

Le Code n'admet qu'une seule excuse : l'absence de discernement, et il limite la période pendant laquelle elle peut et doit être invoquée à un âge précis. Cette commune mesure se comprend évidemment puisqu'il s'agit d'une règle générale; elle correspond à une moyenne, mais elle ne suffit pas à caractériser psychologiquement tous les cas; il arrive même qu'elle peut servir d'excuse à des actes qui ne seraient pas excusables et qu'elle cesse de s'appliquer à un moment où le développement psychique du coupable n'est pas en rapport avec le nombre de ses années et où, par conséquent, le discernement n'existe pas encore.

Les conditions infantiles de la criminalité sont de trois ordres :

a) On distinguera en premier lieu les actes d'origine impulsive;

b) En deuxième lieu, ceux qui sont fonction de l'idiotie morale et parallèlement de l'exagération de l'égotisme;

c) Enfin, en troisième lieu, viendront se placer ceux qui constituent ce que nous appellerons la criminalité indirecte et qui dépendent de l'imbécillité ou de l'idiotie intellectuelles.

I.

Les actes qui rentrent dans la première catégorie se rattachent à l'état particulier que présente la cérébralité infantile. L'insuffisance des systèmes d'association supérieure et, par conséquent, l'exagération anatomique relative des centres de projection sensitivo-sensoriels, ainsi que l'importance physiologique des centres d'association inférieure, donnent aux processus subconscients une importance qui diminue avec les progrès de l'âge. Les représentations qui viendront émerger dans le champ de la conscience ont ainsi chez l'enfant un caractère de brusquerie, d'automatisme et d'isolement tels que les motifs de l'acte occuperont facilement à eux seuls toute l'étendue de ce champ; les conditions anatomiques et physiologiques réalisées par l'état d'un organe encore en voie d'évolution et par conséquent incomplet feront donc du psychisme infantile quelque chose d'analogue à ce que pourront réaliser plus tard les conditions pathologiques qui caractérisent l'état passionnel. L'excuse tirée du facteur morbide chez l'adulte sera ici la résultante des conditions mêmes de la croissance. Les réactions n'en seront pour cela ni moins vives ni moins dangereuses, mais il suffira au médecin légiste de faire ressortir combien elles réalisent complètement l'absence de discernement prévu par le Code, pour que la question d'incapacité d'imputation ne puisse pas se poser.

Si l'on ajoute à l'insuffisance du développement cérébral la facilité beaucoup plus grande des réactions vaso-motrices chez l'enfant que chez l'adulte, on pourra se rendre compte d'une façon précise des facteurs physiologiques qui sont intervenus dans la genèse de l'acte.

Mais cet acte résultant des conditions anatomiques normales ou quasi normales, on est alors en droit de se demander si l'envoi en correction du délinquant peut être utile; quoi que l'on veuille penser de la valeur éducatrice d'une maison de correction dont l'insuffisance morale ne fait, croyons-nous, de doute pour personne (et même en les supposant parfaites), on ne peut nier qu'elles représentent toujours, pour le moins, des conditions matérielles fâcheuses. L'enfant y est moins bien nourri et il s'y trouve soumis à des efforts physiques peu proportionnés à la fois à son âge et aux ressources alimentaires et hygiéniques qui lui sont fournies. Comme il s'agit, dans cette première catégorie, d'actes dont il faut chercher le point de départ dans une situation vasculo-nerveuse trop sensible et incomplète, il est permis de penser que l'on obtiendra peu de résultats par l'envoi en correction et que, du moment où le médecin légiste aura pu nettement caractériser la pathogénie du processus, il devra faire tous ses efforts pour obtenir le maintien de l'enfant dans le milieu familial ou sinon pour le faire hospitaliser dans un asile où l'action médicale pourra s'exercer d'une façon plus utile que celle de la correction.

II.

Dans le second groupe viennent se ranger les cas caractérisés par l'idiotie morale et l'exagération de l'égotisme.

L'idiotie morale doit être considérée comme l'expression d'un arrêt de développement; chez les sujets de cette espèce, l'enseignement familial ou religieux qui détermine dès un âge relativement peu avancé l'acquisition par l'enfant de notions morales reste ici sans effet; le sujet sait bien théoriquement qu'il existe une distinction du bien et du mal, qu'il y a des choses défendues et des choses permises, mais il est incapable de transporter dans le domaine pratique ce qu'il a ainsi appris. Le mécanisme qui détermine l'apparition dans le champ de la conscience des divers motifs pour ou contre un acte ne fournit pas ici de motifs d'ordre éthique. L'enfant n'enregistre, pour les appliquer, que les notions de l'utile ou du nuisible; comme il manque d'ailleurs de sentiments altruistes et de notions sur les conséquences un peu éloignées de ces actes, il n'envisage que ce qui peut lui être directement agréable ou fâcheux. Si à l'incapacité de mettre en œuvre les notions éthiques qu'on lui a fournies s'ajoute l'action d'une complaisance exagérée de l'entourage, si les infractions qu'il peut commettre dans la recherche de la satisfaction immédiate aux petites règles de la vie courante restent sans sanction, il en résulte un accroissement exagéré de l'égoïsme.

L'éducation défectueuse viendra donc compléter l'adaptation insuffisante aux règles morales, et ainsi se réalisera le type du criminel infantile préméditant et préparant son acte, soit simplement pour y trouver un plaisir du moment (incendiaire), soit pour modifier à son avantage les conditions de son ambiance.

Ces faits, dont les conditions premières sont une insuffisance d'éducation tenant d'une part à la mauvaise qualité de l'éducateur et d'autre part aux anomalies de développement de l'éduqué, sembleraient devoir appeler une triple sanction. *Au point de vue du sujet,* la maison de correction aurait sa raison d'être si elle remplissait réellement le but auquel elle est destinée, c'est-à-dire si elle arrivait à faire rentrer dans la catégorie des choses nuisibles à l'individu lui-même la série des actes qualifiés par la morale. Il ne faut pas espérer chez ce genre d'anormaux obtenir une adaptation plus complète à l'éthique; cette dernière doit être remplacée par la *crainte*. Il serait utile que l'individu ainsi taré ne pût à aucun moment acquérir la qualification nécessaire à son indépendance absolue et la mise en correction devrait se compléter par un retard indéfini de la majorité. Enfin la société, en se retournant contre l'*éducateur* et en lui réclamant la compensation civile du dommage causé par l'enfant, ne fait que sanctionner sa négligence ou l'insuffisance de ses efforts dans le sens de l'éducation. Nous donnons ci-dessous deux observations où l'idiotie morale et l'égoïsme ont nettement été le point de départ des actes incriminés.

PREMIER CAS. — **Affaire B...** (Résumée.)

Le 2 janvier 1909, à trois heures et demie, le jeune Jean-Paul B..., âgé de huit ans et demi, tue d'un coup de fusil à la région temporale sa sœur âgée de cinq ans. Il mit la crosse dans le creux axillaire, visa longuement sa sœur située à environ 2 mètres et pressa la gâchette. Le meurtre s'est accompli dans des circonstances qui méritent d'être précisées. Le jeune meurtrier dut aller chercher dans un endroit spécial la clef de la chambre où le crime avait été commis, il conduisit sa sœur dans cette chambre où il savait que se trouvait l'arme du crime et, aussitôt après le meurtre, il referma le local, remit la clef à sa place, partit pour garder les moutons dans les champs et ne manifesta, quand il fut interpellé, absolument aucune émotion.

Voici le résumé de l'observation :

Examen physique. — Santé excellente, quelques signes de dégénérescence intéressants simplement par leur ensemble; légère asymétrie faciale, oreilles en anse, palais ogival, légère hypertrophie du corps thyroïde, instabilité du pouls, testicules non complètement descendus au bas des bourses.

Intelligence. — *Instruction* rudimentaire, mais *intelligence* normale. L'*association des idées* se fait bien et l'enfant, qui *veut* garder le mutisme sur les circonstances de son crime, sépare avec une très grande précision ce dont il ne consent pas à parler de ce qu'il veut dire.

L'*émotivité* existe, mais elle est rapidement réprimée. Appelé sur l'ordre du professeur Remond, il pâlit violemment, puis vient docilement. Placé brusquement en face du fusil, il pâlit également et tremble légèrement, mais il a été impossible de le lui faire tenir. On lui place les mains sur l'arme; il les laisse glisser: à ce moment, son visage ne traduisait aucune expression, aucun muscle ne bougeait.

Instincts. — L'enfant est cruel et méchant. Il cherche sans cesse à faire du mal aux individus qui l'entourent, tirant les cheveux, les moustaches, égratignant, etc. Refusant de parler de sa sœur au professeur Remond et au juge, il dit à l'interne de service et répéta aux infirmiers qu'il était jaloux de sa victime.

Discussion. — Intelligence normale, *attention* en éveil et *compréhension* rapide que démontre nettement le fait de ne pas répondre quand il flaire un piège. *Volonté* et *nolonté* déjà très formées. — *Caractère* méchant essentiellement. Pas d'impulsion comme cause du crime; au contraire, suite très régulière des idées.

Les causes qu'il indique comme étant celles de son acte n'ont pu jouer le rôle de motifs qu'à la condition qu'il n'existe chez lui aucun motif d'ordre contraire. L'absence d'impulsion n'exclut pas l'absence de réflexion. Ce qui a manqué ici, c'est la notion du bien et du mal, ce sont les sentiments éthiques. B... se tait obstinément parce qu'il a peur d'une foule de choses dont il ignore la puissance et qui lui sont apparues d'autant plus formidables après son acte qu'il était moins documenté sur leur fonctionnement réel. La mort dont il ne pouvait prévoir la réalité objective, les cris des parents, des voisins, l'appareil de la justice, les interrogations, les audiences ont créé dans son esprit et autour de son acte une région pleine de terreur dans laquelle il refuse instinctivement de s'engager. Son mutisme ne présente cette systématisation que parce que c'est sa défense et sa seule défense. Sa méchanceté elle-même n'est que le résultat d'une insuffisance de dressage, et c'est par conséquent dans l'absence des éléments de discernement que l'instruction et l'éducation fournissent à l'homme qu'il faut chercher l'explication de la facilité et du sang-froid avec lequel il a agi, de même que c'est à cette absence d'instruction et d'éducation qu'il faut rattacher son attitude.

Est-il éducable? La question est difficile à résoudre. Depuis un an, il est à l'école et il est passé bien inaperçu; avant, il n'a reçu qu'une éducation rudimentaire; depuis, les progrès accomplis ont été à peu près nuls. Rappelons-nous qu'il présente des signes physiques dont l'ensemble permet de prononcer le mot de dégénérescence et que cette dernière constitue un sérieux obstacle à l'éducation, une présomption grave de folie morale. A ces signes physiques doivent s'ajouter la pauvreté des acquisitions faites par son esprit dans le domaine éthique, et ces deux ordres de faits réunis permettent de penser que, s'il n'est pas absolument incapable de se modifier sous l'influence de l'éducation et de l'instruction, ces deux facteurs doivent, pour agir, être d'une qualité supérieure aux moyens dont dispose son entourage.

Est-il dangereux? Les mêmes raisons qui nous font admettre qu'il a agi sans discernement persisteront certainement encore longtemps et les instincts de méchanceté se manifestent chez lui trop facilement pour que l'on ne soit pas en droit de redouter son contact avec des êtres plus faibles. Les éducateurs naturels se sont montrés au-dessous de leur tâche, et l'on ne peut espérer que leur rôle se modifie suffisamment pour amener un changement rapide dans l'état moral difficilement modifiable de cet enfant. Il est donc plus sage de renoncer pour lui à l'éducation en commun.

Deuxième Cas. — **Affaire T..., mai 1910.**

T... (Marcel), dix-neuf ans, étudiant en droit, inculpé de vols, tentative de vol, faux et usage de faux.

Antécédents héréditaires. — Oncle maternel mort dans un asile d'aliénés; cousin germain imbécile; tares physiques chez la grand'mère maternelle et chez un frère de celle-ci.

Antécédents personnels. — A parlé tard; compréhension difficile au collège; indifférence; lisait beaucoup, mais sans grand discernement, et tirait des conclusions qui traduisaient *un jugement absolument faux*, selon l'expression de *tous* ses professeurs; a échoué à ses examens; puis, placé à l'Ecole de notariat de Toulouse, allait être rendu à sa famille pour incapacité de compréhension quand il commit le délit.

État actuel. — Se présente à nous avec aisance et le sourire sur les lèvres. Prié d'écrire ce qu'il pourrait invoquer comme excuse, il mélange quelques aphorismes de Proud'hon et de Rousseau et se plaint d'être poursuivi « pour avoir eu le courage de mettre d'accord ses pensées avec ses actes ». Pas la moindre trace d'affectivité pour ses parents; n'a jamais eu d'amis; pas de relation féminine suivie. Au point de vue passionnel, on découvre chez lui une passion intense, féroce, qui occupait constamment son esprit et à la satisfaction de laquelle il consacrait toutes ses ressources, *la passion du jeu*. Jamais il ne lui est arrivé, même quand il avait tout perdu, de quitter le jeu avec la pensée de n'y pas revenir, mais toujours l'esprit préoccupé des moyens de se procurer de l'argent pour y revenir. C'est dans le jeu qu'il faut chercher le motif des faits délictueux qui lui sont reprochés.

Au point de vue moral, il est impossible de discerner chez lui trace d'un sentiment éthique. Ses délits sont des peccadilles dont il s'étonne qu'on lui demande compte. Les faux des nécessités qu'il a subies pour tirer parti de son vol. Quand on lui parle des pénalités qu'il a encourues, il s'étonne. Quand on cherche à lui faire donner une appréciation sur la valeur morale d'un acte il reste stupide. Quand on lui parle d'un manquement grave à son devoir, il rit. Il se considère comme une victime. « Ce sont, dit-il, les jeunes enfants qui ne connaissent rien de la vie qui servent de victimes à la société. »

L'éducation religieuse, l'éducation familiale, les idées de morale, philosophiques n'ont laissé sur son esprit aucune trace, aucune empreinte. Il ne comprend pas. *L'imbécillité intellectuelle et l'idiotie morale* sont ici associées d'une façon tellement complète qu'elles ne permettent pas de penser que T... puisse à aucun moment être considéré comme jouissant d'une capacité d'imputation, même réduite. Il est incapable de se conduire, car il est certain que quelle que soit la passion qui s'empare de lui, il sera incapable de lui opposer une résistance, n'ayant pour ce faire aucun motif à sa disposition. Il est inadaptable au point de vue social, car il n'arrivera jamais à mettre en balance avec l'acte qu'il se trouvera amené à commettre une règle, si simple et si banale fût-elle.

Les sanctions, ou mieux les précautions qu'un tel état comporte, sont plutôt d'ordre civil que d'ordre pénitentiaire. On est en droit de se demander s'il est sage de le laisser jamais jouir de sa majorité et si une interdiction prononcée à temps ne constituerait pas une sauvegarde indispensable. L'enfermer dans un asile est impossible; lui infliger une peine serait illusoire, elle ne serait ni comprise actuellement ni susceptible de provoquer aucun amendement. Le faire entrer dans un régiment c'est l'envoyer au-devant des pires conséquences de son inaptitude à suivre aucune règle; seule une tutelle sévère, complète et permanente serait à même de le rendre inoffensif tant à son point de vue personnel qu'au point de vue social.

III.

Comme on peut le voir dans les observations qui précèdent, l'idiotie morale s'accompagne très souvent d'un certain degré d'infériorité intellectuelle. Cependant, on est en droit de décrire isolément ce qui lui appartient parce qu'il existe des cas où elle se manifeste d'une façon presque indépendante, tandis que l'imbécillité proprement dite n'est pas incompatible avec une certaine éducabilité du sujet et une mise en valeur suffisante par lui des notions éthiques qui lui ont été fournies. En un mot, les deux états peuvent s'associer, mais cette association n'est pas nécessaire.

C'est à l'insuffisance du développement intellectuel allant de la simple imbécillité jusqu'à l'idiotie et abstraction faite des cas les plus inférieurs de la série qu'il faut rattacher ce que nous appelons *la criminalité indirecte*. L'enfant est suggestionnable pour le même motif qu'il est impulsif; l'idée qui s'empare de son esprit, quel qu'en soit le point de départ, occupe cet esprit tout entier, l'intoxique pour ainsi dire, d'autant que l'imagination peut broder autour sans que la critique, c'est-à-dire la comparaison, ni l'analyse, c'est-à-dire la recherche des composantes, puissent empêcher cette idée de jouer un rôle prépondérant; le point de départ de la suggestion pourra être l'exemple soit direct soit transmis par tradition orale; c'est ainsi que la vue d'un acte ou que le récit de cet acte pourra déterminer des enfants à commettre un acte analogue dont les conséquences se trouveront être criminelles parce qu'ils n'auront pas prévu les résultats du « jeu » ainsi organisé.

Krafft-Ebing cite l'histoire d'enfants qui saignèrent une fillette pour jouer au jeu du cochon qu'on saigne.

Dans d'autres cas, le récit d'un incendie sera le point de départ d'un incendie volontaire, l'enfant cherchant à retrouver le spectacle dont il a entendu la description.

Dans ces deux hypothèses il n'est pas nécessaire que la faiblesse d'esprit soit très grande pour que s'opère la synthèse psychique à la faveur de laquelle l'acte s'accomplit. On ne peut pas cependant admettre que les sujets soient tout à fait normaux.

Il faut un degré d'imbécillité un peu plus accentué pour que l'enfant accomplisse un acte délictueux ou criminel sur l'injonction d'un tiers; mais, à supposer que celle-ci s'exerçât grâce à des violences sur un enfant normal, il n'en résulterait pas moins que, dans cette hypothèse comme dans celle où nous envisageons l'action d'un criminel faisant accomplir l'acte coupable par un enfant d'autant plus obéissant qu'il est moins intelligent, on peut dire que la criminalité infantile est ici une criminalité indirecte et que le juge, en se basant sur les faits de la cause et sur le rapport de l'expert, devrait en demander compte à l'auteur de la suggestion.

Krafft-Ebing donne un bel exemple de meurtre commis par un individu frappé d'une anomalie de développement à l'âge de dix ans et faible d'esprit, à l'instigation d'un individu normal (*Médecine légale des aliénés*, 1900, p. 125).

Selon le degré du développement intellectuel du sujet devenu ainsi le jouet d'un autre ou l'acteur d'un drame échafaudé par sa mémoire et son imagination, sans intervention d'aucun contrôle, la question se posera encore des peines accessoires que l'on peut infliger, c'est-à-dire de l'opportunité ou non de la maison de correction; il semble que le principal souci devrait être ici d'augmenter les chances d'éducation, de diminuer les causes de contagion morale et de diminuer les exemples pernicieux. Ceci revient à dire que la maison de correction n'est pas utilisable, pas plus du reste que nous n'en avions considéré l'application comme justifiée pour les sujets de la première catégorie.

Observations rédigées et résumées par le docteur Chevalier-Lavaure, directeur de l'asile d'Auch.

1° C... (L...), né à Castéra-Verduzan, âgé de dix-sept ans, célibataire, domestique.

Admis à l'asile le 18 juin 1908.

Rapport médico-légal du docteur Caillau, de Condom : Ordonnance de non-lieu. Vols, incendies, tentative de viol.

Père alcoolique, violent, furieux. Frère de fugueur. Pas de maladies graves, rougeole. A l'école, travail et progrès nuls, indiscipliné, paresseux.

A vaguement appris le métier de tourneur. S'est fait renvoyer de toutes les places pour vol. Dès qu'il a un moment de liberté, se livre à la boisson et au jeu.

Un beau jour, emporte brutalement et cyniquement, sous les yeux d'un jeune garçon qui le dénoncera sûrement, une fillette qu'il essaie de violenter dans une cabane.

Aspect niais et sournois. Taille, 1m49, alors que l'envergure des bras est de 1m60. Oreille droite plus longue de 6 millimètres que l'oreille gauche. Dents irrégulières et mal implantées. Dents supplémentaires au maxillaire inférieur.

Pas d'idées délirantes, raconte cyniquement et vaniteusement ses vols, ses incendies, l'attentat dont il est l'auteur.

Arrogant, exigeant, réclameur...

Reste quatre mois en traitement. Occupé au jardin, surveillé sévèrement, paraît s'amender. Sort le 19 octobre 1909.

Réintégré le 8 mars 1910.

Nouveau rapport médico-légal du docteur Caillau : A commis de nouveaux vols. Ordonnance de non-lieu.

Occupé au jardin, s'évade, commet une tentative de viol sur une jeune fille qu'il rencontre sur la route. Raconte complaisamment son aventure. C'est un masturbateur effréné.

Imbécillité intellectuelle et morale.

2° P... (Hubert), de Tachoires (Gers), âgé de dix-sept ans, est inculpé d'incendie volontaire. Rapport médico-légal : Non-lieu.

Antécédents héréditaires. — Père épileptique (deux ou trois crises par semaine). Alcoolique. Violent. Sentiments affectifs peu développés. Un frère de sa mère est sujet à des attaques de nature indéterminée, mais qui l'empêchent de voyager et même de sortir sans être accompagné de peur d'accident. Cinq frères morts en bas âge. Aucun n'avait vécu plus de cinq mois. Enfin, certains avaient succombé dans des convulsions.

Antécédents personnels. — Développement physique et intellectuel retardé. Taille d'un garçon de treize à quatorze ans. Facies puéril. Brachycéphale. Côté gauche de la face atrophié. Voûte palatine ogivale. Cheveux implantés très bas sur le front, surtout à gauche.

Pâle et amaigri. Organes, rien de particulier. Intelligence peu développée. Aptitude à s'instruire très faible. Mémoire nulle. Sentiments affectifs atrophiés; manifeste une véritable haine pour son père. Habituellement, docile et timide.

Deux mois environ avant l'incendie qui lui est reproché, changement de caractère. Auparavant docile, obéissant, travailleur, bien qu'il eût besion d'être constamment dirigé de très près. Devient distrait, violent. entêté, désobéissant; tantôt fureur de travail, tantôt apathie, inertie complète. Crises de rage, se mord, frappe le bétail, brise les outils. Boulimie qui frappe l'entourage. Insomnie, maux de tête violents. Masturbateur effréné. Manifeste des peurs irraisonnées et se livre à des fugues. On remarque, de plus, qu'un verre de vin suffit à le griser. Pas de crises convulsives, pas de perte de connaissance; n'urine pas au lit. Un beau jour, il met le feu à une meule de foin. Il se rend parfaitement compte de ce qu'il a fait et au moment même où il l'a fait, mais ne sait pourquoi il l'a fait. Il est impossible de trouver chez lui les éléments classiques de l'obsession, de l'impulsion. Il ne sait pas, et voilà tout. Il n'a pas de motifs de vengeance, il n'a pas eu de plaisir à voir le feu, etc.

Il se souvient de toutes les circonstances, de tous les détails de son acte. Pas d'idées délirantes.

RÉSUMÉ : *Dégénérescence héréditaire avec syndrome d'excitation au moment de la puberté. Violences impulsives s'exerçant sur les outils, sur les animaux, sur lui-même. Excitation génitale, excitation s'étendant même aux fonctions digestives. Terreurs irraisonnées. Fugues (excitation locomotrice)*, etc.

En dehors des trois catégories que nous avons envisagées ici, on rencontrera des enfants chez lesquels la criminalité sera fonction de troubles pathologiques dont l'action n'emprunte que peu de chose à l'âge du sujet. C'est pourquoi nous avons éliminé de cette description les faits délictueux reposant sur un fond d'hystérie, d'épilepsie, consécutifs à l'alcoolisme, etc., estimant que, dans ces cas, l'importance de l'élément pathologique l'emporte dans l'étiologie du crime sur la valeur pathogénique de l'infantilisme, et qu'il s'agit, par conséquent, non plus de criminalité infantile, mais d'enfants criminels.

TROISIÈME SECTION

OBSTÉTRIQUE

ALLOCUTION

Prononcée à la première séance de la section d'obstétrique,

PAR LE PROFESSEUR J. ROUVIER, d'Alger,

PRÉSIDENT DE LA SECTION

« MESSIEURS,

« En prenant place à ce Bureau, comme Président de la Section d'obstétrique du VIe Congrès de gynécologie, d'obstétrique et de pædiatrie de Toulouse, je devrais m'estimer heureux et fier d'avoir été appelé par le vote de mes distingués confrères à présider une Assemblée où sont réunies tant de notabilités scientifiques, venues de la France et de l'étranger.

« Je devrais surtout me féliciter d'avoir ainsi à prendre une part des plus actives à ces séances où vont être exposés et discutés tant de travaux intéressants pour l'obstétrique.

« Mais ce ne sont point de pareils sentiments qui s'agitent présentement en mon âme.

« A une certaine appréhension, en face des responsabilités qui m'incombent, se joignent aussi des sentiments de tristesse.

« Comment oublier, d'une part, que j'ai l'insigne honneur de succéder, en cette charge, à d'éminents accoucheurs, qui sont la gloire de l'obstétrique française !

« Comment oublier que mon dernier prédécesseur comme président de cette section, en 1907, au Congrès d'Alger, fut le professeur Auguste Queirel, qu'une mort prématurée a récemment enlevé à l'affection de ses amis !

« Mon émotion est d'autant plus vive, en évoquant ce douloureux souvenir, qu'ayant été autrefois l'interne de ce savant modeste, j'avais mieux pu apprécier toutes ses brillantes qualités : ses connaissances si étendues, sa dextérité opératoire, son tact administratif, son aménité pour ses élèves et ses malades, et que, même au-delà des mers, je n'avais jamais cessé, durant une carrière déjà longue, de conserver avec lui les relations les plus amicales.

« Je n'ai pas à rappeler ici les remarquables travaux de mon vénéré maître, dans notre spécialité. Ils ont solidement établi sa réputation de travailleur et de savant, et lui ont, de bonne heure, ouvert les portes de l'Académie de médecine. D'autres, d'ailleurs plus autorisés que moi, se sont acquittés à merveille de ce devoir; et leurs élogieuses notices ont été insérées dans les périodiques médicaux, lorsque nous eûmes à déplorer sa perte. Vous connaissez les nombreuses publications du professeur A. Queirel : la plupart ont été réunies par lui en plusieurs volumes, durant les dernières années de sa vie. Celles consacrées à l'étude de la tension du pouls, dans l'état puerpéral, sont désormais classiques.

« Le professeur A. Queirel fut un des fondateurs de cette œuvre du Congrès de gynécologie, d'obstétrique et de pædiatrie. Collaborateur assidu et dévoué, il participa régulièrement aux travaux des cinq premières sessions. A Alger, il fut à la fois président général du Congrès et président de la section d'obstétrique. A ce titre il a des droits incontestables à notre reconnaissance.

« Je crois donc être l'interprète des sentiments des membres du présent Congrès, avant d'inaugurer nos travaux, en saluant respectueusement sa mémoire et en envoyant à sa famille le témoignage de notre douloureuse sympathie. »

DEUX CAS D'INVERSION UTÉRINE AVEC GUÉRISON

PAR MM. LEPAGE ET WILLETTE, de Paris.

Les cas d'inversion utérine après l'accouchement, qui étaient jadis rares, deviennent de plus en plus exceptionnels, au fur et à mesure que se perfectionne la technique de la délivrance; c'est pourquoi il nous semble utile de rapporter devant le Congrès deux cas d'inversion utérine, que nous avons observés en un temps assez rapproché, à la Maternité de Boucicaut.

OBSERVATION I. — Le 22 novembre 1909, à dix heures et demie du soir, entrait une primipare âgée de trente-deux ans, accouchée en ville le même jour.

Cette femme a été réglée à l'âge de quinze ans; les règles ont toujours été régulières; les premiers rapports ont eu lieu à l'âge de trente et un ans. Les dernières règles ont apparu du 27 janvier au 1er février. La grossesse s'est passée sans incidents, sauf l'apparition d'un peu d'albumine vers la fin de la grossesse.

La femme est accouchée le 22 novembre, assistée par une sage-femme; l'accouchement a été normal. Un quart d'heure après, la sage-femme tente la délivrance en faisant quelques légères tractions sur le cordon. Le placenta apparaît à la vulve assez facilement, en même temps qu'une forte hémorragie se produit. La sage-femme, étonnée de la tumeur qu'elle aperçoit au niveau de la vulve, pense d'abord à tirer ou à couper; mais, ayant l'idée de rechercher au niveau de la région hypogastrique la présence de l'utérus, elle ne le trouve pas; inquiète, elle envoie chercher un médecin, qui est absent; elle se rend alors elle-même chez un autre médecin, auquel ses occupations ne permettent pas de venir. La sage-femme retourne alors près de sa cliente; elle décolle tant bien que mal le placenta, puis tente de réduire l'utérus en appuyant d'abord sur la partie médiane de la tumeur, puis, n'y arrivant pas, elle est plus heureuse en faisant des pressions sur le bord de l'anneau.

La malade étant très pâle, la sage-femme la conduit à l'hôpital.

A son entrée, l'état général est assez sérieux : la femme est pâle, les lèvres sont cyanosées, la femme accuse des éblouissements; au palper, on sent au-dessus du pubis un globe utérin assez dur; il n'y a pas d'hémorragie externe. Pouls, 136. Injection hypodermique de 500 grammes de sérum artificiel.

Vers quatre heures du matin, le 23 novembre, il se produit une hémorragie assez abondante. M. Willette introduit la main dans l'utérus et retire de nombreux caillots accompagnés de débris de membranes, de placenta. Le pouls est toujours à 136, moins bien frappé.

Tamponnement intra-utérin à la gaze stérilisée. Injection hypodermique d'ergotine. Nouvelle injection de 500 grammes de sérum artificiel.

La malade est placée dans son lit en position déclive, la tête basse; on la réchauffe avec des boules. Température : matin, 38°6; pouls : matin, 140. Température : soir, 38°4; pouls : soir, 130.

A huit heures du matin, le 23, le pouls était à 144.

A partir du 24 novembre, la température ne dépasse plus 37°6, et le pouls revient définitivement au-dessous de 100 à partir du 27 novembre. La femme sort guérie, mais encore très anémiée, le 5 décembre.

Observation II. — Il s'agit également d'un cas d'inversion utérine produit en ville, mais qui n'y fut pas réduit.

Mme X..., vingt et un ans, primipare, est amenée à la Maternité de Boucicaut à neuf heures du matin.

Elle a été réglée à quinze ans et demi; ses règles durent habituellement pendant huit à dix jours. Grossesse normale.

Après vingt-quatre heures de travail, la femme, assistée d'une sage-femme, accouche chez elle, le 15 janvier 1910, à sept heures du matin, d'une fille pesant 3.200 grammes.

La délivrance se fait un quart d'heure après l'accouchement.

D'après les renseignements fournis par la sage-femme, la délivrance aurait été spontanée, aidée seulement par un peu d'expression utérine et sans qu'aucune traction ait été exercée sur le cordon. La sage-femme cherche à saisir le placenta qui apparaît à la vulve, et elle se rend compte à ce moment que l'utérus est inversé.

La femme perd du sang en grande quantité. Un médecin appelé essaie en vain de réduire l'inversion.

Au moment de son entrée dans le service, la femme est complètement décolorée, ses extrémités sont froides, il n'y a pas de pouls radial; la femme a cependant conscience de ce qui se passe autour d'elle.

Après une désinfection rapide, M. Lepage la fait mettre en position déclive; il fait comprimer l'aorte et il cherche à réduire l'inversion en commençant par le bord de l'orifice; mais, devant l'insuccès de cette tentative, malgré l'état général de la femme, il lui fait donner quelques bouffées de chloroforme et parvient à réduire l'utérus inversé en exerçant avec le poing fermé une pression au niveau de la partie saillante de la tumeur inversée.

Après avoir retiré quelques débris placentaires, on fait une injection intra-utérine d'eau stérilisée chaude, puis un tamponnement de l'utérus et du vagin avec de la gaze iodoformée.

Pendant ce temps, on fait une injection hypodermique de sérum au niveau de la cuisse droite, tandis que du côté gauche on injecte de l'huile camphrée et de la caféine.

De plus, on fait une injection intra-veineuse de sérum.

Comme celle-ci présente quelques difficultés, on introduit en même temps dans le rectum 2 litres de sérum tiède, dont la moitié environ est conservée.

Lorsque l'intervention est terminée, la femme est toujours dans un état des plus alarmants, ayant à peine conscience de ce qui se passe. Les battements de la radiale ne sont guère perceptibles. A onze heures, les lèvres se recolorent un peu.

En raison de la cyanose persistante des ongles, inhalation d'oxygène. A midi, on pratique une nouvelle injection de caféine, et une piqûre de morphine dans le but de congestionner les centres nerveux. Peu à peu le pouls radial commence à revenir, la malade répond aux questions qui lui sont posées, la pupille est moyennement dilatée.

Température : soir, 38°5; pouls : soir, bien frappé, 130.

La température descend au-dessous de 38° au bout de trois jours, le pouls diminue de fréquence et devient à peu près normal au bout de six jours.

La malade quitte le service le 25 janvier; elle est encore très pâle et peut cependant se tenir debout.

A noter, pendant les suites de couches, une fétidité assez considérable des lochies.

De ces deux observations, quelques conclusions peuvent être tirées :

1° Si, dans la seconde observation, il n'y a pas eu, au dire de la sage-femme, de tractions exercées sur le cordon, il n'en est pas de même dans le premier, où des tractions ont été faites, d'après le témoignage même de la sage-femme qui les a pratiquées.

2° Lorsque la réduction présente des difficultés, bien que l'état d'anémie grave contre-indique dans une certaine mesure l'analgésie obstétricale, celle-ci peut cependant permettre de réduire plus facilement l'utérus inversé.

3° Quant au manuel opératoire, si, dans nombre de cas, la réduction est plus facile lorsqu'on commence par la périphérie de l'anneau d'invagination, dans d'autres cas la réduction ne s'opère qu'en appuyant sur la tumeur formée par l'utérus inversé et située au-dessous de l'orifice d'invagination.

4° On a discuté la question de savoir s'il n'y avait pas inconvénient à pratiquer le tamponnement intra-utérin dans un utérus qui vient d'être inversé pendant la période de délivrance. Il nous semble que les craintes qui ont été exprimées de voir les contractions utérines trop violentes survenir par suite de la présence du tamponnement et reproduire l'inversion utérine, sont singulièrement exagérées.

Dans l'observation II, le tamponnement a été pratiqué d'emblée : il n'y a pas eu de nouvelle hémorragie, tandis que dans l'observation I, il a fallu, plusieurs heures après la première intervention, vider la cavité utérine du sang qu'elle contenait et introduire un tamponnement intra-utérin.

5° Si l'état général grave de la femme est, dans les cas d'inversion, une indication formelle, non seulement aux injections hypodermiques, mais aux injections intra-veineuses de sérum, on peut avec grand avantage recourir — ce qui est une manœuvre beaucoup plus facile — à l'introduction dans le rectum d'une quantité plus ou moins considérable de sérum artificiel.

M. le professeur ROUVIER (d'Alger). — A propos des intéressantes observations d'inversion utérine qui viennent de nous être rapportées, je tiens à rappeler deux autres observations analogues, recueillies dans mon service de clinique obstétricale. Les deux accouchées, admises dans mon service dans un état d'anémie des plus graves, en sont sorties guéries. Leurs observations, publiées dans un périodique local, ont passé inaperçues dans le monde scientifique. Je les rappelle brièvement à cause de l'importance médico-légale de l'une d'elles. Le placenta étant venu *découronné*, on avait porté contre la sage-femme qui avait assisté la parturiente l'accusation si grave *d'incapacité professionnelle*. Or, le véritable coupable était, en l'occurrence, le fœtus. Les tractions intempestives sur l'utérus, par l'intermédiaire du placenta, étaient dues à une brièveté fonctionnelle d'un cordon trop long ayant déterminé un circulaire en huit de chiffre cervico-axillaire. Pareilles observations, passées sous silence par la plupart des classiques, sont trop rares pour que je m'abstienne de les rappeler.

NOTES SUR LES SIGNES GÉNÉRAUX DES HÉMORRAGIES OBSTÉTRICALES

PAR M. LEPAGE, de Paris,

Professeur agrégé à la Faculté de Paris, Accoucheur de l'hôpital Boucicaut.

Parmi les progrès réalisés en obstétrique depuis vingt-cinq ans, progrès qui rendent moins redoutable pour la femme l'acte de la parturition, il faut compter le traitement rationnel des hémorragies : grâce à une connaissance plus précise du mécanisme de la délivrance, et par suite des anomalies de ce mécanisme, l'accoucheur sait mieux se contenter de l'expectation prudente lorsque tout est normal, ou recourir en temps opportun à l'intervention nécessaire. De même, la pratique obstétricale est devenue plus rationnelle en s'enrichissant de notions plus rigoureuses sur le mécanisme de l'hémorragie causée par l'insertion vicieuse du placenta, sur les signes généraux et locaux du décollement prématuré du placenta inséré normalement, sur les signes prémonitoires de la rupture utérine et sur la symptomatologie de la grossesse ectopique au début et des accidents de rupture du kyste fœtal.

La thérapeutique de ces diverses hémorragies est devenue plus efficace par suite d'un diagnostic plus précoce et d'une intervention plus hâtive.

Il serait oiseux, dans une réunion comme la nôtre, d'insister sur ces faits connus de tous et sur les heureux résultats obtenus par l'application, au traitement des hémorragies obstétricales, de certains traitements locaux tels que le tamponnement intra-utérin et de traitements généraux tels que les injections hypodermiques, intra-veineuses ou rectales de sérum physiologique.

Je désire simplement appeler l'attention des membres du Congrès, non pas sur les symptômes généraux des hémorragies et en particulier des hémorragies de la délivrance, mais sur leur époque d'apparition.

Il y a trente ans, les maîtres de l'obstétrique enseignaient, aussi bien dans leurs cours que dans leurs livres, que pendant la délivrance il fallait intervenir si l'hémorragie était abondante et si elle s'accompagnait de phénomènes généraux inquiétants (tendances syncopales, bourdonnement d'oreilles, pâleur de la face, troubles de la vue, etc.). Le praticien qui suivait ces conseils sauvait souvent la vie de la femme par une intervention telle que la délivrance artificielle, mais il assistait parfois avec terreur au drame qui suivait son intervention trop tardive : sans perdre à nouveau de sang, la femme s'éteignait peu à peu en pleine lucidité, après une certaine phase d'agitation pendant laquelle elle avait soif d'air, ou après une série de syncopes se terminant par une syncope finale.

Les accoucheurs ont malheureusement connu de longue date ces faits malheureux. Cazeaux, dans son *Traité d'accouchements* (9e édition, p. 925), conseille de continuer la compression de l'aorte, « après la suspension de la perte et la rétraction de la matrice ». « Dans les cas, dit-il, en effet, où la perte a été considérable, tout danger ne cesse pas dès qu'on est parvenu à arrêter l'hémorragie et à déterminer le resserrement de l'organe gestateur. Bien qu'il ne s'écoule plus une goutte de sang, la quantité de ce liquide restée dans l'organisme n'est pas suffisante pour distribuer à tous les organes, en même temps qu'au cerveau, l'excitation nécessaire pour maintenir l'intégrité de leurs fonctions, et quelquefois les femmes s'éteignent deux ou trois heures après l'arrêt de la perte. La mort survient alors, parce que la masse sanguine est également répartie dans toute l'étendue de l'arbre circulatoire, et que le cerveau et la moelle allongée en particulier, n'en recevant qu'une trop faible partie, manquent de l'excitant qui leur est nécessaire pour entretenir la respiration et, par suite, les mouvements du cœur. »

Cazeaux recommandait de continuer la compression de l'aorte après l'hémorragie; il y a longtemps que le professeur Pinard conseille de le faire dès que l'hémorragie paraît assez sérieuse pour légitimer une intervention.

Il n'est pas d'accoucheur qui n'ait assisté, témoin impuissant, à la mort de quelque femme succombant, malgré tous les soins employés, à une hémorragie pour laquelle il fut appelé trop tardivement. Sans parler des cas un peu spéciaux, parce que complexes, de mort à la suite d'inversion utérine, j'ai en particulier le souvenir de trois de ces morts survenues ainsi à la suite d'hémorragies de la délivrance.

Dans le premier cas, en 1886, étant interne de mon maître M. Pinard, je fus appelé chez une sage-femme agréée du service de la Maternité de Lariboisière, auprès d'une femme qui perdait du sang après la délivrance. J'introduisis la main dans la cavité utérine, en retirai un cotylédon placentaire; l'hémorragie cessa, mais l'état général de la femme alla s'aggravant, et elle succomba après syncope une heure après mon intervention.

Le second fait fut observé en 1895. Appelé à 8 heures et demie du soir, en l'absence du confrère qui devait l'assister, auprès d'une femme qui avait eu dans les semaines précédentes quelques hémorragies liées à l'insertion basse du placenta, je rompis les membranes à travers un orifice dilaté comme 2 francs; l'hémorragie cessa; le pouls oscillait de 80 à 88; ayant quitté cette dame à 10 heures du soir après l'arrivée du confrère qui était chargé de l'accouchement, j'étais rappelé d'urgence à 2 heures et demie du matin pour assister à l'agonie de cette femme, qui succomba quelques minutes après mon arrivée. L'accouchement avait été assez rapide ; il y avait eu, au moment de la délivrance, une hémorragie qui, au dire du confrère, n'avait pas été assez abondante pour nécessiter une intervention immédiate.

Le troisième fait m'impressionna peut-être davantage que ces deux premiers parce que ma responsabilité y était plus engagée. En 1896, je fus appelé d'urgence chez une sage-femme agréée de l'hôpital Bichat, dont j'avais la surveillance, pour une femme qui perdait du sang au cours de la délivrance. Un quart d'heure après cet appel téléphonique, j'étais auprès de la parturiente, dont l'état était assez sérieux sans paraître alarmant. La sage-femme, instruite et prudente, qui l'assistait, me faisait appeler pour juger de l'opportunité de la délivrance artificielle : je la fis immédiatement. A partir de ce moment, la femme ne perdit plus de sang, et cependant, une demi-heure après, elle succombait avec tous les signes de l'anémie suraiguë.

Pourquoi ces trois femmes — je pourrais citer d'autres observations tirées de la pratique hospitalière — sont-elles mortes ? Parce que chez elles l'intervention a été pratiquée trop tardivement et que les personnes qui les assistaient ne se sont effrayées que lorsque sont survenus les phénomènes de bourdonnements d'oreilles, de troubles de la vue, d'angoisse, d'agitation, signes redoutables des hémorragies meurtrières.

M. Pinard a rendu un service considérable aux femmes en insistant sur l'importance des caractères du pouls et en conseillant l'intervention dès que le pouls s'accélère, atteint et dépasse 100 au cours de la période de délivrance : l'accélération du pouls est, en effet, l'un des premiers signes par lesquels se traduit sur l'organisme l'hémorragie grave ; il est imprudent d'attendre, pour intervenir, l'apparition des autres signes généraux des hémorragies graves.

Ce n'est, en effet, souvent qu'un quart d'heure, une demi-heure, une heure même après la déperdition sanguine, que se manifestent, à un degré plus ou moins intense, les signes des hémorragies graves.

C'est bien certainement parce qu'observateur émérite que M. Pinard a constaté ces faits et qu'il a conseillé l'intervention au moindre signal d'alarme donné par le pouls, ou bien, sans attendre que l'écoulement sanguin ait retenti sur l'organisme, dès que, s'il s'agit d'une hémorragie externe, l'écoulement sanguin paraisse de quantité suffisante. Et cependant, si on lit les chapitres des traités classiques récents ayant trait à l'hémorragie, on n'y trouve pas signalé le temps qui s'écoule entre l'hémorragie et ses effets ; pour n'en citer qu'un : l'article très vécu de Commandeur paru en 1907 dans la *Pratique des accouchements*. Notre collègue y décrit avec soin les « troubles dans les fonctions de l'encéphale, des organes des sens et de l'appareil respiratoire », et les « signes fournis par l'exploration de l'appareil cardio-vasculaire »; il y décrit même les trois formes cliniques (progressive, à syncopes répétées, tardive) établies par Budin. Au chapitre : Pronostic, Commandeur insiste sur l'importance des facteurs suivants : rapidité et importance de l'hémorragie, résistance individuelle de l'organisme, chute de la pression sanguine. Mais il ne signale pas ce fait — capital au point de vue de la conduite à tenir — que telle femme qui perd du sang, soit rapidement et en assez grande quantité, soit d'une manière modérée, mais continue, n'accuse les troubles habituels de l'anémie aiguë post-hémorragique qu'un certain temps après l'hémorragie, ou même qu'un certain temps après la cessation de tout écoulement sanguin.

Maintes fois, il m'est arrivé de pratiquer la délivrance artificielle chez des femmes dont l'état général n'était nullement sérieux, mais chez lesquelles l'indication d'intervention me paraissait nette, soit par suite de l'abondance d'une hémorragie subite, soit par suite de la continuité de l'écoulement sanguin; dans plusieurs cas, le pouls n'atteignait pas 100 et était à peine augmenté de fréquence. Et cependant 10, 15, 30, 50 minutes après la cessation de tout écoulement sanguin, les femmes accusaient des troubles généraux, en même temps que le pouls était devenu fréquent et petit. Il est évident que chez ces femmes-là il eût été dangereux d'attendre, pour intervenir, l'apparition d'un de ces signes qu'on observe à la suite des grandes hémorragies.

En résumé, un des grands progrès de l'obstétrique moderne — je serais presque tenté de dire de l'obstétrique française — est l'intervention plus hâtive qu'autrefois dans les cas d'hémorragie : la règle formulée par M. Pinard, d'intervenir chaque fois que le pouls s'accélère et atteint 100 pulsations à la minute, a été à ce point de vue particulièrement bienfaisante; l'observance de cette règle a sauvé et sauvera la vie de nombre de parturientes.

Cette règle, dans certains cas exceptionnels, n'est pas suffisante, parce que l'hémorragie grave peut n'être pas suivie *immédiatement* d'accélération du pouls; elle est basée sur ce que la fréquence anormale du pouls est une des premières manifestations de l'hémorragie. Assez souvent les signes inquiétants consécutifs aux hémorragies n'apparaissent que lorsque déjà la vie de la femme est en danger et que l'intervention, même la plus habilement pratiquée, ne peut sauver l'existence d'une femme chez laquelle la déperdition sanguine a franchi la limite compatible avec l'existence.

THROMBUS DU COL

Par M. Jules ROUVIER

Professeur à la Faculté d'Alger.

Le thrombus du col, ou hématome cervical, est une complication accidentelle du travail tellement exceptionnelle que la plupart des ouvrages classiques d'obstétrique ne la mentionnent même pas.

Toutefois, ce n'est pas à titre de simple curiosité que je crois devoir en présenter une intéressante observation recueillie dans mon service de clinique obstétricale. De cette étude, en effet, me paraissent découler d'importantes déductions pratiques.

Le thrombus cervical est constitué par un épanchement sanguin, plus ou moins volumineux, logé dans un foyer creusé accidentellement au-dessous de la muqueuse du segment vaginal du col utérin. Il résulte de la rupture spontanée de capillaires veineux, distendus outre mesure par une entrave continue de la circulation en retour; phénomène dû à la compression d'une portion sus-jacente du segment inférieur de l'utérus. Il faut donc le considérer comme le degré le plus avancé de l'affection que j'ai décrite antérieurement sous le nom *d'allongement polypiforme, œdémateux, unilabial du col.* Comme ce dernier, le thrombus sera plus particulièrement à redouter dans le cours du travail; pour les occipito-postérieures, avec déflexion prononcée dans la partie moyenne de l'excavation. Il est aussi limité à une portion du col, généralement à la lèvre antérieure.

Cet aperçu pathogénique explique les notables différences existant entre le thrombus du col et celui de la vulve et du vagin, surtout au point de vue de l'évolution. Cette dernière variété d'hématome génital expose forcément à de plus graves surprises.

Comme l'œdème polypiforme, unilabial du col, le thrombus de la même région évolue principalement au cours de la période d'effacement et de dilatation. Il peut devenir une cause de dystocie et entraver plus ou moins l'expulsion fœtale. Il est susceptible d'éclater au cours d'interventions obstétricales : forceps ou version.

Tandis que, pour l'œdème polypiforme, la suppression de la cause pathogénique favorise en général une résolution plus ou moins rapide, l'évolution du thrombus du col est forcément bien plus lente et se prolonge aisément, pour les cas bénins, au moins jusqu'à la fin de la première quinzaine des couches.

Le processus de résorption graduelle de l'hématome paraît la règle dans les cas de guérison. Il s'accompagne de flétrissement de la muqueuse cervicale, conséquence obligée de la diminution de volume. Parfois, elle est partiellement éliminée, mais alors elle avait été soumise localement à un véritable sphacèle. Les craintes de suppuration ne sont à retenir qu'en cas de négligence des soins antiseptiques.

Le diagnostic du thrombus est, somme toute, sans difficulté, lorsque l'accoucheur, appelé auprès de la parturiente, dès le début du travail, a pu assister à son développement graduel. Quand il est appelé à donner ses soins, après son apparition, comme dans les admissions d'urgence dans les maternités, l'accoucheur devra nécessairement tenir compte, pour établir son diagnostic, et des renseignements fournis concernant la période antérieure du travail, et des symptômes caractéristiques fournis par le toucher vaginal ou l'inspection directe. Sinon il s'exposerait à confondre grossièrement le thrombus, soit avec un placenta praevia, soit avec n'importe quelle tumeur, fibrome pédiculé par exemple, à implantation soit cervicale, soit intra-utérine.

Après l'expulsion fœtale, le thrombus du col, méconnu, durant l'accouchement, pourrait être confondu avec une portion placentaire, ou une tumeur; enfin, après la délivrance, faire redouter les complications les plus improbables.

Il est incontestable que le thrombus du col favoriserait singulièrement les chances d'infection puerpérale, dans les premiers jours des couches, sans la pratique antiseptique. Son pronostic, grâce à cette dernière, est très bénin, surtout si on surveille son évolution régressive par des inspections quotidiennes au spéculum.

Le traitement est presque uniquement prophylactique : 1° durant le travail, surveillance du mécanisme des processus de dilatation et d'expulsion, en particulier dans les occipito-postérieures; interventions appropriées dès l'apparition de l'œdème unilabial du col; 2° antisepsie rigoureuse des voies génitales, et surveillance de l'hématome, durant les couches, pour prévenir toute infection.

Dénué de toute complication, le thrombus ne comporte aucune autre indication particulière : l'expectation armée suffit. L'apparition de complications entraînerait l'indication de traitements complémentaires en rapport avec leur nature.

Observation recueillie par M. A. Laffont, interne du service.

Le 3 décembre 1909, à une heure du matin, est admise (n° 1491) d'urgence, à la salle de travail de la maternité d'Alger, la nommée J.-L..., épouse F..., âgée de vingt-huit ans. Mariée à vingt ans, elle a eu deux grossesses antérieures, avec accouchement eutocique (sommet) à terme.

Cette troisième grossesse est à terme. Les douleurs ont commencé le 2 décembre, à dix heures du matin. La rupture de la poche des eaux s'est effectuée à sept heures trente du soir. Le fœtus se présente en OIDP.

Le toucher vaginal fait immédiatement reconnaître sur la lèvre antérieure une tumeur de consistance peu ferme, de surface lisse, de forme cylindrique, ayant la grosseur d'un œuf de poule. Cette tumeur fait hernie à travers l'orifice vulvaire au moment des contractions. Sa couleur est alors d'un rouge vineux presque violacé. Rien de semblable sur la lèvre postérieure entièrement effacée. La dilatation est complète.

Le diagnostic de thrombus ou hématome de la lèvre antérieure du col est posé par l'interne de garde, qui fait appeler le docteur Benhamou, chef de clinique obstétricale. En sa présence est faite une application de forceps au détroit moyen, dans le diamètre oblique gauche. Extraction en occipito-sacrée d'un fœtus du sexe masculin, pesant 3 kil. 100, né asphyxié, avec un circulaire autour du cou. L'enfant est ranimé, au bout de vingt-cinq minutes, par les bains chauds, les frictions à l'alcool et la respiration artificielle. Température de la mère, 37°2.

Le lendemain, 4 décembre, la température atteint 39°8. Les lochies sont légèrement fétides. Injections vaginales à l'essence de térébenthine, suivant la formule du professeur Fabre, de Lyon. La femme ayant des tranchées utérines, à chaque contraction le thrombus apparaît à la vulve.

5 décembre. — Température, 37°5. Le thrombus diminue sensiblement de volume. Même traitement.

6 décembre. — La tumeur apparaît encore à la vulve lorsqu'on procède à la toilette générale, en plaçant les membres de l'accouchée en demi-flexion avec abduction complète. Elle a pris un aspect noirâtre. Sa consistance est assez ferme sans trace de fluctuation. Mêmes injections vaginales, ovules vaginaux iodoformés.

7 décembre. — Nouvelle ascension thermique, jusqu'à 39°7, déterminée par une infection gastro-intestinale avec diarrhée. Salicylate de bismuth, 3 grammes; benzo-naphtol, 2 grammes, en dix cachets. Lavages intestinaux à l'eau bouillie additionnée de 50 grammes par litre.

La tumeur examinée au spéculum apparaît flétrie et diminuée de volume. Sa superficie présente des replis et sillons. Sa consistance et sa coloration ne sont pas modifiées. Même traitement.

8 décembre. — Température : matin, 37°3; soir, 38°2. Réduite à un tiers de son volume primitif, la tumeur a pris une forme conique. Sous l'influence du processus rapide de résorption, la muqueuse, toujours de couleur noire, offre une surface irrégulière, parsemée de nombreux replis. Même traitement.

9 décembre. — La température redevient définitivement normale, 37°. La lèvre antérieure du col semble avoir récupéré presque complètement ses dimensions normales. Sa coloration est devenue d'un gris rosé. Sa surface, très irrégulière, paraît semée de profondes anfractuosités, intéressant en profondeur la région sous-muqueuse. Les parties saillantes reposent sur un tissu ferme et non infiltré. Même traitement.

11 décembre. — La régression de la lèvre antérieure est presque complète. État général excellent. Helmitol, 2 grammes en quatre cachets.

14 décembre. — La régression est complète; toutefois, quelques rares irrégularités persistent à la surface de la lèvre antérieure.

20 décembre. — Le col a repris son aspect normal.

Pendant toute la période des couches, l'involution utérine s'est effectuée normalement.

23 décembre. — Mère et enfant quittent le service en excellent état. Le poids de l'enfant dépasse 4 kilogrammes.

OPÉRATION CÉSARIENNE. — SOINS PRÉ-OPÉRATOIRES

PAR MM. AUDEBERT ET FOURNIER, de Toulouse.

Nous avons eu, dans le courant de ces deux dernières années, l'occasion de pratiquer onze fois l'opération césarienne; tantôt d'urgence, chez des malades venant de l'extérieur sans aucun soin antiseptique préalable, avec la poche des eaux rompue depuis longtemps, ayant souvent subi des touchers multiples; tantôt chez des malades entrées depuis quelque temps dans le service et préparées en vue de l'intervention qu'elles devaient subir.

Dans tous les cas, sauf pour des points de détail, la technique opératoire et les soins post-opératoires furent rigoureusement identiques; quant aux résultats définitifs, ils furent absolument différents, suivant que les malades appartenaient à la première ou à la seconde catégorie.

Dans les cas d'urgence, de césarienne « risquée », les suites de couches furent toujours pathologiques et deux de nos malades succombèrent.

Dans les cas de « césariennes préparées », les suites furent des plus simples et les malades guérirent presque sans incidents. Sans doute, les cas « risqués[1] » nous donnèrent de beaux résultats, mais ce ne fut qu'au prix des plus grands efforts et après de multiples complications que nous pûmes obtenir une guérison définitive.

Il nous parut intéressant de rechercher la cause de ces insuccès. L'analyse minutieuse de nos observations nous amena à penser qu'il fallait chercher cette cause dans l'absence de soins pré-opératoires, et par soins pré-opératoires nous entendons non seulement les soins classiques (asepsie de la paroi, asepsie vaginale) pris en pareil cas, mais aussi la désinfection rigoureuse du canal cervical et la « préparation de l'intestin », qui nous paraît avoir une grande importance dans le pronostic final des suites opératoires.

1. *Comptes rendus de la Société d'obstétrique, de gynécologie et de pædiatrie de Paris et de la Société d'obstétrique de Toulouse* (Steinheil), mai-juin 1908, 1 obs.; décembre 1908, 1 obs.; janvier 1910, 1 obs.; mars 1910, 2 obs.

Soins pré-opératoires. — Les soins pré-opératoires, tels que nous les comprenons, comportent trois temps distincts :

1er temps : asepsie de la paroi. — Tout le monde est d'accord à ce sujet. Ce premier temps est facile et peut être exécuté d'une façon parfaite, même dans les cas d'urgence, grâce à l'emploi de la teinture d'iode pure, suivant la méthode aujourd'hui classique de Grossich.

2e temps : asepsie cervico-vaginale. — C'est là le point capital du traitement pré-opératoire, toutes les complications infectieuses graves que nous avons observées ayant eu pour point de départ le conduit cervico-vaginal. C'est aussi le plus difficile à réaliser.

Dans les cas d'urgence, malgré les progrès réalisés dans la technique de la désinfection vaginale, il est fort difficile, pour ne pas dire impossible, d'obtenir *extemporanément* une asepsie parfaite du vagin et du canal cervical. Dans le but d'agir vite et sûrement, certains auteurs ont en effet conseillé de badigeonner les parois vaginales et le canal cervical à la teinture d'iode pure. Dans plusieurs cas d'urgence, nous avons employé cette méthode et cependant nos opérées ont présenté des complications ayant pour point de départ le vagin ou le col de l'utérus. En outre, la teinture d'iode pure a le grave inconvénient de détruire l'épithélium vaginal et de paralyser par suite les moyens naturels de défense de l'organisme. Tel un cas où nous avons observé, dans les jours qui ont immédiatement suivi l'opération, de larges escharres du vagin, qui n'ont guéri qu'au bout d'une quinzaine de jours de soins constants.

Quant aux germes qui sont dans la profondeur des culs-de-sac glandulaires, ils ne sont pas atteints et l'infection un instant jugulée reprend ensuite son cours.

Pour réaliser d'une façon aussi parfaite que possible l'asepsie du conduit cervico-vaginal, il faut donc « préparer » de longue date, environ un mois avant le terme, plus tôt si possible, les malades ayant de la vaginite ou de la cervicite et chez lesquelles on pense devoir pratiquer la césarienne. Ce laps de temps n'a rien d'absolu et c'est en se basant sur les circonstances cliniques qu'il convient de le modifier.

Voici la technique que nous avons adoptée pour les « césariennes préparées » dans les cas où les malades ont des pertes et de la cervicite.

Nous commençons par instituer le traitement à la levure de bière.

Matin et soir, la malade reçoit une injection à la levure suivie d'un pansement du col avec une épaisse bouillie de la même substance. On fait ensuite un pansement vulvaire occlusif[1].

En général, si le traitement est rigoureusement appliqué, au bout

1. Voir Audebert, Traitement de la leucorrhée. *Congrès de Rouen.*

d'une quinzaine de jours les pertes ont presque complètement disparu ; quant aux granulations, elles persistent plus longtemps. Les ulcérations du col, s'il en existait, sont nettes, rosées et donnent l'impression d'une plaie en voie de cicatrisation.

Mais cette méthode ne s'adresse qu'aux lésions vaginales et aux ulcérations superficielles du col.

Pour compléter le traitement de la cervicite et guérir les lésions profondes, il faut agir directement sur le canal cervical et pratiquer les interventions nécessaires. Ces interventions sur le col n'offrent aucun danger et la grossesse continue régulièrement son évolution. Il suffit de maintenir les malades au lit et de leur faire une piqûre de morphine. Suivant l'importance et la profondeur des lésions du col, nous pratiquons soit des attouchements avec la teinture d'iode diluée au tiers dans l'acétone, soit un véritable curettage du canal cervical en ayant soin de limiter notre intervention au segment inférieur du col. Ce n'est pas encore suffisant; il faut répéter ces attouchements iodés intracervicaux plusieurs fois avant l'opération et, en bonne logique, on ne devrait les cesser qu'après avoir constaté la disparition complète des germes dans les mucosités du canal cervical. Enfin, immédiatement avant l'opération, il faudra faire à nouveau un attouchement iodé dans le canal cervical et badigeonner toute la surface du vagin.

Chez les malades saines, nous nous contentons de faire le traitement à la levure de bière pendant la grossesse et un badigeonnage à l'iode dilué dans l'acétone du col et du vagin au moment de l'opération.

Troisième temps : préparation de l'intestin. — Quoique n'ayant pas l'importance du second temps, quoique réalisable dans un laps de temps beaucoup plus court, la préparation de l'intestin ne doit pas être négligée. Nous n'en voulons pour preuve que les multiples complications contre lesquelles nous avons eu à lutter dans les cas où cette préparation n'avait pu être réalisée que d'une manière fort imparfaite, c'est-à-dire dans les cas de césarienne d'urgence[1].

Chez une de nos malades, opérée d'urgence et n'ayant reçu qu'un lavage d'intestin avant l'opération, il y avait un tympanisme si considérable qu'aussitôt après l'extraction de l'enfant l'intestin se précipita hors de la cavité abdominale et que nous eûmes les plus grandes difficultés pour le réduire.

Pendant les premiers jours qui suivirent l'intervention, l'abdomen était tellement distendu que la respiration était des plus pénibles ; d'autant que le soir même apparurent des vomissements si fréquents et si violents qu'à chaque instant nous craignions de voir craquer les sutures.

1. Voir *Comptes rendus de la Société d'obstétrique de Toulouse*, mars 1910.

En même temps apparaissait une diarrhée extrêmement fétide, qui dura pendant plusieurs jours.

Ces phénomènes disparurent au bout de quelques jours de traitement, laissant la malade complètement déprimée.

Mêmes phénomènes chez une autre de nos malades, opérée dans les mêmes conditions d'urgence, sans préparation intestinale[1]. Les vomissements persistèrent pendant plusieurs jours, et quatorze jours après l'intervention un point de la paroi céda, laissant l'intestin à découvert.

Dans d'autres cas, les phénomènes observés furent encore plus graves et revêtirent nettement l'allure d'une infection coli-bacillaire.

Au contraire, dans les cas de « césariennes préparées », les suites opératoires furent des plus simples et aucune des complications que nous venons de signaler ne vint entraver la guérison : pas de vomissements, pas de selles fétides, pas de météorisme, absence complète de tout signe d'auto-intoxication intestinale[2].

En quoi consiste « cette préparation de l'intestin »? Simplement dans l'évacuation complète et régulière du tube digestif dans les jours qui précèdent l'opération. Or, comme généralement nous ignorons cette date, voici comment nous procédons :

Dès son entrée dans le service, toute malade ayant un bassin à césarienne est aussitôt légèrement purgée.

Le lendemain, on lui donne un grand lavage d'intestin, puis un lavement simple tous les jours, et dans trois ou quatre jours une légère purgation. Et ainsi de suite tout le temps qui précède l'intervention, de telle sorte que la malade a son intestin presque toujours vide. En outre, que la malade soit albuminurique ou non, son régime est surveillé et le lait et les laitages forment la base de son alimentation. Il serait même préférable, au fur et à mesure que l'on approche du terme, de mettre la malade au régime lacté absolu.

Enfin, dès les premiers symptômes du travail, la malade, suivant les circonstances cliniques, reçoit un lavement purgatif ou un grand lavage intestinal.

En un mot, nous préparons les césariennes comme toutes les malades qui doivent subir une laparotomie. Mais, ignorant la date de l'intervention, nous commençons environ un mois avant le terme une préparation que l'on peut très bien exécuter dans quelques jours.

En procédant ainsi, nous donnons à nos césariennes le « maximum de sécurité », maximum de sécurité auquel elles ont le même droit que les autres malades.

1. Voir *Comptes rendus de la Société d'obstétrique de Toulouse*, mars 1910.
2. Voir obs. n° VII.

Tels sont les trois temps principaux des soins pré-opératoires qu'il convient de donner aux futures césarisées.

Or, la désinfection du vagin, et surtout celle du canal cervical, ne peuvent pas être obtenues extemporanément, dans les minutes qui précèdent l'intervention, chez des malades venant de l'extérieur, sans aucun soin antiseptique préalable, avec la poche des eaux rompue depuis longtemps et ayant subi des touchers multiples.

Dans ces conditions, faire la *césarienne conservatrice*, c'est s'exposer à de graves mécomptes ; aussi, désormais, dans des cas semblables, nous n'hésiterons pas à supprimer l'utérus qui fut toujours le point de départ des accidents qui enlevèrent deux de nos opérées.

Nous eûmes au contraire des résultats rapides et parfaits toutes les fois que nos malades furent soumises à un traitement pré-opératoire rigoureux.

Conclusions. — Il semble donc, d'après nos observations, que toutes les césariennes devraient être des « césariennes préparées » et que le meilleur moyen d'arriver à ce but serait de choisir l'heure de l'intervention. Or, à l'heure actuelle, nous ne pouvons déterminer scientifiquement le terme précis de la grossesse chez une malade déterminée. On était donc en face du dilemme suivant : ou exposer la mère à des risques sérieux et attendre le début du travail pour opérer, ou courir la chance d'avoir un prématuré.

Actuellement, ce n'est plus ainsi que doit se poser la question, puisque les « césariennes préparées » nous donnent toute sécurité au point de vue opératoire. On peut donc attendre l'époque du terme pour pratiquer la césarienne, mais à la condition que les malades soient constamment prêtes à subir l'intervention dans le courant des dernières semaines.

Cette « préparation » doit surtout viser le conduit cervico-vaginal et l'intestin.

Chez les femmes saines, il suffira d'instituer le traitement à la levure et de faire un badigeonnage du vagin et du canal cervical avec la teinture d'iode au tiers dans l'acétone, au moment de l'intervention.

Chez les femmes atteintes de vaginite et de cervicite, ce traitement est insuffisant ; il faut faire des attouchements iodés intra-cervicaux fréquents et le hersage du col, si c'est nécessaire.

Quant aux cas d'urgence que l'on ne peut supprimer, nous pensons que toutes les fois que l'on ne pourra pas assurer extemporanément d'une façon parfaite la désinfection du conduit cervico-vaginal (cervicite, vaginite, poche des eaux rompue depuis longtemps, touchers suspects), le moyen le plus sûr de sauver la malade, c'est de supprimer systématiquement l'utérus. Dans tous les cas, en effet, de « césarienne tardive », de « césarienne risquée », nous avons toujours observé, malgré les précautions prises, des complications à point de départ utérin.

Si bien que si nous ne connaissions le danger des formules, nous résumerions ainsi nos conclusions :

Césarienne tardive ou risquée = césarienne mutilatrice.

Césarienne préparée = césarienne conservatrice à terme (sauf contre-indications particulières visant la date et la technique).

Observations non publiées (Résumées).

Observation VI. — *Césarienne conservatrice d'urgence.* — Louise D..., vingt et un ans, primipare, entre à la clinique le 1er mars 1910.

Bassin généralement rétréci.

Vagin granuleux. Erythème vulvaire; pertes abondantes.

On soumet aussitôt la malade au « traitement pré-opératoire » habituel.

Malheureusement, la malade entra au travail le 4 mars au matin et il fut impossible d'appliquer le traitement dans toute sa rigueur. Opération le 4, à dix heures du matin.

Désinfection de la paroi abdominale à la teinture d'iode pure; toilette vaginale et cervicale à la teinture d'iode diluée au tiers dans l'acétone. Lavage d'intestin pendant la nuit.

Suites opératoires. — Infection utérine.

Dès le second jour, les lochies avaient de l'odeur. La température oscilla entre 38° et 39° pendant les premiers jours et ne revint complètement à la normale qu'après le quinzième jour.

Infection intestinale : matières fécales absolument fétides; diarrhée.

Le seizième jour, tout rentrait dans l'ordre. Sort du service le vingt-cinquième jour.

Observation VII. — *Césarienne conservatrice préparée.* — Jeanne S..., secondipare, vingt-quatre ans, entre à la clinique le 4 avril 1910, à 7 heures du matin.

Surveillée par l'un de nous pendant la grossesse; pas de pertes.

Immédiatement, toilette minutieuse de la vulve et du vagin; lavement purgatif le matin, grand lavage intestinal le soir. Le lendemain matin, nouveau lavage intestinal. Lait en petite quantité.

Rupture prématurée des membranes le 5 avril, à 11 heures du matin. Début des douleurs à midi. Opération à 2 h. 34.

Suites opératoires. — Normales. Le quinzième jour, la malade se lève pour la première fois. Le vingt-cinquième jour, elle quitte le service complètement rétablie.

Observation VIII. — *Césarienne conservatrice « risquée ».* — Justine, secondipare, trente-deux ans. Entre à la clinique le 5 février 1910, enceinte de cinq mois environ. Pertes abondantes; érythème vulvaire. Au bout de quelques mois, utérus en obusier; érythème très marqué au niveau de l'arcade crurale gauche et empiétant sur la paroi abdominale antérieure. *Minus habens.*

Il a été absolument impossible de soumettre cette malade à un traitement pré-opératoire quelconque, si bien qu'au dernier moment nous avons failli renoncer à la césarienne pour faire une basiotripsie, l'opération nous paraissant risquée. Nous avons eu confiance dans un badigeonnage méticuleux du vagin et du canal cervical à la teinture d'iode pure; nous n'avons pu donner qu'un lavement évacuateur quelques heures avant l'intervention, la malade n'ayant prévenu qu'au dernier moment.

Résultat : infection utérine, infection intestinale. Abcès entre la face antérieure de l'utérus et la paroi abdominale; ouverture au bistouri le sixième jour; mort quelques heures après.

Dans ce cas, si nous avions enlevé l'utérus, la malade guérissait.

Observation IX. — *Césarienne conservatrice « préparée ».* — Marie X..., vingt et un ans, primipare, entre à la clinique commencement juin 1910. Bassin rétréci.

Leucorrhée peu abondante. Préparée aussitôt en vue de l'intervention.

Opérée à terme et au début du travail, le 8 juin 1910.

Suites. — Guérison sans incidents, sauf un peu de suppuration au niveau d'un point de la paroi.

Observation X. — *Césarienne conservatrice d'urgence.* — Poche des eaux rompue depuis environ quarante heures. Malade apportée de la campagne dans le service le 5 juillet, à 6 heures du soir.

Opérée le lendemain, à 1 heure de l'après-midi, en travail. Préparation d'urgence.

Suites. — Infection utérine. Mort le huitième jour.

Rupture d'une poche purulente en rapport avec la face antérieure de l'utérus.

Ici encore, l'amputation utéro-ovarique aurait probablement sauvé la malade.

Observation XI. — Voir *Comptes rendus de la Société d'obstétrique de Toulouse*, novembre 1910. Guérison.

HÉMATOMES DU STERNO MASTOIDIEN ET TORTICOLIS PAR MYOPATHIE CONGÉNITALE

Par M. A. COUVELAIRE

Professeur agrégé, accoucheur des hôpitaux de Paris.

La pathogénie du torticolis dit congénital est encore discutée.

L'hypothèse de Stromeyer (1838), qui voyait dans le torticolis de naissance le résultat d'une lésion traumatique du muscle sterno-mastoïdien produite au cours d'un accouchement laborieux, est encore accepté par nombre d'auteurs, en dépit des objections théoriques formulées contre elle, en particulier par Petersen (1884).

A vrai dire, on ne saurait nier l'existence des lésions obstétricales du sterno-mastoïdien au cours de l'accouchement artificiel (tractions pour engager et dégager soit la tête dernière dans la présentation du siège, soit les épaules dans les présentations céphaliques).

Après bien d'autres (Skreczka, Ruge, Spencer, etc...), j'en ai observé, et, dans ces dernières années, j'ai pu en étudier quatre cas. Les pièces ont été recueillies à l'autopsie d'enfants morts une heure, trois heures, vingt-sept heures, quatre jours après leur naissance. Les quatre fœtus s'étaient présentés par le siège, et dans un cas l'extraction de la tête dernière fut particulièrement laborieuse.

La question est de savoir si ces lésions traumatiques, en général peu importantes (hémorragies diffuses, contusions, ruptures partielles), sont *à elles seules* capables d'entraîner la rétraction permanente du sterno-mastoïdien chez un enfant sain.

⁂

Les recherches expérimentales de Petersen, de Witzel, de Heller, celles que j'ai entreprises avec mon élève Ramos au laboratoire de la Clinique Baudelocque, ont donné des résultats négatifs qui ne plaident pas en faveur de l'hypothèse de Stromeyer.

Jamais, ni par l'attrition violente d'un muscle, ni par son étirement, ni par sa section, on n'a pu obtenir de rétraction permanente. J'ai vainement essayé de la provoquer, chez six lapins nouveau-nés, par attrition des adducteurs de la cuisse violemment écrasés entre le pouce et l'index. Au bout de trois semaines, la réparation était complète.

Keller a bien obtenu un raccourcissement avec sclérose du muscle, mais en injectant dans le muscle traumatisé des cultures de staphylocoques virulents. Ce fait expérimental ne prouve pas que l'infection secondaire soit le facteur habituel du raccourcissement du sterno-mastoïdien dans les cas de torticolis de naissance. Je ne sache pas que jamais on ait observé le moindre symptôme local pouvant, pendant les premières semaines de la vie, faire penser à l'existence d'une infection secondaire de l'hématome obstétrical. Cette hypothèse a pourtant été défendue par Kader, qui, sur des pièces recueillies plus ou moins longtemps après la naissance, a observé des images histologiques éveillant rétrospectivement l'idée d'un processus inflammatoire ancien.

⁂

Les partisans de l'hypothèse clinique de Stromeyer ont, depuis Bohn (1864), tiré argument de l'existence des *indurations du sterno-mastoïdien* que l'on observe de temps en temps chez de tout jeunes enfants.

Ces indurations, auxquelles Bohn a, sans preuve anatomique, donné le nom d'hématomes du sterno-mastoïdien, s'observeraient surtout chez des enfants dont l'extraction a été laborieuse (extraction par le siège, extraction par le forceps). Elles s'accompagnent d'un certain degré de torticolis qui pourrait, dans des cas exceptionnels, être permanent.

L'interprétation de Bohn, pour vraisemblable qu'elle ait paru, n'est pas plus démontrée aujourd'hui qu'en 1864. En effet, ceux qui ont eu l'occasion, soit à l'autopsie, soit après excision chirurgicale — parfaitement inutile d'ailleurs dans la très grande majorité des cas — d'examiner histologiquement ces indurations, ont trouvé dans ces soi-disant hématomes des lésions de myosite scléreuse, sans jamais déceler la moindre trace d'hémorragie ancienne ou de pigment sanguin.

Un certain nombre de ces examens ont été pratiqués très précocement, deux à six semaines après la naissance[1].

Il faudrait donc admettre que la résorption de l'hématome a été particulièrement rapide, et ce que nous savons de la lenteur de la résorption de l'*hematoma capitis,* auquel Bohn comparait la tumeur du sterno-mastoïdien, cadre mal avec cette extrême rapidité de la résorption du soi-disant hématome du sterno-mastoïdien.

D'ailleurs, quelques cliniciens, à la suite de Paget, de Taylor, de Fournier, ont pensé que, dans certains cas, l'induration du sterno-mastoïdien (muscle d'élection pour les déterminations tertiaires de la vérole) pourrait bien être en rapport avec une myosite syphilitique. L'un des enfants observés par Taylor présentait une éruption généralisée de nature spécifique. Durante a d'ailleurs, dans un cas, constaté histologiquement des lésions qui plaident en faveur de cette étiologie.

Pour ma part, je n'ai eu que cinq fois l'occasion d'observer une induration du sterno-mastoïdien chez des jeunes nourrissons. Deux seulement s'étaient présentés par le siège (décomplété mode des fesses). Pour l'un, l'accouchement fut spontané et se termina par une très simple extraction de la tête dernière. Pour l'autre, l'extraction artificielle du tronc et de la tête fut nécessaire, mais se fit sans difficultés. Les trois autres se présentaient par le sommet. Pour deux d'entre eux l'accouchement fut spontané. Pour le troisième seulement, une banale application de forceps fut pratiquée (prise régulière pariéto-malaire de la tête stationnant dans l'excavation en OIDP); il n'y eut pas la moindre difficulté pour le dégagement des épaules.

1. Ces faits ont déjà été exposés par mon élève Wapler dans sa thèse de 1904, faite à mon instigation. (Wapler, *Hématomes du sterno-mastoïdien chez le nouveau-né.* Thèse de Paris, 1904. G. Steinheil, édit.) Je rappellerai seulement les auteurs qui ont fait ces constatations chez des enfants nés depuis moins de six semaines : Taylor, Hadra, Perrin de la Touche et Robin, Oxley, Monsarrat, Friedberg, Durante.

Sur ces cinq enfants, trois au moins n'ont eu à souffrir d'aucun traumatisme obstétrical, et l'étiologie de Stromeyer est en défaut.

Par contre, je suis frappé de ce fait que trois de ces enfants (un siège et deux sommets) étaient issus de pères avouant avoir eu la syphilis et que chez l'un d'eux fut ultérieurement constatée une luxation congénitale de la hanche (accouchement spontané par le siège).

Ne peut-on penser que la malformation de la hanche et l'induration du sterno-mastoïdien relevèrent plutôt de la vérole paternelle que du traumatisme obstétrical, cliniquement nul en l'espèce?

De ces faits je conclus qu'on peut mettre en doute l'origine exclusivement traumatique des indurations du sterno-mastoïdien et faire une part dans leur étiologie à la syphilis héréditaire. En tout cas, on ne peut, sans réserves, tirer argument de l'hypothèse de Bohn pour appuyer l'hypothèse de Stromeyer.

* * *

L'expérimentation et la clinique n'apportent donc pas, malgré les apparences, d'argument décisif en faveur de l'hypothèse de Stromeyer.

La preuve objective ne pourrait d'ailleurs être faite que par l'étude anatomique en série continue d'hématomes du sterno-mastoïdien recueillis aux différents stades de leur évolution, et surtout à des stades très rapprochés du moment de la naissance.

En effet, sur les pièces recueillies plus ou moins longtemps après la naissance (Witzel, Volkmann, Vollert, Hadra, Kirmisson et Küss, Lüning et Schulthess, Wildt, Köster, Kader, Nové-Josserand et Viannay, etc...), on a constaté l'existence de lésions qui peuvent être considérées comme l'aboutissant de processus très différents. Les étiquettes histologiques données à ces lésions permettent de bâtir des hypothèses rétrospectives, mais ne résolvent pas la question de façon décisive.

J'ai pu rassembler à la Clinique Baudelocque, dans le laboratoire du professeur Pinard, des pièces anatomiques qui, recueillies chez des enfants morts de quelques heures à quelques jours après leur naissance, constituent des documents positifs sur lesquels on peut utilement discuter.

Mes deux premières observations ont servi de base à la thèse de mon élève et ami Wapler (1904). La première était celle d'un enfant mort quatre jours après une laborieuse extraction de la tête dernière (présentation du siège). Le sterno-mastoïdien droit et les tissus voisins étaient infiltrés de sang. Il n'y avait pas de rupture complète du muscle. Un très grand nombre de fibres musculaires étaient profondément altérées, et je m'étais d'abord demandé si ces altérations n'étaient pas secondaires à la lésion traumatique du muscle.

La seconde concernait un enfant prématuré mort trois heures après son extraction laborieuse (présentation du siège) dans le service de mon maître Potocki. Le sterno-mastoïdien droit était partiellement infiltré de sang, mais, dans les faisceaux non envahis par l'hématome, il était aisé de reconnaître des fibres musculaires manifestement altérées. Ces altérations ne pouvaient être considérées comme secondaires. Elles étaient bien congénitales et l'on devait étiqueter l'observation : *hématome dans un muscle malade*.

C'était là, je crois, la première observation venant réaliser l'hypothèse *a priori* de Petersen.

Deux nouvelles observations d'hématome du sterno-mastoïdien droit chez des enfants morts une heure et vingt-sept heures après leur naissance m'ont permis de retrouver les mêmes lésions musculaires et de réformer l'interprétation que j'avais donnée de ma première pièce.

Enfin, j'ai recueilli et étudié deux muscles sterno-mastoïdiens droits ne présentant aucune trace d'infiltration sanguine ni de rupture, mais qui, par leur gracilité, leur moindre longueur et leur aspect fibroïde, avaient attiré l'attention. Dans les deux cas, il s'agissait d'enfants qui s'étaient présentés et avaient été extraits par le siège. Ils n'avaient pu être ranimés. Chez l'un d'eux, il y avait un certain degré de torticolis et d'asymétrie cranio-faciale. Les deux muscles présentaient les mêmes altérations des fibres musculaires que les muscles infiltrés de sang dont il a été question plus haut. Dans l'un de ces cas, les lésions musculaires étaient extrêmement prononcées.

Ces six observations de lésions musculaires congénitales, dont quatre compliquées d'hématome obstétrical, ne sauraient être invoquées à l'appui de l'hypothèse de Stromeyer.

Je ne veux pas nier qu'au cours d'un accouchement laborieux on ne puisse produire des lésions traumatiques des muscles sains, lésions traumatiques qui, en raison de l'élasticité du muscle, sont habituellement peu importantes et qui, dans la très grande majorité des cas, sont réparables à bref délai.

Je constate seulement que, dans quatre cas d'hématome obstétrical, il existait des lésions musculaires congénitales portant sur un plus ou moins grand nombre de fibres, et que ces lésions ont été retrouvées dans deux cas où il existait un torticolis sans lésions traumatiques du sterno-mastoïdien.

On comprend aisément que ces lésions congénitales, capables par elles-mêmes de déterminer l'attitude vicieuse, n'aient pas besoin d'être compliquées d'hématome traumatique pour produire un torticolis.

Il est possible d'ailleurs, ainsi que Petersen l'a pensé, que la lésion traumatique soit favorisée par l'altération congénitale du muscle.

Il est possible également que l'attitude vicieuse imposée au fœtus par la lésion congénitale du sterno-mastoïdien ne soit pas étrangère à son mode de présentation et aux difficultés obstétricales de son extraction.

Quoi qu'il en soit, *le torticolis de naissance* eût été, chez les enfants que j'ai étudiés, *un torticolis congénital compliqué de lésions traumatiques obstétricales.*

*
* *

La fréquence relative de ces altérations congénitales pourra surprendre ceux qui, sur la foi des classiques, croient à l'extrême rareté du torticolis congénital.

A la vérité, les observations précises de torticolis constatées *au moment de la naissance* sont tout à fait exceptionnelles.

La statistique de Chaussier, partout citée, tend à le démontrer.

Sur 23.293 enfants nés à la Maternité de Paris pendant une période de cinq ans, il n'y avait pas un seul cas de torticolis !

Mais ces statistiques prouvent simplement que le type de difformité extrême, attirant immédiatement l'attention, est très exceptionnellement observé au moment de la naissance, mais ne prouvent pas qu'à des degrés moindres la lésion congénitale du sterno-mastoïdien ne soit plus fréquente qu'on ne le suppose généralement. Les lésions que j'ai observées sont d'ailleurs essentiellement parcellaires, frappant inégalement les fibres musculaires et ne les frappant pas toutes à la fois.

La lésion essentielle porte sur la *fibre musculaire*. Augmentée de volume, la fibre ne présente plus sa striation normale, mathématiquement régulière : types anormaux de striation, vestiges de striation sous forme de grains poussiéreux, placards granuleux, grumeleux ou cireux au niveau desquels toute striation a disparu, tels sont les degrés des lésions dégénératives de fibres musculaires. Les noyaux sont altérés : condensation de la chromatine en un bloc homogène, fragmentation en boules.

Les lésions des fibres musculaires ne sont généralisées ni à tous les faisceaux, ni dans un même faisceau à toutes les fibres. A côté d'un bloc cireux, on trouve des fibres absolument normales ou peu altérées.

Le tissu conjonctif hyperplasié peut dissocier fibre à fibre les éléments du faisceau musculaire. Cette hyperplasie est surtout fibrillaire. Elle est discrète ou accentuée. Elle peut manquer.

Les corpuscules neuro-musculaires sont normaux.

Les nerfs musculaires ne présentent pas d'altérations.

Les vaisseaux sont normaux. Les parois vasculaires ne présentent pas d'altérations.

Dans les cas compliqués d'hématome, l'infiltration sanguine dissocie les faisceaux et les fibres. Elle peut s'étendre en dehors de la gaine du muscle.

Ces lésions des fibres musculaires, dont l'origine congénitale est objectivement démontrée, sont identiques à celles que Nové-Josserand et Viannay ont décrites, avec la collaboration de Paviot, dans huit cas de torticolis opérés dans le service de chirurgie infantile de Lyon.

Leurs caractères histologiques sont ceux de la dégénérescence dite de Zenker.

* * *

Il resterait à chercher les causes de ces lésions congénitales du sterno-mastoïdien. On ne peut qu'émettre des hypothèses.

Petersen a repris l'ancienne doctrine des attitudes vicieuses du fœtus dans la cavité utérine, jadis soutenue par Cruveilhier. Il a tenté de démontrer expérimentalement que le rapprochement prolongé des points d'insertion d'un muscle pendant la période de croissance pouvait déterminer son raccourcissement définitif.

Cette pathogénie est discutable.

Assurément les facteurs mécaniques ont une action déformante et tous les accoucheurs connaissent les attitudes vicieuses (en pied bot, en torticolis) que les enfants issus des procréateurs les plus sains peuvent présenter lorsqu'ils sont expulsés d'un œuf comprimé par une paroi utérine peu élastique de primipare. Mais ces attitudes sont passagères. La croissance en liberté les rectifie très rapidement.

A-t-on jamais vu les fœtus qui, pendant toute leur vie intra-utérine, sont restés fixés en présentation du siège décomplété mode des fesses, garder leurs membres inférieurs repliés en attelles au-devant de leur tronc ?

Il ne semble donc pas que, si les attitudes vicieuses intra-utérines jouent un rôle dans la production du torticolis permanent, ce soit par le mécanisme indiqué par Petersen.

Il fallait donc chercher dans une autre voie.

Nové-Josserand et Viannay, frappés de l'analogie des lésions musculaires du torticolis avec les lésions observées dans les cas de paralysie ischémique de Volkmann, ont repris l'hypothèse — déjà proposée, mais sans démonstration valable, par Beely, Völcker, Kempf — d'une ischémie du sterno-mastoïdien secondaire à l'attitude vicieuse pendant la vie intra-utérine ou au cours de l'accouchement.

Des recherches anatomiques et expérimentales leur ont montré que la rotation extrême de la tête et du cou avec inclinaison latérale peut mettre obstacle à la circulation dans l'artère sterno-mastoïdienne moyenne, artère à distribution terminale, irriguant le chef sternal plus particulièrement altéré dans le torticolis congénital.

Cette hypothèse, étayée sur des bases anatomiques, est très séduisante. Elle tient compte de la fréquence avec laquelle on retrouve la présentation du siège dans l'étiologie du torticolis congénital, mais il est plus difficile de la concilier avec l'existence des autres malformations congénitales fréquemment observées chez les sujets atteints du torticolis de naissance.

J'ai pu d'ailleurs, chez un fœtus, constater la parfaite intégrité du muscle sterno-mastoïdien dans un cas où les facteurs mécaniques avaient joué un rôle dans la production d'une attitude vicieuse (malformation utérine, liquide amniotique peu abondant, présentation du siège, attitude en torticolis, pas de lésions traumatiques des sterno-mastoïdiens).

Il faudrait donc, semble-t-il, faire intervenir d'autres facteurs que l'attitude mécaniquement imposée au fœtus pendant sa vie intra-utérine.

Petersen, s'inspirant des mémorables travaux de Dareste, avait supposé qu'une maladie de l'amnios très précoce pouvait irrémédiablement fixer en attitude vicieuse le pôle céphalique de l'embryon et créer une malformation qui se traduirait par un torticolis. L'oligo-hydramnios avec ou sans vestiges de brides amniotiques serait la signature de cette précoce maladie de l'amnios.

Le fait est possible, mais les lésions du sterno-mastoïdien sont-elles, comme le pense Petersen, le résultat de l'immobilité prolongée en attitude vicieuse? Ne sont elles pas plutôt sous la dépendance des causes qui sont à l'origine de l'oligo-hydramnios et des brides amniotiques ?

Ces causes lointaines, qui déterminent l'état pathologique de l'œuf, peuvent directement frapper les tissus du fœtus aussi bien que la membrane amniotique.

Les infections et les intoxications des procréateurs (syphilis, saturnisme, tuberculose, etc...) sont probablement responsables de ces lésions.

* * *

RÉSUMÉ

Il n'est pas prouvé que les lésions traumatiques obstétricales puissent déterminer un torticolis permanent, si le muscle sterno-mastoïdien est congénitalement sain.

Les lésions congénitales du muscle sterno-mastoïdien ne sont pas exceptionnelles.

Elles consistaient, chez les nouveau-nés que j'ai étudiés, en lésions d'un nombre variable de fibres musculaires aboutissant au type de lésion dénommé dégénérescence de Zenker, avec hyperplasie conjonctive plus ou moins accentuée.

Elles peuvent s'accompagner d'infiltrations sanguines diffuses en rapport étiologique avec les difficultés de l'extraction du fœtus au cours de l'accouchement.

Ces lésions traumatiques sont vraisemblablement favorisées par l'état pathologique du muscle.

Compliquées ou non de lésions traumatiques obstétricales, les lésions congénitales suffisent à expliquer les modalités cliniques du torticolis de naissance.

On ne saurait, *à priori*, rendre responsable d'un torticolis de naissance le médecin qui, plus ou moins péniblement, a procédé à l'extraction artificielle de l'enfant atteint de cette difformité.

OBSERVATIONS[1]

OBSERVATION I (Clinique Baudelocque, 1908, n° 1105). — **Lésions congénitales du sterno-mastoïdien droit.** — Femme de vingt-trois ans, domestique, a marché à un an et toujours bien depuis; réglée régulièrement depuis l'âge de treize ans.

Première grossesse en 1905, terminée au quatrième mois environ par un *avortement* de cause inconnue.

Deuxième grossesse en 1907. Dernières règles du 8 au 12 octobre. Arrivée à la clinique le 30 juin 1908, en travail (température normale). Pas d'albumine. Hauteur de l'utérus : 33 centimètres. Présentation du siège complet en SIDT. Durée de la période de dilatation : 16 heures. Rupture spontanée des membranes à la dilatation complète; liquide amniotique opalescent peu abondant.

Dégagement spontané, après 25 minutes d'efforts expulsifs, des membres inférieurs, du tronc et des épaules.

Difficultés pour l'extraction de la tête dernière : 20 minutes de tractions.

Enfant masculin pesant 3.420 grammes, long de 40 centimètres, qui n'a pu être ranimé.

Placenta : poids, 550 grammes.

Autopsie. — L'enfant présente une asymétrie crânio-faciale avec atrophie du côté droit et attitude permanente en torticolis.

La dissection du cou permet de constater une atrophie en longueur et en épaisseur du sterno-mastoïdien qui a un aspect fibroïde.

A la partie moyenne, le muscle droit, large de 4 millimètres, est épais de 2 millimètres, tandis que le gauche est large de 10 millimètres et épais de 5 millimètres.

Hémorragie méningée peu abondante, collectée à la base du crâne.

---

1. Je tiens à remercier mes amis Branca et Roussy, professeurs agrégés à la Faculté, et Cazeaux, chef de laboratoire à la Clinique Baudelocque, d'avoir bien voulu étudier avec moi les préparations histologiques qui sont à la base de ce travail.

Examens histologiques. — Fixation au formol à 10 %. Inclusion à la paraffine. Coloration à l'hématoxyline-éosine, au bleu de toluidine-éosine-orange, au Van Giesen et à l'hématoxyline après mordançage à l'alun de fer.

Les coupes ont été faites dans le sens transversal et dans le sens longitudinal pour le côté droit et le côté gauche et à différentes hauteurs.

Côté gauche. — Aucune des techniques employées n'a permis de déceler d'altérations du muscle.

La disposition topographique des faisceaux, la répartition du tissu conjonctif, la structure des fibres musculaires, des corpuscules neuro-musculaires, des nerfs musculaires, des vaisseaux ne présentent rien d'anormal.

Côté droit. — Les deux chefs claviculaire et sternal sont profondément altérés. La répartition topographique des faisceaux est conservée. Il y a un peu de sclérose fibrillaire des cloisons conjonctives interfasciculaires. Dans chaque faisceau, il y a également en certains points des fibrilles conjonctives séparant les fibres musculaires.

Les fibres musculaires sont presque toutes altérées, mais à des degrés très variables. On voit juxtaposées dans le même faisceau des fibres saines et des fibres altérées.

Ces dernières sont inégalement augmentées de volume. La mensuration transversale donne des chiffres deux à trois fois supérieurs aux chiffres moyens trouvés pour les fibres saines.

Les plus altérées sont en dégénérescence dite de Zenker : tuméfaction, perte de la striation transversale, état vitreux, état cireux, état grumeleux.

Ce ne sont pas les plus nombreuses, et dans la majorité des fibres on trouve des lésions moins accentuées consistant en striations anormales, en dégénérescences parcellaires.

Au niveau de ces fibres peu altérées les noyaux présentent quelques altérations : le nucléole a souvent disparu, le réseau chromatique est peu apparent, la chromatine condensée en blocs homogènes.

Les corpuscules neuro-musculaires sont normaux.

Les vaisseaux sanguins sont normaux.

Les nerfs musculaires ne présentent pas d'altérations.

OBSERVATION II (Clinique Baudelocque, 1909, nº 940). — **Lésions congénitales du sterno-mastoïdien gauche.** — Femme de vingt-trois ans, domestique, réglée à treize ans régulièrement.

Primipare. Dernières règles, du 25 au 30 août 1908. Pas d'albumine.

Hauteur de l'utérus, 38 centimètres. Présentation du siège décomplété mode des fesses en SIGT.

Accouchement le 5 juin 1909. Durée de la période de dilatation, quinze heures. Un ballon de Champetier contenant 450 grammes de liquide est introduit dans le vagin pour dilater les parties molles. Rupture de la poche des eaux spontanée à la dilatation complète. Liquide mélangé de méconium.

Expulsion spontanée du siège, du tronc et des épaules. L'extraction de la tête présente quelques difficultés : 5 minutes de traction.

Enfant masculin pesant 3.150 grammes, long de 50 centimètres.

Il présentait quelques battements cardiaques, mais ne put être ranimé.

Autopsie. — L'enfant présente une légère asymétrie crânio-faciale, avec légère atrophie du côté gauche.

A la dissection du cou, il est impossible de constater microscopiquement une différence entre les deux muscles sterno-mastoïdiens. Il n'y a pas d'hématome musculaire.

Hémorragie méningée, péri-cérébrale, péri-cérébelleuse et péri-médullaire.

Examens histologiques. — Mêmes techniques.

Les lésions musculaires n'existent que du côté gauche et dans les deux chefs. Elle sont peu accentuées. Les fibres en dégénérescence de Zenker sont peu nombreuses. Il n'y a pas de sclérose conjonctive. Les vaisseaux sont normaux.

OBSERVATION III (Clinique Baudelocque, 1903, nº 234). — **Lésions congénitales du sterno-mastoïdien droit compliquées d'hématome obstétrical** [1]. — Femme de vingt-quatre ans, a marché à un an et toujours bien depuis, réglée à quatorze ans et régulièrement.

Première grossesse en 1894, accouchement à terme spontané par le sommet. Enfant vivant et actuellement bien portant.

Deuxième grossesse en 1897, accouchement à terme spontané par le sommet. Enfant vivant et actuellement bien portant.

Troisième grossesse en 1902. Dernières règles, du 15 au 18 mai 1902.

Présentation du siège complet en SIGT. Tentatives infructueuses de version par manœuvres externes le 7 février.

Accouchement le 8 février. Durée de la dilatation, deux heures. Rupture spontanée des membranes, la dilatation étant d'une petite paume. Liquide opalescent. Rien d'anormal comme quantité.

En raison d'une procidence du cordon et d'une modification des bruits du cœur fœtal, extraction du siège. Pas de difficultés pour le siège, le tronc, les épaules. L'extraction de la tête présente quelques difficultés, en raison de l'incomplète dilatation de l'orifice utérin.

Enfant pesant 3.000 grammes. Placenta, 470 grammes.

L'enfant naît en état de mort apparente. Au bout de deux heures et demie (aspiration des mucosités encombrant les voies aériennes, insufflation, etc.), il est ranimé; mais quelques heures après, mouvements convulsifs; le lendemain, contracture généralisée. Mort le quatrième jour.

Autopsie. — Hémorragie dans la cavité arachnoïdienne et au niveau de la méninge molle des hémisphères cérébraux et cérébelleux. Pas d'hémorragie intra-cérébrale, grosse hémorragie dans la cavité arachnoïdienne médullaire et dans l'espace extra-dural cervical. Petites extravasations sanguines bilatérales disséminées dans la substance grise de la moelle dorsale inférieure, sur une hauteur de 11 millimètres entre la 7e et la 11e dorsale.

Hématome du sterno-mastoïdien droit. L'hémorragie infiltre le muscle qui ne présente pas de rupture totale. Elle n'est pas limitée par la gaine du muscle et infiltre les tissus voisins. Le muscle sterno-mastoïdien gauche est macroscopiquement normal.

Coupes histologiques. — Mêmes techniques. Des coupes ont été colorées au Weigert et au Marchi.

Côté gauche : Muscle sain.

Côté droit : L'hémorragie est diffuse. Elle dissocie les faisceaux des deux chefs du muscle, et dans un certain nombre de faisceaux dissocie les fibres.

Les lésions des fibres musculaires répondent au type précédemment décrit. Elles existent aussi bien dans les faisceaux envahis par l'hémorragie que dans ceux qui ont été respectés. Il y a par places dans les parties envahies par le

1. Observation I de la thèse de Wapler.

sang un peu d'infiltration leucocytaire. Il n'y a pas de sclérose. Vaisseaux et nerfs sont normaux.

Observation IV (Clinique Baudelocque, 1908, n° 22). — **Lésions congénitales du sterno-mastoïdien droit compliquées d'hématome obstétrical.** — Femme de quarante et un ans, mariée à un peintre en bâtiment âgé de trente-neuf ans, relieuse, a marché à quatorze mois et toujours bien depuis, réglée à quatorze ans et toujours bien depuis.

Première grossesse en 1897. Expulsion spontanée, aux environs du terme, d'un enfant mort et macéré.

Deuxième grossesse en 1901. Expulsion spontanée d'un enfant qui se présentait par le siège, mort à cinq ans, de méningite (?).

Troisième grossesse en 1907. Dernières règles, du 21 au 25 mars. Arrive à la Clinique Baudelocque le 1er janvier 1908. Pas d'albumine. Température normale. Présentation du siège décomplété mode des fesses en SIGT.

Durée de la période de dilatation, vingt-six heures. Rupture précoce des membranes pendant la période d'effacement. Liquide opalescent; rien d'anormal au point de vue quantité.

Au cours de la période d'expulsion (25 minutes), accélération, puis ralentissement des bruits du cœur. En raison de la souffrance de l'enfant, extraction du siège après abaissement d'un pied.

L'extraction de la tête présente quelques difficultés.

Enfant masculin pesant 3.400 grammes, long de 50 centimètres. Placenta, poids : 635 grammes.

L'enfant est en état syncopal. Il est ranimé au bout de dix minutes, mais succombe au bout de vingt-sept heures.

Autopsie. — Enfoncement en rigole avec fracture du pariétal.

Hémorragie méningée.

Le sterno-mastoïdien droit est infiltré de sang. Il n'y a pas de rupture totale du muscle. L'hémorragie diffuse n'est pas limitée par la gaine du muscle. Les tissus voisins sont infiltrés de sang.

Le sterno-mastoïdien gauche est macroscopiquement normal.

Examens histologiques. — Mêmes techniques.

Côté gauche : Muscle sain.

Côté droit : Mêmes lésions que dans les pièces précédentes. Les seules différences portent sur l'étendue de l'hématome qui est plus important, dissociant presque fibre à fibre les faisceaux musculaires si bien que par places on ne peut qu'à grand'peine reconstituer la topographie habituelle du muscle.

Pas de sclérose, pas d'altération des parois vasculaires.

Observation V (Maternité de l'hôpital Saint-Louis, service du docteur Potocki, 1904). — **Lésions congénitales du sterno-mastoïdien gauche compliquées d'hématome obstétrical**[1]. — Femme de vingt et un ans.

Première grossesse. Dernières règles du 25 décembre 1903 au 3 janvier 1904. Présentation du siège complet.

Accouchement le 9 août 1904, aux environs de sept mois.

Durée de la dilatation, vingt-neuf heures. Rupture précoce des membranes à la dilatation de 2 francs. Quantité de liquide assez considérable. Un ballon

1. Observation II de la thèse de Wapler.

de Champetier d'une contenance de 250 grammes est introduit dans la cavité utérine.

Dégagement spontané du siège. Extraction facile des épaules et des membres supérieurs. Difficultés pour l'extraction de la tête, en raison de l'insuffisance de la dilatation de l'orifice utérin.

Enfant masculin pesant 1.900 grammes, extrait en état de mort apparente. Il est ranimé, mais meurt trois heures après son extraction.

Autopsie. — Hématome du sterno-mastoïdien gauche. Le muscle est infiltré de sang dans le chef sternal. Le sterno-mastoïdien droit est macroscopiquement normal.

A gauche, il existe une rupture totale des trois racines supérieures du plexus brachial.

Examens histologiques. — Fixation au formol à 10 %. Coloration à l'hématoxyline-éosine.

Infiltration sanguine diffuse du chef sternal, respectant le chef claviculaire.

Les lésions des fibres musculaires s'observent aussi bien dans les faisceaux infiltrés de sang que dans les faisceaux qu'a respectés l'hémorragie. Par endroits sclérose péri-fasciculaire.

OBSERVATION VI (Clinique Baudelocque, 1910, nº 352). — **Lésions congénitales du sterno-mastoïdien droit compliquées d'hématome obstétrical.** — Femme âgée de quarante et un ans, a marché à treize mois et toujours bien depuis, réglée à dix-huit ans régulièrement.

Primipare. Dernières règles, du 8 au 11 mai 1909.

Hauteur utérine, 30 centimètres. Pas de fibromes accessibles. Présentation du siège décomplété mode des fesses en SIGT.

Durée de la période de dilatation, vingt-six heures.

Un ballon de Champetier de Ribes contenant 350 grammes de liquide est placé dans le vagin pour dilater les parties molles.

Rupture spontanée des membranes à la dilatation presque complète. Liquide teinté de méconium. Rien d'anormal au point de vue quantité.

Expulsion spontanée du siège et du tronc. Dégagement facile des membres supérieurs. Difficultés pour le dégagement de la tête, en raison de l'insuffisance de la dilatation de l'orifice utérin.

L'enfant masculin, pesant 2.100 grammes, long de 45 centimètres, est en état de mort apparente. Les voies aériennes sont désobstruées. Il crie, ouvre les yeux, mais la respiration reste spasmodique. Il meurt trente minutes après sa naissance.

Autopsie. — Hémorragie méningée arachnoïdienne péri-cérébelleuse et périmédullaire.

Le sterno-mastoïdien droit est infiltré de sang, il n'y a pas de rupture totale du muscle. L'hémorragie reste limitée par la gaine du muscle.

Le sterno-mastoïdien gauche est macroscopiquement normal.

Examens histologiques. — Mêmes techniques.

Les lésions sont absolument comparables à celles de l'observation V.

INDICATIONS BIBLIOGRAPHIQUES

BEELY, Scoliosis capitis — Caput obliquum. *Zeitschrift für orthopädische Chirurgie*, 1893, Bd. II, p. 39.

BOHN, Das Haematom des sterno-cleido-mast. bei Neugeborenen, *Deutsche Klinik*, 1864, p. 267.

DURANTE, Gommes symétriques et congénitales des deux sterno-mastoïdiens. *Bulletins de la Société anatomique de Paris*, 21 janvier 1898 (5e série, tome XII), p. 85.

FRIEDBERG, Zur Aetiologie und Therapie des caput obstipum musculare congenitum. *Deutsche Zeitschrift f. Chirurgie*, 1901, Bd. LXI, p. 393.

HADRA, Two cases of congenital Torticollis. *The Medical Record*, 1886, vol. 29, p. 91.

HELLER, Experimenteller Beitrag zur Aetiologie des angeborenen musculären Schiefhalses. *Deutsche Zeitschrift f. Chirurgie*, 1898, Bd. XLIX, p. 204.

KADER, Das Caput obstipum musculare, *Beiträge zur klinischen Chirurgie*, 1896, Bd. XVII, p. 207, et 1897, Bd. XVIII, p. 173.

KEMPF, Ueber Ursache und Behandlung des Caput obstipum musculare, *Deutsche Zeitschrift f. Chirurgie*, 1904, Bd. LXXIII, p. 351.

KIRMISSON, *Traité des maladies chirurgicales d'origine congénitale*, 1898, G. Masson, éd., p. 172.

MONSARRAT, A specimen of socalled congenital hematoma of the sterno-mastoïd. *The Lancet*, 1900 (24 nov.), p. 1501.

NOVÉ-JOSSERAND et VIANNAY, Pathogénie du torticolis congénital (Théorie ischémique). *Revue d'Orthopédie*, septembre 1906, p. 397.

OXLEY, Congenital tickening of the sterno-mastoïd. *The Lancet*, 17 novembre 1900, p. 1419.

PAGET, Induratio of sterno-cleido muscle in infants. *The Lancet*, 1863, p. 236.

PETERSEN, Caput obstipum. *Langenbeck's Archiv.*, 1884, Bd. XXX, p. 781.

— Ueber den angeborenen musculären Schiefhalses *Zeitschrift f. orthop. Chirurgie*, Bd. I, Heft 1, p. 86.

ROBIN, *Tumeur fibreuse du sterno-mastoïdien chez un nouveau-né*. Thèse de Paris, 1898.

RUGE, Ueber die Verletzungen des Kindes, etc. *Zeitschrift f. Geb. und Frauenkrank.*, 1876, Bd. I, p. 68.

SPENCER, On hæmatoma of the sterno-cleido-mast. muscle in newborn children. *Journal of pathology and bacteriology*, 1893, I, p. 112.

SKRECZKA, Extravasate an den Kopfnickern bei Neugeborenen. *Vierteljahrschrift f. Gericht. and offentl. Medicin*, 1869, Bd. X, p. 129.

VÖLCKER, Das Caput obstipum, eine intrauterine Belastungsdeformität. *Bruns Beiträge zür klinischen Chirurgie*, 1902, Bd. XXXIII, p. 1.

WAPLER, *Hematomes du sterno-mastoïdien chez le nouveau-né*. Thèse de Paris, 1904, G. Steinheil, édit.

WITZEL, Ueber die Entstehung des sog. angeborenen Schiefhalses. *Arch. f. Gyn.*, Bd. XLI, p. 124.

HÉBOTOMIE EN POSITION LATÉRALE
TROCART POUR HÉBOTOMIE — ONZE OBSERVATIONS

Par M. MARTEL

Chirurgien de la Maternité de Saint-Étienne.

A lire les descriptions de manuel opératoire de l'hébotomie ou les comptes rendus détaillés des observations, il semble que cette opération doit être bien compliquée et ne peut que rester l'apanage de l'accoucheur rompu à la chirurgie.

Montrer que l'hébotomie est, au contraire, une opération d'une très grande simplicité, beaucoup plus simple qu'un forceps au détroit supérieur ou même qu'un accouchement prématuré, me semble la meilleure défense de cette opération. En effet, au point de vue opératoire, c'est une opération que tout praticien peut faire, c'est la petite chirurgie à peine comparable à une kélotomie, à une trachéotomie : il faut deux ou trois minutes pour la faire.

Sans vouloir discuter ici les indications de l'hébotomie, je crois qu'on peut dire qu'au point de vue vitalité de l'enfant, elle est bien supérieure à l'accouchement prématuré et au forceps au détroit supérieur, et qu'au point de vue de la mère, elle est moins dangereuse. A ce dernier point de vue et à indications égales, elle est bien plus aisée que la césarienne, dont elle n'a ni les difficultés opératoires, ni les risques.

Elle permet aussi d'éviter ces basiotripsies sur enfant vivant ou douteux ; elle permettrait, mise entre les mains des praticiens, d'éviter cette triste besogne d'une basiotripsie faite sur les victimes des efforts insuffisants et meurtriers du forceps, et aussi d'éviter la mortalité maternelle dans ces mêmes cas où la mère paie trop souvent de sa vie (50 %) « l'application réitérée des fers ».

Après avoir fait l'opération de Gigli à ciel ouvert et sous cutanée, avoir scié le pubis près ou loin de la symphyse, je suis arrivé au manuel opératoire suivant qui, je me hâte de le dire, est une combinaison des procédés de Dœderlein, Busch et Farabeuf.

Ce manuel opératoire me paraît donner le maximum de sécurité et de rapidité.

Manuel opératoire. — La parturiente est nettoyée au procédé rapide : teinture d'iode ou pétrole et benzine; la vessie vidée ; anesthésie générale ; la parturiente est couchée sur le côté (j'adopte le côté gauche) ; un premier aide écarte la cuisse droite, en la saisissant au genou et en la maintenant en abduction en dedans (comme s'il voulait, en tirant sur le genou, détacher le bassin du lit), position qui découvre à merveille le champ opératoire.

Première ponction cutanée dans le sillon génito-crural, à l'union du tiers inférieur et des deux tiers supérieurs de la branche ischio-pubienne.

Deuxième ponction cutanée à l'épine du pubis, pénétrant le pilier externe et même discisant quelques fibres aponévrotiques.

Le trocart, saisi de la main droite, est planté à la place du bistouri dans le pilier inguinal; la pointe en est repérée par l'index gauche introduit dans le vagin. Sur le doigt vaginal conducteur, le trocart est poussé, cheminant en suivant *grosso modo* la face interne du bassin, et rapidement il est conduit, en contournant la branche ischio-pubienne, à l'orifice cutané de la première ponction ; le pouce gauche découvre le bec du trocart qui reste en place de lui-même. Lavage de la main gauche vaginale ou ablation du gant protecteur qui la recouvre. Dégagement du trocart. La canule reste en place, par la canule est passée la scie, la canule est enlevée et la scie armée de ses poignées.

Rôle du deuxième aide : protéger la peau contre les hachures de la scie, surtout à l'orifice inférieur; il peut aussi mettre un doigt dans le vagin et surveiller le travail de la scie pour avertir du moment où la séparation a lieu, mais ce n'est pas nécessaire.

La scie a sectionné l'os, elle est retirée; un jet de sang, qu'on arrête aisément par la compression avec des tampons; puis deux agrafes de Michel sont mises sur les orifices; recouvrir d'un timbre de gaze et de sparadrap.

La patiente est toujours maintenue en position latérale : au moment de la section osseuse, ordinairement perçue par le chirurgien et les deux aides, le premier aide, qui tient la cuisse en abduction avec traction, atténue sa force pour éviter tout écartement provoqué, puis les deux cuisses sont rapprochées et les genoux fixés par une serviette, et désormais la parturiente doit être remuée avec précaution comme une personne atteinte de fracture du bassin, c'est-à-dire que, pour la remuer, il faut toujours saisir les trochanters à pleine main et les deux membres accolés et soutenus, sans quitter la position latérale.

L'accouchement et les interventions, s'il y en a, se feront en position latérale ou position anglaise.

Quelques réflexions ou explications sur le manuel opératoire que j'ai adopté :

A) Pourquoi *sous-cutané ?*

Parce que l'hémorragie est beaucoup moindre. L'incision des plans pré-osseux de cette région saigne beaucoup, il faut beaucoup de pinces hémostatiques sans pouvoir rien lier; dans un cas, j'ai dû laisser une vingtaine de pinces à demeure et, l'accouchement fait, je les enlevai sans avoir une seule ligature à faire.

Il ne faut pas avoir peur d'une petite hémorragie; nous ne faisons pas de ligature dans une ostéotomie du fémur.

B) Pourquoi faire une *ischio-pubiotomie?*

Il vaut mieux, je crois, s'éloigner des organes érectiles et vasculaires, et aussi s'éloigner de la vessie et de l'urètre, qui, sans être blessés par les instruments, peuvent être déchirés secondairement.

Peut-être aussi y a-t-il avantage pour l'agrandissement du diamètre bi-ischiatique.

C) Avantages de la *position latérale* :

1° Durant l'opération, il suffit de placer la parturiente dans la position latérale pour en saisir tous les avantages : le ventre tombe sur le côté droit, dégageant la fosse iliaque; la partie fœtale, qui d'ordinaire n'est qu'appliquée, se décolle du pubis; les organes maternels suivent le mouvement; l'utérus s'écarte, la vessie glisse à gauche, même et surtout si elle contient de l'urine; donc, plus de danger de blesser ni la tête fœtale, ni l'utérus, ni la vessie.

Quant à l'étalement de la région opératoire, il est excellent, et tout est bien en vue et en mains; ni le passage de l'aiguille de Gigli ou de mon trocart, ni le sciage ne sont gênés par la saillie de l'abdomen; l'effort sur la scie est facile et de plein effet.

Le sciage fait, l'écartement est commandé par un seul aide, au lieu de deux, dont les mouvements sont difficilement combinables quand ils ne sont pas contraires; donc, suppression de la dislocation des articulations sacro-iliaques et des tiraillements des parties molles voisines de la section.

L'écartement se limite de lui-même en laissant redescendre la cuisse en abduction.

2° Durant l'accouchement, tout se résume en ceci, et je crois que c'est capital : *Au lieu d'un anneau brisé qu'on écarte au hasard, il s'agit d'une boîte dont l'enfant soulèvera le couvercle juste ce qu'il faut et pas plus qu'il ne faut pour passer sa tête.* Ce n'est donc plus cette dislocation complexe : deux aides qui écartent, plus ou moins de concert, la parturiente qui se défend et résiste... On prévoit les désordres. Le tableau n'est pas poussé, il est vécu.

D) *Trocart :*

L'aiguille de Gigli est faible; sa minceur la fait mal sentir au doigt vaginal conducteur; le manche est gênant pour dégager le bec, sur une femme grasse à ventre dépressible (Obs. V).

Le passage de la scie avec elle est un peu compliqué et quelquefois s'accompagne de difficultés imprévues.

J'ai fait construire, par M. Réal, de Saint-Étienne, un trocart canule d'une courbe d'un rayon de 7 cent. 1/2, d'une longueur de 25 centimètres ou 18 centimètres, et d'un diamètre de 5 millimètres.

J'ai adopté cette courbure uniforme après essais sur le cadavre et sur des bassins viciés de la collection de la Maternité.

Le bec du trocart est aplati à la façon d'une rugine. Cependant, je n'attache aucune importance au détachement du périoste, que je considère ici comme un temps long et superflu. Le trocart est perforé d'un orifice qui peut à la rigueur ramener un fil de soie de repérage.

La canule admet facilement les anneaux de la scie de Gigli.

E) Pansement après l'accouchement :

Faire toujours saisir le bassin à deux mains par les trochanters par un aide fort, pour remuer la patiente et soutenir les membres inférieurs rapprochés.

Application autour du bassin d'un simple drap d'alèze dont un chef traverse l'autre sur le ventre; les deux chefs retombent le long du lit, et un sac de sable de 2 kilos est épinglé à chacun d'eux.

Observations. — Depuis mars 1908, j'ai pratiqué onze hébotomies, dans des conditions très diverses. Voici les observations résumées :

Observation I.

(Recueillie par Mlles Conorton et Combes.)

S. L..., dix-sept ans et demi. Ipare. Bassin rachitique.

Bassin : Diamètres bi-crête : 23 centimètres.
— bi-épineux : 21 cent. 1/2.
— sacro-pubien : 17 cent. 1/2.
— bi-ischiatique : 10 centimètres.
— sacro sous-pubien : 10 cent. 1/2 (sans correction).

Accouchement : Cette malade a subi trois applications de forceps infructueuses au détroit supérieur.

23 mars 1908 : A minuit, le docteur Martel fait une hébotomie à ciel ouvert, et dix minutes après l'expulsion spontanée se produit, l'enfant fait quelques mouvements respiratoires.

Enfant : Mort, fille, 3 kil. 830 gr. Longueur totale : 53 centimètres.

Diamètres de la tête : O.F. : 12 1/2; S.O.M. : 14 1/2; B.P. : 10; S.O.Br. : 9; circonférence : 36 centimètres.

Fracture du frontal gauche due au forceps.

Suites de couches : Légère suppuration de la plaie.

Deuxième accouchement normal à terme le 9 juillet 1909. *Enfant* 3 kil. 400. Début des douleurs à 7 heures du matin et expulsion à 7 heures du soir.

État actuel : Ne se ressent pas de son opération.

OBSERVATION II.

(Recueillie par Mlle VERRON.)

D. D..., trente-quatre ans, IIIpare.

Premier accouchement : Forceps très laborieux, enfant mort.

Deuxième accouchement : Spontané, mais fille petite.

Troisième accouchement, le 29 octobre 1908 : L'engagement ne se fait pas ; le docteur Martel propose une hébotomie à la parturiente qui accepte. Hébotomie sous-cutanée de la branche horizontale du pubis. Accouchement spontané dix-sept minutes après l'opération. Délivrance artificielle.

Enfant : 3 kil. 620 gr. Longueur totale : 50 centimètres.

Diamètres de la tête : O. F. : 13; S. O. M. : 13 1/2; B. P. : 10 1/2; S. O. Br. : 8 1/4.

Sortie : 6 décembre 1908.

État actuel : Cette femme marche et travaille comme avant : au toucher, pas de pseu-darthrose, pas de déformation. Elle a conservé la meilleure impression de l'opération. Elle a repris ses occupations. L'enfant est superbe de santé.

OBSERVATION III.

(Recueillie par Mlle CONORTON.)

E. R. M..., trente-sept ans, IIpare.

Le *premier accouchement* s'est terminé par une version qui a amené un enfant vivant, mais avec paralysie brachiale. C'est cette paralysie qui fait accepter l'hébotomie à la mère pour le deuxième accouchement.

Deuxième accouchement : 18 décembre 1908.

Bassin atteint de *spondylolisthésis*. Diamètres : Bi-Ép. : 26; Bi-crêtes : 28; Baudelocque : 21; Bi-Ép.P. : 10 1/2; Bi-ischiatique : 14 1/2.

Présentation de l'épaule gauche en AIG. : en plus, il y a placenta marginal.

Hébotomie sous-cutanée fendant la branche horizontale; puis épisiotomie pour cicatrice rétractile provenant du premier accouchement et gênant l'introduction du bras pour faire une version. Extraction de l'enfant et délivrance artificielle. L'évolution a été laborieuse, il y a du décollement des tissus para-utérins rétro-vésicaux. Craignant un hématome profond, je fait sauter le pont cutané, la vessie est décollée, non ouverte, pas de sang au cathétérisme.

Au trente-deuxième jour, phlébite droite ; au quarante-sixième jour, phlébite gauche. La malade se lève vingt jours après la deuxième phlébite et part le 2 mars. Les deux phlébites ont été traitées au pansement ouaté ou botte lyonnaise.

Enfant : Garçon, 3 kil. 970 gr. Long., 47 centimètres.

Diamètres : O. F. : 12; S.O.M. : 13 1/2; Bi-P. : 10; S.O.B. : 9. Ni bosse sanguine, ni difformité.

19 septembre 1910 : La malade va à merveille, travaille aux champs et à son ménage comme avant. Son enfant de vingt et un mois pèse 16 kilogrammes.

La paralysie du premier s'est améliorée.

OBSERVATION IV.

(Recueillie par Mlle BOUCHAND.)

M. B..., quarante et un ans, Xpare.

Trois accouchements avec forceps : Trois enfants morts.

Six accouchements par version : Six enfants vivants.

Entrée le 27 septembre 1909 : Femme petite présentant des nouures et toute la caractéristique du rachitisme.

Diamètres du bassin : Bi-crête : 26 1/4 ; bi-épineux : 24 ; bi-ischiatique : 8 1/2; sacro-pubien : 17 1/2; bi-épineux post. et inf. : 7 1/2. Promonto-sous-pubien : 9 1/2.

29 septembre 1909 : Hébotomie faite à ciel-ouvert; nombreuses ligatures. Opération faite à 11 h. 30 du matin, l'accouchement ne se fait qu'à 7 h. 30 du soir.

Enfant : Garçon, 3 kil. 300. Longueur : 49 centimètres.

Diamètre : O.F. : 12; S.O.M. : 13 1/2; Bi-P. : 10; S.O.Br. : 8 1/2.

Bosse sanguine sur le frontal droit.

Suites de couches simples.

Sortie, le 12 novembre 1909.

OBSERVATION V.

(Recueillie par Mlle BARD).

M. D. C..., trente-six ans, VIIIpare.

1er accouchement normal, enfant vivant; 2e accouchement, enfant mort à deux jours; 3e accouchement normal, enfant vivant; 4e accouchement normal, enfant mort à quinze jours; 5e accouchement, enfant mort à deux ans; 6e accouchement, application de forceps, enfant mort-né; 7e accouchement, application de forceps, enfant vivant.

Malade obèse, pèse 100 kilos.

20 décembre 1909 : Début des douleurs à 9 heures du matin; poche des eaux rompue à 6 heures du matin.

21 décembre 1909 : Entrée à la Maternité à 8 heures du soir. A 11 heures du soir, la tête est non engagée, le col dilatable, l'utérus vidé. M. Martel propose une hébotomie. L'aiguille de Gigli est très courte, vu l'obésité de la malade. Expulsion spontanée à minuit 30, enfant en état de mort apparente et difficile à ranimer. Délivrance spontanée quinze minutes après.

Enfant : Garçon, 4 kilogrammes.

Diamètres : O.F. : 12; S.O.M. : 13 1/2; Bi-P. : 8; S.O.B. : 9. Pas de bosse sanguine.

La parturiente quitte l'hôpital le douzième jour, et le vingtième jour peut marcher facilement.

19 septembre 1910 : La malade se plaint de marcher moins bien qu'avant l'opération, de se fatiguer plus vite. Enfant superbe.

OBSERVATION VI.

(Recueillie par Mlle ROURE.)

N. D..., trente ans, IVpare.

1er accouchement, forceps, enfant mort; 2e accouchement, forceps, enfant vivant, mais marqué fortement par le forceps. Il mourut à onze mois de cholérine, sans avoir jamais eu de crises; 3e accouchement, accouchement prématuré à huit mois; fille morte à seize mois de tuberculose (père tuberculeux).

Quatrième accouchement : Hébotomie, femme petite, les diamètres du bassin sont :

Promonto-sous-pubien : 10 centimètres.
Bi-épineux ant. sup. : 23 centimètres.
Bi-crête : 27 centimètres.
Baudelocque : 18 cent. 1/2.

Début des douleurs le 17 mars 1910, à 2 heures du matin. Dilatation complète à 9 heures du matin, mais sans engagement. OIGA. Toilette à la teinture d'iode. Anesthésie. A 10 h. 15, l'hébotomie est commencée dans la position latérale, avec le trocart Martel; à 10 h. 20, elle est terminée. A 1 h. 30 du soir, expulsion spontanée d'une fille de 3 kil. 950.

Enfant : Longueur totale : 51 centimètres.

Diamètres : O.F. : 11; S.O.M. : 13 1/2; B.P. : 9; S.O.B. : 9; Circonférence : 36 centimètres.

Suites de couches : simples. Le 23 février, elle détache le talon du lit.

16 mars : Le fragment ischiatique est abaissé dans la station horizontale des deux membres inférieurs, la réduction se produit dans la flexion de la cuisse sur le bassin. L'écart de la section osseuse est d'environ 2 millimètres.

19 mars 1910 : Sortie.

20 septembre 1910 : A conservé un souvenir pénible des douleurs d'expulsion qu'elle n'avait pas connues dans ses trois accouchements antérieurs, faits sous anesthésie.

Depuis fin mars, elle fait, dit-elle, comme les autres femmes, et marche ou reste droite toute la journée. Elle éprouve quelques douleurs lorsque le temps va changer.

La pseudarthrose est nette; la section est linéaire, mais l'abaissement peut atteindre 1 centimètre.

L'enfant est superbe de santé.

Observation VII.

(Recueillie par Mlle Berthail.)

M. V..., trente-trois ans, Ipare. Achondroplasique. (Adressée par M. le docteur Perdu, de Montbrison.)

Bassin : Diamètres : Promonto-sous-pubien : 10 centimètres.
— Bi-épineux I.A. : 24 cent. 1/2.
— Bi-crête : 27 centimètres.
— Baudelocque : 19 centimètres.
— Bi-ischiatique : 7 cent. 1/2.

Accouchement : Début des douleurs le 9 mars 1910, à 5 heures du soir. A 11 heures du soir, le col est complètement dilatable, poche des eaux saillante laissant percevoir le cordon. Position droite transverse sans engagement. A 11 h. 20, hébotomie en position latérale, avec le trocart; à 11 h. 25, l'opération est finie.

La parturiente est maintenue en position déclive, le siège surélevé, mais couchée sur le côté, la tête n'est pas appliquée et la procidence paraît se réduire. A minuit, à l'auscultation, les bruits du cœur sont bons. A 1 h. 30 se produisent des contractions énergiques, le toucher indique une tête appliquée, et le cordon procident dans la poche ne bat plus. A 3 h. 15, rupture de la poche des eaux. A 8 heures, accouchement spontané d'un enfant mort, pesant 3 kg. 350.

23 mars 1910 : Il s'est fait un abcès à la ponction supérieure; l'abcès est ouvert et les suites sont simples.

11 avril 1910 : La suppuration est à peu près tarie, l'orifice inférieur est complètement cicatrisé. La section osseuse n'est pas soudée, les os sont accolés dans la position droite et dans la flexion de la cuisse sur le bassin, ils chevauchent de 1/2 cent. dans la position couchée, les jambes étendues.

Premiers essais de marche : celle-ci, hésitante, se raffermit vite.

19 septembre 1910 : Fin avril, la malade est partie chez elle; depuis elle mène la vie dure de la campagne, allant aux champs et peinant comme avant. Elle me dit ne sentir aucune gêne ni pour marcher, ni pour courir, ni pour gravir ou descendre des escaliers.

Le toucher indique un tout petit cal linéaire, je ne crois pas que la soudure osseuse existe réellement.

Observation VIII.

(Recueillie par Mlle Goutelle.)

G. V..., vingt-quatre ans, Ipare. Rachitique. (Adressée par M. le docteur Perdu, de Montbrison).

Bassin : Diamètres : Diamètres Promonto-sous-pubien : 9 centimètres.
— Bi-épineux I.A. : 25 cent. 5.
— Baudelocque : 17 cent. 5.
— Bi-ischiatique : 9 cent. 1/4.

Accouchement : 14 mars 1910; début des douleurs à 9 heures du soir; présentation et position de l'enfant, SIGA.

15 mars 1910 : Hébotomie par mon procédé-type; l'opération dure trois minutes, l'écartement immédiat admet le petit doigt.

Rupture de la poche des eaux à 4 heures; à 5 heures, le siège est à la vulve; les dégagements du siège et du tronc ont été faits en position anglaise, mais l'interne remet la patiente en position obstétricale pour le dégagement artificiel des bras et de la tête.

Enfant : 2 kil. 400; garçon. Longueur totale, 49 centimètres.
Diamètres O. F. : 10 1/2; S.O.M. : 11 1/2.
— B. P. : 8; S.O.B. : 9.

Suites : Simples, apyrexie.

20 avril : La patiente est pourvue de la ceinture à hébotomie Martel; elle reste levée et marche très bien.

Au toucher, les deux os paraissent soudés ou du moins il n'y a pas de chevauchement; la face interne donne une ligne assez saillante formée par un cal.

24 avril 1910 : Sortie de la Maternité.

Observation IX.

(Recueillie par Mlle Bard.)

D. L..., trente-cinq ans, Ipare. Rachitisme très marqué. (Adressée par M. le docteur Lafont, de Saint-Étienne.)

Bassin : Diamètres : Bi-épineux : 24 cent. 1/4.
— Baudelocque : 19 centimètres.
— Bi-crête : 26 cent. 5.
— Promonto-sous-pubien : 8 cent. 1/4.

Accouchement : OIGA.

30 avril 1910 : Début des douleurs à 5 heures du soir; à 6 h. 30, le col est effacé, la tête appliquée. A 7 heures, rupture spontanée et arrêt des contractions. A 8 heures, hébotomie par mon procédé-type, faite par M. Richard, interne du service.

Il y a arrêt du travail. Petit hématome de la grande lèvre.

1er mai : 5 heures du soir, reprise du travail, contractions énergiques et régulières. Les douleurs devenant vives, durant la nuit, on fait la chloroformisation à la reine. Le liquide se teinte de méconium, les bruits du cœur ne sont pas modifiés.

2 mai : A 8 h. 30, le liquide se teinte de plus en plus, les bruits du cœur s'accélèrent, la tête est fortement appliquée sans engagement et une grosse bosse sanguine plonge dans le bassin.

10 h. 30 : Un forceps Tarnier est appliqué et, à 11 heures, j'extrais une fille en état de mort apparente, ranimée assez rapidement.

L'accouchement s'est fait 41 heures après l'hébotomie.

Je n'ai pu apprécier l'écartement osseux au moment de l'engagement, à cause de l'œdème des tissus.

L'hématome de la grande lèvre est ouvert largement et les caillots enlevés.

Délivrance spontanée, quinze minutes après.

Enfant : Légère paralysie faciale gauche, petite dépression au niveau de l'angle externe de l'œil droit et tuméfaction des paupières droites. Bosse sanguine du pariétal gauche.

3 kil. 900 ; longueur totale, 48 centimètres. Diamètres : O.F. : 10 cent. 1/2 ; S.O.M. : 12 cent. 1/2; BP. : 9 cent. 1/2 ; S.O.B. : 10 cent. 1/2.

Suites : Très simples, légère ascension thermique (38°5).

6 mai : Elle peut détacher le talon du lit.

8 juin : Sortie ; enfant pèse 3 kg. 700.

19 septembre : Dès le début de juillet, elle marche et s'occupe de son intérieur comme avant. Au toucher, pseudarthrose très mobile. J'estime au moins à 1 centimètre la descente verticale qui se produit dans les mouvements de marche ; l'affrontement est exact dans la station couchée et aussi dans la station verticale, les cuisses d'aplomb moyennement écartées.

Elle se rappelle avoir bien souffert pour son accouchement, mais est très contente.

Enfant nourrie au biberon, est en excellente santé et n'a aucune déformation crânienne ni troubles de la face. Elle ne prend pas de crises. Poids : 5 kilos.

Observation X.

(Recueillie par Mlle Berthail.)

P. : trente et un ans, Ipare.

Bassin : Diamètres bi-épineux 25 centimètres.
— bi-crête : 27 cent. 1/2.
— bi-ischiatique : 9 cent. 1/2.
— Baudelocque : 19 cent. 1/2.
— Promonto-sous-pubien : 10 centimètres.

Accouchement : 27 juillet 1910, début de douleurs. — 28 juillet 1910 : entre à la Maternité, col dilaté à 1 heure, tête appliquée, OIGA., contractions peu fréquentes, poche des eaux non rompue. — 6 h. 46 : hébotomie type par M. Martel. — 6 h. 49 : opération terminée. De suite, l'écartement est de 1/2 centimètre, les contractions sont fréquentes et régulières, la tête s'applique fortement et l'engagement commence. — 10 heures : rupture spontanée de la poche des eaux, dilatation à 5 fr.

29 juillet : 4 heures du matin, le col reste dur et résistant, le fœtus souffre. Mlle Saint-Jean, maîtresse sage-femme, fait la dilatation manuelle du col. — 5 h. 30 : accouchement spontané d'un garçon vivant, 3 k. 700.

Enfant : 3 k. 700; longueur totale 52 centimètres. Diamètres O.F. : 12 cent.; S.O.M. : 13 cent. 5; B.P. : 9 cent. 5; S.O.B. : 9 cent. 5. Pas de bosse sanguine, chevauchement peu prononcé des sutures.

13 septembre 1910 : Sortie de la Maternité le dix-neuvième jour; est restée huit jours chez elle au lit et à la chaise-longue, a marché huit jours dans la maison; elle n'a pas repris son travail de repasseuse de façon assidue, mais reste debout toute la journée et fait son ménage. Il y a trois jours, elle a fait trois kilomètres à pied.

La soudure est parfaite, un cal linéaire légèrement saillant est perçu sur la face interne du bassin; pas de mobilité. Je ne constate aucun agrandissement des diamètres du bassin.

Enfant : 5 kg. 450.

Observation XI

(Recueillie par Mlle Dumas et Mme Meschin.)

B. V..., trente et un ans, Ipare.

Bassin oblique, par luxation congénitale de la hanche droite. (Adressée par M. le docteur Alamagny, de Firminy.)

Présentation du sommet, tête non engagée, très mobile. A de la tendance à glisser dans la fosse iliaque droite.

Bassin : Bi-épineux : 22 cent. 5.
Bi-crête : 25 centimètres.
Bi-ischiatique : 8 cent. 1/4.
Bi-trochantérien : 32 centimètres.
Baudelocque : 18 cent. 5.
Promonto-sous-pubien : 10 cent. 1/4.

Aplatissement du côté droit et promontoire légèrement dévié à gauche.

9 août 1910 : hébotomie préparturitoire.

Opération type : commencée à 10 h. 33, est finie à 10 h. 36, faite par M. le docteur Richard, interne.

Section du côté gauche : côté sain.

La malade est reportée dans son lit et on applique le bandage ordinaire. Il est fort mal supporté au début et il faut réduire sa largeur pour que le ventre ne soit pas comprimé.

14 août : les agrafes sont enlevées, la cicatrisation cutanée est parfaite.

Le sommet mobile commence à s'appliquer.

Accouchement : Début du travail le 17 août, à 9 heures du matin; à 4 heures du soir, le col est dilaté; à 2 heures, rupture spontanée de la poche des eaux; à 10 h. 30, dilatation; à 5 heures, l'engagement commence et l'écartement pubien est de 1 cent. 1/2.

18 août : 2 heures du matin, dilatation complète; 6 heures, la tête est dans l'excavation, mais les contractions s'espacent et diminuent d'intensité; 11 heures, les contractions redeviennent régulières et fréquentes; l'écoulement du méconium et les modifications des bruits du cœur indiquent un commencement de souffrance du fœtus. La malade étant toujours maintenue en position atérale, je fais une application de forceps Levret, une traction courte et peu orte amène la tête, mais la cuiller a coupé le canal vaginal au niveau de la section osseuse. Délivrance spontanée cinq minutes après. Ablation de quelques caillots dans la plaie de section osseuse, pas d'hémorragie, une mèche de gaze iodoformée y est placée, une autre dans le vagin.

Enfant : garçon, 2 kil. 800. Longueur, 52 centimètres.

Diamètres O.F. : 12; S.O.M. : 13,5; Bi-P. : 9,5; S.O.Br. : 10. Pas de bosse sanguine. Chevauchement prononcé des sutures. Pas de traces du forceps.

Suites : Très simples, apyrexie.

3 septembre 1910 : la malade marche sans douleur.

Réflexions. — Il m'est difficile de tirer des conclusions d'un si petit nombre d'observations; voici, cependant, quelques réflexions que je crois pouvoir présenter :

J'ai fait les cinq premières hébotomies en position obstétricale, sans m'inquiéter outre mesure de la dislocation possible du bassin, et les six dernières suivant le manuel opératoire que j'ai indiqué.

De ces onze observations prises en bloc, il ressort que l'hébotomie, de quelque façon qu'elle soit pratiquée, est une opération simple, mais simplifiée encore si on adopte la voie sous-cutanée et la position latérale.

J'ai fait (obs. XI) une hébotomie prématurée (Pinard) ou préparturitoire ; je crois le procédé avantageux.

Valeur de l'hébotomie pour la vitalité de l'enfant :

L'hébotomie paraît bien, opposable au forceps au détroit supérieur, transformer un accouchement très difficile et très dangereux pour l'enfant en un accouchement presque normal ou du moins bien simplifié.

Sur onze enfants :

Un enfant (obs. I) est venu mourant, victime du forceps antérieurement appliqué.

Un enfant (obs. VII) est venu mort par procidence irréductible du cordon.

Neuf enfants sont vivants et bien portants encore actuellement.

C'est aussi beaucoup mieux que l'accouchement prématuré.

Valeur de l'hébotomie pour la mère :

L'accouchement pour la mère est bien simplifié : mes accouchées n'en conservent pas mauvais souvenir.

L'hébotomie faite en plein travail, avec dilatation avancée, amène ordinairement une délivrance rapide.

Il est dangereux ou tout au moins délicat de faire suivre l'hébotomie d'une intervention nécessitant des manœuvres de force dans l'utérus : la version surtout et la délivrance artificielle peuvent entraîner de graves désordres par déchirure du ligament large; le décollement sous-séreux latéral (obs. III) peut atteindre des dimensions colossales, soit immédiates par traction, soit secondaires par hématome.

Le forceps ne doit être employé que dans l'excavation ou sur le périnée : il risque fort de déchirer le canal vaginal et de faire communiquer le vagin avec la section osseuse; cette rupture est due à la distension brusque et aussi à l'action coupante des cuillers.

Cette déchirure m'a paru simple dans les suites de l'observation XI, ce serait un des avantages de l'hébotomie préparturitoire (9-18 août).

Je crois que, dans un bassin hébotomisé, il faut savoir attendre, ne rien brusquer et n'intervenir par une version ou un forceps que dans le cas d'absolue nécessité.

La mortalité maternelle, avec de telles précautions, devient certainement nulle.

Mais il reste une question importante que je ne puis trancher ici, ayant trop peu de faits personnels, mais qui a une grande importance : c'est le résultat éloigné au point de vue fonctionnel du bassin.

Le point de vue obstétrical est assez bien établi; souvent une primipare hébotomisée accouche spontanément après (obs. I), on a même utilisé cet argument contre l'hébotomie.

Le point de vue statique est aussi intéressant, il faut des résultats éloignés. Je n'ai pu me faire encore une opinion.

La pseudarthrose n'est pas tout dans l'impotence quelquefois signalée; du reste il serait facile de faire un agrafage osseux, comme on refait un périnée après coup.

Je crois surtout qu'il faut éviter la dislocation du massif sacro-iliaque : c'est du reste ce qu'indique l'étude des fractures du bassin, que nous a mieux apprises la loi sur les accidents du travail; l'arc antérieur a beaucoup moins d'importance. Il faut donc veiller à éviter les dislocations inutiles sacro-iliaques, et j'y vois une raison de plus pour adopter la position latérale, qui les réduit au strict minimum.

M. PINARD trouve ingénieux le procédé de M. Martel. L'idée de l'hébotomie préparturitoire est assurément très séduisante. Mais il est nécessaire de laisser la grossesse aller à terme pour savoir si la tête ne passera pas. On s'expose, en suivant M. Martel, à opérer une femme qui aurait pu accoucher spontanément. Il convient, sur ce point, de faire des réserves.

M. AUDEBERT (de Toulouse) a fait des opérations de Gigli par le procédé sous-cutané. Dans ces conditions, l'écartement se fait très mal, parce qu'on n'a pas sectionné les faisceaux fibreux pré-pubiens. Si on combine ce procédé avec le décubitus latéral, y aura-t-il un écartement suffisant? M. Martel n'a-t-il pas dû exercer des tractions énergiques pour extraire l'enfant dans ces conditions?

M. LEPAGE. — Je désire poser à notre collègue Martel quelques questions au sujet de sa très intéressante communication.

Je lui demanderai tout d'abord pourquoi, renonçant à la symphyséotomie, il pratique aussi en dehors de la ligne médiane la section osseuse et préfère l'ischiopubiotomie à la simple section du pubis. Je ne vois à cette manière de faire qu'inconvénients, puisque la section osseuse est plus étendue et que le traumatisme exercé sur l'articulation sacro-iliaque du côté du bassin sectionné est plus important.

D'après le manuel opératoire qu'il a décrit, le docteur Martel semble redouter d'une manière toute particulière l'écartement qui se produit spontanément ou qui est produit par les aides qui maintiennent les membres inférieurs. Il est cependant démontré que la section du bassin ne donne de résultats appréciables au point de vue de l'agrandissement momentané qu'autant qu'il existe un certain degré d'écartement — si bien calculé par notre regretté Farabeuf — entre les surfaces articulaires dans la symphyséotomie ou entre les surfaces osseuses dans l'hébotomie.

Dans son appréciation sur la valeur de l'hébotomie pour la mère, notre collègue Martel semble rejeter comme dangereuses des interventions « nécessitant des manœuvres de force dans l'utérus », et il incrimine, à ce point de vue, la version.

Tous les accoucheurs sont cependant d'accord, à l'heure actuelle, pour reconnaître qu'après agrandissement momentané du bassin, s'il n'y a pas contre-indication formelle à la version, par suite de la rétraction de l'utérus, elle est préférable au forceps. Notre collègue Martel semble oublier que c'est surtout au moment où la partie fœtale attaque le bassin mou que se produisent des lésions, qui peuvent être graves, du côté de l'urètre ou de la vessie.

Ces considérations peuvent s'appliquer encore avec plus de raison à la délivrance artificielle, qui n'est en aucune façon une « opération de force » et qui ne peut produire de déchirure du ligament large.

Je ne puis partager l'opinion de notre collègue Martel lorsqu'il déclare qu'en employant les précautions qu'il a indiquées, « la mortalité maternelle devient certainement nulle ». Il oublie les conditions dans lesquelles le plus habituellement est pratiquée la section du bassin : on opère souvent, en effet, chez des femmes qui sont depuis longtemps en travail, qui ont perdu les eaux depuis un certain temps, et qui par conséquent peuvent déjà présenter un certain degré d'infection. Sans doute, celle ci ne peut pas être directement imputable à l'opération; il n'en est pas moins vrai que, quel que soit le manuel opératoire employé pour agrandir le bassin, il y aura toujours des cas de morbidité et même de mortalité maternelle.

Dans l'observation VIII, je relève qu'on a appliqué à la malade la ceinture à hébotomie Martel; je serais obligé à notre collègue de nous préciser quels sont les avantages de cette ceinture.

Je crois que notre collègue Martel étend beaucoup trop le champ de l'hébotomie et exagère la bénignité de cette intervention.

Il y a longtemps qu'on a dit que la symphyséotomie a rendu surtout service aux femmes qui accouchaient spontanément après une expectation prolongée que rendait seule possible l'éventualité d'une symphyséotomie tardive.

C'est à tort que notre collègue Martel veut établir, au point de vue de la gravité, un parallèle entre l'opération césarienne et l'agrandissement du bassin. Ce sont deux opérations qui sont pratiquées dans des conditions toutes différentes; il est évident que les suites opératoires immédiates de l'opération césarienne, pratiquée dès le début du travail, sont forcément meilleures que celles d'une opération comme l'hébotomie, pratiquée à la période ultime du travail.

Notre collègue Martel se laisse un peu trop impressionner par les résultats très satisfaisants qu'il a obtenus chez ses douze premières hébotomisées; nous avons connu ces séries heureuses, et — comme le rappelait tout à l'heure M. Pinard — nombre d'accoucheurs ont pu faire quinze ou vingt symphyséotomies sans accidents et connaître ensuite des insuccès à la suite de la même intervention.

En lisant rapidement les observations de M. Martel, on voit dans l'observation III qu'il y a eu décollement du tissu para-utérin; qu'il y a eu — observation VII — un abcès au niveau de l'orifice supérieur de la plaie. Il est à craindre que, dans quelques cas, il n'y ait un hématome assez accentué.

Notre collègue Martel nous a dit que, dans les bassins qui ne sont pas très rétrécis, l'hébotomie hâtive donne d'excellents résultats. Cela est tout naturel; mais il y a lieu de se demander si, dans ces cas-là, une expectation plus prolongée n'eût pas permis à l'accouchement de se produire spontanément.

M. ROUVIER (d'Alger) tient à présenter quelques réflexions à l'occasion de l'intéressant travail de M. Martel :

1° L'orateur a préconisé l'incision sous-cutanée. Outre les objections qui viennent d'être soulevées contre cette méthode, susceptible d'entraver l'écartement des deux segments osseux, M. le professeur Rouvier la condamne comme dangereuse. Sans doute, elle paraît plus brillante, mais est moins sûre que l'incision à ciel-ouvert pour combattre l'hémorragie en nappe et assurer l'état aseptique de la solution de continuité. Cette hémorragie n'a nullement besoin d'être combattue par des ligatures ou force-pressures. La compression directe par une méthode analogue à celle du *sac de Mickulicz* d'abord et l'évacuation rapide du contenu utérin l'enraye facilement.

2° M. Martel ne dit rien de la position de Trendelenburg à donner aux opérées. Elle a cependant d'immenses avantages. D'abord, en cas d'hémorragie sérieuse, de prévenir les syncopes par anémie cérébrale; ensuite, de permettre la section osseuse avec la plus grande facilité, puisque, obéissant aux lois de la pesanteur, l'ovoïde fœtal est éloigné du détroit supérieur. Or, je remarque qu'un des motifs de M. Martel pour préconiser la position latérale dans l'hébotomie est justement l'avantage que le décubitus latéral procure en libérant les limites du détroit supérieur du contact de la partie fœtale qui se présente. Si nous tenons compte de l'habitude contractée par les accoucheurs, en France, d'assister et d'opérer les parturientes dans le décubitus dorsal, nous n'hésiterons pas à le préférer, dans l'hébotomie, au décubitus latéral, mais complété par la position de Trendelenburg.

3° M. Martel semble redouter les traumatismes génitaux (vagin et vulve) dans les hébotomies. Cette affirmation me paraît trop absolue. L'auteur a omis de distinguer à ce sujet les *primipares* des *multipares*. L'expérience a, en effet, démontré que les lésions ci-dessus signalées ne se rencontrent guère, après l'hébotomie, que chez les primipares. En ne pratiquant cette opération que chez des multipares, on est donc à peu près sûr d'éviter pareils traumatismes.

4° Je suis étonné aussi des craintes de M. Martel d'un écartement trop prononcé des membres inférieurs après la section osseuse. Le manuel opératoire de l'hébotomie décrit dans nos classiques insiste, en effet, sur les précautions à prendre en pareil cas pour éviter les inconvénients possibles par suite de traumatisme des symphyses sacro-iliaques.

M. COMMANDEUR fait remarquer que, dans le procédé préconisé par M. Martel, l'ouverture du bassin est obtenue par le jeu *d'une seule* articulation sacro-iliaque qui devra supporter tout l'effort de distension. Or, les belles études de Farabeuf et de Varnier ont montré qu'il y avait avantage à répartir cet effort de distension sur les deux articulations sacro-iliaques, par conséquent à ouvrir les deux moitiés du bassin d'une quantité à peu près égale. Il y a donc dans l'ouverture unilatérale du bassin des chances plus grandes de lésion sacro-iliaque.

M. MARTEL. — Il me serait difficile de répondre à toutes les remarques faites, mon travail n'étant pas l'étude complète de l'hébotomie, mais un simple exposé de ce que j'ai fait, de ce que j'ai obtenu.

J'attache, en effet, une grande importance à la position latérale et je ne crois pas qu'il y ait grande difficulté pour la femme à accoucher ainsi.

Quant à l'hébotomie pré-parturitoire, je n'en ai qu'un cas et je demande plus ample informé; mais je ne crois pas que l'impossibilité ou la difficulté de fixer la date de l'accouchement soit une très sérieuse objection à cette pratique. Ne voyons-nous pas les hébotomisées accoucher souvent spontanément lors d'un deuxième accouchement? L'opération est si simple en elle-même que c'est à étudier.

Je rejette l'intervention après l'hébotomie parce que, à moins d'avoir une habileté exceptionnelle, je crois à l'existence des désordres résultant d'une version, parce qu'une délivrance artificielle est une cause d'infection utérine inutile à ajouter, parce que l'opération a transformé le bassin vicié en bassin normal ou suffisant; du reste, c'est là tout son but; mais cependant il faut intervenir dans quelques cas que commandent les circonstances. L'abstention toutefois, pour moi, doit être la règle.

L'hémorragie des téguments dans l'hébotomie à ciel-ouvert est, en effet, quelquefois très importante; il est difficile de lier, c'est pourquoi j'ai adopté la voie sous-cutanée; la position de Trendelenburg, qui atténue cette hémorragie, est peu facile à obtenir avec des moyens de fortune, en dehors d'une salle d'opération : la position latérale ne nécessite qu'une table ordinaire.

Le reproche fait à la section ainsi éloignée du pubis reste entière; à l'avenir de renseigner si l'effort est bien ainsi unilatéral et si les conséquences éloignées, au point de vue de la statique du bassin, en seront aggravées; s'il en était ainsi, il y aurait lieu de préférer peut-être les ennuis immédiats.

L'écartement est certes suffisant, puisque j'ai pu constater dans certains cas un écartement de deux travers de doigt et que plusieurs accouchements ont été spontanés après l'hébotomie.

Certainement, à mon avis, l'hébotomie est une opération si simple, si anodine, que je crois qu'il faut en faire profiter une parturiente sans attendre qu'on ait la main forcée par la souffrance du fœtus.

CONTRIBUTION A L'ÉTUDE DE LA PUBIOTOMIE DANS LES BASSINS DE TYPE OBLIQUE OVALAIRE

PAR M. JULES ROUVIER

Professeur de clinique obstétricale à la Faculté d'Alger.

Je n'ai nullement l'intention de vous donner, comme on pourrait le croire de prime abord, une étude complète d'une question encore discutée, dans l'état actuel de nos connaissances. Je n'ai pas non plus la prétention de vous fournir des statistiques décisives. Pour avoir une réelle valeur, les statistiques doivent reposer sur un chiffre élevé d'observations.

Je me borne à vous communiquer des faits cliniques qui me paraissent intéressants et propres à éclairer en partie la solution d'un problème fort important dans la pratique.

Les bassins asymétriques sont moins rares qu'on ne le croit généralement. Quand la pelviviciation n'est pas très prononcée, elle peut passer inaperçue, car le promontoire est souvent inaccessible, à moins que l'on ne procède à un examen approfondi du bassin, de la colonne vertébrale et des membres inférieurs. Et cependant, nombre d'observations témoignent qu'en pareil cas, l'accouchement spontané devient difficile ou même impossible, et une intervention obstétricale s'impose pour sauvegarder les intérêts de la mère et ceux du fœtus. C'est afin de prévenir d'aussi désagréables surprises que, systématiquement, je soumets toutes les entrantes de la Maternité d'Alger à la *pelvimétrie* externe, trop négligée en France à l'heure actuelle, et à l'examen des régions en rapport avec le bassin.

On a préconisé diverses interventions comme spécialement indiquées pour les bassins de type oblique ovalaire. Je les rappelle brièvement :

1° L'ischio-pubiotomie ou *opération de Farabeuf* relève plutôt du domaine de la chirurgie que de celui de l'obstétrique. Aussi n'a-t-elle point passé dans la pratique usuelle. Pinard est le seul accoucheur qui lui doive un succès. On peut la considérer comme définitivement abandonnée aujourd'hui.

2° La symphyséotomie, excellente opération en théorie, grâce à l'agrandissement momentané des diamètres du bassin qu'elle procure, mais exposant néanmoins la mère et l'enfant à des risques sérieux.

3° L'expérience a démontré que les chances d'infection sont plus fréquentes après la symphyséotomie qu'après l'opération césarienne conservatrice. Avec les progrès de la pratique antiseptique, celle-ci a été remise en honneur, dans ces dernières années. Les excellents résultats obtenus par d'éminents accoucheurs, dans les grandes cliniques d'obstétrique, ont fortement contribué à cette réhabilitation. Toutefois, les merveilleuses statistiques publiées sur les suites opératoires de l'hystérotomie césarienne ne sauraient faire oublier les critiques justifiées qu'on lui a adressées. En effet, quoi qu'en disent ses partisans dévoués, elle n'est pas à la portée de l'immense majorité des praticiens. Pour être réalisée avec le maximum de chances pour les mères et les enfants, elle exige rigoureusement toutes les conditions imposées pour les laparotomies : entourage entraîné, arsenal spécial, local convenable, etc., garanties que l'on trouve exceptionnellement en clientèle. En somme, comme l'ischio-pubiotomie, c'est une opération plus chirurgicale qu'obstétricale. D'ailleurs, ne modifiant pas les diamètres pelviens, elle ne supprime aucun obstacle à l'accouchement et, en cas de grossesse ultérieure, force est d'y recourir à nouveau. N'oublions pas que les suites éloignées de l'opération césarienne, à l'état de vacuité ou à l'état de grossesse, n'ont pas toujours été aussi satisfaisantes qu'on eût pu l'espérer, d'après les résultats immédiats.

Ce sont ces considérations qui m'ont engagé à préconiser l'opération de Gigli, dans le cas de bassins asymétriques moyens, ou presque normaux pour la dimension du promonto-pubien, — et ce sont les plus nombreux incontestablement, — c'est-à-dire lorsque par son degré exagéré la pelviviciation n'impose pas d'urgence l'opération césarienne. Il est bien entendu qu'en cas de mort du fœtus ou d'altération pathologique du col, je regarde la pubiotomie comme formellement contre-indiquée. En pareille occurrence, elle doit être délaissée suivant le cas en faveur de la basiotripsie ou de l'opération césarienne.

L'opération de Gigli, pratiquée du côté correspondant au diamètre oblique du détroit supérieur le plus court, me semble particulièrement indiquée pour les bassins asymétriques, de type oblique ovalaire, dont le promonto-pubien minimum se rapproche de 8 cm. 5.

Elle est d'exécution facile, n'exige point un arsenal considérable ou compliqué; elle ne fait courir aucun danger immédiat ou éloigné aux parturientes, en observant les précautions antiseptiques ordinaires. Quand on la pratique à ciel-ouvert, l'hémorragie n'entraîne aucune des suites fâcheuses signalées après la symphyséotomie. La simple compression des vaisseaux lésés, pendant qu'on termine l'accouchement, suffit à en conjurer les dangers. Le placement d'un petit drain dans la plaie, à la partie inférieure des sutures cutanées, prévient toute infection ultérieure.

Tout en possédant tous les avantages de la symphyséotomie, soit en facilitant l'extraction fœtale dans l'accouchement en cours, soit en procurant une ampliation permanente et définitive des diamètres du bassin pour des accouchements ultérieurs, avantages déjà signalés par Selheim, van de Velde et Reifferschied, que confirment mes deux observations sur le premier point et ma première observation sur le second point, elle en présente d'autres non moins contestables que n'offre point la section de la symphyse pubienne. Ma première observation démontre que le processus cicatriciel est suffisamment avancé et solide pour permettre, à la rigueur, le lever dès le vingt ou le vingt et unième jour des couches. Après Selheim, Bar et Porak, j'ai constaté, par le toucher vaginal et l'examen radiographique, que la coaptation des lèvres de l'os sectionné se fait par du tissu fibreux, sans cal saillant à l'intérieur. Enfin, sur l'opération césarienne, la pubiotomie présente en outre l'avantage de respecter l'intégrité anatomique de l'utérus et de permettre d'envisager sans crainte une grossesse ultérieure.

Est-ce à dire que l'opération de Gigli n'expose jamais à aucun accident ou complication? Pareille affirmation serait inexacte. L'expérience montre, en effet, que l'extraction fœtale, facilitée par le forceps ou la version podalique, après la section du pubis, détermine parfois des ruptures et déchirures traumatiques du vagin ou de la vulve. Mais ces lésions ne s'observent guère que chez les primipares et sont généralement fort bénignes. Pour les prévenir, il suffit, comme je l'ai fait chez mes deux malades, de combiner l'intervention avec l'accouchement prématuré chez des multipares et de s'en abstenir chez les primipares.

Pour conclure, je crois devoir me ranger à l'opinion de Pestalozza, en modifiant légèrement sa formule. « Dans les bassins asymétriques dont le promonto-pubien se rapproche de 8 cm. 5, on doit conseiller l'accouchement prématuré chez les primipares; l'opération de Gigli à terme ou au cours du neuvième mois chez les secondipares et multipares, et ne recourir à l'opération césarienne que si ces interventions ont échoué dans les accouchements antérieurs. »

C'est à l'appui de cette doctrine que j'ai cru devoir apporter les deux observations suivantes :

Observations (recueillies par M. A. Laffont, interne de la Maternité d'Alger).

I. — R. T..., célibataire, âgée de vingt-sept ans, entre, le 28 octobre 1909, dans la salle Dubois, n° 1413, III pare, elle est parvenue au cours de la seconde quinzaine du huitième mois ; ses dernières règles remontent à la fin de février 1909.

Antécédents héréditaires. — Nuls.

Antécédents pathologiques. — Cette femme ignore à quelle époque elle a marché. La marche a été suspendue pendant plusieurs mois à la suite d'une chute survenue durant la première enfance. Une tumeur blanche du genou droit nécessita l'ablation de la rotule à l'âge de six ans. Le traitement de l'arthrite se prolongea douze ans et imposa jusqu'à l'âge de dix-huit ans le port d'un appareil orthopédique.

Les premières règles apparurent à quinze ans. La menstruation fut toujours normale. Les deux premières grossesses furent terminées par des accouchements prématurés provoqués à la Maternité d'Alger.

Cette femme entra une première fois (nº 608) à la clinique obstétricale en juin 1907. Elle était enceinte de huit mois. Après avoir fait le diagnostic de bassin rétréci et de type oblique ovalaire, le promonto-pubien minimum étant de 8 centimètres, le professeur R... décida de provoquer immédiatement l'accouchement prématuré. Désinfection soignée. Dilatation artificielle, application des forceps au détroit supérieur par le chef de clinique. L'enfant, un garçon de 2.570 grammes, fut extrait en état d'asphyxie syncopale, due à une hémorragie intra-crânienne. Diamètre bipariétal : 85 millimètres. Suites de couches physiologiques.

L'année suivante, le 25 octobre 1908, nouvelle admission dans la salle Dubois (nº 1087), vers la fin du septième mois de la seconde grossesse. Le 25 novembre, au début du neuvième mois, le professeur R... prescrit l'accouchement prématuré. La tête n'étant pas engagée, après dilatation complète, version podalique. Extraction très pénible d'un fœtus asphyxié qui ne put être ranimé. Diamètre bipariétal même que lors du premier accouchement. Suites de couches physiologiques.

A la troisième entrée de R. T... à la Maternité d'Alger, étant donné l'âge avancé de la grossesse parvenue à la fin du huitième mois, et les mauvais résultats pour les fœtus des deux premiers accouchements prématurés, le professeur R... recherche, par un examen détaillé, s'il est possible d'obtenir un enfant vivant, sans recourir à l'opération césarienne.

La femme est d'une taille de 1 m. 41. Son facies est anguleux, irrégulier, le front est saillant, et le squelette d'une gracilité particulière. Il présente des stigmates évidents de rachitisme. Le membre inférieur droit, raccourci de plusieurs centimètres et ankylosé au genou, a déterminé une boiterie exagérant une pelviviciation d'origine rachitique. Le bassin est asymétrique, en dextroversion notable et en antéversion.

Le rachis présente une scoliose lombo-sacrée à convexité du côté droit. La vulve est fortement orientée à gauche. Le pli inguinal droit, très accentué, est plus profond et plus abaissé que le gauche. La fesse gauche est plus élevée et plus large que la droite. Le pli interfessier est oblique de haut en bas et de droite à gauche. Le pli sous-fessier droit est plus bas que le gauche.

Comme complément de l'antéversion existent une cambrure exagérée de la taille, un agrandissement du diamètre bisépineux et un aplatissement antéro-postérieur du bassin que les mensurations au pelvimètre rendent évidents. D'ailleurs tous les diamètres pelviens, sauf le bisépineux antérieur, sont diminués, comme le démontrent les mensurations suivantes :

Diamètre de Baudelocque		17 cm.	5
—	bisépineux antérieur	23	5
—	bicrétal	23	»
—	bisischiatique	9	3

Dans son ensemble, le losange obstétrical (de Michaélis) est asymétrique. Le triangle latéral droit est aplati par rapport au triangle latéral gauche. Leurs hauteurs, constituant par leur réunion la diagonale horizontale du losange, sont : de 5 centimètres à droite, et de 6 cm. 5 à gauche; diagonale horizontale,

11 cm. 5. La diagonale verticale est de 3 cm. 5 dans sa partie lombo-sacrée, et de 7 cm. 5 dans sa partie sacrée, soit en totalité de 11 centimètres. Cette déformation du losange obstétrical confirme pleinement le diagnostic de pelviviciation de type oblique ovalaire, avec disproportion marquée entre les deux moitiés du bassin.

La pelvimétrie digitale révèle, dans l'excavation pelvienne, une légère saillie au niveau de la ligne innominée à droite, correspondant au voisinage immédiat de la cavité cotyloïde. Elle a été consécutive à la brièveté relative du membre malade, sur lequel repose principalement le poids du corps. L'échancrure sacro-sciatique droite est moins ouverte que normalement. Le sacrum semble avoir subi une légère torsion vers la droite. La partie droite de l'excavation paraît diminuée dans tous ses diamètres. Dans la partie gauche, les mêmes altérations existent, mais à un degré bien plus accentué. Notamment, la ligne innominée semble plus effacée. Le promontoire est accessible, et le diamètre promonto-pubien minimum oscille entre 8 centimètres et 8 cm. 5.

La radiographie confirme le diagnostic du bassin de type oblique ovalaire avec atrophie plus marquée à gauche.

Au-dessus du détroit supérieur, le fœtus se présente par le sommet mobile en OIGT, sans aucune tendance à l'engagement; la bosse antérieure déborde la symphyse pubienne.

Étant donné les antécédents obstétricaux de R. T..., l'âge trop avancé de la grossesse pour tenter l'accouchement prématuré avec espérance de survie de l'enfant, le désir formellement exprimé par la mère de se soumettre à une opération pour avoir un enfant vivant, le professeur R... se décide à pratiquer la pubiotomie préconisée par Gigli.

Le 2 novembre 1909, à 9 heures du matin, après antisepsie préalable, dilatation du col, obtenue en vingt-cinq minutes, à l'aide du dilatateur de Bossi. Incision du pubis à gauche, un peu en avant de l'épine, du côté de la symphyse. La malade est placée dans la position de Trendelenburg. Le porte-fil est glissé de haut en bas et sert à introduire un fil de soie stérilisée pour sectionner les parties molles encore adhérentes à la face interne de l'os. Introduction du fil-scie métallique, et section de l'os en quelques secondes. Hémorragie en nappe très modérée, traitée par simple compression. Version podalique par manœuvres internes, terminée par une application de forceps sur la tête dernière, la manœuvre de Mauriceau n'ayant donné aucun résultat. Sutures du plan profond au catgut, et agrafes de Michel pour la peau, petit drain à demeure dans la plaie, sonde de Pezzer dans la vessie.

L'enfant extrait en bon état, du sexe féminin, pèse 2.470 grammes. Son diamètre bipariétal est cependant de 9 centimètres, supérieur de 5 à 10 millimètres au diamètre promonto-pubien minimum, l'emportant également sur la longueur du même diamètre chez les enfants qui avaient succombé dans les deux accouchements prématurés précédents.

Les suites de couches furent parfaites du côté de l'utérus. Elles ne se déroulèrent cependant pas sans accidents. L'infirmière chargée de la salle de travail et aussi de la salle des opérées, assistant une entrante, admise en douleurs avec de l'infection gastro-intestinale, communiqua dès les premiers jours cette infection des voies digestives à R. T... Cette infection céda rapidement à un traitement antiseptique par le salycilate de bismuth et le benzo-naphtol. Un peu plus tard, la même infirmière, atteinte de plaies suppuratives aux mains, à la suite de brûlures, toujours négligente, malgré l'interdiction à elle faite de soigner l'opérée, lui communiqua un érysipèle. Un traitement énergique en enraye l'évolution. La malade est alors transportée au pavillon Tarnier. La plaie évolue désormais normalement, mais donnant lieu cependant, à partir du 10 novembre à une légère suppuration. Un trajet fistuleux persiste à la partie inférieure jusqu'au 20 décembre date de l'expulsion d'une petite esquille d'os qui l'avait provoqué.

Ces accidents ont retardé le premier lever de l'opérée. Mais dès le vingtième jour après l'intervention, le toucher vaginal permit de constater que les bords de la partie osseuse sectionnée offraient une co-adaptation résistante. Fin décembre, la malade s'est remise peu à peu à marcher sans éprouver nulle gêne, ni fatigue. A sa sortie, le 24 février 1910, la démarche était à peu près la même qu'avant l'intervention.

Durant tout le premier mois, l'enfant ne put être allaité ni par sa mère ni par l'unique nourrice du service, affectée spécialement aux enfants du tour. Aussi son poids est-il demeuré stationnaire. Dès que sa mère put se charger de l'allaitement, l'augmentation de poids fut régulière. A sa sortie, l'enfant pesait 4,500 grammes. Quelques semaines plus tard, grâce à la continuité de l'allaitement maternel, elle dépassait 6 kilogrammes. Et, au commencement de juillet 1910, son volume et son poids n'étaient nullement inférieurs à ceux d'un enfant venu au terme de la grossesse et soumis à un allaitement convenable.

Un peu avant sa sortie définitive du service, nous pratiquâmes l'examen du bassin de la mère. Tous les diamètres avaient subi une ampliation, sauf le bisischiatique non modifié. Je mets en regard les dimensions de chacun avant et après l'opération.

Diamètre de Baudelocque	17 cm.	5	18 cm.	5
— bisépineux antérieur	23	5	25	»
— bicrétal	23	»	24	5
— bisischiatique	9	3	9	3
— promonto-pubien minimum entre	8 cm.	et	8 cm.	5
— — —	devenu 9 centimètres.			

La vulve, fortement orientée vers la cuisse gauche, est très sensiblement revenue vers la partie médiane. Mais, c'est surtout dans sa conformation générale que le bassin a subi d'importantes modifications. On peut en juger en comparant les épreuves radiographiques obtenues un peu après la première entrée, et un peu avant la dernière sortie de R. T... de la Maternité d'Alger. L'influence favorable de l'opération sur les dimensions de la moitié gauche du bassin, antérieurement notablement inférieures à celles de la moitié droite, apparaît indéniable, et le type oblique ovalaire du bassin semble avoir à peu près entièrement disparu.

OBSERVATION. II. — J. A..., mariée, âgée de vingt et un ans, IIpare, enceinte de huit mois environ, entre (nº 1519), le 21 décembre 1909, à la Maternité d'Alger.

Antécédents héréditaires. — Nuls.

Antécédents pathologiques. — A l'âge de quatre ans, abcès froid au niveau de l'articulation sacro-iliaque gauche ayant persisté quatre mois (?).

Réglée à treize ans, mariée à dix-neuf ans. Elle vint accoucher une première fois dans le service en novembre 1908. Admise d'urgence en travail avec une présentation de l'épaule, compliquée de procidence du cordon et de placenta prævia. L'interne de garde pratiqua la version podalique, puis la basiotripsie sur la tête dernière retenue au-dessus du détroit supérieur.

Taille, 1 m. 48; hauteur du tronc, 80 centimètres.

Vue de dos, cette femme présente du côté gauche, dans la région lombaire, une légère scoliose, aplatissement de la région fessière gauche. A gauche du sacrum, au niveau de l'articulation sacro-iliaque, cicatrice modifiant l'angle latéral correspondant du losange obstétrical. Pli sous-fessier gauche. Épine iliaque postéro-supérieure gauche plus rapprochée de la crête sacrée que celle du côté opposé. Sillon interfessier oblique de gauche à droite et de haut en bas.

Vue de face, la malade présente : le pli inguinal gauche plus profond que le droit et plus allongé à son extrémité supérieure, la ligne ombilico-pubienne légèrement oblique de haut en bas et de gauche à droite, la vulve est orientée vers la cuisse droite.

Les diamètres externes sont les suivants :

Diamètre de Baudelocque	18 cm. 5
— bisépineux antérieur	22 »
— bicrêtal	23 5
— bisischiatique	10 »

La pelvimétrie interne donne un promontoire accessible : promonto-pubien minimum = 8 cm. 5. A gauche, l'excavation est diminuée dans tous ses diamètres. L'aileron correspondant du sacrum est atrophié, l'angle sacro-sciatique est remplacé par un sillon étroit, l'éminence ilio-pectinée est très rapprochée de la ligne médiane aplatie, à droite, l'excavation est de dimensions et de forme à peu près normales.

En somme, on a affaire à un bassin oblique ovalaire vrai de Nægelé, avec synostose de la symphyse sacro-iliaque gauche et altération de tous ses diamètres. L'examen radiographique confirme pleinement ce diagnostic.

Le fœtus se présente en OIGP, avec sommet mobile au-dessus du détroit supérieur.

Tenant compte de la nature et du degré de la pelviviciation, de l'âge de la grossesse et des résultats du premier accouchement, le professeur R... décide de pratiquer l'opération de Gigli.

Le 3 janvier 1910, à 9 h. 40 du matin, après antisepsie minutieuse, dilatation avec l'appareil de Bossi, terminée par la dilatation bimanuelle de Bonnaire. Incision des téguments du côté gauche : le côté rétréci. Position de Trendelenburg. Section du pubis au fil-scie. Hémorragie veineuse de moyenne intensité. Compression tandis que se poursuivent les manœuvres obstétricales. Version podalique. Extraction sans difficulté d'un enfant vivant, du sexe féminin, pesant 2.270 grammes.

Délivrance par expression et traction combinées.

Sutures du plan profond au catgut, du plan tégumentaire avec les agrafes de Michel. Fixation d'un drain en caoutchouc à la partie la plus déclive de la plaie. Injection du sérum artificiel.

La soirée et la nuit se passent dans des conditions satisfaisantes pour la mère et pour l'enfant. Le 4 janvier, à midi, l'enfant succombe. Dans l'après-midi, la mère est prise de fièvre et de douleur intercostale. Une pneumonie grippale se déclare, évolue rapidement et emporte l'opérée, le 7 janvier 1910 au soir, en trois jours et demi, malgré les soins les plus énergiques, prodigués par le chef de clinique, en l'absence du professeur R..., appelé d'urgence à Marseille par un deuil de famille. L'involution utérine était régulière et la plaie opératoire d'excellent aspect.

DISCUSSION

M. PINARD. — Tous les accoucheurs reconnaissent combien il est précieux de conserver l'intégrité de l'appareil génital. M. Pinard déclare qu'il ne fait jamais de pelvimétrie externe. Il est hostile à l'accouchement provoqué, parce qu'il n'est pas possible de savoir exactement l'âge de la grossesse et la date de l'accouchement.

M. FIEUX. — De tout ce qui vient d'être dit, il résulte que je suis peut-être ici le seul accoucheur n'ayant pas d'expérience personnelle de l'hébotomie. Je n'en ai pas, parce que j'ai bien en mains une opération que j'aime, une opération qui, pratiquée avec opportunité, ne m'a jamais donné de déboires, je veux parler de la symphyséotomie. Et j'avance que je suis décidé à y rester fidèle tant que ne me sera pas nettement démontrée la supériorité d'une autre pelvitomie.

Mais je ne veux pas ici, Messieurs, essayer de tracer de parallèle entre la symphyséotomie et l'hébotomie; ce que je retiens des communications qui viennent d'être faites, et des discussions qu'elles ont soulevées, c'est que les pelvitomies tiennent encore une place importante dans la thérapeutique des vicérations pelviennes. — Et je suis persuadé que c'est justice, parce que si l'opération césarienne a des avantages incontestables et demeure la seule intervention rationnelle dans quelques circonstances, les pelvitomies n'en ont pas moins les avantages suivants au point de vue des grossesses à venir :

1° La femme aborde une nouvelle grossesse avec un appareil génital intact;

2° Elle aborde le travail avec un bassin légèrement ou même sensiblement meilleur au point de vue de la parturition.

M. ROUVIER. — Pour la première objection qui vient de m'être faite par M. le professeur Pinard, je me borne à rappeler qu'avant de faire ma communication, j'ai eu soin de spécifier que je n'ai jamais eu la prétention de faire une découverte ou de traiter une question dans son ensemble. Je reconnais donc volontiers que je n'apporte pas une méthode nouvelle. Je me suis borné à vous communiquer des faits cliniques à l'appui d'une question encore peu connue.

Le professeur Pinard croit la pelvimétrie externe peu importante. C'est une opinion discutée. Je me borne à constater que, d'après mes propres expressions, il ne s'agissait nullement, dans mon idée, de l'emploi de pelvimètres externes, dont l'emploi est peu répandu, mais d'une investigation externe par l'inspection, complétée, si besoin est, par des mensurations exactes. Cette doctrine a déjà été exposée dans mon Mémoire sur « le losange obstétrical » présenté l'an dernier au Congrès international de médecine de Budapest. Or, l'expérience clinique m'a depuis longtemps démontré l'importance de cette inspection dans des cas de pelviviciations graves. Ma deuxième observation vient à l'appui de ce sentiment.

Enfin, en dernier lieu, M. le professeur Pinard m'a demandé sur quels symptômes précis je pouvais diagnostiquer qu'une grossesse est arrivée à son terme ou en est plus ou moins éloignée. — Ici, je me trouve à mon aise. Et c'est au professeur Pinard que j'emprunterai les arguments propres à le satisfaire.

Avec beaucoup de justesse, ce cher maître a fait observer, dans notre séance d'hier, qu'on n'en est plus aujourd'hui à apprécier le degré d'une pelviviciation d'après sa mensuration en centimètres. La doctrine, désormais classique, apprécie la valeur d'une pelviviciation, non plus en tenant un compte trop absolu de la longueur des diamètres pelviens, mais seulement de la disproportion existant entre les diamètres du bassin maternel et ceux de la partie fœtale qui se présente.

Sans doute, il est impossible de diagnostiquer d'une façon précise l'âge d'une grossesse, quoique l'application d'une série d'investigations puisse conduire à des présomptions qui, surajoutées, équivalent à une presque certitude. Mais en l'état, la solution de ce problème est moins importante que la constatation, facile à obtenir, du degré de développement de l'ovoïde fœtal, permettant d'apprécier le degré de développement du fœtus, et sa vitalité en donne *son âge apparent* d'après sa résistance fonctionnelle. Ainsi posée, la question change de face et le problème à résoudre devient plus facile.

TRAITEMENT DE LA RÉTENTION DES MEMBRANES PAR LE DRAINAGE PROPHYLACTIQUE

PAR M. BERNY

Chef de clinique à la Faculté de Toulouse.

La rétention des membranes après l'expulsion du placenta ne semble pas avoir préoccupé les auteurs anciens et l'on peut lire, dans la plupart des traités qui ont paru jusqu'à la deuxième moitié du dix-neuvième siècle, que les membranes retenues dans l'utérus sont facilement expulsées avec les lochies dans les suites de couches. Au contraire, la moindre rétention de tissu placentaire était considérée comme sérieuse, et même la crainte de voir le col se refermer trop rapidement avant la délivrance faisait hâter par tous les moyens l'expulsion du placenta :

de ce chef, il est probable que les rétentions membraneuses devaient être beaucoup plus fréquentes qu'elles ne le sont maintenant.

A l'heure actuelle, on sait, en effet, que, entre l'accouchement et l'expulsion du délivre, il faut patienter un temps relativement assez long afin que la séparation lente, mais complète, puisse se faire entre le corps de l'utérus et toutes les annexes fœtales. On sait également que des portions même peu considérables de membranes provoquent des troubles pathologiques dans l'utérus, amenant parfois des hémorragies et des risques très grands d'infection.

Sans vouloir faire l'étude de la rétention membraneuse, nous rappellerons brièvement les divers traitements qui ont été préconisés par les auteurs actuels, et nous en arriverons au traitement nouveau qui fait l'objet de notre communication.

Tout d'abord, avant de traiter une rétention membraneuse, tous les accoucheurs reconnaissent qu'il faut éviter que cet accident se produise en ne hâtant pas la délivrance, même si elle tarde à se faire, et en laissant l'utérus se débarrasser par ses propres contractions des annexes fœtales. Prophylactique est aussi l'action de maintenir le placenta accolé contre la vulve quand, après sa sortie des voies génitales, les membranes ne sont pas complètement décollées; c'est, en effet, à ce moment que se font surtout les déchirures de membranes. Prophylactique encore est le traitement des causes mécaniques de rétention, telles que le redressement d'un utérus coudé.

Mais, malgré ces précautions, les rétentions de membranes restent encore fréquentes; les statistiques sont assez variables en raison des nombreux cas qui passent inaperçus, mais elles sont presque toujours au-dessous de la vérité. Dans nos recherches particulières qui portent sur les observations de cinq années à la Clinique d'accouchements, nous avons relevé quatre-vingt-douze observations, dans lesquelles on a reconnu l'absence de parties plus ou moins considérables de membranes. Ce sont tantôt des rétentions complètes de toutes les membranes (*7 cas*), tantôt de petits ou grands lambeaux de caduque ou de chorion (*25 cas*), ces deux variétés tenant à des causes mécaniques ou à une friabilité spéciale des membranes. Puis viennent les causes pathologiques portant altération de la caduque le plus souvent hypertrophiée et, comme conséquence, la rétention totale (*6 cas*) ou partielle (*38 cas*) de cette caduque.

Nous avons vu donc qu'il existait un traitement prophylactique. Lorsque la rétention est un fait accompli, les accoucheurs agissent de diverses façons. L'abstention est rarement pratiquée à l'heure actuelle, surtout dans les milieux hospitaliers; elle ne l'est d'ordinaire que pour les simples petits débris de caduque, et, à notre avis, c'est encore un tort.

Mais le plus souvent l'intervention est pratiquée, et ce sont alors les diverses méthodes préconisées : ligature du bout membraneux, section des membres au ras du col, torsion des membranes en forme de corde destinée à donner à l'ensemble une résistance que la surface membraneuse n'aurait pas par elle-même. Tout cela est encore de l'expectative.

Les injections utérines répétées sont déjà un traitement, et enfin viennent les interventions plus complètes destinées à débarrasser complètement et définitivement l'utérus : ce sont les écouvillonnages et les curettages.

Nous voulons indiquer un traitement dont l'idée et la technique ont été préconisées souvent oralement par le professeur Audebert, mais qui, jusqu'à ce jour, n'avait été publié nulle part. Tout dernièrement, la thèse de Bousquet (1910) constitue le premier document. C'est que, essayée depuis plus de cinq ans dans le service d'accouchements de la Faculté, on attendait les résultats des nombreuses expérimentations tentées jusqu'à ce jour.

A l'heure actuelle, les résultats sont très concluants et nous sommes heureux de les publier.

Le traitement de la rétention membraneuse par la méthode d'Audebert s'adresse à tous les cas de rétention, que l'on soit en présence d'un placenta découronné ou qu'au contraire on se trouve en présence d'un délivre dont les membranes sont tellement déchirées, difficiles à rapprocher, que l'on a un doute sur l'absolue vacuité de l'utérus.

La technique en est facile, et l'un des principaux avantages réside dans ce fait que les malades n'en éprouvent aucune douleur, ce qui en fait une manœuvre à la fois utile et inoffensive.

Dès que le placenta est extrait, on fait un examen attentif du délivre dans ses moindres détails, — ceci est d'ailleurs pratiqué par tous les accoucheurs, — et si l'on juge qu'il *peut* manquer quelques portions plus ou moins considérables de membranes, on draine l'utérus.

On donne aux malades les soins que nécessitent les circonstances, injections vaginales et utérines; puis on choisit un drain qui doit être assez volumineux, ce qui est possible étant donné la béance du col à ce moment. Le diamètre de ce drain peut être de 15 à 18 millimètres et même plus. La surface extérieure du drain doit être ajourée largement, et c'est comme remplissant le mieux ces conditions que M. Audebert a choisi dans le grand nombre de drains de toutes sortes (drains souples, drains rigides) le simple drain de caoutchouc, dont la paroi doit avoir à peu près 3 millimètres d'épaisseur. Il importe, en effet, que malgré la souplesse spéciale du caoutchouc, malgré les œillets latéraux pratiqués dans ce drain, il conserve une rigidité suffisante dont nous verrons tout à l'heure l'importance. La longueur du drain est proportionnée à la grandeur de la cavité utérine et variable, par conséquent, suivant qu'il s'agit d'une grossesse à terme ou d'un avortement.

L'introduction de ce drain est facile et ne présente guère plus de difficulté opératoire que l'injection utérine pratiquée de suite après l'accouchement. Il suffit de posséder une pince capable de servir de conducteur rigide au tube de caoutchouc. A la rigueur, une pince longuette peut faire l'affaire.

Cependant, M. Audebert a fait fabriquer une pince porte-drain dont les branches ont une grande analogie avec la pince porte-ballon de Champetier, mais dont l'articulation est placée très bas, de telle façon que l'on puisse désarticuler toujours en dehors des voies génitales. Il existe d'ailleurs des modèles de grandeur différente.

Pour mettre le drain en place, on met la malade en position obstétricale; après l'asepsie complète de l'instrumentation et des voies génitales, deux doigts de la main guide écartent les grandes lèvres, dépriment le périnée, puis vont repérer le col en le maintenant en place; sur ces deux doigts formant gouttière, on glisse le drain monté, et lorsque l'extrémité de la pince a pénétré dans le col, on abaisse les manches afin de suivre la direction plus ou moins angulaire du canal utérin, manœuvre que l'on fait toujours dans l'injection intra-utérine. Quand le drain a pénétré dans l'utérus, on déclanche doucement l'articulation et l'on retire la pince, une branche après l'autre.

Nous avons personnellement mis souvent en pratique cette façon de procéder, et nous n'avons point déterminé de douleurs chez les malades.

Le drain est ordinairement assez vite expulsé, souvent il est bourré de membranes; on le nettoie et, si c'est nécessaire, on le remet en place.

Comment agit ce drainage? Le drain agit d'abord par sa présence en provoquant une contraction plus suivie de l'utérus, contraction qui favorise le décollement spontané des membranes. Il agit encore en maintenant à peu près rectiligne la cavité utérine, s'opposant à ces coudures si fréquentes dans les suites de couches et si préjudiciables à la sortie soit des lochies, soit des membranes ou des caillots.

Ce sont ces deux raisons (résistance contre la pression musculaire, redressement de l'utérus) qui font choisir des drains à parois résistantes et par conséquent épaisses.

Mais à côté de ces deux actions très importantes, le drain a encore l'avantage principal de servir de canal vecteur aux débris plus ou moins grands de membranes, et nous avons relevé divers cas intéressants dans lesquels le drain, retiré vingt-quatre à quarante-huit heures après la mise en place, se trouve bourré dans sa lumière principale et dans celle des œillets de membranes en train de s'éliminer. Nous avons entre les mains deux reproductions de drains présentant cet aspect bien typique. Dans un certain nombre d'autres cas, on retrouve dans la lumière du drain quelques lambeaux de chorion ou de caduque plus ou moins grands.

Nous avons donné ce traitement comme prophylactique, aussi ne sera-t-on pas étonné si nous disons que dans certains cas il ne donne que des résultats négatifs. Ces résultats négatifs correspondent presque toujours à des cas de drainages faits pour une rétention *possible*, et ne font d'ailleurs que confirmer les bons résultats de la méthode.

Quels sont les résultats au point de vue des suites de couches? Sur les quatre-vingt-douze observations que nous avons relevées, nous notons ceci :

Dans la presque totalité des cas la température ne dépassa guère 37°, et cependant le drain est rapidement expulsé, souvent le deuxième ou troisième jour. Parfois le drain reste en place plus longtemps, cinq, six jours, dans un cas même neuf jours sans qu'il y ait élévation de température.

Dans certains cas encore, en lisant les courbes de température, nous voyons que si l'on trouve des élévations thermométriques, cela est expliqué soit par une raison extra-génitale, soit par une endométrite antérieure subissant une aggravation du fait de l'accouchement; mais il est à noter que ces accidents surviennent toujours assez tardivement, six à dix jours après l'accouchement et toujours plusieurs jours après la sortie du drain. Pendant le séjour du drain dans l'utérus, la température, comme nous l'avons dit, reste presque toujours basse.

Nous disons presque toujours, car si les résultats favorables sont la majorité, cependant nous ne cacherons pas certains cas qui ne donnent pas d'aussi bons résultats. Dans l'observation 120 (1910), dans laquelle la caduque est retenue en presque totalité, le drain resté trois jours en place ne ramène pas de membranes. Cependant, la température, qui était de 37°4 le soir du deuxième jour, monte à 39°1 le soir du sixième. Devant la certitude que l'on a de la rétention membraneuse, on pratique un écouvillonnage qui ramène des débris abondants de caduque épaisse.

Ceci nous amène à préciser un point particulier. C'est que ce traitement est prophylactique, mais n'est pas donné comme exclusif, et suivant les circonstances, en présence de membranes particulièrement épaisses ou adhérentes, on peut être amené à compléter le drainage par toute autre intervention. Mais le traitement prophylactique par le drainage évite bon nombre de ces interventions puisque, sur les quatre-vingt-douze observations, une seule fois on est obligé de pratiquer un écouvillonnage.

Si maintenant, en quelques mots, nous précisons les résultats antérieurs obtenus alors que le traitement prophylactique par le drainage n'était pas pratiqué, nous verrons ceci : nous avons relevé quelques observations antérieures à 1905, et dans lesquelles la rétention était certaine.

Dans quelques cas, la température ne s'est pas élevée. Mais dans quelques observations, nous notons que la fièvre apparaît dès le deuxième jour et dans les jours qui suivent; que si dans certains cas les injections utérines répétées ont fait tomber peu à peu cette température élevée, dans d'autres cas, au contraire, on est obligé de pratiquer une intervention plus complète qui, presque toujours, est un écouvillonnage grâce auquel tout redevient normal.

Mais n'oublions pas que les injections utérines répétées et les opérations radicales, telles que curettage et écouvillonnage, sont des interventions toujours ennuyeuses pour les malades. Nous avons dans le drainage une arme efficace, puisque les résultats sont le plus souvent conformes à nos désirs; cette intervention est de minime importance pour les accouchées, puisqu'elle ne nécessite l'emploi ni de spéculum, ni de valves, et nous n'hésitons pas à préconiser, dans tous les cas avérés ou douteux de rétention membraneuse, le drainage prophylactique de l'utérus immédiatement après la délivrance.

M. FIEUX. — A propos de la communication de M. Berny, je demanderai à mes maîtres et à mes collègues si à l'heure actuelle ils redoutent la rétention des membranes au point d'instituer une thérapeutique prophylactique. J'avoue que, pour ma part, en présence d'une accouchée dont la délivrance vient de se compliquer de rétention totale ou partielle des membranes, je ne fais absolument rien.

Je ne fais qu'empêcher les membranes retenues de traîner sur le périnée ou de flotter dans la cavité vaginale, et pour ce faire, j'abrase avec le doigt toute la portion du cordon membraneux qui pointe hors de la cavité cervicale. Dans les cas véritablement très rares où un peu d'infection traduit l'altération des membranes, un écouvillonnage immédiat amène la disparition rapide des petits accidents.

Je me demande si la mise en place d'un drain dans la cavité utérine n'entrave pas plutôt l'expulsion précoce et spontanée du faisceau membraneux retenu.

SUR L'ACCROISSEMENT STATURAL DU NOUVEAU-NÉ DANS LES DIX PREMIERS JOURS DE LA VIE

PAR MM. V. WALLICH ET CADRE, de Paris.

On sait que l'accroissement statural de l'être humain atteint environ 20 centimètres dans la première année. D'après Variot, l'accroissement de la taille peut être évalué approximativement à 10 centimètres dans les trois premiers mois et à 5 centimètres dans le premier mois. L'un de nous, en collaboration avec M. Roger Simon[1], a essayé de démontrer qu'un défaut d'accroissement dans cette première période de la vie pouvait avoir un effet sensible sur le développement définitif de l'individu.

Il nous a semblé intéressant d'enregistrer les modifications observées dans la taille du nouveau-né au cours des premiers jours de la vie, alors que le poids subit une baisse plus ou moins accentuée.

Ces recherches ont été entreprises dans les dix premiers jours, durée ordinaire du séjour des accouchées dans les maternités. Elles ont été poursuivies pour le plus grand nombre à la clinique Baudelocque, dans le service de M. le professeur Pinard.

Les enfants ont été mesurés, soit avec la toise ordinaire des maternités, sorte de règle plate ayant deux index métalliques, l'un fixe, l'autre mobile, soit avec la toise construite sur les indications de l'un de nous et présentant l'avantage d'être peu encombrante et très portative[2].

Les accroissements dans les dix premiers jours ont varié entre un demi-centimètre et 4 centimètres et demi. Entre ces chiffres extrêmes, l'accroissement le plus fréquemment observé dans ces dix jours a été celui de 2 centimètres.

Au lieu de moyennes groupant inévitablement des cas très différents, il est préférable d'envisager les cas eux-mêmes.

L'accroissement a été de :

Centimètres.	
0,5	5 fois
1c	29
1,5	35
2	96

1. V. WALLICH et R. SIMON. Académie de médecine, 22 février 1910. — V. WALLICH, *Annales de gynécologie et d'obstétrique*, mars 1910. — Roger SIMON, *Sur quelques effets tardifs de l'allaitement*, Thèse de Paris, 1910.
2. WALLICH, *Société d'obstétrique, gynécologie et pædiatrie*, mars 1909.

Centimètres.	
2,5	18
3	19
3,5	3
4	2
4,5	2

Il reste à essayer de dégager dans quels cas l'accroissement se montre avec le plus d'intensité. Le tableau suivant permet de distinguer très nettement que les gros enfants de 4.000 grammes font les plus petites augmentations, et que les enfants petits ou de 2.000 grammes font les plus grandes augmentations.

Les enfants moyens de 3 500 à 3.000 font le plus souvent l'augmentation de 2 centimètres.

Il reste à examiner quelles peuvent être les raisons de cet accroissement plus ou moins rapide.

On peut d'abord se demander s'il n'est pas plus apparent que réel. Le tassement subi par le fœtus dans la cavité utérine n'a-t-il pas pour conséquence une diminution de la taille, qui disparaîtrait, après la naissance, sous l'influence de l'extension des membres et du tronc ?

CENTIMÈTRES	4.000	4.000-3.500	3.500-3.000	3.000-2.500	2.500-2.000	2.000	TOTAL
0,5	1	2	1	1		1	6
1	7	8	11	3			29
1,5	1	11	11	6	4	2	35
2	2	14	39	31	9	1	96
2,5	2	1	5	6	2	2	18
3	1		4	7	2	5	19
3,5	1	1				1	3
4		1		1			2
4,5				2			2
	15	38	71	57	17	12	

Les mensurations faites en trois temps, le premier jour, le cinquième et le neuvième ou dixième, montrent un accroissement le plus souvent égal dans la première et dans la deuxième période. Quand il est inégal, c'est du premier au cinquième jour que se montre le plus souvent le plus grand accroissement.

Néanmoins, il est à remarquer que les plus grands accroissements s'observent chez les plus petits enfants, ceux dont la taille mesure au-dessous de 50 centimètres, et chez ceux-là le plus souvent le tassement a été moindre que pour les gros enfants. L'accroissement semble donc être plutôt réel.

En résumé, on peut énoncer que dans les dix premiers jours de la vie l'accroissement du nouveau-né :

1° Varie de 1 demi à 4 centimètres.

2° Que cet accroissement est d'autant plus marqué que le nouveau-né est moins lourd et qu'il est moins grand.

3° Les enfants petits font de plus grands accroissements dans cette période que les gros enfants.

4° L'accroissement statural du premier au cinquième jour est le plus souvent égal à celui du cinquième au neuvième; quand il est inégalement réparti, c'est dans la première période, c'est-à-dire les cinq premiers jours, qu'on le trouve généralement plus marqué.

ULCÉRATION DU CORDON

PAR MM. AUDEBERT ET NANTA, de Toulouse.

Les lésions de la gaine du cordon et de la gélatine de Warthon sont rares et mal connues. Celles que nous avons observées et que nous présentons sont sans doute des plus rares, puisque nous n'en avons pas relevé d'autre exemple dans la littérature médicale. Nous ne parlons pas, bien entendu, des lésions étendues à tous les éléments du cordon, ni de celles qui se rencontrent dans les circulaires, les brides, les tumeurs, la dissociation des éléments du cordon, etc., mais bien des lésions primitives de la gaine ou de la gélatine, telles qu'on les trouve exposées dans la thèse d'agrégation de Chantreuil (1873) ou dans Laugier (Th. Paris, 1900).

On connaît les hématomes (Winckel, Pluskal), la dégénérescence kystique (Budin), les tumeurs fibrineuses (Deneux), etc..., en ce qui concerne la gélatine. Pour la gaine, nous avons pu à peine trouver une ulcération problématique, observée par de la Motte en 1707, et une ulcération sus-ombilicale rapportée par Ruysch.

Aussi le cas que nous apportons est-il une curiosité rare, puisqu'il est unique. Voici le fait :

J. X..., IIpare, accouche à la Clinique le 23 avril 1910, étant entrée déjà en travail.

L'accouchement est absolument normal. Toutefois, on peut remarquer que le liquide amniotique qui s'écoulait, jaunâtre au début, est devenu vite rosé, uniformément teinté comme s'il était coloré par une hémorragie survenue à l'intérieur de l'œuf. En effet, à peine l'enfant expulsé, nous voyons le cordon saigner au voisinage de l'ombilic. Il faut en faire la ligature au ras de l'insertion. Le placenta est sain, de poids normal. Les suites de couches sont normales. La mère et l'enfant restent quinze jours sous notre surveillance, sans que nous puissions noter chez l'un ou chez l'autre le plus petit signe pathologique. On relève cependant chez la mère un avortement de trois mois, survenu il y a quelques années.

Nous avons revu la mère et l'enfant un mois après leur sortie de la clinique, ils étaient très bien portants tous les deux.

Le cordon, que nous avions immédiatement fixé, présente les lésions suivantes :

Macroscopiquement, on voit que sur une longueur de 30 centimètres, vers le fœtus, il est gros et œdémateux. Vers l'insertion ombilicale, il devient jaunâtre, dur et friable, et on note (*fig. 1*), à 4 centimètres de sa terminaison, deux

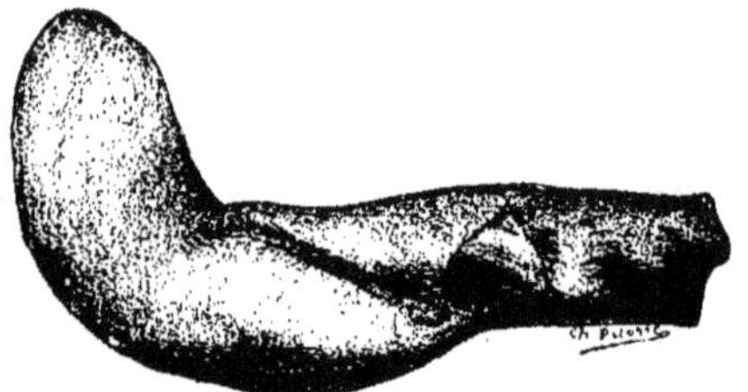

Fig. 1.

ulcérations, l'une linéaire, longue de 7 à 8 millimètres, l'autre arrondie, large comme une pièce de dix sous, au fond de laquelle apparaît un vaisseau.

Au microscope (*fig. 2*), après inclusion dans la paraffine et coloration à l'hé-

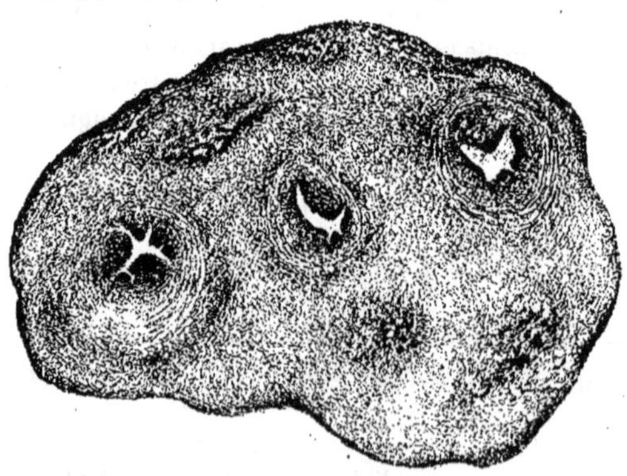

Fig. 2.

matoxylide Van Gieson, au Ziehl-picrocarmin d'indigo et au bleu de Unna, on voit que ces ulcérations ne sont pas les seules lésions.

On trouve plusieurs foyers de dégénérescence — qui offrent toutes les réactions de la calcification — répartis au centre ou sous la gaine du cordon. On voit, sur les coupes en série, que ces foyers sont cylindriques ou rubannés, longs de 1 à 2 centimètres. Il est facile de se rendre compte, en examinant ceux qui sont superficiels, que le simple éclatement de la gaine (provoqué d'ailleurs par l'action du rasoir sur quelques coupes) permet l'évacuation du foyer à l'extérieur, et réalise une ulcération comparable à celles que nous avons vues d'abord. — Il s'est passé là ce qui se passe dans la tunique d'une grosse artère atteinte d'athérome.

Ces foyers sont constitués par une infiltration de cellules rondes dans la gélatine, particulièrement abondante sous la gaine à la périphérie du foyer, par des blocs de matière crétacée, et par du tissu nécrosé méconnaissable.

Les vaisseaux *sont sains*, ils ne sont pas infiltrés, ils sont simplement dénudés au niveau des ulcérations, et la rupture de leur paroi est due uniquement à un traumatisme, car on ne trouve pas trace d'inflammation ni de dégénérescence.

Si l'on veut bien examiner ces faits, on se rendra compte qu'il est difficile de les interpréter.

Faut-il incriminer la syphilis? Nous savons bien que la mère a eu une fausse couche d'une part, que d'autre part la dégénérescence calcaire a été souvent rencontrée dans la syphilis du cordon. Ce sont là les seuls arguments. Car on peut répondre à cela que, dans tous les cas qui ont été étudiés jusqu'ici (Boy et Teissier, Léopold et Sanger, Alhfeld, Kustner, Durante, Mohn, Œdmanson, Livon, etc.) les lésions prédominantes portaient sur les vaisseaux.

Il faut ajouter qu'il serait extraordinaire que le cordon ait seul présenté des gommes, alors que le placenta en était indemne et que l'enfant, observé pendant un mois et demi, n'a présenté aucun signe de syphilis.

Faut-il donc rechercher une infection amniotique banale? faut-il accuser une torsion exagérée du cordon d'avoir provoqué des troubles de nutrition et la nécrose de la gélatine? Nous nous abstenons de formuler notre opinion.

Il nous a paru, néanmoins, qu'un cas aussi curieux méritait d'être rapporté.

INCISIONS DU COL DE L'UTÉRUS PENDANT L'ACCOUCHEMENT ET CÉSARIENNE VAGINALE DE DÜHRSSEN

Par MM.

Cyrille JEANNIN et Robert GARIPUY

Professeur agrégé à la Faculté de Paris, Accoucheur des Hôpitaux.

Professeur agrégé à la Faculté de Toulouse, Accoucheur des Hôpitaux.

Cette communication est le simple exposé des réflexions que nous a suggérées l'étude de trois cas d'incisions profondes du col pendant l'accouchement et de sept opérations césariennes de Dührssen. Ne voulant pas faire une revue générale de cette question, nous ne nous sommes servis que des observations sur lesquelles nous avons le droit d'émettre un avis personnel.

La légitime inquiétude de tout praticien, lorsqu'il s'agit d'entreprendre un accouchement forcé et rapide, l'insuffisance ou l'impossibilité d'application des méthodes habituelles dans certains cas, voilà plus qu'il n'en faut pour comprendre tout l'intérêt qui s'attache à l'étude critique d'une méthode, si en faveur en Allemagne, si peu appréciée en France jusqu'à présent du moins.

Pour chacun des deux chapitres de ce Mémoire nous exposerons d'abord nos observations, puis, les prenant pour base de discussion, nous essayerons d'en tirer quelques points de critique générale.

§ 1. — INCISIONS DU COL DE L'UTÉRUS PENDANT L'ACCOUCHEMENT.

Nous tenons à bien préciser dès maintenant que nous n'envisageons nullement les petites incisions, mais uniquement les grandes incisions profondes, vraiment chirurgicales et suffisamment étendues pour lever définitivement l'obstacle créé par le col. Si, en effet, comme on pourra le voir par nos observations, nos incisions ne dépassent pas la portion vaginale du col, elles n'ont cependant rien de commun avec les petites incisions multiples et timides, souvent simples amorces de déchirures dont on ne peut prévoir l'étendue, et dont nous ne parlons que pour les éliminer. En somme, les seules incisions qui vont nous occuper pourraient être considérées comme constituant une césarienne vaginale réduite à une extrême simplicité. C'est une sorte d'introduction à l'étude de la véritable césarienne de Dührssen. Le point capital de la question sera de savoir quand ces incisions seront suffisantes et quand nous devrons les abandonner pour une méthode plus radicale.

OBSERVATIONS

Observation I (inédite) [Garipuy]. — Mme X..., âgée de vingt-quatre ans, primipare.

Rien à signaler dans les antécédents, grossesse d'évolution normale. Elle entre en travail à terme le 21 mars 1909. Les douleurs sont franches et normales, et cependant la sage-femme qui assiste cette femme ne constate que peu de progrès dans le travail. Au bout de trois jours de douleurs, allant en s'exaspérant, l'effacement est complet, mais la dilatation atteint à peine 4 centimètres. Un médecin appelé fait une application de forceps qui dérape une première et une seconde fois. On attend douze heures, la dilatation a progressé à peine (3 centimètres); nouvelle tentative de forceps qui, ainsi que les deux précédentes, échoue.

L'enfant perd son méconium, le bruit du cœur devient mauvais; la malade, très énervée, réclame à grands cris qu'on en finisse.

Je suis appelé et j'arrive le 25 mars, à 7 heures du matin, chez cette malade.

Je constate la souffrance du fœtus par l'auscultation et la constatation de la perte du méconium.

Par le toucher, je trouve la partie fœtale, un sommet en O.I.G.A. à peine engagé, un col souple, très peu infiltré, mais dont la dilatation est à peine de 5 centimètres, si l'on fait abstraction d'une vaste brèche située en arrière et à gauche et qui sans nul doute a été produite par les applications antérieures du forceps, ainsi qu'une déchirure étendue du périnée.

Je me rends compte ainsi que, pour terminer cet accouchement, ce que l'état du fœtus commande d'une façon pressante, je ne puis songer à dilater le col par les moyens ordinaires, car c'est fatalement prolonger la déchirure si bien amorcée.

Je pratique trois incisions allant jusqu'au cul-de-sac vaginal, ce qui, avec la déchirure déjà faite, constitue quatre brèches profondes situées à l'extrémité des diamètres obliques. J'ai ainsi un orifice très largement ouvert et correspondant à l'orifice profond du vagin. Je constate par un toucher profond que la tête est un peu défléchie, sans doute par les applications successives de forceps. Aussi une première et seule tentative de forceps, très prudente, ayant échoué, je termine l'accouchement par une version facile.

L'enfant, venu en état de mort apparente, est ranimé au bout d'une demi-heure, mais il succombe deux jours après.

Du côté de la mère, aucune hémorragie; la délivrance est normale.

Par le toucher, on constate que les incisions et la déchirure ne dépassent pas le cul-de-sac du vagin. Il y a au niveau du périnée une déchirure complète qui existait d'ailleurs avant mon arrivée.

Étant donné le milieu dans lequel j'étais appelé à opérer (pas même d'eau bouillie, femme examinée, je ne sais combien de fois, par une sage-femme trempant ses doigts dans une soucoupe remplie d'huile et de poussière, la même depuis quatre jours, ce qui est habituel dans nos campagnes), étant donné enfin les difficultés de restauration du col très friable, je décidai de laisser tout en l'état et, malgré la suspicion plus que légitime d'infection, je ne fis faire aucune injection antiseptique.

Les suites de couches furent normales, cette femme n'a jamais dépassé 37°

de température, et je la revis un mois après dans mon cabinet avec une restauration parfaite de son périnée et du col de son utérus. Cicatrices inappréciables au niveau des incisions, petit noyau fibreux, mais souple et sans adhérences, au-dessus du dôme vaginal du côté de la déchirure.

Observation II (inédite) [Jeannin]. — La nommée Ch .. (Catherine) [n° 915 du registre d'accouchement de 1908] entre le 18 juillet 1908 à la clinique Tarnier (service du professeur P. Bar, que nous avions l'honneur de remplacer). C'est une femme bien portante, ne présentant rien à signaler dans ses antécédents. Primipare, elle a eu ses dernières règles du 7 au 15 octobre 1907; elle est donc, lors de son entrée à l'hôpital, enceinte de huit mois et demi environ. L'enfant se présente par le sommet, OIDT. Au toucher, on constate que le bassin est légèrement aplati dans le sens antéro-postérieur.

Les premières douleurs sont apparues le 17 juillet, à neuf heures du soir; elles se sont succédé à intervalles assez réguliers, pendant toute la nuit, et durant toute la journée du 18. Dans la nuit du 18 au 19, elles deviennent très énergiques et se répètent toutes les trois minutes environ.

Le 19, la femme est examinée par M. Cathala, à huit heures du matin; le col, très œdématié, apparaît à la vulve; sa lèvre antérieure fait même une légère saillie hors des organes génitaux. Le museau de tanche, très épais, très augmenté de volume, présente une augmentation de longueur manifeste : il forme une sorte de tronc de cône, dont la base est située profondément et dont le sommet appuie sur le vagin. L'orifice interne présente une dilatation de 4 à 5 centimètres. La tête est au détroit supérieur.

A onze heures du matin, l'état du col est resté sensiblement le même, mais la tête s'est engagée, et même profondément, et, malgré l'insuffisance notoire de la dilatation, la femme fait des efforts d'expulsion. Craignant, dans de telles conditions, une rupture du segment inférieur, M. Jeannin se décide à intervenir.

Intervention. — La femme étant anesthésiée au chloroforme, on déprime très fortement le périnée à l'aide d'une valve courte et large. Deux pinces de Museux étant placées sur la partie droite du col, on incise le museau de tanche entre ces deux pinces, sur une largeur de 6 centimètres environ, et latéralement, jusqu'au voisinage, par conséquent, du cul-de-sac vaginal latéral gauche. La même intervention est répétée, d'une façon rigoureusement identique, du côté droit. Finalement, le col est largement divisé en deux valves antérieure et extérieure. Une application de forceps en OIDA permet d'extraire facilement une fille vivante, du poids de 2.450 grammes. Délivrance artificielle : injection vaginale à l'eau oxygénée. Comme il n'y a pas d'hémorragie, on ne fait ni suture, ni tamponnement.

Suites de couches. — Elles se déroulèrent sans le moindre incident, et la femme put quitter la clinique le quinzième jour, en parfaite santé. A ce moment, on constate que le museau de tanche a repris ses dimensions normales; à droite et à gauche, on reconnaît les deux incisions qui n'atteignent pas le dôme vaginal.

Observation III (inédite) [Garipuy]. — Mme B..., vingt-cinq ans. Primipare. Rien dans les antécédents. Grossesse normale à terme.

Le travail, quand je suis appelé, dure depuis trois jours; la sage-femme et le médecin, successivement prévenus, constatent que, malgré l'énergie et la constance des contractions utérines, la dilatation ne se fait pas.

A mon examen, je trouve un fœtus dont l'état de souffrance est manifeste, dont la tête est profondément engagée dans l'excavation; la femme a d'ailleurs depuis longtemps l'envie de pousser.

Au toucher, la tête fœtale se présente très bas et coiffée par le col dont la dilatation atteint à peine 2 centimètres. Mais, particularité curieuse, cette dilatation est faite uniquement aux dépens de la lèvre postérieure, qui est extrêmement amincie et tendue, prête, semble-t-il, à éclater. En avant, au contraire, il y a une sorte de languette de 1 centimètre d'épaisseur sur 3 à 4 de longueur et qui correspond, semble-t-il, à la lèvre normale qui, au lieu de s'effacer, se serait allongée pour une cause impossible à préciser par l'examen ou les antécédents.

L'orifice du col est presque au centre de la présentation, plutôt reporté en avant.

L'état du fœtus et l'agitation inquiétante de la mère commandent la terminaison de l'accouchement. Or, le simple examen amène une éraillure de la lèvre postérieure susdistendue : je ne puis songer à une dilatation bi-manuelle par exemple.

La situation si basse de la tête, coiffée de cette sorte de calotte que constitue le col, me permet de constater facilement qu'une incision allant jusqu'au cul-de-sac vaginal fera disparaître l'obstacle. Ceci est certain en arrière, moins sûr en avant où le col ne s'est pas effacé et où l'épaississement de la portion qui recouvre le fœtus est manifeste.

Intervention. — Je décide donc de faire une incision en arrière qui atteint le cul-de-sac postérieur, sans le dépasser; elle est faite aux ciseaux droits, exactement sur la ligne médiane et mesure bien 6 centimètres.

En avant, je suis beaucoup plus prudent; une incision aux ciseaux de 1 centimètre et demi à peine, que je contrôle immédiatement avec le doigt, me fait voir que j'ai ouvert le cul-de-sac vaginal.

Je craignais cet accident, c'est pour cela que j'avais choisi le diamètre antéro-postérieur pour inciser, ce qui va me permettre, puisque je suis sûr d'une propagation, de faire en avant une véritable incision de césarienne typique quoique moins profonde.

Je sectionne, par conséquent, mes incisions vaginales à droite et à gauche de la brèche involontaire que je viens de faire sur une étendue de 3 centimètres environ. Je décolle très facilement la face antérieure du segment inférieur grâce au tissu cellulaire inter-utéro-vésical et je prolonge mon incision; 1 centimètre et demi suffit d'ailleurs, étant donné la longue incision postérieure.

Cette incision s'accompagne d'une hémorragie peu sérieuse qui dure tout le temps de mon application de forceps. J'extrais sans difficulté une fille bien vivante et volumineuse (certainement plus de 3 kilog. 500) : la délivrance se produit immédiatement.

Par suite d'un malentendu, je n'ai rien pour suturer; l'hémorragie continuant, je pose un clamp qui pince les deux lèvres de la section utérine et je mets deux pinces de Kocher qui ferment la brèche vaginale.

Le tout est laissé en place quarante-huit heures; pas d'injection.

Suites de couches tout à fait normales. La malade, examinée deux mois après, présente seulement un petit noyau fibreux de cicatrisation au niveau de son cul-de-sac antérieur du vagin; cette cicatrice est souple, ne fixant nullement le col de l'utérus, je ne crois pas qu'elle doive nous faire envisager avec crainte une autre grossesse chez cette femme.

CONSIDÉRATIONS SUR LES INCISIONS DU COL PENDANT L'ACCOUCHEMENT

Pour comprendre les indications des incisions plus ou moins profondes du col de l'utérus pendant l'accouchement, il nous faut d'abord discuter le rôle que nous sommes en droit d'en attendre, le danger immédiat ou tardif qu'elles peuvent présenter, et enfin leurs difficultés opératoires.

1° **Rôle mécanique des incisions.** — A notre avis, l'incision, véritable acte opératoire raisonné, doit supprimer totalement l'obstacle créé par les parties molles. Nous éliminons ainsi, nous le répétons, les petites incisions timides et multiples, insuffisantes pour laisser passer le fœtus et ne permettant l'accouchement que par leur extension. Elles facilitent la dilatation, disent certains auteurs; traduisons : elles amorcent des déchirures dont on ne peut prévoir l'étendue.

Ce que nous devons demander aux incisions, c'est de supprimer l'orifice du col insuffisant et de lui substituer un orifice artificiel correspondant à leur extrémité profonde.

Si nous nous rapportons au schéma I (voir *fig. 1*), nous voyons que les incisions ont substitué l'orifice CD à l'orifice insuffisant AB.

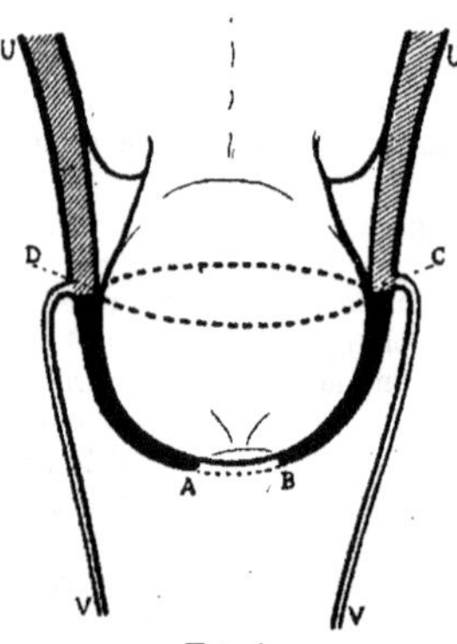

Fig. 1.
UU, utérus; — CD, orifice artificiel; — AB, orifice primitif.

Nous voyons aussi que pour que ce nouvel orifice soit suffisant les incisions AD et BC doivent avoir une profondeur suffisante et atteindre ou dépasser si possible le diamètre le plus grand de la partie fœtale (F).

Pour atteindre ce résultat, il suffit de pratiquer deux incisions sur un même diamètre : nous aurons ainsi formé deux larges valves qui, en s'effaçant latéralement, ne compteront plus pendant l'accouchement. Il est donc mécaniquement inutile de pratiquer les multiples incisions préconisées jadis et de transformer le col *en véritable manche à gigot*, ainsi que Varnier l'a déjà si heureusement dit[1].

Ces deux seules incisions auront de plus l'avantage appréciable de pouvoir être pratiquées mieux, à notre gré, à une place convenable que nous discuterons tout à l'heure; leur exécution sera plus simple et

1. Varnier. *Discussion sur un cas de rigidité du col.* (Soc. d'Obst., Gynéc. et Pædiat. Décembre 1899.)

rapide. Enfin et surtout, leur réparation sera beaucoup plus aisée que s'il s'agissait d'un col qui, après l'accouchement, paraîtrait véritablement déchiqueté par les incisions multiples.

Mais pour que les deux incisions auxquelles nous nous sommes arrêtés soient suffisantes, il faut, comme nous l'avons vu tout à l'heure, qu'elles aient une profondeur assez considérable, ceci est évident. Or, il est des cas où la portion vaginale seule devra être sectionnée ; c'est alors, qu'à notre avis, l'incision simple doit être préconisée. Notre observation III est à ce sujet particulièrement instructive : on verra, surtout si on se rapporte au schéma II (v. *fig. 2*) qu'il y a une différence capitale entre la partie antéro-supérieure du col et du segment inférieur et la partie postérieure et inférieure. En arrière, le col est très bien effacé, presque avec exagération, la section de la portion vaginale seule suffira largement. En avant, au contraire, par suite d'un vice d'effacement, le col et le segment inférieur ne sont pas assez distendus et, pour être suffisante, notre incision devrait dépasser la limite de la portion vaginale ; nous devrons alors, comme nous l'avons fait, changer de technique sous peine de voir se créer des déchirures dont nous ne pourrions limiter l'extension.

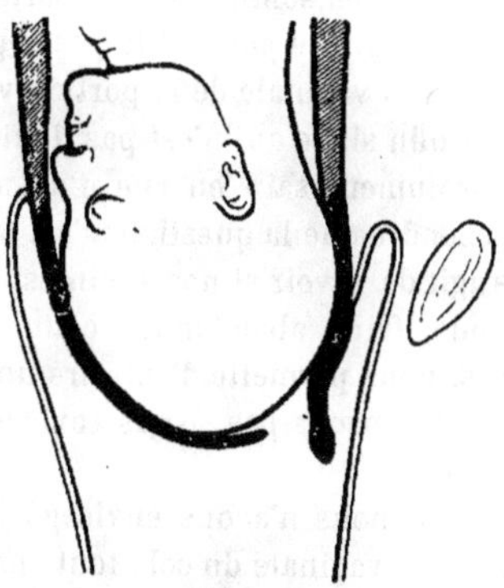
Fig. 2.

Nous verrons qu'il y a encore un enseignement à tirer de notre observation, nous y insisterons plus tard ; bornons-nous à y voir la confirmation de ce que nous déclarions plus haut, à savoir que *pour que les incisions ne dépassant pas la portion vaginale soient suffisantes, il faut que le col soit complètement effacé et le segment inférieur suffisamment distendu*. La circonférence de l'insertion vaginale, qui va devenir le véritable orifice de l'utérus, aura ainsi des dimensions permettant le passage du fœtus sans extension dangereuse à la portion sus-vaginale et même plus haut.

Si, au contraire, l'ampliation cervico-segmentaire est insuffisante, il faudra avoir recours à la césarienne vaginale méthodiquement réglée et abandonner systématiquement des incisions plus profondes faites sans contrôle possible.

Pour s'en convaincre, il suffit de réfléchir à l'innocuité des incisions portant seulement sur le museau de tanche et aux dangers de leur extension possible, dans certains cas.

2° **Dangers des incisions.** — Si nous n'envisageons d'abord que les incisions limitées à notre gré à la portion vaginale du col, nous ne pouvons guère parler de complications immédiates ou tardives; les dangers immédiats d'hémorragie ou d'infection ne peuvent être retenus en nous tenant à nos seules observations : nous ne voyons une hémorragie, légère d'ailleurs, que dans un cas où notre incision a dépassé la portion vaginale. Au point de vue infection, rappelons que deux de nos malades ont été opérées dans un milieu plus que suspect et qu'elles n'ont présenté aucune réaction thermique : ce qui pourrait paraître paradoxal, si nous étions moins prévenus que nous commençons à l'être des conditions favorables à cet égard réalisées par la pratique rurale.

D'ailleurs, la fréquence de la déchirure spontanée du museau de tanche dans l'accouchement le plus normal qui, pour certains auteurs, se produirait dans 90 °/₀ des cas, et la rareté des accidents consécutifs, n'offrent-elles pas des preuves manifestes de l'innocuité de ces incisions ainsi limitées?

Enfin, pour les mêmes raisons, nous ne croyons pas devoir craindre des complications tardives pour des incisions nettes et aseptiques. Il s'agit là, en somme, d'une sorte de stomatoplastie du col, mais encore très simplifiée par le fait que la grossesse a nettement différencié la portion sus-vaginale de la portion vaginale.

Enfin si, ce qui n'est pas douteux, on objecte qu'il vaut mieux un col absolument sain en vue d'un accouchement ultérieur, nous pouvons répondre que la question n'est point résolue par cette vérité, mais qu'il s'agit de savoir si nos craintes, même légitimes, sont suffisantes pour nous faire abandonner cette méthode, la seule qui, dans certains cas, nous permette d'extraire un enfant vivant. Très franchement nous ne le pensons pas. Nous reviendrons sur tout ceci en étudiant le pronostic.

Mais nous n'avons envisagé jusqu'ici que les incisions limitées à la portion vaginale du col; tout change au contraire si l'incision devient le point de départ d'une déchirure remontant plus ou moins haut. En d'autres termes, la véritable complication de l'incision qui nous occupe maintenant c'est son extension. Cette extension au-dessus du dôme vaginal vers le segment inférieur est dangereuse à tous les degrés, depuis la toute petite déchirure qui va donner lieu à une infiltration sanguine modérée dans la base du ligament large mais qui, par sa communication avec le vagin, peut être le point de départ d'un phlegmon ainsi que Farabeuf l'a bien montré, jusqu'à la rupture utérine plus ou moins complète, plus ou moins étendue. Tout est là, en effet, et si l'on a bien réfléchi à ce que nous avons dit tout à l'heure, si l'on a recours à la césarienne vaginale pour peu qu'on ait la moindre crainte de voir l'incision devenir l'amorce d'une déchirure, on n'observera que des prolongements vers la portion sus-vaginale nuls ou insignifiants.

Il y a là une question d'appréciation clinique sur laquelle nous reviendrons, mais comme nos incisions pourraient, en cas d'erreur de diagnostic opératoire, se prolonger contre toute attente, il y a lieu de les faire aux endroits du col, s'ils existent, où ces prolongements présenteront un minimum de danger.

La question doit être ainsi envisagée : nous craignons par l'extension de nos incisions surtout deux complications, l'hémorragie et la déchirure des organes voisins ; voyons successivement ces complications et pour chacune d'elles étudions la place de l'incision qui nous permettra le mieux de l'éviter.

α. *Hémorragie.* — Si nous nous reportons aux nombreuses études sur la vascularisation du col et du segment inférieur de l'utérus, en particulier à celles si remarquables de Farabeuf[1], la question devient simple. Nous savons, en effet, que les fourches des bifurcations artérielles sont situées à distance des bords latéraux du col, contrairement à ce qui se passe au niveau du corps; par conséquent, toute incision *restant basse* ne doit pas les atteindre. Ces incisions *basses* peuvent donc être faites latéralement, sans crainte d'hémorragie appréciable.

β. *Déchirures d'organes voisins.* — Nous rappelant les rapports du col et du segment inférieur pendant la grossesse et surtout la laxité spéciale du tissu cellulaire à ce moment, nous pouvons éliminer tout danger en arrière, du côté du rectum et latéralement où ne se trouve aucun organe en contact immédiat.

En avant, au contraire, nous savons que, au dire des auteurs, l'extension à la vessie est toujours à craindre. Ceci mérite, à notre avis, d'être envisagé de très près, car il nous semble que la déchirure de la vessie pourrait, alors, reconnaître un mécanisme un peu spécial et dont la connaissance présente, dans un but prophylactique, une grosse importance.

Si nous nous en rapportons aux notions d'anatomie obstétricale, aux études, par exemple, de Bar et Demelin, il paraît difficile *a priori* d'expliquer l'extension d'une déchirure utérine à la vessie. Reportons-nous aux études de Bonnaire sur la rupture de la vessie dans la déchirure utérine, nous voyons que la continuation de cette dernière n'y prend aucune part. En effet, pour qu'à proprement parler une déchirure intéresse deux organes, il faut que cette déchirure porte sur des parois,

1. Farabeuf, *Vaisseaux sanguins des organes génito-urinaires.* (*In* Thèse de Cerf, pp. 144 et suiv.)

sinon communes, du moins intimement accolées et rendant solidaires ces deux organes.

Ici, rien de semblable, un tissu cellulaire lâche sépare la face postérieure de la vessie non seulement de la face antérieure de l'utérus, mais encore de la portion supérieure du vagin, et ce tissu cellulaire est d'autant plus abondant que nous remontons plus profondément ; par conséquent, l'utérus pourra se déchirer sans que la vessie ait aucune raison de participer à cette déchirure.

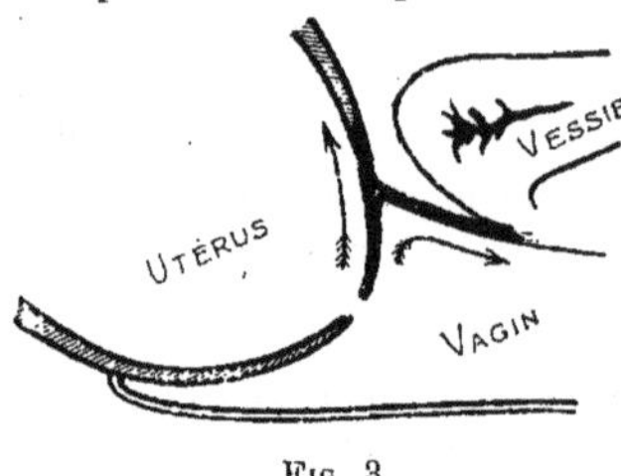

Fig. 3.

Comment peut-on, dans de telles conditions, s'expliquer les lésions vésicales ? Peut-être en tenant compte du rôle joué, en pareil cas, par la déchirure du vagin (v. *fig. 3*).

A ce niveau, en effet, les rapports de la vessie et du vagin sont d'autant plus intimes que l'on se rapproche davantage de l'urètre. Or, si l'orifice cervical créé par les incisions s'agrandit, parce qu'insuffisant, le vagin se déchire aussi et, la déchirure s'étendant vers cette zone d'adhérence vagino-vésicale, la vessie pourra participer à la déchirure.

De ce qui précède, nous pouvons conclure encore que les incisions latérales nous mettront mieux que toute autre à l'abri d'une déchirure d'organe voisin ; par conséquent, tant à ce point de vue qu'en envisageant l'hémorragie possible, ces incisions auront notre préférence.

Mais de l'absence anatomiquement constatée de vaisseaux importants ou d'organes voisins, il ne faut pas conclure que nous devions cliniquement nous abstenir d'une scrupuleuse prudence. Farabeuf a bien montré qu'un col largement incisé sur ses parties latérales ne saigne pas, mais il y a lieu de contrebalancer un peu cet optimisme par la difficulté de la restauration nécessaire qu'il faudra accomplir en plein lacis artériel et veineux, où la moindre échappée de notre aiguille peut donner lieu à des hémorragies très ennuyeuses, sinon toujours graves.

En résumé, si nous avons voulu montrer qu'une extension minime de nos incisions peut être sans danger sur les parties latérales, il faut absolument nous persuader qu'une déchirure plus étendue serait à ce niveau des plus malaisée à réparer. Nous adopterons par conséquent les incisions latérales allant jusqu'aux culs-de-sac vaginaux, mais uniquement, nous ne saurions trop le répéter, dans les cas où nous aurons la conviction que, lors du passage du fœtus, ces incisions ne se prolongeront pas vers les parties latérales profondes ; si nous avions une pareille crainte, il faudrait sans hésiter recourir à la césarienne vaginale, dont nous parlerons dans un deuxième chapitre.

γ. *Pronostic éloigné.* — En l'état actuel des rapports étroits de la chirurgie et de l'obstétrique, nous devons nous préoccuper de l'influence sur les accouchements ultérieurs de toute intervention qui intéresse l'utérus.

A ce point de vue, connaissant le pronostic des déchirures si fréquentes de la portion vaginale, sachant même l'avenir obstétrical des femmes ayant eu un arrachement circulaire du col, nous ne pouvons vraiment conserver de craintes au sujet d'incisions correctement faites et correctement traitées, qui s'arrêtent au cul-de-sac du vagin. Dührssen, enfin, même pour sa césarienne vaginale, affirme l'absence de complications lors des accouchements ultérieurs.

Nous sommes cependant en droit de faire quelques réserves pour les incisions dépassant la portion vaginale et qui ne seraient pas pratiquées avec la technique rigoureuse de la césarienne vaginale.

Par tout ce qui précède, nous avons vu que, si parfois les incisions latérales portant sur le museau de tanche sont suffisantes et sans danger, il est des cas où, au contraire, elles pourront être inefficaces et devenir le point de départ de complications très graves; il y a là une question d'appréciation délicate qu'il convient d'envisager.

3° **Signes permettant de reconnaître que les incisions de la portion vaginale du col seront suffisantes.** — Dührssen, en 1890, disait que les incisions de la portion vaginale ne seraient suffisantes que si le col était complètement effacé; il semble qu'il y ait là une constatation facile à vérifier pour guider notre choix. Malheureusement, il est exceptionnel que dans les cas nécessitant l'intervention qui nous occupe, l'effacement complet du col soit normal. L'effacement d'un col bien sollicité par une poche des eaux normale et par une présentation bien engagée s'accompagnera d'une ampliation suffisante de la région d'insertion vaginale au col, mais il n'en sera pas de même pour un col arrivé péniblement à un effacement relatif, même à un commencement de dilatation après plusieurs jours d'un travail ayant, par exemple, débuté par une rupture de la poche des eaux.

De plus, l'infiltration, habituelle dans ces cas, du col de l'utérus vient modifier sa physionomie ordinaire, lui donnant, le segment inférieur étant même bien amplifié, une consistance et une épaisseur trompeuse si nous recherchons l'effacement complet pour guider notre conduite.

Potocki a proposé la dilatation du col comme point de repère[1] : à partir de 2 centimètres de dilatation, les incisions profondes allant jusqu'aux insertions vaginales seraient suffisantes. Nous reprenons notre

1. Potocki. *Rapport sur un cas de dystocie par rigidité du col.* (Société d'obstétrique, gyn. et pæd. de Paris, séance du 3 nov. 1899.)

objection de tout à l'heure : il y a lieu de distinguer la dilatation normale suivant un effacement complet de la dilatation atypique fréquente dans les cas qui nous occupent, où l'on trouve un orifice externe souvent assez dilaté, surtout chez la multipare, mais qui fait suite à un col mal effacé, en tronc de cône.

Il n'y a pas, à notre avis, de point de repère précis; nous devrons nous fier aux renseignements généraux du toucher : effacement et dilatation avec les réserves déjà faites, mais surtout appréciation de la portion fœtale plus ou moins descendue dans le vagin : si la portion fœtale qui se présente est encore élevée, notre doigt, explorant méthodiquement les culs-de-sac vaginaux, ne pourra atteindre qu'une zone très limitée du fœtus; on peut être sûr, dans ces cas, que l'ampliation de l'insertion vaginale sur le col est insuffisante; l'incision jusqu'à ce niveau serait inefficace et dangereuse. Au contraire, la partie fœtale, la tête principalement, descendue dans l'excavation, vient-elle fortement appuyer sur le col, nous constaterons très aisément que notre index, dans le cul-de-sac, atteint ou dépasse même parfois la circonférence la plus volumineuse de cette tête, prête à franchir ou qui a même déjà franchi la zone d'insertion vaginale. Dans ce cas, nos incisions seront efficaces et sans danger.

Nos trois observations sont typiques à ce point de vue.

Difficultés de préciser parfois la limite supérieure des incisions, c'est-à-dire l'insertion vaginale. — Si, dans la très grande majorité des cas, le cul-de-sac vaginal marque la limite supérieure des incisions, on peut quelquefois, et nos observations II et surtout III en sont un exemple, aller trop loin en atteignant le fond du cul-de-sac.

L'orifice externe du col ne se dilatant pas et l'utérus présentant des contractions énergiques, la tête fœtale peut refouler très bas dans l'excavation la calotte cervicale qui la coiffe. Dans l'observation II, l'orifice du col apparaît à la vulve et la femme éprouve très violemment le besoin de pousser. Il y a eu, et notre observation III nous en a fourni la preuve, un abaissement de l'insertion vaginale qui a suivi le col utérin passagèrement prolabé (v. *fig. 2*). Dans cette observation, une incision cependant très prudente a ouvert la cavité pelvienne, parce que l'insertion vaginale avait suivi le col dans sa descente et se trouvait ainsi, l'effacement du col étant très atypique à ce niveau, à 2 centimètres à peine du bord de l'orifice. Notre incision, il suffit pour s'en convaincre de se rapporter au schéma, a ouvert du même coup, *bien qu'elle n'arrivât pas jusqu'au fond du cul-de-sac*, le col et la partie prolabée du vagin.

On conçoit combien cette colpotomie involontaire peut, du côté de la vessie par exemple, présenter de danger.

Aussi faut-il soigneusement, par le toucher et par la vue, s'assurer du siège de l'insertion vaginale et arrêter là l'incision. C'est ce qui a été fait dans l'observation II, où les incisions latérales n'atteignaient pas le dôme vaginal tandis que le col utérin apparaissait à la vulve, incisions qui, après la délivrance, le col étant remonté, s'arrêtaient exactement à l'insertion vaginale.

Or, dans ces cas, la limite supérieure de la portion vaginale n'est pas toujours facile à préciser : l'utérus abaissé, les replis vaginaux forment des culs-de-sac en apparence très profonds et trompeurs; nous serons surtout renseignés par l'épaisseur de la calotte recouvrant le fœtus, épaisseur qui n'aura d'importance qu'à la partie profonde.

L'infiltration habituelle d'un col rigide siège, tous les auteurs sont d'accord sur ce point, à la partie inférieure du museau de tanche, près de l'orifice externe. M. Potocki a bien montré qu'en incisant en entier cette portion, on tombait en plein tissu sain, par conséquent souple et aminci, avant d'arriver à l'insertion vaginale. Les observations d'arrachement circulaire du col en sont une preuve. Par conséquent, si, dans notre exploration méthodique de la portion fœtale qui se présente, nous ne trouvons pas l'amincissement et la souplesse nécessaires des régions profondes de la calotte cervicale, nous devrons nous méfier soit d'un effacement insuffisant contre-indiquant les incisions simples, soit d'un certain degré de prolapsus si la partie fœtale est très profondément descendue. Ramenant alors notre doigt vers l'orifice, nous rechercherons la zone amincie dont nous parlions tout à l'heure et, comprenant que nos incisions doivent s'arrêter là, nous devrons nous rendre compte de leur efficacité.

4° **Indications des incisions du col limitées à la portion vaginale.** — Maintenant que nous avons discuté quelques points du rôle, des dangers ou des difficultés des incisions du col utérin limitées à la portion vaginale, il nous faut signaler à quels cas elles sont applicables en clinique. Ce serait sortir du cadre de cette communication que d'envisager et de discuter les cas spéciaux qui paraissent justiciables de cette intervention. Restons dans les généralités; en parlant des indications de la césarienne vaginale, nous aurons d'ailleurs à revenir sur des faits plus précis.

Les incisions que nous venons d'étudier peuvent se proposer deux buts : |

a. Faciliter un début de dilatation qui sera complétée par les seules forces de la nature. — Nous n'avons aucune expérience personnelle d'une pareille méthode. Et nous ajoutons volontiers que nous la trouvons détestable, car nous créons ainsi des amorces de déchirures dont nous ne pouvons prévoir l'étendue. Enfin, trompés par une apparence bénigne qui tient à l'aspect même de cette petite chirurgie timide, nous risquerions de créer dans les esprits une équivoque faisant souvent pratiquer les incisions du col qui, pour nous, ne doivent être qu'exceptionnellement employées après échec de tout autre moyen de dilatation et, en tout cas, pratiquées toujours de façon à ce que ces incisions, faites chirurgicalement, soient suffisantes et n'exposent pas à des propagations dangereuses. Nous n'admettons, en somme, que le second des buts que ces incisions se proposent.

β. *Créer un orifice suffisant pour le passage du fœtus.* — Nous entendons par ces mots non seulement la suppression totale de l'obstacle cervical, mais encore la création d'un orifice artificiel capable de permettre, sans s'agrandir par déchirure, l'issue du fœtus. Ainsi comprises, nos incisions, véritable acte chirurgical, seront réservées aux seuls cas exceptionnels où les diverses manœuvres de dilatation conservant au col son intégrité auront été consciencieusement essayées.

Nous pouvons donc résumer notre pensée dans la formule suivante, que nous reprendrons tout à l'heure pour la césarienne vaginale : *les indications des incisions de la portion vaginale du col naissent des contre-indications des autres méthodes de dilatation toutes les fois que l'accouchement forcé est indiqué et que l'obstacle siège au niveau de cette portion vaginale.*

Nous ne saurions envisager tous les cas, ce serait sortir du cadre de cette communication et refaire toute l'histoire des anomalies de la dilatation et des indications de l'accouchement forcé.

5° **Technique.** — α. *Incisions.* — Le manuel opératoire des incisions de la portion vaginale est naturellement des plus simples. Inutile de compliquer notre arsenal instrumental ; des ciseaux droits et assez longs nous suffiront.

Après bien avoir repéré l'insertion vaginale, nous glissons au-dessous de la lèvre du col, dans sa partie latérale, une des branches des ciseaux. Nous accrochons avec deux doigts ou, mieux encore, avec deux pinces de Museux cette lèvre, pour bien la présenter, et nous sectionnons. Nous opérons de même du côté opposé et nous avons ainsi créé deux larges valves antérieure et postérieure capables de facilement s'écarter.

L'accouchement pourrait être alors livré aux soins de la nature ou terminé artificiellement, suivant les indications tirées de l'état de la mère ou du fœtus : cette seconde façon de faire sera très généralement préférée.

β. *Sutures.* — Nous suturons au catgut, suivant la technique employée en cas de déchirures. Si nous rencontrons trop de difficultés, tenant surtout à la friabilité des tissus, nous n'insistons pas et laissons une cicatrisation naturelle se faire. Nous recourons même systématiquement à cette façon de procéder, si nous croyons devoir faire bénéficier la femme d'une véritable stomatoplastie.

γ. *Soins consécutifs.* — Ici comme ailleurs, la restauration sera d'autant plus rapide et normale que les lavages auront été moins fréquents. Si nous pouvons nous abstenir d'injection vaginale, nous devons le faire sans crainte; nos trois observations en sont une preuve.

⁂

§ 2. — OPÉRATION CÉSARIENNE VAGINALE DE DÜHRSSEN.

Nous n'avons nullement l'intention de tracer ici l'histoire d'ensemble de cette intervention. Ce bref mémoire n'est pas une revue générale, il n'a d'autre prétention que de traduire notre impression personnelle concernant une méthode thérapeutique qui, très répandue à l'étranger, n'a jusqu'ici trouvé presqu'aucun accueil en France. Pourquoi la césarienne vaginale est-elle frappée d'un tel ostracisme? En trouve-t-on la justification dans d'exceptionnelles difficultés opératoires? dans des risques capables de compromettre la santé ou même la vie de la femme? dans l'impossibilité d'en fixer les indications? Pour notre part, nous ne le croyons pas, et nous sommes persuadés que cette méthode, employée à bon escient, et par là même à titre rare, est de nature à rendre de grands services.

Nous pourrions étayer notre jugement sur l'étude des multiples documents publiés en Allemagne : C'est ainsi que Dürhssen[1], dans l'article qu'il a écrit pour le Traité de Winckel, réunit 201 observations! Il nous a paru préférable de faire usage uniquement de matériaux « locaux », serions-nous tentés de dire. Nous apportons donc 7 observations, provenant toutes des hôpitaux de Paris. Parmi ces 7 observations, 2 nous sont personnelles : l'une a déjà été publiée, l'autre est inédite. Une 3e observation est commune à notre excellent ami le Dr Brindeau[2] et à nous-mêmes; les 4 dernières appartiennent à M. Brindeau qui en avait antérieurement publié 2[3], et nous a permis d'utiliser les 2 autres,

1. DÜHRSSEN. *Der vaginale Kaiserschnitt.* (*In* Winckel Handb. der Geb. III, 1, p. 575.

2. JEANNIN. *Asystolie au cours de la grossesse; césarienne vaginale.* (Soc. d'obst. de Paris, 16 décembre 1909.)

3. BRINDEAU. *Deux cas d'opération de Dührssen.* (Soc. d'obst. de Paris, 15 novembre 1906.)

encore inédites, avec une complaisance dont nous ne saurions trop le remercier.

Nous reproduirons d'abord ces observations, pour tenter ensuite d'en dégager l'enseignement qu'elles nous semblent comporter.

OBSERVATION I (BRINDEAU[1]). — Mme L..., âgée de vingt-cinq ans; première grossesse normale suivie d'un accouchement à terme; deuxième grossesse terminée par un accouchement prématuré, provoqué par une albuminurie intense; troisième grossesse actuelle s'accompagnant dès le troisième mois de maux d'estomac et de troubles de la vue. Elle entre à la Maternité le 4 avril, étant enceinte de cinq mois et demi environ. La malade se plaint de violents maux de tête, de troubles de la vue. Elle est pâle, œdématiée, et son urine contient 2 gr. 50 d'albumine par litre. L'abdomen est développé comme pour une grossesse de six mois à peine, l'enfant est vivant. La malade est soumise à la diète hydrique, puis au régime lacté absolu. Malgré ce régime, l'albumine ne diminue pas et les troubles généraux augmentent, si bien que, le 9 avril, les urines contenaient 24 grammes d'albumine. De plus, la céphalée étant intense, la douleur épigastrique violente et la cécité presque absolue, je me décidai à provoquer l'avortement. Le col est dur, cicatriciel, et pour introduire le ballon Tarnier je suis obligé de passer des bougies de Hégar. Le ballon crève et est expulsé quatre heures après. Le lendemain matin, la dilatation n'a pas encore commencé, le col est dur. L'état général est toujours le même, la tension artérielle est à 24 (appareil Potain). Je me décide à pratiquer l'incision de Dürhssen.

Intervention. — Anesthésie à l'éther, décollement des culs-de-sac vaginaux. Abaissement de la lèvre antérieure saisie avec deux pinces de Museux. Incision de 10 centimètres environ, hémorragie peu abondante. Je saisis ensuite la lèvre postérieure et je fais une incision de 5 à 6 centimètres. J'introduis avec difficulté la main dans l'utérus, parce que le segment inférieur n'étant pas encore formé, la paroi utérine est épaisse et ne s'est pas laissé distendre. Abaissement d'un pied et extraction assez facile d'un fœtus de 1.200 grammes. Délivrance artificielle. Suture de deux incisions et tamponnement utéro-vaginal. L'hémorragie a été très modérée.

Suites opératoires. — Ramenée à son lit, la malade reprend assez vite connaissance et a quelques vomissements A trois heures de l'après-midi, grande agitation suivie d'un accès d'urémie. La femme tombe dans le coma et meurt au bout d'une demi-heure environ.

A l'*autopsie*, gros reins blancs, foie jaune et dur. L'utérus retiré montre que les incisions avaient été bien faites sur la ligne médiane. Les sutures adossent si bien les deux plaies que le corps semble normal.

OBSERVATION II (BRINDEAU[2]). — Mme H..., vingt-huit ans, tertipare. Elle entre à la Maternité étant enceinte de six mois et demi environ. Elle a eu quatre accès d'éclampsie chez elle. Elle est dans le coma. Les urines contiennent beaucoup d'albumine. L'enfant est vivant. On se décide à provoquer l'accouchement après avoir pratiqué une saignée de 500 grammes. Le col est épais, mais perméable. Introduction d'un ballon de Champetier moyen. De midi

1. BRINDEAU. *Bull. de la Soc. d'Obstétrique de Paris*, 1906, p. 286.
2. *Ibid.*, p. 287.

à 6 heures du soir, la malade a 13 accès. Elle reste toujours dans le coma. La tension artérielle est de 22 à l'appareil de Gærtner; la température est de 39°3. A 7 heures du soir, j'examine la femme; le col est ouvert comme une pièce de 2 francs, mais il est dur, tendu, comme cartilagineux. Impossibilité de pratiquer la dilatation naturelle. Je me décide à faire de grandes incisions.

Intervention. — Incision de 12 centimètres sur la lèvre antérieure et de 6 sur la lèvre postérieure. Introduction de la main et version. Extraction d'un fœtus pesant 1.600 grammes qui meurt quelques instants après l'accouchement. Sutures au catgut des deux lèvres de la plaie, tamponnement utérin. Pendant l'opération, l'écoulement sanguin a été assez abondant au moment du décollement des insertions vaginales et de l'incision du col. La perte sanguine a beaucoup diminué après l'extraction du placenta. Elle s'est complètement arrêtée aussitôt la suture faite.

Suites opératoires. — La malade a encore eu 16 accès d'éclampsie jusqu'au lendemain matin 11 heures. Mais peu à peu la connaissance revient, les urines augmentent de quantité et la malade se rétablit. Elle sort guérie le vingtième jour après avoir présenté des suites de couches normales. Revue quatre mois après, on constate que le corps a repris sa force normale, on sent difficilement en avant et en arrière le vestige des incisions antérieures.

OBSERVATION III [inédite] (BRINDEAU et JEANNIN). — La nommée M... Marie, vingt-deux ans, primipare, entre à la Maternité de Lariboisière, le 1er août 1908. C'est une femme bien portante qui ne présente rien à signaler dans ses antécédents héréditaires ou personnels.

Les dernières règles ont eu lieu du 20 au 25 novembre 1907; la grossesse est donc, à cette époque, de huit mois un quart environ; jusqu'à présent, elle s'est déroulée sans incident. Le 1er août, cette femme perd les eaux avant tout début de travail; les douleurs commencent quelques heures plus tard, et c'est ce qui décide la malade à entrer à l'hôpital. A son arrivée, on constate que le fœtus se présente par le sommet en OIGA; la tête est à la partie supérieure de l'excavation; le col a toute sa longueur.

Pendant vingt-quatre heures, la situation ne se modifie pas sensiblement; la parturiente a des douleurs assez fréquentes, mais peu efficaces; le col s'efface avec une lenteur extrême. Le 2 août, la température s'élève le soir à 38°; la nuit se passe sans amener de changement. Le 3, au matin, le thermomètre monte à 39°,5; le pouls bat à 120; le liquide amniotique est souillé de méconium et commence à dégager une odeur légèrement fétide. Le col, à peu près effacé, présente à ce moment une dilatation de 4 centimètres environ; un pourtour, remarquablement dur, semble devoir s'opposer à toute tentative de dilatation artificielle. L'indication d'évacuation immédiate de l'utérus se présente alors, tant pour la mère que pour l'enfant. MM. Brindeau et Jeannin décident de pratiquer la césarienne vaginale.

Intervention. — La femme étant endormie au chloroforme, on déprime le périnée à l'aide d'une valve large et courte. Le col est abaissé à la vulve grâce à deux pinces de Museux jetées aux deux extrémités de son diamètre transverse. Incision transversale, aux ciseaux courbes, du cul-de-sac vaginal antérieur; incision longitudinale, aux ciseaux droits, et bien sur la ligne médiane de la paroi antérieure du col et du segment inférieur, après soigneux et facile décollement de la vessie. Incision de la lèvre postérieure du col, longitudinale et médiane, sur une longueur de 5 à 6 centimètres environ. — Extraction de l'enfant par une application de forceps en OIGA; délivrance artificielle. Sutures utérines; mise en place de deux drains dans la brèche vaginale antérieure.

Suites de couches. — La malade, infectée lors de l'intervention, continua son infection pendant les couches. Pendant quinze jours, la température oscilla entre 38 et 39°,5 ; les phénomènes locaux furent assez marqués, consistant en écoulements fétides et en induration latéro-utérine. Finalement, cette femme guérit sans autre intervention, et elle put quitter l'hôpital six semaines après l'opération.

L'enfant, pesant 2.700 grammes à la naissance, a été confié à une nourrice au sein.

OBSERVATION IV (JEANNIN[1]). — La femme P... Philomène, trente-huit ans, ménagère, entre à la Maternité de Lariboisière, le 25 novembre 1909, à 4 heures du soir. Elle vient d'un service de médecin où elle était hospitalisée depuis un mois pour troubles cardiaques.

C'est une primipare, mariée depuis un an, qui a eu ses dernières règles du 11 au 18 mai 1909, ce qui fait une grossesse de cinq mois et demi environ. Elle a eu la fièvre typhoïde à cinq ans, puis à trente-six ans la scarlatine ; à la suite de cette dernière infection, elle présente pendant trois mois des crises de rhumatisme articulaire aigu. A ce moment, on aurait trouvé, à l'auscultation du cœur, les signes d'un rétrécissement mitral.

Pendant le mois qu'elle passa dans le service de médecine où elle avait été hospitalisée comme cardiaque et tuberculeuse, elle ne présenta pas grand accident, elle se levait chaque jour et pouvait marcher et sortir.

Dans la journée du 29 novembre, cette femme est prise de douleurs abdominales de nature à faire craindre une fausse couche. On la fait passer alors à la Maternité; d'ailleurs son état lui permet de se rendre à pied dans ce service. A son arrivée, on constate qu'il y a des contractions utérines, mais l'état local ne compte pas en comparaison de l'état général qui apparaît, tout de suite, comme très grave. La malade est en effet en pleine crise d'asystolie : la dypsnée est intense, le pouls petit, rapide, arythmique, la face violacée. Il n'y a pas d'œdème; les urines, peu abondantes et hautes en couleur, présentent un léger nuage d'albumine.

A l'auscultation, on reconnaît l'arythmie et l'affollement du cœur, mais il est impossible de porter le moindre diagnostic précis; les poumons présentent des signes de congestion des bases. Le foie, très gros, déborde largement les fausses côtes. Au toucher, le col est long et fermé. L'interne de service pratique, séance tenante, une saignée de 250 grammes, fait appliquer des ventouses et pratiquer des injections sous-cutanées de spartéine et d'huile camphrée.

Je vis cette femme à 11 heures du soir; elle était agonisante, le pouls imperceptible, les extrémités algides, mais sachant les véritables résurrections que l'on observe parfois chez de telles femmes, je décidai d'évacuer immédiatement l'utérus.

Le col de cette primipare de trente-huit ans étant long et fermé, il ne fallait pas songer à pratiquer la dilatation manuelle; j'essayai tout d'abord le dilatateur de Bossi, mais je vis bientôt qu'il ne me donnerait qu'un résultat extrêmement lent et incomplet; or, il fallait aller vite étant donné l'extrême gravité de l'état de la mère. Aussi, au bout de quelques minutes, j'abandonnai toute tentative de dilatation et pratiquai la section vaginale de Dührssen, sans anesthésie.

Intervention. — Deux pinces de Museux jetées sur la lèvre antérieure du col l'attirent à la vulve; je coupe aux ciseaux courbes, et transversalement, le

1. JEANNIN. *Bull. de la Soc. d'Obstétrique de Paris*, 1909, p. 406.

cul-de-sac antérieur du vagin, et à l'aide d'une compresse je décolle la vessie de la face antérieure de l'utérus; je la refoule ainsi que le cul-de-sac péritonéal vésico-utérin aussi haut que possible. Une valve maintenant ces organes derrière le pubis, je coupe aux ciseaux droits et bien sur la ligne médiane la lèvre antérieure du col, puis le segment inférieur sur une longueur de 11 à 12 centimètres, sans qu'il s'écoule du sang. J'incise de la même façon la lèvre postérieure du col, mais jusqu'au cul-de-sac vaginal seulement. La tête du fœtus restant dans le corps utérin, je la perfore aux ciseaux, puis je la saisis solidement à l'aide de la pince de Ménard, qui me permet d'extraire aisément l'enfant. La délivrance est faite aussitôt, et quelques points au catgut ferment la plaie cervico-utérine; pendant ce temps opératoire, la femme succombe.

A l'*autopsie*, on constata une dilatation énorme du cœur droit, et des lésions de sclérose au niveau de l'orifice auriculo-ventriculaire gauche. Les autres organes étaient fortement congestionnés, mais sains. Le péritoine bien décollé du segment inférieur, jusqu'à sa ligne de solide attache, ne présentait aucune éraillure; la vessie était intacte.

Observation V [inédite] (Brindeau). — La femme Char... (nº 1064 du registre d'accouchement), vingt-trois ans, tertipare, entre à la clinique Tarnier (service du professeur P. Bar) le 5 juillet 1910, parce qu'elle commence à ressentir de la dypsnée d'effort.

Rougeole et fluxion de poitrine dans l'enfance; à onze ans, première attaque de rhumatisme articulaire aigu, au cours de laquelle les premiers accidents cardiaques se manifestent; à seize ans, seconde attaque de rhumatisme plus intense, au cours de laquelle les accidents cardiaques s'accentuent; depuis cette époque, tous les étés, la malade est prise de crises d'étouffement qui nécessitent son entrée à l'hôpital.

Pendant sa première grossesse (il y a quatre ans), la malade entre à quatre mois et demi à la Pitié (service du Dr Renon) où elle reste jusqu'à la fin de sa grossesse; l'accouchement se fait normalement; enfant vivant, meurt au bout de trois mois de convulsions.

Deuxième grossesse (trois ans aprés la première), se passe à peu près bien jusqu'à sept mois; la malade continue à travailler, éprouve quelques étourdissements; à sept mois, vient consulter à la Clinique pour un point douloureux au niveau du foie; on la garde à la Clinique où elle fait des crises d'étouffement intenses, accompagnées de syncopes (oxygène, ventouses). L'accouchément se passe bien, l'enfant est mort à dix mois, de méningite.

Il y a un an, la malade a eu deux hémoptysies abondantes avec toux pendant qu'elle nourrissait son deuxième enfant; expectoration abondante et à deux reprises nouvelles hémoptysies peu abondantes.

État général : Femme de taille moyenne, rien de particulier du côté des membres inférieurs, sauf les restes d'éruption qui se traduisent par pigmentation et lésions de grattage. Éruption généralisée à tout le corps survenue il y a un mois et que la malade ne peut préciser.

Cœur. — Malade entre pour de la gêne respiratoire assez accentuée. dyspnée d'effort il y a deux mois, hémoptysie. Pointe bat dans le troisième espace, un peu en dehors de la ligne mamelonnaire. Frémissement présystolique.

L'auscultation est difficile à cause des signes sthétoscopiques pulmonaires, néanmoins on perçoit un roulement présystolique intense.

Appareil pulmonaire. — En avant, du côté gauche, matité, augmentation des vibrations, craquements secs, nombreux, dont plusieurs en voie de s'humidifier; rien de particulier du côté droit en avant.

En arrière. — Du côté gauche, obscurité respiratoire, submatité légère; rien du côté droit.

Pas de râles aux bases, urine en quantité normale.

Examen obstétrical. — Utérus remonte au niveau de l'ombilic, la femme sent remuer depuis quelques jours.

27 juin. — Endo-dermo-réaction. Pas de réaction le 28 juin; positive à 8 p. 10 le 29 juin.

15 juillet. — Depuis quelques jours la malade se plaint de points douloureux mal localisés dans l'abdomen, prédominant cependant au niveau des annexes. Ecoulement abondant de pertes blanches glaireuses.

Les lésions pulmonaires du côté gauche s'accentuent, les râles s'humidifient, foyer très étendu dans l'aisselle.

Le cœur est assez calme en ce moment à la suite d'administration de macération de digitale (0,10), pendant trois jours.

Le cœur de la femme faiblit, les lésions pulmonaires s'étendent et la grossesse n'étant qu'à cinq mois, la crainte des accidents et le mauvais état général, M. Brindeau décide de pratiquer une césarienne vaginale.

Intervention. — Sous chloroforme. Dilatation du col jusqu'au n° 12, bougies de Hégar. Saisie de la lèvre antérieure du col entre deux pinces à griffes. Décollement aux ciseaux du cul-de-sac antérieur. Le décollement se fait très facilement. Incision verticale sur la paroi antérieure du col sur une longueur de 8 centimètres environ. On aperçoit la poche des eaux qui bombe, on rompt les membranes et l'on abaisse un pied du fœtus qui se présente par le siège. Extraction facile du siège et du tronc. La tête retenue derrière est perforée aux ciseaux; on extrait la tête par expression, on fait la délivrance artificielle. Après la délivrance, on s'aperçoit que l'incision s'est prolongée du côté droit, l'utérus saigne beaucoup, on le tamponne; pendant que l'on fait les sutures au catgut, on s'aperçoit qu'une artère vaginale, assez volumineuse, saigne à gauche. On essaie de la lier sans résultat; on place une pince à demeure. On termine la suture du col et l'on tamponne le vagin.

Fœtus, 490 grammes. Placenta, 180 grammes.

Suites opératoires. — *24 juillet.* On retire la gaze utérine imbibée de sang noirâtre, mais sans odeur. La plaie cervicale est en bon état; on laisse encore la pince à demeure. Injection vaginale iodo-iodurée. Léger tamponnement vaginal.

Suites opératoires normales. M. Brindeau examine la malade le huitième jour; il constate que les sutures du col n'ont pas tenu.

Observation VI [inédite] (Brindeau). — La femme Char... (n° 1064 du registre d'accouchement de 1919) entre à la clinique Tarnier (service du professeur P. Bar) le 19 août 1910. C'est une Ipare de trente et un ans. Rien à signaler dans ses antécédents héréditaires.

Femme de taille moyenne ne présentant rien de particulier à signaler du côté du squelette.

Dernières règles du 20 au 25 octobre. Grossesse à terme. Au début de la grossesse, douleurs rhumatismales dans les bras et les jambes avec œdème. Régime lacté. Les urines examinées ne contiennent pas d'albumine.

Le 15 juillet, la malade vient à la consultation. L'enfant se présente par le siège; M. Brindeau fait la version par manœuvres externes et la malade repart chez elle le 2 août.

Le 19 août, revient à la Clinique; admise au dortoir.

23 aout. — La femme entre en travail. Contractions efficaces.

A midi. — Tête en gauche. B. d. c. bons.

Dilatation 1 franc : orifice épais, la tête appuie mal sur le col. Contractions irrégulières.

6 heures 1/2 soir. — Température 38°7. Les contractions sont très régulières.

9 heures soir. — Contractions très douloureuses. Morphine un demi-centimètre cube.

25 août, une heure matin. — Dilatation 1 franc : orifice toujours épais L'enfant rend son méconium.

10 heures matin. — M. Brindeau examine la malade, il trouve un col dur, très résistant, dilaté comme 5 francs, paraissant œdématié. L'enfant a perdu son méconium, très fétide. Les bruits du cœur sont sourds. On se décide à pratiquer la césarienne vaginale de Dührssen.

Intervention. — Iodage du vagin : 2 pinces à griffes sur la lèvre antérieure ; 2 pinces à griffes sur la lèvre postérieure; valves.

On s'aperçoit en mettant les pinces que le col est très friable et saigne assez facilement. On décolle le cul-de-sac antérieur du vagin. Le décollement se fait avec une très grande difficulté et le segment inférieur est extrêmement aminci. Il se déchire en avant.

Incision de la lèvre antérieure sur une longueur de 10 centimètres. Incision semblable sur la lèvre postérieure (celle-ci du reste est beaucoup plus résistante).

On enlève les pinces à griffes, les valves et on pratique le toucher. La vulve et le vagin sont très étroits. On arrive très facilement sur le promontoire qui fait une saillie sur laquelle la tête vient buter.

La dilatation paraissant suffisante on essaie d'appliquer le forceps en oblique sur la tête de G. A.

L'application des branches est facile. On suit avec le doigt les progrès de la tête; cette tête n'a aucune tendance à s'engager malgré les tractions vigoureuses de M. Devraigne.

On ausculte les bruits du cœur; déjà modifiés précédemment, ne sont plus perçus maintenant.

Perforation de la tête avec le perforateur de Blot. Application du crânioclaste, la branche fenêtrée étant placée sur la face. Pendant les tractions, voyant que la face s'arrachait, on replace la pince du côté opposé (occiput). On extrait la tête assez difficilement à cause de la rétraction du vagin et de la vulve. Difficulté assez grande pour l'extraction des épaules. Application d'un crochet sur l'épaule postérieure. Délivrance artificielle.

L'utérus, très mou, saigne assez abondamment. Tamponnement utérin, sans lavage préalable. On abaisse ensuite très facilement le col et l'on s'aperçoit qu'il s'est produit une petite déchirure secondaire à gauche.

Suture des incisions à la soie. Cette suture est rendue très facile par l'abaissement du col. Suintement en nappe.

La femme a perdu une quantité de sang qu'on peut évaluer à 200 grammes environ pendant l'incision, mais une fois que le fœtus a été extrait on s'est rendu compte que les incisions du col donnaient peu de sang.

Le liquide amniotique était très fétide. Après l'opération, on fait 500 grammes de sérum en injection sous-cutanée.

Suites opératoires. — Le 26 août à midi, on retire le tamponnement; il est extrêmement fétide.

Dans la nuit du 27 au 28 la malade ne peut uriner; elle est sondée le 28 à sept heures du matin. On recueille environ 200 grammes d'urine claire.

M. Devraigne examine la malade; il constate que la vulve et le vagin sont le siège d'escharres grises nombreuses, fétidité extrême.

M. Devraigne fait monter la malade à l'Isolement et ordonne de lui faire trois injections vaginales par jour.

Soir. Petit frisson, température après 38°6.

Mauvaise nuit, insomnie, cauchemars.

29 août. — Même état général, ictère; la malade se plaint d'une courbature générale et d'une vive douleur dans la région sacrée; elle devient très agitée.

Lochies extrêmement fétides, noirâtres. Injection vaginale au sérum, mèche vaginale à la lacto-bacilline, pansement renouvelé trois fois par jour. Escharres en mauvais état, des débris sphacélés tombent avec le liquide de l'injection. Constipation. Lavement qui donne plusieurs selles.

Soir. Même état, pouls 108.

Dans la nuit, douleurs vives du ventre.

30 août. — La malade accuse les mêmes douleurs abdominales; à la pression, on ne réveille pas la douleur; ictère très prononcée; elle est toujours agitée.

Examen au spéculum; les plaies vaginales et vulvaires se détergent; on gratte avec la curette, iodage, mèche vaginale stérile.

Injection à l'eau oxygénée, mèche vaginale renouvelée.

Soir. Une cuillerée à soupe de chloral.

La malade ne repose pas. Elle est très agitée, crie continuellement; vers cinq heures du matin, elle devient plus calme, elle tombe dans le coma, elle ne répond plus aux questions posées; respiration saccadée, de temps en temps la malade pousse quelques cris.

31 matin. — Injection d'eau oxygénée, pansement vaginal. Les urines recueillies à la sonde sont noirâtres, puis sanglantes à la fin de la miction.

La température s'abaisse à 36°, pouls aux environs de 100.

La malade a entièrement perdu connaissance, les yeux sont fixes, les pupilles dilatées, la bouche ouverte jette parfois quelques cris; respiration normale; elle fait quelques mouvements saccadés des membres supérieurs.

Toute la journée, la malade reste dans le même état.

Soir. Température 36°2, pouls 104.

La malade ne fait plus de mouvements, yeux toujours fixes, par instants la respiration est un peu gênée, bruyante, puis redevient normale.

11 h. soir. Même état, coma profond, pouls 100, bien frappé et régulier.

Minuit. Sa respiration devient moins régulière, elle semble interrompue par instants pour reprendre très bruyante; le pouls faiblit mais est aussi rapide, puis petit à petit il devient irrégulier et imperceptible.

La malade succombe à minuit 30.

Autopsie. — On est frappé par la coloration ictérique très intense des téguments et des muqueuses; pas de traces d'hémorragie sous-cutanée ou sous-muqueuse.

A l'ouverture du thorax, rien d'anormal, cœur et poumons ne présentent rien de particulier, pas d'adhérences pleurales, pas de liquide dans la plèvre; rien dans le péricarde.

A l'ouverture de l'abdomen, estomac et intestin très dilatés par les gaz.

Absolument aucune réaction péritonéale, ni adhérence ni liquide dans les culs-de-sac.

Le foie est de volume normal, mais de couleur jaune verdâtre et très friable; on en prélève pour l'examen.

Les reins sont très congestionnés, se décortiquent très facilement, substance corticale jaunâtre.

On trouve dans la substance corticale du rein gauche un noyau irrégulier sous-capsulaire, jaunâtre, ne criant pas sous le couteau, paraissant être macroscopiquement un noyau cicatriciel; ce noyau est prélevé pour l'examen.

L'utérus est gros à l'ouverture, purée infecte l'envahissant tout entier, col nettement sphacélique, aucune trace de réunion sus-vaginale. sauf un catgut, dans la zone sphacélique, mais le doigt introduit dans la partie laissée avec le vagin perçoit les sutures.

Au cours de l'autopsie, du côté vésical, on trouve une certaine quantité de liquide sanglant.

Observation VII [inédite] (Jeannin). — La nommée K... (Ida), vingt ans, tertipare, entre à la Maternité de Lariboisière, le 6 août 1910. La première grossesse (1906), s'est terminée à trois mois par un avortement; la deuxième (1909) a été à terme et s'est terminée par l'accouchement spontané d'un enfant vivant.

Les dernières règles datent du 15 au 19 décembre 1909; c'est dire qu'à l'heure actuelle, la grossesse est de huit mois environ. Tout s'était passé jusqu'ici normalement, lorsque, le 6 août, cette femme est prise d'une hémorragie assez abondante. On constate chez cette malade, admise au dortoir des femmes enceintes, l'existence d'une vaginite granuleuse intense. Le 10 août, les membranes se rompent avant tout début de travail; le 11 au soir, la température, jusque-là normale, s'élève à 38°; le 12, à six heures du matin, le thermomètre monte brusquement à 40°2, à la suite d'un violent frisson.

Nous examinons à ce moment cette femme qui, depuis douze heures, a des douleurs de rein, de légères contractions utérines, mais n'entre pas nettement en travail. Le col a encore quelque longueur; il est dilaté de 2 à 3 centimètres tout au plus; son pourtour est remarquablement rigide. L'enfant, dont les battements du cœur sont bons, se présente par le sommet en OIGT. Le liquide amniotique, un peu louche, n'a pas encore d'odeur fétide.

Il y avait urgence à terminer immédiatement l'accouchement. Attendre, c'était s'exposer à voir succomber l'enfant, et, d'autre part, l'infection amniotique se propager vers l'organisme Mais à quelle intervention devait-on recourir? La césarienne classique étant d'emblée éliminée chez une femme en semblable état, restait l'extraction par voie basse. Le plus simple eût été de tenter la dilatation artificielle du col, mais la mise en place d'un gros ballon eût été, en l'espèce, un procédé trop lent; d'autre part, la rigidité du tissu rendait impuissante, et probablement dangereuse, toute tentative de dilatation extemporanée, manuelle ou instrumentale. Restait la césarienne vaginale de Dürhssen; c'est à elle que nous eûmes recours.

Intervention. — La malade, anesthésiée au chloroforme, est mise en position obstétricale. Après une désinfection soigneuse des voies génitales, on évacue aussi complètement que possible la vessie par cathétérisme. Une valve courte et large, déprimant fortement le périnée; on jette vers le col, dans les extrémités de son diamètre transverse, deux pinces de Museux qui servent à l'attirer à la vulve. Nous procédons, successivement, aux temps suivants :

1° *Colpotomie antérieure,* faite aux ciseaux courbes, et suivant une ligne transversale, large de 6 centimètres environ. Quatre doigts revêtus d'une compresse de gaze décollent la vessie, de bas en haut, et isolent ainsi complètement le segment inférieur; ce travail se poursuit sans difficulté et ne donne lieu à aucun suintement sanguin. Finalement, la vessie peut être chargée, ainsi que la tranche vaginale antérieure dans une valve courte et longue qui refoule ces parties vers le pubis.

2° *Incision utérine antérieure*, bien exactement sur la ligne médiane, aux ciseaux droits. Cette incision, longue de 12 centimètres environ, s'étend de l'orifice extérieur du col à la limite supérieure du segment inférieur, soit au voisinage du cul-de-sac péritonéal vésico-utérin préalablement décollé. Ce temps ne s'accompagne que d'un suintement sanguin tout à fait insignifiant.

3° *Colpotomie postérieure*, transversale avec l'antérieure et large de 5 à 6 centimètres, pratiquée aux ciseaux courbes. Décollement, à la compresse, du cul-de-sac de Douglas, sur une hauteur de 6 à 7 centimètres. Ce travail ne saurait être poursuivi plus avant sans risquer de compromettre l'intégrité de la séreuse.

4° *Incision utérine postérieure*, très exactement sur la ligne médiane, et un peu moins étendue que l'incision antérieure.

5° *Accouchement*. La valve périnéale et les pinces de Museux étant retirées, la main droite est introduite au travers de la brèche utérine ; elle constate que la tête ne pourrait encore passer qu'avec difficulté. Avant d'en tenter l'extraction, nous agrandissons, tant en avant qu'en arrière, les incisions utérines sur une longueur de 2 à 3 centimètres. Ensuite, le forceps est appliqué et permet d'extraire, très aisément, un enfant vivant, pesant 2.500 grammes. La délivrance artificielle est pratiquée sitôt après.

6° *Sutures*. On suture d'abord l'incision utérine antérieure, de haut en bas, à l'aide de points séparés de catgut n° 2. L'incision postérieure est suturée de la même manière. On laisse béantes les incisions vaginales. Une mèche de gaze stérilisée est disposée dans le col et dans le canal vaginal ; on termine l'opération par la mise en place d'un pansement vulvaire.

Suites opératoires. — Les suites de couches furent momentanément troublées par des accidents de deux natures différentes, d'ailleurs indépendants, l'un et l'autre, de l'acte opératoire. Le premier consista en infection utérine : la température qui s'était abaissée à 37°1 le lendemain de l'intervention, remonta à 39° le troisième jour; pendant une semaine, elle oscilla entre 39 et 38°, puis revint à la normale le dixième jour pour ne plus s'en écarter. Pendant ce temps, les lochies furent purulentes et très fétides ; on combattit, avec un prompt succès, ce symptôme, grâce au pansement au bouillon lactique qui, ici comme toujours, nous donne un excellent résultat. L'apparition de ces accidents n'était pas de nature à nous surprendre chez cette femme qui avait été opérée en pleine infection amniotique. Ce qui est extrêmement intéressant, c'est ce fait que l'infection ne s'est pas propagée au paramétrium non plus qu'au péritoine, alors que le segment inférieur avait été incisé en toute sa hauteur, tant en avant qu'en arrière, et que les culs-de-sac antérieur et postérieur avaient été laissés ouverts.

Le second accident consista en une attaque de sciatique qui guérit, au bout de quelques jours, à la suite du traitement habituel.

Le vingtième jour, la femme se levait; elle put quitter l'hôpital en parfaite santé.

L'enfant était également bien portant lors de sa sortie de la Maternité.

Examen ultérieur de l'utérus. — Nous avons, pendant les suites de couches, examiné l'utérus de notre opérée à trois reprises. Le premier examen eut lieu le quatrième jour, alors que la femme présentait des signes d'infection utérine. Le col était alors, au niveau du museau de tanche, divisé en deux valves latérales, les deux ou trois points inférieurs de catgut ayant cédé. Le toucher permit de constater que la dépression ne s'étendait pas au-dessus du derme vaginal. Notre second examen eut lieu le douzième jour; les incisions vaginales étaient en train de se combler par bourgeonnement. Enfin, le vingtième jour, nous pouvions constater que le col et le dôme vaginal avaient repris très sensiblement leur configuration normale.

CONSIDÉRATIONS SUR LA CÉSARIENNE VAGINALE.

D'après ce que nous avons été à même d'observer personnellement, d'après l'étude critique de documents publiés en Allemagne, quelle place l'opération césarienne mérite-t-elle d'occuper dans la thérapeutique obstétricale? Et d'abord, que vaut-elle en tant qu'acte opératoire? est-elle facile et non dangereuse? atteint-elle mieux qu'une autre méthode le but qu'elle poursuit? quelles sont alors ses indications? Enfin quelle technique vaut-il mieux adopter? Envisageons successivement ces diverses questions.

1° De la césarienne vaginale en tant qu'acte opératoire. — A cet égard, l'opération de Dürhssen nous apparaît comme une intervention très habituellement aisée et non dangereuse.

α) *L'acte opératoire est aisé.* — On opère, en effet, tout le temps à ciel ouvert; quand on incise quelque tissu, on l'a sous les yeux, on évolue dans une région où il n'y a pas à blesser de gros vaisseaux ni d'organes importants. Le décollement péritonéal est généralement facile grâce à l'imbibition gravidique : près du terme, ce phénomène est très prononcé; à cinq ou six mois, il est moins accentué; mais, par contre, le fœtus étant beaucoup moins volumineux, il n'est pas utile de décoller la séreuse si profondément puisqu'on pourra se contenter d'incisions utérines plus courtes. L'écoulement sanguin est, dans la majorité des cas, beaucoup trop peu abondant pour gêner ou pour intimider l'opérateur.

En somme, nous le répétons, la césarienne vaginale est une opération facile. Tout accoucheur suffisamment accoutumé à la pratique de la chirurgie pourra la mener à bien en vingt à vingt-cinq minutes.

β) *L'acte opératoire n'est pas dangereux.* — Nous venons de le voir, l'hémorragie est rarement à craindre; le segment inférieur est peu vascularisé, surtout sur la ligne médiane; il arrivera souvent qu'on pourra l'inciser à blanc. Si la femme perd, il n'y a, comme au cours de toute autre césarienne, qu'à aller vite; pendant l'extraction de l'enfant, le fœtus lui-même fera office de tampon et arrêtera l'hémorragie. Si le sang continue à couler, après la délivrance, on aura, dans les sutures et le tamponnement, deux moyens de l'arrêter.

La blessure de la vessie doit pouvoir être toujours évitée : il n'y a qu'à apporter beaucoup de minutie au temps du décollement du péritoine vésico-utérin.

La cavité péritonéale sera, dans la grande majorité des cas, laissée intacte; s'il se produit quelque solution de continuité, ce sera au niveau du Douglas, là où réellement l'ouverture de la séreuse n'a que bien peu d'importance.

2º **La césarienne vaginale atteint-elle bien le but poursuivi?** — La césarienne vaginale se propose de lever l'obstacle opposé à la sortie du fœtus par les tissus cervico segmentaires, de façon à permettre l'extraction immédiate de l'enfant. Ce but est-il parfaitement atteint? Pas toujours, il faut bien l'avouer. Quand la femme est en travail, que le col est effacé, que le segment inférieur, distendu par une présentation engagée, est bien amplifié, sans doute la césarienne vaginale fait merveille. Mais si le col a toute sa longueur, si le segment inférieur n'est qu'imparfaitement formé, la femme n'étant pas en travail, la grossesse n'étant pas à terme, la présentation restant élevée, il faut bien reconnaître qu'on a beau prolonger aussi profondément que possible les incisions, on sent toujours que quelque anneau musculaire vient s'opposer à la sortie du fœtus. Si l'on tente quand même l'extraction, il pourra se produire de deux choses l'une : ou bien on ne réussira pas à faire sortir le fœtus hors de l'utérus, arrachant par exemple le tronc dans l'extraction podalique et laissant la tête *in utero;* ou bien on fait éclater le segment inférieur et peut-être le corps même de l'utérus ; c'est ce qui est noté dans nombre d'observations ou, en examinant la femme après l'accouchement, on constate que sur les incisions chirurgicales se branchent des fissures plus ou moins étendues, et qui ont pu filer vers les zones latérales, si dangereusement vasculaires !

Un fait surtout domine la question : *c'est le volume du fœtus.* Un enfant de petites dimensions pourra très généralement être extrait sans danger; un gros fœtus passera toujours difficilement, surtout si la femme n'était pas préalablement en travail. Nous le voyons, il y a dans ces considérations un élément de limitation du champ de la césarienne vaginale.

L'application préalable aux incisions d'un gros ballon dilatateur dans le segment inférieur, ainsi que Dührssen l'a tout récemment proposé, changera peut-être les conditions du problème. Nous ne pouvons donner notre avis sur ce point, n'ayant pas encore eu recours à cette technique; nous nous réservons, d'ailleurs, de l'étudier[1].

1. Nos lecteurs trouveront dans le numéro de novembre 1910 de *l'Obstétrique* l'étude complète de la question de la « *métreuryséo-hystérotomie* », exposée par Dührssen; nous les prions de vouloir bien s'y reporter.

3° **Indications que nous semble avoir la césarienne vaginale.** — *La césarienne vaginale se trouve indiquée toutes les fois que, se trouvant dans la nécessité d'évacuer immédiatement l'utérus, l'accoucheur n'ose pas recourir à la césarienne abdominale en raison de l'état de la femme, ou ne peut pas tenter la dilatation artificielle du col, en raison du défaut de souplesse des tissus.* — Telle est la formule générale; tout de suite, nous devons la restreindre en indiquant que, quoi qu'on ait prétendu, la césarienne vaginale trouve une formelle contre-indication dans l'existence, soit d'un rétrécissement pelvien, soit d'une tumeur pelvienne (cancer du col, fibromes, etc.). Il est aisé de comprendre qu'un état atrésique du vagin s'oppose également au choix de cette intervention.

Ces restrictions nécessaires étant faites, la césarienne vaginale va entrer en parallèle, suivant les cas, avec la césarienne classique ou avec l'accouchement forcé.

Moins élégante, peut-être, que la césarienne classique, donnant surtout moins aisément passage à n'importe quel fœtus, l'opération vaginale présente sur l'abdominale l'immense avantage de respecter l'intégrité du péritoine; aussi lui donnerons-nous la préférence toutes les fois que nous aurons affaire à une femme infectée, ou en état général tel que l'on redoute pour elle les suites du traumatisme inhérent à toute laparotomie.

Quant à l'accouchement forcé, il est bien évident qu'il sera préféré à la césarienne vaginale, toutes les fois qu'il sera possible. Mais nous savons bien que tenter de dilater, de force et extemporanément, certains cols de primipare, surtout non en travail, c'est aller au-devant de délabrements très graves, au premier rang desquels nous placerons la rupture du segment inférieur. Chez de telles femmes, il vaut mieux substituer à ce traumatisme aveugle, brutal, des incisions faites chirurgicalement, surveillées de l'œil et du doigt, et systématiquement réparées sitôt après l'accouchement.

Répétons-le donc : *la césarienne vaginale puise ses indications dans les contre-indications de l'hystérotomie abdominale et de l'accouchement forcé par dilatation rapide du col.* Ceci admis, il nous est facile d'énumérer brièvement les différents cas cliniques où nous y aurons recours. On peut agir soit dans l'intérêt des deux êtres en présence, soit dans l'intérêt exclusif de la mère ou de l'enfant.

α) *On agit dans l'intérêt de la mère et de l'enfant, ou dans l'intérêt exclusif de la mère.* Laissant de côté les indications exceptionnelles, nous citerons :

1° *L'éclampsie;*

2° *Le décollement du placenta normalement inséré.* (Par contre, l'insertion vicieuse du placenta constitue, à nos yeux et malgré l'avis de certains auteurs, une contre-indication formelle à la césarienne vaginale);

3° *Les accidents gravido-cardiaques*, dont nous rapprocherons les accidents aigus de la tuberculose pulmonaire;

4° *La rigidité du col* (le cancer excepté); ce sera là une des meilleures indications de la césarienne vaginale;

5° *L'infection amniotique.* Sans doute, il est ennuyeux de créer des plaies qui vont être souillées par l'écoulement d'un liquide septique; mais la dilatation artificielle, tentée quand même, ne va-t-elle pas les créer, ces mêmes plaies, et plus contuses, plus irrégulières? D'autre part, lest bien évident qu'il faut évacuer l'utérus au plus vite.

β) *On agit dans l'intérêt exclusif de l'enfant.* Ce sera le cas dans :

1° *La procidence du cordon;*

2° *L'agonie de la mère*, quelle qu'en soit la cause.

Étant donné combien l'accouchement méthodiquement rapide est auourd'hui bien réglé, on peut affirmer que la césarienne vaginale ne sera pas d'un emploi fréquent; d'elle aussi, il nous semble légitime de dire : « qui en fait beaucoup, en fait trop! » Il n'en reste pas moins vrai qu'il est tels cas que nous avons essayé de préciser où, seule, elle reste légitime.

4° **Technique qu'il conviendra de suivre.** — Des techniques multiples ont été proposées : les uns incisent l'utérus uniquement en avant, et d'autres en avant et en arrière; les uns font précéder chaque hystérotomie d'une colpotomie transversale, et d'autres incisent, en un même temps, utérus et vagin; les uns font une très longue incision utérine antérieure et une très courte incision postérieure, les autres s'efforcent de donner à l'incision postérieure le plus de longueur possible, etc., etc.

Un fait, pour nous, domine tous les autres : *on n'aura jamais trop de place!* Souvent on risque de n'en pas avoir assez. Par conséquent, incisons l'utérus en avant et en arrière; incisons-le, dans l'une et l'autre direction, le plus haut possible, c'est-à-dire jusqu'à l'endroit où on risquerait, en allant au delà, de léser le péritoine.

D'autre part, il est de la plus haute importance de toujours *voir*, *temps par temps*, ce que l'on fait : c'est pourquoi il nous semble nécessaire de faire précéder chaque hystérotomie d'une large colpotomie transversale.

Conformément à ces principes, voici la technique qui nous semble la meilleure :

La femme étant en position obstétricale, la vessie et le rectum soigneusement évacués, on commence par se faire du jour, si cela est nécessaire, grâce à une ou deux incisions vulvopérinéales. C'est là une bonne précaution si l'on a à faire à une primipare et si l'enfant est assez développé. Le périnée étant très fortement déprimé à l'aide d'une valve courte et large, on place sur le col deux fortes pinces de Museux, aux deux extrémités du diamètre transversal. L'opérateur, saisissant ces pinces à pleine main gauche, abaisse tant qu'il peut le col à la vulve; il va alors procéder aux temps suivants :

α) *Colpotomie antérieure.* — Cette colpotomie est faite aux ciseaux courbes et transversalement. L'incision ne doit pas avoir moins de 6 centimètres; plus elle sera étendue, plus on sera à l'aise pour procéder au temps suivant.

β) *Décollement de la vessie.* — Les pinces attirant toujours le col en bas, les doigts revêtus d'une compresse vont décoller, de bas en haut, la vessie et le cul-de-sac vésico-utérin de la face antérieure du segment inférieur. L'imbibition gravidique du tissu cellulaire pelvien rend très généralement ce temps facile; d'autre part, le suintement sanguin est insignifiant. Il peut arriver, à titre exceptionnel, que le péritoine soit trop adhérent à l'utérus pour se laisser décoller; force, en pareil cas, est de l'ouvrir, ce qui d'ailleurs n'est pas un contre-temps trop sérieux : si la femme n'est pas infectée, peu importe; si elle l'est, il s'agit de la région la plus déclive de la cavité abdominale, et les dangers ne sont pas comparables à ceux de la césarienne abdominale.

Ce décollement est poussé jusqu'à la zone de solide attache, soit à 10 centimètres environ de l'orifice interne. Ceci étant fait, on charge la vessie et la tranche vaginale antérieure sur une valve un peu large qui va les maintenir contre le pubis.

γ) *Hystérotomie antérieure.* — Un aide saisit les deux pinces de Museux qui ont été jetées sur le col; en même temps qu'il les écarte l'une de l'autre, il les attire fortement en avant et en bas, de façon à bien amener la face antérieure du col et du segment inférieur sous l'œil de l'opérateur; dans ces conditions, rien n'est plus facile, pour ce dernier, que de sectionner ces tissus à l'aide de forts ciseaux droits. La ligne de section, bien rectiligne et sagittale, siégera aussi exactement que possible sur la ligne médiane. Elle s'étendra jusqu'à la limite supérieure de la zone où le péritoine a été décollé. Il n'y aurait aucun avantage à faire cette incision plus courte; lors de l'extraction du fœtus, il faudrait l'agrandir, sans quoi l'on risquerait de faire éclater les tissus utérins! Pendant ce temps, les pinces de Museux peuvent très bien être laissées en place à la partie inférieure du col; on ne les déplacerait, pour les fixer plus haut sur la tranche des tissus que l'on sectionne, que si l'on n'arrivait pas à abaisser suffisamment l'utérus. Tout ce temps doit s'accomplir sans hémorragie. S'il y a suintement sanguin appréciable, le mieux est encore d'aller vite et de passer, sans tenter une illusoire hémostase, au temps suivant.

δ) *Colpotomie postérieure.* — L'aide, portant les pinces en haut vers le pubis, présente aux yeux de l'opérateur le cul-de-sac vaginal postérieur. Celui-ci va inciser ce cul-de-sac aux ciseaux courbes et exactement comme il l'a fait pour le cul-de-sac antérieur, c'est-à-dire transversalement et sur une longueur moyenne de 6 bons centimètres.

ε) *Décollement du cul-de-sac péritonéal de Douglas.* — La face postérieure du segment inférieur doit être isolée de sa séreuse exactement comme l'a été sa face antérieure. Ce travail est d'ailleurs ici moins aisé, l'adhérence du péritoine devenant rapidement assez prononcée. Il est impossible de remonter aussi haut qu'en avant, et, en thèse générale, ce décollement ne sera pas poursuivi au-delà de 7 à 8 centimètres. Remarquons d'ailleurs que l'ouverture du cul-de-sac de Douglas ne présenterait, dans la grande majorité des cas, aucun inconvénient; aussi, si la femme n'est pas infectée et si l'enfant est assez volumineux, n'hésitera-t-on pas à inciser l'utérus au-delà de la limite où le péritoine a pu être décollé, plutôt que de s'exposer à l'éclatement spontané du muscle lors de l'extraction du fœtus.

ζ) *Hystérotomie postérieure.* — Elle est faite exactement de la même manière que l'hystérotomie antérieure, tandis que l'aide attire, à l'aide des pinces, le col le plus en avant et en haut que faire se peut.

A ce moment, la région cervico-segmentaire est transformée en une véritable mitre renversée, dont les deux valves regardent directement latéralement, l'une à droite et l'autre à gauche, ces deux valves étant plus profondément séparées en avant qu'en arrière. Il s'agit, maintenant, de procéder au temps obstétrical de l'opération.

η) *Accouchement et délivrance.* — On retire la valve périnéale et les pinces de Museux. On rompt la poche des eaux si cela n'est pas déjà fait et on procède à l'extraction de l'enfant, soit par forceps ou par version, soit par embryotomie, en obéissant, en l'espèce, aux indications obstétricales habituelles tout à fait indépendantes de la césarienne vaginale. De toute façon, l'extraction sera menée avec beaucoup de douceur pour ne point risquer de déchirer l'utérus.

L'enfant extrait, le mieux est de procéder, séance tenante, à la *délivrance artificielle.* Si l'utérus saigne assez abondamment, on le *tamponnera* immédiatement à la gaze stérilisée (ou mieux peroxydée). L'ergotine serait de mise, en pareil cas, ici comme d'habitude.

θ) *Sutures.* — Ayant remis en place la valve périnéale, puis les deux pinces de Museux sur chaque lambeau du col, nous commencerons par suturer l'incision utérine postérieure à l'aide de points séparés au catgut n° 2 ou au tendon de renne; la soie nous paraît moins bonne. Ces points seront distants les uns des autres de 1 centimètre et demi environ. Les fils seront passés à l'aide d'une aiguille de Reverdin assez courbe ou d'une aiguille à pédale. Quand l'incision postérieure est réparée, on reporte en avant les deux pinces de Museux et on suture, exactement de la même manière, l'incision utérine antérieure. On aura bien soin, en terminant ces deux sutures, de ne pas trop fermer l'orifice externe du col; on ne saurait laisser trop large voie à l'écoulement des lochies.

Quant aux incisions vaginales, le mieux est de ne pas y toucher : elles se répareront très bien spontanément.

Si la vulve a été incisée avant l'opération, il est bien entendu qu'on réparera cette brèche à l'aide de quelques crins de Florence, comme on le ferait de toute autre épisiotomie.

ι) *Pansements et soins consécutifs* : on dispose une mèche de gaze peroxydée dans les culs-de-sac vaginaux. Toutes ces mèches seront retirées au bout de vingt-quatre heures. C'est au même moment qu'il faudrait enlever le tamponnement utérin dans les cas où une hémorragie nous l'aurait fait employer.

Ce pansement cervico-vaginal ne sera pas renouvelé ; on se bornera à garnir la vulve d'un pansement aseptique. Il n'y a pas à faire d'injection vaginale.

La femme quittera son lit du quinzième au vingtième jour, comme après tout autre accouchement.

*
* *

CONCLUSIONS

De l'étude qui précède, nous nous croyons en droit de dégager les quelques conclusions suivantes :

1° *Les incisions du col de l'utérus pendant l'accouchement et l'opération césarienne vaginale méritent de garder leur place au rang des interventions obstétricales, non seulement de clinique, mais de la pratique privée.*

Cette place, en ce qui concerne surtout la seconde, pour être moins importante qu'elle ne l'est en Allemagne, doit être très supérieure à ce qu'elle est en France à l'heure actuelle.

2° *Les incisions du col ont pour elles leur grande simplicité; elles ont contre elles les dangers de leur extension vers les zones vasculaires latéro-utérines. On les emploiera uniquement dans les cas où, le col étant complètement effacé, le segment inférieur bien ampli, on aura la certitude qu'elles seront suffisantes en s'arrêtant, comme limite extrême, au dôme vaginal : l'obstacle siégeant uniquement au niveau de la portion vaginale, c'est cette seule portion vaginale qu'il s'agit d'inciser.*

3° *Dans tous les autres cas, les incisions profondes feront place à la césarienne vaginale, sans doute un peu plus complexe comme exécution, mais beaucoup plus sûre, les sections étant alors aussi éloignées que possible des zones vasculaires.*

4° *L'opération de Dührssen trouve son indication dans les cas où, l'évacuation immédiate de l'utérus étant indiquée, on ne peut : d'une part, pratiquer la césarienne habituelle, en raison de l'état de la femme; d'autre part, recourir à l'accouchement forcé en raison du manque de souplesse, de la non-dilatabilité des tissus cervicaux.*

5° *Cette opération ne sera guère de mise qu'en cas de fœtus peu volumineux. On aura systématiquement recours, pour se donner le plus de place possible, à la colpotomie antérieure et postérieure, suivie de l'hystérotomie antérieure et postérieure.*

TRAITEMENT DE LA PHLÉBITE PAR L'ENVELOPPEMENT OUATÉ

Par M. MARTEL

Accoucheur de la Maternité de Saint-Étienne.

L'enveloppement méthodique avec du coton des membres atteints de phlébite m'a rendu de grands services dans le traitement de cette affection.

Au-dessous du membre atteint ou menacé est étalé un linge fin; on saupoudre fortement avec du talc, le linge est relevé autour du membre, puis on enroule autour du membre une grande quantité de coton (2 k. 500 à 3 kilogrammes); le tout est enserré d'une toile cirée (2 mètres) et fixé avec des tours de bande légèrement compressifs.

Le pansement est laissé de douze à quinze jours.

Au sortir, massage fait par le médecin lui-même.

Au bout de huit jours, la marche est permise avec précaution.

Avantages immédiats. — En quelques heures, un jour au plus, les douleurs sont calmées, la patiente déplace elle-même son membre et peut, à l'aide d'un simple appui, se soulever pour les fonctions naturelles.

Suppression de la gouttière, avec tous ses inconvénients.

Avantages éloignés. — Diminuer beaucoup la longueur du traitement. Éviter les déformations secondaires et les œdèmes chroniques par la rapidité de la guérison.

Ce mode de traitement est employé couramment dans mon service hospitalier, et j'ai remarqué combien il était difficile de faire mettre la quantité de coton que je crois utile : on n'en met jamais assez, le pansement doit être *monstrueux;* à la cuisse, la pièce de toile cirée (large de 0m70) ne peut faire le tour, il faut en rapporter un morceau.

J'ai soigné ainsi, depuis six ans, toutes les phlébites médicales, chirurgicales et obstétricales que j'ai vues à l'hôpital ou dans ma clientèle : toujours le résultat a été rapide et excellent.

Il est très important de ne pas laisser évoluer et installer l'œdème; c'est au premier symptôme de douleur et de léger œdème qu'il faut mettre la botte ouatée ; il vaut mieux faire un traitement préventif.

Je vous présente au hasard cette observation d'une malade hébotomisée pour un rétrécissement par spondylolisthésis, avec présentation de l'épaule et version, qui, le trentième jour, a eu une phlébite du membre inférieur droit, puis, le quarante-deuxième jour, une phlébite du membre inférieur gauche, avec poussées fébriles (39°2) chaque fois; chacun des pansements a été laissé quinze jours, et trente-trois jours après le début de la première phlébite, le lever fut permis, et le quarante et unième jour après le début, la malade quittait le service, ne conservant qu'un léger œdème malléolaire. Il n'y a eu depuis aucune rechute. (Obs. III de ma communication sur *L'hébotomie en position latérale.*)

Ce résultat, je puis l'affirmer, est constant, j'en suis surpris moi-même, mais il me permet de promettre la guérison d'une phlébite en quatre semaines.

L'ALBUMINURIE ORTHOSTATIQUE CHEZ LES NOURRICES

PAR M. H. PAUCOT

Ancien chef de Clinique obstétricale à la Faculté de médecine de Lille.

Depuis la communication de Stirling (1887) attirant l'attention sur l'influence de la station debout dans la production de certaines albuminuries, nombreux sont les travaux qui ont paru sur cette question, et nous nous garderons bien d'en tracer même sommairement l'historique.

Cette albuminurie, désignée par Heubner (1890) et, depuis, par la majorité des auteurs sous le nom d'*albuminurie orthostatique*, a été surtout observée et étudiée chez les enfants et les adolescents ; elle a son maximum de fréquence entre onze et quinze ans, et a été rarement constatée chez des sujets âgés de plus de vingt ans.

Les cas d'albuminurie orthostatique que nous avons observés concernent tous, au contraire, des femmes adultes accouchées depuis quelques mois; trois d'entre eux ont été rencontrés chez des malades de notre clientèle privée; les autres, au nombre de quatre, ont été trouvés chez des femmes de la classe ouvrière se présentant à la consultation de nourrissons de M. le professeur Oui, non pour y réclamer des soins, mais pour faire surveiller la croissance de leurs enfants.

On conçoit que, dans ces conditions, une étude approfondie et détaillée de ces divers cas ait été malaisée, et on nous pardonnera d'apporter des observations très incomplètes, car il nous a été impossible de nous livrer à aucune recherche expérimentale chez ces malades.

Nous présentons donc simplement quelques faits cliniques; ils n'ont nullement la prétention d'éclairer la pathogénie de cette affection d'un jour nouveau, moins encore celle d'établir ou de réfuter l'existence d'une albuminurie orthostatique essentielle, idiopathique, mais ils nous ont paru présenter un intérêt de pratique suffisant pour être signalés.

Ainsi que l'on pourra s'en convaincre à la lecture des observations, nos malades, âgées de vingt-trois à trente-quatre ans, ne présentent pas un ensemble de symptômes communs, ni aucune particularité créant un type clinique spécial d'albuminurie.

Deux d'entre elles paraissent jouir d'une santé parfaite et n'offrent aucun signe d'insuffisance rénale même légère. La plupart accusent des troubles qui peuvent être interprétés comme des petits signes de brightisme : céphalée (quatre cas), douleurs lombaires (trois cas), œdème des jambes (trois cas). Une seule est cliniquement une néphritique avérée.

Toutes sont nourrices et en général bonnes nourrices, leurs enfants se portent bien et augmentent régulièrement de poids; des deux femmes qui font exception à cette règle, l'une avait, dans les premiers mois de l'allaitement, du lait en excès.

Les phénomènes que nous notons chez elle avec le plus de constance sont : 1° de l'amaigrissement (cinq cas); 2° de la ptose d'un et parfois des deux reins.

Nous verrons tout à l'heure quelle importance il convient d'attacher à ces constatations.

Malgré ces divers symptômes, l'affection semble bénigne, car l'état général de la plupart des nourrices atteintes d'albuminurie de posture reste satisfaisant.

L'évolution de l'affection n'a pu être suivie que chez trois malades; chez la première, l'albuminurie disparut au cours d'une nouvelle grossesse; la seconde ne présentait plus de trace d'albuminurie neuf mois après son accouchement; la troisième était atteinte de lésions rénales qui ne semblent pas vouloir s'améliorer, et son état est resté stationnaire.

L'urine de ces femmes contenait-elle de l'albumine avant l'accouchement?

Nous ne pouvons répondre nettement que pour les trois malades de notre clientèle; la recherche de l'albumine a été faite chez elles plusieurs fois pendant la grossesse et a toujours été négative.

Des quatre autres, l'une a accouché à la Maternité, deux se sont présentées à la consultation obstétricale du Bureau de Bienfaisance où l'on examine toujours leurs urines; à aucune on n'a prescrit de régime spécial, ce qui constitue une forte présomption en faveur de l'absence d'albuminurie, mais nous ne pouvons évidemment pas être absolument affirmatif.

La relation existant entre la station debout et la production de l'albumine a été, s'il nous est permis de nous exprimer ainsi, une constatation rétrospective pour la première en date de nos observations (Obs. I).

En effet, en 1906, nous trouvons de l'albumine dans l'urine d'une de nos clientes, accouchée depuis quatre mois; cette malade est immobilisée au lit par des accidents variqueux : l'albumine disparaît, pour réapparaître dès que la guérison lui permet de se lever. Nous devons avouer qu'alors nous n'avons pas saisi la relation de cause à effet existant entre l'orthostatisme et la production de l'albumine.

Plus tard, notre attention ayant été attirée par la lecture des travaux sur l'albuminurie orthostatique des adolescents, nous l'avons systématiquement recherchée et nous l'avons retrouvée chez deux autres accouchées qui présentaient de l'albuminurie (obs. II et III); l'une d'entre elles était manifestement atteinte de néphrite.

Dans nos trois premières observations, la recherche de l'albumine a toujours été faite dans l'urine des 24 heures, tantôt après un repos au lit de même durée, tantôt sans rien changer aux habitudes de la malade. Nous éliminions ainsi l'erreur qui consisterait à prendre une albuminurie post prandiale pour de l'albuminurie orthostatique.

Nous ne pouvons en dire autant des autres observations, et cette cause d'erreur a pu s'y glisser; nous ne pouvions demander, en effet, à des femmes chargées de famille, obligées de travailler et qui, en outre, ne se jugeaient pas malades, de garder le lit. Nous avons donc chez elles examiné un échantillon de l'urine du matin et un échantillon de l'urine du soir, et nous avons considéré comme atteintes d'albuminurie orthostatique les femmes dont l'urine du soir contenait de l'albumine alors que celle du matin en était exempte.

Nous avons examiné les urines de 47 femmes, dont 33 nourrissaient leur enfant au sein et 14 au biberon.

Les quatre cas d'albuminurie orthostatique que nous avons ainsi dépistés concernent tous des nourrices. Il est intéressant de se demander si nous devons voir dans ce fait une simple coïncidence, ou s'il existe des raisons particulières justifiant la fréquence de l'albuminurie de posture chez les femmes qui allaitent. Si ces chiffres ne sont pas dus au hasard d'une série, ils sont considérables, puisqu'ils tendraient à établir que chez 12 °/₀ environ des nourrices appartenant à la classe pauvre la station debout provoque des troubles fonctionnels du rein.

Rappelons quelles sont les conditions considérées comme favorables ou nécessaires à la production de l'albuminurie orthostatique, et nous verrons ainsi s'il est possible d'établir des rapports étroits entre l'état de nourrice et la fréquence chez elles de cette perversion fonctionnelle du rein.

La première condition est évidemment l'altération du rein ; l'existence d'une lésion rénale ne fait aucun doute chez l'une de nos malades, puisque nous avons trouvé dans l'urine des cylindres colloïdaux ; mais, sans parler de ce cas de néphrite caractérisée, nous voyons que la majorité de nos malades présentent des signes d'insuffisance rénale. Or, MM. Linossier et Lemoine[1], parlant de l'albuminurie orthostatique des adolescents, estiment qu'il n'est pas nécessaire, pour qu'elle se produise, qu'il existe une néphrite avérée ; « il se peut qu'il ne s'agisse que d'une néphrite atténuée ou même d'une sensibilité spéciale aux actions nocives ».

Teissier[2] a signalé la fréquence de l'albuminurie orthostatique au début de la tuberculose et il l'a attribuée à l'action néphrotoxique du bacille de Koch.

Une interprétation analogue s'impose pour nos malades. N'existe-il pas pour toutes une suspicion légitime de néphrite, même en l'absence de tout signe clinique ?

La grossesse, en effet, est assez souvent une cause de surmenage pour le rein ; une hépato-toxémie, cependant peu grave, a pu momentanément altérer cet organe et provoquer un léger degré d'imperméabilité du filtre rénal.

Il est donc aisé d'admettre que la grossesse a touché légèrement le rein et l'a rendu particulièrement sensible ; mais pourquoi est-ce seulemen après l'accouchement que ces lésions peu accentuées, et qu'on est

1. Linossier et Lemoine. *Société médicale des hôpitaux*, 19 mars 1909, p. 583.

2. Teissier. *Congrès de médecine*, Lyon, 1894.

conduit à supposer éminemment transitoires et réparables, se traduisent par l'élimination d'albumine dans la station debout ?

Autrement dit, quelles sont les conditions déterminantes de l'albuminurie orthostatique ?

Si nous nous reportons à nos observations, nous constatons que l'abaissement du rein ou même des deux reins a été observée dans cinq cas sur sept. Mosny[1] et Sutherland[2] ont attiré l'attention sur la coexistence du rein mobile et de l'albuminurie ; il n'en est pas moins vrai que l'albuminurie n'est pas un symptôme habituel de la néphroptose ; mais MM. Linossier et Lemoine[3] font remarquer que l'albuminurie orthostatique semble accompagner une mobilité anormale légère et récente plutôt que les ptoses vraies, « dans lequels le pédicule, tout à fait libéré de ses moyens de fixation, s'adapte sans coudure et sans rétrécissement de la lumière des vaisseaux au mouvement de l'organe » et, par suite, n'apporte aucune gêne à la circulation rénale.

Or, chez les accouchées, la ptose rénale est singulièrement favorisée et se produit assez brusquement pour les raisons suivantes : peut-être tout d'abord les efforts de la période d'expulsion tendent-ils à abaisser le rein, mais la ptose est surtout facilitée par la diminution des moyens de contention.

En effet, la paroi abdominale, relâchée pendant la grossesse, ne reprend pas de suite sa tonicité. Pendant plusieurs mois, et souvent pour toujours, chez les multipares qui ont des grossesses rapprochées, elle se montre insuffisante et n'offre plus un point d'appui sérieux aux viscères intra-abdominaux sur lesquels repose le rein.

Les affaiblissements du plancher périnéal, les déchirures du périnée contribuent également à la ptose viscérale.

Pendant la grossesse, au contraire, le rein est soutenu, refoulé même par l'utérus gravide. Ce soutien disparaissant aussitôt après l'accouchement, les lois de la pesanteur reprennent leurs droits dès que l'accouchée se lève, et ainsi se réalise assez brusquement la torsion ou la coudure du pédicule rénal.

Nous ferons enfin remarquer que nous constatons un amaigrissement notable chez cinq de nos malades ; la chose n'est pas surprenante : ces femmes qui sont nourrices, et en général bonnes nourrices, ajoutent à cette charge, et souvent hâtivement, des travaux ménagers ou des occupations commerciales fatigants qui les surmènent.

L'amaigrissement qui en résulte entraîne un appauvrissement de l'at-

1. Mosny. *Société médicale des hôpitaux*, mai 1904.

2. Sutherland. *American Journal of the medical sciences*, août 1903.

3. Linossier et Lemoine. *Société médicale des hôpitaux*, 19 mars 1909, p. 578.

mosphère cellulo-graisseuse du rein, et la diminution de ce matelas de soutien contribue pour sa part à l'abaissement de ce dernier.

L'influence de la ptose nous semble bien mise en évidence par l'observation II où nous voyons le taux de l'albumine baisser sensiblement dès que la malade porte une ceinture abdominale.

Jehle[1], et avec lui la plupart des auteurs allemands, font jouer un rôle plus considérable à l'exagération de la lordose lombaire et la rangent au premier rang des conditions favorables de la production de l'albuminurie orthostatique. Turrettini[2] a récemment insisté à nouveau sur l'importance de ce facteur.

Pendant la grossesse, il existe, par suite du relâchement général des articulations, une flexibilité exagérée de la colonne vertébrale que la femme enceinte utilise pour rétablir son équilibre en reportant le thorax en arrière ; il en résulte une exagération de la lordose lombaire.

Cette lordose n'est guère accentuée que pendant les derniers mois de la grossesse, à une époque où le rein est refoulé dans sa loge par l'utérus gravide, et elle n'a guère de chances de faire sentir son influence.

Il semblerait qu'après l'accouchement, la femme dût reprendre une attitude normale ; cela n'est vrai qu'en partie pour nos malades qui toutes avaient l'habitude de porter leurs enfants sur les bras plusieurs heures par jour et qui, par suite, conservaient l'habitude d'exagérer leur ensellure lombaire.

La lordose, d'après Jehle et Nothmann[3], provoque un léger écartement des reins avec torsion du pédicule suffisante pour entraver la circulation rénale et amener une stase dans les veines.

Si nous admettons, avec la majorité des auteurs, l'influence de ce mécanisme, nous voyons que cette cause nouvelle, bien qu'agissant d'une façon intermittente et pendant quelques heures seulement, peut jouer un rôle dans la production de l'albuminurie orthostatique chez les femmes soignant elles-mêmes leurs nourrissons.

Enfin, pour un certain nombre d'auteurs, les troubles circulatoires rénaux peuvent être sous la dépendance de troubles circulatoires généraux, et l'abaissement de la tension sanguine aurait une influence appréciable.

Il nous est difficile de dire si cette condition se trouve réalisée chez les accouchées, car si, pour Tarnier et Chantreuil, il y a pendant la grossesse tendance à l'hypertension, Queirel et Reynaud admettent au

1. Jehle. *Société de médecine interne*, Vienne, novembre 1907, et *Die lordotische albuminurie*, Wien, 1990.

2. Turrettini. *Revue de médecine*, septembre 1909.

3. Nothmann. Weber lordotische albuminurie. *Archiv für Kinderheilkunde*, 1909, p. 256.

contraire une hypotension plus marquée pendant les deux derniers mois.

D'après les travaux plus récents de Pinard[1] et de Hirst[2], le signe le plus constant de la toxémie de la seconde moitié de la grossesse associée à des lésions rénales est l'augmentation régulière et notable de la pression du sang.

L'hypotension consécutive à l'accouchement pourrait donc favoriser l'albuminurie orthostatique chez des femmes dont le rein a été touché par la grossesse; mais, sans nier l'influence que cette hypotension peut avoir aussitôt après l'accouchement, nous croyons qu'elle ne peut guère être invoquée chez nos malades, qui, toutes, ont été examinées plusieurs mois après la délivrance, alors que la pression sanguine est, le plus souvent, revenue à un chiffre moyen.

En résumé, il ne nous paraît pas surprenant de rencontrer avec fréquence une albuminurie orthostatique symptomatique chez les nourrices, car elles nous semblent réunir les conditions favorables à sa production.

L'altération plus ou moins légère et souvent latente du rein par l'auto-intoxication gravidique a été insuffisante pour déterminer l'albuminurie pendant la grossesse; mais intervient après l'accouchement un nouveau facteur : la gêne de la circulation rénale. Cette gêne se trouve réalisée par la ptose de l'organe ou par la lordose lombaire, et l'albuminurie orthostatique apparaît.

Il est logique de penser que cette albuminurie peut se produire chez toutes les accouchées, qu'elles soient nourrices ou non. Sans parler du simple hasard d'une série, toujours admissible, la seule conclusion que nous puissions tirer de ce fait que nous ne l'avons pas rencontrée une seule fois chez les quatorze femmes de notre consultation nourrissant leur enfant au biberon, c'est que celles-ci, moins surmenées, maigrissent moins et sont, par suite, moins exposées à faire de la ptose rénale.

Nous n'avons pas eu d'autre but que d'attirer l'attention sur une forme d'albuminurie bien connue, mais qui n'a pas, que nous sachions, été signalée chez les accouchées, chez qui cependant elle semble fréquente.

Cette étude, évidemment incomplète, aurait besoin d'être reprise et serrée de plus près. Nous croyons cependant qu'il nous est permis d'en tirer quelques conclusions au point de vue pratique :

1° En ce qui concerne le traitement, il faut évidemment éviter à ces malades toute cause d'intoxication et, dans ce but, l'alimentation doit

1. PINARD *Bulletin de l'Académie de médecine*, 13 juin 1910.
2. J. COOK, HIRST. *Semaine médicale*, 9 juillet 1910.

être surveillée; mais lorsqu'on s'est assuré qu'il n'existe pas de lésions graves de néphrite, il nous paraît tout au moins inutile de leur prescrire le régime sévère des albuminuries ordinaires (régime lacté ou régime déchloruré).

Il est plutôt indiqué de leur donner un régime fortifiant, de combattre leur anémie, de les soumettre à une suralimentation toutefois prudente.

Le repos dans la position horizontale, aussi souvent qu'il leur sera possible de le réaliser, et le port d'une ceinture abdominale, suppléant efficacement à l'insuffisance de la paroi, contribueront largement à la guérison.

2° Le pronostic ne nous paraît pas bien grave, car deux sur trois des malades que nous avons suivies ont guéri; celles dont nous n'avons pu suivre l'évolution jouissaient, sans cependant être soumises à aucun régime, d'un état de santé satisfaisant.

3° Dans la majorité des cas, il est inutile d'interrompre l'allaitement, car l'enfant ne semble nullement pâtir, et seul un amaigrissement inquiétant de la nourrice pourrait inciter à instituer l'allaitement mixte.

4° Il faut éviter de tomber dans l'erreur que nous avons commise, en interdisant la grossesse à la malade de l'observation I; la grossesse, sans pouvoir être conseillée, ne nous paraît pas à redouter pour les femmes atteintes d'albuminurie de la station debout; lorsqu'on aura constaté l'existence d'une ptose rénale, on pourra même espérer la voir disparaître au cours de la grossesse.

Observation I. — M. B..., vingt-neuf ans, blanchisseuse, père alcoolique, mort à soixante-deux ans d'hémorragie cérébrale, mère vivante.

Rougeole vers l'âge de deux ans, jamais de maladies graves. A eu deux grossesses, terminées par deux accouchements à terme. Au deuxième accouchement, présentation au siège, déchirure presque complète du périnée, la suture faite immédiatement a tenu très incomplètement. Dernières règles du 7 au 12 septembre. Examen (12 avril 1906). Utérus de sept mois environ, fœtus en O. I. G. T.

Varices volumineuses des membres inférieurs et de la vulve; œdème des jambes assez accentuées à la fin de la journée. Les urines ne contiennent pas d'albumine. L'examen a déjà été fait au cinquième mois de la grossesse et a été négatif.

Le 16 juin 1906, accouchement très rapide, sans particularité intéressante; suites de couches physiologiques. L'accouchée se lève au huitième jour; l'enfant, bien portant, n'a pas été pesé à la naissance; il est nourri au sein.

Le 5 septembre, ma cliente se plaint d'être toujours fatiguée, d'avoir des digestions lentes accompagnées de renvois; elle accuse une céphalée intense et presque continue. Il n'y a pas de constipation.

Je constate une anémie très marquée, un peu d'amaigrissement. L'œdème des jambes est très accentué et ne disparaît pas complètement le matin. Paroi abdominale flasque.

L'examen des urines révèle la présence d'albuminurie; l'albuminimètre d'Esbach accuse plus d'un gramme par litre.

Régime déchloruré ovo-lacté végétarien.

L'enfant est bien portant et pèse 5.250 grammes.

Le 19 septembre, pas d'amélioration. L'urine contient la même quantité d'albumine.

Régime lacté absolu. Au bout de huit jours, la malade déclare que ce régime l'affaiblit plus encore et que son lait diminue.

Le 26 septembre, albumine, 0 gr. 80; pas de cylindre, œdème des jambes stationnaire; cependant, la céphalée est moins intense. La malade refuse de suivre le régime plus longtemps et reprend son alimentation ordinaire tout en consentant à peu saler ses aliments.

Le 6 octobre, état stationnaire; albumine, 1 gramme.

L'allaitement au sein n'a pas été interrompu.

Le 30 octobre, je suis appelé auprès de ma malade. Je constate une phlébite variqueuse de la jambe droite avec lymphangite, ayant pour point de départ un petit ulcère variqueux de la face antéro-externe de la jambe.

Le soir, T. 38°4. La malade raconte qu'il y a une dizaine de jours, elle s'est heurtée contre l'oreillette de son bac à charbon et a crevé une varice; elle a arrêté l'hémorragie avec de l'amadou, puis a mis sur la plaie des cataplasmes d'amidon.

Repos au lit. — Enveloppement à l'eau bouillie.

Le 31 octobre au soir, T. 38°1.

Craignant pour le rein cette infection, j'ai examiné les urines le 2 novembre; pas de traces d'albumine.

Les jours suivants, pansements aseptiques; la température tombe et la plaie variqueuse se cicatrise.

Le 15 novembre, la malade se lève, est guérie et reprend peu à peu ses occupations ordinaires.

Le 24 novembre, désirant m'assurer que l'albumine avait complètement disparu, je fais une nouvelle analyse. Je trouve 0 gr. 80 d'albumine p. 100. Ma cliente se trouve mieux portante depuis son repos au lit, elle n'a pas vu cette réapparition de l'albumine se manifester par des troubles plus accentués.

Assez sceptique au sujet des analyses, elle supprime tout traitement spécial et je cesse de lui rendre visite; auparavant, je lui conseille d'éviter une nouvelle grossesse que je considère comme dangereuse étant donné l'état de son rein.

Le 9 septembre 1907, je reçois la visite de Mme B..., enceinte pour la quatrième fois; elle n'a pas été réglée depuis sa dernière grossesse et a continué l'allaitement au sein en donnant toutefois un ou deux biberons par jour, jusqu'à la fin d'avril, époque où quelques nausées matinales et surtout le gonflement de ses varices vulvaires lui ont fait supposer de nouveau qu'elle était enceinte.

A l'examen, j'évalue à cinq mois et demi environ l'âge de la grossesse. L'insuffisance de la paroi abdominale de la malade a nécessité le port d'une ceinture de Glénard. Les urines ne contiennent pas *la moindre trace* d'albumine.

J'ai revu la malade une fois encore mais il n'a plus été fait d'examen d'urines. J'ai cessé à ce moment de donner des soins à cette personne. J'ai su depuis qu'elle avait accouché à terme d'un enfant bien portant, mais je ne possède aucun autre renseignement clinique la concernant[1].

---

1. L'échantillon d'urine soumis à l'analyse a toujours été un mélange de l'urine des vingt-quatre heures.

OBSERVATION II. — Mme T..., pâtissière, vingt-trois ans, n'a jamais été malade, a eu la rougeole en bas âge.

Le 18 juillet 1909, accouchement normal, à terme, d'un enfant du sexe féminin, de 3 kil. 300, nourri au sein. Suites de couches normales; Mme T... se lève le 3 août et reprend ses occupations vers le 15 août. L'examen des urines a été fait cinq ou six fois pendant la grossesse et n'a jamais révélé la moindre trace d'albumine.

Le 17 septembre, cette jeune femme me fait appeler; elle se plaint de fatigue et de courbature généralisée, de tiraillements douloureux dans la région lombaire et de céphalée tenace qui débute en général vers midi; inappétence; tendance à la constipation, leucorrhée légère. Depuis quinze jours environ, elle est obligée de se lever une ou deux fois la nuit pour uriner. Elle craint que l'allaitement ne la fatigue trop et me demande d'établir pour l'enfant qui est superbe un régime d'allaitement mixte. Je suis frappé par l'amaigrissement de cette jeune femme.

Examen. — Cœur et poumons normaux; au point de vue gynécologique, rien de particulier, involution utérine complète.

Le rein droit est légèrement abaissé, le pôle inférieur est accessible. Urines : les urines sont troubles; l'analyse des vingt-quatre heures faite par un pharmacien révèle la présence de 0 gr. 40 d'albumine p. 100. Pas de cylindre ni de globules de pus.

Traitement. — Repos au lit, suralimentation; vingt-quatre heures après, l'urine ne contient plus trace d'albumine. La malade pèse 54 kilos 300.

Bien que la paroi abdominale ne soit nullement distendue, je conseille le port d'une ceinture élastique; Mme T... continue à nourrir exclusivement au sein mais cesse de s'occuper de son commerce.

Le 16 octobre : urines du matin, pas d'albumine; urines du soir, 0 gr. 18.

Le 15 janvier : urines du matin, pas d'albumine; urines du soir, traces indosables. L'état général est meilleur, le poids est de 57 kil. 200. La malade reprend ses occupations professionnelles.

Le 25 janvier : l'examen des urines donne le même résultat; la malade déclare avoir encore probablement grossi; pour cette raison, l'exploration de la région rénale droite est beaucoup moins facile et je ne puis affirmer avoir senti le pôle inférieur du rein.

En mars 1910, ma cliente quitte Lille pour aller habiter Bruxelles; en avril 1910, elle sèvre son bébé; à la fin de ce mois, sur ma demande, elle m'adresse un échantillon de l'urine des vingt-quatre heures qui ne contient pas la moindre trace d'albumine.

OBSERVATION III. — Mme D..., vingt-cinq ans, couturière. En février 1909, cette malade, alors enceinte de trois mois, a été soignée par mon confrère M. le docteur Dehon pour une éruption rubéoliforme et pour des vomissements et des troubles digestifs hypothétiques. A cette époque, l'urine ne contenait pas d'albumine.

Je la vois le 7 juillet 1909, l'urine est exempte d'albumine. Fœtus en O. I. G. A.

En août, nouvel examen d'urines : pas d'albumine.

Le 14 octobre 1909, accouchement normal, pas de lésions périnéales, suites de couches très simples; lever au bout de seize jours. Poids de l'enfant à la naissance, 3 kil. 260. Le début de l'allaitement est pénible à cause de l'apparition de crevasses des deux seins.

Le 27 novembre, on me consulte parce que l'enfant vomit et a de la diarrhée.

Il a augmenté très rapidement de poids. Il pèse 4 kil. 430 et prend plus de 120 grammes de lait à certaines tétées. Ces accidents, dus à la suralimentation, cessent en espaçant les tétées et en en diminuant la durée.

Le 4 janvier, M. le Dr Dehon examine Mme D... et note un état général mauvais, de l'amaigrissement, de l'anémie, et des sensations de tiraillements et de pesanteurs dans la région lombaire. Il constate de la ptose des deux reins, le gauche est plus particulièrement descendu. Albuminurie notable. T. = 16 (Potain).

Traitement. — Repos, ceinture et suralimentation.

Le 12 janvier, analyse d'urines : dépôt de centrifugation très volumineux constitué en grande partie par de très nombreux cristaux d'acide urique. Quelques amas de leucocytes affectant parfois la forme cylindroïde; quelques cylindres d'aspect colloïde; albumine par litre, 0 gr. 75 environ.

Le 23 janvier 1910, recherche de l'albumine négative, pas de globules de pus ni de cylindres.

En mars, l'enfant ne grossit plus; le poids restant stationnaire à 6 kil., on institue l'allaitement mixte.

Le 24 juin 1910, nouvel examen d'urines; traces d'albumine, mais pas de sédiment anormal. L'état général de la mère est stationnaire; un peu de bouffissure du visage; régime de déchloruration. T. = 10 (Potain). T. = 11-16 (oscillomètre de Pachon).

Le 1er juillet, le nombre des tétées est réduit de 5 à 3 par 24 heures. Examen des urines : traces d'albumine, pas de cylindres.

Le 3 juillet, je demande à la malade de garder le lit pendant 24 heures; l'urine éliminée pendant ce temps ne contenait pas traces d'albumine.

Les quatre observations qui suivent concernent des femmes qui se présentaient à la consultation de nourrissons de M. le professeur Oui et qui n'ont pas été examinées pendant la grossesse.

Observation IV. — Mme D..., trente ans, déclare n'avoir jamais été malade. IIpare, accouchée le 20 novembre 1909 chez elle. Cette femme a actuellement une fillette de huit mois, pesant 7 kil. 500.

Elle n'a pas maigri; n'accuse aucun symptôme; elle est vigoureuse et s'estime d'ailleurs très bien portante.

Examen : Sangle abdominale très résistante, les reins ne sont pas accessibles à la palpation.

Le 11 juillet, urines du matin, pas d'albumine; urines du soir, albumine 40 centigrammes.

Le jour où les urines ont été recueillies, cette femme a fait sa lessive le matin et, l'après-midi, est sortie de trois heures à six heures et demie, en portant son enfant sur les bras.

Le 19 juillet, urines du matin, pas d'albumine; urines du soir, 0 gr. 10 centigrammes par litre.

Observation V. — Mme J..., trente-quatre ans, rougeole et variole en basâge, cinq grossesses, cinq enfants vivants nourris au sein. Les quatre derniers en l'espace de sept ans.

Accouchée le 10 octobre 1909 (a reçu son bon d'accouchement à la consultation obstétricale du Bureau de bienfaisance), s'est reposée trois jours seulement après l'accouchement.

Le 11 juillet, l'enfant âgé de neuf mois, pèse 7 kil. 700.

Cette femme, qui est bonne nourrice et a du lait en abondance, fait son ménage et travaille en outre chez elle à la confection de vêtements de six heures du matin à minuit.

Elle a bon appétit, trop bon, dit-elle, pour ses ressources. Son état général est satisfaisant; elle n'a pas maigri. Elle se plaint de lassitude, de céphalée vespérale et de mouches devant les yeux à la fin de la journée.

Examen : Éventration et ptose généralisée. Le foie est abaissé, les deux reins nettement descendus sont accessibles au palper, indolores.

Le 11 juillet, urines du matin, pas d'albumine; urines du soir, albumine non dosée.

Le 19 juillet, urines du matin, pas d'albumine; urines du soir, albumine 0 gr. 15.

Observation VI. — Mme Fl..., trente ans, a eu la rougeole, peut-être la scarlatine. IIIpare, accouchée le 26 octobre 1909 (bon d'accouchement délivré à la consultation obstétricale du Bureau de bienfaisance).

S'est présentée le 28 mars 1910 avec un enfant pesant 6 kil. 950. Cet enfant, âgé actuellement (11 juillet) de sept mois et demi, pèse 7 kil. 900. Il a augmenté de poids très irrégulièrement.

Cette femme semble avoir peu de lait et être en ce moment une nourrice médiocre. Étant donné, en mars 1910, le poids de l'enfant qui était exclusivement nourri au sein, il est probable qu'il n'en a pas toujours été ainsi.

La malade déclare avoir beaucoup maigri pendant sa grossesse qui fut pénible et accompagnée de vomissements fréquents pendant cinq mois; elle a continué à maigrir au début de l'allaitement, elle estime son poids stationnaire depuis trois mois environ.

Elle se plaint de courbature généralisée, de nausées fréquentes. L'état général est satisfaisant, la maigreur relative.

Examen : La paroi abdominale n'est pas très relâchée, le rein gauche est inaccessible; le rein droit est ptosé. Son pôle inférieur est nettement senti par le palper bimanuel, mais il fuit facilement sous les côtes. Ce rein est légèrement sensible à la pression.

Le 11 juillet, urines du matin, pas d'albumine; urines du soir, léger précipité albumineux non dosé.

Le 19 juillet, urines du matin, albumine 0; urines du soir, 0,07 p. 100.

Observation VII. — Mme V..., trente et un ans, Flamande, difficile à interroger sur ses antécédents. IVpare, accouchée le 26 février 1910, à la Maternité.

L'enfant, âgé le 11 juillet de cinq mois, pèse 6 kil. 150 et augmente régulièrement de poids.

Cette femme ne nourrit que d'un sein, ayant eu des abcès pendant les deux premiers mois de l'allaitement. Elle a maigri beaucoup pendant cette période.

Mme V..., abandonnée par son mari, subvient seule à la subsistance de ses trois enfants. De son métier rempailleuse de chaises, elle marche une grande partie de la journée pour chercher ou pour apporter du travail.

Elle se plaint de douleurs lombaires, de céphalée. Il existe un peu d'œdème malléolaire à la fin de la journée. Cette malade est anémiée, maigre et paraît assez déprimée. Elle sue facilement, mais ne tousse pas, et l'auscultation ne révèle ni lésions pulmonaires ni lésions cardiaques. La paroi abdominale est flasque, distendue; les deux reins sont ptosés, indolores à la palpation.

Le 11 juillet, urines du matin, pas d'albumine; urines du soir, albumine non dosée.

Le 19 juillet, urines du matin, pas d'albumine; urines du soir, traces indosables d'albumine.

Le premier examen d'urines a été fait uniquement pour déceler la présence de l'albumine; j'ai employé de la chaleur et de l'acide acétique et ensuite le réactif d'Esbach. Il n'a pas été fait de dosage, sauf pour l'observation IV, où il a été obtenu avec le tube d'Esbach.

Le second examen et les dosages faits, le 19 juillet, sont dus à l'obligeance de M. le Dr Vanstenberghe, chef des travaux bactériologiques à la Faculté, qui a employé le procédé de Heller pour les urines contenant plus de 0 gr. 10 d'albumine par litre et le procédé de Denigès pour celles qui en contenaient moins de 0 gr. 10.

Les urines des quarante-trois autres femmes de la consultation, soumises à l'analyse, contenaient assez fréquemment de la mucine; cette cause d'erreur a été soigneusement éliminée.

LES CAUSES DÉTERMINANTES DES SEXES

Par M. Louis BILLON

Chef de clinique chirurgicale à l'École de médecine de Marseille.

Je voudrais attirer l'attention sur la question des causes déterminantes des sexes dans la race humaine.

Cette question, qui peut n'avoir qu'une importance de curiosité satisfaite en de nombreux cas, a parfois un intérêt des plus considérables.

Aussi, de tout temps et dans tous les pays, a-t-on essayé d'en approfondir et d'en sonder la donnée inconnue.

Je ne veux pas refaire l'historique de cette question. Sans entrer dans le détail, qui serait forcément incomplet, je tiens seulement à rappeler que, jusqu'à ces dernières années, à part de très rares exceptions, ce fut plutôt des littérateurs un peu aux abois et des écrivains extra-médicaux et extra-scientifiques qui publièrent quelques livres et articles sur notre sujet.

Actuellement, plusieurs médecins et accoucheurs de grand mérite ont étudié et étudient encore la question, apportant naturellement avec eux leur méthode documentaire, leurs observations, leurs idées.

Parmi eux, je ne citerai que les noms de MM. Schenk, Van Lint, Guiard et de mon maître, M. Boissard.

Grâce à eux, la science soulève de plus en plus le voile qui lui cache la nature; l'esprit scientifique cherche toujours à reculer les bornes du déjà-acquis.

Or, il n'y a pas un seul esprit vraiment scientifique qui puisse admettre loyalement que le sexe de l'enfant est déterminé par le *hasard.*

Le hasard n'existe pas. Tout obéit à des lois fixes, immuables, absolues, et, si nous mettons l'étiquette « hasard » sur un phénomène quelconque dont nous ne comprenons pas la cause, c'est un aveu d'ignorance ou de paresse; en tous cas, c'est entrer en complet désaccord avec l'esprit scientifique.

La détermination des sexes ne peut donc, pas plus que tous les faits naturels, être un événement fortuit. Comme tout phénomène, elle est régie par une série de causes immuables, par une loi.

Pourquoi donc le scientifique, l'être curieux par essence, ne chercherait-il pas à pénétrer cette loi? Elle peut avoir plus d'importance réelle et même spéculative que la loi sur la gravitation universelle ou que la loi sur la réflexion des sons, entres autres.

C'est le résultat de mes recherches et réflexions sur cette question vraiment captivante que je désire rapporter.

Ce résultat tient en ces quelques mots : *Le parent le plus fort somatiquement, au moment de la conception, détermine le sexe de l'enfant*, et j'ajoute à cette première proposition une seconde complémentaire : *et ce sexe est l'opposé du sien.*

Cette affirmation est basée sur des faits embryologiques, physiologiques, et prouvée par des faits cliniques.

I. — Faits embryologiques.

Il est inutile de décrire l'évolution de la cellule sexuelle dans l'un et l'autre sexe. Je n'en veux retenir que les choses nécessaires au développement de ma thèse.

Les cellules sexuelles se développent aux dépens de l'épithélium germinatif de Waldeyer, qui forment les canaux ou tubes de Pflüger.

1° *Chez la femelle*, les parois des tubes se segmentent; le tube prend un aspect moniliforme; chaque grain du chapelet peut donner un ovule; c'est l'infime minorité des ovules qui arriveront à maturité. L'ovule ne sera mûr que le jour où, son noyau s'étant divisé par cariocinèse en deux portions, l'une de ces deux moitiés se sera encore divisée en deux. La vésicule germinative, ou noyau, aura donc rejeté avec les globules polaires les 3/4 (d'abord la moitié, puis la moitié de la dernière moitié) de sa substance. A ce stade, l'ovule n'a plus ce qui lui est indispensable pour vivre, il est condamné à mort par insuffisance.

2° *Chez le mâle*, les tubes de Pflüger ne se segmentent pas ; ils se développent et donneront par étapes successives les spermagonies, les spermatocytes, les spermatides et enfin les spermatozoïdes.

Durant cette évolution, le noyau mâle a subi des pertes absolument identiques à celles du noyau femelle ; il en résulte un état identique de la cellule sexuelle, qui est également condamnée à mort par insuffisance.

Seule, l'union de ces deux substances sexuelles, insuffisantes par elles-mêmes, peut les rendre suffisantes, les empêcher de mourir ; c'est d'elle que naîtra la perpétuité de l'espèce.

Ces deux substances, de même composition chimique, sont physiquement de dissymétrie contraire. L'une est immobile par elle-même, chargée d'éléments inertes, c'est l'ovule ; l'autre, le spermatozoïde, est tout à fait libre et mobile.

Il y a donc entre ces deux substances un antagonisme physique, comme entre les deux pôles d'une pile électrique ou encore entre les produits de décomposition chimique d'un sucre. « La destruction lente de l'ovule, dit Le Dantec, répand dans le milieu ambiant des substances plastiques gauches résultant de la décomposition des substances plastiques gauches, et ces substances diffusées ont, à cause de leur dissymétrie gauche, le pouvoir de réagir avec les substances droites du spermatozoïde. »

C'est grâce à leur antagonisme que le spermatozoïde s'avance vers l'ovule et que ce dernier émet vers lui un cône d'attraction, comme l'aiguille aimantée se tourne vers un élément de nom contraire.

En résumé, deux quarts de noyau, non viables par eux-mêmes et d'une sexualité inverse, s'unissent pour former le demi-noyau, futur noyau viable de la cellule initiale du produit.

Jusqu'ici, rien qui ne soit prouvé expérimentalement. Il faut aller plus loin.

Le spermatozoïde a-t-il un sexe ? L'ovule a-t-il un sexe ? L'œuf avant l'apparition des organes génitaux a-t-il un sexe ?

Admettre que le spermatozoïde ou l'ovule contient, au détriment de l'autre, un sexe préformé, c'est vouloir donner à l'un ou à l'autre un rôle de *simple déclancheur* de segmentation. Plusieurs auteurs, refusant toute sexualité à la cellule mâle, soutiennent que le sexe est préformé dans l'ovule ; le spermatozoïde serait alors l'analogue de celui qui met en marche un moteur et qui ne prend aucune part à son travail. Cela ne peut être vrai, puisque, embryologiquement, les deux cellules sexuelles ont, nous l'avons vu, une même origine ; et alors, pourquoi ne pas voir dans l'élément mâle une influence qu'on octroie à l'ovule ?

A mon avis, pas plus le spermatozoïde que l'ovule ne contient en lui le sexe préformé — ou du moins tous les deux contiennent une aptitude à déterminer la sexualité. Ils sont chargés, chacun dans leur protoplasme et leur fragment de noyau, d'une certaine *quantité de sexe* fournie par les parents. Nous allons la voir entrer en scène tout à l'heure.

Je m'excuse d'employer l'expression : quantité de sexe. Elle est mauvaise, mais je n'en ai pas trouvé une autre pour traduire plus scientifiquement ma pensée.

L'œuf, avant l'apparition des organes génitaux, a t-il un sexe? Beaucoup voient dans l'œuf, dès sa formation, une masse hermaphrodite, qui vire, suivant les circonstances d'alimentation, de lumière, etc., soit du côté mâle, soit du côté femelle.

Pour ma part, je ne le crois pas pour la race humaine. Si l'on se souvient, en effet, que chaque élément sexuel est chargé d'une certaine quantité de sexe et que ces deux éléments vont se fondre l'un dans l'autre, on pourra avec moi conclure ceci : une quantité de sexe mâle, apportée par la cellule sexuelle, ira neutraliser une égale quantité de sexe femelle. Mais, comme il est mathématiquement impossible que les deux cellules reproductrices portent exactement la même quantité de sexe, il s'ensuit que, une fois ces quantités neutralisées, il y aura un excédent d'aptitude sexuelle d'un côté ou de l'autre.

Cette inégalité de charge sexuelle renfermée dans la cellule peut tenir à deux causes : 1° à une inégalité acquise de la cellule sexuelle sous l'influence de son *degré de maturité;* 2° à une inégalité de cellules somatiques des parents entraînant l'*inégalité de force de leurs cellules sexuelles*.

Il résulte de cela que, dès la réunion des deux éléments sexuels, le sexe est déterminé. Mais, de même qu'un voyageur, avant d'arriver à une bifurcation, sait la route qu'il doit prendre, l'œuf se développera, sans sexe apparent, jusqu'au moment où les organes génitaux se développent. L'œuf semble neutre au début, mais il va fatalement et inconsciemment suivre sa destinée sexuelle à lui imposée par sa formation.

II. — Faits physiologiques.

Arrivé à un *degré de maturité* toujours le même, le spermatozoïde se détache de ses cellules mères. Cet élément, voué, ainsi que nous l'avons dit, à une mort rapide, n'est pas toujours expulsé sitôt sa formation, il ne sort parfois des vésicules séminales qu'après un temps plus ou moins long. Sa vitalité en est forcément d'autant plus altérée qu'il est plus proche de la mort.

De son côté, l'ovule n'est pas fécondé toujours au moment même de sa déhiscence; il peut l'être avant, il peut l'être après.

D'où ce résultat : la conjugaison des deux cellules reproductrices, spermatozoïde et ovule, peut se faire entre des éléments qui sont de maturité inégale et par conséquent d'aptitude sexuelle plus ou moins vive, plus ou moins précaire.

Ce n'est pas tout. Un parent peut avoir une vitalité générale réduite ; son état somatique peut être mauvais, par suite d'intoxication physique, chimique, microbienne, etc. ; toutes les cellules apparentes de son organisme déchoient et manifestent leur *faiblesse vitale*. N'est-il pas logique d'admettre alors qu'il en est de même de toutes les cellules cachées, notamment des cellules sexuelles? Une jeune fille anémique ne pond plus, un homme épuisé a des spermatozoïdes rares et sans vigueur.

Inégalité de puissance due au degré de maturité des éléments sexuels, inégalité de puissance due à la santé des parents : telles sont deux séries de causes qui agissent de toute leur puissance sur la détermination des sexes.

Et ainsi, de tout ce qui précède, nous pouvons conclure dans le sens de ma première proposition : l'*élément sexuel le plus fort impose, lors d'une conception, son sexe au produit.*

Ici intervient un autre facteur.

Aucun savant n'ignore qu'il est impossible de produire de toutes pièces une substance dissymétrique d'un type droit, par exemple, sans produire fatalement et par la même action la substance complémentaire et antagoniste du type gauche.

Les testicules et les ovaires n'échappent assurément pas à cette loi universelle. Ils produisent chacun une sécrétion interne et une sécrétion externe. Ces deux sécrétions sont *complémentaires et antagonistes.*

La sécrétion interne provoque dans toutes les cellules somatiques une action qui se manifeste par des caractères sexuels secondaires. Ce sont, chez l'homme, la voix grave, le poil, le port, la robustesse des formes ; chez la femme, la voix aiguë, le développement des seins, l'attitude, le maintien, etc.

Puisqu'il y a antagonisme entre la sécrétion interne et la sécrétion externe, l'ovaire qui donne au soma de la femme ses caractères féminins jettera dans l'ovule une sécrétion masculine. Le testicule, au contraire, et par la même réaction, procure à l'homme son type masculin, mais le spermatozoïde sera chargé de sexe féminin. Entre l'excréteur et l'excrétion, il y a opposition absolue de nature, sans quoi l'excrétion serait inexplicable. L'ovule chargé de sexe mâle apportera dans l'œuf sa part d'aptitude sexuelle mâle, le spermatozoïde chargé de sexe femelle sa part d'aptitude sexuelle femelle : en d'autres termes, la femelle est « mâlière », l'homme est « femellier ».

Cette affirmation peut paraître, à première vue, étrange. Je m'empresse de dire qu'elle n'est pas, pour l'instant du moins, scientifiquement démontrée ; c'est une hypothèse, mais cette hypothèse trouve sa parfaite justification dans tous les phénomènes naturels produits et reproduits tous les jours. En chimie, il est impossible de produire une substance dextrogyre sans mettre en liberté une substance complémentaire lévogyre ; en biologie, on étudie depuis quelque temps les anticorps ; en sociologie, une action crée une réaction ; à une sécrétion interne appelée mâle doit fatalement s'opposer une sécrétion externe de nom contraire, c'est-à-dire femellière. L'hypothèse, ici, prend donc des caractères voisins de ceux d'une démonstration.

Et ainsi se justifie la seconde partie de ma proposition : le *sexe produit par le parent le plus fort est l'opposé du sien.*

III. — Faits cliniques.

Les faits cliniques apportent une preuve à ces conclusions.

S'il est un cas où les statistiques sont difficiles à établir et, de bonne foi, facilement faussées, c'est assurément celui qui nous occupe. Le plus certain est de recourir à des listes dressées par des personnes non soucieuses de soutenir une thèse.

La *guerre* est une source de garçons. « Après les guerres de l'Empire, le nombre des filles fut pendant une période si restreint que l'on commençait à s'inquiéter au point de vue de la repopulation du pays », nous dit Cleisz.

En Prusse, en 1869, les naissances furent nombreuses, il y eut moins de garçons que de filles. Deux ans plus tard, en 1871, on trouva un excédent considérable de garçons.

Dans ces deux exemples, le surcroît de naissances masculines suivant les années de guerre s'explique par la mort ou l'absence d'un grand nombre d'hommes vigoureux ; pour propager l'espèce, il y avait des infirmes, des exemptés, des malades, des êtres faibles ou affaiblis. La femme restait la plus forte, somatiquement, son ovule mâlier dominait par sa quantité de sexe la quantité de sexe du spermatozoïde femellier. Les garçons devaient donc naître en grande proportion. C'est ce qui eut lieu.

L'*illégitimité* augmente, par contre, la proportion de filles, chez les aînés. Pour 100 filles, au lieu d'y avoir 105 garçons, ce qui est la normale chez les enfants légitimes, on n'en trouve que 93.

Il est, en effet, à remarquer que les femmes qui donnent illégitimement et pour la première fois naissance à des enfants ont été exposées plus que les autres à devenir enceintes très jeunes, fatiguées par la misère ou par un surmenage sexuel excessif. La statistique est de Tourdes.

L'âge des parents joue un rôle important. Dans les chiffres donnés par Sadler, on trouve les proportions suivantes sur 2.000 cas.

La normale est de 105 garçons pour 100 filles.

Le père plus jeune que la mère		donne	86,5	garçons °/₀	filles.
—	de même âge	—	95	—	—
—	plus âgé de 6 à 11 ans	—	126,7	—	—
—	— 11 à 16 ans	—	163,2	—	—
—	— 18 ans	—	200	—	—

Ce dernier chiffre est de Hofacker.

Ici aussi, nous trouvons une preuve de ce que nous avons dit plus haut, à savoir : la faible charge en sexe des cellules sexuelles chez les parents dont toutes les cellules du corps sont de vitalité amoindrie.

Le *moment de la fécondation* joue un grand rôle dans la détermination des sexes. J'ai dit précédemment comment le spermatozoïde et l'ovule, cellules incomplètes, vouées à la mort, se conjuguent à un certain moment de leur âge, c'est-à-dire à un moment quelconque de leur aptitude sexuelle. Il est certain qu'un ovule à maturité avancée est moins chargé de sexe qu'un spermatozoïde jeune et vivace. Le moment de la fécondation par rapport à la vitalité des deux éléments sexuels a donc une importance énorme. L'ovule jeune, le spermatozoïde jeune en pleine force, triompheront de l'aptitude sexuelle d'un spermatozoïde vieux et d'un ovule âgé.

Or, s'il est facile de savoir lorsque le spermatozoïde est jeune, il n'en est pas ainsi pour l'ovule.

De nombreux physiologistes admettent que l'ovulation est indiquée par la menstruation et que ces deux phénomènes coïncident. Cela n'est pas toujours exact, et un peu d'observation vous prouvera que bien des femmes pondent dans l'intervalle de leurs règles. Ovulation et menstruation ne sont pas fonctions l'une de l'autre. Souvent elles coïncident ; et d'ailleurs n'a-t-on pas, ces temps derniers, établi que, chez certains animaux, les ovulations se multipliaient d'autant plus que se multipliaient les rapprochements sexuels?

En général, ovulation et menstruation sont concomitantes.

Plusieurs auteurs ont affirmé que la conception prémenstruelle, s'attaquant à un ovule jeune, donne une fille. Les cas où cette donnée ne se vérifiait pas furent mis sur le compte de la faiblesse des cellules du générateur mâle. C'était possible, mais il faut aussi penser aux faits de pontes intermenstruelles dans lesquelles la fécondation, bien que prémenstruelle, n'a pas lieu sur un ovule jeune, mais bien sur un ovule âgé.

L'ovulation seule, et à plus forte raison si elle coïncide avec la menstruation, montre des organes génitaux altérés; le sang congestionne tous les organes du bassin; il y a écoulement utérin, l'état général est atteint, on note des douleurs au bas-ventre, des troubles du côté de la peau, herpès, poussée d'eczéma et autres, changement de caractère; en somme, la femme lutte, elle est en état de santé généralement inférieur à celui du père, d'où naissance d'une fille, puisque la cellule paternelle femellière est la plus forte.

Mais lorsque le flot est passé, lorsque l'ovulation est terminée, quand la femme a repris la possession de son corps, l'ovule mûri, plus protoplasmé, à son tour plus chargé de sexe que son antagoniste, s'unissant au spermatozoïde, donnera un garçon.

A santé égale des parents, la fécondation *pré-ovulaire* détermine le sexe féminin; *post-ovulaire,* le sexe masculin; et comme l'ovulation coïncide le plus souvent avec la menstruation, dans ces cas et ces cas seulement on peut dire: fécondation prémenstruelle, fille; postmenstruelle, garçon.

Durant l'*aménorrée,* la ponte peut avoir lieu sans menstruation; la femme affaiblie aura une fille, si l'autre générateur est bien portant.

Si l'on fait entrer le facteur *maladie,* en tenant toujours compte de l'inégalité de santé et d'aptitude sexuelle des éléments, l'enfant, si son autre parent est fort, sera du sexe de son générateur malade ou intoxiqué.

Tous ces faits cliniques viennent affirmer ce que j'ai déduit des faits embryologiques et physiologiques, à savoir que *le parent le plus fort donne le sexe au produit, mais que ce sexe est l'opposé du sien.*

Et ainsi de cette loi découle l'*autorégularisation* des sexes dans la race humaine, puisque, suivant cette loi, un être faible, secondé par un fort, donne naissance à un produit de son sexe qui le remplacera, lui, l'être faible.

Mais la nature ne se contente pas de ce simple remplacement, car la race alors s'affaiblirait sans cesse et irrémédiablement. Le produit est du sexe le plus faible, soit, mais c'est le parent le plus fort qui a déterminé cette sexualité. Ainsi le parent le plus faible sera non seulement remplacé, mais son sexe sera fortifié de toute la force du parent le plus fort.

DANS QUELLE MESURE LA NUMÉRATION DES BATTEMENTS DU CŒUR FŒTAL PEUT-ELLE SERVIR A PRONOSTIQUER LE SEXE DE L'ENFANT

PAR M. G. FIEUX

Professeur agrégé à la Faculté de Médecine de Bordeaux,
Accoucheur des Hôpitaux.

Tout le monde sait ce qui a été écrit sur ce sujet. C'est a peine si j'ai besoin de rappeler les noms de Frankenhauser et de Dauzats.

Ce dernier, tout en étant beaucoup moins catégorique que l'auteur allemand, admet, malgré tout, que la numération des battements du cœur fœtal permet de prédire le sexe environ sept fois sur dix.

Puis Devilliers et James Cumming, repoussant toute relation entre le rythme du cœur fœtal et le sexe, admettent simplement l'existence d'un rapport entre la rapidité du rythme et le poids.

Enfin, avec Budin et Chaignot, c'est la négation absolue de toute relation entre les battements du cœur, d'une part, et le sexe ou le poids, d'autre part.

A l'heure actuelle, cette question reste indifférente à la plupart d'entre nous, mais assez souvent la clientèle exigeante nous relance, s'appuyant sur l'opinion affirmative de quelques médecins, et nous en connaissons qui soutiennent, avec une conviction au moins apparente, que l'auscultation ne les a jamais trompés.

J'ai eu la curiosité de voir ce qu'il pouvait y avoir de vrai dans l'affirmation des uns et la négation des autres, et j'ai observé attentivement 50 femmes enceintes au point de vue qui nous occupe. Chez toutes, l'auscultation a été pratiquée au moins cinq ou six fois; chez beaucoup, elle l'a été de douze à quinze fois; quelques-unes ont été suivies depuis le sixième mois jusqu'à terme et pendant le travail.

J'ai groupé ces femmes en deux tableaux, division assez arbitraire, mettant dans le tableau I celles où les battements du cœur fœtal n'ont pas excédé 136, dans le tableau II celles chez lesquelles les battements du cœur n'ont jamais été au-dessous de 136.

TABLEAU I

RYTHME	SEXE	POIDS
126—132	Garçon.	3,000
130—132	Garçon.	3,280
130—132	Garçon.	3,330
132—136	Garçon.	3,460
134—136	Fille.	3,140
126—134	Fille.	3,300
130—134	Garçon.	3,110
134—136	Fille.	2,900
130—132	Garçon.	2,780
130—136	Garçon.	2,260
128—134	Garçon.	3,980
132—136	Garçon.	4,080
128—136	Fille.	2,800
126—132	Fille.	3,250
128—134	Garçon.	3,360
134—136	Fille.	3,160
132—134	Fille.	3,620
134—136	Garçon.	3,400
126—132	Garçon.	3,140
132—134	Fille.	3,150
124—134	Fille.	3,600
124—132	Garçon.	3,120
132—134	Fille.	3,060
124—128	Garçon.	4,209
122—126	Garçon.	2,400
124—132	Garçon.	2,620
128—134	Garçon.	3,240
126—132	Fille.	4,760

17 Garçons.
11 Filles.

TABLEAU II

RYTHME	SEXE	POIDS
136—140	Fille.	2,420
138—146	Fille.	2,750
136—140	Garçon.	3,360
144—150	Fille.	3,980
142—144	Garçon.	3,220
136—138	Garçon.	3,650
158—160	Fille.	3,480
136—138	Fille.	2,760
142—160	Fille.	3,150
136—138	Fille.	3,700
138—144	Garçon.	2,900
142—150	Fille.	3,900
140—160	Fille.	2,650
138—140	Fille.	2,560
138—144	Fille.	3,640
142—148	Fille.	3,700
140—152	Fille.	2,650
136—138	Garçon.	3,420
138—146	Fille.	3,200
136—140	Garçon.	3,700
138—144	Garçon.	3,250
142—150	Fille.	3,850

15 Filles.
7 Garçons.

A propos de ces chiffres, je rappellerai que, d'après Guy et Quételet, l'examen comparé du pouls chez l'homme et chez la femme montre qu'il existe, en général, chez cette dernière 4 à 8 pulsations par minute de plus que chez l'homme.

A la suite de nos examens répétés et de l'observation de nos tableaux, nous pensons pouvoir poser les conclusions suivantes :

1° La numération des battements du cœur fœtal est délicate, en raison de la rapidité du rythme, et réclame une assez longue pratique de l'auscultation obstétricale.

2° La rapidité des battements du cœur fœtal reste la même depuis le moment où ils sont suffisamment perceptibles pour être comptés jusqu'à la fin de la grossesse, ainsi que l'avait déclaré Paul Dubois. Pendant le travail physiologique, et dans l'intervalle franc des contractions, ils restent ce qu'ils étaient pendant la grossesse.

3° Pour évaluer la rapidité des battements d'un cœur fœtal, il est irrationnel, sans autre précaution, d'ausculter plusieurs fois et de prendre une moyenne, comme le recommandait Dauzats : il faut d'abord mettre la mère au repos pendant quelques instants, *il est surtout indispensable d'ausculter le fœtus pendant une période de calme.* Les mouvements fœtaux, en effet, s'accompagnent toujours d'une accélération souvent considérable du rythme cardiaque. Il en résulte que, chez certains fœtus constamment agités, la numération, valable au point de vue qui nous occupe, est très difficile, voire impossible pendant plusieurs séances d'auscultation.

4° Pour un même fœtus, l'auscultation attentive *pratiquée pendant les périodes de calme* ne donne que des écarts très faibles dans plusieurs numérations successives.

5° A en croire les deux tableaux que nous avons dressés, un rythme constamment au-dessous de 136 donne une proportion de 60 °/₀ de garçons et 40 °/₀ de filles, un rythme constamment au-dessus de 136 donne une proportion de 68 °/₀ de filles et 32 °/₀ de garçons, avec cette remarque que dans le tableau II les chiffres élevés, 150-160, sont presque exclusivement réservés aux filles.

6° En résumé, si, dans le rythme lent, 122-136, on trouve à peu près à égalité fille et garçon, avec une très légère prédominance du sexe masculin, dans le rythme rapide, 140-150-160, le sexe féminin se retrouve avec d'autant plus de fréquence que l'on se rapproche des chiffres élevés.

7° Par contre, il ressort de nos deux tableaux qu'il n'existe *aucune relation entre le poids du fœtus et la rapidité de son rythme cardiaque,* relation qu'avaient affirmé Devilliers et Cumming. Dans notre premier tableau à rythme lent, sur 28 enfants nous en trouvons 14 dont le poids est au-dessus de 3.200; dans notre second tableau, à rythme rapide, sur 22 enfants nous en voyons 13 dont le poids dépasse 3.200.

8° Nous dirons, à titre de conclusion, que l'auscultation fœtale, pratiquée dans les conditions sus-énoncées, *n'est pas absolument indifférente au point de vue du diagnostic du sexe.* Elle est susceptible de donner une indication de *probabilité, dans les limites que nous avons fixées,* et à peu près avec les mêmes chances qne nous aurions de faire le diagnostic du sexe chez un adulte rien que par l'examen du pouls.

DES AVANTAGES DE LA POSITION DÉCLIVE DANS LA VERSION PAR MANŒUVRES EXTERNES

PAR M. LOUIS PIERRA, de Paris.

Quelle est la position à donner à la femme enceinte chez qui on veut pratiquer la version par manœuvres externes? A cette question, tous les auteurs classiques, d'accord avec le professeur Pinard, répondent qu'on doit faire coucher la malade dans le décubitus *dorsal* et *horizontal*, « comme lorsqu'on veut pratiquer le palper ». Les uns ajoutent que les membres inférieurs doivent être *étendus* et un peu écartés, les autres recommandent, au contraire, une légère *flexion* des cuisses sur le bassin.

Ainsi pratiquée, la version par manœuvres externes réussit-elle toujours? Il faut distinguer, à ce point de vue, les cas où le fœtus se présente par le siège et ceux où il se présente par l'épaule.

Dans la présentation de l'épaule, la version est généralement facile : il suffit, écrit le professeur Pinard[1], « d'appliquer une main sur l'extrémité céphalique, l'autre sur l'extrémité pelvienne, et, par une pression lente et soutenue exercée en sens inverse sur l'une et l'autre extrémités, de ramener les deux pôles fœtaux sur la ligne médique ». Voilà, n'est-il pas vrai, un manuel opératoire des plus simples. On a cependant signalé des échecs, et, en particulier, Budin[2] et Marmasse[3] ont rapporté des cas où la rétraction de l'anneau de Bandl mit obstacle à la réussite de tentatives répétées de version céphalique. Dans le cas de Budin, il s'agissait d'une femme en travail, et le toucher intra-utérin permit de constater que seul l'anneau de contraction empêchait le déplacement de l'épaule et l'abaissement de l'extrémité fœtale.

Dans la présentation du siège et surtout du siège décomplété mode des fesses, la version n'est jamais aussi simple et les difficultés que l'on peut rencontrer sont telles que certains auteurs, Budin et Demelin, Maygrier, etc., y voient « *une indication moins pressante* » de pratiquer cette intervention et la considèrent même comme « contre-indiquée dans certaines variétés de rétrécissement du bassin ». Ce n'est pas ici le lieu de discuter cette question, dont nous nous sommes d'ailleurs occupé an-

1. *Traité du palper abdominal*, 2e édition, G. Steinheil, éditeur, Paris, 1889.
2. *Société d'obstétrique de Paris*, 18 juin 1903.
3. *Société de médecine du Loiret*, 1901.

térieurement[1]. Mais nous pouvons bien rappeler que d'autres accoucheurs, non moins autorisés que les précédents, les professeurs Pinard et Bar, par exemple, considèrent la version comme « *une indication formelle* » dans toutes les présentations du siège, basant leur manière de voir sur ce fait, mis en évidence par Pinard, que la mortalité est beaucoup plus grande chez les enfants nés par le siège que chez ceux venus par le sommet.

Cette nécessité étant admise, il faut savoir que l'on rencontrera souvent des difficultés de divers ordres, principalement dans le premier temps de l'intervention qui consiste, on le sait, à *mobiliser le fœtus*. A vrai dire, c'est là une manœuvre relativement simple chez les multipares quand les deux extrémités, céphalique et pelvienne, sont facilement accessibles et quand la paroi abdominale présente une laxité suffisante. Mais l'une de ces deux conditions peut manquer et cela surtout chez les primipares.

Un des pôles fœtaux peut n'offrir qu'une prise imparfaite. Tantôt, comme l'a observé le professeur Pinard, « la tête est engagée sur les fausses côtes et *une portion de la masse intestinale vient s'interposer entre la paroi abdominale et l'utérus* ». Tantôt, au contraire, la tête est aisément mobilisable, mais « le siège est peu accessible et *fixé au détroit supérieur* », et parfois même, quand il s'agit d'un siège décomplété mode des fesses, plus ou moins *engagé* dans l'excavation.

D'autre part, la version nécessite des pressions sur le ventre qui déterminent parfois des contractions spasmodiques des muscles abdominaux pouvant mettre obstacle à l'intervention. La *résistance* et la *tension des parois* peuvent être telles, surtout chez les primipares âgées, que la version devient absolument impossible (Tarnier et Budin, Pinard, etc.).

Ce ne sont pas là les seules difficultés avec lesquelles on puisse se trouver aux prises du fait des parois abdominales. Je ne citerai que pour mémoire l'épaisseur exagérée de ces parois, la surcharge adipeuse, si fréquente chez les femmes d'un certain âge. Ribemont-Dessaignes et Lepage signalent également, et non sans raison, les difficultés qui peuvent résulter « de l'inclinaison de l'utérus renversé au-devant de la symphyse » (*ventre en besace*).

Enfin, il est des versions qui s'accomplissent sans trop de difficulté, mais après quoi la tête, bien que ramenée en bas, reste très élevée au-dessus du détroit supérieur. « Cette situation haute, écrivent Budin et Demelin, est due à ce que, *sous l'influence des manœuvres, le muscle*

1. L. Pierra, *Bassin rachitique aplati et présentation du siège.* (Revue mensuelle de gynécologie, d'obstétrique et de pædiatrie, août 1909.)

utérin se contracte, et, le segment inférieur étant évacué provisoirement par le fait de l'évolution fœtale, l'anneau de Bandl se resserre au-dessus de l'enfant. » Les faits de ce genre — je le note en passant — jettent un jour singulier sur le mécanisme de la version et justifient la définition du professeur Bar[1], pour qui celle-ci, quel qu'en soit le mode, est « une opération qui a pour but de faire passer au-dessus de l'anneau de Bandl la partie fœtale qui se trouve au-dessous et de ramener au-dessous de cet anneau la partie fœtale qui se trouve au-dessus. »

Voilà les principales difficultés qui peuvent mettre obstacle à la version par manœuvres externes dans les présentations du siège. On peut les grouper sous deux chefs : *défaut de mobilité du fœtus*, *défaut de souplesse de l'utérus*. Comment remédier à ces anomalies? C'est ce qu'il nous reste à voir.

Dans les cas où le siège est engagé, le professeur Pinard a conseillé[2] d'introduire dans le vagin un ou deux doigts, au besoin toute la main, et de refouler les fesses de l'excavation jusqu'au-dessus du plan du détroit supérieur, en recommandant de « les diriger vers l'un des côtés du grand bassin », et généralement « vers celui qui est opposé au flanc où se trouve la tête ». On imiterait ainsi, dit-il, « ce qui se fait dans le manuel opératoire de la version bipolaire ». Ce procédé, auquel Loviot a donné le nom *de version par manœuvres vagino-abdominales*, est évidemment fort ingénieux, mais il n'est pas sans présenter une certaine gravité, puisqu'il exige l'anesthésie complète, et sans exposer les femmes enceintes à tous les inconvénients des interventions « de force ».

On a donc été conduit à chercher ailleurs la solution du problème, et certains auteurs ont cru la trouver dans des modifications de la posture généralement adoptée pour pratiquer la version. Les uns ont espéré faire remonter l'utérus tout entier en substituant au décubitus dorsal le décubitus *latéral*, mais toujours *horizontal :* c'est ce qu'ont fait, en particulier, un certain nombre d'accoucheurs anglais. Les autres ont cru réussir en imposant aux femmes la *position génu-pectorale*. Enfin, Mattei et d'autres après lui conseillent de relever le bassin en glissant un coussin sous le sacrum.

J'ignore ce que valent ces différents procédés, et je n'ai cru devoir mettre à l'épreuve aucun d'eux. Tous, en effet, me paraissaient passibles du même reproche. En admettant que ces positions aient pour effet de dégager le siège de l'excavation et de le mobiliser, on n'aurait remédié ainsi qu'à une des difficultés signalées plus haut, et l'on n'aurait

1. *Société d'obstétrique de Paris*, 18 juin 1903.
2. *Loc. cit.*, p. 282.

rien fait pour vaincre la résistance du muscle utérin et celle des parois abdominales.

Telles étaient les réflexions que m'inspira, après quelques échecs personnels, la lecture des chapitres consacrés par les auteurs classiques à la version par manœuvres externes. D'autre part, à la suite des travaux de Jayle, j'avais été très frappé par les avantages que présente la position déclive pour l'examen gynécologique; vers la même époque m'était tombé sous les yeux un travail déjà ancien où Beultner[1] préconisait la position de Trendelenburg non seulement pour le diagnostic, mais aussi pour le massage abdominal. Enfin, je venais de faire construire une table[2] qui, à mon sens, permettait d'obtenir beaucoup plus facilement et plus rapidement que celles alors existantes les diverses positions usitées en gynécologie.

C'est ainsi que l'idée m'est venue, voilà bientôt quatre ans, de pratiquer la version dans la position déclive. Au début, j'avais essayé celle de Trendelenburg. Mais je n'ai pas tardé à constater que cette position, parfois difficilement acceptée en dehors même de la grossesse, est très mal supportée par les femmes enceintes : mes clientes avaient peur, respiraient mal, et la défense musculaire, au lieu de s'atténuer, s'exagérait souvent. Très vite, j'y ai renoncé pour adopter la position sensiblement différente de la *position dorso-sous-déclive* (Jayle) à laquelle j'ai ordinairement recouru dans mes examens gynécologiques. J'obtiens cette position de la façon suivante : les pieds de la malade étant placés sur les talonnigères, c'est-à-dire les cuisses très modérément fléchies, les épaules étant fixées, je fais basculer le cadre horizontal de la table et, par suite, le plateau du siège (lequel est immobile) dans une position déclive plus ou moins accentuée, voisine de celle de Trendelenburg, et je relève le dossier de façon que le dos de la malade soit dans une situation horizontale ou même légèrement proclive. Dossier et siège s'inclinent ainsi en sens inverse l'un de l'autre, formant un angle dièdre largement ouvert.

L'expérience m'a montré que cette position est la plus commode, tant pour la malade, qui respire à son aise, que pour le médecin, qui n'est gêné ni par la contraction musculaire ni par la masse des viscères. Elle est, à ce double point de vue, bien supérieure à la position horizontale et à celle de Trendelenburg. J'ai eu l'occasion de pratiquer ainsi, depuis quatre ans, tant dans ma clientèle privée qu'à la Maternité de la rue Saint-Lambert, onze versions par manœuvres externes, dont six chez

1. *Revue médicale de la Suisse romande*, 20 avril 1898.
2. L. Pierra, *Nouvelle table gynécologique* (Revue mensuelle de gynécologie, d'obstétrique et de pædiatrie, octobre 1906).

des primipares, et ma première impression n'a fait que se fortifier. Deux fois, après avoir échoué dans des manœuvres entreprises au domicile de mes clientes, dans le décubitus horizontal au lit, il m'a suffi de les faire venir à mon cabinet, pour réussir assez facilement, sur ma table gynécologique, à pratiquer la version dans la position que je viens de décrire.

Avec cette position, en effet, les difficultés dont nous parlions tout à l'heure disparaissent. Si le siège est trop fixé au détroit supérieur, si même il est engagé dans l'excavation, il remonte, ou plutôt il descend, souvent spontanément, à plus forte raison si l'on prend soin d'aider sa libération avec la main. On ne voit plus la masse intestinale venir « s'interposer entre la paroi abdominale et l'utérus », comme l'a signalé le professeur Pinard, — puisqu'il suffit de basculer la malade en arrière pour que l'intestin glisse par-dessus le fond de l'utérus. Quant à la résistance de la paroi abdominale, elle s'atténue considérablement, si même elle ne disparaît tout à fait. Il n'y a plus de « ventres en besace » avec cette position. Enfin et surtout, les manœuvres, même prolongées, n'ont plus pour effet de provoquer la contraction des muscles abdominaux et la tétanisation de l'utérus, puisque tout l'appareil musculaire est relâché. On remédie donc, avec cette position, aux deux difficultés que peut présenter la version, c'est-à-dire au défaut de mobilité du fœtus et au défaut de souplesse de l'utérus et de la paroi abdominale. Toutes les données du problème se trouvent ainsi résolues.

Je m'excuse d'arrêter l'attention sur une petite manœuvre, je dirais volontiers sur un petit « truc » aussi banal de pratique courante. Je ne l'aurais pas fait si je n'avais eu connaissance, par *l'Obstétrique* de février 1908, d'un procédé analogue qui a été préconisé par un accoucheur anglais, M. W.-R. Pollok[1]. Cet auteur, constatant que les insuccès dans la version tiennent surtout à l'engagement du siège du fœtus dans le bassin, commence par mettre la malade dans la position de Trendelenburg. L'excavation devenue libre, il ramène la femme dans la position horizontale, en s'opposant avec la main à ce que le fœtus redescende dans le bassin, et pratique la version à la manière ordinaire.

Cet auteur ne recourt donc à la position de Trendelenburg que pour mobiliser le fœtus. Dans les rares cas où j'y ai recouru moi-même, il m'a semblé qu'elle réussit facilement à libérer l'excavation ; mais j'ai dû, moi aussi, ramener rapidement ma malade dans l'horizontalité. Je pense qu'il pourrait y avoir intérêt à combiner les différentes positions que permettent d'obtenir les tables gynécologiques modernes et qu'il serait facile, après avoir mobilisé le fœtus dans la position de Trende-

1. *Société obstétricale de Londres*, décembre 1906.

lenburg, de le faire évoluer dans la position que je viens de décrire et, enfin, la version terminée, de mettre la malade en position proclive pour fixer la tête au détroit supérieur pendant qu'on applique la ceinture eutocique.

DOCUMENTS POUR SERVIR A PRÉCISER L'ÉPOQUE DE L'ENGAGEMENT DANS LES PRÉSENTATIONS DU SOMMET

Par MM. AUDEBERT et BAUX.

Si l'on consulte les classiques au sujet de l'époque de l'engagement dans les présentations du sommet, on constate que, d'aprés eux, l'engagement se ferait en moyenne vers la fin du septième mois chez les primipares et dans les quinze derniers jours chez les multipares. Depuis longtemps, l'un de nous (M. Audebert) avait été frappé par ce fait que chez la plupart des femmes qu'il avait eu l'occasion d'observer, la tête était encore mobile au-dessus du détroit supérieur à l'époque indiquée, et que l'engagement ne s'effectuait qu'à une période plus rapprochée du terme de la grossesse. C'est ce qui nous a amenés à pratiquer des recherches dans ce sens.

Les femmes dont nous rapportons les observations ont été examinées tous les jours par l'un de nous (M. Baux), depuis le jour où elles se sont présentées à la Clinique d'accouchements ou à la Maternité de Toulouse, jusqu'à l'époque où l'engagement s'est effectué. Nous avons, bien entendu, éliminé d'emblée les femmes chez lesquelles un rétrécissement ou une obstruction du bassin, un excès de liquide amniotique pouvaient constituer un obstacle à l'engorgement. Nous avons de même écarté les observations de celles chez lesquelles, après l'accouchement, l'examen du délivre montrait une brièveté du cordon où une insertion du placenta sur le segment inférieur.

Dans la présentation du sommet, on dit que la tête est engagée lorsque le diamètre bi-pariétal a franchi le plan du détroit supérieur. C'est là quelque chose qu'il est bien difficile d'apprécier par les moyens habituels d'investigation, palper et toucher. Sans doute, on distinguera ainsi sans difficulté une tête encore mobilisable d'une tête profondément engagée. Mais ce n'est que difficilement et sous la condition d'une longue expérience que l'on arrivera, par ces méthodes, à apprécier avec quelque précision le degré d'engagement.

Fabre[1] (de Lyon) a le premier attiré l'attention sur le parti que l'on pouvait tirer, pour le diagnostic de l'engagement, de la recherche de l'épaule, par la mensuration des distances acromio-pubienne et acromio-médiane. Ces données, un peu théoriques, ont été précisées depuis; à la Faculté de médecine de Toulouse, deux thèses ont été inspirées par nous sur ce sujet, celle de Lassalle[2] et celle de Latour[3].

Cette méthode d'exploration est facile et précise, et c'est à elle surtout que nous avons eu recours, quoique nous ayons aussi employé les autres méthodes comme moyens de contrôle. La mensuration des distances séparant l'épaule du fœtus du milieu de la symphyse pubienne et de la ligne médiane, mensuration effectuée à l'aide d'un compas spécial qui en augmente la précision, permet de résoudre d'une façon quasi mathématique et avec le minimum de causes d'erreur ce problème qu'est le diagnostic de l'engagement.

Ce sont les premiers résultats de nos recherches que nous apportons ici. Chez les primipares, sur vingt-cinq cas, trois fois l'engagement s'est fait au cours du travail; vingt fois il s'est effectué dans le courant du neuvième mois; deux fois seulement nous l'avons constaté plus tôt (34 et 36 jours avant le travail, observ. 4 et 22). La moyenne est de quinze jours avant l'accouchement. Chez les multipares, sur vingt-neuf cas, vingt-six fois l'engagement s'est fait au cours du travail, trois fois seulement il a été plus précoce (3 jours, 21 jours et 31 jours avant le travail, observ. 33, 47 et 51).

Nous nous garderons de vouloir tirer des conclusions fermes des résultats que nous ont donnés ces cinquante-quatre observations. Un nombre de cas bien plus considérable sera nécessaire pour fixer de façon précise l'époque de l'engagement. Néanmoins, les faits que nous ont apportés nos premières recherches nous ont paru assez intéressants pour pouvoir d'ores et déjà être signalés.

1. Fabre, *De la descente sus-pelvienne de la tête dans les présentations du sommet pendant le dernier mois de la grossesse* (Lyon médical, 1896).

2. Lassalle, *Contribution à l'étude de la valeur clinique du signe de l'épaule* (Thèse de Toulouse, 1901-1902).

3. Latour, *La palpation de l'épaule dans les O.I.G.A. et les O.I.D.P. pendant la grossesse et l'accouchement* (Thèse de Toulouse, 1904-1905).

PRIMIPARES

NUMÉRO D'ORDRE	NOM	AGE	PROFESSION	ÉPOQUE jusqu'à laquelle LA FEMME a travaillé.	DATE des DERNIÈRES RÈGLES	DATE de L'ENGAGEMENT	DATE de L'ACCOUCHEMENT	TEMPS ÉCOULÉ entre l'engagement et l'accouchement.	POSITION et VARIÉTÉ de position.	OBSERVATIONS
1	Cécilia L.....	23 ans	domestique	8 mois 1/2	16 au 20 août	18 mai	16 juin	28 jours	O. I. G. A.	
2	Marie B......	16 —	—	7 mois	fin juillet (?)	3 juin	6 juin	3 —	O. I. G. A.	
3	Germaine B...	19 —	—	4 mois 1/2	18 au 20 août	au début du travail	12 juin	0 —	O. I. D. P.	
4	Joséphine B...	22 —	—	7 mois	2 au 5 septembre	14 mai	19 juin	36 jours	O. I. G. A.	
5	Berthe B.....	22 —	étudiante	n'a pas travaillé	6 au 10 août	pendant le travail	21 mai	0 —	O. I. G. A.	
6	Louise C.....	19 —	repasseuse	4 mois	25 au 28 août	11 juin	15 juin	4 jours	O. I. G. P.	
7	Louise B.....	20 —	ménagère	8 mois 1/2	20 au 25 août	15 juin	30 juin	15 —	O. I. G. A.	
8	Victorine C...	21 —	—	6 mois	30 août au 6 sept.	6 juillet	18 juillet	12 —	O. I. G. A.	
9	Marie A......	24 —	domestique	7 mois	13 au 15 septembre	22 juin	24 juin	2 —	O. I. G. A.	
10	Madeleine L...	20 —	modiste	7 mois 1/2	12 au 16 octobre	6 juillet	2 août	27 —	O. I. G. A.	
11	Jeanne V.....	26 —	tailleuse	7 mois	22 au 26 septembre	pendant le travail	11 juillet	0 —	O. I. D. P.	
12	Maria D......	30 —	ménagère	jusqu'à son accouch.	?	1er juillet	24 juillet	24 jours	O. I. G. A.	
13	Pauline B....	18 —	brodeuse	8 mois 1/2	8 au 12 novembre	18 juillet	1er août	14 —	O. I. G. A.	
14	Thérèse P....	29 —	domestique	7 mois	5 au 9 novembre	11 août	13 août	2 —	O. I. D. P.	
15	Marie M......	20 —	piq. de chaussures	8 mois 1/2	17 au 20 octobre	29 juillet	11 août	13 —	O. I. D. P.	
16	Jeanne C.....	18 —	commise de magas.	8 mois	20 au 25 octobre	3 août	16 août	13 —	O. I. G. A.	
17	Joachine C...	20 —	ménagère	8 mois 1/2	20 au 22 novembre	26 août	19 sept.	24 —	O. I. G. A.	
18	Jeanne B.....	19 —	—	jusqu'à son accouch.	25 au 30 décemb. (?)	29 août	19 sept.	21 —	O. I. G. A.	
19	Maria G......	25 —	—	7 mois	12 au 15 octobre	8 août	28 août	20 —	O. I. G. A.	
20	Joséphine D...	20 —	casquetière	8 mois	13 au 21 novemb. (?)	3 août	26 août	23 —	O. I. G. A.	
21	Irma B.......	25 —	cuisinière	8 mois	24 au 27 novembre	15 août	1er sept.	17 —	O. I. G. A.	
22	Augustine R..	32 —	cultivatrice	8 mois	fin décembre (?)	1er août	4 sept.	34 —	O. I. G. A.	
23	Léonie D.....	21 —	domestique	8 mois 1/2	5 au 8 décembre	13 août	3 sept.	21 —	O. I. G. A.	
24	Antoinette B..	34 —	tailleuse	6 mois	13 au 17 novembre	16 août	4 sept.	19 —	O. I. G. A.	
25	Berthe V.....	26 —	domestique	8 mois 1/2	3 au 8 novembre	7 août	22 août	15 —	O. I. G. A.	

MULTIPARES

NUMÉRO D'ORDRE	NOM	AGE	PARITÉ	PROFESSION	ÉPOQUE jusqu'à laquelle LA FEMME a travaillé.	DATE des DERNIÈRES RÈGLES	DATE de L'ENGAGEMENT	DATE de L'ACCOUCHEMENT	TEMPS ÉCOULÉ entre l'engagement et l'accouchement.	POSITION et VARIÉTÉ de position.	OBSERVATIONS
26	Justine A....	26 ans	IIpare	ménagère	8 mois 1/2	15 au 20 juillet	pendant le travail	4 mai	0 jours	O. I. G. A.	
27	Joséphine B..	31 —	IVpare	—	jusqu'à son accouch.	8 au 10 août	—	6 mai	0 —	O. I. D. P.	
28	Séraphine B..	27 —	Vpare	—	—	fin juin	—	27 avril	0 —	O. I. D. P.	1 avortement de 3 mois.
29	Eugénie G...	22 —	IIpare	domestique	6 mois	5 au 10 août	au début du travail	22 mai	0 —	O. I. G. A.	
30	Pauline B....	21 —	IIpare	ménagère	jusqu'à son accouch.	8 au 10 août	pendant le travail	24 mai	0 —	O. I. G. A.	
31	Jeanne D.....	25 —	IIpare	repasseuse	8 mois	28 août au 1er sept.	—	8 juin	0 —	O. I. G. A.	
32	Aline R......	35 —	VIpare	march. foraine	jusqu'à son accouch.	27 août au 1er sept.	—	4 juin	0 —	O. I. G. A.	1er accouchement terminé par version podalique. Les 3 autres normaux. Enfants petits.
33	Isabelle G....	35 —	Vpare	ménagère	—	5 au 8 septembre	30 mai	30 juin	31 —	O. I. G. A.	
34	Marie-Louise L.	26 —	IIIpare	modiste	8 mois 1/2	3 au 5 septembre	pendant le travail	13 juin	0 —	O. I. D. A.	
35	Antoinette B..	23 —	IVpare	ménagère	7 mois 1/2	15 au 26 septembre	—	10 juillet	0 —	O. I. D. P.	Forte antéversion utérine. Tuberculose pulmonaire.
36	Thérèse C....	24 —	IIpare	—	7 mois	25 au 27 septembre	—	1er juillet	0 —	O. I. G. A.	
37	Charlotte L...	36 —	IIpare	—	jusqu'à son accouch.	10 au 14 septembre	à dilatation complète	21 juin	0 —	O. I. G. A.	
38	Mercédès M..	24 —	IIpare	—	7 mois	12 au 16 octobre	au début du travail	31 juillet	0 —	O. I. D. A.	
39	Maria V......	25 —	IIpare	mécanicienne	5 mois	15 au 19 septembre	pendant le travail	23 juin	0 —	O. I. D. P.	
40	Angeline P...	41 —	IVpare	ménagère	8 mois 1/2	20 au 23 octobre	au début du travail	11 juillet	0 —	O. I. G. A.	
41	Célestine B...	28 —	IVpare	—	jusqu'à son accouch.	19 au 20 septembre	pendant le travail	4 juillet	0 —	O. I. G. A.	
42	Anna B......	36 —	IIpare	couturière	6 mois	12 au 16 octobre	—	23 juillet	0 —	O. I. G. A.	
43	Jeanne B....	22 —	IIpare	domestique	7 mois	fin octobre	—	30 juillet	0 —	O. I. G. A.	
44	Amélie R....	21 —	IIpare	ménagère	jusqu'à son accouch.	25 au 30 septembre	au début du travail	20 juillet	0 —	O. I. G. A.	
45	Caroline M...	26 —	IIpare	—	8 mois	24 au 29 octobre	pendant le travail	22 juillet	0 —	O. I. G. A.	
46	Marie G......	22 —	IIpare	lingère	8 mois 1/2	18 au 22 octobre	—	8 août	0 —	O. I. G. A.	
47	Bernarde M..	27 —	Vpare	ménagère	n'a pas travaillé	?	24 août	27 août	3 —	O. I. D. P.	
48	Eugénie B...	33 —	IIIpare	march. foraine	jusqu'à son accouch.	25 au 27 novembre	au début du travail	28 août	0 —	O. I. G. A.	Accouchement antérieur terminé par forceps pour inertie utérine.
49	Marie G......	26 —	IIpare	ménagère	8 mois 1/2	14 au 18 novembre	pendant le travail	25 août	0 —	O. I. G. A.	
50	Jeanne M....	24 —	IIpare	giletière	—	28 nov. au 2 déc.	—	9 sept.	0 —	O. I. G. A.	
51	Clarisse C....	25 —	IVpare	ménagère	—	?	29 août	19 sept.	21 —	O. I. G. A.	
52	Céleste B....	31 —	IIpare	—	jusqu'à son accouch.	12 au 15 novembre	pendant le travail	20 sept.	0 —	O. I. G. A.	4 accidents prématurés (traumatismes) (?), 3 à terme. Enfants petits.
53	Marie F......	38 —	VIIIpare	domestique	4 mois 1/2	8 au 10 décembre	?	9 sept.	0 —	O. I. G. A.	
54	Catherine A..	22 —	IIpare	—	6 mois 1/2	20 au 21 novembre	au début du travail	—	0 —	O. I. D. P.	

SÉANCE DE CLÔTURE

Au début de la séance de clôture qui a eu lieu le mardi matin 27 septembre, les décisions suivantes ont été votées par le Congrès :

1° Étant donné l'utilité de la création d'un organe assurant la continuité des réunions du Congrès, on vote la nomination d'un COMITÉ PERMANENT composé des anciens présidents et secrétaires généraux, des présidents et du secrétaire général élus pour le Congrès suivant.

Le Comité désignera parmi les membres un trésorier.

2° A l'unanimité, il est décidé que le prochain Congrès se tiendra à Lille, en 1913, et que M. le professeur Oui, qui accepte, remplira les fonctions de secrétaire général.

En outre, sont désignés comme président et vice-présidents des trois sections :

Gynécologie. . *Président :* M. le professeur POZZI;
Vice-Président : M. le professeur SEGOND;
Obstétrique. . . *Président :* M. le professeur AUDEBERT;
Vice-Président : M. le professeur BAR;
Pædiatrie. . . . . *Président :* M. le professeur MARFAN;
Vice-Président : M. le professeur GAUDIER.

M. POZZI sera président général du Congrès.

Après des discours très applaudis de MM. Kirmisson, Baylac et Jeannel, M. Pinard prend la parole en ces termes :

MES CHERS CONFRÈRES,

Arrivés aux termes de nos travaux, il m'apparaît que j'ai un devoir à remplir et que ma qualité de doyen d'âge, hélas ! me donne le droit de résumer en quelques mots le bilan moral de notre Congrès.

Eh bien! je vous le dis en toute franchise, j'ai assisté à de nombreux Congrès, je n'en ai jamais vu ayant réuni autant de compétences et autant de bonnes volontés. Et s'il ne m'appartient pas de juger la valeur scientifique de notre œuvre, il m'est permis, tout au moins, de proclamer que la caractéristique de notre réunion fut une synergie aussi parfaite que continue dans l'effort visant le progrès.

Nulle manifestation ayant un but personnel ne se produisit, rien ne vint jeter une ombre sur le caractère essentiellement scientifique de nos travaux. Aussi je vous assure qu'il en résulte pour moi une satisfaction que je ne veux pas dissimuler. Et il suffira d'envisager le nombre des travaux apportés ici, la façon dont ils ont été discutés, pour comprendre bien vite que le Congrès international de gynécologie, d'obstétrique et de pædiatrie, tenu à Toulouse en 1910, ne le cède à aucun de ses devanciers.

Pardonnez à un vieux puériculteur de rechercher et de démontrer peut-être la cause de ce succès. Pourquoi ce Congrès s'est-il développé et épanoui dans la plénitude que tout le monde vient de constater avec tant de satisfaction? Parce que, comme en bonne et vraie puériculture, on avait pensé à lui avant sa création. Ce succès de Toulouse, vous le devez à Alger. C'est le Congrès d'Alger qui a choisi Toulouse, cette ville rose, où le charme artistique vous enveloppe à chaque pas, et où l'observation avait fait prévoir l'accueil si sympathique, si aimable, si cordial, que nous avons reçu. Ah! je vous le dis à vous, Monsieur Baylac, mon collègue à la Faculté et à l'Hôtel-de-Ville, à vous qui, en prononçant le mot de Toulouse, montrez par l'intonation de votre voix combien vous aimez cette délicieuse cité : nous aussi, nous ne pouvons pas ne pas l'aimer, de par vous tous, de par votre accueil et vos réceptions inoubliables.

A Alger, on avait choisi le secrétaire général que vous connaissez. Mon ami Audebert m'en voudrait d'insister. A Alger, on avait choisi Hartmann et Rouvier pour présider les sections de gynécologie et d'obstétrique. Leur modestie me force à dire simplement qu'il n'y eut point d'erreur de pronostic. A Alger enfin, on avait acclamé comme président général le nom du Dr Kirmisson. Ah! mon ami, vous disiez il y a un instant que vous teniez moins à l'honneur qui vous a été fait qu'à la preuve d'estime qui vous a été donnée; mais ce n'est pas seulement de l'estime que l'on a pour vous, et je suis tout à fait heureux de l'occasion qui me permet de dire tout haut ce que tous nous pensons de vous tout bas. Pour l'homme dont les travaux scientifiques sont universellement connus et appréciés, pour l'homme qui est le modèle non seulement du devoir et du dévouement, pour l'homme qui, chaque jour, prodigue aux petits malheureux les trésors de son intelligence et de son cœur, nous avons de l'estime, de l'admiration et surtout de la reconnaissance. Et je suis absolument certain d'être l'interprète de tous en vous offrant le témoignage de ces sentiments. Votre personnalité a été la cause de l'agglutination d'essence toute particulière qui a fait la caractéristique de ce Congrès. En voyant par qui était tenu le drapeau, tous les vrais médecins sont venus au ralliement. Car, il faut que je vous le dise, je n'ai vu ici que ceux qui comprennent ce qu'est le médecin, dans la belle et noble acception de ce mot.

Oui, vous avez donné la preuve des sentiments qui vous animent. Ici, il n'y a pas eu de médecins grands ou petits, il y a eu des médecins consacrant leurs efforts à ce qu'il y a de plus cher au monde, la femme et l'enfant. Et le désir d'atténuer ou de faire disparaître leurs souffrances, de leur assurer une vie meilleure, a opéré ce miracle que, dans cette cité qui rappelle Capoue par l'euphorie qu'elle procure à ceux qui sont dans son sein, vous avez travaillé quand même, et d'une façon absolument remarquable. Permettez au vieux puériculteur que je suis de vous en exprimer toute sa reconnaissance.

APPENDICE

Les fêtes et excursions prévues par le programme se sont déroulées régulièrement pour le plus grand plaisir de tous.

La séance d'inauguration (voir *Introduction*, p. XIX) avait été immédiatement suivie d'une *réception* offerte par la municipalité, dans la salle *des Illustres*, au Capitole. Après avoir admiré les toiles des maîtres toulousains, les congressistes ont eu l'agréable surprise d'entendre une chorale, qui, avec une ampleur et une sûreté incomparables, entonna les airs du pays. Il y eut, à ce moment, une sensation d'art vraiment exquise et d'une nouveauté prenante.

M. le Dr Baylac, délégué du maire, a d'abord souhaité la bienvenue aux congressistes :

MESDAMES,
MESSIEURS,

A la séance d'ouverture tenue à l'hôtel d'Assézat, j'ai eu déjà l'honneur de vous souhaiter, au nom de la ville de Toulouse, une cordiale bienvenue et de vous dire tout le plaisir que nous avions à vous accueillir dans notre cité.

Le maire de Toulouse et le Conseil municipal, désirant vous manifester leurs sentiments d'admiration et de reconnaissance, ont tenu à honneur de vous recevoir à l'hôtel de ville, dans ce Capitole, qui est le cœur même de la Cité, et dans la salle des Illustres, qui en est la partie la plus vivante et la plus célèbre.

Toulouse, qui se glorifie d'être la protectrice des lettres, des sciences et des arts et d'avoir le culte du souvenir, a voulu dans cette salle, comme en un temple dédié à ses gloires locales, réunir les chefs-d'œuvre de ses plus grands artistes et conserver les traits des plus renommés de ses enfants. Si elle est justement fière de ses peintres et de ses sculpteurs, elle garde aussi fidèlement le souvenir de ses savants. Aussi, à côté des tableaux qui retracent quelques-uns des faits les plus glorieux de son histoire, voyez-vous les bustes des Pinel, des Esquirol, des

Delpech, des Larrey, qui furent, en même temps que de grands médecins, des bienfaiteurs de l'humanité.

Ils semblent aujourd'hui présider à cette réception et se réjouir de voir ici ceux qui continuent si bien l'œuvre qu'ils avaient commencée.

Avec moi, ils vous saluent et font des vœux pour le succès de votre Congrès.

En quelques paroles éloquentes, le président, M. le professeur Kirmisson, a remercié, au nom des congressistes, la municipalité et les confrères toulousains de leur chaleureux accueil.

Le vendredi 23, grand *banquet* par souscription, suivi d'une soirée, dans laquelle un poète local, notre collègue M. le Dr Voivenel, a donné libre cours à sa verve fantaisiste et montré que l'esprit montmartrois fleurit aussi sur les bords de la Garonne.

Puis ce fut l'inoubliable journée passée dans l'antique *Cité de Carcassonne,* dont un aimable confrère, M. Cazanove, nous a fait les honneurs avec une compétence très avertie et une bonne volonté inlassable.

Enfin, le Congrès s'est terminé par la grande excursion de quatre jours *dans les Pyrénées*. Seuls, ceux qui ont eu la bonne fortune d'y prendre part peuvent comprendre ce que nos Pyrénées recèlent de sites pittoresques et variés.

Le secrétaire général, qui avait organisé toutes les étapes de cette superbe randonnée, a été payé de ses peines par les témoignages de satisfaction qui lui ont été prodigués par les excursionnistes. Il n'est que juste de proclamer qu'il a trouvé dans le corps médical de Luchon, de Bagnères-de-Bigorre et de Luz-Saint-Sauveur, des collaborateurs intelligents et dévoués. Les municipalités de ces stations thermales, le Syndicat des Trois-Vallées ont fait preuve d'une générosité dont nous avons tous constaté chaque jour les résultats palpables. Grâce à tous ces concours, grâce à l'endurance et à la bonne humeur des voyageurs, grâce au charme souriant des voyageuses, grâce aussi au grand metteur en scène sans lequel il n'y a pas de bonne fête en plein air, — le soleil, — qui n'a pas boudé un seul jour, cette promenade, de Toulouse au cirque de Gavarnie, n'a été qu'un enchantement trop court qui laissera dans l'esprit de tous un souvenir impérissable.

TABLE DES MATIÈRES

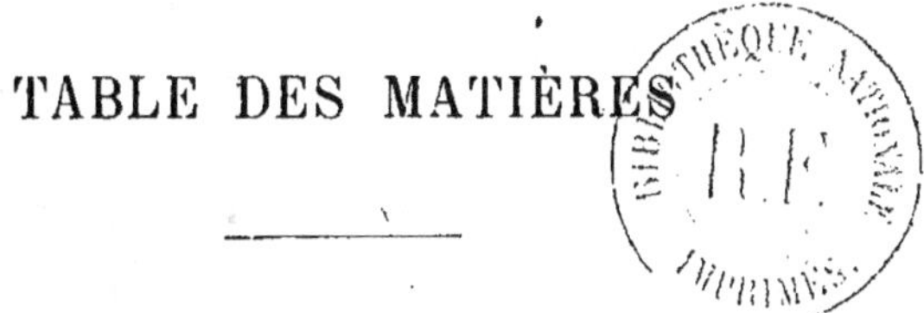

PREMIÈRE PARTIE : *RAPPORTS*.

Gynécologie.

Pædiatrie.

Obstétrique.

DEUXIÈME PARTIE : *DISCUSSION DES RAPPORTS.*

I. — Section de Gynécologie.

II. — Section de Pædiatrie.

III. — Section d'Obstétrique.

TROISIÈME PARTIE : *COMMUNICATIONS ET DISCUSSIONS.*

Première Section : Gynécologie.

DEUXIÈME SECTION : **Pædiatrie.**

A. — Chirurgie.

B. — Médecine.

TROISIÈME SECTION : **Obstétrique**.

Toulouse, Imp. DOULADOURE-PRIVAT, rue St-Rome, 39. — 327.